S. G. Wynn, S. Marsden

Leitfaden Naturheilverfahren in der Kleintierpraxis

# Leitfaden
# Naturheilverfahren in der Kleintierpraxis

Susan G. Wynn
Steve Marsden

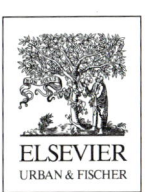

ELSEVIER
URBAN & FISCHER

URBAN & FISCHER
München · Jena

**Zuschriften und Kritik an**
Elsevier GmbH, Urban & Fischer Verlag, Lektorat Veterinärmedizin, Karlstraße 45,
80333 München

**Titel der Originalausgabe**
„Manual of Natural Veterinary Medicine – Science and Tradition"
1st edition, MOSBY
© 2003 Mosby, Inc.

**Zu den Autoren**
Susan G. Wynn, DVM, Berufsmitglied der American Herbalist Guild, Veterinär-
akupunkteurin mit IVAS-Zertifikat, Wynn Clinic for Therapeutic Alternatives,
Marietta, Georgia, U.S.A.
Steve Marsden, DVM, naturheilkundlicher Arzt, Master of Science in Fernöstli-
cher Medizin, geprüfter Akupunkteur, Diplom in Chinesischer Kräuterkunde,
Ausbilder der International Veterinary Acupuncture Society (IVAS), Mitbegründer
der Holistic Veterinary Clinic „The Natural Path" in Edmonton, Alberta, Kanada

**Wichtiger Hinweis für den Benutzer**
Die Erkenntnisse in der Medizin unterliegen laufendem Wandel durch Forschung
und klinischen Erfahrungen. Herausgeber und Autoren dieses Werkes haben
große Sorgfalt darauf verwendet, dass die in diesem Werk gemachten therapeutischen Angaben (insbesondere hinsichtlich Indikation, Dosierung und unerwünschten Wirkungen) dem derzeitigen Wissensstand entsprechen. Das
entbindet den Nutzer dieses Werkes aber nicht von der Verpflichtung, anhand
der Beipackzettel zu verschreibender Präparate zu überprüfen, ob die dort
gemachten Angaben von denen in diesem Buch abweichen und seine Verordnung in eigener Verantwortung zu treffen.

**Bibliografische Information der Deutschen Bibliothek**
Die Deutsche Bibliothek verzeichnet diese Publikation in der Deutschen
Nationalbibliografie; detaillierte bibliografische Daten sind im Internet
unter http://dnb.ddb.de abrufbar.

**Alle Rechte vorbehalten**
1. Auflage 2005
© Elsevier GmbH, München
Der Urban & Fischer Verlag ist ein Imprint der Elsevier GmbH.

05   06   07   08   09        5   4   3   2   1

Planung und Lektorat: Dr. med. vet. Ingo Hässler, München;
Dr. med. Julia Bender, München
Übersetzung: Walburga Rempe-Baldin, München
Redaktion: Dr. med. vet. Petra Raschke, München;
Dr. med. vet. Konstanze Knies, München
Herstellung: Sibylle Hartl, Valley
Satz: abc.Mediaservice GmbH, Buchloe
Druck und Bindung: CPI, Leck
Umschlaggestaltung: SpieszDesign, Neu-Ulm

ISBN 3-437-56830-2

Aktuelle Informationen finden Sie im Internet unter: www.elsevier.com und
www.elsevier-deutschland.de

*Meinen Eltern, Lehrern und Patienten,*
weil sie mir herausfinden halfen,
was am besten für die Tiere ist.

*Susan G. Wynn*


*Meinen Eltern Dave und Shirley,*
die immer mein Bestes wollten.

*Meiner Frau Karen*
für ihre selbstlose Unterstützung und
Begleitung in allen Lebensbereichen.

*Meiner „Karriere-Katze" Half Pint,*
weil sie mich bis jetzt gut gehütet hat.

*Am meisten aber all meinen Patienten,*
ohne die ich nichts zu bieten hätte.

*Steve Marsden*

# Einführung

Als in Klinik und Lehre tätige Tierärztin habe ich in den vergangenen 34 Jahren manche Veränderung in unserem Beruf erleben können. In der Praxis haben sich die Schwerpunkte verlagert – hin zu einer stärkeren Betonung der Haustier-Medizin, auf Wellness und Prävention, aber auch durch einen höheren Frauenanteil und den gestiegenen Einfluss von Pharmafirmen, Tierfutterindustrie und Körperschaften der Veterinärkliniken. Ich glaube, dass auch die Einbettung komplementärer und alternativer Methoden in unsere derzeitigen diagnostischen und therapeutischen Strategien tief greifende Auswirkungen auf die Vetcrinärmedizin haben wird. Neben Diagnostik und Therapie wird sich unsere Sichtweise von Gesundheit und Krankheit, der Physiologie und Pathophysiologie, weitgehend ändern. Ich glaube aber auch, dass dabei am Ende praxisbezogene veterinärmedizinische Ansätze herauskommen, die weitsichtiger, wirksamer und persönlich bereichernder sein werden.

Mit zunehmender globaler Vernetzung sehen wir uns immer häufiger mit den medizinischen Paradigmen anderer Kulturen konfrontiert, die unsere traditionelle Sichtweise von Körper und Krankheit infrage stellen. Durch das Internet haben Tierärzte und Tierhalter viel schneller Zugang zu medizinischen Informationen und Forschungen. Gut gerüstet mit Informationen aus dem Internet und anderen Quellen, stellen Tierbesitzer die Forderung nach alternativen Behandlungsmethoden, erst recht wenn Tiere nach den üblichen Maßstäben eine schlechte Prognose haben. Dieser Druck zwingt Tierärzte, mit alten Gewohnheiten zu brechen, sich mit neuen Vorstellungen zu beschäftigen und mehr praktisch-medizinische Erfahrungen zu sammeln. Interesse an komplementär- oder alternativmedizinischen Ansätzen besteht aber auch bei Tierärzten, weil sie neue Ideen in der Praxis erproben wollen oder nach finanziell lohnenden neuen Märkten suchen. Manche Menschen kommen besser mit Veränderungen klar als andere, und deshalb wird die Auseinandersetzung oft sehr emotional geführt, wenn die geltenden Paradigmen durch neue Vorstellungen bedroht werden. Seit ein paar Jahren lässt sich auch in Leserbriefen an den Herausgeber und Diskussionsforen im *Journal of the American Veterinary Medical Association* ein lebhafter Meinungsaustausch über alternative oder komplementäre Veterinärmedizin verfolgen. Einige Tierärzte fühlen sich als Hüter der Tradition, andere sehen sich als Verfechter des Fortschritts. Wieder andere befinden sich irgendwo dazwischen und verhalten sich interessiert beobachtend. Wichtig für maßvolle und ausgewogene Veränderungen sowie für ein kontinuierliches Wachstum der medizinischen Gemeinschaft sind alle drei Gruppen. Persönliche Überzeugungen wirken sich auf die medizinische Praxis aus, z.B. die Therapieform, die wir wählen, die Prognose, die wir stellen, die Beurteilung des Behandlungserfolgs. Und während wir uns – so weit es geht – um eine wissenschaftlich begründete Praxis (evidence-based medicine) bemühen, beeinflussen gleichzeitig unsere persönlichen Vorlieben die Wahl der Forschungsmittel, Protokolle und Ergebnisse, ja sogar, auf welche Daten wir uns stützen bzw. welche wir veröffentlichen.

Trotz aller Kontroversen um einen Paradigmenwechsel wächst das Interesse, alternative und komplementäre Behandlungen besser kennen zu lernen. Das zeigt sich auch in der Gründung der *American Holistic Veterinary Medical Association* und anderer Fachgruppen sowie im ständig steigenden Angebot an Weiterbildungskursen und Zusatzqualifikationen. Immer mehr Institute bieten komplementär- und alternativ-tiermedizinische Wahlkurse an. Bei der Koordination derartiger Kurse habe ich in den vergangenen fünf Jahren begeisterte Unterstützung von Studenten gefunden.

Eine positive Veränderung hat die ganzheitliche Sichtweise schon mit sich gebracht, nämlich dass Tierärzte mittlerweile stärker berücksichtigen, wie sich Ernährung, Lebensweise und Umwelt auf die Gesundheit von Tieren auswirken. Und sie erproben neue Methoden zur Prävention bzw. Behandlung von Krankheiten, durch die sich die Selbstheilungskräfte des Körpers voll entfalten. Beides zusammen, gesteigertes Interesse am Wohlbefinden der Tiere und Frustration über die Beschränktheit herkömmlicher Methoden, haben den Wunsch geweckt, neue Wege in der Veterinärmedizin zu beschreiten.

Akupunktur diente ursprünglich zur Verhütung von Krankheiten. Für die Ärzte und Veterinäre im alten China war klar, dass sich vor Ausbruch einer Erkrankung zuerst das Energiemuster des Körpers verändert. Auch in der Veterinärmedizin richtet sich das Interesse besonders auf Behandlungsformen, die durch Änderung des Energiemusters die Selbstheilungskräfte des Körpers stärken, d.h. auf Akupunktur, TCM- und andere Kräuterrezepturen sowie auf homöopathische Mittel.

Das *Manual of Natural Veterinary Medicine: Science and Tradition* ist gut lesbar und eignet sich ideal für viel beschäftigte Tierärzte, um rasch etwas über die Anwendung von Akupunktur, Homöopathie oder Kräutermedizin nachzuschlagen. Kapitelweise gegliedert nach Organsystemen, werden in jedem Unterkapitel spezifische und leicht verständliche Vorschläge zur alternativ- bzw. komplementärmedizinischen Behandlung für die gängigsten Diagnosen gemacht. Anhand der (sofern verfügbar) zitierten Studien kann sich jeder schnell einen Überblick über den Stand der Forschung und die wissenschaftlichen Grundlagen einzelner Behandlungsoptionen verschaffen.

Dieses Buch schlägt eine Brücke zwischen der medizinischen Tradition unserer und anderer Kulturen – damit als Weiterentwicklung aus dem Besten, das beide Welten zu bieten haben, eine ganzheitliche (integrative) Veterinärmedizin hervorgehen möge.

*Cheryl L. Chrisman*, DVM, MS, Eds
Diplom in veterinärmedizinischer Neurologie,
American College of Veterinary Internal Medicine,
Professorin für Klinische Medizin bei Kleintieren,
Chefin der neurologischen Abteilung am veterinärmedizinischen Lehrkrankenhaus, College of Veterinary Medicine, University of Florida

Auf dieses Buch haben wir alle gewartet! Es markiert den nächsten Entwicklungsschritt auf dem Weg von komplementären und alternativen Behandlungsformen hin zu einer wirklich integrativen Veterinärmedizin, die in sich die besten Therapieansätze vereint. Den Autoren Dr. Wynn und Dr. Marsden gelingt es perfekt, unsere Fähigkeit, Tieren zu helfen, auf die nächst höhere Stufe anzuheben.

*Allen M. Schoen,* DVM, MS
Mitglied der Fakultät, College of Veterinary Medicine, Colorado State University, Außerordentlicher Professor, School of Veterinary Medicine, Tufts University

## Vorwort

*„Durch unser enorm gestiegenes Wissen über die Ursachen bestimmter Krankheiten und den unerschöpflichen Vorrat an Heilmitteln ändert sich weder etwas an den Problemen der medizinischen Praxis noch werden sie weniger. – Welche Art von Kunst ist Medizin? Wie weit soll man der Natur freien Lauf lassen? Wie zurückhaltend bzw. vorsichtig darf man allgemeine Regeln auf besondere Fälle übertragen? Ist es gesünder, wenn ein Allgemeinarzt den ganzen Menschen oder wenn ein Spezialist einzelne erkrankte Organe behandelt? Welche Rolle spielt die Arzt-Patienten-Beziehung, ist sie selbst schon therapeutisch oder beeinflusst sie die Wirkung des ärztlichen Könnens in jeder Hinsicht? In welchem Maße wirken Körper und Geist bei Krankheitsbeginn und im Heilungsprozess aufeinander ein? – Über diese medizinischen Probleme hätten sich Hippokrates und Galen mit William Osler und Freud unterhalten können, als wären sie Zeitgenossen. "*
(Adler, M.: Great Books: A Lexicon of Western Thought, p. 517. MacMillan Publ. Co., New York 1992)

In diesem Buch wollen wir natürliche Behandlungsmethoden für unterschiedliche Störungen in der Tiermedizin vorstellen.

Varro Tyler, der verstorbene, renommierte Phytopharmakologe, sah in Pflanzenstoffen viel bessere „Kandidaten" für die Arzneimittelforschung als in neuartigen Molekülen. Mit seiner Begründung, die Natur habe schließlich nur eine begrenzte Zahl von Molekülen geschaffen, die sich Tiere und Pflanzen von Anfang an teilten, suggeriert er, dass es „passender" und lohnender sei, natürliche statt neuer Moleküle zu erforschen.

Natürliche Medizin – Kräuter, Nährstoffe, Nutraceuticals und physikalische Therapieformen wie Akupunktur und Osteopathie – ist mehr als nur eine Revolte der Verbraucher/Patienten gegen den medizinischen Berufsstand. Indem sie sich mit körperlichen Reaktionen und deren Modulation (durch biologic response modifiers) beschäftigt, wird sie auch zur Avantgarde der medizinischen Versorgung. Als neue Entwicklung wie als biologische Notwendigkeit verdient natürliche Medizin mehr denn je auch von Tierärzten Beachtung.

Wir wollten in diesem Buch natürliche – alternative, komplementäre oder integrative – Medizin in einer Weise darstellen, wie sie nie zuvor untersucht wurde. Genauso wie viele Kollegen fordern wir eine wissenschaftlich fundierte Veterinärmedizin; daher haben wir uns bemüht, Daten oder wenigstens einen Grundstein für den nachweislichen Nutzen von Alternativen, die gegenwärtig in Gebrauch sind, zu finden.

Fakt ist, dass es für natürliche Medizin in den Vereinigten Staaten und weltweit meist keine wissenschaftliche Basis gibt. Dass diese traditionellen Heilmittel aber bereits seit Jahren, Jahrzehnten, Jahrhunderten oder sogar Jahrtausenden angewandt werden, kann uns auch auf ihre Eignung für weitere Studien und kontrollierte Versuche hinweisen. Wir wollten möglichst viel von diesem Erfahrungswissen ans Licht bringen, damit Kliniker und Forscher natürliche Methoden einer genaueren Prüfung unterziehen. Vielleicht stellt sich auch heraus, dass es in der Tat effizienter ist, traditionelle Medizin in traditioneller Weise zu erproben statt nach Einzelextrakten zu suchen und deren Wirksamkeit in kontrollierten Versuchen zu untersuchen, was sehr viel länger dauern würde.

Wissen ist Macht. Pflanzen- und Nahrungsstoffe heilen natürlich und sehr wirksam. Wenn wir den Körper dazu ermutigen können, sich selbst zu heilen, ist Heilung ein grundlegender, kein übernatürlicher oder mystischer Prozess. Was ist an diesen Wahrheiten so umstritten?

Ein Buch wie unseres hätten wir selbst gern gekauft, wenn es verfügbar gewesen wäre. Doch weil es nicht erhältlich war, mussten wir es erst schreiben. Es kommt dem Bedürfnis einer wachsenden Zahl von Tierärzten nach sinnvollen Alternativen entgegen, weil sich die herkömmlichen Behandlungsmethoden entweder als unwirksam erwiesen (trotz gegenteiliger Forschungsergebnisse) oder unerwünschte Nebenwirkungen haben. Es ist für all jene, nach deren Überzeugung sich der Streit, ob der Einsatz alternativer Methoden in der tierärztlichen Praxis ethisch vertretbar ist, nicht rational und dogmatisch beilegen lässt, sondern nur im Härtetest der rauen Wirklichkeit, also in der tierärztlichen Praxis.

Warum müssen wir alternative Heilmittel überhaupt untersuchen? Weil wir heute im 21. Jahrhundert leben und unzählige Krankheiten diagnostizieren, aber nicht therapieren können. Es stellt sich wirklich die Frage: Warum können sie nicht behandelt werden?

*Susan G. Wynn*
*Steve Marsden*

# Danksagungen

Bücher über komplementäre und alternative Veterinärmedizin konzentrierten sich bisher auf die Beschreibung der Therapiemodalitäten. Doch darauf kam von Tierärzten immer wieder dieselbe Frage: Und wie behandle ich diesen konkreten Fall? Folgerichtig stellt unser Buch den nächsten Schritt dar.

Auf meiner Suche nach einem Koautor wusste ich, dass er in Theorie und Praxis alternativer Medizintraditionen gut bewandert sein müsste. So jemanden fand ich in Dr. Steve Marsden. Als ich ihn um Mithilfe bat, engagierte er sich – ohne zu wissen, dass es ein Jahr voller neuer Lernprozesse und fortgesetzter Krisen sein würde. Ich bin ihm dankbar für sein selbst unter Druck noch anhaltendes Wohlwollen und hoffe, dass er auch nach dieser Zusammenarbeit weiter mein Freund bleibt.

Meinen Patienten und ihren Menschen danke ich für ihren Anteil an meiner praktischen Forschungsarbeit. Es sind in der Hauptsache Tiere, bei denen sich die Möglichkeiten der konventionellen Medizin erschöpft haben, mit ganz besonderen Menschen, die für ihren Hund und ihre Katze noch etwas weiter gehen und ihnen mehr Zeit, Geduld und Liebe entgegenbringen als die meisten anderen Tierbesitzer. Ich rechne ihnen hoch an, dass sie sich sehr bemüht waren, mit uns herauszufinden, was wirkt und was nicht.

Besonders danken möchte ich meinen Kollegen, die trotz ihrer knappen freien Zeit ihr enormes Wissen einbrachten und mithalfen, den Text zu verbessern: Cheryl Chrisman, Greg Ogilvie, Tracey King, Frank Smith, William Thomas, Jane Armstrong, Rob Schick, Joni Freshman und Rebecca Remillard – dank euch! Meinen Lehrern Tony Buffington, Duncan Ferguson, Brenda Bonnett, Paul Pion, Julie Churchill, Robert Poppenga, Huisheng Xie, Janet Steiss und Patricia Kyritsi Howell – lauter Experten auf ihrem Gebiet und immer offen für neue Ideen: vielen Dank für die geduldige Beantwortung meine Telefonanrufe und E-Mails. Euch und den Lesern sei versichert, dass Fehler im Text allein mir anzulasten sind.

Teri Merchant, Sarah Wunderly, Linda Duncan und Liz Fathman danke ich, dass sie mit ihren ständigen behutsamen Korrekturen und aufmunternden Überredungskünsten geholfen haben, das Projekt reifen zu lassen.

Am dankbarsten bin ich meiner Familie samt allen Tieren, die mit uns zusammenleben; sie haben mir Mut gemacht und Erfahrung geschenkt. Wenn dieses Buch jemals einen Beitrag zur Praxis der Veterinärmedizin leisten sollte, ist es allein euer Verdienst!

*Susan G. Wynn*

Ich möchte voll Anerkennung die Hilfe meiner Frau Karen Engel ansprechen. Sie hat einige Fallberichte zu diesem Buch beigesteuert, die sowohl den Nutzen der natürlichen Medizin als auch Karens Naturbegabung in dieser Hinsicht verdeutlichen.

Bedanken möchte ich mich bei Dr. Heiner Fruehauf, einem der führenden Köpfe der TCM im 21. Jahrhundert. Er hat mir eine Welt voller neuer Möglichkeiten aufgezeigt.

*Steve Marsden*

# Einleitung

Dieses Buch bearbeitet ein neues Feld: integrative Medizin. Man könnte sie als einen praxis-bezogenen Ansatz beschreiben, „ausgewählte komplementär- bzw. alternativmedizinische Elemente mit fundierten schulmedizinischen Diagnose- und Therapiemethoden zu umfassenden Behandlungsplänen zusammenzufügen" [Rees 2001].

Manche Tierärzte meinen, dadurch würden Traditionen wie TCM oder Homöopathie verwässert bzw. herabgemindert und eine solche „Promenadenmischung" könne nicht ganzheitlich sein. Dem schließen wir uns nicht an. Stattdessen wollten wir einem größeren Kreis von Tierärzten potenziell wirksame Methoden näher bringen, damit sie selber untersuchen können, ob es leidenden Tieren helfen kann. Obwohl ein wirklich kompetenter Gebrauch von TCM oder Homöopathie umfassende Kenntnisse voraussetzt, denken wir, dass einige der hier vorgeschlagenen Methoden einfacher anzuwenden sind.

Dieses Lehrbuch soll insbesondere den Bedarf nach einem klinischen Referenzwerk für die Anwendung alternativer Tiermedizin erfüllen. Es ist so konzipiert, dass der praktisch tätige Tierarzt nach einem bestimmten Krankheitsbild suchen kann und dort beschrieben findet, welche alternative Behandlung die besten Erfolgsaussichten zu bieten scheint. Wir hoffen, dass dies als Grundlage für das Weiterkommen dient, wie ein Rettungsfloß, auf dem man sich über ein Meer von Alternativen zu konventionellen Therapieformen schifft.

Keinesfalls darf hierin das letzte Wort zu alternativen Therapien gesehen werden. Wenn wir dem Leser die unserer Meinung nach besten Methoden vorschlagen, ist unsere Auswahl nicht als ausschließlich zu betrachten. Am besten sieht man unser Buch als Versuch, eine längere Diskussion zu eröffnen, an deren Ende Tierärzten im Idealfall zuverlässige und sichere alternative Behandlungsmethoden empfohlen werden können.

Obwohl sich viele der vorgestellten alternativen Therapiemethoden aus einer gründlichen Durchsicht der verfügbaren Literatur ableiten, haben wir einige Vorschläge auch aus der eigenen Praxis entwickelt. Es war unser Ziel, dem Leser nicht nur potenziell wirksame Therapieformen zu vermitteln, sondern auch, wie sie entdeckt wurden. Denn auf diese Weise können sich alle Therapeuten an der Entdeckung und Entwicklung neuer therapeutischer Ansätze beteiligen, um dann auszuwählen, welche am meisten von ihrer klinischen Erforschung erwarten lassen.

## Wissenschaftlich begründete Medizin und Therapiealternativen

Wissenschaftliche Beweise sind der Goldstandard für jede Art von Medizin. Daher ist ein großer Teil des Lehrbuchs einer Übersicht über derzeit verfügbare Forschungsarbeiten zur alternativen Veterinärmedizin gewidmet, obwohl im Vergleich zur herkömmlichen Tiermedizin erst wenige Studien durchgeführt wurden, als wir dieses Buch schrieben.

„Alternativen" sind per Definition nicht gut gesichert, sondern stellen oft ein Sammelsurium von Dutzenden, Hunderten oder sogar Millionen unterschiedlicher Meinungen dar. Unsere Auswahl stützt sich auf die klinischen Erfahrungen von Veterinärmedizinern und Ärzten, die diese Therapieformen – früher und heute – angewandt haben. Sicher wird nicht jeder unseren Therapievorschlägen zustimmen; doch wir fanden es wichtig, die beliebtesten oder am weitesten verbreiteten auszuwählen, weil darin ein größeres Potenzial für den klinischen Gebrauch bzw. die künftige Erforschung steckt. Es mag sein, dass viele alternative Behandlungen, einschließlich der hier vorgestellten, nicht klappen. Die beiden Autoren benutzen nicht dieselben Methoden und stimmen auch nicht immer über die beste Behandlung im Einzelfall überein. Manche Beobachter sehen darin ein alarmierendes Signal, dass vermutlich kein einziger alternativer Vorschlag richtig funktioniert. Wir hätten eine andere Erklärung:

1. „Alternative Therapie" bezeichnet eine so riesige Anzahl neuer Behandlungsformen, dass tatsächlich aus einem breiten Spektrum gewählt werden kann. Bis deren Erforschung abgeschlossen sein wird, müssen in erster Linie klinisch tätige Tierärzte herausfinden, welche Therapie sich als wirksam erweist. Es gibt Leute, die auf die rekordverdächtigen Kosten der alternativen Medizinforschung hinweisen; immerhin hat das National Center for Complementary Medicine in 7 Jahren Millionen Dollar Forschungsgelder bereitgestellt, ohne dass eine eindeutig wirksame Therapie entdeckt wurde. Dem möchten wir entgegenhalten, dass schwierige Probleme stets größeren Einsatz erfordern; schließlich ist AIDS selbst nach 20 Jahren Forschung weder heilbar noch ein Impfstoff dagegen entwickelt worden.

2. Alternative Therapieformen werden meist „ganzheitlich", d.h. individualisiert und auf die einzigartigen Bedürfnisse des Patienten zugeschnitten, angewandt – im Unterschied zu wissenschaftlich begründeten Therapieempfehlungen, die sich meist für ganze Gruppen eignen. Da Patientenkollektive leicht veränderliche Eigenschaften aufweisen, erklärt sich, warum jeder einzelne alternative Therapeut andere Resultate erzielen oder unterschiedliche Behandlungsmethoden bevorzugen wird. Zum Glück eröffnen die zu jedem Krankheitsbild in diesem Buch angegebenen komplementären Optionen dem Tierarzt die Möglichkeit einer individuell abgestimmten Behandlung, die weit darüber hinausgeht, bei mehreren Krankheiten einfach nur zusätzliche Medikamente zu verabreichen. Vielleicht ist das sogar einer der größten Beiträge, den die alternative Medizin in Zukunft allgemein leisten wird.

Dieses Buch ist als eine Art Sprungbrett für Kliniker und Forscher gedacht. Uns verwundert, wie viele komplementäre und alternative Veterinärmediziner (genauso wie Kritiker) als Experten auf allen Fachgebieten auftreten. Wir maßen uns nicht an, eine fachkundige Behandlungsempfehlung für jede Krankheit anbieten zu können, dafür sind Spezialisten aus Klinik und Forschung zuständig. Wenn wir hier auf einzelne Organsysteme bezogene Behandlungsalternativen nennen, wollen wir damit Anregungen geben – was Kliniker in (von allen) als schwierig angesehenen Fällen machen bzw. wo Forscher am aussichtsreichsten mit neuen Entdeckungen auf ihrem jeweiligen Fachgebiet rechnen könnten.

## Aufbau des Buches

Auf jede Störung oder Erkrankung wird in diesem Buch in zweierlei Weise eingegangen. Unter der Überschrift „Optionen auf konventioneller Grundlage" werden wissenschaftlich fundierte Behandlungsmethoden angeführt, die im Wesentlichen Susan Wynns Interessen und Praxisstil widerspiegeln. Mit anderen Worten, dort werden die populärsten Behandlungsmethoden kurz beschrieben und dazu erwähnt, in welchem Umfang bzw. welcher Art wissenschaftliche Beweise für ihren Nutzen vorliegen. Genannt sein können auch Methoden, die keiner der Autoren benutzt, die aber in der gängigen Literatur erwähnt bzw. in laufenden Studien untersucht werden. Unter der Überschrift „Komplementäre Optionen" stehen Behandlungsmethoden, die seit Jahrhunderten zum Einsatz kommen und die wir unabhängig von stützenden Daten oder wissenschaftlichen Beweisen anwenden sollten. Dr. Steve Marsden fasst sie klar und verständlich zusammen. Traditionelle Diagnose- und Therapiemethoden eignen sich gut für problemorientierte Ansätze, da in der traditionellen Medizin kein Gebrauch von modernen Diagnosemethoden gemacht wird. Dass heilsame Pflanzen- oder Nahrungsstoffe in beiden Abschnitten genannt werden, wird einigen Lesern sicher auffallen; es unterstreicht nur, dass man sie ganz unterschiedlich sehen kann.

„Therapievorschläge der Autoren" bezieht sich auf Behandlungsmethoden, die wir selbst sehr nützlich finden und als erste Wahl bei unseren Patienten anwenden. In vielen Fällen empfehlen wir allgemein chinesische oder TCM-Kräuter. Damit verweisen wir Leser auf den Absatz „Komplementäre Optionen", aus dem sie für den Einzelfall geeignete Rezepturen auswählen sollten.

## Äußerer Rahmen

Scharfsinnige Leser werden die gelegentliche Inkonsistenz der Quellenangaben bemerken. Wir haben nämlich versucht, vor allem Studien anzuführen, die den Nutzen der Behandlung belegen, aber alle vermieden, an die der Leser nur schwer herankommen würde. So haben wir z.B. auf nicht englischsprachige Zeitschriften verzichtet, zu denen (bzw. deren Übersetzung) die meisten Leser keinen Zugang hätten. Trotzdem erwähnen wir sie zum Teil einfach ohne Quellenangabe, um zu zeigen, dass bereits ein Grundstock an Wissen zu solchen Methoden vorhanden ist.

Wir stützen uns hauptsächlich auf folgende Quellen: Zur Pharmakologie und Toxizität einzelner Pflanzen sind Natural Medicines Database (Datenbank der natürlichen Medizin) und Review of Natural Products (Übersicht über Naturprodukte) zu empfehlen. Unsere Hauptquelle für die Pharmakologie chinesischer Kräuter war Kee Chang Huangs gleichnamiges Buch, doch auch Kerry Bones Buch *Clinical Applications of Ayurvedic and Chinese Herbs* erwies sich als hilfreich. Für TCM- bzw. komplementäre Optionen waren eigene Notizen aus Kräutermedizin-Kursen am Chi-Institute ebenso unverzichtbar wie Texte von Dr. Huisheng Xie. In schriftlichen und mündlichen Kommentaren von Heiner Fruehauf, Ri Hui Long und Meng Ke Kou (Ärzte der TCM-Abteilung des National College of Naturopathic Medicine) skizzierte Grundgedanken der TCM flossen in dieses Buch ein und werden nun auch dem Leser „weiter vererbt". Yan Wus *Practical Therapeutics of Traditional Chinese Medicine* entnahmen wir mehrere TCM-Rezepturen, die nun von Tierärzten quer über Nordamerika angewandt werden. Inspiration und Empfehlungen zu einigen westlichen Kräuterrezepturen zogen wir aus den Hauptwerken der Kräutermedizin im 19. und frühen 20. Jahrhundert, darunter *King's American Dispensatory, Cook's Physiomedical Dispensatory, Culpeper's Complete Herbal and English Physician, Boericke's Pocket Manual of Homeopathic Materia Medica* und *John Christopher's School of Natural Healing*. Ironischerweise lassen sich ihre Informationen erst mithilfe der TCM auf moderne Störungen anwenden.

## Zusammenfassung

Wir sind keine Technologiefeinde oder Neo-Ludditen, die der Natur zuliebe eine Rückkehr zur Natur befürworten. Wir verstehen uns als Kliniker, die sich um eine wirksame Behandlung ihrer Patienten bemühen, und können es kaum erwarten, dass sich die Wirkung dieser natürlichen Heilmittel erweist. Allerdings könnte es Jahrhunderte dauern, bis sämtliche heilsamen Stoffe der Nahrung und Kräutermedizin vollständig erforscht sind. In der Zwischenzeit geht es unserer Meinung nach aber darum, einigen der jetzt erkrankten Tiere Linderung zu verschaffen, denen wissenschaftlich begründete Behandlungsmethoden nicht helfen konnten.

Als soziale, politische und medizinische Bewegung verstanden, dient alternative Medizin zwei wichtigen Zielen: zum einen massenhaft potenziell wirksame Therapien zu erforschen und chronisch Kranken wieder neue Hoffnung zu geben; zum anderen, und das ist vielleicht noch wichtiger, die medizinische Forschung (und damit auch die Forschungsmittel) wieder auf medizinische statt auf molekulare Lösungen zu richten. Dies soll unser Beitrag zur klinischen Forschung sein: aus einer Vielzahl an Möglichkeiten eine beherrschbare Anzahl auszusieben und klinisch tätige Tierärzte zu ermutigen, sich ebenfalls an diesem Forschungsprozess zu beteiligen.

# Inhalt

## Teil II  Darstellung der Krankheitsbilder geordnet nach Organsystemen

# I

# Einführung in die TCM

# 1    Die „Kochtopf"-Analogie

**1**

## 1.1    Grundzüge der TCM

Im *Nei Jing Su Wen*, dem 2000 Jahre alten Klassiker und Urtext der Traditionellen Chinesischen Medizin (TCM), steht, ein Meister der Heilkunst müsse auch bildliche Vergleiche für Medizin und Körper meisterhaft beherrschen. Eine der besten Metaphern für körperliche Vorgänge dürfte das Bild des Kochtopfs auf der Feuerstelle sein (Abb. 1-1). Macht man sich die einfachen Zusammenhänge dieser Analogie zu Eigen, fallen schon viele Unklarheiten in Bezug auf das (patho)physiologische Verständnis der TCM weg. Außerdem erhält man eine solide Grundlage zum Verständnis der hier beschriebenen Behandlungen.

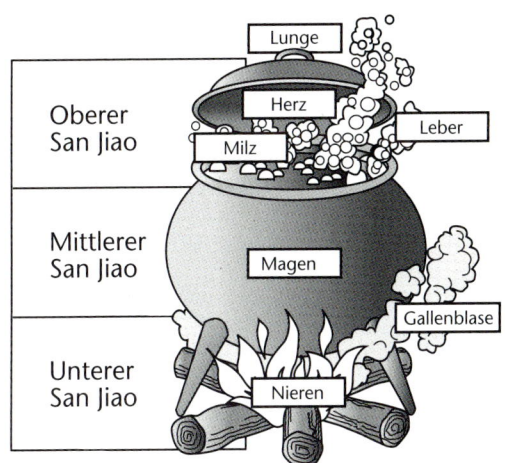

**Abbildung 1-1**   Die Kochtopf-Analogie

### 1.1.1    Nieren und Blase

Am besten beginnen wir mit dem Feuer unter dem Kochtopf. In der TCM entspricht das Feuer mit dem Brennstoff, der es nährt, im Wesentlichen dem Beitrag der Nieren. So wie das Feuer unter dem Topf befinden sich die Nieren im unteren Drittel *(San Jiao)* des Körpers, bei Tieren entsprechend im kaudalen Abdominalbereich.

„Brennstoff" der Nieren ist die Essenz, eine ursprüngliche, undifferenzierte Form von *Yin* und *Yang*. Obwohl man sie sich als zähe, klebrige Flüssigkeit vorstellen kann, birgt diese Essenz in sich die Möglichkeit, sich in *Yin* (Substanz) oder *Yang* (Energie) umzuwandeln.

Die Essenz setzt sich aus vor- und nachgeburtlichen Anteilen zusammen. Mit vorgeburtlicher Essenz wird der Körper bereits vor der Geburt ausgestattet. Sie umfasst auch Himmlisches Wasser – die Keimdrüsen- und Wachstumshormone (Gonadotropine) der westlichen Medizin. Ebenso wenig wie diese Hormone kann es durch die normale Körperfunktion nicht ersetzt werden. Nachgeburtliche Essenz wird dagegen ein Leben lang aus der Nahrung (durch Verdauungs- und Assimilationsvorgänge in der Milz) wieder aufgefüllt.

In den Nieren als Essenz gespeichertes *Yin* und *Yang* kann bei Bedarf freigesetzt werden um das Feuer unter dem Kochtopf (Ursprungs-*Qi* oder *Yuan-Qi*) anzuzünden. *Yang* wirkt auf *Yin* wie ein Zündfunke, der in eine Brennstofflache fliegt und eine Art Lebensflamme auflodern lässt. Essenz ist aber nicht die einzige Quelle für den *Yang*-„Funken", sondern das Herz schickt ebenfalls *Yang*-Energie zum Entzünden des Nieren-*Yin* (siehe 1.1.4).

Alle Körperorgane werden als *Zang*- oder *Fu*-Organ eingestuft. Da die *Zang*-Organe nur reine, Leben spendende Substanzen speichern, können sie nie überfüllt sein. Bei den *Fu*-Organen handelt es sich meist um Hohlorgane, die in direktem Austausch mit der Umgebung Materialien im Körper oder aus ihm hinaustransportieren.

*Zang*- und *Fu*-Organe arbeiten jeweils paarweise zusammen, um vitale Körperfunktionen sicherzustellen. In einem solchen Paar fungiert das *Fu*-Organ als aktiverer (und somit *Yang*-)Partner, während die ruhigen, reinen, geschützten *Zang*-Organe ihrem Wesen nach eher *Yin* sind. Die „Schmutzarbeit", d.h. Ausübung der zugeordneten Körperfunktion, übernimmt jeweils das *Fu*-Organ.

Als *Yang*-Partner der Nieren ist die Blase zum einen ein Speicherorgan, in dem sich „trübe" Flüssigkeit sammelt, um als Abfallprodukt ausgeschieden zu werden. Zum anderen bietet sich in der Blase die letzte Möglichkeit, aus dem Urin für den Körper noch brauchbare Flüssigkeit zu absorbieren, bevor sie sich entleert. Energie zur Harnspeicherung sowie zur Resorption erhält die Blase direkt von den Nieren. Ein Mangel an Nieren-*Yang* führt daher zu Inkontinenz oder profuser Ausscheidung eines hellen Urins. Bei harninkontinenten Hunden dürfte in vielen Fällen ein Nieren-(*Yang*-)Mangel eine Rolle spielen.

### 1.1.2   Magen und Milz

Magen und Milz haben hauptsächlich die Funktion, den Körper zu nähren, indem sie Nahrung in verwertbare Energie umwandeln. Da sie auch die anderen Organe versorgen, überrascht es nicht, dass sie einen zentralen Platz im Körper einnehmen und sich im mittleren *San Jiao* befinden. Sie entsprechen dem Kochtopf über dem Feuer (der Nieren).

*Yang*-Partner der Milz ist der Magen, in dem die „Schmutzarbeit" der Verdauung in Gang kommt, so wie der Topf oder Kessel, in dem es zu kochen anfängt. Im *Nei Jing Su Wen* wird der Magen als „Meer des Getreides" bezeichnet. Er steht für den mechanischen Verdauungsprozess, der auch die Darmperistaltik und die Sekretion von Verdauungssäften einschließt.

Der Assimilationsvorgang bei der Verdauung wird mit der Milz in Verbindung gebracht. Wenn die Milz nicht richtig funktioniert, kommen bei den Bemühungen des Magens nur wässrige, schmerzlose Durchfälle mit Gewichtsverlust heraus. Ähnlich wie beim Kochen Dampf aus dem Topf zum Deckel aufsteigt, bewirkt die Milz, dass klare, reine Substanz hochsteigt und alles Trübe, Unreine und zur Ausscheidung mit dem Stuhl Bestimmte unten bleibt. Die aufsteigende reine Substanz wird als Nahrungs-$Qi$ bezeichnet.

Neben $Qi$ kann die Milz der Nahrung auch Flüssigkeit entziehen – als würde aus einem Hahn am Topfboden Flüssigkeit abgelassen. Sämtliche Körperflüssigkeiten (wie Blut, Liquor oder Synovialflüssigkeit) werden von der Milz hergestellt. Hinzu kommt, dass einige der Flüssigkeiten, die sie extrahiert, als nachgeburtliche Essenz in den Nieren gespeichert werden (siehe 1.1.1).

Doch die Milz erzeugt nicht nur „gesunde", sondern auch pathogene Flüssigkeiten, zu denen Feuchtigkeit (Phlegma) gehört. Die normalerweise nicht im Körper vorhandenen, schädlichen Flüssigkeiten können sich als Verunreinigungen anhäufen. Aus Sicht der (Veterinär-)TCM können sie die Ursache zahlreicher Krankheiten sein.

### 1.1.3 Lunge und Dickdarm

Lunge und Dickdarm haben im Wesentlichen eine sammelnde und nach unten leitende Funktion. Im Bild des Kochtopfs entspricht die Lunge dem Deckel; in ihr sammeln sich aufsteigendes (von der Milz erzeugtes) und eingeatmetes $Qi$.

Das $Qi$ in der Lunge ist weder Materie noch Energie, sondern eine Mischung aus beidem. Wie der Dampf über einem Kochtopf hat es wärmende und befeuchtende Eigenschaften.

Nach Vorstellung der TCM sammelt sich das Lungen-$Qi$ mitten im Brustkorb – der darüber befindliche Akupunkturpunkt heißt entsprechend auch *Shan Zhong* („Mitte des Brustkorbes", KG 17) – und steigt von dort zu den Nieren herab, wo es gespeichert wird bzw. das Ursprungs-$Qi$ auffüllt. Das geschieht aber nicht passiv, sondern setzt voraus, dass die Nieren stark genug sind, um nach dem absteigenden $Qi$ „hochgreifen" zu können.

Allerdings steigt nicht das ganze $Qi$ aus der Brustmitte zu den Nieren ab. Ein Teil dringt in die Leitbahnen und Meridiane des Körpers ein und kreist dort in enger Verbindung mit Blut. $Qi$ und Blut enthalten zwar beide sowohl Flüssigkeit *(Yin)* als auch Energie *(Yang)*, doch $Qi$ ist stärker *Yang*- und Blut eher *Yin*-betont. Angetrieben von der *Yang*-Energie des $Qi$, fließen Blut und $Qi$ gemeinsam durch die Meridiane und Kollateralgefäße bis in die entlegensten Winkel des Körpers, um das Gleichgewicht von *Yin* und *Yang* wieder herzustellen.

Eine Isolierschicht zwischen Körpergewebe und Außenumgebung, die aus $Qi$ besteht und *Wei-Qi* genannt wird, verhindert, dass pathogenes *Xie-Qi* aus der Umgebung in den Körper eindringt. Dieser *Wei-Qi*-„Schutzschild" ist teilweise deckungsgleich mit der Abwehrfunktion des lymphatischen

Gewebes in den Schleimhäuten der oberen Luftwege, aber auch entlang der Wirbelsäule stark konzentriert. Wetterbedingte Rückenbeschwerden oder -schmerzen werden in der TCM als Angriff auf das *Wei-Qi* gedeutet, bei dem pathogenes *Xie-Qi* in Form von Feuchtigkeit und Kälte einzudringen versucht. Oft stellt sich heraus, dass zur Stärkung der *Wei-Qi*-Schicht verabreichte Kräuter auch immunstärkende Eigenschaften besitzen.

*Yang*-Partner der Lunge ist der Dickdarm. Er übernimmt die „Schmutzarbeit", alle verdauten Reste aus dem Dünndarm zu sammeln und nach außen zu leiten (auszuscheiden). Auch bei diesem Prozess wird noch einmal klare, reine Flüssigkeit aus dem trüben Darminhalt resorbiert.

### 1.1.4   Herz und Dünndarm

Im Herzen ist das Bewusstsein *(Shen)* zu Hause. Das unmittelbare Überleben eines Organismus hängt vor allem von seiner Fähigkeit ab, sich richtig auf seine Umgebung einzustellen. Dass es für Entscheidungen (Urteilskraft) zuständig ist, hat dem Herz den Titel „Kaiser des Körpers" eingebracht.

Durch seine Nähe zur Lunge und dem reinen *Qi*, von dem sie erfüllt ist, gewinnt das Herz die nötige Klarheit, um weise und klug über den Körper zu herrschen. Wenn die Klarheit verloren geht, kann sich das Bewusstsein trüben oder es kommt sogar zum Bewusstseinsverlust. In dem Fall wird von „verschlossenen (= obstruierten) Herzöffnungen" gesprochen; das passiert z.B. bei Grand-mal-Anfällen.

Das Herz ist ein *Yang*-Organ. Aufgrund seiner Lage in reinen, unverdorbenen oberen Körpergefilden bildet es eine wichtige Quelle für die *Yang*-Energie, mit der die Nieren das *Yin* entzünden und so Ursprungs-*Qi* (sog. Ministeriales Feuer) erzeugen. Als Quelle von *Yang*-Energie neigt das Herz allerdings zur Überhitzung (Herz-Feuer). Im Gegenzug helfen die Nieren dann, das Herz abzukühlen, indem sie mit ihrem Feuer etwas Nieren-*Yin* als Dampf in den oberen *San Jiao* aufsteigen lassen, um das Kaiserliche Feuer zu kontrollieren. Wenn die gegenseitige Kontrolle von Herz und Nieren versagt, kühlt der Unterkörper aus und der Oberkörper wird zu warm. Das übliche klinische Syndrom mit dieser Dynamik ist eine chronische Niereninsuffizienz; die Hitze im oberen *San Jiao* ruft unkontrollierbaren Durst und die Kühle im unteren *San Jiao* eine profus wässrige Urinausscheidung hervor.

Zusätzlichen Schutz vor pathologischem Herz-Feuer bietet das Perikard, der Herzbeutel. Es nährt und kühlt das Herz mit Blut und *Yin*. Wie der Weg vom Vorzimmer zum Herrschersaal führt der einzige Zugang zum Herzen über das Perikard. Aus dem Grund galten die Punkte der Perikard-Leitbahn historisch immer als Hauptpunkte, um ein erregtes Herz zu beruhigen, und sind möglicherweise auch in der klinischen Praxis wichtiger als die Punkte des Herz-Meridians.

*Yang*-Partner des Herzens ist der Dünndarm. Beim „klugen Umgang mit der Umgebung" verrichtet er die „Schmutzarbeit", den vom Magen eintreffenden Chymus in „klare" und „trübe" Bestandteile zu zerlegen. „Klare"

Flüssigkeit leitet der Dünndarm aus seinem Lumen direkt an die Blase zur endgültigen Verarbeitung weiter.

### 1.1.5 Leber und Gallenblase

Wichtigste Funktion der Leber ist Bewegung. Durch Regulation des Kreislaufs kann sie Bewegungen anstoßen und fördern. So erhält das *Qi* unter ihrer Anleitung einen ungestörten Blutfluss im ganzen Körper aufrecht. Dazu benötigt sie selbst eine ausreichende Blutzufuhr. Damit die Durchblutung der Leber sicher gestellt wird und sie die Extremitäten ausreichend mit Blut versorgen kann, muss die Milz (als Quelle sämtlicher Körperflüssigkeiten) genügend Blut bilden.

*Yang*-Partner der Leber ist die Gallenblase. Genau so wie die Leber für eine flüssige (ungehinderte) Zirkulation von Blut und *Qi* sorgt, werden geschmeidige Bewegungen der Gliedmaßen in hohem Maße von der Gallenblase beeinflusst. Die Rolle der Gallenblase wird im folgenden Abschnitt über den Dreifachen Erwärmer noch ausführlicher besprochen.

### 1.1.6 Dreifacher Erwärmer

Der Dreifache Erwärmer fördert in erster Linie die Aktivierung aller anderen Organe. Für ihn gibt es keine Organentsprechung. Stattdessen kann man ihn sich als Innenachse bzw. Korridor im Körperinneren vorstellen, in dem sich *Qi* und Flüssigkeiten auf und ab bewegen. Auf seinem Weg zu den Nieren nimmt das Lungen-*Qi* im Dreifachen Erwärmer Wasser und Flüssigkeiten aus der Milz und dem Verdauungstrakt mit sich. Gleichzeitig steigt Ursprungs-*Qi* aus den Nieren im Dreifachen Erwärmer nach oben, um die Körperorgane zu versorgen. Der Dreifache Erwärmer stellt also eine Verbindung zwischen Ursprungs-*Qi* und übrigem Körper her; ohne dieses „Ofenrohr" hätten die Organe keinen Zugang zum Ministerialen Feuer. Der Dreifache Erwärmer gleicht dem Herd, in dem das Feuer brennt und auf dem der Kochtopf steht.

*Yin*-Partner des Dreifachen Erwärmers ist das Perikard. Als Herzhülle wird das Perikard zum Vermittler zwischen der „Macht des Kaisers" und der Außenwelt. Wie der Dreifache Erwärmer durchquert der Perikard-Meridian alle drei *San Jiao*. Infolgedessen ist *Nei Guan* (Perikard 6) ein wichtiger Punkt zur Behandlung von Störungen, bei denen sich das *Qi* aus dem oberen nicht richtig zum mittleren oder unteren Brenner hinunter bewegt. Klinische Beispiele sind Asthma und Erbrechen.

Wie das Perikard steht auch die Gallenblase in enger Verbindung zum Dreifachen Erwärmer. Beide werden energetisch als *Shao Yang* eingestuft und haben daher eine ähnliche Funktion. Während das Ursprungs-*Qi* durch den Dreifachen Erwärmer für die Innenorgane nutzbar wird, fördert die Gallenblase seine Nutzung für Körperbewegungen (Motorik). Bei unharmonischer Gallenblase könnte man seine Gliedmaßen nicht bewegen, wird gesagt.

So wie der Dreifache Erwärmer eine Innenachse für *Qi*- und Flüssigkeitsbewegungen, stellt die Gallenblase eine Außenachse für Bewegungen der

Vorder- und Hinterbeine dar. Denn die von der Beinmitte zum Stamm, Hals und Kopf hoch laufende Gallenblasen-Leitbahn wirkt wie ein Rahmen bzw. Gerüst, an dem der restliche Körper hängt.

Gemeinsam mit dem Dreifachen Erwärmer herrscht die Gallenblase über den *Dai Mai*. Dieses „Gürtelgefäß" bindet den Bauch an die Wirbelsäule und widersetzt sich einer Lordosierung. Daher stellt es eine strukturelle Grundlage für Bewegungsabläufe und die aufrechte Haltung von Mensch und Tier dar. Dass es bei Obstruktion des *Dai Mai* zur Abklemmung des *Qi*-Flusses zu den Beinen kommt, scheint eine der Hauptursachen für degenerative Rückenmarkserkrankungen (Myelopathie) bei Hunden zu sein.

## 1.2 Einführung in die Pathophysiologie am Beispiel des Kochtopfs

### 1.2.1 Nieren

Ein Mangel an Nieren-Essenz oder Nieren-*Yin* ist etwa so, als würde nicht genügend Holz ins Feuer gelegt. Weil der Brennstoffvorrat des Körpers im Laufe des Lebens langsam zur Neige geht, fängt die Flamme des Ursprungs-*Qi* an zu flackern; doch bei einem Mangel an Nieren-*Yang* kann sie nicht wieder kräftiger werden. Ohne korrigierenden Eingriff wird das Leben bald erlöschen. Das Absterben des Feuers bedeutet, dass nicht mehr genügend Brennstoff für die Nieren von der Milz (oder im Kochtopf) erzeugt werden kann. Der beschleunigte Niedergang macht sich in zunehmender Schwäche des Rückens, der Knie und des Pulses bemerkbar. Da die Milz auch kein Blut mehr bilden kann, kommt es zu Zungenblässe und Anämie. Anhäufung von Feuchtigkeit in Verbindung mit einem Funktionsverlust der Milz führt zur sichtbaren Zungenschwellung.

Das Erkalten der Flamme wird auch direkt spürbar. Durch den Mangel an *Yang*-Energie kann die Blase ihre Funktion (d.h. reine Flüssigkeit zu reabsorbieren und nur trübe Flüssigkeit auszuscheiden) nicht mehr richtig ausüben. Außerdem verhindert die Abnahme des Nieren-*Qi* und -*Yang*, dass Nieren-*Yin* verdampft und hoch genug steigt, um zu kondensieren und den oberen *San Jiao* zu befeuchten und zu kühlen. Daher kommt es zu profuser Urinausscheidung und vermehrtem Durst, die zusammen mit Schüttelfrost sowohl in der TCM wie in der westlichen Medizin die Leitsymptome einer Niereninsuffizienz sind.

Noch bevor die Flamme erlischt, wird Brennstoff verbraucht. Solange er nicht durch nachgeburtliche (von der Milz erzeugte) Essenz ersetzt wird, verringert er sich ständig weiter. Ein relativer Brennstoff-(bzw. *Yin*-)Mangel – im Verhältnis zum Feuer, das er nähren muss – ruft entsprechende Hitze-Symptome hervor. Dieser Zustand von „Leere-Hitze" ist mit einer Reihe von Symptomen verbunden (z.B. gerötete Augen oder Zunge, schneller Puls, auch Auflodern der *Yang*-Energie, da das *Yin*-Gegengewicht fehlt). Zu den typischen Krankheitsbildern mit „Leere-Hitze" gehören bei Kleintieren bestimmte idiopathische Gleichgewichtsstörungen (Vestibularsyndrom), Niereninsuffizienz, Epilepsie und kognitive Defizite. Auch ein dünner (fadenförmiger) Puls, trockene Zunge, Gewichtsverlust und Durst können Zeichen einer *Yin*-Schwäche sein. Exzessive oder pathologische Hitze kann die *Yin*-Reserven des Körpers austrocknen, sodass sich Störungen im Endstadium als *Yin*-Mangel bemerkbar machen. Bei fortgeschrittener Hyperthyreose und Diabetes mellitus tritt fast immer ein *Yin*-Mangel auf.

Von einem *Yin*-Mangel sind nur bestimmte Flüssigkeiten, nicht der Flüssigkeitshaushalt allgemein betroffen. Auch wenn Hormone als eine Form von *Yin* angesehen werden, können Verluste nicht ausgeglichen werden, da sie Bestandteil der vorgeburtlichen Essenz sind. Bei einer hormonell induzierten Harninkontinenz handelt es sich demnach um einen *Yin*-Mangel. In ähnlicher Weise hängt auch die Blutversorgung von ausreichenden Nieren-*Yin*-Reserven ab. Denn bei *Yin*-Mangel wird die Blutbildung gedrosselt – zu Gunsten von wertvollerem Nieren-*Yin* bzw. -Essenz. Daher kann ein Nieren-*Yin*-Mangel zu einem Leber-Blut-Mangel führen, an dem vor allem ältere Tiere oft leiden.

### 1.2.2   Magen und Milz

Die Magenfunktion hängt weitgehend von der Wärmemenge ab, der sein Inhalt ausgesetzt ist. Bei zu starker Hitze trocknet der Mageninhalt aus und gerinnt zu einer Masse, die das Magen-*Qi* am Absteigen hindert und Erbrechen hervorruft. Um die einwirkende Hitze zu verringern, versucht der Körper, „den Topf wieder aufzufüllen"; wenn Durst und Appetit zunehmen, ist es also ein Zeichen von Überwärmung. Da der „Topfinhalt" direkten Zugang zum oberen *San Jiao* hat, überträgt sich ein Hitze-Überschuss im Oberkörper auf das Herz (verursacht gesteigerte Erregbarkeit). Hinzu kommt, dass die Lunge austrocknen und dadurch trockener Husten oder eine Hämoptyse ausgelöst werden kann. Ein Flüssigkeitsmangel im Magen wirkt sich auf den Dickdarm aus und führt zu Verstopfung. Zu Problemen kommt es auch, wenn das Feuer unter dem Magen-„Kochtopf" zu schwach ist. Es kann sich um ein relativ (weil der Topf zu voll ist) oder um ein absolut zu schwaches Feuer (bei Milz- und Nieren-*Yang*-Mangel) handeln. Die Feuchtigkeit (bzw. Phlegma), die dabei entsteht, schwimmt wie Schaum oben auf dem Topfinhalt. Da sie normalerweise nicht im Körper vorhanden ist, spricht man von einer pathogenen Anhäufung von Nässe bzw. Feuchtigkeit, deren Konsistenz zwischen flüssig und klebrig variiert.

Bleibt etwas von der pathogenen Feuchtigkeit im Magen zurück, wird klebrig-schleimiger klarer Mukus erbrochen. Mit dem „rebellierenden" (in umgekehrter Richtung aufsteigenden) Magen-*Qi* gelangt oft auch Feuchtigkeit (Phlegma) in den normalerweise klaren und reinen oberen *San Jiao*. Dort kann sie die „Sicht" des Herzens verdunkeln, d.h. das Bewusstsein trüben, zu Epilepsie und idiopathischen Gleichgewichtsstörungen führen, oder, wenn sie sich in der Lunge statt in Herznähe anhäuft, Pneumonie und Asthma auslösen.

Pathogene Feuchtigkeit kann aber auch zirkulieren. Sie kommt zwar mit den normalen Flüssigkeiten überall hin, folgt jedoch bevorzugt der Schwerkraft und dem absteigenden Lungen-*Qi*, um sich in der unteren Körperhälfte anzuhäufen. Im Dickdarm kann sie eine Kolitis, in der Blase eine Zystitis, in den Beinen eine degenerative Myelopathie auslösen. Den Weg nach unten bahnt der Dreifache Erwärmer, und wenn sich dort pathogene Feuchtigkeit angesammelt hat, leiden Katzen z.B. an einer Schilddrüsenüberfunktion (feline Hyperthyreose).

Eine Anhäufung von Feuchtigkeit (Phlegma) verursacht meist recht eindeutige Symptome: Die Schleimhäute können mit Schleim, Schnupfen oder zähen Sekretabsonderungen reagieren, das Fell ölig glänzen, die Ohren mit Zellresten und Ohrenschmalz verstopft sein, die geschwollenen Analdrüsen unangenehm jucken. Die geschwollene Zunge kann feucht triefen, der Puls schlüpfrig sein. Der reichlich produzierte Speichel ist dünnflüssig oder zäh.

In manchen Körperbereichen wandelt sich die angehäufte Feuchtigkeit in Feuchte-Hitze um. Obwohl die Pathomechanismen in Schriften zur TCM selten genauer erläutert werden, ist denkbar, dass größere Feuchtigkeitsansammlungen, die den normalen *Qi*- und Blut-Fluss behindern, alles „vermasseln" und dass durch die Reibungsenergie Hitze entsteht. Bei Tieren dürfte dies der Hauptgrund für pathogene Hitze sein.

Pathogene Hitze versetzt die heißen *Yang*-Organe, vor allem Leber und Herz, in Aufruhr. Das löst Erregung, Reizbarkeit und Aggressivität aus. Wenn Hitze das Blut aufwühlt, kommt es zu starkem Juckreiz mit verstärkter Blutungsneigung. Diese Tierpatienten vertragen keine Wärme. Auch ihr Trink- und Fressverhalten (vermehrter Durst bei abnehmendem Appetit oder umgekehrt) spiegelt die Beziehung zwischen Feuchtigkeitsanhäufung und Hitzeerzeugung. In der tierärztlichen Praxis begegnen einem recht häufig Fälle von Feuchte-Hitze, da sie zu allergischer (atopischer) Dermatitis, Diabetes mellitus und feliner Hyperthyreose (Schilddrüsenüberfunktion der Katze) führen kann.

Wie in vielen anderen Organen kann sich Feuchtigkeit auch in der Milz anhäufen, die als Speicher von Flüssigkeiten dient. Allerdings unterscheiden sich die Symptome von denen des Magens. Eine Störung betrifft z.B. das aufsteigende *Qi*. Da die Lunge unmittelbarer „Endverbraucher" dieses *Qi* ist, tritt ein Milz-*Qi*-Mangel im Wesentlichen als Lungen-*Qi*-Mangel in Erscheinung, d.h. mit Kurzatmigkeit, Blässe und Schwäche von Stimme oder Puls. Manchmal wird *Qi* gebildet, kann aber nicht aufsteigen – dann kommt es zum *Qi*-Kollaps. Neben den üblichen Symptomen eines Milz-*Qi*-Mangels lassen Harninkontinenz, Senkung (Prolaps) eines Beckenorgans oder ein aufgetriebener Unterleib ein Absinken des *Qi* vermuten. Dass das Reine, Klare nicht mehr aufsteigt, kann sich auch in wässrigen, schmerzlosen Durchfällen äußern (Pendant zu den Dünndarm-Diarrhöen der klassischen Medizin). Eine chronische Neigung zu blassen, wässrigen Blutungen ist ein Beispiel dafür, dass die Milz nicht länger ihre „Haltefunktion" für das Blut ausübt.

Kann die Milz nicht genügend Flüssigkeit erzeugen, ist meist ein Leber-Blut-Mangel die Folge, mit Symptomen wie Angstaggression, stumpfes

Fell, feine Schuppenbildung, Neigung zu Muskelspasmen, Reizbarkeit, Entkräftung, bleibende Kahlheit operierter Stellen, Haarausfall unklarer Ursache und Trockenheit der Augen. Gängige Beispiele eines Leber-Blut-Mangels sind Keratoconjunctivitis sicca und eine Vielzahl von Hautstörungen. Eine Funktionsschwäche der Milz kann aber auch zu einem Mangel an Nieren-Essenz führen mit chronischer Niereninsuffizienz als möglicher Folge (siehe 1.2.1).

Nach Auffassung der TCM beruht auch die Form der Muskeln auf der Flüssigkeit, die von der Milz erzeugt wird. Daher lassen sich Auszehrung und Muskelschwund entweder auf einen Milz-*Qi*-Mangel oder auf pathogene Hitze (durch die Flüssigkeiten oder *Yin* im Allgemeinen verbraucht werden) zurückführen. Im Fall eines chronischen Gewichtsverlusts kommen bei Mensch und Tier *Yin*- bzw. Milz-*Qi*-Mangel als wichtigste Differenzialdiagnosen in Frage.

## 1.2.3    Lunge und Dickdarm

Dass sich *Qi* als feiner Nebel in der Lunge ansammelt, setzt eine ausgewogene Temperatur voraus. Bei Kälte kondensiert er zu Wasser und könnte als Nässe-/Feuchtigkeitsanhäufung die Lunge verlegen und das Lungen-*Qi* am Absteigen hindern. Den größten Einfluss auf die Lungenerwärmung hat das Nieren-Feuer; daher ist ein Nieren-*Yang*-Mangel bei Katzen Hauptursache einer keuchenden (asthmatischen) Atmung. Eine Anhäufung von Feuchtigkeit im oberen *San Jiao* führt zu Symptomen wie feucht-rasselndem Husten, Regurgitation von Futter, Wasserspucken nach dem Trinken oder Katarakt. Wenn Feuchtigkeit die „Herzöffnungen" verstopft, kommt es zu epileptischen und *Shen*-Störungen.

Auch übermäßige Hitze schadet dem Lungen-*Qi,* lässt es verdampfen und die Lunge austrocknen. Die Folgen sind trockener Husten mit zähem, Fäden ziehendem Schleim und Durst.

Sammelt sich zu viel oder zu wenig Lungen-*Qi* im Brustkorb, können ebenfalls Probleme entstehen. Wenn die Milz nicht genügend Qi erzeugt oder aufsteigen lässt, tritt ein Mangel an Lungen-*Qi* auf; die resultierende Kurzatmigkeit erinnert an Asthma. Asthma kann auch ein Zeichen mangelnder Nieren-*Qi*-Reserven sein. Denn bei einem *Qi*-Mangel können die Nieren nicht mehr aktiv nach dem von der Lunge absteigenden *Qi* „hochgreifen", wie sie es tun müssen, um es *Qi* zu speichern. Deshalb häuft sich *Qi* in der Lunge an und verursacht Asthma.

Bei einem Mangel oder schlechter Verteilung des Lungen-*Qi* wird das *Wei-Qi* geschwächt. Das macht den Körper für Infektionen der oberen Atemwege anfällig und für die Invasion von pathogenem *Qi*, das in die Meridiane und die *Tai-Yang*-Abwehrregion am Rücken eindringt. Steifheit, Rückenschmerzen und lahmende Hinterläufe bei älteren Tieren sowie die Neigung zu Gesichts- oder Hautödemen können aus der pathogenen Kombination von Wind und Feuchtigkeit resultieren.

Wenn der Dickdarm das *Qi* nicht hinableiten kann, kommt es zur Verstopfung.

### 1.2.4 Herz

Selbst als „Kaiser des Körpers" ist das Herz doch abhängig von Organen, die es überwacht. Deshalb hat es als einziges Organ mit dem Perikard einen „Puffer", der es nach außen abschirmt. Um als kluger Vermittler zwischen Körper und Umgebung fungieren zu können, braucht das Herz Klarheit. Eine Anhäufung von Feuchtigkeit im oberen *San Jiao* (bei pathologischen Veränderungen von Lunge oder Magen) könnte das Bewusstsein trüben und Epilepsie, Furchtsamkeit, Angst, Aggressivität oder andere Verhaltensstörungen hervorrufen. Wie bereits erwähnt, wird das Herz als *Yang*-Organ durch Hitze in Aufruhr versetzt. Neben kognitiven Störungen sind auch Aggressivität, Ängstlichkeit und Furcht Hitzesymptome. Um seine *Yang*-Energie (d.h. Geist-*Shen* oder Bewusstsein) kraft des *Yin* ausgleichen bzw. konstant halten zu können, ist das Herz auf eine ausreichende Blutversorgung durch die Milz angewiesen. Ein Blut-Mangel steigert daher die Erregbarkeit des Herzens und führt zu kognitiven Störungen.

Darüber hinaus besteht die einzige wichtige Herz-Funktion darin, Blut und *Qi* anzutreiben. Wenn dieser Antrieb scheitert und sich Blut und *Qi* nicht vom Brustkorb aus über Leitbahnen und Meridiane in den allgemeinen Kreislauf voranbewegen, kann es durch *Qi*- und Blut-Stase zu kongestivem Herzversagen mit schnellem, unregelmäßigem („hüpfendem") Puls kommen.

### 1.2.5 Leber und Gallenblase

Gemeinsam steuern sie Bewegungsabläufe. Während die Gallenblase ihrer *Shaoyang*-Art entsprechend das Ursprungs-*Qi* der Nieren dazu nutzt, Bewegungen in Gang zu bringen, sorgt die Leber für eine ungehinderte, flüssige Bewegung des *Qi* in den Meridianen. Eine Funktionsschwäche der Gallenblase manifestiert sich bei Kleintieren meist als Paralyse. Bei Funktionsstörungen der Leber kann die *Qi*-Stagnation Schmerzen verursachen, die plötzlich an einer beliebigen Stelle einschießen und sich ausdehnen können oder bei Bewegung nachlassen. Eine *Qi*-Stagnation kommt als Hauptursache für ein Lahmen ohne erkennbare strukturelle Veränderung in Betracht, kann aber auch zu Angststörungen, Reizbarkeit, Entkräftung, Schluckbeschwerden (Dysphagie) und gespanntem bzw. drahtigem Puls führen.

Stagniert das Leber-*Qi,* kann es auch in Nachbarorgane im mittleren *San Jiao* eindringen. Im Magen kann es Erbrechen, Appetitmangel und einen als „Gastritis" bezeichneten Zustand aufgrund einer chronisch-entzündlichen Darmerkrankung auslösen. Bei Invasion der Milz kann es zu Durchfall, Appetitmangel und chronischem Reizdarmsyndrom kommen.

Verstärkt wird die Neigung zur Leber-*Qi*-Stagnation durch Blut-Mangel. Ein Blut-Mangel beruht meist auf einer Funktionsschwäche der Milz, in geringerem Umfang auch auf einem Mangel an Nieren-*Yin* oder Nieren-Essenz. Bisher noch nicht erwähnte Symptome eines Blut-Mangels sind Muskelspasmen und -schmerzen. Auch die Sehnen müssen ausreichend mit Blut versorgt sein, um locker und geschmeidig zu bleiben. Bei Blut- bzw. *Yin*-Mangel würden sie austrocknen und sich verspannen. Wenn sich das *Qi* flüssig bewegt, fließt auch das Blut ungehindert, wenn sich das *Qi* staut, stagniert auch das Blut. Zu den Symptomen bei Blut-Stase gehören neben Leber- oder Milzvergrößerungen stechende, lokalisierte Dauerschmerzen, die das Tier lahmen lassen, sowie herdförmige Blutansammlungen in Form von Tumoren. Bei guter Durchblutung werden auch die Extremitäten ausreichend versorgt. Das ändert sich bei peripheren Läsionen durch einen Blut-Mangel, bei denen es zu Hauttrockenheit und trophischen Störungen kommen kann (z. B. feine Schuppenbildung, trockene Hornhaut, Haarausfall oder kahl bleibende Stellen). Häufigste Erkrankungen mit Blut-Mangel sind Keratoconjunctivitis sicca und allergische Dermatitis.

### 1.2.6   Zusammenfassung

Mithilfe des einfachen Kochtopfmodells lässt sich das (patho)physiologische Verständnis der TCM schon gut nachvollziehen. Bei näherer Betrachtung wird auch klar, dass für Erkrankungen immer mehrere Pathomechanismen in Frage kommen. Um keine Verwirrung aufkommen zu lassen, geben wir bei einzelnen Krankheitsbildern aber jeweils den entscheidenden Pathomechanismus an und beschreiben, welche Symptome eine bestimmte Krankheitsdynamik nahe legen.

Insuffizienz eines Organs hat nach Auffassung der TCM vielfältige Auswirkungen. Dass ein Organ zur Schwäche neigt, kann den Grundstein zu zahlreichen Erkrankungen legen, die sich im Laufe des Lebens entwickeln. Daraus leiten manche Autoren für die Praxis ab, dass es im Grunde keine akuten Erkrankungen, sondern nur unterschiedliche Erscheinungsformen einer Kernstörung (Ungleichgewicht) gibt. Erscheint der Zusammenhang zwischen verschiedenen Störungen stark genug, besitzt er einen gewissen Vorhersagewert; z. B. ist bei einer Katze, die für Feuchte-Hitze-Syndrome (aufgrund eines Milz- und Magen-*Qi*-Mangels) anfällig ist, auch eine Schilddrüsenüberfunktion zu erwarten. Assoziationen wie diese könnten bei näherer Erforschung zu einem besseren Verständnis bzw. zur Prävention von Krankheiten beitragen.

Die gemeinsame Wurzel von Krankheiten liefert die Grundlage für weit gefächerte Maßnahmen zur Verhütung. Um die Kernstörung, d. h. die Neigung zu einem bestimmten Ungleichgewicht, bei Patienten anzugehen, könnte z. B. schon früh die Ernährung oder Lebensweise umgestellt werden. Selbst wenn die eigentliche Krankheitsursache nach westlichem Verständnis unklar bleibt, hilft die Kenntnis, zu welchem Ungleichgewicht seine Patienten neigen, dem Tierarzt praktisch weiter. Aus diesem Gesundheitsverständnis lassen sich auch Krankheiten besser verhüten.

# 2 TCM als Grundlage eines alternativen Behandlungsansatzes

Die meisten Medizinschulen in der Geschichte waren ganzheitlich ausgerichtet und auf bildliche Vergleiche (Metaphern) angewiesen, bevor Instrumente entwickelt wurden, mit denen die Medizin ihr Verständnis der körperlich-gegenständlichen Welt in wissenschaftliche Begriffe fassen konnte. In Metaphern der griechischen, ayurvedischen, chinesischen Medizin sowie der frühen westlichen Kräuterheilkunde kommt eine ähnliche Sicht auf Gesundheit und Krankheit zu Tage. Allerdings hat die chinesische Medizin den Vorteil, dass besonders viele ihrer hochwertigen Quellentexte als Lehrmaterial zugänglich sind. Obwohl noch längst nicht alle Werke übersetzt wurden, gibt es genügend Klassiker auf Englisch (Deutsch), die es westlichen Therapeuten ermöglichen, Methoden der TCM anzuwenden.

Traditionelle Ansätze könnten bei komplizierten Krankheitsbildern helfen, Grenzen der wissenschaftlich-medizinischen Kenntnisse zu überwinden und die therapeutischen Optionen zu erweitern, wenn herkömmliche Behandlungsformen versagen. Das gilt vor allem für die TCM mit ihren vielfältigen Modalitäten. Unabhängig von der gewählten Modalität beginnt man die Störungen bei Patienten in pathophysiologischen Modellen zu sehen, wie sie die TCM anbietet. Mit ihnen lässt sich der Zustand eines Patienten ebenso in Bildern fassen wie die Anforderung einer möglichen Lösung beschreiben. Eine Untersuchung im Sinne der TCM würde eine Art „Blaupause" für eine erfolgreiche Behandlung bereitstellen. Das Prinzip, sich durch geeignete Modelle einer Antwort auf scheinbar unlösbare Fragen anzunähern, ist als „Approximation" bekannt. Sobald die Grundzüge einer denkbaren Lösung in der bildlichen Vorstellung näher rücken, können die verfügbaren Therapieoptionen daraufhin überprüft werden, welche den Anforderungen am ehesten gerecht wird.

Ein Vorteil der TCM ist, dass sich aus der erfolgreichen Anwendung von Kräutern oder Akupunkturpunkten Hinweise auf geeignete Präventivmaßnahmen ableiten lassen. Dabei dreht es sich in der TCM wie in der modernen westlichen Medizin im Wesentlichen um eine veränderte Ernährungs- und Lebensweise sowie Beziehungen. So mag aus konventioneller Sicht zwar die Krankheitsursache unklar bleiben, doch dafür werden die Bedingungen für Gesundheit aus dem Ansprechen auf die TCM umso deutlicher.

Auf die Annahme, dass chronischen Erkrankungen eine falsche Lebensweise zugrunde liegt, scheinen sich sämtliche – historischen wie gegenwärtigen – medizinischen Systeme einigen zu können. Naturheilkunde definiert sich aus diesem Kerngedanken und der Überzeugung, günstige (ideale) Lebensbedingungen könnten Krankheiten nicht nur verhüten, sondern auch heilen. Praktizierende Tierärzte werden bestätigen, da sie sich hauptsächlich auf ideale Ernährungs- und Umgebungsbedingungen verlassen müssen, damit Tierkollektive gesund bleiben. Für TCM und westliche Medizin haben übereinstimmend optimale Ernährung, Beschäftigung, zwischenmenschliche Beziehungen und ausreichende körperliche Betätigung oberste Priorität, um die Gesundheit zu fördern bzw. Krankheiten vorzubeugen. Nach Auffassung der westlichen Medizin wird die Entscheidung für eine gesundheitsförderliche Lebensweise durch genetische und soziale Faktoren beeinflusst, während in der TCM Lebens- und Ernährungsweise auch von Umweltbedingungen diktiert werden.

In diesem Buch wird großzügig mit dem Begriff „energetisch" verfahren. Gemeint ist, welche (metaphorische) Wirkung eine Behandlung oder ein Einflussfaktor entsprechend der TCM haben kann. So wirkt sich die Thyreoidektomie bei hyperthyreoten Katzen energetisch „kühlend" aus, da sie Hitze-Symptome (beschleunigter Puls, Hitzeaversion, gesteigerter Appetit und Durst) beseitigt. Nach der TCM wird nicht nur Kräutern und Akupunkturpunkten, sondern jedem Phänomen eine bestimmte energetische Wirkung zugesprochen.

## 2.1 Anamnese

Die Planung der Behandlung oder Prävention von Krankheiten beginnt wie in der herkömmlichen Medizin mit der Anamnese. Allerdings wird in der TCM meist eine sehr viel detailliertere Vorgeschichte erhoben. Nachfolgend ein paar wichtige Themenbereiche sowie ihre Interpretation in TCM-Begriffen.

### 2.1.1 Vorgeschichte der aktuellen Erkrankung

**Ätiologie:** Hauptbeschwerden möglichst klaren Ursachen zuschreiben.
- Trauma: bei ZNS-Störungen oder z.B. Miktionsstörungen einer Katze (wegen Angst vor anderem Tier) unbedingt auszuschließen.
- Nahrungsmittelunverträglichkeit: festhalten, ob bestimmte Beschwerden mit der Ernährung bzw. Nahrungsbestandteilen zusammenhängen; deren energetische Wirkung (im Sinne der TCM) könnte erhellen, welche Energie in einem Patienten „arbeitet". So sind z.B. Hautläsionen, die sich durch fetthaltige Nahrung verschlimmern, wahrscheinlich durch „Feuchtigkeit" bedingt (als Verdauungsstörung oder unzureichende Transformation von Nahrungsbestandteilen durch das Milz-*Qi*). Zur energetischen Wirkung ausgewählter Nahrungsmittel (☞ Kap. 4).
- Medikamentenwirkung: Medikamente und Pharmazeutika wirken ebenfalls energetisch und können die Wirkung bestimmter Kräuterrezepturen steigern, aber auch Krankheiten auslösen. In der Homöopathie heißen Erkrankungen durch Impfstoffe „Vakzinosen". Für die TCM bedeuten solche Symptome aber nur, dass die angewandten Medikamente oder Vakzine eine latent vorhandene Erkrankungsanfälligkeit verstärken, weil sie „energetisch" gleich gerichtet sind. „Kühlende" Medikamente wie Antibiotika könnten z.B. die Neigung zu „Kälte" verstärken, und da Infektionserreger in der TCM als Umweltgifte gelten, kann sich bei latent toxischen Patienten durch aktive Impfstoffe plötzlich „toxische Hitze" entwickeln.

**Entscheidende Einzelheiten:** Aus den beschriebenen Symptomen muss das klinische Bild bei dem Tier genau ersichtlich sein. Bei Diarrhöen sind z. B. Aussehen des Stuhls, Häufigkeit der Darmentleerungen und Stärke der Beschwerden (Lästigkeit) wichtige Einzelheiten.

**Modalitäten:** unter welchen Bedingungen bessern oder verschlechtern sich die Beschwerden (z. B. abhängig vom Wetter, von Alltagsaktivitäten, von der Tageszeit)?

- Wetterabhängigkeit: direkter Hinweis auf Pathophysiologie (Feuchte, Trockenheit, Hitze), wenn sich der Zustand an feuchten, heißen oder trockenen Tagen verschlechtert.
- Besserung durch Bewegung: spricht für Stagnation des *Qi*- und Blut-Flusses.
- Tageszeit: In bestimmten Phasen des Tages herrscht eine besondere „Energie" vor, in der Morgendämmerung z. B. aufsteigende *Yang*-Energie; deshalb werden die meisten Tiere bei Sonnenaufgang aktiv. Die TCM sieht lebende Organismen nicht als geschlossenes, sondern als offenes, für äußere Einflüsse (Energien) zugängliches System. Daher können energetisch gleiche Zyklen in der Umgebung bestimmte Symptome verstärken; d.h. Zustände mit aufsteigender *Yang*-Energie würden sich in den frühen Morgenstunden verschlimmern, weil in der Umgebung die *Yang*-Energie zunimmt. Die Tageszeit spielt aber auch eine Rolle bei gestörten Tagesrhythmen, d.h. wenn der Organismus nicht mehr auf die Energie der jeweiligen Phase anspricht, weil er mit seiner Umgebung „aus dem Takt" ist. So werden Patienten mit geschwächter *Yang*-Energie morgens nicht wie ihre Umgebung wach, sondern schlafen länger, und Patienten mit Hitze-Überschuss bleiben erregt und ruhelos, weil sie sich nicht abkühlen, wenn sich alles um sie herum auf die Nacht vorbereitet.

**Laufende Behandlung:** Medikamente, Kräuter, Zusätze (und ihre Dosierungen) berücksichtigen.

- Keine Produkte verschreiben, die zu energetischen oder pharmakologischen Interaktionen führen könnten oder überflüssig sind (Wirkungsüberschneidung)!
- Frühere Therapien: welche war besonders wirksam?
- Supplemente bzw. Zusätze so auswählen, dass ihr Nutzen aus Sicht der TCM noch über den der eigentlichen Therapie hinausgeht. Wenn Hautprobleme besonders gut auf die Supplementierung essentieller Fettsäuren ansprechen, besteht vermutlich ein Blut-Mangel (Indikation für blutstärkende Kräuter). Sind diese Kräuter nur zum Teil wirksam, dürfte der eigentliche Grund ein *Qi*-Mangel und der Blut-Mangel nur Folge sein.
- Medikamente: auch das Ansprechen auf eine konventionelle Arzneimitteltherapie legt eine besondere Dynamik im Körper nahe, z.B.:
  - intravenöser Flüssigkeitsersatz: sorgt für raschen Ausgleich bei *Yin*-Mangel;
  - nichtsteroidale Entzündungshemmer (NSAID): scheinen vor allem Feuchte-Hitze zu klären (*Yang*-Überschuss durch äußere Pathogene); einige NSAID, z.B. Aspirin, haben zusätzlich Blut-bewegende Eigenschaften;

– Antibiotika: klären meist Feuchte-Hitze;
– Analgetika und Antispasmodika: helfen, stagnierendes *Qi* und Blut zu bewegen;
– Diuretika: entwässern bei Feuchtigkeit und wirken schwach Hitze klärend; das Entfernen von Feuchtigkeit fördert den *Qi*- und Blut-Fluss.
● Akupunkturpunkte: falls möglich, eine Liste wirksamer Akupunkturpunkte erstellen; sie haben genau wie Kräuter und Medikamente eine besondere energetische Wirkung (☞ Kap. 7), aus der sich bei richtiger Interpretation Rückschlüsse auf das zugrunde liegende Problem ziehen lassen.

### 2.1.2 Bisherige Erkrankungen

● Sich alle bisherigen Erkrankungen, die Behandlung sowie auslösende Ereignisse beschreiben lassen; d.h. mit anderen Worten, frühere Erkrankungen genauso wie die aktuelle erfassen.
● Das kann helfen, die aktuelle Erkrankung besser zu verstehen: als Fortentwicklung (Progression) einer bisher unbehandelten Dynamik oder als Wiederholung derselben Dynamik wie bei früheren Erkrankungen (Rezidiv).

### 2.1.3 Systematische Abklärung

● **Magen-Darm-Trakt (Gastrointestinaltrakt):** signifikante oder wiederholte Episoden von Erbrechen, Übelkeit, Durchfall, Verstopfung oder Blähungen (Gasansammlung)?
– übel riechende Winde: oft Hinweis auf Feuchte-Hitze
– Verstopfung (Obstipation): Zusammenspiel unterschiedlicher pathogener Faktoren, z.B. Blut-Mangel und *Qi*-Stagnation
– Schleimerbrechen: rebellierendes (in gegenläufiger Richtung aufsteigendes) Magen-*Qi* bei Verlegung des Magens durch Feuchtigkeit
– Durchfall: kolitisartig bei Feuchte-Hitze, als Dünndarmdiarrhö bei Milz-*Qi*-Mangel
– Schleim im Stuhl: lässt Feuchtigkeit als Ursache vermuten
● **Atemwege (Respirationstrakt):** Husten, abweichendes Atemmuster, Konditionsschwäche, sämtliche Einschränkungen bei körperlichen Aktivitäten?
– Konditionsschwäche: *Qi*-Mangel, aber auch schmerzhafte Verletzung, ausgeprägte Steifheit oder hochgradige Rest-Hitze im Körper (macht weitere Hitzeerzeugung bei körperlicher Aktivität unerträglich)
– Husten: feucht oder produktiv bei kühler Feuchtigkeit (Phlegma)
– Expektoration: erschwert bei eingetrockneter kühler Feuchtigkeit
– Kurzatmigkeit: bei *Qi*-Mangel
● **Bewegungsapparat (Muskel-Skelett-System):** Episoden von Steifheit, wunde und berührungsempfindliche Stellen?
– Besserung der Beschwerden durch Bewegung: *Qi*- oder Blut-Stase
– Schmerzen, erhöhter Turgor, Schlaffheit, Wärme oder Kühle an Stellen bekannter Akupunkturpunkte: Hinweise auf Punkte, die therapeutisch für die Behandlung akuter Beschwerden oder durch ihre energetische

Wirkung diagnostisch hilfreich sein können. Beispiel: wenn Bl 17 (wichtiger Bezugspunkt des Blutes) geschwollen oder wärmer als die umliegende Haut ist, spielt Blut-Mangel oder -Stase eine Rolle.

– Umschriebene schmerzhafte Bereiche: vermutlich Blut-Stase; bei Deformierung Blut-Stase verbunden mit Feuchtigkeitsanhäufung
– Steifheit im unteren Lumbalbereich: unwesentliche Besserung durch chiropraktische Handgriffe lässt einen zugrunde liegendes Schwäche-muster (mangelnde Zähigkeit) vermuten. Dieses Muster erfordert eine angemessene Behandlung mit Kräutern und Akupunktur.

● **Haut und Fell:** Ausschläge, Absonderungen, trockene oder juckende Haut? Welche Meridiane sind betroffen?
– Schuppen: fein und puderig bei Blut-Mangel; groß und farblos bei Feuchtigkeit (selbst wenn sie trocken aussehen)
– Lokalisation: bei Läsionen im Leistenbereich ist Leber-, im Achselbe-reich Perikard-, im Ohrenbereich Gallenblasen-Meridian betroffen
– Starker Juckreiz: durch Hitze-Überschuss
– Eitrige, destruierende Hautläsionen: wenn Feuchte-Hitze zu toxischer Hitze „kompostiert" wird; bei Katzen liegt toxische Hitze selbst mil-den Hautläsionen zugrunde
– Absonderungen: wässrig, feucht, schmierig oder übel riechend bei Feuchtigkeit.

● **Harnwege (Urogenitaltrakt):** Blasenentzündung oder Harninkonti-nenz? Farbe, Menge und Geruch des Urins; nächtliche Miktionen?
– Krämpfe (Tenesmen) beim Wasserlassen oder Stuhlabsetzen: Feuch-tigkeit im Blase- oder Dickdarm-Meridian
– Anstrengungsinduzierte Inkontinenz: bei *Qi*- oder *Yin*-Mangel
– Dunkelfärbung des Urins: durch pathologische Hitze; Polydipsie (führt zu profuser, heller Urinausscheidung): bei Nieren-*Yang*-Mangel und Feuchte-Hitze
– Nächtlicher Harndrang: evtl. Nieren-Energie-Mangel

● **Kopf-, Augen- und HNO-(Hals-Nasen-Ohren-)Bereich:** Hör- oder Sehschwäche? Entzündungen oder Absonderungen aus Augen, Nase und Ohren? Niesen oder Schnarchen? Zahnfleisch-/Zahnerkrankung, Mundgeruch (Halitosis)?
– Hörverlust: durch Nieren-Energie-Mangel oder katarrhalisch/ entzündlich bedingt, eingeschränkte Trommelfellbeweglichkeit, weil durch Verschluss der Ohrtrompete (Tuba Eustachii) kein Druckaus-gleich mit dem Mittelohr stattfindet
– Äußere Augenerkrankungen: oft mit Leber- oder Gallenblasen-Meri-dian verbunden; Trockenheit bei Leber- oder Nieren-*Yang*-Mangel, Blepharitis bei Anhäufung von Feuchtigkeit im Gallenblasen-Meri-dian, gelbliche Absonderung bei pathologischer Hitze, schleimiges (muköses) Sekret bei Feuchtigkeit
– Starkes Schnarchen oder wiederholte Niesanfälle: durch Feuchtigkeit
– Halitosis (schlechter Atemgeruch) ohne Zahnsteinbildung: pathologische Veränderung im Magen-Meridian oder Anhäufung von Feuchte-Hitze

- Stomatitis: Anhäufung von Feuchte-Hitze; bei Menschen ist Stomatitis sehr häufig durch Magen-*Yin*-Mangel verursacht, bei Tieren hingegen selten.
- **Körperlicher Allgemeinzustand:** sich Fress- und Trinkverhalten sowie Vorliebe des Tieres für bestimmte Temperaturen beschreiben lassen. Sind bestimmte Körperstellen des Tieres wärmer/kühler? Angaben zu Hunger, Durst und Temperatur überprüfen.
  - Vermehrter Durst bei abnehmendem Appetit (oder umgekehrt): Feuchte-Hitze
  - Beides gesteigert: echte Hitzesyndrome, die zu Trockenheit führen
  - Appetitmangel ohne Anzeichen von Feuchtigkeit: *Qi*-Mangel
  - Vorliebe für kühle Temperaturen: wenn Tiere bevorzugt auf Bodenfliesen oder Tischkacheln, im Untergeschoss, in der Badewanne, im Schatten oder in selbst gegrabenen Löchern im Hof liegen; falls sie auf dem Bett einschlafen, müssen sie es nachts meist schnell wieder verlassen. Hitzesymptome, die sich nachts verschlimmern, sprechen für Feuchte-Hitze und *Yin*-Mangel.
  - Vorliebe für warme Temperaturen: wenn sich Tiere bevorzugt in die Sonne, auf den Computer oder Fernseher und auf/vor die Heizung legen. Bevorzugung von Wärme geht mit *Qi*- und *Yang*-Mangel einher.
  - Vergleichsweise kühle Pfoten: lassen *Qi*-Stagnation vermuten
- **Schlafverhalten:** besonders tiefer oder unruhiger Schlaf? Träumt das Tier viel?
  - Tiefer Schlaf: angehäufte Feuchtigkeit beeinträchtigt Wachheit
  - Unruhiger Schlaf: mit Hitzesyndromen (vor allem *Yin*-Mangel) verbunden
  - Schlaf mit vielen Träumen: Blut-Mangel
  - Morgenmüdigkeit: Tiere mit *Qi*- oder *Yang*-Mangel
- **Mentales und emotionales Verhalten:** sich vom Halter Persönlichkeit und Verhalten des Tieres in unterschiedlichen Situationen beschreiben lassen, z.B. beim Zusammentreffen mit anderen Tieren oder fremden Menschen, Umgang mit tierischen und menschlichen Mitbewohnern. **Achtung:** Jede Interpretation des Tierverhaltens durch den Tierhalter zurückweisen und sich stattdessen selbst ein Bild machen (Verhalten interpretieren).
  - Bei Leber-Beteiligung: plötzliche Stimmungsumschwünge oder „Haften" an einer einzigen Emotion oder extrem unterwürfiges Verhalten des Tieres. Am häufigsten sind Syndrome des Leber-Meridians mit manischer Ängstlichkeit und Aggressivität verbunden; einen weiteren Hinweis geben stressbedingte Verdauungsstörungen
  - Bei Beteiligung von Herz oder Feuer-Element: voll ausgeprägte Hitzesymptome (Unruhe, Schlaflosigkeit, Delir, geistige Erregtheit, Wut und übertriebene Freudenbekundungen)
  - Bei Blut-Mangel neigen Tiere oft zu Angstaggression

Auch wenn diese Zusammenhänge eindeutig oder intuitiv richtig erscheinen, können wenige oder auf den ersten Blick widersprüchliche Symptome (z.B. Hitze und Kühle, Feuchtigkeit und Trockenheit) bei einem Tier die Fähigkeiten des Tierarztes stärker herausfordern. Bei den häufiger anzutreffenden

„Mischbildern" lässt sich die vorherrschende „Energie" bzw. Dynamik vor allem durch Puls- und Zungenbefunde bestätigen. Denn sowohl Puls- als auch Zungendiagnose bieten jeweils einen etwas anderen Blickwinkel, und erst durch die Verbindung aller Befunde gelangt man zu einer umfassenden Beurteilung des Patienten.

## 2.2 Körperliche Untersuchung

Oberste Priorität hat auch für alternative Veterinärmediziner die Erstellung einer (schul)medizinischen Diagnose oder einer Liste von Differenzialdiagnosen. Im Bemühen um Alternativen dürfen erprobte konventionelle Behandlungen, die sich als sicher und wirksam erwiesen haben, nicht übersehen werden.

Auf Grundlage konventioneller Diagnosen lässt sich in retrospektiven Studien klären, bei welchen Erkrankungen eine alternative Behandlung sinnvoll ist. Therapieerfolge durch ausreichend erforschte alternative Behandlungsmethoden können helfen, das Verständnis der Pathophysiologie solcher Syndrome zu verbessern.

Innerhalb der wissenschaftlichen Forschung sollten beide Ansätze nicht konkurrieren, sondern sich ergänzen. So könnten sich beide Ansätze wie durch eine Lupe im anderen betrachten, um sich weiter zu verbessern. Während die „alternative" Medizin mit ihrem „approximativen Wissen" die konventionelle Forschung beflügeln könnte, würden konventionell-medizinische Erklärungen begründen helfen, durch welche allgemeinen pathophysiologischen Mechanismen alternative Therapieformen wirksam sind.

Nach der konventionellen Untersuchung fällt es dem Tierarzt nicht schwer, sich den Fall aus der metaphorischen Perspektive der TCM anzusehen. Am wichtigsten für die Beurteilung sind vermutlich Puls- und Zungendiagnose. Zungen- und Pulsbefunde zeigen deutlicher die Dynamik eines Falls auf, durch die eine vorläufige Diagnose (bzw. Interpretation der Symptome) bestätigt wird. Zungen- und Pulsdiagnose können aber auch versteckte, noch nicht symptomatisch gewordene Einflüsse aufdecken, die bei der Wahl einer geeigneten Therapie zu berücksichtigen sind.

### 2.2.1 Zungendiagnose

Die Zunge zeigt, welche kumulative Wirkung *Qi*, Blut, *Yin* und *Yang* auf die Körpergewebe haben; daher sollte den einzelnen Zungenparametern bei der Interpretation der körperlichen und Verhaltensveränderungen oberste Priorität eingeräumt werden.

- **Farbe:** Die normale Zunge sieht rosig und vital aus. Zungenröte ist ein Zeichen von Hitze (Überschuss oder Mangel), Zungenblässe ein Zeichen von Blut-, *Qi*- oder *Yang*-Mangel. Malven- oder Fliederfarbe bedeutet auf Stagnation hin, und je dunkler der Lilaton, desto stärker die Stagnation. Bei purpurner Zunge hat sich die Stagnation von der *Qi*- zur Blut-Ebene weiter entwickelt. Muskelverspannungen lassen die Zunge bei fast allen Tieren malvenfarbig wirken, nur wird diese Tönung in unterschiedlichem Maße erkennbar. Bei angespannten – und daher für Stagnation anfälligeren – Tieren kommt es rascher zu einem tiefen Violett.

- **Form:** Eine normal große Zunge füllt den Mundboden aus und hat scharf konturierte Ränder (wie die gesunde Leber oder Milz). Bei sichtbaren Einkerbungen oder Zahnabdrücken oder wenn die Zunge geschwollen, schlaff, vergrößert und an den Rändern gerundet erscheint, hat sich Feuchtigkeit angehäuft. Eine ungewöhnlich kleine Zunge (in der Regel verbunden mit anderen Anzeichen für Gewebeschwund) spricht für einen *Yin-* oder *Yang*-Mangel.
- **Belag:** Zungenbeläge sind bei Hunden oder Katzen seltener als bei Menschen und sehen meist wie zäher Schaum aus. Manchmal sind Farbunterschiede zwischen Zungenrücken (blassrot) und Zungenunterseite (rosarot) der einzige Hinweis auf Zungenbelag. In dem Fall liegt irgendwo im Körper eine Schleimansammlung in Form zäher oder „gefrorener" Feuchtigkeit (Phlegma) vor.
- **Feuchtigkeit:** Im Normalfall ist die Zunge weder zu trocken noch zu feucht. Eine triefend nasse Zunge deutet auf Feuchtigkeit hin, erst recht, wenn der Speichel Fäden zieht. Eine raue, trockene Zunge zeigt einen *Yin*-Mangel an.
- **Pathologische Veränderungen:** Bei einigen Erkrankungen verändert sich die Zunge. Für die TCM sind herdförmige Ulzerationen der Zunge ein Zeichen von Herz-Hitze/-Feuer, da sich Herz und *Shen* auf ihr ausdrücken. Dunkelrote Flecken oder eine sichtbare Venenzeichnung sprechen für Blut-Stase. An Läsionen der seitlichen Zungenränder ist die Leber, an Läsionen der Zungenspitze das Herz beteiligt.

Anhand der Zungenbefunde kann der Einfluss von *Qi*, Blut, *Yin* und *Yang* auf die Körpergewebe beurteilt werden. Aus bestimmten Zungenveränderungen ergeben sich automatisch bestimmte Diagnosen:

- **Hitze-Überschuss:** gerötete, trockene Zunge; bei zugrunde liegendem *Yin*-Mangel ist sie manchmal klein;
- **Yang-Mangel:** blasse, geschwollene, nasse Zunge oder Zahnabdrücke bei *Yang*-Mangel der Milz oder Nieren; in schweren Fällen ist die Zunge klein;
- **Feuchte-Hitze:** hellrote, geschwollene, eingedrückte und feuchte Zunge bei Anhäufung von Feuchtigkeit oder toxischer Hitze (üblicherweise bei Zystitis);
- **Qi-Stagnation** durch Feuchtigkeits-/Schleimansammlung: bläuliche Zunge mit dickem Belag; typisch für chronische Lungenerkrankungen und Epilepsie, bei der Feuchtigkeit (Phlegma) das Bewusstsein trübt.

### 2.2.2   Pulsdiagnose

Aus Sicht der TCM kommt in allen Teilen des Körpers die *Yin-/Yang*-Dynamik zum Ausdruck, somit auch in sämtlichen Pulsformen. Bei Menschen wird der Radialispuls gefühlt, bei Hunden und Katzen der Femoralispuls. Die Taststelle selbst ist aber weniger wichtig als überhaupt einen gut beurteilbaren Puls zu finden. Wichtig sind folgende Parameter:

- Spannung: lassen sich Puls bzw. Gefäßwand leicht mit dem Finger wegdrücken?
- Kraft/Stärke: grob abzuschätzen am Pochen gegen den Finger; der Puls kann den Finger z.B. „heben" oder gegen seine Unterseite drücken;

- Breite: Ausdehnung des Pulses unter den Fingerspitzen;
- Tiefe: bei welchem Fingerdruck ist der Pulsschlag am stärksten zu spüren?
- Pulsfrequenz: erst subjektiv einschätzen, danach messen (zählen);
- Rhythmus: wie schnell folgt ein Pulsschlag auf den nächsten?

**Bedeutung:**

- Spannung (normal Zeichen für ungehinderten *Qi*-Fluss): erhöhte Wandspannung mit kräftigen Schlägen („drahtiger" Puls) z.B. bei *Qi*-Stagnation.
- Kraft/Stärke (Zeichen der im Körper vorhandenen *Qi*-Menge): schwacher Puls bei *Qi*-Mangel. Wichtig ist auch der Kraftvektor: Peitschen starke Pulsschläge eher an den Fingerspitzen vorbei als sie zu heben (z.B. „schlüpfriger" Puls), spricht das für systemische *Qi*-Fülle, die den *Qi*-Fluss fördert. „Schlüpfrig" ist der Puls bei innerer Anhäufung (Feuchtigkeit, Schleim, Tumor oder Schwangerschaft).
- Breite (Ausdruck der *Yin*- oder Blut-Menge im Körper): „dünner" Puls bei *Yin*- oder Blut-Mangel, aber auch wenn angehäufte Feuchtigkeit im Gewebe das Blut aus den Gefäßen herausdrückt.
- Tiefe (Auffinden der *Yang*-Energie und des aufrechten *(Zheng-)Qi*): tiefe oder sinkende Pulse bedeuten, dass *Qi* und *Yang* zurückgehalten werden oder nicht aus dem unteren *San Jiao* mobilisiert werden können. Bei „zerfließendem" Puls ist *Qi* oder *Yang* nahe der Oberfläche (z.B. meist bei Tieren mit *Yin*-Mangelsyndromen, wenn das relativ stärkere *Yang* nach oben oder außen entweicht). Oft besteht ein Milz-*Qi*-Mangel (im Grunde ein *Yin*-Mangel, da die Milz Quelle des nachgeburtlichen *Yin* ist).
- Frequenz: beschleunigter Puls bei Hitze-Syndromen (Überschuss oder Mangel), verlangsamter Puls bei Kälte aufgrund eines *Yang*-Mangels.
- Rhythmus: gelegentliche leicht verzögerte Pulsschläge („rauer" Puls) oder schwankende Pulsamplitude und Frequenz („unregelmäßiger" Puls) bei Blut-Stase; schnelle Pulse mit einzelnen Ausfällen („hüpfender" oder „springender" Puls) bei starkem Hitze-Überschuss oder *Yang*-Fülle. Bei „intermittierendem" Puls (mit regelmäßigen Pausen) ist das Ursprungs-*Yuan-Qi* bis zu einem kritischen Grenzwert erniedrigt; daher muss das Herz periodisch pausieren, um sich wieder zu sammeln.

Anhand der diagnostischen Aussagen der Pulsbefunde kann der Tierarzt ein umfassendes Bild vom aktuellen *Yin-/Yang*-Verhältnis (bzw. vom *Qi*- und Blut-Zustand) im Körper gewinnen. Um die Pulse bei Tieren richtig interpretieren zu können, ist kein tiefer gehendes technisches Verständnis erforderlich, doch es kann die Pulsdiagnose erleichtern.

Aus fünf häufig vorkommenden Pulsmerkmalen wurden 27 klassische Pulstypen abgeleitet. Dadurch ließ sich die Interpretation abkürzen, denn jeder Pulstyp beinhaltet automatisch eine spezifische Dynamik von *Qi*, Blut, *Yin* und *Yang*.

Mehr als die Hälfte dieser 27 Pulstypen sind in der Veterinärmedizin häufiger anzutreffen – einschließlich der bereits erwähnten Formen („drahtiger", „zerfließender", „sinkender", „schlüpfriger", „dünner", „rauer", „hüpfender", „intermittierender", „schneller" und „langsamer" Puls) sind noch wichtig:

- „Sanfter" Puls: ein dünner, schwimmender, kraftloser Puls als Zeichen einer *Qi*- und Blut-Erschöpfung, meist mit Milz-*Qi*-Mangel verbunden. Noch kraftloser ist der „winzige" Puls nach längerer Krankheit, wenn *Qi* und *Yin* völlig erschöpft sind.
- „Schwacher" Puls: ein dünner, tiefer, kraftloser Puls bei *Qi*- und Blut-Erschöpfung, wenn das *Qi* nicht aufsteigen kann.
- „Überflutender" Puls: ein breiter, oft schneller, kraftvoll anrollender Puls, der wie Brandungswellen am Strand gebrochen wird und kraftlos abfällt, als Ausdruck einer Hitze-/*Yang*-Fülle, begleitet von *Yin*-Mangel.
- „Mäßiger" Puls: ein in jeder Hinsicht durchschnittlicher, mittelmäßiger, d.h. normaler (physiologischer) Puls.
- „Fester" Puls: ein drahtiger, kräftiger Puls, der für eine innere Anhäufung von normalem oder pathogenem *Qi* spricht.

### 2.2.3    Taststellen und Pulsdiagnose

Während die allgemeinen Pulsmerkmale die allgemeine Dynamik einer Erkrankung aus Sicht der TCM aufzeigen, lässt sich über die Pulstastung entlang einer Arterie herausfinden, an welchen Stellen einer Leitbahn Akupunkturpunkte liegen, die nützlich für die Behandlung sein könnten. Solche Punkte geben weitere diagnostische Hinweise, da jeder mit einer speziellen pathologischen Dynamik verbunden ist (Abb. 2-1).

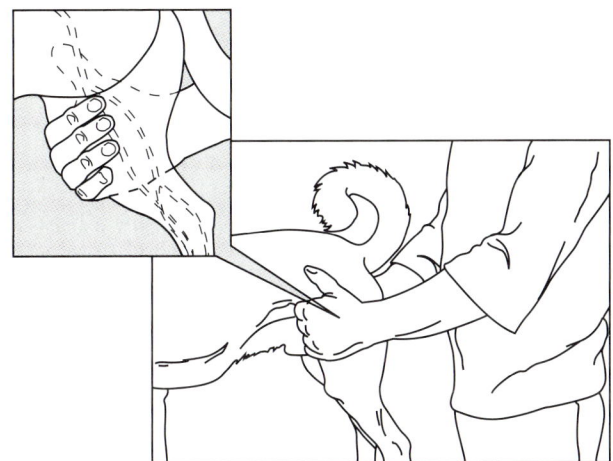

**Abbildung 2-1**    Pulsdiagnose – übliche Technik beim Hund

Die Assoziation zwischen verschiedenen Arterien- und Meridian-/Akupunkturpunkten ist umstritten. Nach der vorherrschenden Meinung entsprechen bei kleineren Tieren die Organe des oberen *San Jiao* der proximalsten Pulstaststelle (an der die A. femoralis aus dem Abdomen ins Bein zieht). Die folgende Stelle würde demnach dem mittleren *San Jiao* und die distalste Stelle dem unteren *San Jiao* entsprechen (Tab. 2-1).

| Tabelle 2-1    Pulsdiagnose – übliche Technik beim Hund[1] | | | |
|---|---|---|---|
| **Körperbereich** | **Art des Pulses** | **Organentspre-chung am linken Femur** | **Organentspre-chung am rech-ten Femur** |
| oberer *San Jiao* | oberflächlich<br>tief | Dünndarm<br>Herz | Dickdarm<br>Lunge |
| mittlerer *San Jiao* | oberflächlich<br>tief | Gallenblase<br>Leber | Magen<br>Milz |
| unterer *San Jiao* | oberflächlich<br>tief | Blase<br>Nieren | Dreifach-Erwärmer<br>Perikard[2] |

Die proximalste Pulststaststelle steht mit dem oberen *San Jiao*, die distalste mit dem unteren *San Jiao* in Verbindung.
[1] Häufig werden nur die tiefer liegenden *Yin*-Organe beurteilt.
[2] Nach einer klassischen Einteilung sind Pulse des unteren *San Jiao* links mit Nieren-*Yin* und rechts mit Nieren-*Yang* verbunden.

Die Autoren schlagen dagegen ein anderes Schema vor, da die Femoralarterie möglichst nah am Knie am besten palpiert werden kann (Abb. 2-2). Distal fände sich die Entsprechung zum oberen *San Jiao*; 1 Cun weiter proximal zum mittleren *San Jiao* und noch 1 Cun weiter proximal zum unteren *San Jiao* (Tab. 2-2). In Übersicht 2-1 wird definiert, was ein Cun ist.

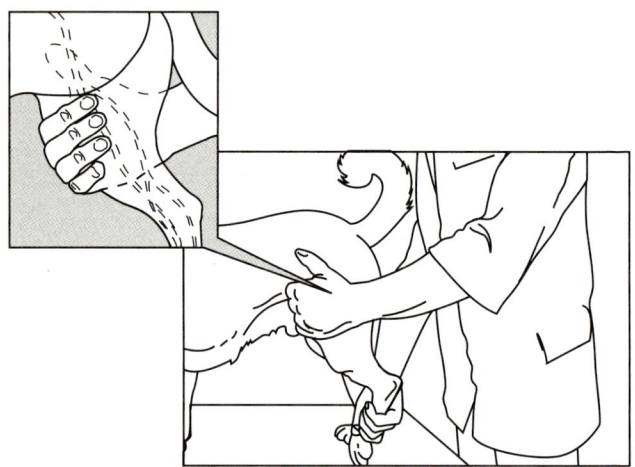

**Abbildung 2-2**    Pulsdiagnose – neuer Vorschlag

**2**

| Tabelle 2-2   Pulsdiagnose – neuer Vorschlag | | | |
|---|---|---|---|
| Körperbereich | Art des Pulses | Organentsprechung der linken Körperseite | Organentsprechung der rechten Körperseite |
| unterer *San Jiao* | oberflächlich<br>tief | Blase<br>Nieren | Dreifach-Erwärmer<br>Perikard |
| mittlerer *San Jiao* | oberflächlich<br>tief | Gallenblase<br>Leber | Magen<br>Milz |
| oberer *San Jiao* | oberflächlich<br>tief | Dickdarm<br>Lunge | Dünndarm<br>Herz |

Die proximalste Pulstaststelle steht mit dem unteren *San Jiao*, die distalste mit dem oberen *San Jiao* in Verbindung.

## Übersicht 2-1  Definition eines Cun

„Cun" bedeutet „kleines Maß" und wird in Lexika der TCM mit etwas mehr als 3 cm angegeben. Mithilfe der Cun-Werte lassen sich Akupunkturpunkte auf den Meridianen genau lokalisieren (Ma 36 befindet sich z. B. 3 Cun distal von Ma 35 und 1 Cun lateral der Tibiakante). Die Cun-Länge variiert von Patient zu Patient und wird als „Daumenbreite" definiert.

Für Hunde, Katzen oder Pferde verwendet man andere Definitionen, da ihre Daumenbreite nicht genau bestimmt werden kann. Zum Glück haben bestimmte Körpermaße eine Standardlänge (in Cun), z. B. beim Menschen:
- 12 Cun von der Ellbogen- zur Handgelenkfalte
- 19 Cun vom Trochanter major zur Kniescheibe (Patella)
- 16 Cun von der Patella(mitte) zur Oberkante des Außenknöchels (Malleolus lateralis)
- 5 Cun vom Bauchnabel bis zum oberen Symphysenrand

Diese werden auch bei Tieren, speziell Hunden und Katzen, angewandt. Bei Hund oder Katze errechnet sich 1 Cun aus einem Zwölftel (¹⁄₁₂) der Strecke vom Ellbogen zur Handwurzel. Praktisch wird ein elastisches, in gleich große Abschnitte (nummeriert von 0–19) unterteiltes Klebeband auf den Untersuchungsbereich gelegt und entsprechend gedehnt, damit die Segmente 0–12 den Abstand zwischen Handgelenk und Ellbogen markieren. Ein einzelnes dieser 12 Segmente entspricht dann 1 Cun.

Um die Prozedur mit dem Maßband bei Pferden zu umgehen, hat man sich darauf geeinigt, dass 1 Cun der Breite der 16. Rippe entspricht (gemessen in Höhe des Rippenhöckerchens). Einige Autoren ziehen auch die Breite des 1. Kaudalwirbel-Dornfortsatzes (3 cm breit) heran.

Unsere Methode der Pulsdiagnose steht zwar im Widerspruch zur herrschenden Meinung, lässt aber in der Praxis gute Ergebnisse erzielen. Hämodynamisch erscheint das logisch. Bei aktiven Tieren ist der Puls weiter distal zu tasten (weil ihre *Yang*-Energie mobilisiert wird und sich verteilt). Als maximale Reichweite der mobilisierten *Yang*-Energie (aus ihrem Speicher im unteren *San Jiao*) sollte deshalb der obere *San Jiao* der distalsten Pulstaststelle entsprechen – nach derselben Logik wie der distale Radialispuls beim Menschen dem Oberkörper.

Bei einem geschwächten Tier (d.h. wenn die *Yang*-Energie nicht aus ihrem Speicher im unteren *San Jiao* aufsteigen kann) ist der Puls am ehesten proximal zu palpieren. Die proximalen Pulse am Handgelenk und den Hinterbeinen sind daher Pulse des unteren *San Jiao*. Zwischen proximaler und distaler Taststelle der A. femoralis bzw. A. radialis befindet sich dann der mittleren *San Jiao*.

Die Pulse werden noch weiter nach *Yin*-Organen auf der linken und *Yang*-Organen auf der rechten Körperseite unterteilt. *Yin*-Organe sind Lunge (im oberen *San Jiao*), Leber (mittlerer *San Jiao*) und Niere (im unteren *San Jiao*) – mit Zuordnung zur distalen, mittleren und proximalen Taststelle des linken Femoralarterienpulses – und *Yang*-Organe sind Herz (im oberen *San Jiao*), Milz (im mittleren *San Jiao*) und Dreifach-Erwärmer (im unteren *San Jiao*) – mit Zuordnung zur proximalen, mittleren und distalen Taststelle des rechten Femoralarterienpulses.

In den Pulsen spiegeln sich auf beiden Körperseiten die Meridiane der (tiefen) *Yin*- und (oberflächlichen) *Yang*-Organe wider. Auf der linken Seite wird z.B. der oberflächliche Puls distal dem Dickdarm, der tiefere der Lunge zugeordnet; in ähnlicher Weise ist der Puls des Gallenblasen-Meridians oberflächlicher als der des Leber-Meridians und der Puls des Blasen-Meridians oberflächlicher als der des Nieren-Meridians zu tasten. Auf der rechten Seite ist der Dünndarm-Puls der *Yang*- (oder äußere) Aspekt zur Pulsposition des Herzens und der Magen-Puls der *Yang*-Aspekt des Milz-Pulses. An der proximalsten Pulsposition auf der rechten Seite ist der Dreifach-Erwärmer im Grunde der äußere und das Perikard der tiefere Aspekt dieses Pulses.

Bei oberflächlicher Palpation ist auf Unterschiede in der Puls(schlag)stärke an den drei Positionen zu achten und bei tiefer Palpation, an welcher Stelle der Puls am leichtesten weggedrückt werden kann. Ist der oberflächliche Puls besonders kräftig und der tiefe Puls relativ resistent gegenüber dem Fingerdruck, dürfte der betreffende Meridian besonders viele nützliche Punkte für die Behandlung aufweisen.

An welchen Stellen der Puls zu tasten ist, ändert sich mit der Körpergröße, sodass die Interpretation positionsabhängiger Befunde schwierig sein kann. Allgemeine anatomische Orientierungspunkte sind z.B.

- Adduktorenansatz am distalen Femur – für den mittleren Puls,
- Adduktorenspalt und Kniekehle (Fossa poplitea), wo die Arterie verschwindet – für den obere Puls,
- Arterienabschnitt proximal des Adduktorensegments – für den unteren Puls.

Eine Faustregel besagt z.B., dass die Pulspositionen bei großen Hunderassen ca. 0,75 cm voneinander entfernt sind, während der Abstand bei Katzen oder kleinen Hunden nur wenige Millimeter betragen kann.

Manchmal lassen sich bei Mensch und Tier keine Unterschiede zwischen einzelnen Taststellen spüren und trotzdem „aktive" und für die Behandlung nützliche Akupunkturpunkte finden. Außerdem spiegeln sich nicht alle „aktiven" Akupunkturpunkte in Pulsbefunden wider. Daher muss der Tierarzt unabhängig von den Pulsbefunden noch andere Meridiane untersuchen, um sich zu überzeugen, dass es wirklich die am besten geeigneten Punkte sind. Gelegentlich ist trotz gründlicher Palpation kein „aktiver" Akupunkturpunkt zu finden, der den Pulsbefunden entsprechen würde.

### 2.2.4 Palpation der Akupunkturpunkte

Hat die Pulsdiagnose eine Beteiligung bestimmter Meridiane ergeben, können sie nach „aktiven" Punkten abgetastet werden. Von japanischen Akupunkteuren wurde die Palpation der Meridianpunkte zu einer hohen Kunst entwickelt, die weit über die einfache Beurteilung der *Shu-* und *Mu-*Punkte hinausgeht. Als Veterinärmediziner sollten Sie sich von japanisch geschulten Akupunkteuren in dieser Disziplin unterrichten zu lassen.

Bei der Palpation müssen Gewebebeschaffenheit und Resistenz in unmittelbarer Nähe der Punkte berücksichtigt werden. „Hochaktive" Punkte fühlen sich verdickt und nachgiebiger als die Umgebung an, als läge an dieser Stelle eine Extraschicht aus festem Gewebe unter der Haut. Diese vorübergehende Verdickung weicht von der normalen Anatomie bei Tieren ab. Rund um den „aktiven" Punkt kann ein relativ großer Bereich einbezogen sein.

Weniger stark, aber immer noch signifikant „aktive" Punkte fühlen sich rundlich und erhaben an. Aus der leichten Schwellung kann sich bei Menschen eine knotenartige Verhärtung entwickeln; bei Tieren bleibt es jedoch eine runde Schwellung von 1–2 cm Durchmesser unter der Haut.

Am Anfang äußern sich „aktive" Punkte bei Mensch und Tier nur als leichte Hautverziehung, und bei leichter Berührung mit der Fingerspitze ist die Haut an der Stelle erwärmt.

Das Konzeptionsgefäß *(Ren Mai)* wird unter leichtem Beklopfen mit den Fingerspitzen vom Sternum (Proc. xiphoideus) bis zum Beckenrand palpiert. „Aktive" Punkte im Verlauf des *Ren Mai* fühlen sich straffer als das umliegende Gewebe an.

Mit zunehmender Verfeinerung ihres Tastempfindens werden die meisten auf gröbere Methoden (wie Fingerdruck) verzichten können, um eine evtl. erhöhte Empfindlichkeit festzustellen. Schneller geht die Suche nach „aktiven" Punkten, weil es reicht, mit den Fingerspitzen leicht über die Meridiane zu fahren (streichen, kneten oder kitzeln) und dabei auf verdickte oder erwärmte Bereiche zu achten. Die Untersuchung der *Shu-* und *Mu-*Punkte wird nicht länger schmerzhaft sein, und auch die körperlichen Befunde werden nicht mehr von Schmerzprojektionen (durch spinale Wurzelkompression bei Wirbelfixierungen) überlagert.

Bei „aktiven" Punkten wird die Nadel in die am stärksten erwärmte, verdickte oder geschwollene Stelle gestochen. Dass sie dann meist genau in einem bekannten Akupunkturpunkt steckt, stellt sich bei einem Blick in Akupunktur-Ratgeber für Menschen heraus. Durch Aufsuchen dieser

Punkte über Betasten erspart man sich jedoch die (müßige) Diskussion, ob Akupunkturpunkte des Menschen auf Tiere übertragbar sind. „Aktive" Punkte, die bekannten Akupunkturpunkten entsprechen, könnten unterstreichen, dass es auch bei Tieren Akupunkturpunkte gibt. Zusätzlich würde eine überzeugende Identifizierung „aktiver" Punkte mithelfen, dass sie in zukünftigen Zusammenstellungen von veterinärmedizinischen Akupunkturpunkten berücksichtigt würden.

Jeder Akupunkturpunkt besitzt eine bestimmte energetische Wirkung. MP 6 z.B. ist ein wichtiger Punkt bei Blut- und *Yin*-Mangel sowie bei *Qi*-Stagnation im unteren *San Jiao*. Wenn er „aktiv" ist, dürfte ein Blut- oder *Yin*-Mangel die Symptomatik des Patienten mit verursacht haben. „Aktive" Punkte zu lokalisieren ist daher nicht nur für die Behandlung wichtig, sondern auch diagnostisch wegweisend. Denn aus der energetischen Wirkung „aktiver" Punkte lässt sich eine bestimmte Dynamik der Erkrankung ableiten.

## 2.2.5   Manuelle Thermodiagnostik

Dieser Begriff bezeichnet eine Patientenuntersuchung auf Temperaturunterschiede einzelner Hautbereiche. In einem Abstand von 1–2 cm zur Haut werden die Hände an den Meridianen (Leitbahnen) entlang nach unten bzw. über bestimmte Körperregionen bewegt. Plötzliche – vor allem asymmetrische (im Seitenvergleich) – Wärmeabstufungen gelten als signifikanter Hinweis auf eine *Qi*-Stagnation, die sich als Erwärmung, oder einen *Qi*-Mangel, der sich als relative Kühle des betreffenden Körperbereichs äußert. Bei Hauterwärmung werden die Akupunkturnadeln in Abwärtsrichtung des betroffenen Meridians eingestochen, um das aufgestiegene *Qi* aus dem Bereich herauszuziehen. Bei relativer Kühle eines Hautbereichs (*Qi*-Mangel) werden die Nadeln in das kühle Areal und darüber eingestochen, um das *Qi* dorthin zu leiten. Typische tiermedizinische Befunde sind Kühle über Gb 29 und Gb 30 bei Hüftschmerzen bzw. plötzliche Erwärmung im Verlauf des Blasen-Meridians bei Rückenschmerzen. Da am distalen Ende des Blasen-Meridians eine Verbindung zu Gb 30 besteht, könnte das *Qi* dorthin gezogen werden.

## 2.2.6   Zusatz: TCM und Homöopathie

Auch die Beschreibung, selektive Wirkung und Potenz eines homöopathischen Mittels kann dazu beitragen, einen Patienten besser einzuschätzen. Doch im Unterschied zu den anderen medizinischen Sichtweisen ergeben sich aus der Zusammensetzung eines Arzneimittels noch keine detaillierten Bildvergleiche. Allein aus dem guten Ansprechen auf ein bestimmtes Arzneimittel lassen sich z.B. keine Hinweise auf präventive Maßnahmen ableiten, mit denen der Behandlungserfolg verlängert werden könnte.

Hier hilft die Sichtweise der TCM, das Ansprechen auf ein bestimmtes Arzneimittel in präventive Maßnahmen zu übersetzen. Ärzte, die sich mit Homöopathie und TCM auskennen, können eine Verbindung zwischen Diagnose und homöopathischem Mittel herstellen, wenn sich ein bestimmtes Arzneimittel wiederholt bei bestimmten TCM-Diagnosen als wirksam erwiesen hat. Auf dieser Grundlage sind Empfehlungen möglich, wie durch Umstellung der Lebensweise zukünftige Erkrankungen verhindert werden können. Außerdem reduziert es den Zeitaufwand (und die Mühen) der Verordnung, wenn sich z.B. *Lachesis* nachweislich für Hunde mit Leber-Blut-Mangel eignet, die an Rachenbeschwerden, Blutungsneigung, Dominanz- und ausgeprägt aggressivem Verhalten leiden. Tiere mit Blut-Mangel, die sich besitzergreifend und ängstlich-aggressiv verhalten, könnten mit *Lycopodium* behandelt werden. *Rhus toxicodendron* ist bei Hunden mit Blut-Mangel und „eingerosteten Gelenken" regelmäßig gegen die Lahmheit wirksam.

## 2.3 Auswertung der Untersuchungsbefunde

Eine konventionelle Diagnose hat aus ganzheitlicher Sicht oberste Priorität. Nach Auswertung der Befunde wird ein vorläufiger Behandlungsplan erstellt, bei dem sich konventionelle und alternative Methoden ergänzen oder ein Rückgriff auf konventionelle Maßnahmen möglich wird, falls sich die alternativen als unwirksam erweisen.

Nach der üblichen klinischen Untersuchung folgt eine „metaphorische" Diagnose. Dass die TCM derzeit das beste System für einen „energetischen" Ansatz bietet, könnte sich ändern, wenn erst mehr Texte über griechische, ayurvedische oder frühe westliche Kräutermedizin zur Verfügung stehen. Vermutlich teilen sie viele grundlegende Ansichten, sodass ein TCM-erfahrener Arzt seine Behandlungsziele auch mit westlichen Kräutern oder Homöopathika erreichen kann.

In der TCM können Einzelbefunde aus Anamnese und körperlicher Untersuchung vor dem Hintergrund der Zungen- und Pulsdiagnose sinnvoll gedeutet werden. Noch umfassender wird die Patientenbeurteilung unter Berücksichtigung der üblichen Indikationen und energetischen Wirkungen „aktiver" Akupunkturpunkte. Ein tiefes Verständnis der Pathophysiologie (aus Sicht der TCM) kann dabei sehr hilfreich sein – und bildet daher den Schwerpunkt in diesem Buch.

Anhand der abschließenden Beurteilung lässt sich der weitere Verlauf einschätzen. Sie sollte mit den Fallaspekten, die sie stützen, in die Krankenakte eingehen. Bei erneuter Vorstellung des Patienten werden die entsprechenden körperlichen Symptome, Zungen- und Pulsbefunde daraufhin überprüft, inwieweit sie sich gebessert haben. Eine weitgehende Besserung steht für gutes Ansprechen auf die Behandlung.

Ausgehend von dieser detaillierten Befundung lassen sich (konventionelle und alternative) Behandlungsziele für eine möglichst vollständige Besserung formulieren. Dann wird die Therapieform gewählt, die mit geringstem Aufwand den größten Behandlungserfolg verspricht. Wenn alternative Behandlungsstrategien den pharmakologischen ebenso wie den „metaphorischen" Zielvorstellungen entsprechen, scheinen positive Ergebnisse sicher. Die Chancen auf gute Behandlungsergebnisse erhöhen sich aber vor allem, wenn die alternativen Ziele erreicht werden.

Unter dieser Prämisse können verschiedene Therapiemodalitäten synergistisch angewandt werden, um das Ganze zu beschleunigen und das Ergebnis zu verbessern. Gleichzeitig ist es für Therapeuten befriedigend, eine spezifische Diagnose der Erkrankung und keinen „Schnellschuss" gestartet zu haben.

## 2.4 Behandlungsplanung

### 2.4.1 Bevorratung

Bei ganzheitlichen Therapeuten werden chinesische Kräuter immer populärer. Die hier genannten chinesischen Kräuterrezepturen scheinen für bestimmte Indikationen viel versprechend zu sein. Wie bei anderen pharmazeutischen Produkten erlauben großzügig bemessene Verfallsdaten, viele Rezepturen zu bevorraten – in der durchaus realistischen Erwartung, dass sie längst verbraucht sind, bevor sie verderben. Allerdings können größere Bestände unter Umständen finanziell nicht machbar sein. Die meisten bevorzugen einen festen Bestand von 20–30 Rezepturen, der sich durch Ergänzung einzelner Kräuter oder veränderte Zusammensetzung für alle gängigen klinischen Syndrome eignet. In Tabelle 2-3 und 2-4 werden Empfehlungen zur Bevorratung gegeben und allgemeine Indikationen der einzelnen Kräuter oder Kräutermischungen genannt.

| Tabelle 2-3 Empfohlener Vorrat an Kräutern und ihre Verwendung (Indikationen) | |
|---|---|
| **Einzelne Kräuter bzw. Substanzen** | **Verwendung (Indikation)** |
| *Bo He* (Chinesische Ackerminze, Pfefferminze; Mentha haplocalyx, M. arvensis) | mit *Gou Qi Zi, Ju Hua* und *Man Jing Zi* kombinieren; bei geröteten Augen und Hornhauterkrankungen |
| *Cang Zhu* (Mastixdistel; Atractylodes lancea, A. chinensis) | wärmt und tonisiert (bzw. stimuliert) die Milz, steigert Appetit |
| *Chai Hu* (Chin. Hasenohr; Bupleurum chinensis) | bewegt *Qi*, sinnvoll bei *Qi*-Stagnation, z. B. Hepatitis und Hyperlipidämie |
| *Chuan Bei Mu* (Schachblume; Fritillaria cirrhosa, F. thunbergia) | sehr stark; verringert Schleimansammlungen (Phlegma) in den Atemwegen |
| *Dan Shen* (Rotwurz-Salbei; Salvia miltiorrhiza) | bewegt das Blut und beruhigt; verringert Serumcholesterin; bei Stauungsinsuffizienz |
| *Dang Gui* (Chin. Engelwurz; Angelica sinensis) | tonisiert das Blut; zum Bewegen des Blutes mit *Si Miao San* kombinieren |
| *Dang Shen* (Glockenwinde; Codonopsis pilosula) | tonisiert Milz-*Qi* |
| *Du Zhong* (Guttapercha; Eucommia ulmoides) | tonisiert Nieren-*Yang*; leitet Energie nach unten; gute Ergänzung zu *Ban Xia Bai Zhu Tian Ma Tang* bei älteren Tieren mit neurologischen Störungen |
| *E Zhu* (Zitwer / Curcuma; Curcuma zedoaria) | mit *San Leng* gute Ergänzung für Blutbewegende Rezepturen, steigert deren antineoplastische Wirkung |

**Tabelle 2-3    Empfohlener Vorrat an Kräutern und ihre Verwendung (Indikationen) (Fortsetzung)**

| Einzelne Kräuter bzw. Substanzen | Verwendung (Indikation) |
|---|---|
| *Fu Ling* (Kokos-Pilz; Poria cocos) | leitet Feuchtigkeit aus und unterstützt Milz; mit *Dang Shen* oder *Ren Shen* bei Patienten mit Milz-Mangelsyndromen zu *Xi Wu Xiao Feng Yin* ergänzen |
| *Gou Qi Zi* (Bocksdorn; Lycium chinense) | nicht befeuchtendes Leber-*Yin*-Tonikum; mit *Ju Hua* als Ergänzung zu *Liu Wei Di Huang Wan* bei geröteten Augen (siehe auch *Bo He*) |
| *Hua Shi* (Talkum) | leitet Feuchte-Hitze aus; bei Blut-Stase in der Blase mit *Shao Fu Zhu Ye Tang* kombinieren |
| *Huai Niu Xi* (Spreublume; Achyranthes bidentata) | kräftigt *Yin*, bewegt das Blut; entspannt bei Rückensteifheit |
| *Huang Bai* (Korkbaum; Phellodendron amurense) | mit *Zhi Mu* verwenden, um *Zhi Bai Di Huang Wan* (aus *Liu Wei Di Huang Wan*) zu erhalten; bei *Yin*-Mangel mit Leere-Hitze |
| *Huang Lian* (Chin. Goldfaden; Coptis chinensis, C. deltoidea) | klärt Hitze aus Blut, Herz, Magen und oberem *San Jiao* |
| *Huang Qi* (Tragant; Astragalus membranaceus) | starkes Milz- und *Wei-Qi*-Tonikum; mit *Dang Gui* (im Verhältnis 5:1) angewandt ein starkes Blut-Tonikum |
| *Jiang Can* (Seidenraupe, Bombyx batryticatus) | transformiert Schleim (Phlegma); daher bei entsprechenden neurologischen Störungen zu *Ban Xia Bai Zhu Tian Ma Tang* ergänzen |
| *Jin Yin Hua* (Geißblatt; Lonicera japonica) | bei Augenproblemen durch Leber-Hitze |
| *Ju Hua* (Chrysantheme; Chrysanthemum morifolium) | mit *Lian Qiao* und *Pu Gong Ying* bei Hautpusteln; als Ergänzung zu *Si Wu Xiao Feng Yin* |
| *Jue Ming Zi* (Cassia; Cassia obtusifolia, C. tora) | siehe *Gou Qi Zi* und *Bo He* |
| *Lian Qiao* (Forsythie; Forsythia suspensa) | siehe *Jin Yin Hua* |
| *Mai Men Dong* (Schlangenbart; Ophiopogon japonica) | zum Befeuchten von *Yin* im Oberkörper; mit *Wu Wei Zi* bei chronisch trockenem Husten und leichter Harninkontinenz (durch *Yin*-Mangel); zu *Liu Wei Di Huang Wan* ergänzen |
| *Man Jing Zi* (Vitex; Vitex rotundifolia) | siehe *Bo He* |
| *Mu Dan Pi* (Strauchpfingstrose; Paeonia suffruticosa) | bewegt und kühlt das Blut |
| *Mu Gua* (Chin. Quitte; Chaenomelis lagenaria, C. sinensis) | spasmolytisch; zu Blut-Tonika ergänzen |

2

| Tabelle 2-3 Empfohlener Vorrat an Kräutern und ihre Verwendung (Indikationen) (Fortsetzung) | |
|---|---|
| **Einzelne Kräuter bzw. Substanzen** | **Verwendung (Indikation)** |
| *Mu Tong* (Chin. Osterluzei; Akebia trifoliata, A. quintana) | leitet Feuchtigkeit aus; lindert Schmerzen durch Öffnen der Leitbahnen |
| *Pu Gong Ying* (Mongol. Löwenzahn; Taraxacum mongolicum) | siehe *Jin Yin Hua* |
| *Ren Shen* (Asiatischer Ginseng; Panax ginseng) | starkes *Qi*-Tonikum; mit *Fu Ling* als Zusatz zu *Si Wu Xiao Feng Yin* bei Blut-Mangel mit Milz-*Qi*-Mangel und Feuchtigkeit |
| *San Leng* (Igelkolben; Sparganium stolonifera) | bewegt das Blut; für antineoplastische Wirkung mit *E Zhu* verwenden (siehe oben) |
| *San Qi* (Notoginseng; Panax pseudoginseng, P. notoginseng) | bewegt Blut; akut blutstillend |
| *Shan Zha* (Fliederweißdorn; Crataegus pinnatifida, C. cuneata) | senkt Cholesterinspiegel und verbessert Myokarddurchblutung; mit *Dan Shen* oder Rezepturen wie *Bu Gan Tang* und *Dang Gui Shao Yao San* verwenden |
| *Sheng Di Huang* (Rehmannia; Rehmannia glutinosa) | klärt Leere-Hitze und nährt das *Yin*; bei Trockenheit befeuchtend |
| *Wu Wei Zi* (Schisandra; Schisandra chinensis) | bei Husten und Harnfluss adstringierend; siehe auch *Mai Men Dong* |
| *Yi Yi Ren* (Hiobstränе; Coix lachryma jobi) | leitet Feuchtigkeit aus; tonisiert Milz; klärt Hitze |
| *Zhi Mu* (Anemarrhena; Anemarrhena asphodeloides) | siehe *Huang Bai* |
| *Zi Cao Gen* (Steinsame; Lithospermum erythrorhizon, Arnebia euchroma) | kühlt Blut |

| Tabelle 2-4 Empfohlener Vorrat an Rezepturen und ihre Verwendung (Indikationen) | |
|---|---|
| **Rezeptur** | **Allgemeine Verwendung (Indikation)** |
| *Ba Wei Di Huang Wan* | Niereninsuffizienz bei fröstelnden Katzen; Nieren-*Qi*- oder -*Yang*-Mangel |
| *Ban Xia Bai Zhu Tian Ma Tang* | idiopathisches Vestibularsyndrom; Epilepsie; gegenläufiges (rebellierendes) *Qi* bei Schleimansammlung (Phlegma) |
| *Bu Gan Tang* | Blut-Mangel (ohne Feuchtigkeit) bei Hunden; Furchtaggression; Muskelverspannung und -krämpfe |
| *Dang Gui Shao Yao San* | Hyperlipidämie; anhaltende Kristallurie bei Blut-Mangel; Syndrome mit Blut-Mangel oder Blut-Stase und Feuchtigkeitsansammlung |

**2**

| Tabelle 2-4   Empfohlener Vorrat an Rezepturen und ihre Verwendung (Indikationen) (Fortsetzung) | |
|---|---|
| **Rezeptur** | **Allgemeine Verwendung (Indikation)** |
| *Du Huo Ji Sheng Tang* | Steifheit im unteren Rücken und Schwäche oder Schmerzen im Hinterleib, bei Nieren-*Yin*- oder Blut-Mangel und Kälteaversion; oft drahtige Pulse |
| *Er Xian Tang* | Kombination aus Hitze- (Überschuss), *Yang*- und *Yin*-Mangelsyndromen; Hyperthyreose im Endstadium |
| *Ge Xia Zhu Yu Tang* | Leber-/Milzvergrößerung (Hepato-/ Splenomegalie) |
| *Liu Wei Di Huang Wan* | Störungen aufgrund eines *Yin*-Mangels |
| *Long Dan Xie Gan Tang* | Überschuss an Feuchte-Hitze in der Leber oder ihren Leitbahnen – inkl. toxischer Hautläsionen (Pemphigus) und Epilepsie (unkontrollierbar); meist kräftige Pulse |
| *San Ren Tang* | Feuchte-Hitze-Störungen aufgrund von Milz-*Qi*-Mangel; Hyperästhesie bei Katzen |
| *Sang Piao Xiao San* | Enuresis durch Nieren- oder Herz-*Qi*-Mangel; hormonreaktive Inkontinenz |
| *Shao Fu Zhu Yu Tang* | Blut-Stase im unteren Abdomen (inkl. Blasentumoren) |
| *Si Miao San* | (stärkere Rezeptur als *San Ren Tang*) Feuchte-Hitze-Syndrome durch Milz-*Qi*-Mangel; propriozeptive Störungen der Hinterbeine; rezidivierende Zystitis/ Kolitis |
| *Si Wu Xiao Feng Yin* | Hauterkrankungen durch Blut-Mangel bei Hunden |
| *Su Zi Jiang Qi Tang* | chronischer produktiver Husten bei Nieren-*Qi*-Mangel; Asthma bei älteren Katzen; chronischer Husten bei älteren Hunden |
| *Tao Hong Er Chen Tang* | chronisches Erbrechen aufgrund von Schleimansammlung (Phlegma); chronisches Erbrechen bei Katzen; Frühstadium einer Hyperthyreose |
| *Tian Ma Gou Teng Yin* | kognitive Störungen durch *Yin*-Mangel |
| *Wei Ling Tang* | Milz-*Qi*- oder -*Yang*-Mangelsyndrome mit Ansammlung von Feuchtigkeit; Diabetes mellitus; Lymphangiektasie; Hypalbuminämie |
| *Wei Ling Tang* (modifiziert) | Hautläsionen durch Feuchte-Hitze (wenn Feuchtigkeit dominiert und eindeutige Milz-Mangelsymptome vorliegen); evtl. auch bei Blut-Mangel |
| *Wen Dan Tang* (modifiziert) | Hyperthyreose bei Katzen |

| Tabelle 2-4    Empfohlener Vorrat an Rezepturen und ihre Verwendung (Indikationen) (Fortsetzung) | |
|---|---|
| **Rezeptur** | **Allgemeine Verwendung (Indikation)** |
| *Xiao Feng San* | Hautläsionen bei Tieren mit Blut-Mangel und Anzeichen von Feuchtigkeit |
| *Xiao Huo Luo Dan* | lokalisierte Schmerzen bei fröstelnden Tieren mit Blut-Stase und Schleimansammlung |
| *Xiao Yao San* | Blut-Mangel, *Qi*-Stagnation, Milz-*Qi*-Mangel und leichtere Feuchtigkeitsansammlung; bei Appetitverlust und Lebererkrankungen |
| *Xue Fu Zhu Yu Tang* | Syndrome mit *Qi*-Stagnation, Blut-Mangel und Blut-Stase; chronischer Husten; maligne Tumoren im Brustbereich, rezidivierende Mastzelltumoren; Schilddrüsentumoren |
| *Yi Guan Jian* | Syndrome mit Leber- oder Nieren-*Yin*- oder Leber-Blut-Mangel; wenn ein stärkeres *Yin*-Tonikum wegen drohender Feuchtigkeit in der Milz kontraindiziert ist; chronische Gastritis; Halitosis, Schmerzen am Rippen(bogen)rand oder im Oberbauch |

## 2.4.2   Dosierung

Für alle Rezepturen bzw. Kräuter in Form von Granulaten oder Pulver wird eine **Anfangsdosis** von ½ Teelöffel pro 10–15 kg Körpergewicht und Tag bzw. 60–75 mg/kg Körpergewicht empfohlen, aufgeteilt auf zwei Tagesdosen. Bei Rezepturen ohne unerwünschte Nebenwirkungen ist eine Dosissteigerung bis zum Doppelten oder Dreifachen der Anfangsdosis möglich; vor allem, wenn sie erkennbar geeignet sind, aber noch kein optimales Behandlungsergebnis erreicht wurde. Erstaunlicherweise können chinesische Kräuterrezepturen sogar in niedriger Dosierung als normal wirksam sein. Daran sollte man denken, wenn die Compliance schlecht ist. Eine detaillierte Liste aller genannten Bestandteile findet sich in einem der Bücher in Übersicht 2-2. Falls eine gewünschte Rezeptur nicht im Handel erhältlich ist, kann man sie nach einem der Bücher selbst mischen oder herstellen lassen.

**Übersicht 2-2  Buchempfehlungen für chinesische Kräuterrezepturen**

Ehling D: The Chinese Herbalist's Handbook, rev. Ed. Inword Press, Santa Fe/New Mexico 1996.
Naeser MA: Outline Guide to Chinese Herbal Patent Medicines in Pill Form. Boston Chinese Medicine, Boston/Mass. 1990.

Yan W: Practical Therapeutics of Traditional Chinese Medicine. Paradigm Publications, Brookline/Mass. 1997.
Yeung H: Handbook of Chinese Herbs. Self-Published, Los Angeles/Calif. 1996.
Yeung H: Handbook of Chinese Herbal Formulas. Self-Published, Los Angeles/Calif. 1995.

## 2.5 Erfolgskontrolle

Ein erneuter Termin ist wichtig, um den Erfolg der Behandlung zu beurteilen. Ob der Placeboeffekt – wie allgemein angenommen – in der Veterinärmedizin keine Rolle spielt, ist der Überlegung wert. Wenn sich Tierhalter und Tierärzte von einer alternativen Behandlung unbedingt Erfolg versprechen, können sie sich einreden, es sei schon eine Besserung zu bemerken. Ähnlich ist es bei Patienten, die sich auf ein einzelnes Symptom konzentrieren und den vermeintlichen Behandlungserfolg damit begründen, dass es verschwunden ist.

Um die Behandlungsergebnisse zu objektivieren, muss im Einzelnen wieder dieselbe Strategie angewandt werden. Daher werden bei erneuter Untersuchung alle dokumentierten Befunde (aus der Erstuntersuchung), einschließlich Puls- und Zungendiagnose, überprüft. Durch Laborwerte lässt sich bestätigen, ob eine alternative Methode auch aus Sicht der konventionellen Medizin erfolgreich war. Wenn sich die meisten Befunde gebessert haben bzw. verschwunden sind, kann die Therapie als uneingeschränkter Erfolg gelten. Wenn sich nur ein oder zwei Symptome gebessert haben, ist eine gründliche Neubewertung des Falls erforderlich. Alternative Maßnahmen werden im Idealfall fortgesetzt, bis sich die Puls- und Zungenbefunde normalisiert haben.

## 2.6 Krankheitsprävention

Krankheit zu verhüten bleibt oberstes Ziel in der Medizin, auch wenn alternative Modalitäten angewendet werden. Jede Maßnahme, die eine Besserung stabilisieren hilft, kann empfohlen werden, selbst wenn die Ätiologie der Erkrankung aus konventioneller Sicht unklar geblieben ist. Durch Akupunktur und Kräuter ist es gezielt (fokussiert) möglich, gestörte „Energiemuster" im Körper zu korrigieren. Obwohl Nahrungsmittel eine ähnliche Bedeutung haben, sind sie weniger stark wirksam und liefern eher den Hintergrund, vor dem Akupunktur und Kräuter ihre Wirkung entfalten. Sobald abweichende Muster korrigiert sind, kann sich der sanftere, aber weiter reichende Einfluss der Ernährung bemerkbar machen. Sie trägt ebenso wie andere Aspekte der Lebensweise (z.B. tägliche Bewegung und Klima) dazu bei, die körperliche Gesundheit im Gleichgewicht zu halten und zu verhindern, dass pathogene Einflüsse Krankheiten verursachen.

Dieses Buch will in groben Zügen aufzeigen, welche Ernährung, soweit bisher bekannt, für Tiere indiziert ist, die gut auf bestimmte Akupunktur- und Kräuterbehandlungen ansprechen.

# 3    Richtlinien gesunder Ernährung

Angaben zum Nährstoffbedarf von Hunden und Katzen stützen sich auf bekannte Mindestmengen, sind aber spekulativ in Bezug auf die optimale Zusammensetzung. Vom ganzheitlichen Standpunkt aus können die Anforderungen an eine optimale Ernährung gar nicht in einer einzelnen Tabelle aufgelistet werden, weil dann weder individuelle (genetisch bedingte) Unterschiede noch im Alter zu erwartende Veränderungen berücksichtigt würden. Selbst zubereitete Tiernahrungen sind abwechslungsreicher, und man kann flexibler auf gesundheitliche Veränderungen reagieren. Hinzu kommt, dass überwiegend nicht-raffinierte Nahrungsmittel verwendet werden, die einen bisher noch ungeahnten Nutzen für die Gesundheit haben könnten. Dies sind nur ein paar Gründe, weshalb ein ganzheitlich orientierter Tierarzt „hausgemachte" Nahrung empfehlen sollte.

Für alle, denen es an Zeit oder Interesse mangelt, für eine ausgewogene Ernährung ihres Haustiers zu sorgen – und die seine Gesundheit dadurch potenziell gefährden –, gibt es kommerzielle Angebote an Tiernahrung. Sie entsprechen auch aus ganzheitlicher Sicht vielen Belangen kranker Tiere und könnten durch frische Zutaten sinnvoll ergänzt werden. Wer gewillt ist, sein Haustier gesund und ausgewogen zu ernähren, sollte es regelmäßig von einem „sympathisierenden" Tierarzt untersuchen und sich beraten lassen. Veterinärmediziner sollten die Zahl begeisterungsfähiger Tierhalter nicht unterschätzen.

## 3.1    Klassische Empfehlungen

Für selbst zubereitete Tiernahrungen sind ein paar Regeln einzuhalten, die dem Buch *Small Animal Clinical Nutrition* [Hand, 2000] entnommen wurden:
- Nährstoff-, speziell Energie- und Proteinbedarf berechnen
- Fett, Kohlenhydrate und Ballaststoffe bereitstellen
- Nährstoffe entsprechend anpassen (z. B. wenn Erkrankung durch Ernährung beeinflusst werden kann)
- Mineralien, Spurenelemente und Vitamine ergänzen
- Rezept abschließend kontrollieren

Diese zweifellos gut dokumentierte, aber aufwändige Methode erfordert viel Zeit und Energie. Alternativ ist ein Ernährungsberater für Tiere zu konsultieren. Bietet vor Ort keiner seine Dienste an, können sehr beschäftigte Tierärzte auch das Internet nutzen (z. B. http://www.petdiets.com).

Computergestützte Berechnungen für ausgewogene Tiernahrung werden seit Jahren mit Erfolg eingesetzt; hier zwei Beispiele aus dem Buch *Small Animal Clinical Nutrition*:

**Tagesrezept für einen gesunden (ca. 18 kg schweren) Hund**

| | |
|---|---:|
| Kohlenhydrate (gekocht) | 240 g |
| Fleisch (gekocht) | 120 g |
| Fett | 10 g |

| | |
|---|---|
| Ballaststoffe (faserreiches Getreide) | 30 g |
| Knochenmehl oder Kalziumdiphosphat | 4 g |
| Kaliumchlorid | 1 g |
| Multivitamintablette (Humanpräparat) | 1 Tabl. |
| **Tagesrezept für eine gesunde (ca. 4,5 kg schwere) Katze** | |
| Kohlenhydrate (gekocht) | 60 g |
| Fleisch (gekocht) | 40 g |
| Fett | 10 g |
| Knochenmehl oder Kalziumdiphosphat | 1,2 g |
| Salze (Natrium- oder Kaliumchlorid) | 1 g |
| Taurin | 0,5 g |
| Multivitamintablette (Humanpräparat) | ½ Tabl. |

## 3.2 Alternative Futterzubereitungen

Selbst zubereitetes Tierfutter, wie es Tierärzte seit Jahren empfehlen, weicht z.T. erheblich von Zusammensetzung und Mengenangaben der klassischen Rezepte ab. Obwohl sie nicht computerkontrolliert sind, dürfte die Vielfalt dieser Tiernahrungen einen „eingebauten Sicherheitsfaktor" darstellen. Enthalten sein müssen:

- **Proteine (40–80 %):** bevorzugt tierische Eiweiße, sofern nicht wegen Allergie kontraindiziert, z.B. Geflügel, Fisch, Fleisch und Innereien, Eier und Milchprodukte; falls nötig, nicht-tierische Eiweiße wie Sojaprodukte, Bohnen und Erbsen
- **Fette:** Öle oder fettes Fleisch
- **Kohlenhydrate und Ballaststoffe (0–60 %):** Getreide wie Hafermehl, Reis, Mais, Gerste und Weizen (bzw. Produkte wie Nudeln und Brot); Ballaststoffe liefern Vollkorn, Kleie, Saaten und Gemüse. Katzen brauchen keine Kohlenhydrate als Energiequelle; das gilt auch für die meisten Hunde, obwohl bei einigen die Energie nachlässt, wenn sie keine bekommen. Faser-/Ballaststoffe sind vermutlich für alle Tiere wichtig und sollten immer enthalten sein. Manche Tierärzte empfehlen Gemüse statt Getreide, um mehr Ballaststoffe und weniger verdauliche Kohlenhydrate zuzuführen.
- **Mineralien:** vor allem Kalzium und Phosphat
- **Spurenelemente und Vitamine:** komplette Ergänzung (durch Vitamin-Mineralpräparat).

Zur kurzzeitigen Ernährung schwer erkrankter Tiere werden wiederholt Diäten empfohlen, die bei Computeranalyse nicht ausgewogen sind; deshalb sollten sie abwechslungsreich zusammengestellt und die Tiere regelmäßig von einem Tierarzt untersucht werden, um mögliche Stoffwechselstörungen bzw. ernährungsbedingte Erkrankungen nicht zu übersehen.

### 3.2.1 „Steinzeitliche" Diät

Ganzheitliche Tierärzte bevorzugen „steinzeitliche" Diäten speziell bei Tieren mit Krebs.

**Tagesempfehlung für einen ca. 25 kg schweren Hund:**

| | |
|---|---:|
| Fleisch, gekocht mit Fett | 280 g |
| Getreide | 0–30 g |
| gemischtes Gemüse | 180–200 g |
| Herings- oder Lachsöl; falls nötig Leinsamenöl | 6 Esslöffel |
| Steinsalz | 1–1½ Teelöffel |
| Kalziumkarbonat (Tablette à 600 mg) | 3 Tabl. |
| Multivitamintablette (Humanpräparat) | 1 Tabl. |

(für Katzen 250–500 mg Taurin täglich ergänzen)

### 3.2.2 Hypoallergene Diät

Indiziert bei Tieren mit chronischen Haut-, gastrointestinalen und Immunerkrankungen.

**Tagesempfehlung für einen ca. 15–20 kg schweren Hund:**

| | |
|---|---:|
| Hirse, Amaranth oder Kartoffeln mit Schale (gekocht) | 240–360 g |
| gekochtes Fleisch (Kaninchen, Fisch, Wild, Wachtel, Ente oder Ziege) | 240–360 g |
| gemischtes Gemüse (ohne Stärke/Kohlenhydrate) | 60–120 g |
| Oliven- oder Leinsamenöl | 4 Teelöffel |
| Kalzium (Kalziumdiphosphat, Knochenmehl o.Ä.) | 1 Teelöffel |
| Salz oder Salzersatz | ½ Teelöffel |
| hypoallergene Multivitamintablette | 1 Tabl. |

(für Katzen 500 mg Taurin täglich ergänzen)

### 3.2.3 Rohes Fleisch

Viele Tierhalter glauben, sie müssten rohes Knochenfleisch verfüttern, wie es neuerdings Buchautoren empfehlen – ganze Hähnchen, -flügel und -hälse. Einige bevorzugen industriell gefertigte Nahrung aus rohem Fleisch oder kaufen zugeschnittene größere Tierknochen. Katzen und Hunden bekommt das gut, obwohl es sich für gelernte Tierärzte schrecklich anhören mag, da mit rohem Knochenfleisch zwei Risiken verbunden sind: Obstruktion oder Perforation durch Knochen-/-splitter und Infektion durch Erreger im Fleisch (Übersicht 3-1).

**Übersicht 3-1 Nahrungspathogene**

**Bakterien**
Salmonellen
Escherichia coli
Campylobacter spp.
Yersinien
Vibrio cholerae
Mykobakterien
Brucellen
Cyclospora spp.
Listeria monocytogenes

**Protozoen**
Toxoplasma gondii
Neospora canis
Kryptosporidien

**Metazoen**
Echinococcus spp.
Trichinella spiralis

| Rickettsien | Toxinproduzierend |
|---|---|
| Neorickettsia spp. | Clostridium botulinum |
| | Bacillus cereus |
| | Staphylococcus aureus |
| | Mykotoxine |

**3**

Das Risiko besteht in der Tat. Viele Tierärzte halten rohe Nahrung auch für die Tierhalter selbst für gefährlich, wenn sie bei der Zubereitung nicht dieselben hygienischen Regeln einhalten wie bei der eigenen Essenszubereitung. Die Befürworter von Rohfleischfutter glauben, dass gesunde Tiere nicht anfällig sind. Tatsächlich zeigte eine Studie mit 10 Hunden [Joffe, 2002], dass als „biologisch geeignet" eingestuftes Rohfleischfutter in 80 % Salmonellen-Serovare enthielt; doch keiner der Hunde erkrankte, obwohl die Stuhlproben nach der Fütterung zu 30 % positiv auf Salmonellen waren. Unabhängig von der Infektionsgefahr durch enteropathogene Bakterien (oder auch nicht), müssen Hundehalter, die Rohfleisch verfüttern, vor der potenziellen Übertragung von Zoonosen gewarnt werden; gefährdet sind vor allem kleine Kinder.

Die Erzeuger von industriellen Rohfleischprodukten haben auf die Sicherheitsbedenken reagiert und nehmen inzwischen zur Qualitätskontrolle an Stichproben Bakterienzählungen vor. Nach ihren Angaben lässt sich in Kulturen kein Erregerwachstum feststellen; allerdings fehlen systematische, zuverlässige und unparteiische Berichte. Für die Erzeuger gewährleisten rasche Verarbeitung in Kühlhäusern und sofortiges Tiefgefrieren die Sterilität ihrer Produkte. Das trifft für rohes Geflügel im Supermarkt nicht zu, sodass es sich roh nicht zum Verzehr eignet. Sicherheitsbedenken bei selbst zubereitetem Tierfutter sind daher größer als bei industriellen Produkten.

Um selbst hergestelltes Futter sicherer zu machen, bieten sich zwei Möglichkeiten an:

- Rohes Fleisch blanchieren, d.h. oberflächlich überbrühen, um vorhandene Bakterien abzutöten (bei Hackfleisch nicht möglich); das bietet zwar gewissen Schutz vor enteropathogenen Bakterien, nicht aber vor Zysten im Innern.
- 24 Stunden bei minus 12 Grad Celsius einfrieren, um Toxoplasmen und möglicherweise auch Neospora-Zysten im Fleisch abzutöten; allerdings erreichen häusliche Kühlschränke nicht immer zuverlässig so tiefe Temperaturen.

Eine andere Möglichkeit ist das Zermahlen von Knochen. Knochenmühlen sind im Fachhandel erhältlich.

## 3.3  Alternative Sichtweisen

Spezielle Empfehlungen ☞ Kapitel 4.
Tierärzte und Tierbesitzer werden mit Ernährungsempfehlungen für Tiere überhäuft. Die Befürworter von rohem oder gekochtem Fleisch, von vegetari-

scher oder Vollwerternährung haben überzeugende Argumente vorzubringen. Aus Sicht der TCM scheint viel für „steinzeitliche" Diäten mit ihrem niedrigen Kohlenhydrat- bei hohem Protein- und Faseranteil zu sprechen.

## Beispiele

Für die TCM zeigt das regelmäßige Ansprechen auf bestimmte Kräuterrezepturen, welche Krankheitsdynamik bei Hund oder Katze vorherrscht: Bei Hunden ist meist Blut-Mangel, bei Katzen dagegen Feuchtigkeit aufgrund einer Milz-Schwäche das Hauptproblem. Für diese Syndrome gibt es sowohl geeignete Nahrung als auch Kräuterrezepturen. Allerdings dienten Kräutermedizinen in China ursprünglich nur zur Verstärkung der diätetischen Behandlung von Krankheiten.

Ein **Blut-Mangel bei Hunden** kann Folge der eingeschränkten Milzfunktion oder „primäre" Krankheitsursache sein. Zu den Nahrungsmitteln mit direkt Blut tonisierender (stärkender) Wirkung gehören Eingeweide, die mittlerweile – leider – aus Trocken- und Dosenfutter entfernt wurden, weil ihr Protein in der Öffentlichkeit als minderwertig (Beiprodukt) gilt. Andere Hunde scheinen Nahrung zur Stärkung der Milzfunktion zu benötigen (ebenso wie Katzen).

Bei **Funktionsstörungen der Milz,** die auch bei Menschen sehr häufig vorkommen, wird zunehmend empfohlen, den Kohlenhydrat-Protein-Anteil der Nahrung zu reduzieren. Eine Unverträglichkeit von Kohlenhydraten äußert sich in vielen Fällen auch bei Menschen mit Symptomen wie Feuchtigkeit aufgrund eines Milz-Mangels.

Die klinische Erfahrung der Autoren mit kohlenhydratarmer Diät bei Hunden und Katzen scheint zu bestätigen, dass Kohlenhydrate die Milz überlasten und sekundär einen Blut-Mangel mit Anhäufung von Feuchtigkeit auslösen können. Dass sich zumindest Katzen sehr gut an kohlenhydratarme Diäten gewöhnen, stimmt mit ihrem Leberstoffwechsel überein (Katzen benötigen hauptsächlich Proteine als Kohlenhydratquelle). Obwohl Kohlenhydrate in der Nahrung von Katzen und Hunden sicherlich verdaut werden können, stellt sich die Frage, ob eine kohlenhydratreiche Ernährung optimal sein kann.

Jahrhunderte lang galten optimale Lebensumstände den meisten medizinischen Schulen als besten Voraussetzung für die Behandlung und Prävention von Krankheiten.

### Literatur
Hand MS, Thatcher C, Remillard RL, Roudebush P. *Small Animal Clinical Nutrition*, ed 4. Topeka, Kan, 2000, Mark Morris Institute.
Joffe DJ, Schlesinger DP. Preliminary assessment of the risk of Salmonella infection in dogs fed raw chicken diets. Can Vet J 43(6):441-442, 2002.
Pitcairn R, Pitcairn S. *Natural Health for Dogs and Cats*. Emmaus, Penn, 1995, Rodale Press.
Segal M. *K9 Kitchen: Your Dogs' Diet: The Truth Behind the Hype*. Toronto, 2002, Doggie Diner.
Strombeck D. *Home Prepared Dog and Cat Diets*. Ames, Ia, 1998, Iowa State University Press.

# 4 Chinesische Diätetik und ihre Anwendung

Zur langfristigen Aufrechterhaltung des *Yin*- und *Yang*-Gleichgewichts im Körper werden von der TCM Nahrungs- bzw. Futtermittel (Tab. 4-1) empfohlen. Obwohl sich kurzfristig keine sensationellen Erfolge einstellen, ist die Diätetik doch wichtig zur Prävention bzw. zur Stabilisierung der mit Akupunktur und Kräuterrezepturen erzielten Ergebnisse. Fehlfunktionen der Organe werden oft mit dem entsprechenden Fleisch behandelt (z.B. Herz, Magen, Nieren und Leber).

**4**

**Tabelle 4-1    Nahrungs- und Futtermittel**

| Nahrungs-mittel | Ge-schmack | Eigen-schaft | Meri-dian | Funktion | Indikation | Kontraindi-kation |
|---|---|---|---|---|---|---|
| **Geflügel** | | | | | | |
| Huhn | süß | warm | Milz, Magen | füllt *Qi* und Blut auf, tonisiert Nieren-*Qi*/-*Jing* | Milz-*Qi*-Mangel, Schwäche, Auszeh-rung, Öde-me, häufiger Harndrang | nicht bei Fülle-Syndromen |
| Hühner-leber | süß | leicht warm | Leber | nährt Leber, tonisiert Nieren-*Yang* | verbessert Sicht; Impotenz | |
| Hühner-ei | süß | neutral | | nährt *Yin* und Blut | verhindert Abort | Feuchtig-keits-syndrome |
| Ente | süß, salzig | neutral | Lunge, Milz, Niere | nährt *Yin*, stärkt Magen, ent-fernt Feuch-tigkeit | *Yin*-Mangel mit Fieber, Husten, Ödeme | |
| Pute | süß | kühl | Niere, Leber | tonisiert *Yin* | | |
| Gans | süß | neutral | Milz, Lunge | füllt *Qi* auf, stärkt es bei Mangel, nährt Ma-gen, stillt Durst | Auszeh-rung, Mü-digkeit, Appetit-verlust durch Milz-/ Magen-*Qi*-Mangel, Kurzatmig-keit, Diabetes | |

| Tabelle 4-1 | Nahrungs- und Futtermittel | (Fortsetzung) | | | | |
|---|---|---|---|---|---|---|
| **Nah-rungs-mittel** | **Ge-schmack** | **Eigen-schaft** | **Meri-dian** | **Funktion** | **Indikation** | **Kontraindi-kation** |
| Wach-tel | süß | neutral | Milz, Leber | stärkt Milz-*Qi*, entfernt Feuchtigkeit | Ödeme, kräftigt Knochen und Sehnen | |
| **Rind** | | | | | | |
| Muskel-fleisch | süß | warm oder neutral | Milz, Magen | stärkt Milz/Magen, füllt *Qi* und Blut auf | Appetitman-gel, Diarrhö, Ödeme, Müdigkeit | |
| Niere | | neutral | | | | |
| Leber | süß | neutral | Leber | nährt Blut, stärkt Leber | verbessert Sicht, Leber-Blut-Mangel | |
| Kutteln | süß | neutral | Milz, Magen | stärkt Milz/Magen | Appetitman-gel, Diarrhö | |
| **Hammel, Lamm, Ziege** | | | | | | |
| Muskel-fleisch | süß | heiß | Milz, Niere | wärmt mittleren *San Jiao* (Dreifach-Erwärmer), füllt *Qi* und Blut auf | Impotenz, Kälteintole-ranz, Lenden-schwäche, profuse, helle Urin-ausschei-dung, Bauch-schmerzen, kalte Glieder, Müdigkeit | exogene (epidemi-sche) Patho-gene oder Anfälligkeit für Fieber; bei den meisten Hitze-syndromen (inkl. Haut-krankheiten) |
| Lamm-leber | | warm | | | | |
| Lamm-niere | | warm | | | | |
| **Schwein** | | | | | | |
| Muskel-fleisch | süß, salzig | neutral | Lunge, Milz, Leber | nährt *Yin*, befeuchtet bei Trocken-heit, füllt Blut auf | trockener Husten, trockener Mund, Auszehrung, Müdigkeit, Obstipation | |
| Leber | | neutral | | | | |
| Niere | | neutral | | | | |

| Tabelle 4-1 Nahrungs- und Futtermittel (Fortsetzung) | | | | | | |
|---|---|---|---|---|---|---|
| Nah-rungs-mittel | Ge-schmack | Eigen-schaft | Meri-dian | Funktion | Indikation | Kontraindi-kation |
| **Kaninchen** | | | | | | |
| Muskel-fleisch | süß | kühl | Milz, Magen | stärkt Milz, füllt *Qi* auf | Appetit-mangel, Müdigkeit, Durst | |
| **Fisch** | | | | | | |
| Barsch | süß | neutral | Milz, Magen | stärkt Milz, füllt *Qi* auf | fördert Laktation und Mikti-on; bei Ödemen | |
| Kabel-jau | süß | kalt | Milz, Niere, Leber | tonisiert *Yin* | brauchbar als nicht-feuchtig-keitserzeu-gendes *Yin*-Tonikum | |
| Lachs | süß, salzig | neutral | Milz, Niere, Herz | tonisiert *Qi* | | |
| Makrele | süß | neutral | Milz | tonisiert Milz-*Qi* | | |
| Sardi-nen | | neutral | | | | |
| Tun-fisch | süß | neutral | Herz, Leber | tonisiert Blut | | |
| **Getreide** | | | | | | |
| Reis, weißer | süß | warm oder neutral | Milz, Magen | nährt und harmo-nisiert Milz, stillt Durst | Erbrechen, Durst u. Appetit-mangel, Mund-trockenheit durch Magen-*Yin*-Mangel/-Hitze | reichhaltig wie alle Koh-lenhydrate, daher wirk-sames *Yin*-Tonikum, aber auch Feuchtigkeit erzeugen-der Einfluss |
| Reis, brauner | süß | kühl | Milz, Magen, Niere | reguliert Magen/ Milz, klärt Hitze, nährt Niere | | |
| Mais | süß | neutral | Milz, Magen, Leber | entgiftet, reguliert Magen, stärkt Appetit | Magen-Schwäche, verminderte Urinaus-scheidung | |

4

| Tabelle 4-1 Nahrungs- und Futtermittel (Fortsetzung) | | | | | | |
|---|---|---|---|---|---|---|
| Nahrungs-mittel | Ge-schmack | Eigen-schaft | Meri-dian | Funktion | Indikation | Kontraindi-kation |
| Hirse | süß, salzig | leicht kühl | Milz, Magen, Niere | nährt Milz und Niere, stillt Durst, fördert Miktion | Erbrechen, Durst u. Appetit-mangel bei Magen-/Milz-Mangel, Fieber mit Miktions-störung | |
| Gerste | süß | kühl | Magen, Milz, Blase | stärkt Milz, reguliert Magen, stillt Durst, för-dert Miktion | Schwäche von Magen/Milz mit Appetit-mangel und Durst, Diarrhö, schmerz-hafter oder schwieriger Miktion | |
| Buch-weizen | süß | kühl | Milz, Magen, Leber | Nahrungs-stagnation, leitet gegen-läufiges *Qi* nach unten, stärkt Milz, entfernt Feuchtigkeit | Völlegefühl oder Bauch-schmerzen, Diarrhö, Leukorrhö | |
| Hafer | süß | warm | Milz, Niere | | | |
| Weizen | süß | kühl | Herz, Milz, Niere | nährt Herz, stärkt Milz, stillt Durst, fördert Mik-tion | Durst, er-schwerte Urinaus-scheidung mit Fieber | |
| **Gewürze und Zutaten** | | | | | | |
| Knob-lauch | (ste-chend) scharf, süß | warm | Milz, Magen, Lunge | wärmt mitt-leren *San Jiao*, stärkt Magen | fördert Verdauung, tötet Parasi-ten ab; Nahrungs-stagnation, Schmerzen im Ober-bauch, Lebensmittel vergiftung | mit Vorsicht anwenden |

| Tabelle 4-1 Nahrungs- und Futtermittel (Fortsetzung) | | | | | | |
|---|---|---|---|---|---|---|
| Nah-rungs-mittel | Ge-schmack | Eigen-schaft | Meri-dian | Funktion | Indikation | Kontraindi-kation |
| Ingwer | (ste-chend) scharf | leicht warm | Lunge, Milz, Magen | wärmt mittleren *San Jiao,* stoppt Erbrechen, wärmt Lunge, stillt Husten, stoppt *Wai/ Tai-Yang*-In-vasion durch Induktion von Schwit-zen | Appetit-mangel bei Ungleichge-wicht oder Schwäche von Magen/ Milz; Husten durch Lun-gen-Kälte, Infektion (Typ Wind-Kälte) der oberen Atemwege | |
| Essig | sauer, süß | warm oder neutral | Leber, Magen | Nahrungs-stagnation, Appetit-mangel | harte Schwellung im Abdo-men, Blut-erbrechen, Blut im Stuhl, Nasenbluten | |
| Soja-sauce | salzig | warm | Niere | wärmt Niere und Milz | | |
| Salz | salzig | neutral | Milz, Niere | harmoni-siert mittle-ren *San Jiao,* stärkt Niere, befeuchtet bei Trocken-heit | Nieren-*Yang*- oder -*Yin*-Man-gel, Obsti-pation, *Yin*-Mangel-Hitze | |
| **Gemüse** | | | | | | |
| Grüne Bohnen | süß | neutral oder warm | Leber | nähren Leber-*Yin* | | |
| Kohl | süß | neutral | Milz, Magen | nährt Milz, reguliert Magen, lindert Schmerzen und Krämpfe | Ungleichge-wicht von Milz/ Magen; als frischer Saft bei schmerz-haften Ulze-ra im oberen Abdomen | |

| Nahrungsmittel | Geschmack | Eigenschaft | Meridian | Funktion | Indikation | Kontraindikation |
|---|---|---|---|---|---|---|
| Tabelle 4-1 Nahrungs- und Futtermittel (Fortsetzung) | | | | | | |
| Karotten | süß | neutral | Milz, Leber, Lunge | stärken Milz und Leber, fördern Verdauung, bessern Sicht, leiten gegenläufiges *Qi* herunter, stillen Husten, klären Hitze, entgiften | Magenverstimmung, Nahrungsstagnation, verschwommene Sicht, Nachtblindheit, Husten bei Lungen-Hitze | |
| Spinat | süß | kühl | Dickdarm, Leber, Magen | befeuchtet bei Trockenheit, erleichtert Stuhlgang, unterstützt die Bildung von Körperflüssigkeiten, löscht Durst, nährt Leber, bessert Sicht | Obstipation durch Austrocknung bei älteren Patienten, Durst bei Diabetes oder Magen-Hitze, Leber-Hitze, Leber-*Yin*-Mangel | |
| Brokkoli | süß | kühl | Leber | tonisiert *Yin* und Blut | | |
| Sellerie | (stechend) scharf, süß | kühl | Leber, Magen, Blase | klärt Hitze, beruhigt Leber, stärkt Magen, leitet zentrales *Qi* nach unten, erleichtert Miktion | fiebrige Erkrankungen, Erregtheit durch Hitze, Leber-Hitze, Erbrechen und Appetitmangel durch Magen-Hitze, hitzebedingt erschwerte Miktion, Hämaturie | |
| Spargel | süß | warm | Lunge, Niere | nährt *Yin* | Obstipation, trockener Husten, Gewichtsverlust, *Yin*-Mangel | |

| Tabelle 4-1    Nahrungs- und Futtermittel  (Fortsetzung) | | | | | | |
|---|---|---|---|---|---|---|
| Nah-rungs-mittel | Ge-schmack | Eigen-schaft | Meri-dian | Funktion | Indikation | Kontraindi-kation |
| Zwiebel | (ste-chend) scharf, süß | warm | Lunge, Magen, Dick-darm | aktiviert *Yang*, löst harte Klum-pen auf, leitet *Qi* nach unten, fördert Stuhlgang | Stauung und Schmerzen in der Brust, schleimiger Husten (Phlegma), *Qi*-Stagnati-on im mitt-leren *San Jiao* | für kleine Tiere nur mit großer Vorsicht |
| Kar-toffel | süß | neutral | Milz, Magen | stärkt Magen und Milz, lindert Schmerzen und Krämpfe | Magenver-stimmung, Magen-/Milz-Schwäche, Schmerzen im Ober-bauch bei Magen-/Milz-Ungleich-gewicht | |
| Süßkar-toffel | süß | neutral | Milz, Magen, Dick-darm | stärkt Magen und Milz, fördert Stuhlgang und die Bildung von Körperflüs-sigkeiten, löscht Durst | Müdigkeit, Obstipa-tion, Durst | |
| Kürbis | süß | warm | Milz, Magen | stärkt mittle-ren *San Jiao*, füllt *Qi* auf, löst Schleim (Phlegma) auf, leitet Eiter aus, hilft gegen Rundwür-mer | Milz-*Qi*-Mangel, Abhusten eines dicken Sputums, Darm-parasiten | |
| See-tang | süß | kalt | Leber, Magen, Niere | löst Schleim (Phlegma) auf, er-weicht harte Schwellun-gen, besei-tigt Ödeme | Kropf, Ödeme, Hypertonie (?), Herz-erkrankung (?) | |

4

## Literatur

Jilin L, Peck G (eds). *Chinese Dietary Therapy.* New York, 1995, Churchill Livingstone.

Schwartz C: *Four Paws, Five Directions.* Berkeley/Calif. 1996, Celestial Arts Publishing.

Xie H, Xie Institute in Reddick/Florida. Persönliche Mitteilungen.

# 5 Westliche Phytotherapeutika: Dosierungen

Soweit uns bekannt, dürfte dies die erste Veröffentlichung phytotherapeutischer Dosierungen (in mg/kg) in der Veterinärmedizin sein. Es ist uns bewusst, dass manche Dosierungen willkürlich oder falsch erscheinen können. Sie sollten sich klarmachen, dass es sich um einen ersten Versuch, ausgehend von Dosierungsempfehlungen für Menschen und eigenen praktischen Erfahrungen, handelt. Die Angaben sind als Anhaltspunkt zu sehen, doch letztlich entscheidet der Tierarzt über Dosierung und Darreichungsform. Es bereitet oft Schwierigkeiten, Haustieren dreimal täglich Medikamente zu verabreichen. In vielen Fällen ist eine flexible Handhabung möglich. Rasch (gastrointestinal) wirkende Rezepturen (die z.B. Schleimstoffe oder Tannine enthalten) müssen unter Umständen drei- bis viermal täglich verabreicht werden. Andererseits sind stärkende (tonisierende) Mittel nur einmal pro Tag, aber dafür über Wochen bis Monate zu geben.

Von geeigneten Zubereitungen profitieren die Patienten – sowohl aus „alternativer" wie schulmedizinischer Sicht – manchmal schon in kleineren Dosierungen, doch auch relative Überdosierungen sind gut verträglich. Bei den meisten Präparaten ist zu wenig über die Sicherheit während der Trächtigkeit bekannt; sie sollten lieber nicht gegeben werden.

## 5.1 Zubereitungen

### 5.1.1 Getrocknete Kräuter

**Im Ganzen getrocknete Pflanzen:** Nach der Ernte getrocknete Kräuter, z.T. zu Pulver verarbeitet, lose oder in Kapselform.

**Trockenextrakte (Granulate):** In Wasser gekocht, wird der konzentrierte „Tee" nach Entfernen der Pflanzenreste im luftleeren Raum versprüht, damit nur die wirksamen Bestandteile erhalten bleiben. Angeboten als Granulat oder loses Pulver, zu Tabletten gepresst oder in Kapselform. Teepillen sind Trockenextrakt-Kugeln mit einfachem Überzug. In wässrigen Extrakten fehlen alkohollösliche Wirkstoffe. Von der üblichen Handelsform (Extrakt im Verhältnis 4:1 oder 5:1) werden weniger Kapseln benötigt als von Pulvern.

### 5.1.2 Flüssigextrakte

**Aufgüsse (Infusionen):** Bei heißem Aufguss Kräuter wie Tee in heißem Wasser ziehen lassen; bei kaltem Aufguss getrocknete oder frische Kräuter für gewisse Zeit in kaltes Wasser legen (empfiehlt sich z.B. für Blüten oder zarte Düfte).

**Abkochungen (Dekokte):** Zu einem stark konzentrierten Sud („Kräutersuppe") eingekochte Kräuter wie Tee trinken lassen. Die meisten chinesischen Rezepturen werden auch in Granulatform als „Dekokt" bezeichnet; zu Recht, da auch Trockenextrakte so hergestellt werden.

**Flüssigkonzentrate:** Auszüge durch Einlegen der Kräuter in ein Lösungsmittel; wässrige Auszüge sind Aufgüsse und Dekokte. Rascher werden vermutlich hochkonzentrierte alkoholische Extrakte im Gastrointestinaltrakt resorbiert. Alkohol ist ein hervorragendes Lösungsmittel und kann die meisten chemischen Bestandteile, außer Polysacchariden, aus Pflanzen herausziehen. Für Hunde und Katzen haben alkoholische Extrakte meist einen schrecklichen Geschmack, doch wegen der geringen erforderlichen Menge und der guten Kombinierbarkeit sind alkoholische Auszüge sehr beliebt. Es gibt auch Glycerinextrakte, die nicht ganz so schlecht schmecken, weil ihre Süße den Geschmack überdeckt. Trotzdem schmecken manche Kräuter so schlecht, dass auch Glycerinextrakte nicht leicht eingenommen werden. Ein Nachteil ist, dass sie weniger konzentriert als alkoholische Extrakte und daher viel weniger wirksam sind.

Leicht verfügbar und gut anwendbar sind Kräuterpulver oder Konzentrate (Granulate, Teepillen und Alkoholtinkturen), deren Dosierungen weiter unten angegeben werden.

## 5.2   Dosierungsempfehlungen

Man sollte mit der geringsten empfohlenen Menge beginnen. Treten bereits bei kleinen Dosen Nebenwirkungen auf, sollte die Behandlung für 1–2 Tage unterbrochen und mit einem Drittel der Dosis wieder aufgenommen werden. Wenn weder erwünschte noch unerwünschte Wirkungen zu beobachten sind, Dosis allmählich steigern.

Bei Alkoholtinkturen (Angabe in Tropfen) wurden die ml-Dosen aus der Humanmedizin übernommen. Hier wird von 30 Tropfen/ml ausgegangen, auch wenn unterschiedliche Größen verfügbar sind.

### Alant *(Inula helenium)*

**Verwendeter Pflanzenteil:** Wurzel
**Wirkstärke bzw. Sicherheit:** stark wirksam, bei Überdosierung Nebenwirkungen zu erwarten
**Dosierung:** 3 × täglich 70 mg/kg (Pulver) oder 2–3 × täglich 2–4 Tr./kg (Alkoholtinktur)
**Hauptanwendungsgebiete (Indikationen):** Expektorans; antiseptische Wirkung; Husten, Bronchitis, Asthma
**Kontraindikationen, Nebenwirkungen bei Überdosierung, Interaktionen:** Übelkeit, Erbrechen, Appetitverlust, Magen-Darm-Krämpfe; Kontaktallergie (Dermatitis), Hypersensitivitätsreaktionen; bei starker Überdosierung Paralyse

### Aloe *(Aloe vera, A. barbadensis)*

**Verwendeter Pflanzenteil:** Saft der Blätter
**Wirkstärke bzw. Sicherheit:** stark wirksam, bei Überdosierung Nebenwirkungen zu erwarten

**Dosierung:** 3 × täglich 0,5–2 ml/kg (Saft) oder 1 × täglich 2–5 mg/kg (Trockenextrakt)
**Hauptanwendungsgebiete (Indikationen):** Wundheilung, wirkt kathartisch; manchmal bei Diarrhö und Obstipation
**Kontraindikationen, Nebenwirkungen bei Überdosierung, Interaktionen:** bei oraler Gabe Diarrhö möglich; Hypersensitivität bei topischer Applikation (sehr selten); Interaktionen mit Digoxin, Diuretika, Antiarrhythmika, Gliburnid oder Steroiden bei oraler Gabe

### Ampfer, krauser *(Rumex crispus)*

**Verwendeter Pflanzenteil:** Wurzel
**Wirkstärke bzw. Sicherheit:** sehr sicher (ähnlich wie Nahrungsmittel)
**Dosierung:** 2 × täglich 2–4 Tr./kg (Alkoholtinktur)
**Hauptanwendungsgebiete (Indikationen):** Hauterkrankungen; traditionell zur „Blutreinigung"; evtl. Eisenlieferant
**Kontraindikationen, Nebenwirkungen bei Überdosierung, Interaktionen:** Übelkeit, Erbrechen, Diarrhö, Hypersensitivitätsreaktionen

**5**

### Andorn *(Marrubium vulgare)*

**Verwendeter Pflanzenteil:** Kraut
**Wirkstärke bzw. Sicherheit:** relativ sicher
**Dosierung:** 2 × täglich 50–60 mg/kg (Pulver) oder 3 × täglich 2–4 Tr./kg (Alkoholtinktur)
**Hauptanwendungsgebiete (Indikationen):** trockener Husten
**Kontraindikationen, Nebenwirkungen bei Überdosierung, Interaktionen:** kann Abort auslösen; Übelkeit, Erbrechen, Appetitverlust, Diarrhö; Hypersensitivitätsreaktionen; Arrhythmien; Hypoglykämie; nur mit Vorsicht mit Antiarrhythmika, blutzuckersenkenden Mitteln, Ondansetron/Granisetron, Sumatriptan zusammen verwenden, weil es serotoninerge Wirkung hemmt

### Artischocke *(Cynara scolymus)*

**Verwendeter Pflanzenteil:** Blätter
**Wirkstärke bzw. Sicherheit:** sehr sicher (ähnlich wie Nahrungsmittel)
**Dosierung:** 3 × täglich 100 mg/kg (Pulver) oder 3 × täglich 10–16 mg/kg (Trockenextrakt) oder 2 × täglich 4–6 Tr./kg (Alkoholtinktur)
**Hauptanwendungsgebiete (Indikationen):** Lebererkrankungen
**Kontraindikationen, Nebenwirkungen bei Überdosierung, Interaktionen:** allergische Reaktionen

### Augentrost *(Euphrasia officinalis)*

**Verwendeter Pflanzenteil:** Kraut
**Wirkstärke bzw. Sicherheit:** relativ sicher
**Dosierung:** abgekühlten Tee (aus Pulver) an Augen anwenden; Kontamination unbedingt vermeiden!

**Hauptanwendungsgebiete (Indikationen):** bei Konjunktivitis nur topisch in wässriger Form anwenden; traditionell orale Gabe bei allergischer Dermatitis, Asthma und Diarrhö
**Kontraindikationen, Nebenwirkungen bei Überdosierung, Interaktionen:** Übelkeit, Erbrechen, Appetitverlust; soll Krampfanfälle verstärken

### Baldrian *(Valeriana officinalis)*

**Verwendeter Pflanzenteil:** Wurzel
**Wirkstärke bzw. Sicherheit:** relativ sicher
**Dosierung:** 2 × täglich 100 mg/kg (Pulver) oder 4–6 mg/kg (Trockenextrakt) oder 2 × täglich 2–4 Tr./kg (Alkoholtinktur)
**Hauptanwendungsgebiete (Indikationen):** Sedativum, leichtes Muskelrelaxans und mildes Schmerzmittel; Schlafstörungen; bei Angststörungen evtl. erst nach 2–4 Wochen richtig wirksam
**Kontraindikationen, Nebenwirkungen bei Überdosierung, Interaktionen:** kann eher stimulierend als sedierend wirken; nicht zusammen mit Barbituraten oder Benzodiazepinen benutzen

### Bärentraube *(Arctostaphylos uva-ursi)*

**Verwendeter Pflanzenteil:** Blätter
**Wirkstärke bzw. Sicherheit:** stark wirksam, bei Überdosierung Nebenwirkungen zu erwarten
**Dosierung:** 3 × täglich 70–80 mg/kg (Pulver) oder 3 × täglich 8 mg/kg (Trockenextrakt) oder 3 × täglich 4 Tr./kg (Alkoholtinktur)
**Hauptanwendungsgebiete (Indikationen):** urologisches Antiseptikum
**Kontraindikationen, Nebenwirkungen bei Überdosierung, Interaktionen:** kontraindiziert bei Nierenerkrankungen; kann Magen-Darm-Beschwerden verursachen und Urin grün färben; nicht länger als 10–24 Tage anwenden; keine Harnansäuerungsmittel benutzen, da nur in alkalischem Urin wirksam

### Bartflechte *(Usnea barbata)*

**Verwendeter Pflanzenteil:** ganze Pflanze
**Wirkstärke bzw. Sicherheit:** relativ sicher
**Dosierung:** 3 × täglich 2–3 mg/kg (Pulver) oder 3 × täglich 2 Tr./kg (Alkoholtinktur)
**Hauptanwendungsgebiete (Indikationen):** obere Atemwegsinfektion, Husten
**Kontraindikationen, Nebenwirkungen bei Überdosierung, Interaktionen:** nicht beschrieben

### Benediktenkraut *(Cnicus benedictus)*

**Verwendeter Pflanzenteil:** Blätter, Stiel und Blüte
**Wirkstärke bzw. Sicherheit:** sehr sicher (ähnlich wie Nahrungsmittel)

**Dosierung:** 3 × täglich 50–180 mg/kg (Pulver) oder 3 × täglich 2 Tr./kg (Alkoholtinktur)
**Hauptanwendungsgebiete (Indikationen):** Verdauungsstörungen, Leberprobleme
**Kontraindikationen, Nebenwirkungen bei Überdosierung, Interaktionen:** bei Überdosierung Übelkeit; gelegentlich allergische Reaktionen

## Berberitze *(Berberis vulgaris)*

**Verwendeter Pflanzenteil:** Wurzel
**Wirkstärke bzw. Sicherheit:** stark wirksam, bei Überdosierung Nebenwirkungen zu erwarten
**Dosierung:** 2–3 × täglich 2–4 Tr./kg (Alkoholtinktur)
**Hauptanwendungsgebiete (Indikationen):** antimikrobiell
**Kontraindikationen, Nebenwirkungen bei Überdosierung, Interaktionen:** Übelkeit, Erbrechen, Nephritis, Desorientiertheit, Hypotonie; Interaktionen mit Doxycyclin und Tetracyclin möglich

## Bittermelone *(Momordica charantia)*

**Verwendeter Pflanzenteil:** Früchte
**Wirkstärke bzw. Sicherheit:** stark wirksam, bei Überdosierung Nebenwirkungen zu erwarten
**Dosierung:** 2–3 × täglich 4 Tr./kg (Alkoholtinktur)
**Hauptanwendungsgebiete (Indikationen):** Diabetes, Krebs, Hauterkrankungen, Asthma
**Kontraindikationen, Nebenwirkungen bei Überdosierung, Interaktionen:** Wirkungsverstärkung anderer Hypoglykämika

## Blutwurz, kanadische *(Sanguinaria canadensis)*

**Verwendeter Pflanzenteil:** Wurzel
**Wirkstärke bzw. Sicherheit:** toxisch, nur mit größter Vorsicht verwenden
**Dosierung:** Pulver der Wurzel wird topisch angewandt; Alkoholtinktur nicht zu empfehlen (kurzfristig 1 Tropfen täglich pro 5–10 kg)
**Hauptanwendungsgebiete (Indikationen):** Zahnerkrankungen, Hautwucherung; nur topische Anwendung
**Kontraindikationen, Nebenwirkungen bei Überdosierung, Interaktionen:** bei oraler Aufnahme größerer Dosen Diarrhö, Hypotonie, Koma

## Bockshornklee *(Trigonella foecum-graecum)*

**Verwendeter Pflanzenteil:** Samen
**Wirkstärke bzw. Sicherheit:** sehr sicher (ähnlich wie Nahrungsmittel)
**Dosierung:** 3 × täglich 60–600 mg/kg (Pulver) oder 3 × täglich 2 Tr./kg (Alkoholtinktur; nicht empfehlenswert, da aktive Wirkstoffe nur in Samen enthalten sind)

**Hauptanwendungsgebiete (Indikationen):** gegen Hyperglykämie (senkt Blutzucker); wirkt galaktagog; topische Anwendung bei Furunkeln, Ulzerationen und Hautentzündungen; bei Verdauungsstörungen (als Tee)
**Kontraindikationen, Nebenwirkungen bei Überdosierung, Interaktionen:** Darmgase, Diarrhö; Interaktion mit anderen hypoglykämischen Mitteln möglich

### Brennnessel *(Urtica dioica)*

**Verwendeter Pflanzenteil:** Kraut
**Wirkstärke bzw. Sicherheit:** sehr sicher (ähnlich wie Nahrungsmittel)
**Dosierung:** 3 × täglich 40–80 mg/kg (Pulver) oder 3 × täglich 6–8 mg/kg (Trockenextrakt) oder 3 × täglich 2–4 Tr./kg (Alkoholtinktur)
**Hauptanwendungsgebiete (Indikationen):** nährendes Tonikum; Atopie; bei Arthritis (entzündungshemmend); traditionell zur Blutstillung
**Kontraindikationen, Nebenwirkungen bei Überdosierung, Interaktionen:** Dermatitis bei direktem Kontakt zu frischen Brennnesseln; kann Diuretikawirkung verstärken

**Verwendeter Pflanzenteil:** Wurzel
**Wirkstärke bzw. Sicherheit:** sehr sicher (ähnlich wie Nahrungsmittel)
**Dosierung:** 2 × täglich 4 mg/kg (Trockenextrakt)
**Hauptanwendungsgebiete (Indikationen):** benigne Prostatahyperplasie
**Kontraindikationen, Nebenwirkungen bei Überdosierung, Interaktionen:** Übelkeit, Erbrechen

### Buccostrauch *(Agathosma betulina)*

**Verwendeter Pflanzenteil:** Blätter
**Wirkstärke bzw. Sicherheit:** stark wirksam, bei Überdosierung Nebenwirkungen zu erwarten
**Dosierung:** 3 × täglich 50 mg/kg (Pulver) oder 3 × täglich 2–4 Tr./kg (Alkoholtinktur)
**Hauptanwendungsgebiete (Indikationen):** Diuretikum, bei urogenitalen Infektionen
**Kontraindikationen, Nebenwirkungen bei Überdosierung, Interaktionen:** Übelkeit, Erbrechen, Appetitverlust, Diarrhö; lebertoxisch; Spontanabort

### Buntnessel *(Coleus forskohlii, syn. Plectranthus barbatus)*

**Verwendeter Pflanzenteil:** Wurzel
**Wirkstärke bzw. Sicherheit:** relativ sicher
**Dosierung:** 2–3 × täglich 2–3 mg/kg (Trockenextrakt) oder 3 × täglich 2–4 Tr./kg (Alkoholtinktur)
**Hauptanwendungsgebiete (Indikationen):** Asthma, Glaukom, kardiovaskuläre Erkrankung
**Kontraindikationen, Nebenwirkungen bei Überdosierung, Interaktionen:** bei Hypotonie und Magenulkus nicht anwenden

## Cayennepfeffer *(Capsicum annuum)*

**Verwendeter Pflanzenteil:** Schoten
**Wirkstärke bzw. Sicherheit:** stark wirksam, bei Überdosierung Nebenwirkungen zu erwarten
**Dosierung:** bis zu 30 mg/kg (Pulver) über den Tag verteilt oder bis zu 2 Tr./kg (insgesamt) über den Tag verteilt (Alkoholtinktur)
**Hauptanwendungsgebiete (Indikationen):** topische Anwendung (bei Menschen) bei lokalen Schmerzen, Neuralgien; auch als Nasenspray bei chronisch-allergischer Rhinitis; traditionell bei Verdauungs- und Herz-Kreislauf-Schwäche
**Kontraindikationen, Nebenwirkungen bei Überdosierung, Interaktionen:** brennt auf der Haut oder beim Schlucken; gastrointestinale Störungen (Distress)

## Efeu *(Hedera helix)*

**Verwendeter Pflanzenteil:** Blätter
**Wirkstärke bzw. Sicherheit:** stark wirksam, bei Überdosierung Nebenwirkungen zu erwarten
**Dosierung:** 2 × täglich 2 Tr./kg (Alkoholtinktur)
**Hauptanwendungsgebiete (Indikationen):** Husten, Asthma, Bronchitis
**Kontraindikationen, Nebenwirkungen bei Überdosierung, Interaktionen:** Übelkeit, Erbrechen; kann Abort auslösen

**5**

## Eibisch *(Althea officinalis)*

**Verwendeter Pflanzenteil:** Wurzel
**Wirkstärke bzw. Sicherheit:** sehr sicher (ähnlich wie Nahrungsmittel)
**Dosierung:** 3 × täglich 150 mg/kg (Pulver) oder 3 × täglich 10 Tr./kg (Alkoholtinktur; nicht zu empfehlen, da sie keine Schleimstoffe als aktive Wirkstoffe enthält)
**Hauptanwendungsgebiete (Indikationen):** Gastroenteritis, Husten, Harnwegsinfekte
**Kontraindikationen, Nebenwirkungen bei Überdosierung, Interaktionen:** Übelkeit, Erbrechen, Appetitverlust; Hypersensitivitätsreaktionen

## Eiche *(Quercus spp.)*

**Verwendeter Pflanzenteil:** Rinde
**Wirkstärke bzw. Sicherheit:** relativ sicher
**Dosierung:** 3 × täglich 25–30 mg/kg (Pulver) oder 2–3 × täglich 2–4 Tr./kg (Alkoholtinktur)
**Hauptanwendungsgebiete (Indikationen):** topisch, wichtig ist adstringierende Wirkung bei entzündlichen Problemen der Haut und im Mundbereich (Stomatitis, Gingivitis); könnte Harnsteinen vorbeugen
**Kontraindikationen, Nebenwirkungen bei Überdosierung, Interaktionen:** Übelkeit, Erbrechen, Appetitverlust; Hypersensitivitätsreaktionen

## Einkorn, falsches *(Chamaelirium luteum)*

**Verwendeter Pflanzenteil:** Wurzel
**Wirkstärke bzw. Sicherheit:** relativ sicher
**Dosierung:** 3 × täglich 30–50 mg/kg (Pulver) oder 2 × täglich 2–4 Tr./kg (Alkoholtinktur)
**Hauptanwendungsgebiete (Indikationen):** Störungen der weibliche Reproduktionsorgane (Infertilität, Zyklusstörungen)
**Kontraindikationen, Nebenwirkungen bei Überdosierung, Interaktionen:** Übelkeit, Erbrechen

## Engelwurz, chinesische *(Angelica sinensis)*

**Verwendeter Pflanzenteil:** Wurzel
**Wirkstärke bzw. Sicherheit:** sehr sicher (ähnlich wie Nahrungsmittel)
**Dosierung:** 3 × täglich 100 mg/kg (Pulver) oder 2 × täglich 10–14 mg/kg (Trockenextrakt) oder 2–3 × täglich 2 Tr./kg (Alkoholtinktur)
**Hauptanwendungsgebiete (Indikationen):** Erkrankungen der weiblichen Reproduktionsorgane; Herz-Kreislauf-, hämatologische, immunologische Störungen
**Kontraindikationen, Nebenwirkungen bei Überdosierung, Interaktionen:** Diarrhö; Photosensibilisierung möglich; kann Menstrualblutung verstärken

## Enzian, gelber *(Gentiana lutea)*

**Verwendeter Pflanzenteil:** Wurzel
**Wirkstärke bzw. Sicherheit:** stark wirksam, bei Überdosierung Nebenwirkungen zu erwarten
**Dosierung:** 3 × täglich 30–40 mg/kg (Pulver) oder 2 × täglich 2 Tr./kg (Alkoholtinktur)
**Hauptanwendungsgebiete (Indikationen):** Verdauungsstörungen (Gastritis), entzündliches Darmsyndrom, Kolitis
**Kontraindikationen, Nebenwirkungen bei Überdosierung, Interaktionen:** Übelkeit, Erbrechen, Appetitverlust; Hypersensitivitätsreaktionen

## Faulbaum, amerikanischer *(Rhamnus purshiana)*

**Verwendeter Pflanzenteil:** Rinde
**Wirkstärke bzw. Sicherheit:** stark wirksam, bei Überdosierung Nebenwirkungen zu erwarten
**Dosierung:** 2 × täglich 1–2 Tr./kg (Alkoholtinktur)
**Hauptanwendungsgebiete (Indikationen):** Laxans
**Kontraindikationen, Nebenwirkungen bei Überdosierung, Interaktionen:** Übelkeit, Erbrechen, Krämpfe, Diarrhö; erzeugt Abhängigkeit

## Fenchel *(Foeniculum vulgare)*

**Verwendeter Pflanzenteil:** Samen
**Wirkstärke bzw. Sicherheit:** relativ sicher
**Dosierung:** 3 × täglich 40–60 mg/kg (Pulver) oder 3 × täglich 2 Tr./kg (Alkoholtinktur)
**Hauptanwendungsgebiete (Indikationen):** Karminativum bei Blähung/ Darmgasen; (humanmed.) wegen östrogenartiger Wirkung bei Menstruationsstörungen oder zur Förderung der Laktation geeignet
**Kontraindikationen, Nebenwirkungen bei Überdosierung, Interaktionen:** Übelkeit, Erbrechen, Appetitverlust; Hypersensitivitätsreaktionen; Krampfneigung; Photosensibilität

## Flohsamen, indischer *(Plantago ovata)*

**Verwendeter Pflanzenteil:** Samen
**Wirkstärke bzw. Sicherheit:** sehr sicher (ähnlich wie Nahrungsmittel)
**Dosierung:** 3 × täglich 160 mg/kg (in Feuchtfutter, Wasser oder Brühe quellen lassen); Trockenextrakt und Alkoholtinktur keine sinnvollen Darreichungsformen
**Hauptanwendungsgebiete (Indikationen):** erhöht Faseranteil im Stuhl; kann Glukose- und Fettresorption verringern
**Kontraindikationen, Nebenwirkungen bei Überdosierung, Interaktionen:** Darmgase; kontraindiziert bei drohendem Darmverschluss; allergische Reaktionen

**5**

## Frauenwurz *(Caulophyllum thalictroides)*

**Verwendeter Pflanzenteil:** Wurzel
**Wirkstärke bzw. Sicherheit:** stark wirksam, bei Überdosierung Nebenwirkungen zu erwarten
**Dosierung:** 3 × täglich 20–30 mg/kg (Pulver) oder 3 × täglich 2 Tr./kg (Alkoholtinktur)
**Hauptanwendungsgebiete (Indikationen):** induziert Uteruskontraktionen; Verstärkung der Wehentätigkeit und zum Ausstoßen der Plazenta
**Kontraindikationen, Nebenwirkungen bei Überdosierung, Interaktionen:** wenn unter der Geburt verabreicht, evtl. Stauungsinsuffizienz bei Neugeborenen; Gastritis, Diarrhö, Hypertonie; ähnliches Bild wie bei Nikotinvergiftung

## Gelbwurz *(Curcuma longa)*

**Verwendeter Pflanzenteil:** Wurzel
**Wirkstärke bzw. Sicherheit:** sehr sicher (ähnlich wie Nahrungsmittel)
**Dosierung:** 3 × täglich 20–100 mg/kg (Pulver) oder 2 × täglich 10 mg/kg (Trockenextrakt, standardisiert auf 95 % Curcumin) oder 2 × täglich 2 Tr./ kg (Alkoholtinktur)

**Hauptanwendungsgebiete (Indikationen):** Leberschutz; Prävention und möglicherweise auch Behandlung von Krebs; senkt erhöhte Blutfette
**Kontraindikationen, Nebenwirkungen bei Überdosierung, Interaktionen:** allergische Kontaktdermatitis; bei Gallenwegsverschluss kontraindiziert

### Gelbwurz, kanadische *(Hydrastis canadensis)*

**Verwendeter Pflanzenteil:** Wurzel
**Wirkstärke bzw. Sicherheit:** stark wirksam, bei Überdosierung Nebenwirkungen zu erwarten
**Dosierung:** 3 × täglich 30–50 mg/kg (Pulver) oder 3 × täglich 8–12 mg/kg (Trockenextrakt) oder 2–3 × täglich 2 Tr./kg (Alkoholtinktur)
**Hauptanwendungsgebiete (Indikationen):** topisch als antimikrobielles Mittel bei Stomatitis, Vaginitis, Konjunktivitis, Gastritis; die Wildpflanze ist stark bedroht; daher nur verwenden, wenn unbedingt indiziert
**Kontraindikationen, Nebenwirkungen bei Überdosierung, Interaktionen:** gastrointestinale Beschwerden; verursacht verschiedenen Berichten zufolge Hypo- und Hypertonie; der Wirkstoff Berberin verdrängt Bilirubin aus Albuminbindung; nicht bei ikterischen Patienten verwenden, kann Ikterus hervorrufen; Übelkeit, Erbrechen, Bauchkrämpfe

### Ginkgo *(Ginkgo biloba)*

**Verwendeter Pflanzenteil:** Blätter
**Wirkstärke bzw. Sicherheit:** relativ sicher
**Dosierung:** 3 × täglich 2 bzw. 1 × täglich 6 mg/kg (Trockenextrakt) oder 2 × täglich 2 Tr./kg (Alkoholtinktur)
**Hauptanwendungsgebiete (Indikationen):** kognitive Funktionsstörungen im Alter; Asthma; als Antioxidans sinnvoll bei Netzhaut-, kardiovaskulären und peripheren Gefäßerkrankungen
**Kontraindikationen, Nebenwirkungen bei Überdosierung, Interaktionen:** kann Blutungsneigung in Verbindung mit Antikoagulanzien verstärken; einzelne Berichte über Krampfanfälle nach Verzehr von Samen und Früchten (nicht Blättern); allergische Reaktionen

### Ginseng, amerikanischer *(Panax quinquefolius)*

**Verwendeter Pflanzenteil:** Wurzel
**Wirkstärke bzw. Sicherheit:** stark wirksam, bei Überdosierung Nebenwirkungen zu erwarten
**Dosierung:** 3 × täglich 50–70 mg/kg (Pulver) oder 3 × täglich 12–16 mg/kg (Trockenextrakt) oder 3 × täglich 2 Tr./kg (Alkoholtinktur)
**Hauptanwendungsgebiete (Indikationen):** Anpassung förderndes Tonikum; wirkt hypoglykämisch (nicht so stark wie asiatischer Ginseng)
**Kontraindikationen, Nebenwirkungen bei Überdosierung, Interaktionen:** Bluthochdruck, Nervosität, Schlaflosigkeit (Insomnie)

## Ginseng, asiatischer *(Panax ginseng)*

**Verwendeter Pflanzenteil:** Wurzel
**Wirkstärke bzw. Sicherheit:** stark wirksam, bei Überdosierung Nebenwirkungen zu erwarten
**Dosierung:** 3 × täglich 50–70 mg/kg (Pulver) oder 3 × täglich 12–16 mg/kg (Trockenextrakt) oder 3 × täglich 2 Tr./kg (Alkoholtinktur)
**Hauptanwendungsgebiete (Indikationen):** Anpassung förderndes Tonikum; wirkt hypoglykämisch
**Kontraindikationen, Nebenwirkungen bei Überdosierung, Interaktionen:** Bluthochdruck, Nervosität, Insomnie; bei akuten Störungen und „Brittle"-Diabetes vermeiden

## Gymnema *(Gymnema sylvestre)*

**Verwendeter Pflanzenteil:** Blätter
**Wirkstärke bzw. Sicherheit:** relativ sicher
**Dosierung:** 1 × täglich 100 mg/kg (Pulver) oder 1 × täglich 10 mg/kg (Trockenextrakt) oder 2 × täglich 2 Tr./kg (Alkoholtinktur)
**Hauptanwendungsgebiete (Indikationen):** Diabetes; Adipositas
**Kontraindikationen, Nebenwirkungen bei Überdosierung, Interaktionen:** Interaktion mit Insulin und anderen blutzuckersenkenden Mitteln möglich

**5**

## Heidelbeere *(Vaccinium myrtillus)*

**Verwendeter Pflanzenteil:** Blätter und Früchte
**Wirkstärke bzw. Sicherheit:** sehr sicher (ähnlich wie Nahrungsmittel)
**Dosierung:** 3 × täglich 50–200 mg/kg (Pulver) oder 3 × täglich 10–16 mg/kg (Trockenextrakt) oder 3 × täglich 4 Tr./kg (Alkoholtinktur)
**Hauptanwendungsgebiete (Indikationen):** Netzhauterkrankungen, Diarrhö, Rachenentzündung
**Kontraindikationen, Nebenwirkungen bei Überdosierung, Interaktionen:** bei längerem Gebrauch (der Blätter) gastrische und renale Beschwerden möglich; evtl. Interaktion mit Antikoagulanzien

## Helmkraut, amerikanisches *(Scutellaria laterifolia)*

**Verwendeter Pflanzenteil:** frische Pflanze bevorzugen, getrocknet nur geringe Wirkung
**Wirkstärke bzw. Sicherheit:** relativ sicher
**Dosierung:** 3 × täglich 4 Tr./kg (Alkoholtinktur)
**Hauptanwendungsgebiete (Indikationen):** leicht sedierend und krampflösend bei nervösen Zuckungen
**Kontraindikationen, Nebenwirkungen bei Überdosierung, Interaktionen:** nicht bekannt; in der homöopathischen Literatur werden Desorientiertheit und Zuckungen genannt; Bericht über Hepatotoxizität durch Verunreinigung mit Gamander

### Helmkraut, Baikal- *(Scutellaria baicalensis)*

**Verwendeter Pflanzenteil:** Wurzel
**Wirkstärke bzw. Sicherheit:** relativ sicher
**Dosierung:** 3 × täglich 100–150 mg/kg (Pulver) oder 3 × täglich 2–4 Tr./kg (Alkoholtinktur)
**Hauptanwendungsgebiete (Indikationen):** Rhinitis, Asthma; in der TCM wichtigste Kräuterdroge zum Klären von „Leere-Hitze"
**Kontraindikationen, Nebenwirkungen bei Überdosierung, Interaktionen:** nicht bekannt

### Herzgespann *(Leonurus cardiaca)*

**Verwendeter Pflanzenteil:** Kraut
**Wirkstärke bzw. Sicherheit:** relativ sicher
**Dosierung:** 3 × täglich 30 mg/kg (Pulver) oder 2–3 × täglich 2 Tr./kg (Alkoholtinktur)
**Hauptanwendungsgebiete (Indikationen):** Herz-Kreislauf-Erkrankungen (soll stressbedingte Rhythmusstörungen beseitigen); leicht sedierende Wirkung; bei Arrhythmie in Verbindung mit Hyperthyreose; traditionell bei Menstruationsstörungen
**Kontraindikationen, Nebenwirkungen bei Überdosierung, Interaktionen:** nicht beschrieben

### Himbeere *(Rubus idaeus)*

**Verwendeter Pflanzenteil:** Blätter und Früchte
**Wirkstärke bzw. Sicherheit:** sehr sicher (ähnlich wie Nahrungsmittel)
**Dosierung:** täglich 100–200 mg/kg (Pulver) oder 2–3 × täglich 2–4 Tr./kg (Alkoholtinktur)
**Hauptanwendungsgebiete (Indikationen):** Diarrhö; „Uterustonikum"; Adstringens bei Stomatitis und Gingivitis
**Kontraindikationen, Nebenwirkungen bei Überdosierung, Interaktionen:** Übelkeit, Diarrhö

### Holunder, schwarzer *(Sambucus nigra)*

**Verwendeter Pflanzenteil:** Blüten
**Wirkstärke bzw. Sicherheit:** sehr sicher (ähnlich wie Nahrungsmittel)
**Dosierung:** 3 × täglich 4–8 Tr./kg (Alkoholtinktur)
**Hauptanwendungsgebiete (Indikationen):** Grippe (Influenza), Antioxidans; traditionell bei Diabetes; Adstringens der oberen Atemwege
**Kontraindikationen, Nebenwirkungen bei Überdosierung, Interaktionen:** nur Blüten verwenden, Rinde und Blätter des Holunderbusches sind giftig; Übelkeit, Erbrechen, Appetitverlust: Hypersensitivitätsreaktionen

## Hopfen *(Humulus lupulus)*

**Verwendeter Pflanzenteil:** Hopfenzapfen
**Wirkstärke bzw. Sicherheit:** sehr sicher (ähnlich wie Nahrungsmittel)
**Dosierung:** 3–4 × täglich 10–14 mg/kg (Pulver) oder 3 × täglich 2 Tr./kg (Alkoholtinktur)
**Hauptanwendungsgebiete (Indikationen):** leicht sedierend; krampflösend (Gastrointestinaltrakt)
**Kontraindikationen, Nebenwirkungen bei Überdosierung, Interaktionen:** kann maligne Hyperthermie auslösen (für 4 von 5 Windhunden berichtet); Allergien, Kontaktdermatitis; im Allgemeinen sicher, wie Bierkonsum auf der ganzen Welt zeigt

## Huflattich *(Tussilago farfara)*

**Verwendeter Pflanzenteil:** Blätter und Blüten
**Wirkstärke bzw. Sicherheit:** toxisch, nur mit größter Vorsicht verwenden
**Dosierung:** 3 × täglich 150 mg/kg (Pulver) oder 2 × täglich 2 Tr./kg (Alkoholtinktur)
**Hauptanwendungsgebiete (Indikationen):** Asthma, Bronchitis
**Kontraindikationen, Nebenwirkungen bei Überdosierung, Interaktionen:** Hypertonie, Fieber, Nausea, Erbrechen, Diarrhö; Pyrrolizidin-Alkaloide können Leberkrankheiten verursachen; mögliche Kreuzreaktion bei Korbblütler-Allergie

**5**

## Indigo, wilder *(Baptisia tinctoria)*

**Verwendeter Pflanzenteil:** Wurzel
**Wirkstärke bzw. Sicherheit:** stark wirksam, bei Überdosierung Nebenwirkungen zu erwarten
**Dosierung:** 2 × täglich 2 Tr./kg (Alkoholtinktur)
**Hauptanwendungsgebiete (Indikationen):** antimikrobiell
**Kontraindikationen, Nebenwirkungen bei Überdosierung, Interaktionen:** nicht bekannt

## Ingwer *(Zingiber officinale)*

**Verwendeter Pflanzenteil:** Wurzel
**Wirkstärke bzw. Sicherheit:** relativ sicher
**Dosierung:** 2 × täglich 50–70 mg/kg (Pulver) oder 2–3 × täglich 2 Tr./kg (Alkoholtinktur)
**Hauptanwendungsgebiete (Indikationen):** wirkt antiemetisch, antientzündlich; regt Kreislauf an; wird in China bei akuter Erkältung und oberen Atemwegsinfekten verwendet
**Kontraindikationen, Nebenwirkungen bei Überdosierung, Interaktionen:** bei hohen Nüchtern-Dosen Übelkeit; kann in Verbindung mit Antikoagulanzien Blutungsneigung verstärken

## Johanniskraut *(Hypericum perforatum)*

**Verwendeter Pflanzenteil:** Blütenspitzen
**Wirkstärke bzw. Sicherheit:** stark wirksam, bei Überdosierung Nebenwirkungen zu erwarten
**Dosierung:** 2 × täglich 50 mg/kg (Pulver) oder 2–3 × täglich 4–6 mg/kg (Trockenextrakt) oder 2–3 × täglich 2 Tr./kg (Alkoholtinktur)
**Hauptanwendungsgebiete (Indikationen):** Antidepressivum; antiviral bei Wunden; topische Anwendung auch bei Neuralgien/Nervenschmerzen
**Kontraindikationen, Nebenwirkungen bei Überdosierung, Interaktionen:** Photosensibilität; in Verbindung mit selektiven Serotonin-Wiederaufnahme-Hemmern (SSRI) Fallberichte über „Serotoninsyndrom"; Übelkeit, Erbrechen, Appetitverlust, Diarrhö; stört Metabolisierung vieler anderer Substanzen in der Leber (Cytochrom-P450-Stoffwechsel); denkbar ist verstärkte Erregbarkeit bei Beta-2-Rezeptoragonisten-Therapie

## Kamille *(Matricaria recutita, Chamaemelum nobilis)*

**Verwendeter Pflanzenteil:** Blüten
**Wirkstärke bzw. Sicherheit:** relativ sicher
**Dosierung:** 3 × täglich 60–100 mg/kg (Pulver) oder 3 × täglich 4 Tr./kg (Alkoholtinktur)
**Hauptanwendungsgebiete (Indikationen):** milde Gastritis oder Magenverstimmung; leicht beruhigend; topisch bei Schleimhautreizung oder Ulzera
**Kontraindikationen, Nebenwirkungen bei Überdosierung, Interaktionen:** Kreuzreaktion bei Korbblütler-Allergie möglich; kann Antikoagulanzienwirkung potenzieren; besonders Katzen oft sehr empfindlich

## Kava-Kava *(Piper methysticum)*

**Verwendeter Pflanzenteil:** Wurzel
**Wirkstärke bzw. Sicherheit:** stark wirksam, bei Überdosierung Nebenwirkungen zu erwarten
**Dosierung:** 40–70 mg/kg (Pulver) über den Tag verteilt oder 3 × täglich 2–4 mg/kg (Trockenextrakt) oder 3 × täglich 2–4 Tr./kg (Alkoholtinktur)
**Hauptanwendungsgebiete (Indikationen):** wirkt sedierend; kann Muskelspasmen lösen; leicht antikonvulsive Wirkung
**Kontraindikationen, Nebenwirkungen bei Überdosierung, Interaktionen:** nicht über längere Zeit anwenden! Berichte über Leberversagen nach Langzeitgebrauch oder als idiosynkratische Reaktion liegen vor; gelegentlich gastrointestinale Störungen; (humanmed.) schuppige Dermatitis und erniedrigte Blutwerte (Thrombozyten und Leukozyten) nach Langzeitanwendung. Nicht zusammen mit Antipsychotika, Tranquilizern etc. anwenden

## Knoblauch *(Allium sativum)*

**Verwendeter Pflanzenteil:** Zehe
**Wirkstärke bzw. Sicherheit:** toxisch, nur mit größter Vorsicht verwenden
**Dosierung:** 1 Zehe/20–25 kg (Pulver) oder 20–60 mg/kg (Trockenextrakt)
**Hauptanwendungsgebiete (Indikationen):** wirkt antibakteriell, antiviral, antihypertensiv, hypoglykämisch und antineoplastisch, senkt hohe Blutfette (Hyperlipidämie)
**Kontraindikationen, Nebenwirkungen bei Überdosierung, Interaktionen:** kann in hohen Dosen Heinz-Körper-Anämie bei Katzen und Hunden verursachen; kurzzeitige Gerinnungsstörungen, deshalb unter Antikoagulation nur mit Vorsicht verwenden; Übelkeit, Körper- und Atemgeruch, Blähungen

## Königskerze, großblütige *(Verbascum thapsiforme)*

**Verwendeter Pflanzenteil:** Blätter und Blüten
**Wirkstärke bzw. Sicherheit:** relativ sicher
**Dosierung:** 3 × täglich 100 mg/kg (Pulver) oder 3 × täglich 4 Tr./kg (Alkoholtinktur); bevorzugt ganze Pflanze verwenden
**Hauptanwendungsgebiete (Indikationen):** Expektorans und Antitussivum bei Asthma, Bronchitis; topische Anwendung bei Ohrenentzündungen
**Kontraindikationen, Nebenwirkungen bei Überdosierung, Interaktionen:** Übelkeit, Appetitverlust; Hypersensitivitätsreaktionen

**5**

## Kopoubohne *(Pueraria lobata)*

**Verwendeter Pflanzenteil:** Wurzel
**Wirkstärke bzw. Sicherheit:** sehr sicher (ähnlich wie Nahrungsmittel)
**Dosierung:** 3 × täglich 120 mg/kg (Pulver) oder 2 × täglich 4 mg/kg oder 2 × täglich 2 Tr./kg (Alkoholtinktur)
**Hauptanwendungsgebiete (Indikationen):** Diarrhö, Darmbeschwerden, Nackenschmerzen oder -steife
**Kontraindikationen, Nebenwirkungen bei Überdosierung, Interaktionen:** nicht beschrieben

## Krallendorn *(Uncaria tomentosa, U. guianensis)*

**Verwendeter Pflanzenteil:** Rinde
**Wirkstärke bzw. Sicherheit:** relativ sicher
**Dosierung:** bis zu 130 mg/kg über den Tag verteilt (Pulver) oder 3 × täglich 2 Tr./kg (Alkoholtinktur)
**Hauptanwendungsgebiete (Indikationen):** im Amazonasgebiet bekannt als Mittel gegen Krebs, Arthritis, Gastroenteritis, Hautläsionen; in Europa gegen Krebs und HIV-Infektion

**Kontraindikationen, Nebenwirkungen bei Überdosierung, Interaktionen:** leichte gastrointestinale Beschwerden; auf Blutung achten; nicht zusammen mit antihypertensiven Mitteln verwenden

### Kürbis *(Cucurbita pepo)*

**Verwendeter Pflanzenteil:** Samen
**Wirkstärke bzw. Sicherheit:** relativ sicher
**Dosierung:** 2 × täglich 120–130 mg/kg (Pulver); zur Behandlung bei Parasitenbefall sehr viel höhere Dosis nötig
**Hauptanwendungsgebiete (Indikationen):** Bandwurmbefall; benigne Prostatahyperplasie; als Ballaststoff
**Kontraindikationen, Nebenwirkungen bei Überdosierung, Interaktionen:** Übelkeit, Erbrechen, Appetitverlust; Hypersensitivitätsreaktionen; bei längerer Anwendung Elektrolytverluste

### Kurukraut *(Picrorhiza kurroa)*

**Verwendeter Pflanzenteil:** Wurzel
**Wirkstärke bzw. Sicherheit:** relativ sicher
**Dosierung:** 2 × täglich 10–25 mg/kg (Pulver) oder 2–3 × täglich 2 Tr./kg (Alkoholtinktur)
**Hauptanwendungsgebiete (Indikationen):** leberschützend; kann Immunfunktion verbessern (vereinzelt Berichte über Besserung von Autoimmunerkrankungen)
**Kontraindikationen, Nebenwirkungen bei Überdosierung, Interaktionen:** Übelkeit, Erbrechen, Darmkrämpfe, Hautausschlag

### Labkraut, Kletten- *(Galium aparine)*

**Verwendeter Pflanzenteil:** Kraut
**Wirkstärke bzw. Sicherheit:** sehr sicher (ähnlich wie Nahrungsmittel)
**Dosierung:** 3 × täglich 2–4 Tr./kg (Alkoholtinktur)
**Hauptanwendungsgebiete (Indikationen):** Diurese, Lymphdrainage
**Kontraindikationen, Nebenwirkungen bei Überdosierung, Interaktionen:** nicht bekannt

### Lapachobaum *(Tabebuia impetiginosa)*

**Verwendeter Pflanzenteil:** Rinde
**Wirkstärke bzw. Sicherheit:** relativ sicher
**Dosierung:** 2 × täglich 30 mg/kg (Pulver) oder 1–2 × täglich 2 Tr./kg (Alkoholtinktur)
**Hauptanwendungsgebiete (Indikationen):** Krebs; Virus- und Pilzinfektionen; Immunstimulation
**Kontraindikationen, Nebenwirkungen bei Überdosierung, Interaktionen:** Berichte über Übelkeit, Erbrechen und Blutung durch hochdosierten

Extrakt; keine Nebenwirkungen bei Verwendung der ganzen Pflanze; Vorsicht bei Kombination mit Antikoagulanzien

## Linde *(Tilia cordata, Tilia platyphyllos)*

**Verwendeter Pflanzenteil:** Blüten
**Wirkstärke bzw. Sicherheit:** sehr sicher (ähnlich wie Nahrungsmittel)
**Dosierung:** 2 × täglich 4–6 Tr./kg (Alkoholtinktur)
**Hauptanwendungsgebiete (Indikationen):** obere Atemwegserkrankungen mit schleimigem Sekret, Diarrhö, Reizbarkeit und Angst
**Kontraindikationen, Nebenwirkungen bei Überdosierung, Interaktionen:** nicht beschrieben

## Lobelie *(Lobelia inflata)*

**Verwendeter Pflanzenteil:** Blätter
**Wirkstärke bzw. Sicherheit:** toxisch, nur mit größter Vorsicht verwenden
**Dosierung:** nur in Kombinationen (Pulver oder Trockenextrakt) oder 2 × täglich 1–2 Tr./kg (nur als Essigextrakt)
**Hauptanwendungsgebiete (Indikationen):** Asthma, COPD (chronisch-obstruktive Lungenerkrankung), Stauungsinsuffizienz (kongestive Herzinsuffizienz)
**Kontraindikationen, Nebenwirkungen bei Überdosierung, Interaktionen:** Wirkung an nikotinergen Rezeptoren; Übelkeit, Dyspnoe, Hypotonie, Erbrechen, Tachykardie; verursacht Atemdepression

## Löwenzahn *(Taraxacum officinale)*

**Verwendeter Pflanzenteil:** Blätter
**Wirkstärke bzw. Sicherheit:** relativ sicher
**Dosierung:** frische junge Blätter als Salat oder 3 × täglich 4 Tr./kg (Alkoholtinktur)
**Hauptanwendungsgebiete (Indikationen):** kaliumsparendes Diuretikum(?), regt Verdauung an
**Kontraindikationen, Nebenwirkungen bei Überdosierung, Interaktionen:** Dermatitis durch Gummimilch (deshalb traditionelles Warzenmittel); bei Tieren mit antihypertensiver Medikation nur mit Vorsicht verwenden; additive Wirkung mit anderen Diuretika; kann Oxalat enthalten; ist aber im Grund ein sehr sicheres Kraut

**Verwendeter Pflanzenteil:** Wurzel
**Wirkstärke bzw. Sicherheit:** relativ sicher
**Dosierung:** 3 × täglich 120 mg/kg (Pulver) oder 2–3 × täglich 6–8 Tr./kg (Alkoholtinktur)
**Hauptanwendungsgebiete (Indikationen):** regt Verdauung an, cholagoge Wirkung

**Kontraindikationen, Nebenwirkungen bei Überdosierung, Interaktionen:** Dermatitis durch Gummimilch (deshalb traditionelles Warzenmittel); bei Tieren mit antihypertensiver Medikation nur mit Vorsicht verwenden

## Luzerne *(Medicago sativa)*

**Verwendeter Pflanzenteil:** Kraut
**Wirkstärke bzw. Sicherheit:** sehr sicher (ähnlich wie Nahrungsmittel)
**Dosierung:** (mehr als) 3 × täglich 70 mg/kg (Pulver) oder 3 × täglich 4 Tr./kg (Alkoholtinktur)
**Hauptanwendungsgebiete (Indikationen):** nährendes Tonikum
**Kontraindikationen, Nebenwirkungen bei Überdosierung, Interaktionen:** keine; Katzen reagieren z. T. empfindlich auf enthaltene Kumarine

## Mädesüß *(Filipendula ulmaria)*

**Verwendeter Pflanzenteil:** Blütenspitzen
**Wirkstärke bzw. Sicherheit:** relativ sicher
**Dosierung:** 3 × täglich 60–80 mg/kg (Pulver) oder 2–3 × täglich 4 Tr./kg (Alkoholtinktur)
**Hauptanwendungsgebiete (Indikationen):** Arthritis, entzündliche Schmerzen; Verdauungsstörungen
**Kontraindikationen, Nebenwirkungen bei Überdosierung, Interaktionen:** durch Salicylatgehalt potenziell gefährlich für Katzen

## Mahonie *(Mahonia aquifolium)*

**Verwendeter Pflanzenteil:** Wurzel
**Wirkstärke bzw. Sicherheit:** stark wirksam, bei Überdosierung Nebenwirkungen zu erwarten
**Dosierung:** 2 × täglich 40 mg/kg (Pulver) oder 2 × täglich 2–4 Tr./kg (Alkoholtinktur)
**Hauptanwendungsgebiete (Indikationen):** Haut- und gastrointestinale Störungen; Krebs; Herz-Kreislauf-Erkrankungen
**Kontraindikationen, Nebenwirkungen bei Überdosierung, Interaktionen:** Übelkeit, Erbrechen, Diarrhö, Hypersensitivitätsreaktionen

## Maitake-Pilz *(Grifola frondosa)*

**Verwendeter Pflanzenteil:** Pilz und Myzel
**Wirkstärke bzw. Sicherheit:** sehr sicher (ähnlich wie Nahrungsmittel)
**Dosierung:** 3 × täglich 60 mg/kg (Pulver) oder 2 × täglich 2–4 Tr./kg (Alkoholtinktur)
**Hauptanwendungsgebiete (Indikationen):** Tumoren; immunstimulierende Wirkung; Adipositas
**Kontraindikationen, Nebenwirkungen bei Überdosierung, Interaktionen:** nicht beschrieben

## Mariendistel *(Silybum marianum)*

**Verwendeter Pflanzenteil:** Früchte
**Wirkstärke bzw. Sicherheit:** relativ sicher
**Dosierung:** 1 × täglich 30–40 mg/kg (Pulver) oder 2–3 × täglich 4–10 mg/kg (Trockenextrakt, standardisiert auf 80 % Silymarin) oder 2 × täglich 2–4 Tr./kg (Alkoholtinktur)
**Hauptanwendungsgebiete (Indikationen):** hepatozelluläre Erkrankung, vor allem toxische Leberschädigung
**Kontraindikationen, Nebenwirkungen bei Überdosierung, Interaktionen:** kann mit milden gastrointestinalen Beschwerden einhergehen; Hypersensitivitätsreaktionen

## Maulbeere, indische *(Morinda citrifolia)*

**Verwendeter Pflanzenteil:** Früchte
**Wirkstärke bzw. Sicherheit:** sehr sicher (ähnlich wie Nahrungsmittel)
**Dosierung:** 2 × täglich 4 mg/kg (Saftkonzentrat) oder 10–14 mg/kg (Trockenextrakt)
**Hauptanwendungsgebiete (Indikationen):** Arthritis; topisch bei Hautinfektionen oder -reizungen
**Kontraindikationen, Nebenwirkungen bei Überdosierung, Interaktionen:** kontraindiziert bei Hyperkaliämie, da Saft viel Kalium enthält

**5**

## Meerrettich *(Armoracia rusticana)*

**Verwendeter Pflanzenteil:** Wurzel
**Wirkstärke bzw. Sicherheit:** stark wirksam, bei Überdosierung Nebenwirkungen zu erwarten
**Dosierung:** 2–3 × täglich 30–40 mg/kg (frisch gerieben; bei Tieren nicht leicht zu verabreichen!) oder 2–3 × täglich 2 Tr./kg (Alkoholtinktur)
**Hauptanwendungsgebiete (Indikationen):** Sinusitis, Husten; Anthelmintikum
**Kontraindikationen, Nebenwirkungen bei Überdosierung, Interaktionen:** löst Abort aus; reizend; Übelkeit, Erbrechen, Appetitverlust, Diarrhö; Hypersensitivitätsreaktionen

## Melisse *(Melissa officinalis)*

**Verwendeter Pflanzenteil:** Blätter
**Wirkstärke bzw. Sicherheit:** sehr sicher (ähnlich wie Nahrungsmittel)
**Dosierung:** 3 × täglich 100 mg/kg (Pulver) oder 3 × täglich 4–10 mg/kg (Trockenextrakt) oder 3 × täglich 4 Tr./kg (Alkoholtinktur)
**Hauptanwendungsgebiete (Indikationen):** Herpes, gastrointestinale Beschwerden; leicht sedierend
**Kontraindikationen, Nebenwirkungen bei Überdosierung, Interaktionen:** bei Tieren mit Glaukom möglicherweise kontraindiziert; kann Umwandlung der Schilddrüsenhormone (T4 zu T3) behindern

## Mistel *(Viscum album)*

**Verwendeter Pflanzenteil:** Blütenspitzen und Blätter
**Wirkstärke bzw. Sicherheit:** toxisch, nur mit größter Vorsicht verwenden
**Dosierung:** 2–3 × täglich 70–150 mg/kg (Pulver) oder 2 × täglich 0,5 Tr./kg (Alkoholtinktur)
**Hauptanwendungsgebiete (Indikationen):** Krebs; immunstimulierende und hypotensive Wirkung
**Kontraindikationen, Nebenwirkungen bei Überdosierung, Interaktionen:** Bradykardie, Hypotonie, Gastritis, Hepatitis; Hypersensitivitätsreaktionen; Interaktionen mit Herzglykosiden, Antihypertensiva, ZNS-Mitteln und Immunsuppressiva möglich

## Mönchspfeffer *(Vitex agnus-castus)*

**Verwendeter Pflanzenteil:** Früchte
**Wirkstärke bzw. Sicherheit:** relativ sicher
**Dosierung:** 1 × täglich 50 mg/kg (Pulver) oder 1 × täglich 5 mg/kg (Trockenextrakt) oder 2 Tr./kg (Alkoholtinktur) als Gesamttagesdosis
**Hauptanwendungsgebiete (Indikationen):** Menstruationsstörungen, „Aphrodisiakum", fördert Milchbildung; scheint sich nicht auf Östrogenrezeptoren auszuwirken
**Kontraindikationen, Nebenwirkungen bei Überdosierung, Interaktionen:** Übelkeit, Erbrechen, Urtikaria, Pruritus

## Mutterkraut *(Tanacetum parthenium)*

**Verwendeter Pflanzenteil:** Blütenspitzen
**Wirkstärke bzw. Sicherheit:** relativ sicher
**Dosierung:** 2 × täglich 2–4 mg/kg (Trockenextrakt, standardisiert auf 0,2 % Parthenolide) oder 2 × täglich 1 Tr./kg (Alkoholtinktur)
**Hauptanwendungsgebiete (Indikationen):** Fieber, Arthritis; (human-med.) Migräne
**Kontraindikationen, Nebenwirkungen bei Überdosierung, Interaktionen:** Übelkeit, Erbrechen, Appetitverlust; Hypersensitivitätsreaktionen; Mundgeschwüre durch frische Blätter

## Myrrhe, echte *(Commiphora molmol)*

**Verwendeter Pflanzenteil:** Harz
**Wirkstärke bzw. Sicherheit:** relativ sicher
**Dosierung:** 3 × täglich 10–20 Tr. (Alkoholtinktur) auf 100 ml Wasser zum „Mundspülen"
**Hauptanwendungsgebiete (Indikationen):** Arthritis; benigne Prostatahyperplasie; wirkt diuretisch
**Kontraindikationen, Nebenwirkungen bei Überdosierung, Interaktionen:** Kontaktdermatitis

## Myrrhe, falsche *(Commiphora mukul)*

**Verwendeter Pflanzenteil:** Harz
**Wirkstärke bzw. Sicherheit:** stark wirksam, bei Überdosierung Nebenwirkungen zu erwarten
**Dosierung:** 2 × täglich 1–25 mg/kg (Trockenextrakt, standardisiert auf 2,5–10 % Guggulsterone)
**Hauptanwendungsgebiete (Indikationen):** senkt erhöhte Cholesterinwerte; als Entzündungshemmer bei Arthritis
**Kontraindikationen, Nebenwirkungen bei Überdosierung, Interaktionen:** leichtere gastrointestinale Beschwerden; Übelkeit; nicht zusammen mit Beta- und Kalziumkanalblockern verwenden (Wirkungsabschwächung)

## Neembaum *(Azadirachta indica)*

**Verwendeter Pflanzenteil:** Blätter
**Wirkstärke bzw. Sicherheit:** toxisch, nur mit größter Vorsicht verwenden
**Dosierung:** 2 × täglich 50 mg/kg (Pulver) oder 3 × täglich 2–6 mg/kg (Trockenextrakt) oder 1–2 × täglich 0,5 Tr./kg (Alkoholtinktur)
**Hauptanwendungsgebiete (Indikationen):** am sinnvollsten topisch bei äußerlichem Parasitenbefall, in geringerem Maße auch oral, da evtl. toxisch; kann kontrazeptiv, hypoglykämisch, immunmodulierend wirken; traditionell bei Juckreiz und anderen Hautproblemen, Fieber (besonders Malaria)
**Kontraindikationen, Nebenwirkungen bei Überdosierung, Interaktionen:** Übelkeit, Erbrechen, Appetitverlust; Hypersensitivitätsreaktionen

**5**

## Odermennig *(Agrimonia eupatoria, A. pilosa)*

**Verwendeter Pflanzenteil:** Kraut
**Wirkstärke bzw. Sicherheit:** relativ sicher
**Dosierung:** 3 × täglich 70 mg/kg (Pulver) oder 3 × täglich 2 Tr./kg (Alkoholtinktur)
**Hauptanwendungsgebiete (Indikationen):** zum Gurgeln und Mundspülen, Harnwegs-Adstringens; bei gastrointestinalen Entzündungen als Tee
**Kontraindikationen, Nebenwirkungen bei Überdosierung, Interaktionen:** allergische Reaktionen möglich; erhöhte Lichtempfindlichkeit (Photosensibilität)

## Ölbaum *(Olea europea)*

**Verwendeter Pflanzenteil:** Blätter
**Wirkstärke bzw. Sicherheit:** sehr sicher (ähnlich wie Nahrungsmittel)
**Dosierung:** 2 × täglich 25 mg/kg (Trockenextrakt) oder 1–2 × täglich 2 Tr./kg (Alkoholtinktur)
**Hauptanwendungsgebiete (Indikationen):** bakterielle und virale Infektionen; Hypertonie
**Kontraindikationen, Nebenwirkungen bei Überdosierung, Interaktionen:** Gastritis; Hypoglykämie

## Passionsblume *(Passiflora incarnata)*

**Verwendeter Pflanzenteil:** Blätter, Stängel und Blüten
**Wirkstärke bzw. Sicherheit:** relativ sicher
**Dosierung:** 3 × täglich 100 mg/kg (Pulver) oder 3 × täglich 4 Tr./kg (Alkoholtinktur)
**Hauptanwendungsgebiete (Indikationen):** leicht sedierend; auch bei nervösem (Reiz-)Magen; Muskelrelaxans
**Kontraindikationen, Nebenwirkungen bei Überdosierung, Interaktionen:** Übelkeit, Erbrechen, Appetitverlust, Hypersensitivitätsreaktionen

## Pfefferminze *(Mentha piperita)*

**Verwendeter Pflanzenteil:** Blätter
**Wirkstärke bzw. Sicherheit:** sehr sicher (ähnlich wie Nahrungsmittel)
**Dosierung:** 2 × täglich 50 mg/kg (Pulver) oder 0,010 ml/kg (Öl in darmlöslichen Kapseln) 2–3 × täglich 2–4 Tr./kg (Alkoholtinktur) oder 2–3 × täglich 1 Tr. ätherisches Öl
**Hauptanwendungsgebiete (Indikationen):** Magen- und Darmspasmen/ -krämpfe, Darmgase, Borborygmen
**Kontraindikationen, Nebenwirkungen bei Überdosierung, Interaktionen:** allergische Reaktion; Schleimhautreizung durch direkten Kontakt mit Pfefferminzöl

## Preiselbeere *(Vaccinium vitis-idaea)*

**Verwendeter Pflanzenteil:** Früchte
**Wirkstärke bzw. Sicherheit:** relativ sicher
**Dosierung:** täglich 2–16 ml/kg (Saft) oder 2 × täglich 10 mg/kg (Trockenextrakt) oder 2 × täglich 4 Tr./kg (Alkoholtinktur)
**Hauptanwendungsgebiete (Indikationen):** Harnwegsinfekte
**Kontraindikationen, Nebenwirkungen bei Überdosierung, Interaktionen:** Diarrhö; selten Hypersensitivitätsreaktionen

## Propolis/Bienenkittharz

**Wirkstärke bzw. Sicherheit:** sehr sicher (ähnlich wie Nahrungsmittel)
**Dosierung:** am besten topische Anwendung nach Produktinformation
**Hauptanwendungsgebiete (Indikationen):** Wundheilung, Infektionen, Stomatitis, wirkt antientzündlich
**Kontraindikationen, Nebenwirkungen bei Überdosierung, Interaktionen:** Übelkeit, Erbrechen, Stomatitis oder Mukositis, Hypersensitivitätsreaktionen, Dermatitis

## Reishi-Pilz *(Ganoderma lucidum)*

**Verwendeter Pflanzenteil:** Fruchtkörper
**Wirkstärke bzw. Sicherheit:** sehr sicher (ähnlich wie Nahrungsmittel)
**Dosierung:** 2 × täglich 80–120 mg/kg (Pulver) oder 3 × täglich 20–24 mg/kg (Trockenextrakt) oder 3 × täglich 2–4 Tr./kg (Alkoholtinktur)
**Hauptanwendungsgebiete (Indikationen):** soll Immunfunktionen normalisieren; zur Stärkung der Immunreaktion, bei einigen Autoimmun-, Krebs- und kardiovaskulären Erkrankungen
**Kontraindikationen, Nebenwirkungen bei Überdosierung, Interaktionen:** wird als Nahrungsmittel benutzt; selten gastrointestinale Beschwerden, Blutungsstörungen; (humanmed.) nach längerer Anwendung (3–6 Monate) Schwindelanfälle

## Ringelblume *(Calendula officinalis)*

**Verwendeter Pflanzenteil:** Blüten
**Wirkstärke bzw. Sicherheit:** relativ sicher
**Dosierung:** topische Anwendung (des Pulvers) als feuchter Umschlag (in Tee getränkt) oder Salbe
**Hauptanwendungsgebiete (Indikationen):** topische Anwendung bei Hautreizung, Wunden etc.; traditionell bei Konjunktivitis und Magenulkus; zur Lymphdrainage; schweißtreibend, bitteres Tonikum
**Kontraindikationen, Nebenwirkungen bei Überdosierung, Interaktionen:** Kreuzreaktion bei Patienten mit Korbblütler-Allergie denkbar

## Rosmarin *(Rosmarinus officinalis)*

**Verwendeter Pflanzenteil:** Rosmarinkraut
**Wirkstärke bzw. Sicherheit:** relativ sicher
**Dosierung:** 2 × täglich 50–60 mg/kg (Pulver) oder 3 × täglich 2 Tr./kg (Alkoholtinktur)
**Hauptanwendungsgebiete (Indikationen):** Magen-Darm-Störungen, vor allem Gasbildung und Borborygmen; Antioxidans; kann Gedächtnisleistung verbessern
**Kontraindikationen, Nebenwirkungen bei Überdosierung, Interaktionen:** bei Anfallsleiden evtl. kontraindiziert; Kontaktallergie

## Rotklee *(Trifolium pratense)*

**Verwendeter Pflanzenteil:** nur nicht-fermentierte Blüten
**Wirkstärke bzw. Sicherheit:** sehr sicher (ähnlich wie Nahrungsmittel)
**Dosierung:** 3 × täglich 100 mg/kg (Pulver) oder 2–3 × täglich 2–4 Tr./kg (Alkoholtinktur)
**Hauptanwendungsgebiete (Indikationen):** (humanmed.) durch Phytoöstrogen-Wirkung der Isoflavone zur Behandlung von gynäkologischen Störungen und in der Menopause geeignet; traditionell bei Krebs und als „blutreinigendes" Mittel; gegen Husten

**5**

**Kontraindikationen, Nebenwirkungen bei Überdosierung, Interaktionen:** sehr sicher; kann Antikoagulans-Wirkung haben; bei bestimmten Krebsarten auf Phytoöstrogen-Wirkung achten

### Sägepalme *(Serenoa repens)*

**Verwendeter Pflanzenteil:** Früchte
**Wirkstärke bzw. Sicherheit:** relativ sicher
**Dosierung:** 2 × täglich 30–60 mg/kg (Pulver) oder 2 × täglich 4 mg/kg (Trockenextrakt) oder 2 × täglich 2 Tr./kg (Alkoholtinktur)
**Hauptanwendungsgebiete (Indikationen):** verstärkt Harnstrahl bei benigner Prostatahyperplasie; bei Zystitis, evtl. auch bei Harnröhrenspasmen
**Kontraindikationen, Nebenwirkungen bei Überdosierung, Interaktionen:** (für Indianer essbar) Magen-Darm-Beschwerden, Diarrhö

### Schachtelhalm *(Equisetum arvense)*

**Verwendeter Pflanzenteil:** Kraut
**Wirkstärke bzw. Sicherheit:** relativ sicher
**Dosierung:** 2 × täglich 70–80 mg/kg (Pulver) oder 2–3 × täglich 4 Tr./kg (Alkoholtinktur)
**Hauptanwendungsgebiete (Indikationen):** Diuretikum; Knochenheilung; Nagel- und Haarwuchs
**Kontraindikationen, Nebenwirkungen bei Überdosierung, Interaktionen:** evtl. Probleme durch Thiaminase (in rohen, ungekochten Blättern); Hypersensitivitätsreaktionen; enthält Spuren von Nikotin

### Schafgarbe, gemeine *(Achillea millefolium)*

**Verwendeter Pflanzenteil:** Blütenspitzen
**Wirkstärke bzw. Sicherheit:** relativ sicher
**Dosierung:** 2–3 × täglich 60 mg/kg (Pulver) oder 3 × täglich 4 Tr./kg (Alkoholtinktur)
**Hauptanwendungsgebiete (Indikationen):** gastrointestinale Entzündungen und Blutungen; Blutungsstörungen wie Nasenbluten (Epistaxis) oder Bluthusten (Hämoptyse); topische Anwendung als Hämostyptikum
**Kontraindikationen, Nebenwirkungen bei Überdosierung, Interaktionen:** Hypersensitivitätsreaktionen, Kontaktallergie

### Schisandra *(Schisandra chinensis)*

**Verwendeter Pflanzenteil:** Früchte
**Wirkstärke bzw. Sicherheit:** relativ sicher
**Dosierung:** 2 × täglich 20–70 mg/kg (Pulver) oder 2–3 × täglich 2–4 Tr./kg (Alkoholtinktur)
**Hauptanwendungsgebiete (Indikationen):** stärkt Anpassungs- und Leistungsfähigkeit; leberschützend; bei Atemwegserkrankungen

**Kontraindikationen, Nebenwirkungen bei Überdosierung, Interaktionen:** Magen-Darm-Beschwerden, Übelkeit; Urtikaria; bei Epilepsie evtl. kontraindiziert

### Schlafbeere *(Withania somnifera)*

**Verwendeter Pflanzenteil:** Wurzel
**Wirkstärke bzw. Sicherheit:** relativ sicher
**Dosierung:** 3 × täglich 50 mg/kg (Pulver) oder 3 × täglich 4 Tr./kg (Alkoholtinktur)
**Hauptanwendungsgebiete (Indikationen):** Tonikum; wirkt entzündungshemmend; traditionell bei chronisch schwächenden Erkrankungen
**Kontraindikationen, Nebenwirkungen bei Überdosierung, Interaktionen:** selten; Übelkeit, Diarrhö, Dermatitis, Abdominalschmerzen

### Schöllkraut *(Chelidonium majus)*

**Verwendeter Pflanzenteil:** Blätter und Blüten
**Wirkstärke bzw. Sicherheit:** stark wirksam, bei Überdosierung Nebenwirkungen zu erwarten
**Dosierung:** 120 mg/kg (Pulver) Tagesdosis; nicht zu empfehlen; oder 1–2 × täglich 2 Tr./kg (Alkoholtinktur)
**Hauptanwendungsgebiete (Indikationen):** Magen-Darm-Krämpfe; kein regelmäßig verwendbares Kraut
**Kontraindikationen, Nebenwirkungen bei Überdosierung, Interaktionen:** Hypotonie, Desorientiertheit; lebertoxisch; Übelkeit, Polyurie und Polydipsie; Unruhe

### Sonnenhut *(Echinacea purpura, E. angustifolia)*

**Verwendeter Pflanzenteil:** Wurzel, Blätter oder Blüten
**Wirkstärke bzw. Sicherheit:** relativ sicher
**Dosierung:** 3 × täglich 24 mg/kg (Pulver) oder 3 × täglich 8 mg/kg (Trockenextrakt) oder 3–4 × täglich 2–4 Tr./kg (Alkoholtinktur)
**Hauptanwendungsgebiete (Indikationen):** wirkt antibakteriell und immunstimulierend; traditionelles Gegengift bei Schlangenbissen; Zahnschmerzen, Abszesse
**Kontraindikationen, Nebenwirkungen bei Überdosierung, Interaktionen:** Erbrechen, Speichelfluss (Sabbern), Lethargie, Hyperaktivität, allergische (Hypersensitivitäts-)Reaktionen; kontraindiziert bei Autoimmunstörungen

### Stechwinde *(Smilax spp.)*

**Verwendeter Pflanzenteil:** Wurzel
**Wirkstärke bzw. Sicherheit:** relativ sicher
**Dosierung:** 2–3 × täglich 80–120 mg/kg (Pulver) oder 2–3 × täglich 2–4 Tr./kg (Alkoholtinktur)

**Hauptanwendungsgebiete (Indikationen):** antientzündlich bei (rheumatoider) Arthritis, Magen-Darm-Beschwerden, entzündlichen Darmsyndromen, „undichtem" Darm
**Kontraindikationen, Nebenwirkungen bei Überdosierung, Interaktionen:** Übelkeit, Erbrechen; Saponine können Resorption anderer Substanzen beeinträchtigen

### Storchschnabel, gefleckter *(Geranium maculatum)*

**Verwendeter Pflanzenteil:** Wurzel und Kraut
**Wirkstärke bzw. Sicherheit:** relativ sicher
**Dosierung:** meist als Tee (aus Pulver) verabreicht oder 2–3 × täglich 2–4 Tr./kg (Alkoholtinktur)
**Hauptanwendungsgebiete (Indikationen):** Rachenentzündung, Stomatitis, Diarrhö; Adstringens
**Kontraindikationen, Nebenwirkungen bei Überdosierung, Interaktionen:** Magenverstimmung; nicht über längere Zeit anwenden

### Süßholz *(Glycyrrhiza glabra)*

**Verwendeter Pflanzenteil:** Wurzel
**Wirkstärke bzw. Sicherheit:** stark wirksam, bei Überdosierung Nebenwirkungen zu erwarten
**Dosierung:** 3 × täglich 40–120 mg/kg (Pulver) oder 2 × täglich 20 mg/kg (Trockenextrakt) oder 3 × täglich 2–4 Tr./kg (Alkoholtinktur)
**Hauptanwendungsgebiete (Indikationen):** Husten (antitussive und expektorierende Wirkung); leicht antientzündlich; Gastroenteritis und Magen-/Darmulkus; Addison-Syndrom
**Kontraindikationen, Nebenwirkungen bei Überdosierung, Interaktionen:** mit Vorsicht bei renalen, hepatischen oder kardiovaskulären Erkrankungen verwenden (kann manchmal aber gerade bei diesen Störungen indiziert sein); in vielen Fällen Hyperaldosteronismus (Hypertonie, Hyperkaliämie, Salz- und Wasserretention/Ödeme) nach längerem Gebrauch; induziert Cytochrom-P450-abhängige Reaktionen; kann Metabolisierung anderer Substanzen verändern; Wirksamkeit als Mineralokortikoid noch nicht gut belegt

### Taigawurzel *(Eleutherococcus senticosus)*

**Verwendeter Pflanzenteil:** Wurzel
**Wirkstärke bzw. Sicherheit:** relativ sicher
**Dosierung:** 3 × täglich 20–30 mg/kg (Pulver) oder 2 × täglich 0,06–0,1 mg/kg (Trockenextrakt, standardisiert auf Eleutherosid B und E) oder 3 × täglich 2 Tr./kg (Alkoholtinktur)
**Hauptanwendungsgebiete (Indikationen):** fördert Anpassung, Tonikum (verbessert Gedächtnisleistungen und stärkt chronisch geschwächte Patienten); Immunstimulans
**Kontraindikationen, Nebenwirkungen bei Überdosierung, Interaktionen:** nicht bei hypertensiven Patienten anwenden

## Teebaum *(Melaleuca alternifolia)*

**Verwendeter Pflanzenteil:** ätherisches Öl
**Wirkstärke bzw. Sicherheit:** toxisch, nur mit größter Vorsicht verwenden
**Dosierung:** nur topische Anwendung des Pulvers in Konzentration von 5–15 % oder weniger zu empfehlen
**Hauptanwendungsgebiete (Indikationen):** topisch bei Hefepilz- und Dermatophyteninfektionen; möglicherweise zu toxisch für Tiere
**Kontraindikationen, Nebenwirkungen bei Überdosierung, Interaktionen:** fatale Reaktion bei Katzen; auch für Hunde gefährlich; Schwäche, Atemdepression, Tremor, Paresen; häufig Kontaktallergie oder Reizung der Haut und Schleimhäute, wenn Tiere daran geleckt haben

## Teufelskralle *(Harpagophytum procumbens)*

**Verwendeter Pflanzenteil:** Wurzel
**Wirkstärke bzw. Sicherheit:** relativ sicher
**Dosierung:** 2 × täglich 20–40 mg/kg (Pulver) oder 2 × täglich 1–2 Tr./kg (Alkoholtinktur)
**Hauptanwendungsgebiete (Indikationen):** Arthritis; traditionell bei Magenverstimmung, Hautwunden und Furunkeln
**Kontraindikationen, Nebenwirkungen bei Überdosierung, Interaktionen:** kontraindiziert bei Magen-Darm-Ulzera; kann leichte gastrointestinale Beschwerden hervorrufen; Interaktion mit Antiarrhythmika möglich

**5**

## Thymian, echter *(Thymus vulgaris)*

**Verwendeter Pflanzenteil:** Kraut
**Wirkstärke bzw. Sicherheit:** relativ sicher
**Dosierung:** 3 × täglich 50 mg/kg (Pulver) oder 2–3 × täglich 2–4 Tr./kg (Alkoholtinktur)
**Hauptanwendungsgebiete (Indikationen):** Magen-Darm-Beschwerden; Expektorans bei Husten; wirkt antimikrobiell
**Kontraindikationen, Nebenwirkungen bei Überdosierung, Interaktionen:** keine Probleme bekannt; als ätherisches Öl aber nur stark verdünnt (Mundspülung, Munddusche) oder mit Dampfvernebler anwenden

## Tragant *(Astragalus membranaceus)*

**Verwendeter Pflanzenteil:** Wurzel
**Wirkstärke bzw. Sicherheit:** sehr sicher (ähnlich wie Nahrungsmittel)
**Dosierung:** 3 × täglich 120 mg/kg (Pulver) oder 3 × täglich 2–4 Tr./kg (Alkoholtinktur)
**Hauptanwendungsgebiete (Indikationen):** Immunstimulans
**Kontraindikationen, Nebenwirkungen bei Überdosierung, Interaktionen:** nicht bekannt

**Traubensilberkerze** *(Cimicifuga racemosa)*

**Verwendeter Pflanzenteil:** Wurzelstock
**Wirkstärke bzw. Sicherheit:** stark wirksam, bei Überdosierung Nebenwirkungen zu erwarten
**Dosierung:** 3 × täglich 20–50 mg/kg (Pulver) oder 3 × täglich 6 mg/kg (Trockenextrakt) oder 2–3 × täglich 4 Tr./kg (Alkoholtinktur)
**Hauptanwendungsgebiete (Indikationen):** Östrogenersatz, Nervosität, Rheuma
**Kontraindikationen, Nebenwirkungen bei Überdosierung, Interaktionen:** bei Überdosierung Desorientiertheit, Hypotonie und Übelkeit

**Tylophora** *(Tylophora indica)*

**Verwendeter Pflanzenteil:** Blätter und Wurzel
**Wirkstärke bzw. Sicherheit:** stark wirksam, bei Überdosierung Nebenwirkungen zu erwarten
**Dosierung:** 2 × täglich 4 mg/kg (Pulver) oder 1 × täglich 2 Tr./kg (Alkoholtinktur)
**Hauptanwendungsgebiete (Indikationen):** Asthma, Bronchitis, evtl. allergische Rhinitis
**Kontraindikationen, Nebenwirkungen bei Überdosierung, Interaktionen:** Übelkeit, Erbrechen, Mundulzera

**Ulme** *(Ulmus rubra, Ulmus fulva)*

**Verwendeter Pflanzenteil:** Rinde
**Wirkstärke bzw. Sicherheit:** relativ sicher
**Dosierung:** 3 × täglich 20–40 mg/kg (Pulver); Alkoholtinktur nicht zu empfehlen, enthält im Unterschied zur ganzen Pflanze einen Schleimstoff
**Hauptanwendungsgebiete (Indikationen):** bei gastrointestinalen Entzündungen, Ulzera; Hustenlinderung; topisch bei Hautläsionen, Pharyngitis und Rachenentzündung
**Kontraindikationen, Nebenwirkungen bei Überdosierung, Interaktionen:** allergische Reaktionen

**Wacholder** *(Juniperus communis)*

**Verwendeter Pflanzenteil:** Beeren
**Wirkstärke bzw. Sicherheit:** stark wirksam, bei Überdosierung Nebenwirkungen zu erwarten
**Dosierung:** 2 × täglich 120 mg/kg (Pulver) oder 2–3 × täglich 2–4 Tr./kg (Alkoholtinktur)
**Hauptanwendungsgebiete (Indikationen):** Harnwegsinfekte; gastrointestinale Beschwerden; Diabetes
**Kontraindikationen, Nebenwirkungen bei Überdosierung, Interaktionen:** Übelkeit, Erbrechen, Appetitverlust, Diarrhö; Hypersensitivitätsreaktionen; Interaktion mit Diuretika möglich; kann Glomerulonephritis verschlimmern

## Wasserdost, durchwachsener *(Eupatorium perfoliatum)*

**Verwendeter Pflanzenteil:** Blätter und Blüten
**Wirkstärke bzw. Sicherheit:** stark wirksam, bei Überdosierung Nebenwirkungen zu erwarten
**Dosierung:** 3 × täglich 2–4 Tr./kg (Alkoholtinktur)
**Hauptanwendungsgebiete (Indikationen):** Fieber, Grippe, Bronchitis
**Kontraindikationen, Nebenwirkungen bei Überdosierung, Interaktionen:** Übelkeit, Erbrechen, Diarrhö, Appetitverlust; lebertoxisch (enthält Spuren von Pyrrolizidin-Alkaloiden)

## Wassernabel, asiatischer *(Centella asiatica)*

**Verwendeter Pflanzenteil:** Blätter und Wurzel
**Wirkstärke bzw. Sicherheit:** relativ sicher
**Dosierung:** 100 mg/kg frische Blätter pro Tag als Gemüse oder 1–2 × täglich 2 mg/kg (standardisierter Trockenextrakt) oder 3 × täglich 10 Tr./kg (Alkoholtinktur)
**Hauptanwendungsgebiete (Indikationen):** orale Gabe: leicht sedierend, verbessert kognitive Leistung und Hautprobleme; topisch: antientzündlich, fördert Wundheilung
**Kontraindikationen, Nebenwirkungen bei Überdosierung, Interaktionen:** Interaktion mit Anxiolytika möglich

## Weide, Silber- *(Salix alba)*

**Verwendeter Pflanzenteil:** Rinde
**Wirkstärke bzw. Sicherheit:** stark wirksam, bei Überdosierung Nebenwirkungen zu erwarten
**Dosierung:** 3 × täglich 30 mg/kg (Pulver) oder 3 × täglich 2–4 Tr./kg (Alkoholtinktur)
**Hauptanwendungsgebiete (Indikationen):** antientzündlich und schmerzlindernd
**Kontraindikationen, Nebenwirkungen bei Überdosierung, Interaktionen:** Übelkeit, Erbrechen, Magenulkus; Vorsicht bei Verwendung nichtsteroidaler Entzündungshemmer (NSAID)

## Weihrauch *(Boswellia serrata)*

**Verwendeter Pflanzenteil:** Harz
**Wirkstärke bzw. Sicherheit:** relativ sicher
**Dosierung:** 3 × täglich 20 mg/kg (Trockenextrakt)
**Hauptanwendungsgebiete (Indikationen):** Entzündungshemmer, Expektorans; bei Hauterkrankungen, Ulzera, Bronchitis
**Kontraindikationen, Nebenwirkungen bei Überdosierung, Interaktionen:** gelegentlich leichte Magenverstimmung

**5**

**Weißdorn** *(Crataegus oxycantha; C. laevigata)*

**Verwendeter Pflanzenteil:** Blätter, Blüten und Früchte
**Wirkstärke bzw. Sicherheit:** relativ sicher
**Dosierung:** 2 × täglich 60 mg/kg (getrocknete Früchte) oder 3 × täglich 2–6 mg/kg (Trockenextrakt aus Blättern und Blüten) oder 2 × täglich 4 Tr./kg (Alkoholtinktur aus Früchten)
**Hauptanwendungsgebiete (Indikationen):** Herzerkrankungen, Verdauungsstörungen
**Kontraindikationen, Nebenwirkungen bei Überdosierung, Interaktionen:** gastrointestinale Beschwerden bei hohem Blätteranteil; Wirkungsverstärkung von Digitalis, Antihypertensiva und Betablockern

**Wildkirsche** *(Prunus serotina)*

**Verwendeter Pflanzenteil:** Rinde
**Wirkstärke bzw. Sicherheit:** relativ sicher
**Dosierung:** 3 × täglich 2–4 Tr./kg (Alkoholtinktur)
**Hauptanwendungsgebiete (Indikationen):** Antitussivum
**Kontraindikationen, Nebenwirkungen bei Überdosierung, Interaktionen:** durch zyanogenen Glykosidgehalt bei sehr hohen Dosen Gefahr einer Zyanidvergiftung

**Wolfstrapp, virginischer** *(Lycopus virginicus)*

**Verwendeter Pflanzenteil:** Blätter und Blüten
**Wirkstärke bzw. Sicherheit:** relativ sicher
**Dosierung:** 3 × täglich 12–16 mg/kg (Pulver) oder 2–3 × täglich 1–2 Tr./kg (Alkoholtinktur)
**Hauptanwendungsgebiete (Indikationen):** Hyperthyreose; durch Interaktion mit Sexualhormonen kontrazeptive Wirkung möglich
**Kontraindikationen, Nebenwirkungen bei Überdosierung, Interaktionen:** Interaktion mit Schilddrüsenmedikamenten

**Yamswurzel** *(Dioscorea villosa)*

**Verwendeter Pflanzenteil:** Wurzel
**Wirkstärke bzw. Sicherheit:** sehr sicher (ähnlich wie Nahrungsmittel)
**Dosierung:** 50–100 mg/kg (Pulver) über den Tag verteilt oder 2–3 × täglich 2–4 Tr./kg (Alkoholtinktur)
**Hauptanwendungsgebiete (Indikationen):** traditionell zur Schmerzlinderung; entzündliches Darmsyndrom
**Kontraindikationen, Nebenwirkungen bei Überdosierung, Interaktionen:** Übelkeit, Erbrechen, Diarrhö

## Ysop *(Hyssopus officinalis)*

**Verwendeter Pflanzenteil:** Blätter und Blüten
**Wirkstärke bzw. Sicherheit:** relativ sicher
**Dosierung:** 2 × täglich 2 Tr./kg (Alkoholtinktur)
**Hauptanwendungsgebiete (Indikationen):** Husten; evtl. antiviral
**Kontraindikationen, Nebenwirkungen bei Überdosierung, Interaktionen:** Übelkeit, Erbrechen, Appetitverlust; Hypersensitivitätsreaktionen; kann Abort auslösen

## Yuccapalme *(Yucca schidigera)*

**Verwendeter Pflanzenteil:** Wurzel und Wurzelstock
**Wirkstärke bzw. Sicherheit:** relativ sicher
**Dosierung:** täglich ¼ bis ½ Teelöffel (Pulver)
**Hauptanwendungsgebiete (Indikationen):** Arthritis
**Kontraindikationen, Nebenwirkungen bei Überdosierung, Interaktionen:** evtl. Übelkeit, Gastroenteritis; theoretisch (in vitro) hämolytische Wirkung, aber sicher genug, um als Nahrungsergänzung zugelassen worden zu sein

## Zahnwehholz *(Zanthoxylum americanum, Z. clava-herculis)*

**Verwendeter Pflanzenteil:** Rinde
**Dosierung:** 2–3 × täglich 4 Tr./kg (Alkoholtinktur)
**Wirkstärke bzw. Sicherheit:** relativ sicher
**Hauptanwendungsgebiete (Indikationen):** gastrointestinale Störungen, Fieber, Entzündungen, Kreislaufstörungen
**Kontraindikationen, Nebenwirkungen bei Überdosierung, Interaktionen:** Hypotonie, Gerinnungsstörungen; Übelkeit, Erbrechen, Appetitverlust; Hypersensitivitätsreaktionen, Photosensibilität

## Zwetschgenbaum, afrikanischer *(Pygeum africanum)*

**Verwendeter Pflanzenteil:** Rinde
**Wirkstärke bzw. Sicherheit:** relativ sicher
**Dosierung:** 2 × täglich 2 mg/kg (lipophiler Extrakt, standardisiert auf 13 % Gesamtsterole)
**Hauptanwendungsgebiete (Indikationen):** benigne Prostatahyperplasie
**Kontraindikationen, Nebenwirkungen bei Überdosierung, Interaktionen:** Übelkeit, Magenschmerzen

**5**

# Literatur

Brinker F. *Herb Contraindications und Drug Interactions*. Sandy/Oregon, 1998, Eclectic Medical Publications.

Health Notes Online: http://www.healthwell.com/health-notes/index/herb_index.cfm

Kuhn M, Winston D. *Herbal Therapy and Supplements: a Scientific and Traditional Approach*. New York, 2001, Lippincott.

Mills S, Bone K. *Principles and Practice of Phytotherapy*. New York, 2000, Churchill Livingstone.

Wulff-Tilford M, Tilford G. *All You Ever Wanted to Know About Herbs for Pets*. Irvine/Calif., 1999, Bowtie Press.

Wynn SG: *Emerging Therapies. Using Herbs and Nutraceuticals in Small Animals*. Boulder/Colorado, 1999, AAHA Press.

# 6    Chinesische Phytotherapeutika im Überblick

Der *Pinyin*-Name (Tab. 6-1) beschreibt neben der Spezies (oder Gruppe) von Pflanzen auch die verwendeten Teile und die Zubereitungsart. (Einträge wie *Sang Shen, Sang Ye* und *Sang Zhi* bezeichnen z.B. Maulbeer-Früchte, -Blätter bzw. -Zweige.) Aus dem Grund wird hier der *Pinyin*-Name bevorzugt. Wer chinesische Kräuter erst kennen lernen will, braucht jedoch auch ihren botanischen Namen. Das veranschaulicht das nachfolgend beschriebene *Aristolochia*-Desaster ganz deutlich.

Es hat sich herausgestellt, dass *Aristolochia fangchi* als Bestandteil von modernen Mitteln zur Gewichtsreduktion toxisch wirkt (evtl. Nierenversagen und Harnwegstumoren). Sein *Pinyin*-Name lautet *Guang Fang Ji*. Dagegen ist *Han Fang Ji (Stephania tetrandra)* ein nützliches und weniger giftiges Kraut. Leider sind beide als *Fang Ji* verkauft worden. Hinzu kommt, dass *Mu Tong* ursprünglich *Akebia trifoliata (A. quinata)* bezeichnete, in neuerer Zeit aber für *Aristolochia manschuriensis (Clematis armandi oder C. montana)* verwendet wird. Daher können als *Fang Ji* oder *Mu Tong* gehandelte Rezepturen *Aristolochia*-Spezies enthalten. Darauf sollte man als Kunde oder Selbsteinkäufer von chinesischen Kräutern achten. Im US-amerikanischen Handel werden Pulver und Granulate derzeit auf ihren potenziell toxischen Gehalt an *Aristolochia*-Säure untersucht.

**6**

| **Tabelle 6-1   Chinesische Phytotherapeutika (einschließlich mineralischer und tierischer Produkte)** | | | |
|---|---|---|---|
| *Pinyin*-Name | allgemein gebräuchliche Bezeichnung | wissenschaftliche Bezeichnung | verwendeter Pflanzenteil |
| *Ai Ye* | Argyi-Beifuß, Gewöhnlicher Beifuß | Artemisia argyi, A. vulgaris | Kraut |
| *Ba Dou* | Krotonölbaum | Croton tiglium | Samen |
| *Bai Bu* | Stemona | Stemona sessilifolia, S. japonica, S. tuberosa | Wurzel |
| *Bai Dou Kou* | Kardamom | Amomum kravanh, A. rotundum | Früchte |
| *Bai Fan* | Alumen | | |
| *Bai Guo* | Ginkgo | Ginkgo biloba | Nüsse |
| *Bai He* | Lilie | Lilium brownii, L. colchesteri, L. pumilum, L. longiflorum | Zwiebel |
| *Bai Hua She* | Bungarus (Schlange/Viper) | Bungarus ulticinctus | |

**Tabelle 6-1    Chinesische Phytotherapeutika (einschließlich mineralischer und tierischer Produkte) (Fortsetzung)**

| *Pinyin*-Name | allgemein gebräuchliche Bezeichnung | wissenschaftliche Bezeichnung | verwendeter Pflanzenteil |
|---|---|---|---|
| Bai Hua She She Cao | Hedyotidis | Hedyotidis diffusa, Oldenlandia diffusa | Kraut |
| Bai Ji | Bletilla | Bletilla striata, B. ochracea | Wurzelstock |
| Bai Ji Tian | Maulbeerbaum | Morinda officinalis | Wurzel |
| Bai Jiang Cao | Patrinia | Patrinia scabiosaefolia, Sonchus arvensis | Kraut |
| Bai Jie Zi | Weißer Senf | Brassica alba | Samen |
| Bai Mao Gen | Alang-Alang-Gras | Imperata cylindrica | Wurzelstock |
| Bai Qian | Cynanchum | Cynanchum stautoni, C. glaucescens | Wurzel und Wurzelstock |
| Bai Shao; Bai Yao | Weiße Pfingstrose | Paeonia lactiflora | Wurzel |
| Bai Tou Weng | Anemone | Pulsatilla chinensis, P. dahurica, P. Ambigua | Wurzel |
| Bai Wei | Schwalbenkraut | Cynanchum atratum, C. versicolor | Wurzel |
| Bai Xian Pi | Dictam | Dictamnus dasycarpus | Wurzelrinde |
| Bai Zhi | Engelwurz | Angelica dahurica | Wurzel |
| Bai Zhu | Großköpfiges Speichelkraut | Atractylodes macrocephala | Wurzelstock |
| Bai Zi Ren | Lebensbaum | Biota orientalis | Samen |
| Ban Bian Lian | Chin. Lobelie | Lobelia chinensis | Kraut und Wurzel |
| Ban Lan Gen | Färberwaid | Isatis baphicacanthus, I. tinctoria, I. indigota | Wurzel |
| Ban Xia | Mitsommerpflanze | Pinellia ternata | Knollen, gekocht |
| Ban Zhi Lian | Helmkraut | Scutellaria barbata | Kraut |
| Bi Ba | Pfeffer | Piper longum | Früchte |
| Bi Xie | Yamswurzel | Dioscorea hypoglauca, D. septemloba | Wurzelstock |
| Bian Dou | Helmbohnen | Dolichos lablab | Samen |
| Bian Xu | Vogelknöterich | Polygonum aviculare | Wurzel |
| Bie Jia | Schildkrötenpanzer | Amydae sinensis | |
| Bing Lang | Betelnusspalme | Areca catechu | Samen |
| Bing Pian | Borneokampfer | Dryobalanops aromatica, Blumea balsamifera | äther. Öl |

| Tabelle 6-1    Chinesische Phytotherapeutika (einschließlich mineralischer und tierischer Produkte) (Fortsetzung) | | | |
|---|---|---|---|
| *Pinyin*-Name | allgemein gebräuchliche Bezeichnung | wissenschaftliche Bezeichnung | verwendeter Pflanzenteil |
| Bo He | Chin. Ackerminze, Pfefferminze | Mentha haplocalyx, M. arvensis | Kraut |
| Bu Gu Zhi | Asphaltklee | Psoralea corylifolia | Samen |
| Can Sha | Seidenraupen-ausscheidung | Bombyx mori | |
| Cang Er Zi | Sibir. Spitzklette | Xanthium sibiricum | Frucht |
| Cang Zhu | Mastixdistel | Atractylodes lancea, A. chinensis | Wurzel |
| Cao Dou Kou | Galgant | Alpinia katsumada | Samen |
| Cao Guo | Nepal-Kardamom | Amomum tsaoko | Früchte |
| Cao Wu | Eisenhut | Aconitum kusnezoffi | Wurzel, gekocht |
| Ce Bai Ye | Lebensbaum | Biota orientalis | Spitzen |
| Chai Hu | Chin. Hasenohr | Bupleurum chinensis | Wurzel |
| Chan Tui | Abgestoßene Zikadenhaut | Periostracum cicadae | |
| Che Qian Zi | Asiat. Wegerich | Plantago asiatica, P. depressa | Samen |
| Chen Pi | Mandarine | Citrus reticulata, C. tangerina | Schale |
| Chen Xiang | Aquilaria | Aquilaria agallocha, A. sinensis | Holz |
| Chi Shao | Rote Pfingstrose | Paeonia rubra | Wurzel |
| Chi Shi Zhi | Rotes Kaolin, Hallyosit | | |
| Chou Wu Tong | Clerodendron | Clerodendron trichotomum | Blätter |
| Chuan Bei Mu | Schachblume | Fritillaria cirrhosa, F. thunbergia | Zwiebel |
| Chuan Lian Zi | Paternosterbaum | Melia toosendan | Früchte |
| Chuan Niu Xi | Achyranthes | Achyranthes bidentata | Wurzel |
| Chuan Xin Lian | Andrographis | Andrographis paniculata | Kraut |
| Chuan Xiong | Mutterwurz | Ligusticum chuanxiong | Wurzel |
| Chun Gen Pi | Götterbaum | Ailanthus altissima | Rinde |
| Ci Ji Li | Tribulus | Tribulus terrestris | Früchte |
| Ci Shi | Magnetit | | |
| Cong Bai | Frühlingszwiebel | Allium fistulosum | Knollen |

**6**

| Tabelle 6-1 Chinesische Phytotherapeutika (einschließlich mineralischer und tierischer Produkte) (Fortsetzung) | | | |
|---|---|---|---|
| *Pinyin*-Name | allgemein gebräuchliche Bezeichnung | wissenschaftliche Bezeichnung | verwendeter Pflanzenteil |
| Da Fu Pi | Arecanuss-Schale | Areca catechu | Schale |
| Da Huang | Rhabarber | Rheum palmatum, R. officinale | Wurzel, Wurzelstock |
| Da Ji | Chin. Wolfsmilch | Euphorbia pekinensis, Knoxia valerianoides | Wurzel |
| Da Qing Ye | Färberwaid | Isatis tinctoria, I. indigota, Polygonum tinctorium, Clerodendron cyrtophyllum | Blätter |
| Da Suan | Knoblauch | Allium sativum | Knolle |
| Da Zao | Rote Dattel | Ziziphus jujuba | Früchte |
| Dai Zhe Shi | Hämatit | | |
| Dan Dou Chi | Sojabohnen | Glycine max | Samen, zubereitet |
| Dan Shen | (Rotwurz-)Salbei | Salvia miltiorrhiza | Wurzel |
| Dan Zhu Ye | Graziler Bambus | Lopatherum gracile | Stängel, Blätter |
| Dang Gui Shen | Chin. Engelwurz | Angelica sinensis | Wurzel |
| Dang Gui Wei | Chin. Engelwurz | Angelica sinensis | Wurzelspitzen |
| Dang Shen | Glockenwinde | Codonopsis pilosula | Wurzel |
| Deng Xin Cao | Binse | Juncus effusa | Mark |
| Di Fu Zi | Besenradmelde | Kochia scoparia | Früchte |
| Di Gu Pi | Bocksdorn | Lycium chinense, L. barbarum | Rinde |
| Di Long | Regenwurm | Pheretima aspergillum, Allolophora caliginosa | |
| Di Yu | Wiesenknopf | Sanguisorba officinalis | Wurzel |
| Ding Xiang | Gewürznelke | Eugenia caryophyllata | Früchte |
| Dong Chong Xia Cao | Cordyceps-Pilz | Cordyceps sinensis | Fruchtkörper |
| Dong Gua Ren | Wachskürbis | Benincasa hispida | Samen |
| Dong Kui Zi | Malve | Malva verticillata | Samen |
| Du Huo | Engelwurz | Angelica pubescens | Wurzel |
| Du Zhong | Guttapercha | Eucommia ulmoides | Rinde |
| E Jiao | Eselshautgelatine | Equus asinus | |
| E Zhu | Zitwer/Curcuma | Curcuma zedoaria | Wurzelstock |
| Fan Xie Ye | Sennes | Cassia angustifolia | Blätter |

**Tabelle 6-1    Chinesische Phytotherapeutika (einschließlich mineralischer und tierischer Produkte) (Fortsetzung)**

| *Pinyin*-Name | allgemein gebräuchliche Bezeichnung | wissenschaftliche Bezeichnung | verwendeter Pflanzenteil |
|---|---|---|---|
| *Fang Feng* | Windschutz | Ledebouriella divaricata, L. sesiloides | Wurzel |
| *Fu Ling* | Kokos-Pilz | Poria cocos | Fruchtkörper |
| *Fu Pen Zi* | Himbeere | Rubus chingii | Früchte |
| *Fu Ping* | Spirodela | Spirodela polyrrhiza | Kraut |
| *Fu Xiao Mai* | Sommerweizen | Triticum aestivum | Früchte |
| *Fu Zi* | Eisenhut | Aconitum carmichaeli | Wurzel, zubereitet |
| *Gan Cao* | Süßholz | Glycyrrhiza glabra | Wurzel |
| *Gan Jiang* | Ingwer | Zingiber officinale | Wurzelstock |
| *Gan Sui* | Wolfsmilch | Euphorbia gansui | Wurzel |
| *Gao Ben* | Liebstöckel | Ligusticum sinense, L. jeholense | Wurzelstock |
| *Gao Liang Jiang* | Kleiner Galant | Alpinia officinarum | Wurzelstock |
| *Ge Gen* | Kopoubohnen | Pueraria lobata, P. thunbergiana | Wurzel |
| *Ge Jie* | Gecko | Gecko gecko | |
| *Gou Ji* | Farn | Cibotium barometz | Wurzelstock |
| *Gou Qi Zi* | Bocksdorn | Lycium chinense | Früchte |
| *Gou Teng* | Krallendorn | Uncaria rhynchophylla, U. sinensis | Zweige und Dornen |
| *Gu Sui Bu* | Drynaria | Drynaria fortunei, D. baronii | Wurzelstock |
| *Gu Ya* | Reis | Oryza sativa | Früchte, gekeimt |
| *Gua Lou* | Schlangenkürbis | Tricosanthes kirilowii, T. uniflora | Früchte |
| *Gua Lou Ren* | Schlangenkürbis | Tricosanthes kirilowii, T. uniflora | Samen |
| *Guang Fang Ji* | Aristolochia | Aristolochia fangchi, Cocculus trilobus | Wurzel |
| *Gui Ban* | Schildkröten-panzer | Plastrum testudinis | |
| *Gui Zhi* | Cassia-Zimt | Cinnamomum cassia | Zweige |
| *Hai Piao Xiao* | Sepiaknochen | Sepia esculenta, Sepiella maindroni | |
| *Hai Tong Pi* | Erythrina | Erythrina variegata, E. indica | Rinde |

**6**

**Tabelle 6-1    Chinesische Phytotherapeutika (einschließlich mineralischer und tierischer Produkte) (Fortsetzung)**

| *Pinyin*-Name | allgemein gebräuchliche Bezeichnung | wissenschaftliche Bezeichnung | verwendeter Pflanzenteil |
|---|---|---|---|
| *Hai Zao* | Sargasso-Seegras | Sargassum pallidum, S. fusiforme | Kraut |
| *Han Fang Ji* | Stephania | Stephania tetrandra, Sinomenium acutum | Wurzel |
| *Han Lian Cao* | Eclipte | Eclipta prostrata | Kraut |
| *He Huan Pi* | Mimose | Albizzia julibrissin | Rinde |
| *He Shou Wu* | Vielblüt. Knöterich | Polygonium multiflorum | Wurzel |
| *He Ye* | Lotus | Nelumbo nucifera | Blätter |
| *He Zi* | Terminalia | Terminalia chebula | Früchte |
| *Hei Zhi Ma* | Schwarzer Sesam | Sesame indica | Samen |
| *Hong Hua* | Saflor | Carthamus tinctorius | Blüten |
| *Hou Po* | Magnolie | Magnolia officinalis | Rinde |
| *Hu Huang Lian* | Picrorhiza | Picrorhiza scrophulariaefolia | Wurzelstock |
| *Hu Jiao* | Schwarzer Pfeffer | Piper nigrum | Samen |
| *Hu Lu Ba* | Bockshornklee | Trigonella foenum-graecum | Samen |
| *Hu Po* | Amber | Succinium | |
| *Hu Tao Ren* | Walnuss | Juglans regia | Nüsse |
| *Hua Jiao* | Szechuan-Pfeffer | Zanthoxylum bungeanum | Früchte |
| *Hua Shi* | Talkum | | |
| *Huai Hua Mi* | Schnurbaum | Sophora japonica | Blüten |
| *(Huai) Niu Xi* | Spreublume | Achyranthes bidentata | Wurzel |
| *Huang Bai* | Korkbaum | Phellodendron amurense | Rinde |
| *Huang Jing* | Sibir. Knöterich | Polygonum sibiricum, P. cyrtonema, P. kingianum | Wurzelstock |
| *Huang Lian* | Chin. Goldfaden | Coptis chinensis, C. deltoidea | Wurzelstock |
| *Huang Qi* | Tragant | Astragalus membranaceus | Wurzel |
| *Huang Qin* | Baikal-Helmkraut | Scutellaria baicalensis, S. amoena | Wurzel |
| *Huo Ma Ren* | Hanf/Cannabis | Cannabis sativa | Samen |
| *Huo Xiang* | Patchouli | Agastaches pogostemon, A. rugosa | Kraut |

**Tabelle 6-1    Chinesische Phytotherapeutika (einschließlich mineralischer und tierischer Produkte) (Fortsetzung)**

| *Pinyin*-Name | allgemein gebräuchliche Bezeichnung | wissenschaftliche Bezeichnung | verwendeter Pflanzenteil |
|---|---|---|---|
| Ji Nei Jin | Hühnerkropfhaut | Endothelium corneum | |
| Ji Xue Teng | Millettia | Spatholobus suberectus, Millettia dielsiana | Wurzel, Wein |
| Jiang Can | Seidenraupe | Bombyx batryticatus | |
| Jie Geng | Ballonblume | Platycodon grandiflorum | Wurzel |
| Jin Qian Cao | Lysimachia oder Desmodium | Lysimachia christinae, Desmodium styracifolium | Kraut |
| Jin Sha Teng | Jap. Farn | Lygodium japonicum | Blätter |
| Jin Yin Hua | Geißblatt | Lonicera japonica | Knospen, Blüten |
| Jin Ying Zi | Hagebutte | Rosa laevigata | Früchte |
| Jing Jie | Katzenminze | Schizonepeta tenuifolia | Kraut |
| Ju Hong | Pampelmuse | Citrus erythrocarpus | Schale |
| Ju Hua | Chrysantheme | Chrysanthemum morifolium | Blüten |
| Jue Ming Zi | Cassia | Cassia obtusifolia, C. tora | Samen |
| Ku Shen | Schnurbaum | Sophora flavescens | Wurzel |
| Kuan Dong Hua | Huflattich | Tussilago farfara | Blüten |
| Kun Bu | Seegras | Laminaria japonica, Ecklonia kurome | Kraut |
| Lai Fu Zi | Rettich | Raphanus sativus | Samen |
| Lian Qiao | Forsythie | Forsythia suspensa | Früchte |
| Lian Zi | Lotus | Nelumbo nucifera | Samen |
| Lian Zi Xin | Lotus | Nelumbo nucifera | Blattknospen |
| Ling Yang Jiao | Antilopenhorn | Cornu antelopes | |
| Long Dan Cao | Chin. Enzian | Gentiana scabra | Wurzel |
| Long Gu | Fossile Säugetierknochen | | |
| Long Yan Rou | Drachenauge | Euphoria longan, Arillus euphoria | Früchte |
| Lu Dou | Mungobohnen | Phaseolus radiata, P. mungo | Saat |
| Lu Gen | Schilfrohr | Phragmites communis | Wurzelstock |
| Lu Hui | Aloe | Aloe vera | Blätter (Saftkonzentrat) |

**6**

**Tabelle 6-1 Chinesische Phytotherapeutika (einschließlich mineralischer und tierischer Produkte) (Fortsetzung)**

| *Pinyin*-Name | allgemein gebräuchliche Bezeichnung | wissenschaftliche Bezeichnung | verwendeter Pflanzenteil |
|---|---|---|---|
| *Lu Rong* | Hirschhorn | Cervus nippon | |
| *Ma Chi Xian* | Portulak | Portulaca oleracea | Kraut |
| *Ma Dou Ling* | Osterluzei | Aristolochia debilis, A. contorta | Früchte |
| *Ma Huang* | Meerträubchen | Ephedra sinica | Kraut |
| *Mai Men Dong* | Schlangenbart | Ophiopogon japonica | Wurzel |
| *Mai Ya* | Gerste | Hordeum vulgaris | Früchte, gekeimt |
| *Man Jing Zi* | Vitex | Vitex rotundifolia | Früchte |
| *Mang Xiao* | Glaubersalz | Mirabilitum | |
| *Mi Meng Hua* | Schmetterlings-strauch | Buddleia officinalis | Blütenknospen |
| *Mo Yao* | Echte Myrrhe | Commiphora molmol | Harz |
| *Mu Dan Pi* | Strauchpfingstrose | Paeonia suffruticosa | Wurzelrinde |
| *Mu Gua* | Chin. Quitte | Chaenomelis lagena-ria, C. sinensis | Früchte |
| *Mu Li* | Austernschalen | Ostrea spp. | |
| *Mu Tong* | Chin. Osterluzei | Akebia trifoliata, A. quintana | Wein |
| *Mu Xiang* | Echte Kostwurz | Aucklandia lappa | Wurzel |
| *Mu Zei* | Winter-Schachtelhalm | Equisetum hiemalis | Kraut |
| *Niu Bang Zi* | Große Klette | Arctium lappae | Samen, Blät-ter, Wurzel |
| *Niu Huang* | Rinder-Gallensteine | Calculus bovis | |
| *Nu Zhen Zi* | Liguster | Ligustrum lucidum | Früchte |
| *Pi Pa Ye* | Wollmispel | Eriobotrya japonica | Blätter |
| *Pu Gong Ying* | Mongol. Löwenzahn | Taraxacum mongolicum | Blüten |
| *Pu Huang* | Rundkolben | Typha spp. | Pollen |
| *Qian Cao Gen* | Färberröte | Rubus cordifolia | Wurzel |
| *Qian Hu* | Haarstrang | Peucedanium praeru-torum, P. decursivum | Wurzel |
| *Qian Niu Zi* | Pharbitis | Pharbitis nil, P. purpurea | Samen |
| *Qian Shi* | Euryales | Euryales ferox | Samen |

| Pinyin-Name | allgemein gebräuchliche Bezeichnung | wissenschaftliche Bezeichnung | verwendeter Pflanzenteil |
|---|---|---|---|
| | | Tabelle 6-1    Chinesische Phytotherapeutika (einschließlich mineralischer und tierischer Produkte) (Fortsetzung) | |
| Qiang Huo | Notopterygium | Notopterygium incisum, N. forbesii | Wurzel |
| Qin Jiao | Großblättriger Enzian | Gentiana macrophylla, G. straminea, G. crassicaulis, G. tibetica | Wurzel |
| Qin Pi | Korean. Esche | Fraxinus rhynchophylla | Rinde |
| Qing Hao | Einjähr. Beifuß | Artemisia annua, A. apiacea | Kraut |
| Qing Pi | Mandarine | Citrus reticulata | (grüne) Schale |
| Qu Mai | Dianthus | Dianthus superbus, D. chinensis | Blütenspitzen |
| Quan Xie | Skorpion | Buthus martensis | |
| Ren Shen | Asiat. Ginseng | Panax ginseng | Wurzel |
| Rou Cong Rong | Cistanches/ Besenginster | Cistanches deserticola, C. salsa | Stamm |
| Rou Dou Cou | Muskatnuss | Myristica fragrans | Samen |
| Rou Gui | Cassia-Zimt | Cinnamomum cassia | Rinde |
| Ru Xiang | Weihrauch | Boswellia carterii | Harz |
| San Leng | Igelkolben | Sparganium stolonifera | Wurzelstock |
| San Qi | Notoginseng | Panax pseudoginseng, P. notoginseng | Wurzel |
| San Bai Pi | Maulbeere | Morus alba | Wurzelrinde |
| Sang Ji Sheng | Mistel | Viscum coloratum, V. album, Loranthus parasiticus, Taxillus chinensis | Zweige |
| Sang Piao Xiao | Fangschrecken-Eier | Paratenodera sinensis, P. augustipennis, Ootheca mantidis | |
| Sang Shen | Maulbeere | Morus alba | Früchte |
| Sang Ye | Maulbeere | Morus alba | Blätter |
| Sang Zhi | Maulbeere | Morus alba | Zweige |
| Sha Ren | Kardamom | Amomum villosum | Früchte |
| Sha Shen; (Bei) Sha Shen | Becherglocke/ Glehnia | Adenophora glehnia, A. tetraphylla, Glehnia littoralis | Wurzel |
| Shan Dou Gen | Sophora | Sophora tonkonensis, S. subprostrata | Wurzel |
| Shan Yao | Yamswurzel | Dioscorea opposita | Wurzelknolle |

6

**Tabelle 6-1    Chinesische Phytotherapeutika (einschließlich mineralischer und tierischer Produkte) (Fortsetzung)**

| *Pinyin*-Name | allgemein gebräuchliche Bezeichnung | wissenschaftliche Bezeichnung | verwendeter Pflanzenteil |
|---|---|---|---|
| Shan Zha | Fliederweißdorn | Crataegus pinnatifida, C. cuneata | Beeren |
| Shan Zhu Yu | Kornelkirsche | Cornus officinalis | Früchte |
| Shang Lu | Phytolacca | Phytolacca acinosa, P. esculenta | Wurzel |
| She Gan | Belamcanda | Belamcanda chinensis | Wurzelstock |
| She Xiang | Moschus-Sekret | Moschus | |
| Shen Qu | Medizinisches Treibmittel | | |
| Sheng Di Huang | Rehmannia | Rehmannia glutinosa | Wurzel |
| Sheng Jiang | Ingwer | Zingiber officinale | Wurzel, frisch |
| Sheng Jiang Pi | Ingwer | Zingiber officinale | Wurzelschale, frisch |
| Sheng Ma | Chin. Silberkerze | Cimicifuga foetida, C. dahurica | Wurzelstock |
| Shi Chang Pu | Kalmus | Acorus graminei | Wurzelstock |
| Shi Gao | Mineralischer Gips | Gypsum fibrosum | |
| Shi Hu | Dendrobium | Dendrobium nobile, D. fimbriatum | Kraut |
| Shi Jue Ming | Seeohrenschale | Concha haliotidis | |
| Shi Shang Bai | Selaginella | Selaginella doederleinii | Kraut |
| Shi Wei | Pyrrosia | Pyrrosia lingua, P. petiolosa | Blätter |
| Shu Di Huang | Rehmannia | Rehmannia glutinosa | Wurzel, gekocht |
| Song Jie | Pinie | Pinus tabulaeformis | Holz |
| Su He Xiang | Orientalischer Amberbaum | Liquidambar orientalis | Balsam aus dem Stamm |
| Su Zi | Schwarznessel | Perilla frutescens | Früchte, Samen |
| Suan Zao Ren | Stacheljujuben | Ziziphus spinosa | Samen |
| Suo Yang | Cynomor | Cynomorus songaricus | Stamm |
| Tai Zi Shen | Pseudostellaria | Pseudostellaria heterophylla | Wurzel |
| Tan Xiang | Weißes Sandelholz | Santalum album | Holz |
| Tao Ren | Pfirsich | Prunus persica | Kerne |
| Tian Ma | Gastrodie | Gastrodia elata | Wurzelstock |
| Tian Hua Fen | Schlangenkürbis | Trichosanthes kirilowii | Wurzel |

**Tabelle 6-1  Chinesische Phytotherapeutika (einschließlich mineralischer und tierischer Produkte) (Fortsetzung)**

| *Pinyin*-Name | allgemein gebräuchliche Bezeichnung | wissenschaftliche Bezeichnung | verwendeter Pflanzenteil |
|---|---|---|---|
| *Tian Men Dong* | Chin. Spargel | Asparagus conchinchinensis, A. officinalis | Spitzen, Wurzel |
| *Tian Nan Xing* | Feuerkolben | Arisaema consanguineum, A. amurense | Wurzelknollen |
| *Ting Li Zi* | Besenrauke | Descurainia sophia, Lepidium apetalum | Samen |
| *Tu Fu Ling* | Stechwinde | Smilax glabra | Wurzel |
| *Tu Si Zi* | Teufelszwirn | Cuscuta chinensis | Samen |
| *Wang Bu Liu Xing* | Vaccaria | Vaccaria segetalis | Samen |
| *Wei Ling Xian* | Waldrebe | Clematis chinensis, C. hexapetalia | Wurzel |
| *Wu Gong* | Tausendfüßler | Scolopendra subspinipes | |
| *Wu Jia Pi* | Stachelpanax | Acanthopanax gracilistylus, A. giraldii | Wurzelrinde |
| *Wu Ling Zhi* | Trogopterus-Ausscheidungen | Faeces trogopterorum | |
| *Wu Mei* | Japan. Aprikose | Prunus mume | Früchte |
| *Wu Wei Zi* | Schisandra | Schisandra chinensis | Früchte |
| *Wu Yao* | Fieberstrauch | Lindera strychnifolis | Wurzel |
| *Wu Zhu Yu* | Evodia | Evodia ruteacarpa, E. officinalis | Früchte |
| *Xi Gua* | Wassermelone | Citrullus vulgaris | Früchte |
| *Xi Xian Cao* | Siegesbeckie | Siegesbeckia pubescens, S. orientalis | Kraut |
| *Xi Xin* | Wilder Chin. Ingwer | Asarum sieboldii, A. heterotropoides | Kraut, Wurzel |
| *Xi Yang Shen* | Amer. Ginseng | Panax quinquefolium | Wurzel |
| *Xia Ku Cao* | Braunelle | Prunella vulgaris | Kraut |
| *Xian He Cao* | Odermennig | Agrimonia pilosa | Kraut |
| *Xian Mao* | Rüssellilie | Curculigo orchioides | Wurzelstock |
| *Xiang Fu* | Nussgras | Cyperus rotundifolia | Wurzelstock |
| *Xiang Zi* | Celosia | Celosia argentea | Samen |
| *Xiao Hui Xiang* | Fenchel | Foeniculum vulgaris | Früchte |
| *Xin Yi Hua* | Magnolie | Magnolia liliflora | Blüten |
| *Xing Ren* | Aprikose | Prunus armeniaca | Kern |
| *Xu Duan* | Chin. Karde | Dipsacus asperus, D. japonicus | Wurzel |

**6**

**Tabelle 6-1 Chinesische Phytotherapeutika (einschließlich mineralischer und tierischer Produkte) (Fortsetzung)**

| *Pinyin*-Name | allgemein gebräuchliche Bezeichnung | wissenschaftliche Bezeichnung | verwendeter Pflanzenteil |
|---|---|---|---|
| *Xuan Fu Hua* | Alant | Inula japonica, I. chinensis | Blüten |
| *Xuan Shen* | Ningpo-Braunwurz | Scrophularia ning-poensis, S. buergeriana | Wurzel |
| *Yan Hu Suo* | Yanhusuo-Lerchensporn | Corydalis yanhusuo | Wurzelstock |
| *Ye Jiao Teng* | Vielblütiger Knöterich | Polygonum multiflorum | Stängel |
| *Yi Mu Cao* | Chin. Mutterkraut | Leonurus heterophylla | Kraut |
| *Yi Tang* | Maltose, Malzzucker | Saccharum granorum | |
| *Yi Yi Ren* | Hiobsträne | Coix lachryma jobi | Samen |
| *Yi Zhi Ren* | Schwarzer Kardamom | Alpinia oxyphylla | |
| *Yin Chai Hu* | Vogelmiere | Stellaria dichotoma v. lanceolata, Arenia juncea | Wurzel |
| *Yin Chen Hao* | Besenbeifuß | Artemisia capillaris, A. scoparia | Kraut |
| *Yin Yang Huo* | Elfenblume | Epimedium grandiflorum | Blätter |
| *Yu Jin* | Gelbwurz | Curcuma longa, C. aromatica | Knolle |
| *Yu Li Ren* | Japan. Kirsche | Prunus japonica, P. humulus | Samen |
| *Yu Xing Cao* | Houttuynia | Houttuynia cordata | Kraut, Wurzel |
| *Yu Zhu* | Wohlriechende Weisswurz | Polygonum odoratum | Wurzelstock |
| *Yuan Hua* | Seidelbast | Daphne genkwa | Blüten |
| *Yuan Zhi* | Sibir. Kreuzblume | Polygala tenuifolia | Wurzel |
| *Zao Jiao* | Chin. Gleditsia | Gleditsia sinensis | Früchte |
| *Ze Lan* | Wolfstrapp | Lycopus lucidum | Kraut |
| *Ze Xie* | Orient. Froschlöffel | Alisma orientalis | Wurzelstock |
| *Zhe Bei Mu* | Schachblume | Fritillaria verticillata | Zwiebel |
| *Zhen Zhu Mu* | Perle | Pteria margaritifera, P. martensis | |
| *Zhi Ke* | Bitterorange | Citrus aurantium | Früchte |
| *Zhi Mu* | Anemarrhena | Anemarrhena asphodeloides | Wurzelstock |

| Tabelle 6-1    Chinesische Phytotherapeutika (einschließlich mineralischer und tierischer Produkte) (Fortsetzung) | | | |
|---|---|---|---|
| *Pinyin*-Name | allgemein gebräuchliche Bezeichnung | wissenschaftliche Bezeichnung | verwendeter Pflanzenteil |
| Zhi Shi | Bitterorange | Citrus aurantium | Früchte, unreif |
| Zhi Zi | Gardenie | Gardenia jasminoides | Früchte |
| Zhu Ling | Porling-Pilz | Polyporus umbellatus | Fruchtkörper |
| Zhu Ru | Bambusrohr | Bambusa brevifolia, Phyllostachys nigra | Stücke |
| Zhu Sha | Cinnabar (ein Quecksilber- derivat) | | |
| Zi Cao Gen | Steinsame | Lithospermum erythrorhizon, Arnebia euchroma | Wurzel |
| Zi He Che | menschl. Plazenta | Placenta hominis | |
| Zi Hua Di Ding | Chin. Wildveilchen | Viola yedoensitis | Kraut, Wurzel |
| Zi Su Ye | Schwarznessel/ Perilla | Perilla frutescens | Blätter |
| Zi Wan | Aster | Aster tatarica | Wurzel |

**6**

# 7    Übersicht über Akupunkturpunkte

Die verwendeten Meridianabkürzungen entsprechen der Nomenklatur der International Veterinary Acupuncture Society (IVAS).

## Lu 1 *(Zhong Fu)* „Zentrale Residenz"

**Lokalisation:** Innenrand des M. brachiocephalicus, medial des Tuberculum minus humeri
**Technik:** im 1. ICR 0,5–1 cm tief in den M. pectoralis superficialis einstechen (**Cave:** Pneumothorax!)
**Besonderheit:** Alarm-*Mu*-Punkt der Lunge
**Anatomie:** kranialer N. pectoralis; 7. und 8. Zervikalnerv (C7 und C8)
**Funktion:** leitet *Qi* aus der Brust in die Vorderbeine; stärkt (tonisiert) Lungen-*Qi*
**Indikation:** diagnostisch; respiratorische Erkrankungen (Husten, Bronchitis, Asthma)

## Lu 5 *(Chi Ze)* „Ellenbeugen-Sumpf"

**Lokalisation:** in der Ellenbogenfalte, lateral der Bizepssehne und medial des M. extensor carpi radialis
**Technik:** 0,5–1 cm tief einstechen; tief darunter verläuft der N. musculocutaneus
**Besonderheit:** Wasser-Punkt; Meer-*He*-Punkt; Sedierungspunkt
**Anatomie:** kraniolateraler N. cutaneus antebrachii
**Funktion:** klärt Lungen-Hitze und Hitze durch Schleim bzw. Feuchtigkeit; daher sinnvoll bei schwerer Bronchopneumonie; Lokalpunkt für Ellenbogen
**Indikation:** Husten mit Schleim oder Schwellung (Kongestion), Asthma, Hämoptyse; distale Paralyse der Vorderbeine, „Nachmittagsfieber", Mastitis

## Lu 6 *(Kong Zui)* „Größtes Loch"

**Lokalisation:** auf der Innenseite des Vorderbeins, etwas über der Mitte (proximal) und medial des M. extensor carpi radialis (ca. $5/12$ der Strecke zwischen Kubital- und Karpalgelenk)
**Besonderheit:** Spalten-*Xi*-Punkt
**Anatomie:** lateraler N. cutaneus antebrachii
**Indikation:** Pharyngolaryngitis, Husten; Schmerzen (Ellenbogen und Vorderbein)

## Lu 7 *(Lie Que)* „Unterbrochene Reihenfolge"

**Lokalisation:** auf der Innenseite des Vorderbeins, proximal des Proc. styloideus radii und medial der Sehne des M. extensor carpi radialis, 1,5 Cun über der Fußwurzelfalte (ca. $1/6$ der Strecke vom Karpal- zum Kubitalgelenk)

**Besonderheit:** Durchgangs-*Luo*-Punkt; Meister-(Fern-)Punkt für Nacken und Kopf; Öffnungs-Punkt des *Ren Mai* (oder einen Extrameridian des Konzeptionsgefäßes)
**Anatomie:** kraniolateraler N. cutaneus antebrachii, oberflächlicher Ast des N. radialis
**Funktion:** treibt Wind und Wind-Kälte aus; wichtiger Punkt für alle respiratorischen Erkrankungen; Lokalpunkt für Karpalbereich; reguliert gemeinsam mit Ni 6 *Ren Mai*
**Indikation:** Laryngitis, Rhinitis, Sinusitis, Niesen, Tracheobronchitis, Husten, Asthma; Nackensteife, zervikale Spondylose, Fazialislähmung

### Lu 9 *(Tai Yuan)* „Großer Abgrund"

**Lokalisation:** Innenseite (medial) des Karpalbereichs, kranial der Sehne des M. flexor carpi radialis und unmittelbar distal des Proc. styloideus radii
**Technik:** 0,5 cm tief einstechen
**Besonderheit:** Erd-Punkt; Ursprungs-*Yuan-Qi*-(Quell-)Punkt, Tonisierungspunkt; Einflussreicher-*Hui*-Punkt der Blutgefäße, Bach-*Shu*-Punkt
**Anatomie:** kraniolateral N. cutaneus antebrachii, oberflächlicher Ast des N. radialis
**Funktion:** treibt Wind aus, bei Wind-Kälte und Schleim
**Indikation:** Atem- und vaskuläre Störungen; Gelenkschmerzen (Ellenbogen und Schulter); Lähmung der Vorderbeine

### Lu 11 *(Shao Shang)* „Geringeres Metall"

**Lokalisation:** am Vorderfuß, mediokoronarer Rand der 1. Zehe (Phalanx)
**Technik:** 0,2 cm tief einstechen (**Cave:** schmerzhaft!)
**Besonderheit:** Holz-Punkt; Brunnen-*Jing*-Punkt, Geist-*Shen*-Punkt
**Anatomie:** N. digitalis palmaris I
**Funktion:** vertreibt Wind bei Wind-Hitze
**Indikation:** akute Notfälle wie Atemstillstand, Koma, Kollaps, Epilepsie, hohes Fieber
**Anmerkung:** wie alle Brunnen-*Jing*-Punkte kann Lu 11 das an dieser Stelle sehr oberflächlich fließende *Qi* schnell und nachhaltig beeinflussen; daher ein wichtiger Punkt zum Aufklaren des Bewusstseins und zum Klären von Hitze

### Di 1 *(Shang Yang)* „Metall *Yang*"

**Lokalisation:** dorsal am Vorderfuß, mediokoronarer Rand der 2. Zehe (Phalanx)
**Technik:** 0,2 cm tief einstechen (**Cave:** schmerzhaft!)
**Besonderheit:** Metall-Punkt; Brunnen-*Jing*-Punkt, *Ben*-(Wandlungsphasen-)Punkt
**Anatomie:** N. digitalis palmaris communis II
**Funktion:** vertreibt Wind bei Wind-Hitze
**Indikation:** akute Notfälle wie Epilepsie, hohes Fieber

**7**

**Anmerkung:** wie alle Brunnen-*Jing*-Punkte kann Di 1 das an dieser Stelle sehr oberflächlich fließende *Qi* schnell und nachhaltig beeinflussen; daher ein wichtiger Punkt zum Aufklaren des Bewusstseins und zum Klären von Hitze

### Di 4 *(He Gu)* „Verbundene Täler"

**Lokalisation:** zwischen 1. und 2. Mittelfußknochen in Höhe des Köpfchens (Metacarpale I); wenn der erste fehlt oder entfernt wurde, im Narbenbereich auf der Innenseite des 2. Mittelfußknochens
**Technik:** 0,5 cm tief; einige Autoren meinen, bei fehlender 1. Zehe müsse die Nadel in den Muskelbauch ventral des Metacarpale II eingestochen werden (um den gleichen Effekt wie bei Menschen zu erreichen)
**Besonderheit:** Ursprungs-*Yuan-Qi*-(Quell-)Punkt; Meisterpunkt für Gesichts- und Mundbereich
**Anatomie:** N. digitalis dorsalis communis I
**Funktion:** bei äußerem Wind, Wind-Kälte und Wind-Hitze; wichtiger (analgetischer) Punkt für alle Arten von Schmerzen
**Indikation:** Hauterkrankungen (Neurodermitis); Schmerzen (in Kopf, Nacken, Vorderbeinen und Schultern); Akupunktur-Analgesie
**Anmerkung:** wegen des direkten Zugangs zum *Qi* und *Yang* des Körpers, den dieser Punkt eröffnet, wird Di 4 auch als „Tigermaul" bezeichnet. In Verbindung mit Ma 36 können *Qi* und *Yang* tonisiert, in Verbindung mit Le 3 *Qi* bewegt oder in Verbindung mit Lu 7 Hitze geklärt werden.

### Di 6 *(Pian Li)* „Schräger Verlauf"

**Lokalisation:** am kranialen Unterarm zwischen M. extensor carpi radialis und M. abductor pollicis longus, lateral der Streckersehne
**Besonderheit:** Durchgangs-*Luo*-Punkt
**Anatomie:** N. cutaneus antebrachii lateralis
**Indikation:** Nasenbluten (Epistaxis), Tonsillitis, Schmerzen im Unterarm

### Di 10 *(Shou San Li)* „Drei Entfernungen am Arm"

**Lokalisation:** ⅙ der Strecke zwischen Ellenbogen- und Karpalgelenk, zwischen M. extensor carpi radialis und M. brachioradialis
**Technik:** 1–2 cm tief einstechen; tief darunter verläuft der N. radialis superficialis
**Besonderheit:** wichtiger Tonisierungspunkt, mit gegenüberliegendem Ma 36 benutzen
**Anatomie:** N. cutaneus antebrachii lateralis
**Indikation:** Schmerzen oder Paralyse von Schulter und Arm, Arthritis (Ellenbogengelenk); Diarrhö

## Di 11 *(Qu Chi)* „Gewundener Teich"

**Lokalisation:** bei gebeugtem Ellenbogen am äußeren Ende der Falte, in der Mitte zwischen Bizepssehne und Epicondylus humeri lateralis
**Technik:** 1–2 cm tief einstechen; tief darunter verläuft der N. radialis superficialis
**Besonderheit:** Erd-Punkt; Meer-*He*-Punkt, Tonisierungspunkt, Geist-*Shen*-Punkt
**Anatomie:** kranialer N. cutaneus antebrachii
**Funktion:** vertreibt Wind und Hitze, klärt Feuchte-Hitze, kühlt das Blut (beseitigt Juckreiz), baut *Wei-Qi* wieder auf; Lokalpunkt für Ellenbogen und Unterarm
**Indikation:** Hautstörungen (Neurodermitis), endokrine Störungen, Fieber, Stärkung der Immunfunktion (gut für allergische und infektiöse Erkrankungen)
**Anmerkungen:** einer der wichtigsten Punkte überhaupt! Entsprechend dem chinesischen Schriftzeichen (so viel wie „hinzugefügtes Wasser") könnte „Teich" auf die wichtigste Funktion dieses Punkts, das Klären von Feuchte-Hitze, hinweisen. Mit MP 9 (ebenfalls Meer-*He*-Punkt) zusammen sehr wirksam gegen angehäufte Feuchte-Hitze. Wegen der kühlenden Wirkung zum Kühlen von Blut geeignet (beseitigt Juckreiz); meist mit Le 4, Bl 40 und MP 10 kombiniert. Die Lokalisation am Ellenbogen zeigt, wie stark seine kühlende Wirkung (wie bei anderen Ellenbogenpunkten) ist. Dadurch bietet sich Di 11 (zusammen mit LG 14, Di 4, LG 4 und distalen Extremitätenpunkten) zur Blut-Kühlung bei febrilen Zuständen an.

## Di 14 *(Bi Nao)* „Oberarmmuskel"

**7**

**Lokalisation:** am unteren Ende (ventral) des M. deltoideus, kranial des seitlichen Trizepskopfes (Caput laterale)
**Anatomie:** kranial N. cutaneus brachii lateralis
**Indikation:** Schultergelenkverletzungen, Schmerzen im (Thorax-)Beinbereich, thorakale Akupunktur-Analgesie

## Di 15 *(Jian Yu)* „Schultertransportpunkt"

**Lokalisation:** kranial des M. deltoideus (distaler Teil) in der Mitte zwischen Akromion und Tuberculum majus humeri
**Technik:** 1–2 cm tief einstechen
**Besonderheit:** möglicherweise identisch mit dem traditionellen Tierakupunkturpunkt *Jian Jing* („Schulterbrunnen")
**Anatomie:** Äste des N. supraclavicularis lateralis
**Indikation:** Schulter-Arthritis (Gelenk-*Bi*-Syndrom)

## Di 18 *(Fu Tu)* „Unterstützer der Vorwölbung"

**Lokalisation:** in der Mitte der Rinne zwischen M. sternocephalicus und M. brachiocephalicus

**Technik:** 0,5–1,5 cm tief einstechen
**Indikation:** Kropf, Husten, Asthma bronchiale; Akupunktur-Analgesie

## Di 20 *(Ying Xiang)* „Willkommener Duft"

**Lokalisation:** außen am Nasenflügel, in der Furche zwischen Nase und behaarter Haut
**Technik:** 0,5 cm tief einstechen
**Anatomie:** Äste des N. infraorbitalis
**Funktion:** vertreibt Wind und Hitze
**Indikation:** Rhinitis (besonders bei Katzen mit Infektion der oberen Atemwege bzw. „Katzenschnupfen"), verstopfte Nase, Nasenbluten; Fazialisparese

## Ma 1 *(Cheng Qi)* „Tränenbehälter"

**Lokalisation:** zwischen Augapfel und Mitte des unteren Orbitarandes
**Technik:** 2–4 cm tief einstechen
**Anatomie:** Äste des Ramus maxillaris des N. trigeminus
**Funktion:** Lokalpunkt der Augen; traditioneller Punkt der Tierakupunktur
**Indikation:** Chemosis, Blepharospasmus, Konjunktivitis, Optikusatrophie, Katarakt
**Cave:** wegen Nähe zum Augapfel nur sehr vorsichtig benutzen

## Ma 2 *(Si Bai)* „Die vier Weißen"

**Lokalisation:** rostroventral von Ma 1 im Foramen infraorbitale
**Technik:** 0,2–0,5 cm tief einstechen
**Anatomie:** Ramus maxillaris des N. trigeminus
**Funktion:** Lokalpunkt der Augen
**Indikation:** Fazialisparese, Konjunktivitis

## Ma 4 *(Di Cang)* „Erde-Getreidespeicher"

**Lokalisation:** äußerer Mundwinkel
**Technik:** 0,5–1 cm tief einstechen
**Anatomie:** N. buccalis
**Indikation:** Zahnschmerzen, Lippenfaltendermatitis, Trigeminusneuralgie, verstopfte Nase

## Ma 6 *(Jia Che)* „Kiefer-Kutsche"

**Lokalisation:** rostral des Kieferwinkels, ventraler Ausläufer des Kaumuskels (M. masseter)
**Technik:** 0,2 cm tief einstechen (**Cave:** schmerzhaft!)
**Besonderheit:** Geist-*Shen*-Punkt
**Anatomie:** N. auricularis magnus

**Funktion:** wichtiger Lokalpunkt bei Kaumuskelentzündung (mastikatorische Myositis)
**Indikation:** Fazialisparese, Zahnschmerzen, Gesichts-/Wangenschwellung

### Ma 7 *(Xia Guan)* „Unteres Tor"

**Lokalisation:** ventral des Jochbogens (Arcus zygomaticus) in der Vertiefung über dem Gelenkfortsatz der Mandibula
**Anatomie:** N. auriculotemporalis
**Indikation:** Fazialisparese, mandibuläre Myositis
**Anmerkung:** traditioneller Akupunkturpunkt bei Hunden

### Ma 8 *(Tou Wei)* „Kopfbindung"

**Lokalisation:** mitten im kuppelartigen Muskelbereich über dem Ohr, direkt hinter dem Mittelpunkts einer Linie zwischen äußerem Augenwinkel und medialem Ohrenansatz
**Besonderheit:** Kreuzungspunkt des Magen- mit dem Gallenblasen-Meridian
**Indikation:** Anzeichen für Kopfschmerzen; aber vor allem wichtig bei Augenerkrankungen (gerötete, entzündete Augen)
**Anmerkung:** „Bindung" leitet sich von dem Schriftzeichen für ein Seidennetz, mit dem in China Vögel gefangen werden, her und verweist auf die wichtige Funktion von Ma 8 (den Kopf frei machen) bei Menschen mit Kopfschmerzen.

### Ma 9 *(Ren Ying)* „Dem Menschen willkommen"

**Lokalisation:** in Höhe und direkt lateral des Larynx (**Cave:** nicht die Karotis punktieren!)
**Besonderheit:** Kreuzungspunkt des Magen- mit dem Gallenblasen-Meridian
**Indikation:** Schilddrüsenüberfunktion bei Katzen (feline Hyperthyreose); Asthma; Schluckstörungen (Dysphagie)
**Anmerkung:** *Ying* könnte wörtlich mit „Öffnen/durchgängig machen bei Vorlage eines Beglaubigungsschreibens" übersetzt werden. Das verweist auf die wichtige Rolle, die Ma 9 für die Passage von Nahrung und Flüssigkeit im Körper spielt. Wenn er sie verweigert, bleiben Nahrung oder Flüssigkeit im Magen oder werden regurgitiert.

**7**

### Ma 25 *(Tian Shu)* „Himmelssäule"

**Lokalisation:** lateral des Nabels, auf halber Strecke zwischen Nabel und Milchleiste (Zitzen)
**Technik:** 0,2–0,5 cm tief einstechen; direkt darunter befindet sich der M. rectus abdominis
**Besonderheit:** Alarmpunkt des Dickdarms; traditioneller Akupunkturpunkt bei Hunden

**Anatomie:** 10. und 11. Interkostalnerv
**Funktion:** bei Nahrungsanhäufung/-stagnation; diagnostisch für Dickdarmerkrankungen
**Indikation:** Gastroenteritis, Diarrhö, Verstopfung, Erbrechen

## Ma 35 *(Du Bi)* „Kalbsnase"

**Lokalisation:** lateral der Patella am Ansatz des Lig. patellae
**Technik:** 1 cm tief einstechen ( **Cave:** dicht an der Gelenkkapsel)
**Besonderheit:** traditioneller Punkt in der Tierakupunktur; mit dem medialen Punkt *Xi Yan* bekannt als *Xi Xia* („unter der Kniescheibe")
**Anatomie:** N. cutaneus femoris lateralis und N. saphenus
**Funktion:** Lokalpunkt des Kniegelenks
**Indikation:** Beschwerden/Schmerzen nach Kreuzbandriss, Patellaluxation, Arthritis

## Ma 36 *(Zu San Li)* „Drei Meilen des Fußes"

**Lokalisation:** $^3/_{16}$ der Strecke zwischen Patella und medialem Tarsalgelenk (bzw. 3 Cun unterhalb von Ma 35), 1 Fingerbreit lateral der Crista tibiae
**Technik:** 1–2 cm tief in den lateralen Teil des M. tibialis cranialis einstechen; tief darunter verläuft der N. peroneus
**Besonderheit:** Erd-Punkt; Meer-*He*-Punkt; Meisterpunkt für Abdomen (und Verdauungsfunktion); Tonisierungspunkt, *Ben*-(Wandlungsphasen-)Punkt
**Anatomie:** Äste des N. saphenus
**Funktion:** klassischer Punkt in der Tierakupunktur; stärkt und tonisiert *Qi* und *Blut* bei Mangelzuständen; wichtigster distaler Punkt für gastrointestinale Störungen
**Indikation:** Lähmung der Hinterbeine; Akupunktur-Analgesie; fördert Homöostase bei endokrinen und metabolischen Störungen (z. B. degenerative Myelopathie)
**Anmerkung:** *Yang-Ming*-Meridiane befinden sich in Körperregionen, in denen sich *Yang-Qi* verstärkt; als ein Hauptpunkt hilft Ma 36, bei Mangelzuständen *Yang-Qi* zu erzeugen, um daraus *Qi* und Blut herzustellen (kombiniert mit Di 4 und Di 10). Wichtig ist Ma 36 auch, weil das *Qi* durch gestärktes *Yang-Qi* besser herunter geleitet wird (senkt Hypertonie).

## Ma 37 *(Shang Ju Xu)* „Obere große Leere"

**Lokalisation:** kranialer M. tibialis, genauso weit von Ma 36 wie Ma 36 von Ma 35 entfernt
**Besonderheit:** unterer Meer-*Xia-He*-Punkt des Dickdarms
**Funktion:** löst Nahrungsanhäufung/-stagnation; wichtiger Punkt zum Blut-Bewegen (allein oder mit Ma 39 und Bl 11 kombiniert)
**Indikation:** Kolitis, Obstipation, Bauchschmerzen, aufgetriebener Leib
**Anmerkung:** häufig unterbewerteter/zu gering geschätzter Punkt für Darmerkrankungen

### Ma 39 *(Xia Ju Xu)* „Untere große Leere"

**Lokalisation:** 6 Cun unterhalb von Ma 36
**Besonderheit:** unterer Meer-*Xia-He*-Punkt des Dünndarms
**Funktion:** wichtiger Punkt zum Blut-Bewegen (allein oder in Kombination mit Ma 37)
**Indikation:** Dünndarm-Diarrhö, Unterleibsschmerzen

### Ma 40 *(Feng Long)* „Reiche Wölbung"

**Lokalisation:** in der Mitte der Verbindungslinie zwischen Ma 35 und Malleolus lateralis der Fibula, zwischen kranialem M. tibialis und M. extensor digitorum longus
**Technik:** 1 cm tief einstechen
**Besonderheit:** Durchgangs-*Luo*-Punkt; wichtiger Punkt bei Feuchtigkeit/ Schleim
**Anatomie:** N. peroneus superficialis
**Funktion:** transformiert und vertreibt Feuchtigkeit/Schleim
**Indikation:** Lähmung der Hinterbeine; Bronchitis, Asthma; „Schleimstörungen" (reichlich muköser bzw. dicker, fädenziehender Speichel); gastrointestinale Beschwerden; Vestibularsyndrom, Epilepsie

### Ma 41 *(Jie Xi)* „Teilender Strom"

**Lokalisation:** dorsal am Tarsalgelenk, in der Vertiefung zwischen Streckersehne (M. extensor digitorum longus) und Tibialis-Sehne, etwa in Höhe der Knöcheloberkante
**Technik:** 0,2–0,5 cm tief einstechen; in der Tiefe verlaufen A. und V. tibialis sowie N. peroneus profundus
**Besonderheit:** Feuer-Punkt; Fluss-*Jing*-Punkt, Tonisierungspunkt
**Anatomie:** N. peroneus superficialis
**Funktion:** löst Feuchtigkeit auf, vertreibt Wind; Lokalpunkt für das Tarsalgelenk
**Indikation:** Paralyse der Hinterbeine, abdominale Beschwerden
**Anmerkung:** wichtiger Punkt, um pathogenes *Qi* aus dem Magen-Meridian auszuleiten; klinisch daher vor allem bei *Wei*-Syndromen (Lähmung der Hinterbeine oder degenerative Myelopathie) angewandt, wenn Feuchte-Hitze in den Magen-Meridian eingedrungen ist und das Blut ausgetrocknet hat. Dadurch werden Sehnen und Muskeln nicht mehr vom Blut genährt bzw. bei Bewegungen unterstützt; sie verkürzen und verspannen sich (Atrophie und Spasmen). Aus dem Magen-Meridian eingedrungenes pathogenes *Qi* kann abdominale Störungen auslösen; Ma 41 ist daher auch zum Ausleiten geeignet

**7**

### Ma 42 *(Chong Yang)* „Brandendes *Yang*"

**Lokalisation:** Dorsalseite des Tarsalgelenks, an der Basis des 2. und 3. Tarsalknochens

**Technik:** 0,3 cm tief einstechen
**Besonderheit:** Ursprungs-*Yuan-Qi*-(Quell-)Punkt
**Anatomie:** N. peroneus superficialis
**Indikation:** Tarsalschmerzen; Verhaltensstörungen; Gesichtsprobleme

## Ma 44 *(Nei Ting)* „Innerer Hof"

**Lokalisation:** am Rücken des Hinterfußes, proximal vom Rand der Interdigitalfalte, in der Vertiefung zwischen 2. und 3. Zehe (proximale Phalangen)
**Besonderheit:** Wasser-Punkt; Quell-*Ying*-Punkt
**Anatomie:** N. peroneus superficialis
**Funktion:** klärt Magen-Hitze und -Feuer
**Indikation:** Gingivitis und Stomatitis; Zwangsstörungen (Fressen mit anschließendem Erbrechen)
**Anmerkung:** bei Magen-Feuer mit Ma 45 kombinieren

## Ma 45 *(Li Dui)* „Starke Öffnung"

**Lokalisation:** lateral-koronarer Rand der 2. Zehe am Hinterfuß (Basis des Nagels)
**Technik:** 0,2 cm tief einstechen (**Cave:** schmerzhaft!)
**Besonderheit:** Metall-Punkt; Brunnen-*Jing*-Punkt, Sedierungspunkt
**Anatomie:** N. digitalis dorsalis II abaxialis
**Indikation:** Notfälle, Verhaltensstörungen
**Anmerkung:** wie alle Brunnen-*Jing*-Punkte kann Ma 45 das an dieser Stelle sehr oberflächlich fließende *Qi* schnell und nachhaltig beeinflussen; daher ein wichtiger Punkt zum Aufklaren des Bewusstseins und zum Klären von Hitze

## MP 1 *(Yi Bai)* „Verborgenes Weiß"

**Lokalisation:** medial der Basis der 1. Zehe am Hinterfuß
**Technik:** traditionell Moxibustion (zur Blutstillung)
**Besonderheit:** Brunnen-*Jing*-Punkt, Geist-*Shen*-Punkt
**Funktion:** stillt Blutungen (bei Milz-*Qi*-Mangel); noch stärker wirkt MP 4
**Indikation:** Notfälle wie Schock, Abdominalschmerzen, uterine Blutung
**Anmerkung:** wie alle Brunnen-*Jing*-Punkte kann MP 1 das an dieser Stelle sehr oberflächlich fließende *Qi* schnell und nachhaltig beeinflussen; daher ein wichtiger Punkt zum Aufklaren des Bewusstseins und zum Klären von Hitze

## MP 2 *(Da Du)* „Große Stadt"

**Lokalisation:** proximal von MP 1, medial der Basis der 1. Zehe am Hinterfuß
**Besonderheit:** Tonisierungspunkt
**Indikation:** Verdauungsstörungen

## MP 3 *(Tai Bai)* „Großes Weiß"

**Lokalisation:** bei Menschen (und Tieren mit Krallenrudiment) auf der Innenseite des 1. Metatarsalköpfchens; bei Hunden nicht genau lokalisierbar, vermutlich in der Mitte der Innenkante am 2. Metatarsalknochen
**Technik:** 0,3 cm tief einstechen
**Besonderheit:** Erd-Punkt; Ursprungs-*Yuan-Qi*-(Quell-)Punkt, *Ben*-(Wandlungsphasen-)Punkt
**Anatomie:** N. digitalis plantaris II abaxialis (falls Punkt am 2. Metatarsalknochen)
**Indikation:** Bauchschmerzen, Diarrhö oder Verstopfung

## MP 4 *(Gong Sun)* „Kleine Verbindungsgefäße"

**Lokalisation:** in der Vertiefung medial der Basis des 1. Metatarsalknochens (oder Krallenrudiments) bzw. an der Basis des 2., wenn der 1. Metatarsalknochen fehlt
**Technik:** 0,5–1 cm tief einstechen
**Besonderheit:** Durchgangs-*Luo*-Punkt; Öffnungspunkt des *Chong Mai*
**Anatomie:** N. digitalis plantaris II abaxialis
**Funktion:** reguliert Blutfluss; tonisiert Milz (Haltefunktion für das Blut)
**Indikation:** Blutungen (vor allem uterine), Gastritis, Diarrhö, Verstopfung
**Anmerkung:** zur Beeinflussung des *Chong Mai* mit Pe 6 kombinieren; Blutstillung (s. MP 1)

## MP 5 *(Shang Qiu)* „Goldhügel"

**Lokalisation:** in der Vertiefung zwischen Innenknöchel (Malleolus medialis) und Taluskopf, medial der Sehne des M. tibialis cranialis
**Technik:** 0,5–1 cm tief einstechen
**Besonderheit:** Metall-Punkt; Sedierungspunkt
**Anatomie:** N. saphenus
**Funktion:** Lokalpunkt für das Tarsalgelenk
**Indikation:** gastrointestinale Störungen

**7**

## MP 6 *(San Yin Jiao)* „Treffen der drei *Yin*"

**Lokalisation:** auf der Innenseite (medial) des Hinterbeins; $3/16$ der Strecke vom Innenknöchel zum Kniegelenk bzw. 3 Cun proximal des Malleolus medialis an der hinteren Tibiakante
**Technik:** 0,8–1,5 cm tief einstechen
**Besonderheit:** Meisterpunkt für kaudales Abdomen und Beckenorgane
**Anatomie:** N. saphenus; der N. tibialis verläuft tiefer und leicht kaudal
**Funktion:** entfernt Feuchtigkeit bei Feuchte-Hitze; tonisiert *Qi*, Blut und *Yin* sowie die Milz; beruhigt Geist-*Shen*
**Indikation:** urogenitale und gastrointestinale Störungen; Akupunktur-Analgesie bei Bauchoperationen und Wehenschwäche (Dystokie); allgemein stärkend/tonisierend (vor allem bei älteren Patienten, Schwäche und

Müdigkeit); allergische und immunologische Erkrankungen, endokrine Störungen wie degenerative Myelopathie (kombiniert mit Ma 36); Hautprobleme; Leber-, Nieren-, Pankreaserkrankungen; Beschwerden der Hinterbeine
**Anmerkung:** wichtiger Punkt bei Leber-Blut-Mangel aufgrund von Leber-*Qi*-Stagnation; der Punkt bei *Qi*- und Blut-Stase im unteren *San Jiao* (Abdomen, Rücken- und Beinbereich). Obwohl klinisch meist aus dem Grund angewandt, kommt MP 6 auch zur Tonisierung des Nieren-*Yin* in Betracht

### MP 9 *(Yin Ling Quan)* „*Yin*-Hügel-Quelle"

**Lokalisation:** Beininnenseite, in der Vertiefung ventral des medialen Tibiakondylus, zwischen Unterrand der Tibia und M. gastrocnemius
**Technik:** 1–2 cm tief einstechen; tief darunter verläuft der N. tibialis
**Besonderheit:** Wasser-Punkt; Meer-*He*-Punkt
**Anatomie:** N. saphenus
**Funktion:** vertreibt Feuchte-Hitze; Lokalpunkt für das Kniegelenk
**Indikation:** urogenitale Störungen (Zystitis, Balanoposthitis, Vaginitis); Dermatitis im Leistenbereich; Aszites, Diarrhö
**Anmerkung:** Anhäufung von Feuchte-Hitze im unteren *San Jiao* (besonders Blase und Urogenitaltrakt) bei Milz-Mangel; gut mit Di 11 kombinierbar

### MP 10 *(Xue Hai)* „Meer des Blutes"

**Lokalisation:** Innenseite des Oberschenkels, proximal des Epicondylus medialis femoris, oben auf dem M. vastus medialis
**Technik:** 0,5–1,5 cm tief einstechen
**Anatomie:** Hautäste des N. cutaneus femoris lateralis und des N. genitofemoralis
**Funktion:** kühlt und stärkt das Blut (fast so gut wie MP 6); bei Blut-Mangel und Blut-Hitze
**Indikation:** Fieber, blutige Bläschen, Juckreiz, Dermatitis; Allergien, Infektionen; urogenitale Störungen, Erkrankungen der weiblichen Reproduktionsorgane; zur Stärkung der Immunfuktion

### MP 21 *(Da Bao)* „Allgemeine Kontrolle"

**Lokalisation:** seitlicher Brustbereich, im 6. ICR auf der Schulter-Hüftgelenk-Linie
**Technik:** 1 cm tief einstechen (**Cave:** Pneumothorax!)
**Besonderheit:** Hauptdurchgangs-*Luo*-Punkt, der alle verbindet
**Indikation:** Brustschmerzen, Lungenerkrankungen, Dyspnoe; Verdauungsstörungen; generalisierte Schmerzen; Paralyse der Vorder- und Hinterbeine

## He 1 *(Ji Quan)* „Äußerste Quelle"

**Lokalisation:** in der Axilla medial des N. axillaris
**Technik:** 0,5–1 cm tief einstechen
**Anatomie:** N. intercostobrachialis
**Indikation:** Herz- und Gliederschmerzen

## He 3 *(Shao Hai)* „Meer des kleinen *Yin*"

**Lokalisation:** mediales Ende der Ellenbogenfalte, in der Mitte zwischen Epicondylus medialis humeri und Bizepssehne, nahe am Ursprung des M. pronator teres
**Technik:** 0,5–1,5 cm tief einstechen
**Besonderheit:** Wasser-Punkt; Meer-*He*-Punkt
**Anatomie:** N. cutaneus antebrachii medialis
**Funktion:** klärt Hitze; Lokalpunkt des Ellenbogens

## He 5 *(Tong Li)* „Innere Verbindung"

**Lokalisation:** kaudale Unterarmseite, in der Rinne zwischen M. flexor carpi ulnaris und M. flexor digitorum superficialis, etwa ¹⁄₁₂ der Strecke vom Karpal- zum Kubitalgelenk
**Technik:** 0,5–1 cm tief einstechen
**Besonderheit:** Verbindungspunkt zum Dünndarm-Meridian (Dü 4), Durchgangs-*Luo*-Punkt
**Anatomie:** kaudaler N. cutaneus antebrachii
**Indikation:** Pharyngolaryngitis, Karpalgelenkschmerzen, Verhaltensstörungen

**7**

## He 7 (Shen Men) „Tor des Geistes"

**Lokalisation:** kaudale Unterarmseite, direkt proximal des Os carpi accessorium zwischen den Beugersehnen (M. flexor carpi ulnaris und M. flexor digitorum superficialis)
**Technik:** 0,5 cm tief einstechen
**Besonderheit:** Erd-Punkt; Ursprungs-*Yuan-Qi*-(Quell-)Punkt, Sedierungspunkt
**Anatomie:** kaudaler N. cutaneus antebrachii; der N. ulnaris verläuft hier tief
**Funktion:** beruhigt bei *Shen*-Störungen
**Indikation:** Erregtheit, Angst, Neurosen und andere Verhaltensstörungen

## He 8 *(Shao Fu)* „Kleine Residenz"

**Lokalisation:** Palmarseite des Vorderfußes, lateral am Fußballen zwischen 4. und 5. Metakarpalknochen, proximal des 5. Metakarpophalangealgelenks
**Besonderheit:** Feuer-Punkt; Wandlungsphasen-*Ben*-Punkt
**Anatomie:** N. digitalis palmaris V axialis
**Indikation:** Hitze in den Füßen; Juckreiz am äußeren Genitale

### He 9 *(Shao Chong)* „Brandendes kleines *Yin*"

**Lokalisation:** medial am koronaren Rand (Nagelbett) der 5. Zehe der Vorderpfote
**Technik:** 0,2 cm tief einstechen (**Cave:** schmerzhaft!)
**Besonderheit:** Holz-Punkt; Brunnen-*Jing*-Punkt, Tonisierungspunkt
**Anatomie:** N. digitalis palmaris V abaxialis
**Funktion:** klärt Hitze
**Indikation:** kardiovaskuläre Notfälle
**Anmerkung:** wie alle Brunnen-*Jing*-Punkte kann He 9 das an dieser Stelle sehr oberflächlich fließende *Qi* schnell und nachhaltig beeinflussen; daher ein wichtiger Punkt zum Aufklaren des Bewusstseins und zum Klären von Hitze

### Dü 1 *(Shao Ze)* „Kleiner Sumpf"

**Lokalisation:** am Rücken der Vorderpfote, lateraler koronarer Rand der 5. Zehe
**Technik:** 0,2 cm tief einstechen
**Besonderheit:** Metall-Punkt; Brunnen-*Jing*-Punkt
**Anatomie:** N. digitalis palmaris V abaxialis
**Funktion:** fördert Laktation
**Indikation:** Hypogalaktie, Mastitis, akute Notfälle, Brust-(Mamma-)Erkrankungen
**Anmerkung:** wie alle Brunnen-*Jing*-Punkte kann Dü 1 das an dieser Stelle sehr oberflächlich fließende *Qi* schnell und nachhaltig beeinflussen; daher ein wichtiger Punkt zum Aufklaren des Bewusstseins und zum Klären von Hitze

### Dü 3 *(Hou Xi)* „Hinterer Fluss"

**Lokalisation:** außen am (5.) Metakarpophalangealgelenk, proximal des Köpfchens vom Os metacarpale V
**Technik:** 0,5–1 cm tief einstechen
**Besonderheit:** Holz-Punkt; Tonisierungspunkt; Öffnungs-Punkt des *Du Mai*
**Anatomie:** N. digitalis dorsalis V abaxialis
**Funktion:** beeinflusst *Tai-Yang*-Meridiane und die Nacken-/Schulterregion; reguliert den Abstieg der *Yang*-Energie im *Du Mai* (zusammen mit Bl 62)
**Indikation:** HWS-Probleme/-Instabilität, Hals- und Schulterschmerzen, Krampfanfälle, Meningitis; (mit Bl 62) bei Epilepsie, extremer Angst, Erregbarkeit oder auch hormonreaktiver Harninkontinenz
**Anmerkung:** wichtiger Punkt bei allen Störungen im oberen *San Jiao* (Überschuss an Energie oder unterbrochene Verbindung zum unteren *San Jiao*); bei Krampfanfällen von Katzen im Rahmen eines Hyperästhesiesyndroms evtl. auch sinnvoll

### Dü 6 *(Yang Lao)* „Nährung des Alters"

**Lokalisation:** medial des Proc. styloideus ulnae und des M. ulnaris lateralis
**Technik:** 0,5–1,5 cm tief einstechen
**Besonderheit:** Spalten-*Xi*-Punkt
**Indikation:** Nackensteife, Schmerzen im Nacken-, Schulter-, Karpalbereich und in den Vorderbeinen

### Dü 7 *(Zhi Zeng)* „Ast zum Herz-Meridian"

**Lokalisation:** Außenseite des Vorderbeins, ca. $5/12$ der Strecke vom Karpal- zum Ellenbogengelenk (Fossa cubitalis), am Oberrand des M. ulnaris lateralis
**Technik:** 0,5–1,5 cm tief einstechen
**Besonderheit:** Durchgangs-*Luo*-Punkt
**Anatomie:** N. cutaneus antebrachii lateralis
**Indikation:** Schmerzen (Ellenbogen, Vorderbein, Schulter); Verhaltensstörungen

### Dü 8 *(Xiao Hai)* „Kleines Meer des Dünndarms"

**Lokalisation:** in der Vertiefung zwischen Epicondylus medialis humeri und Olekranon
**Technik:** 0,5 cm tief einstechen
**Besonderheit:** Sedierungspunkt, Meer-*He*-Punkt
**Anatomie:** N. cutaneus antebrachii medialis; der N. ulnaris verläuft hier tief
**Funktion:** macht Meridian wieder durchgängig (löst Obstruktionen auf); Lokalpunkt des Ellenbogens
**Indikation:** Schmerzen (Ellenbogen, Vorderbein, Schulter)

### Dü 9 *(Jian Zhen)* „Geradheit der Schulter"

**Lokalisation:** zwischen langem und lateralem Trizepskopf (Caput longum und laterale), am kaudalen Rand des M. deltoideus
**Technik:** 1–3 cm tief einstechen
**Anatomie:** Durchtrittsstelle des kranialen N. cutaneus brachii lateralis (Ast des N. axillaris)
**Indikation:** Verletzungen bzw. Arthritis (Schulter, Vorderbein); Akupunktur-Analgesie
**Anmerkung:** könnte traditionellem Punkt *Qiang Feng* („Den Wind rauben") entsprechen

### Dü 18 *(Quan Liao)* „Zygomatikus-Spalte"

**Lokalisation:** ventral des Jochbogens (Arcus zygomaticus) in Höhe des äußeren Lidwinkels
**Technik:** 1–3 cm tief einstechen, je nach Ansatzwinkel

**7**

**Anatomie:** Verbindungsast (Ramus communicans) des N. buccalis, der hier tief verläuft
**Indikation:** Gesichtslähmung (Fazialisparese); Akupunktur-Analgesie im Kopfbereich
**Anmerkung:** könnte traditionellem Punkt *Kai Guan* („Öffnen und Schließen") entsprechen

### Dü 19 *(Ting Gong)* „Palast des Gehörs"

**Lokalisation:** in einer Vertiefung rostral des Ohrtragus
**Technik:** 0,5–1,5 cm tief einstechen
**Anatomie:** Ast des N. auriculotemporalis
**Indikation:** Schwerhörigkeit/Taubheit, Otitis, Gesichtslähmung (Fazialisparese)

### Bl 1 *(Jing Ming)* „Augenglanz"

**Lokalisation:** knapp dorsomedial des inneren Lidwinkels
**Technik:** 0,2–0,5 cm tief einstechen
**Besonderheit:** traditioneller Akupunkturpunkt der Veterinärmedizin
**Anatomie:** N. supratrochlearis
**Funktion:** vertreibt Wind, leitet Hitze aus; Lokalpunkt der Augen
**Indikation:** Konjunktivitis, Epiphora, Keratitis

### Bl 2 *(Zan Zhu)* „Sammeln von Bambusblättern"

**Lokalisation:** mediales Ende der Augenbrauen, in der Incisura supraorbitalis
**Technik:** 0,2 cm tief einstechen
**Besonderheit:** traditioneller Punkt
**Anatomie:** N. supraorbitalis
**Funktion:** verringert Schmerzen
**Indikation:** Konjunktivitis, Sinusitis, Keratitis

### Bl 10 *(Tian Zhu)* „Himmelspfeiler"

**Lokalisation:** in der Vertiefung am Atlantoaxialgelenk im Nacken, medial der Ala atlantis im Foramen transversarium, an der Durchtrittsstelle von C1 (1. Zervikalnerv)
**Technik:** 0,5 cm tief einstechen
**Anatomie:** N. occipitalis major
**Funktion:** vertreibt Wind; verbessert Sehvermögen (besonders bei älteren Hunden)
**Indikation:** zervikale Spondylitis, zervikale Diskopathie

### Bl 11 *(Da Shu)* „Großes Weberschiffchen"

**Lokalisation:** in der Vertiefung 1,5 Cun lateral der Unterkante des 1. Brustwirbel-Dornfortsatzes, in der Mitte zwischen Proc. spinosus und medialem Skapularand
**Technik:** 0,5–1 cm tief einstechen
**Besonderheit:** Einflussreicher-*Hui*-Punkt für die Knochen
**Anatomie:** dorsaler Hautast des 1. Thorakalnervs (Th1)
**Funktion:** bewegt Blut (wichtiger Punkt)
**Indikation:** Knochen- und Gelenkbeschwerden, rheumatoide Arthritis, zervikale Spondylitis und Diskopathie, Vorderbeinschmerzen; Knochen-*Bi*-Syndrome
**Anmerkung:** mit Ma 37 und Ma 39 zusammen, um Blut zu bewegen

### Bl 12 *(Fen Men)* „Tor des Windes"

**Lokalisation:** 1,5 Cun lateral der Unterkante des 2. Brustwirbel-Dornfortsatzes, in der Mitte zwischen Proc. spinosus und medialem Skapularand
**Technik:** 1–3 cm tief einstechen
**Besonderheit:** Einflussreicher-*Hui*-Punkt für die Trachea bei Wind
**Funktion:** vertreibt Wind, Wind-Kälte; kräftigt *Wei-Qi*
**Indikation:** akute Nies- und Asthmaanfälle

### Bl 13 *(Fei Shu)* „Zustimmungspunkt des Lungen-Meridians"

**Lokalisation:** lateral der Unterkante des 3. Brustwirbel-Dornfortsatzes, etwa in der Mitte zwischen Mediansagittalebene und medialem Skapularand (auf der Längslinie zwischen den Rippenhöckern)
**Technik:** 0,5–1 cm tief einstechen (**Cave:** Pneumothorax!); bei chronischen Störungen Moxibustion
**Anatomie:** dorsaler Seitenast des 3. Thorakalnervs (Th3)
**Funktion:** vertreibt Wind und Wind-Kälte
**Indikation:** Lungenerkrankungen (Pneumonie, Bronchitis, Asthma); Hauttrockenheit

### Bl 14 *(Jue Yin Shu)* „Zustimmungspunkt des Perikard-Meridians"

**Lokalisation:** lateral der Unterkante des 4. Brustwirbel-Dornfortsatzes, etwa in der Mitte zwischen Mediansagittalebene und medialem Skapularand (auf der Längslinie zwischen den Rippenhöckern)
**Technik:** 0,5–1 cm tief einstechen
**Besonderheit:** Brunnen-*Jing*-Punkt, Sedierungspunkt
**Anatomie:** dorsaler Seitenast des 4. Thorakalnervs (Th4)
**Indikation:** kardiovaskuläre Erkrankungen

**7**

## Bl 15 *(Xin Shu)* „Zustimmungspunkt des Herz-Meridians"

**Lokalisation:** lateral der Unterkante des 5. Brustwirbel-Dornfortsatzes, auf der Längslinie zwischen den Rippenhöckern
**Technik:** 0,5–1 cm tief einstechen
**Anatomie:** dorsaler Seitenast des 5. Thorakalnervs (Th5)
**Indikation:** Herz- und Bewusstseinsstörungen (wie Synkopen und Epilepsie)

## Bl 16 *(Du Shu)* „Zustimmungspunkt des Lenkergefäßes"

**Lokalisation:** lateral der Unterkante des 6. Brustwirbel-Dornfortsatzes, auf der Längslinie zwischen den Rippenhöckern
**Technik:** 0,5–1 cm tief einstechen
**Anatomie:** dorsaler Seitenast des 6. Thorakalnervs (Th6)
**Indikation:** Herzprobleme, Abdominalschmerzen

## Bl 17 *(Ge Shu)* „Zustimmungspunkt des Zwerchfells"

**Lokalisation:** lateral der Unterkante des 7. Brustwirbel-Dornfortsatzes, auf der Längslinie zwischen den Rippenhöckern
**Technik:** 0,5–1 cm tief einstechen
**Besonderheit:** Einflussreicher-*Hui*-Punkt des Blutes
**Anatomie:** dorsaler Seitenast des 7. Thorakalnervs (Th7)
**Funktion:** tonisiert *Qi*, stärkt das Blut, öffnet die Brust, beruhigt den Magen; bei Blut-Stase und Blut-Mangel
**Indikation:** chronische Blutungen, Diathese; Zwerchfellspasmen; Asthma bronchiale
**Anmerkung:** wichtiger Akupunkturpunkt für Hunde, da bei ihren Erkrankungen meist Blut-Mangel eine Rolle spielt; dieser Punkt eignet sich gut, wenn das Blut direkt (statt über die Milzfunktion) gestärkt werden soll

## Bl 18 *(Gan Shu)* „Zustimmungspunkt des Leber-Meridians"

**Lokalisation:** lateral der Unterkante des 10. Brustwirbel-Dornfortsatzes, auf der Längslinie zwischen den Rippenhöckern
**Technik:** 0,5–1 cm tief einstechen
**Anatomie:** dorsaler Seitenast des 10. Thorakalnervs (Th10)
**Funktion:** beseitigt Leber-*Qi*-Stagnation
**Indikation:** Leber- und Gallenblasenstörungen; Augenprobleme

## Bl 19 *(Dan Shu)* „Zustimmungspunkt des Gallenblasen-Meridians"

**Lokalisation:** lateral der Unterkante des 11. Brustwirbel-Dornfortsatzes, auf der Längslinie zwischen den Rippenhöckern
**Technik:** 0,5–1 cm tief einstechen
**Anatomie:** dorsaler Seitenast des 11. Thorakalnervs (Th11)

**Funktion:** vertreibt Feuchte-Hitze aus Gallenblase und Leber; reguliert rebellierendes Qi; Lokalpunkt der Bandscheiben
**Indikation:** Cholezystitis
**Anmerkung:** Transport-*Shu*-Punkte haben meist eine Doppelfunktion, d.h. sie sorgen bei Mangelsyndromen für eine Tonisierung (stärken, füllen auf) und beseitigen Überschüsse bei Füllesyndromen. Bl 19 ist auch bei Leber-Blut- oder Leber-*Yin*-Mangel hilfreich.

### Bl 20 *(Pi Shu)* „Zustimmungspunkt des Milz-/Pankreas-Meridians"

**Lokalisation:** lateral der Unterkante des 12. Brustwirbel-Dornfortsatzes, auf der Längslinie zwischen den Rippenhöckern
**Technik:** 0,5–1 cm tief einstechen
**Anatomie:** dorsaler Hautast des 12. Thorakalnervs (Th12)
**Funktion:** leitet Feuchtigkeit aus, tonisiert *Qi* und Blut; Bandscheiben-Lokalpunkt
**Indikation:** Verdauungsstörungen, Erbrechen; Pankreaserkrankungen (Diabetes, Pankreatitis); Anämie

### Bl 21 *(Wei Shu)* „Zustimmungspunkt des Magen-Meridians"

**Lokalisation:** lateral der Unterkante des 13. Brustwirbel-Dornfortsatzes, auf der Längslinie zwischen den Rippenhöckern
**Technik:** 0,5–1 cm tief einstechen (an der letzten Rippe orientieren)
**Anatomie:** dorsaler Hautast des 13. Thorakalnervs (Th13)
**Funktion:** leitet Feuchtigkeit aus; Bandscheiben-Lokalpunkt
**Indikation:** Magenerkrankungen (Gastritis, Erbrechen, Magengeschwür); Magen-*Qi*- und Blut-Mangel
**Anmerkung:** in Kombination mit KG 12 („Mitte des Magens") gut zur Behandlung von Magenbeschwerden geeignet

### Bl 22 *(San Jiao Shu)* „Zustimmungspunkt des Dreifachen Erwärmer-Meridians"

**Lokalisation:** lateral der Unterkante des 1. Lendenwirbel-Dornfortsatzes, auf der Längslinie zwischen den thorakalen Rippenhöckern
**Technik:** 1 cm tief einstechen
**Anatomie:** dorsaler Hautast des 1. Lumbalnervs (L1)
**Funktion:** leitet Feuchtigkeit aus; macht die Wasserwege durchgängig
**Indikation:** endokrine Störungen, Gasbildung, Diarrhö, Strangurie, Erbrechen
**Anmerkung:** hat Einfluss auf den Dreifach-Erwärmer *San Jiao*, der die drei Körperebenen verbindet, in dem *Qi* aufsteigt und Flüssigkeit nach unten sinkt. Hier sammeln sich wegen des Flüssigkeitsgehalts im *San Jiao* meist pathologische Feuchtigkeit und Schleim an. Bl 22 kann bei Feuchtigkeitssyndromen (wie Zystitis, Ödem, Aszites) oder Störungen des *Qi*- und Flüssigkeitsabsinkens (wie Dysphagie) angewandt werden. Nach

einigen Quellen liegt Bl 22 auf dem *Dai Mai* (überquert Wirbelsäule). Angesichts der Rolle, die im *Dai Mai* und im Unterleib angehäufte Feuchtigkeit bei degenerativer Myelopathie spielt, ist Bl 22 auch ein wichtiger Punkt zur Behandlung dieser Erkrankung.

### Bl 23 *(Shen Shu)* „Zustimmungspunkt des Nieren-Meridians"

**Lokalisation:** lateral der Unterkante des 2. Lendenwirbel-Dornfortsatzes, auf der Längslinie zwischen den thorakalen Rippenhöckern
**Technik:** 1–3 cm tief einstechen
**Anatomie:** dorsaler Hautast des 2. Lumbalnervs (L2)
**Funktion:** tonisiert *Yin* und *Yang* der Niere
**Indikation:** renale und urogenitale Störungen; Rückenschmerzen, Spondylose, Hüftdysplasie, Bandscheibenprobleme; Ohrenkrankheiten, Altersschwerhörigkeit; Keratoconjunctivitis sicca
**Anmerkung:** da das Feuer des Nieren-*Qi* die Milz wärmt und die Verdauung ermöglicht, kann Bl 23 bei fortgeschrittenem oder lang anhaltendem Milz-*Qi*- bzw. -*Yang*-Mangel helfen. In Kombination mit KG 4 wirkt dieser Punkt tonisierend auf die Nieren.

### Bl 24 *(Qi Hai Shu)* „Zustimmungspunkt des Meeres des *Qi*"

**Lokalisation:** lateral der Unterkante des 3. Lendenwirbel-Dornfortsatzes, auf der Längslinie zwischen den thorakalen Rippenhöckern
**Technik:** 1–2 cm tief einstechen
**Anatomie:** dorsaler Hautast des 3. Lumbalnervs (L3)
**Funktion:** wichtiger Punkt bei Milz- und Nieren-*Qi*-Mangel
**Indikation:** Verstopfung, Rückenschmerzen

### Bl 25 *(Da Chang Shu)* „Zustimmungspunkt des Dickdarm-Meridians"

**Lokalisation:** lateral der Unterkante des 5. Lendenwirbel-Dornfortsatzes, auf der Längslinie zwischen den thorakalen Rippenhöckern
**Technik:** 1–2 cm tief einstechen
**Anatomie:** dorsaler Hautast des 5. Lumbalnervs (L5)
**Funktion:** Lokalpunkt bei Bandscheiben- und gastrointestinalen Erkrankungen
**Indikation:** Obstipation; chronische Kolitis
**Anmerkung:** Bl 25 wird bei Menschen zur Behandlung von Ischiasschmerzen benutzt; er könnte auch bei Tieren ein wichtiger Punkt sein, um die Hinterläufe bei Schwäche über den Ischiasnerv zu stärken. Doch er scheint auch für Feuchte-Hitze-Syndrome (ohne Dickdarmbeschwerden) geeignet zu sein, evtl. wird verhindert, dass sich Feuchtigkeit ansammelt, die in späteren Stadien zu Kolitis und anderen Erkrankungen führen würde.

## Bl 26 (*Guan Yuan Shu*) „Zustimmungspunkt der Ursprungs-energie"

**Lokalisation:** lateral der Unterkante des 6. Lendenwirbel-Dornfortsatzes, auf der Längslinie zwischen den thorakalen Rippenhöckern
**Technik:** 0,5–1 cm tief einstechen
**Anatomie:** dorsaler Hautast des 6. Lumbalnervs (L6)
**Funktion:** wichtiger Punkt zur Tonisierung von *Qi, Yin* und *Yang* der Niere
**Indikation:** Darmerkrankungen (Obstipation, Diarrhö, Verdauungsstörungen)

## Bl 27 (*Xiao Chang Shu*) „Zustimmungspunkt des Dünndarm-Meridians"

**Lokalisation:** lateral der Unterkante des 7. Lendenwirbel-Dornfortsatzes, auf der Längslinie zwischen den thorakalen Rippenhöckern
**Technik:** 1–2 cm tief einstechen
**Anatomie:** dorsaler Hautast des 7. Lumbalnervs (L7)
**Funktion:** löst (in Kombination mit Gb 30) Obstruktionen des Blasen-Meridians auf, damit wieder *Qi* in die Beine hinunter gelangt
**Indikation:** Verdauungsstörungen, Ischiasschmerzen, Cauda equina, Blasenprobleme

## Bl 28 (*Pang Guang Shu*) „Zustimmungspunkt der Blase"

**Lokalisation:** in der Vertiefung zwischen Sakrum und Spina iliaca posterior, lateral und medial des 2. Foramen sacrale
**Technik:** 1–2 cm tief einstechen
**Anatomie:** dorsaler Hautast des 1. und 2. Sakralnervs (S1 und S2)
**Indikation:** Blasen- und Prostatastörungen, Cauda equina, Ischiasschmerzen

## Bl 31 (*Shang Liao*) „Obere Grube" und Bl 32 (*Ci Liao*) „Folgende Grube"

**Anmerkung:** Bl 31 und Bl 32 wurden traditionell zusammen als *Eryan* bezeichnet
**Lokalisation:** dorsal des ersten (Bl 31) bzw. zweiten (Bl 32) Foramen sacrale
**Anatomie:** dorsale Äste des 1. und 2. Sakralnervs (S1 und S2); tief darunter die Mm. glutei
**Indikation:** Lähmung der Hinterbeine, Ischiasschmerzen, Uteruserkrankungen, Cauda equina

## Bl 35 (*Hui Yang*) „Treffpunkt des *Yang*"

**Lokalisation:** in der Vertiefung der Fossa ischiorectalis, lateral der Schwanzwurzel; durch Anheben des Schwanzes leicht zu lokalisieren
**Technik:** 1 cm tief einstechen; der N. pudendus verläuft hier tief

**7**

**Besonderheit:** traditioneller Akupunkturpunkt in der Veterinärmedizin
**Anatomie:** N. coccygeus
**Indikation:** Flohbissallergie, analer Juckreiz, lokale Hautreizung, sakrokokzygeale Hyperpathie, Parese oder Paralyse

### Bl 36 *(Cheng Fu)* „Tragen und Unterstützen"

**Lokalisation:** ventral des Tuber ischiadicum, zwischen M. biceps femoris und M. semitendinosus am proximalen Ende der Muskelrinne
**Technik:** 1–2,5 cm tief einstechen
**Anatomie:** N. cutaneus femoris caudalis
**Indikation:** Rücken- und gluteale Schmerzen, Verstopfung, Muskelatrophie, Parese der Hinterbeine

### Bl 39 *(Wei Yang)* „Unterstützung des *Yang*"

**Lokalisation:** am äußeren Ende der Kniegelenkfalte (Fossa poplitea), medial der Bizepssehne und lateral von Bl 40
**Technik:** 0,5–1 cm tief einstechen
**Anatomie:** N. cutaneus surae lateralis
**Funktion:** entfernt Feuchte-Hitze aus der Blase
**Indikation:** Hämaturie, Zystitis, Inkontinenz; Ödembildung; thorakolumbale Erkrankungen

### Bl 40 *(Wei Zhong)* „Unterstützende Mitte"

**Lokalisation:** in der Mitte der Fossa poplitea
**Technik:** 0,5–1,5 cm tief einstechen; A. und V. femoralis sowie N. tibialis verlaufen hier tief
**Besonderheit:** Erd-Punkt; Meisterpunkt für Lumbal- und Hüftbereich; Meer-*He*-Punkt
**Anatomie:** N. cutaneus surae lateralis
**Funktion:** kühlt das Blut
**Indikation:** Hinterbeinläsionen, akute Schmerzen, thorakolumbale Diskopathie, Spondylose, kaudale Parese oder Paralyse; Enuresis, hohes Fieber
**Anmerkung:** mit Di 11, Di 4, LG 4 und LG 14 kombinieren

### Bl 43 *(Gao Huang Shu)* „Sitz der Vitalen / Edlen Organe"

**Lokalisation:** kaudale Skapulaspitze
**Besonderheit:** traditioneller Punkt *Bo Lan* („Schulterstelle") bei großen Tieren
**Anatomie:** dorsaler Seitenast des 3. Thorakalnervs (Th3)
**Indikation:** Schulterverletzungen oder -schmerzen

## Bl 52 *(Zhi Shi)* „Raum der Willenskraft"

**Lokalisation:** lateral von Bl 23 auf der zweiten Blasen-Meridianlinie, in Höhe des 2./3. Lendenwirbels
**Technik:** 0,5–1 cm tief einstechen
**Anatomie:** dorsaler Hautast des 1. Lumbalnervs (L1)
**Indikation:** chronische Nierenkrankheiten, Polyurie, Rückenschmerzen

## Bl 54 *(Zhi Bian)* „Unterste Kante"

**Lokalisation:** dorsal des Trochanter major
**Indikation:** Hüftdysplasie

## Bl 57 *(Cheng Shan)* „Stütze des Berges"

**Lokalisation:** im Schnittpunkt der Querverbindung zwischen Trochanter major und kaudalem Sakrum mit der Linie des Lig. sacrotuberale (zwischen M. gluteus medius und M. gluteus superficialis)
**Technik:** 2–3 cm tief einstechen
**Anatomie:** kaudaler N. cutaneus surae lateralis
**Indikation:** Ischiasschmerzen, Schmerzen in den Hinterbeinen

## Bl 60 *(Kun Lun)* „*Kunlun*-Berge"

**Lokalisation:** in der Vertiefung zwischen Malleolus lateralis und Ansatz der Achilles- bzw. Kalkaneussehne am Tuber calcaneum
**Technik:** 0,5 cm tief einstechen
**Besonderheit:** Feuer-Punkt; Fluss-*Jing*-Punkt; Sedierungspunkt
**Anatomie:** N. cutaneus surae caudalis
**Funktion:** bei Mangel-/Schmerzsyndromen
**Indikation:** chronische Schmerzen (in Hals oder Schulter), Lumbalsyndrom
**Anmerkung:** Bl 60 reguliert den Blasen-Meridian, kann pathogenes *Qi* heraus- und gesundes *Qi* hineinleiten; wegen der stark analgetischen Wirkung beim Menschen manchmal als „Aspirin-Punkt" bezeichnet

**7**

## Bl 62 *(Shen Mai)* „Neunte Leitbahn"

**Lokalisation:** in der Vertiefung distal des Malleolus lateralis der Fibula
**Technik:** 0,2–0,5 cm tief einstechen
**Besonderheit:** Öffnungspunkt des *Yang Qiao Mai*; Geist-*Shen*-Punkt
**Funktion:** Regulierung des *Yang Qiao Mai* und des *Du Mai* (zusammen mit Dü 3); leitet *Yang* nach unten; beruhigt Geist-*Shen*
**Indikation:** laterale Sehnenbeschwerden; Keratoconjunctivitis sicca oder Beinschmerzen (mit Ni 6); Kupierung von Krampfanfällen (mit Dü 3)

## Bl 67 *(Zhi Yin)* „Erreichen des *Yin"*

**Lokalisation:** lateraler koronarer Rand der 2. Hinterfußzehe
**Technik:** 0,3 cm tief einstechen (**Cave:** schmerzhaft!)
**Besonderheit:** Metall-Punkt; Brunnen-*Jing*-Punkt; Tonisierungspunkt
**Anatomie:** N. digitalis dorsalis V abaxialis
**Funktion:** vertreibt Wind
**Indikation:** Schmerzen im Verlauf des Blasen-Meridians; Wehenschwäche (Dystokie); Inkontinenz; Paralyse oder Parese; Augenerkrankungen

## Ni 1 *(Yong Quan)* „Sprudelnde Quelle"

**Lokalisation:** Mitte der Plantarseite des Hinterfußes, am kaudalen Rand des Fußballens
**Technik:** 0,5–1 cm tief einstechen (**Cave:** schmerzhaft!)
**Besonderheit:** Holz-Punkt; Brunnen-*Jing*-Punkt; Sedierungspunkt
**Anatomie:** metatarsaler N. plantaris
**Funktion:** tonisiert *Yin*; reduziert Hitze und Wind
**Indikation:** Notfälle (schnelle Anästhesie), Pododermatitis, Epilepsie, Schock
**Anmerkung:** Ni 1 kann stark ansteigendes *Yang-Qi* wieder nach unten leiten (z.B. bei Hypertonie und Netzhautablösung) oder kollabiertes *Yang* wieder anheben (z.B. bei Wiederbelebungsversuchen); für beide Arten von Störungen mit LG 20 kombinieren

## Ni 2 *(Ran Gu)* „Brennendes Tal"

**Lokalisation:** unmittelbar ventral des Os naviculare
**Besonderheit:** Feuer-Punkt
**Funktion:** fortgeschrittener *Yin*-Mangel mit Leere-Hitze – kann sich als schwere *Yang*-Aufwärts-Störung (nächtliche Unruhe/Umherlaufen), *Wei*- oder Vestibularsyndrom, als Blutung (einige Fälle von idiopathischer thrombozytopenischer Purpura) oder fortgeschrittene Niereninsuffizienz mit blutenden Ulzerationen äußern
**Anmerkung:** kein klassischer Akupunkturpunkt bei Tieren, aber von den Autoren erfolgreich benutzt. Bei schwerem *Yin*-Mangel und Leere-Hitze scheint das Gebiet zwischen Ni 6 und Ni 2 zu einem einzigen großen Akupunkturpunkt zusammenzufließen; in dem Fall quer von Ni 2 bis Ni 6 stechen

## Ni 3 *(Tai Xi)* „Großer Wildbach"

**Lokalisation:** Vertiefung ventral des Malleolus medialis zwischen Knöchel und Talus
**Technik:** 0,5 cm tief einstechen
**Besonderheit:** Erd-Punkt; Ursprungs-*Yuan-Qi*-(Quell-)Punkt; Bach-*Shu*-Punkt
**Anatomie:** N. saphenus

**Funktion:** tonisiert Nieren-*Qi* und -*Yin;* Lokalpunkt für das Tarsalgelenk
**Indikation:** urogenitale Störungen, Zystitis, Enuresis, chronische Nierenerkrankungen; Rückenschmerzen

### Ni 6 *(Zhao Hai)* „Leuchtendes Meer"

**Lokalisation:** Vertiefung unmittelbar ventral des Malleolus medialis zwi-
schen Knöchel und Talus
**Besonderheit:** Meisterpunkt (Öffnungspunkt) des *Yin Qiao Mai*
**Anatomie:** N. saphenus
**Funktion:** bei Nieren-*Yin*-Mangel; *Wei*-Syndromen
**Indikation:** Verstopfung, häufiger Harndrang, chronische Niereninsuffi-
zienz, Pruritus vulvae; kognitive Störungen und Demenz (bei älteren
Tieren); Asthma
**Anmerkung:** zur Regulierung des *Yin Qiao Mai* zusammen mit Lu 7
benutzen (s. Ni 2)

### Ni 7 *(Fu Liu)* „Wiederkehr des Fließens"

**Lokalisation:** ca. 1 Cun ventrokaudal von MP 6 am Vorderrand der
Achillessehne, ca. $^2/_{16}$ der Strecke vom Innenknöchel zum Kniegelenk
**Technik:** 0,5–1 cm tief einstechen
**Besonderheit:** Metall-Punkt; Fluss-*Jing*-Punkt; Tonisierungspunkt
**Anatomie:** N. saphenus
**Funktion:** Nieren-*Yang*-Mangel, vertreibt Feuchtigkeit; hilft Oberkörper
zu kühlen und Herz-Feuer zu klären
**Indikation:** Diarrhö, Zystitis, Nephritis, Rückenschmerzen

**7**

### Pe 3 *(Qu Ze)* „An der Biegung gelegener Sumpf"

**Lokalisation:** Vertiefung in der Fossa cubitalis, medial der Bizepssehne
und lateral des M. pronator teres
**Technik:** 0,5–1,5 cm tief einstechen (**Cave:** wegen A. brachialis nicht zu
tief!)
**Besonderheit:** Wasser-Punkt; Meer-*He*-Punkt; Sedierungspunkt bei Hitze
**Anatomie:** N. cutaneus antebrachii medialis; N. medianus verläuft hier tief
**Funktion:** kühlt das Blut; Lokalpunkt des Ellenbogens
**Indikation:** axilläre Dermatitis

### Pe 4 *(Xi Men)* „Spaltentor"

**Lokalisation:** in der gleichen Muskelrinne wie Pe 6, leicht distal der
Vorderbeinmitte
**Besonderheit:** Spalten-*Xi*-Punkt
**Indikation:** kardiovaskuläre Störungen; Neurosen

## Pe 6 *(Nei Guan)* „Inneres Tor"

**Lokalisation:** ca. ⅙ der Strecke zwischen Fußwurzelgelenk und Fossa cubitalis in der Rinne zwischen M. flexor carpi radialis und M. flexor digitorum superficialis bzw. 2 Cun über der Handgelenkfalte zwischen den Sehnen der beiden Muskeln
**Technik:** 0,5–1 cm tief einstechen
**Besonderheit:** Durchgangs-*Luo*-Punkt, Meisterpunkt für Thorax und Herz, Öffnungspunkt des *Yin Wei Mai*
**Anatomie:** Nn. cutanei antebrachii lateralis und medialis; der N. medianus und seine Begleitarterie verlaufen hier tief
**Funktion:** beruhigt Geist-*Shen;* öffnet den Brustbereich, beruhigt und kühlt das Herz, normalisiert die Abwärtsbewegung des *Qi* (bei „Lampenfieber" und „Reisekrankheit")
**Indikation:** Asthma, Übelkeit, Arrhythmien, kardiovaskuläre Störungen; Neurose, Epilepsie; Oberbauchbeschwerden, Magenulkus, Gastritis, Erbrechen
**Anmerkung:** Pe 6 gehört sowohl bei Menschen wie (Klein-)Tieren zu den wichtigsten Akupunkturpunkten. Zusammen mit Ma 40 und KG 12 verhindert er Schleimbildung und -anhäufung im Magen; er öffnet auch „Herzöffnungen", die durch Schleim verlegt sind.

## Pe 7 *(Da Ling)* „Großer Hügel"

**Lokalisation:** kaudal der Sehne des M. flexor carpi radialis, direkt über dem Os carpale
**Technik:** 0,2–0,5 cm tief einstechen
**Besonderheit:** Erd-Punkt; Ursprungs-*Yuan-Qi*-(Quell-)Punkt; Sedierungspunkt; Bach-*Shu*-Punkt; Geist-*Shen*-Punkt
**Anatomie:** N. cutaneus antebrachii medialis
**Indikation:** karpale Verletzungen, Verhaltensstörungen

## Pe 8 *(Lao Gong)* „Palast der mühevollen Arbeit"

**Lokalisation:** Palmarfläche der Vorderpfote, medial und proximal des 3. Mittelfuß-Zehen-(Metakarpophalangeal-)Gelenks
**Technik:** 0,5–1 cm tief einstechen
**Besonderheit:** Feuer-Punkt; Wurzel-*Ben*-Punkt; Quell-*Ying*-Punkt, Geist-*Shen*-Punkt
**Anatomie:** N. digitalis palmaris communis III
**Funktion:** klärt Hitze und Herz-Feuer; Pendant zu Ni 1
**Indikation:** Gastritis, Übelkeit, Erbrechen, Zungenulzera, schlechter Atemgeruch; Fußpilz

## Pe 9 *(Zhong Chong)* „Mittlerer Angriffspunkt"

**Lokalisation:** am ventrolateralen koronaren Rand der 3. Zehe
**Technik:** 0,2 cm tief einstechen (**Cave:** schmerzhaft!)
**Besonderheit:** Holz-Punkt; Brunnen-*Jing*-Punkt; Tonisierungspunkt

**Anatomie:** N. digitalis palmaris communis III
**Funktion:** stärkt bei *Yin*-Kollaps, kühlt das Blut
**Indikation:** kardiovaskuläre Notfälle, Schock, Koma
**Anmerkung:** wie alle Brunnen-*Jing*-Punkte kann Pe 9 das an dieser Stelle sehr oberflächlich fließende *Qi* schnell und nachhaltig beeinflussen; daher ein wichtiger Punkt zum Aufklaren des Bewusstseins und zum Klären von Hitze.

### 3E 1 *(Guan Chong)* „Tor-Ansturm"

**Lokalisation:** am lateralen koronaren Rand der 4. Zehe
**Besonderheit:** Metall-Punkt; Brunnen-*Jing*-Punkt
**Anatomie:** N. digitalis palmaris communis IV
**Indikation:** Pharyngolaryngitis, Fieber
**Anmerkung:** wie alle Brunnen-*Jing*-Punkte kann 3E 1 das an dieser Stelle sehr oberflächlich fließende *Qi* schnell und nachhaltig beeinflussen; daher ein wichtiger Punkt zum Aufklaren des Bewusstseins und zum Klären von Hitze

### 3E 3 *(Zhong Zhu)* „Mittlere kleine Insel"

**Lokalisation:** dorsal über dem Metakarpophalangealgelenk in einer Vertiefung zwischen Os metacarpale IV und V der Vorderpfote, medial von Dü 3
**Technik:** 0,5 cm tief einstechen
**Besonderheit:** Holz-Punkt; Bach-*Shu*-Punkt; Tonisierungspunkt
**Anatomie:** dorsaler Ast des N. ulnaris
**Funktion:** klärt Hitze; bei *Bi*-Syndromen und Leber-*Qi*-Stagnation
**Indikation:** Gesichtsentzündung; Vorderbein-/-pfotenbeschwerden, Augenprobleme, Launen (Stimmungsschwankungen)

**7**

### 3E 4 *(Yang Chi)* „*Yang*-Teich"

**Lokalisation:** kaudal der Sehne des M. extensor digitorum communis am Rücken der Vorderpfote, zwischen radialen und ulnaren Ossa carpalia
**Technik:** 0,5–1 cm tief einstechen
**Besonderheit:** Ursprungs-*Yuan-Qi*-(Quell-)Punkt
**Anatomie:** dorsaler Ast des N. ulnaris und kranialer N. cutaneus antebrachii
**Indikation:** Verletzungen der Karpalknochen

### 3E 5 *(Wai Guan)* „Äußeres Tor"

**Lokalisation:** am distalen Ende des Zwischenraums zwischen Radius und Ulna, kaudal der Sehne des M. extensor digitorum communis; unteres Sechstel der Strecke zwischen Karpal- und Kubitalgelenk am kraniolateralen Unterarm (oder 2 Cun über dem Karpus)
**Technik:** 1–2 cm tief einstechen
**Besonderheit:** Durchgangs-*Luo*-Punkt; Öffnungspunkt des *Yang Wei Mai*
**Anatomie:** kranialer Teil des N. cutaneus antebrachii

**Funktion:** klärt Wind-Hitze; bei *Bi*-Syndromen
**Indikation:** Karpalbeschwerden oder Arthritis im Vorderbein; Nackensteife/
-schmerzen; Ohrenprobleme (Schwerhörigkeit/Taubheit); Fieber; Verstopfung
**Anmerkung:** verstärkt bei Paralyse der Hinterbeine evtl. Wirkung von Gb
41 beim Öffnen des *Dai Mai*

### 3E 10 *(Tian Jing)* „Himmlische Quelle"

**Lokalisation:** kaudal am Unterarm in einer Vertiefung 1 Cun proximal des
Olekranons
**Besonderheit:** Erd-Punkt; Meer-*He*-Punkt; Sedierungspunkt
**Anatomie:** oberflächlicher Ast des N. radialis
**Funktion:** Lokalpunkt des Ellenbogens
**Indikation:** Nackensteife; auch bei Hyperthyreose (klassischer Punkt
eigentlich 3E 13)
**Anmerkung:** 3E 13 ist bei Tieren kein klassischer Akupunkturpunkt
(Schnittstelle am hinteren Rand des M. deltoideus mit der Verbindungslinie zwischen 3E 10 und 3E 14)

### 3E 14 *(Jian Liao)* „Schulter-Spalte"

**Lokalisation:** kaudal und distal des Akromions, am hinteren Rand des M.
deltoideus
**Funktion:** Lokalpunkt der Schulter

### 3E 17 *(Yi Feng)* „Windschild"

**Lokalisation:** in der Vertiefung zwischen Mastoidspitze und Unterkiefer,
ventral der Ohrbasis (Ohrkanal verläuft dort horizontal)
**Technik:** 1–2 cm tief einstechen
**Besonderheit:** traditioneller Akupunkturpunkt bei Tieren
**Anatomie:** N. auricularis magnus; Ohrspeicheldrüse und N. facialis hier
tief gelegen
**Funktion:** vertreibt Wind
**Indikation:** Schwerhörigkeit (Taubheit), Otitis; Fazialisparese

### 3E 21 *(Er Men)* „Tor des Ohres"

**Lokalisation:** direkt dorsal von Dü 19, bei geöffnetem Maul vor der
Incisura supratragica, am hinteren Rand der Mandibula dorsal des Kondylenfortsatzes
**Funktion:** Lokalpunkt des Ohres
**Indikation:** Schwerhörigkeit (Taubheit), Otitis, Tinnitus; Hämatome,
Zahnschmerzen, Kiefergelenkbeschwerden

### 3E 23 *(Si Zhu Kong)* „Seidenbambus-Loch"

**Lokalisation:** in der Vertiefung am lateralen Augenbrauenende, lateral der Insertion des Lig. orbitale am Proc. supraorbitalis
**Funktion:** vertreibt Wind; Lokalpunkt der Augen
**Indikation:** Konjunktivitis, Keratoconjunctivitis sicca; Fazialisparese

### Gb 1 *(Tong Zi Liao)* „Pupillenspalte"

**Lokalisation:** lateral des äußeren Lidwinkels in der Vertiefung am äußeren Orbitarand
**Technik:** 0,5 cm tief einstechen
**Anatomie:** N. zygomaticofacialis
**Funktion:** beseitigt Wind-Hitze; vertreibt Feuer; Lokalpunkt der Augen
**Indikation:** Konjunktivitis, Optikusatrophie, Keratitis, Retinitis; Trigeminusneuralgie

### Gb 2 *(Ting Hui)* „Treffpunkt des Hörens"

**Lokalisation:** bei geöffnetem Maul in der Vertiefung vor der Incisura intertragica, direkt unter Dü 19, dorsal des Proc. condylaris mandibulae
**Funktion:** vertreibt Wind; Lokalpunkt für die Ohren
**Indikation:** Schwerhörigkeit (Taubheit), Otitis; Kaumuskelstörungen; Krampfanfälle; Pyorrhö, Zahnschmerzen

### Gb 3 *(Shang Guan)* „Oberes Gelenk"

**Lokalisation:** bei geöffnetem Maul in der Vertiefung dorsal des Jochbogens und kaudal des M. masseter
**Anatomie:** N. zygomaticofacialis
**Indikation:** Fazialisparese; Schwerhörigkeit (Taubheit)

### Gb 14 *(Yang Bai)* „Yang-Weiß"

**Lokalisation:** 1 Cun über der Augenbrauenmitte
**Funktion:** vertreibt Wind; unterdrückt gegenläufiges (Leber-)*Qi*
**Indikation:** Epilepsie, Fazialisparese, Kiefergelenkbeschwerden, Nachtblindheit, Glaukom, Gallenstörungen

### Gb 20 *(Feng Chi)* „Windteich"

**Lokalisation:** kaudal des Os occipitale, in der Vertiefung zwischen den oberen Teilen des M. sternocleidomastoideus und M. trapezius
**Anatomie:** N. occipitalis major
**Funktion:** vertreibt Wind, klärt Hitze aus dem Oberkörper, verringert Leber-*Qi*-Stagnation, beseitigt inneren Wind, macht Sinne frei
**Indikation:** zervikale Störungen, Kopfschmerzen, Hemiplegie, Epilepsie, Augenprobleme

## Gb 21 *(Jian Jing)* „Schulterbrunnen"

**Lokalisation:** in der Mitte zwischen LG 14 und Akromion
**Besonderheit:** zusätzlicher Alarm-*Mu*-Punkt der Gallenblase
**Anatomie:** 5. Zervikalnerv (C5), N. supraclavicularis
**Funktion:** Lokalpunkt bei Schulter- und Halsbeschwerden
**Indikation:** Schulterarthritis, Sehnenverspannung; erschwerte Laktation, Plazentaretention

## Gb 24 *(Ri Yue)* „Sonne und Mond"

**Lokalisation:** 9. oder 10. ICR, leicht ventral des Rippenknorpelgelenks
**Besonderheit:** Alarm-*Mu*-Punkt der Gallenblase
**Anatomie:** 9. oder 10. Interkostalnerv
**Indikation:** Leber- und Gallenblasenbeschwerden, Schmerzen/Disharmonie im oberen Abdomen

## Gb 25 *(Jing Men)* „Tor der Hauptstadt"

**Lokalisation:** laterales Abdomen, am freien Ende der 13. Rippe
**Technik:** 0,5 cm tief einstechen
**Besonderheit:** Alarm-*Mu*-Punkt der Niere
**Anatomie:** 12. Interkostalnerv
**Indikation:** Nierenerkrankungen und -schmerzen, Störungen des Wasserhaushalts, der Leber und Gallenblase
**Anmerkung:** gehört mit LG 4, Bl 23 und Bl 52 zum „Nierengürtel"

## Gb 29 *(Ju Liao)* „Hockende Knochenspalte"

**Lokalisation:** in der Vertiefung kranial des Trochanter major
**Funktion:** macht Gallenblasen-Meridian wieder durchgängig (beseitigt Obstruktionen); klassischer Hüftpunkt
**Indikation:** lumbale Schmerzen
**Anmerkung:** im tradionellen System als *Huan Tiao* bezeichnet

## Gb 30 *(Huan Tiao)* „Springender Kreis"

**Lokalisation:** in der Mitte zwischen Spina iliaca anterior superior (laterokaudales Ende des Tuber coxae) und Trochanter major, in einer Mulde zwischen M. gluteus medius und M. tensor fasciae latae
**Anatomie:** N. gluteus cranialis, N. cutaneus femoris lateralis und Hautäste der Sakralnerven; der Stamm des N. ischiadicus verläuft hier tief
**Funktion:** reguliert das *Qi* in den Hinterbeinen; klassischer Hüftpunkt
**Indikation:** Hüftdysplasie, Paralyse, Schwäche bzw. Lahmen der Hinterbeine
**Anmerkung:** im traditionellen System als *Huan Hou* bezeichnet; für einige Autoren dorsal des Trochanter major in der Vertiefung der Glutealmuskeln lokalisiert (identisch mit Bl 54)

### Gb 31 *(Feng Shi)* „Windmarkt"

**Lokalisation:** außen am Oberschenkel, 7 Cun über der Kniegelenkfalte ($^7/_{18}$ der Strecke zwischen lateralem Femurkondylus und Trochanter major)
**Funktion:** vertreibt Wind
**Indikation:** generalisierter Juckreiz, Oberschenkel- und lumbale Schmerzen

### Gb 33 *(Yang Guan)* „Yang-Tor des Knies"

**Lokalisation:** bei gebeugtem Knie 3 Cun über Gb 34 an der Außenseite des Kniegelenks, in der Vertiefung in Höhe des dorsalen Patellarands zwischen lateralem Femurepikondylus und Bizepssehne
**Technik:** 0,5 cm tief einstechen
**Besonderheit:** Spalten-*Xi*-Punkt des Gallenblasen-Meridians
**Anatomie:** lateral des N. cutaneus femoris
**Funktion:** Lokalpunkt für Knie- oder Beinschmerzen

### Gb 34 *(Yang Ling Quan)* „Quelle am *Yang*-Hügel"

**Lokalisation:** in der Vertiefung anterior und distal des Fibulaköpfchens, proximal der Abzweigung des N. peroneus profundus im Knochenzwischenraum
**Technik:** 1–2 cm tief einstechen
**Besonderheit:** Meer-*He*-Punkt; Einflussreicher-*Hui*-Punkt für Muskeln und Sehnen
**Funktion:** bei Blut-Mangel oder *Qi*-Stagnation (verstärkte Neigung zu Muskelspasmen), vor allem wenn sich *Qi* unter den Rippenbögen staut und Flankenschmerzen hervorruft; Lokalpunkt des Knies
**Indikation:** Hinterbein-, Leber- und Gallenblasenstörungen, Muskel- und Sehnenerkrankungen, Myopathien, Bandscheibenprobleme
**Anmerkung:** so wie der Dreifach-Erwärmer auf das *Yang-Qi* der Innenorgane hat die Gallenblase als *Shao-Yang*-Organ Zugriff auf das *Yang-Qi*, das Bewegung/Motorik steuert. *Yang Ling Quan* drückt aus, wie stark Gb 34 Bewegungen beeinflussen kann (hier sprudelt das *Yang-Qi* für Gliedmaßenbewegungen an die Oberfläche). Deshalb lassen sich sämtliche motorischen Störungen über Gb 34 behandeln.

**7**

### Gb 39 *(Xuan Zhong)* „Hängende Glocke"

**Lokalisation:** 3 Cun über der Spitze des lateralen Malleolus (oder $^3/_{16}$ der Strecke vom Tarsal- zum Kniegelenk), in der Vertiefung zwischen Hinterrand der Fibula und Sehnen des M. peroneus (longus und brevis); direkt gegenüber von MP 6
**Technik:** 0,5 cm tief einstechen
**Besonderheit:** Einflussreicher-*Hui*-Punkt für das Knochenmark, Kreuzungspunkt der drei *Yang*-Meridiane im Bein

**Indikation:** Myelopathie, Anämie, Diathese (Dyskrasie), Hinterbeinbeschwerden, Verdauungsstörungen

**Anmerkung:** ermöglicht gleichzeitige Behandlung aller drei *Yang*-Meridiane des Beins, z.b. bei muskuloskelettalen (Bewegungs-)Störungen

## Gb 40 *(Qiu Xu)* „Hügelruinen"

**Lokalisation:** ventrokranial des lateralen Malleolus (Fibula)
**Besonderheit:** Ursprungs-*Xuan-Qi*-(Quell-)Punkt
**Anatomie:** N. digitalis dorsalis communis IV
**Indikation:** tarsale Verletzungen, Thoraxschmerzen

## Gb 41 *(Lin Qi)* „Fließende Tränen des Fußes"

**Lokalisation:** am Fußrücken lateral der Sehne des M. extensor digitorum longus, in der Vertiefung distal der Basis des 4. und 5. Metatarsalknochens
**Besonderheit:** Holz-Punkt; Wandlungsphasen-*Ben*-Punkt; Bach-*Shu*-Punkt, Meister-(Öffnungs-)Punkt des *Dai Mai*
**Funktion:** entfernt Feuchte-Hitze aus dem Genitalbereich, beseitigt Leber-*Qi*-Stagnation; bei Gelenk-*Bi*-Syndromen
**Indikation:** Arthritisschmerzen im Hüftgelenk; Epiphora; obere Abdominalschmerzen
**Anmerkung:** man sagt zwar, im Namen des Punktes käme seine Bedeutung für die Augenbehandlung zum Ausdruck, doch die Autoren schlagen eine andere Interpretation vor. Das chinesische Schriftzeichen für *Lin* kann auch „Ankommen" (eines Ministers beim Kaiser, nachdem er große Entfernungen zurückgelegt hat und von Ort zu Ort gereist ist) bedeuten, während *Qi* beschreibt, wie jemand im Stehen weint. Beide Zeichen könnten daher gerade in Verbindung mit *Zu* (Fuß) auch für die Ausdauer stehen, sich trotz Schmerzen oder Beschwerden weiter zu bewegen. Das stimmt bei Hunden und Katzen mit der Hauptfunktion von Gb 41 überein, da mit ihm vor allem Schwäche und Lähmungen der unteren Gliedmaßen behandelt werden. In Verbindung mit 3E 5 reguliert Gb 41 den *Dai Mai* und liefert somit die Grundlage für die Fähigkeit zu stehen und sich zu bewegen. Schließlich hat ein distaler Punkt wie Gb 41 auch starken Einfluss auf die proximale Reichweite des Meridians und ermöglicht, dass im gesamten Meridianverlauf (bis hoch zum Kopf) pathogenes *Qi* ausgeleitet werden kann.

## Gb 44 *(Qiao Yin)* „*Yin*-Höhle"

**Lokalisation:** lateraler koronarer Rand der 4. Zehe
**Besonderheit:** Metall-Punkt; Brunnen-*Jing*-Punkt
**Anatomie:** N. digitalis dorsalis proprius IV abaxialis
**Indikation:** Notfälle, Schock, Kopfbeschwerden
**Funktion:** vertreibt Wind; bei Wind-Hitze
**Anmerkung:** Wie alle Brunnen-*Jing*-Punkte kann Gb 44 das an dieser Stelle sehr oberflächlich fließende *Qi* schnell und nachhaltig beeinflussen; daher ein wichtiger Punkt zum Aufklaren des Bewusstseins und zum Klären von Hitze

## Le 1 *(Da Dun)* „Große Aufrichtigkeit"

**Lokalisation:** lateraler koronarer Rand der 1. Zehe am Hinterfuß
**Besonderheit:** Holz-Punkt; Brunnen-*Jing*-Punkt; Wurzel-*Ben*-Punkt
**Indikation:** Notfälle, Epilepsie, Orchitis, akute Stoffwechselstörungen
**Anmerkung:** wie alle Brunnen-*Jing*-Punkte kann Le 1 das an dieser Stelle sehr oberflächlich fließende *Qi* schnell und nachhaltig beeinflussen; daher ein wichtiger Punkt zum Aufklaren des Bewusstseins und zum Klären von Hitze

## Le 2 *(Xing Jian)* „Vorübergehendes Dazwischentreten"

**Lokalisation:** innen (zwischen dorsaler und medialer Seite) an der 2. Zehe distal des Metatarsophalangealgelenks
**Besonderheit:** Feuer-Punkt; Sedierungspunkt; Quell-*Ying*-Punkt,
**Funktion:** klärt Leber-Feuer, vertreibt Wind; beruhigt das Herz
**Indikation:** Aggression, Krampfanfälle, urogenitale Störungen
**Anmerkung:** historisch wichtiger Punkt bei Rücken-/Kreuzschmerzen und Schwäche der Hinterbeine aufgrund *Qi*-Stagnation, besonders in Kombination mit Gb 25

## Le 3 *(Tai Chong)* „Großes Branden"

**Lokalisation:** innen (zwischen dorsaler und medialer Seite) an der 2. Zehe, proximal des Metatarsophalangealgelenks
**Technik:** 0,5–1 cm tief einstechen
**Besonderheit:** Erd-Punkt; Ursprungs-*Yuan-Qi*-(Quell-)Punkt; Bach-*Shu*-Punkt
**Anatomie:** N. peroneus profundus
**Funktion:** fördert *Qi*-Fluss bei Stagnation; vertreibt Wind
**Indikation:** Epilepsie, Leber- und Gallenblasenstörungen, gastrointestinale, urogenitale und metabolische Erkrankungen
**Anmerkung:** wie der Name schon sagt, ist Le 3 ein wichtiger Punkt zum *Qi*-Bewegen (noch verstärkt durch Kombination mit Le 4). Als Quellpunkt der Leber kann Le 3 direkt zum Nähren von Leber-Blut und -*Yin* benutzt werden. Weniger stark, aber immer noch nützlich ist Le 3 beim Klären von Leber-Hitze. Um die gleiche Wirkung wie beim Menschen zu erzielen, sollte nach Ansicht einiger Autoren eher in den Muskel unter dem 2. Metatarsalknochen als in die Haut darüber eingestochen werden

**7**

## Le 5 *(Li Gou)* „Kürbisgraben"

**Lokalisation:** Bininnenseite, kaudal der Tibia und kranial des M. gastrocnemius, $^5/_{16}$ der Strecke vom Malleolus medialis zum Kniegelenk
**Technik:** 0,5–1 cm tief einstechen
**Besonderheit:** Durchgangs-*Luo*-Punkt
**Anatomie:** N. saphenus
**Indikation:** Schmerzen entlang des Leber-Meridians, Hepatitis, Störungen der weiblichen Reproduktionsorgane, inguinale Läsionen oder Schmerzen

## Le 8 *(Qu Quan)* „Quelle an der Biegung"

**Lokalisation:** innen am Kniegelenk; bei gebeugtem Knie in der Vertiefung zwischen medialem Femurkondylus und Insertion des M. semimembranosus; gegenüber von Gb 33
**Technik:** 1–1,5 cm tief einstechen
**Besonderheit:** Wasser-Punkt; Meer-*He*-Punkt; Tonisierungspunkt
**Anatomie:** N. saphenus
**Funktion:** klärt Feuchte-Hitze aus unterem *San Jiao*; Lokalpunkt des Kniegelenks
**Indikation:** Skrotumschwellung, Vaginitis, inguinale Dermatitis, Harnwegsinfekte, Diarrhö, Uterusprolaps

## Le 13 *(Zhang Men)* „Abschnittstor"

**Lokalisation:** ventrolaterales Abdomen, am Rippen-Knorpel-Gelenk der 12. Rippe
**Technik:** 0,5–1 cm tief einstechen (**Cave:** Leberpunktion bei sehr tiefem Einstechen!)
**Besonderheit:** Alarm-*Mu*-Punkt der Milz; Einflussreicher-*Hui*-Punkt der *Yin*-Organe
**Anatomie:** 11. Interkostalnerv
**Funktion:** entfernt Nahrungsstagnation, vertreibt Feuchtigkeit
**Indikation:** Hepatitis, Enteritis, Verdauungsstörungen, Leber-/Gallenblasenerkrankungen
**Anmerkung:** wichtiger Punkt zur Harmonisierung von Leber und Milz, wenn Holz- die Erd-Energie stark überwiegt

## Le 14 *(Qi Men)* „Tor des Zyklus"

**Lokalisation:** auf der Mamillarlinie im 6. ICR
**Technik:** 0,5 cm tief einstechen (**Cave:** Pneumothorax!)
**Besonderheit:** Alarm-*Mu*-Punkt der Leber
**Anatomie:** 6. Interkostalnerv
**Funktion:** löst *Qi*- und Nahrungsstagnation auf
**Indikation:** Leber-/Gallenblasenerkrankungen, erschwerte Laktation, Mastitis, Gastritis
**Anmerkung:** zur Harmonisierung von Leber und Magen, wenn Holz- die Erd-Energie stark überwiegt

## KG 1 *(Hui Yin)* „Treffpunkt des *Yin*"

**Lokalisation:** in der Vertiefung zwischen Anus und Skrotum bzw. Anus und Vulva (Mitte des Perineums)
**Technik:** 0,5–1 cm tief einstechen (**Cave:** schmerzhaft!)
**Besonderheit:** Geist-*Shen*-Punkt
**Anatomie:** N. perinealis ventralis

**Indikation:** Vaginitis, urogenitale Erkrankungen, Uterusprolaps, Harnröhrenspasmen, untere Harnwegsinfektion bei Katzen, Anurie, Obstipation, Inkontinenz

## KG 3 *(Zhong Ji)* „Zentrum der Extreme"

**Lokalisation:** 4 Cun kaudal des Bauchnabels in der Mittellinie (⅔ der Strecke zwischen Umbilikus und Tuberculum pubicum)
**Technik:** 0,5–1,5 cm tief einstechen (**Cave:** vorher Blase entleeren lassen)
**Besonderheit:** Alarm-*Mu*-Punkt der Blase
**Anatomie:** laterale Hautäste des N. iliohypogastricus
**Funktion:** entfernt Feuchte-Hitze aus dem unteren *San Jiao*
**Indikation:** Zystitis, urogenitale Störungen, Inkontinenz, Harnverhalt
**Anmerkung:** nützlicher Punkt auf der Körpervorderseite zur Behandlung der Hinterbeine bzw. bei Schwäche oder Schmerzen im unteren Rückenbereich

## KG 4 *(Guan Yuan)* „Tor des Ursprungs-*Qi*"

**Lokalisation:** 3 Cun kaudal des Bauchnabels in der Mittellinie (Hälfte der Strecke zwischen Umbilikus und Tuberculum pubicum)
**Technik:** 0,5–1 cm tief einstechen
**Besonderheit:** Alarm-*Mu*-Punkt des Dünndarms
**Funktion:** tonisiert Blut; bei *Yang*-Kollaps, *Yin*- und *Jing*-Mangel
**Indikation:** urogenitale Erkrankungen, Harnverhalt, Inkontinenz, Enuresis

## KG 5 *(Shi Men)* „Steintor"

**Lokalisation:** Mittellinie des Abdomens (⅓ der Strecke vom Umbilikus zum Tuberculum pubicum)
**Technik:** 0,5–1 cm tief einstechen
**Besonderheit:** Alarm-*Mu*-Punkt des Dreifach-Erwärmers *(San Jiao)*
**Anatomie:** lateraler Hautast des 1. Lumbalnervs (L1)
**Indikation:** Abdominalschmerzen, Dysenterie, Ödeme, Harnwegsinfekte

## KG 6 *(Qi Hai)* „Meer des *Qi*"

**Lokalisation:** 1,5 Cun kaudal des Bauchnabels in der Mittellinie (¼ der Strecke zwischen Umbilikus und Tuberculum pubicum)
**Anatomie:** laterale Hautäste des N. thoracicus (Th13)
**Funktion:** tonisiert *Qi* und Blut; leitet *Qi* in den unteren *San Jiao*; bei *Yang*-Kollaps und *Jing*-Mangel; beruhigt gegenläufiges *Qi* bei Mangelsyndromen; beseitigt Milz-*Qi*-Mangel

## KG 8 *(Shen Que)* „Palasttor des Geistes"

**Lokalisation:** im Bauchnabel
**Technik:** an dieser Stelle ist Akupunktur beim Menschen kontraindiziert, bei Tieren jedoch sicher; evtl. Moxibustion

**Funktion:** vertreibt Feuchtigkeit; bei *Yang*-Kollaps und zur Tonisierung des Milz-*Qi*
**Indikation:** Bauchschmerzen, Borborygmen, Rektumprolaps

### KG 12 *(Zhong Wan)* „Mitte des Magens"

**Lokalisation:** in der Mittellinie, halbe Strecke zwischen Bauchnabel und Proc. xiphoideus
**Technik:** 0,5–1 cm tief einstechen
**Besonderheit:** Alarm-*Mu*-Punkt des Magens; Einflussreicher-*Hui*-Punkt der *Yang*-Organe
**Anatomie:** 9. Interkostalnerv
**Funktion:** tonisiert Milz, transformiert Feuchtigkeit, beseitigt Nahrungsstagnation
**Indikation:** gastrointestinale Störungen, Erbrechen, Diarrhö, Gastroenteritis, Lebererkrankungen; Epilepsie, Vestibularsyndrom, degenerative Myelopathie
**Anmerkung:** bei Tieren u.U. wichtiger als Ma 36, um mittleren *San Jiao* zu regulieren. Kombiniert mit Pe 6 und Ma 40 verhindert KG 12 die Schleimbildung. Einigen Quellen zufolge Kreuzungspunkt mit dem *Dai Mai;* daher wichtiger Punkt bei Verlegung des *Dai Mai* (wie im Fall einer degenerativen Myelopathie)

### KG 14 *(Ju Que)* „Großer Palast"

**Lokalisation:** in der Mittellinie, auf halber Strecke zwischen KG 12 und Proc. xiphoideus
**Technik:** 0,5 cm tief einstechen
**Besonderheit:** Alarm-*Mu*-Punkt des Herzens
**Anatomie:** 8. Interkostalnerv
**Funktion:** beruhigt gegenläufiges Magen-*Qi*
**Indikation:** stressbedingte Herz- oder Magenprobleme, Verhaltensstörungen
**Anmerkung:** wichtiger Punkt bei Epilepsie

### KG 17 *(Shan Zhong)* „Mitte des Brustkorbes"

**Lokalisation:** in Höhe des 4. ICR in der Mittellinie (ca. ⅔ der Strecke zwischen Manubriumspitze und Proc. xiphoideus des Sternums)
**Besonderheit:** Alarm-*Mu*-Punkt des Perikards; Einflussreicher-*Hui*-Punkt für *Qi*
**Funktion:** reguliert *Qi*-Fluss in der Brust; z.T. bei Mangelsyndromen empfohlen
**Anmerkung:** KG 17 befindet sich an der Stelle, wo sich Lungen-*Qi* sammelt, bevor es sich auf die Leitbahnen und Meridiane hinunter zu den Nieren aufteilt. Traditionell wurde dieser Punkt daher bei *Qi*- und Blut-Stase in der Brust angewandt.

### KG 20 *(Hua Gai)* „Hübsche Bedeckung"

**Lokalisation:** im 1. ICR in der ventralen Mittellinie
**Technik:** 0,5 cm tief einstechen
**Anatomie:** 1. Interkostalnerv
**Indikation:** Asthma, Bronchitis

### KG 22 *(Tian Tu)* „Himmelsvorsprung"

**Lokalisation:** kraniale Spitze des Manubrium sterni in der Mittellinie
**Funktion:** leitet *Qi* aus der Lunge nach unten, klärt Hitze
**Indikation:** Husten, Schluckstörungen, Rachenbeschwerden

### LG 1 *(Chang Qiang)* „Lang dauernde Stärke"

**Lokalisation:** in der Vertiefung zwischen Anus und Schwanzwurzel
**Technik:** 1–3 cm tief einstechen
**Anatomie:** ventrale Äste sakraler und kokzygealer Nerven
**Funktion:** lindert Feuchte-Hitze im Analbereich
**Indikation:** Diarrhö, rektale oder anale Lähmung, Rektumprolaps, Rücken-schmerzen

### LG 2 *(Yao Shu)* „Zustimmungspunkt der Lumbalregion"

**Lokalisation:** dorsale Mittellinie zwischen 2. und 3. Sakralwirbel
**Besonderheit:** Assoziations-/Verbindungspunkt der Lendenregion; lumbaler Bach-*Shu*-Punkt
**Anatomie:** Hautäste der dorsalen Sakralnerven
**Indikation:** Paralyse der Hinterbeine/des Schwanzes, Rektumprolaps, Verstopfung, Diarrhö

### Lumbosakraler Punkt *(Yao Bai Hui)* „Lumbale Zusammenkunft aller Leitbahnen"

**Lokalisation:** in der Vertiefung im Lumbosakralbereich auf der dorsalen Mittellinie
**Technik:** 1–2 cm tief einstechen
**Anatomie:** medialer Ast des 7. Lumbalnervs (L7)
**Indikation:** Ischiasschmerzen, Paralyse und Beschwerden der Hinter-beine, Rektumprolaps, alle lumbalen Störungen
**Anmerkung:** die Nomenklatur für diesen Punkt ist verwirrend. Einige Quellen bezeichnen ihn als *Bai Hui* und den Scheitelpunkt am Kopf als LG 20, andere sehen ihn als Extrapunkt und nennen den Scheitelpunkt *Bai Hui*. Es wird behauptet, als Gegengewicht zur *Yin*-Konvergenz in *Hui Yin* (KG 1) müsse es auch eine *Yang*-Konvergenz am anderen Ende des Körpers geben. Dass bei Tieren die *Yang*-Bahnen oben am Kopf zusam-mentreffen, sei eine Grundvoraussetzung für das energetische Gleichge-wicht im Körper. In der Praxis ist bei Tieren mit Rücken- oder Hinterbein-beschwerden meist LG 3 aktiviert und tastbar.

## LG 3 *(Yang Guan)* „Lumbales *Yang*-Tor"

**Lokalisation:** variabel – in der größten Vertiefung zwischen Dornfortsätzen von LWK 4/5, 5/6 oder 6/7
**Anatomie:** medialer Ast des 4. Lumbalnervs
**Funktion:** stärkt *Yang-Qi* und den unteren Rücken
**Indikation:** Störungen der Reproduktionsorgane, Endometritis, Lendenwirbelspondylose, Arthritis, Schwäche der Hinterbeine

## LG 4 *(Ming Men)* „Tor des Lebens"

**Lokalisation:** in der Mittellinie zwischen den Dornfortsätzen von LWK ⅔
**Technik:** 1–2 cm tief einstechen
**Anatomie:** medialer Ast des 2. Lumbalnervs
**Funktion:** beseitigt Kälte, tonisiert Nieren-*Yang*; wärmt das Lebenstor *(Mingmen)*, klärt starke Hitze
**Indikation:** Bandscheibenprobleme, Hinterbeinbeschwerden, Akupunktur-Analgesie, urogenitale und chronische gastrointestinale Störungen, starker Juckreiz, Fieber

## LG 5 *(Xuan Shu)* „Schwebender Angelpunkt"

**Lokalisation:** in der Mittellinie zwischen den Dornfortsätzen von BWK 13 und LWK 1
**Technik:** 1–2 cm tief einstechen
**Anatomie:** medialer Ast des 13. Thorakalnervs (Th13)
**Indikation:** thorakolumbale Beschwerden, gastrointestinale Störungen, Diarrhö

## LG 6 *(Ji Zhong)* „Mitte der Wirbelsäule"

**Lokalisation:** in der Mittellinie zwischen den Dornfortsätzen von BWK 11 und 12
**Technik:** 0,5–1 cm tief einstechen
**Anatomie:** medialer Ast des 11. Thorakalnervs (Th11)
**Indikation:** Appetitverlust, gastrointestinale Störungen, Diarrhö, Hepatitis, Parese oder Paralyse der Hinterbeine

## LG 7 *(Zhong Shu)* „Mittlerer Angelpunkt"

**Lokalisation:** in der Mittellinie zwischen den Dornfortsätzen von BWK 10 und 11
**Technik:** 1–2 cm tief einstechen
**Anatomie:** medialer Ast des 10. Thorakalnervs (Th10)
**Funktion:** bei Milz-Mangelsyndromen
**Indikation:** Appetitverlust, Gastritis, thorakolumbale Hyperpathie, Epilepsie

## LG 10 *(Ling Tai)* „Turm des Geistes"

**Lokalisation:** in der Mittellinie zwischen den Dornfortsätzen von BWK 6 und 7
**Technik:** 1–3 cm tief einstechen
**Anatomie:** medialer Ast des 6. Thorakalnervs (Th6)
**Indikation:** Magenaufruhr, Leber- oder Lungeninfektionen

## LG 12 *(Shen Zhu)* „Körpersäule"

**Lokalisation:** in der Mittellinie zwischen den Dornfortsätzen von BWK 2 und 3
**Technik:** 2–4 cm tief einstechen
**Anatomie:** medialer Ast des 3. Thorakalnervs (Th3)
**Indikation:** Pneumonie, Bronchitis, Schulterschmerzen

## LG 13 *(Tao Dao)* „Pfand zum Brennofen"

**Lokalisation:** in der Mittellinie zwischen den Dornfortsätzen von BWK 1 und 2
**Anatomie:** medialer Ast des 1. Thorakalnervs (Th1)
**Indikation:** Schulter- oder Nackenschmerzen, zervikale Spondylose, Epilepsie, Fieber

## LG 14 *(Da Zhui)* „Großer Wirbel"

**Lokalisation:** in der Mittellinie zwischen den Dornfortsätzen von HWK 8 und BWK 1
**Anatomie:** medialer Ast des 8. Zervikalnervs (C8)
**Funktion:** beseitigt Wind und Hitze, tonisiert *Wei-Qi,* öffnet alle *Yang*-Meridiane, tonisiert *Yang* oder leitet es aus
**Indikation:** Allergien, Asthma, „steifer Rücken", Fieber, zervikale Spondylose, Epilepsie, Immunschwäche, Nackenschmerzen, Lahmen der Vorderbeine

**7**

## LG 16 *(Fong Fu)* „Lagerhalle des Windes"

**Lokalisation:** an der Schädelbasis, dorsale Mittellinie
**Technik:** 0,5–1 cm tief einstechen (**Cave:** nicht den Epiduralraum punktieren!)
**Funktion:** vertreibt Wind
**Indikation:** Epilepsie, zervikale Hyperpathie

## LG 20 *(Bai Hui)* „Hundertfaches Zusammentreffen"

**Lokalisation:** Schnittstelle einer Linie zwischen den oberen Ohransatzstellen und der Mittellinie (zwischen Crista sagittalis und frontalis) am Hinterkopf

**Anatomie:** Äste des N. occipitalis major, N. auriculotemporalis und N. supraorbitalis
**Funktion:** klärt Geist-*Shen*, stärkt Milz, gut bei Leber-Feuer, unterdrückt aufsteigendes Leber-*Yang,* bei Leber-*Qi*-Stagnation, *Yang*-Mangel und -Kollaps, Blut-Erschöpfung; vertreibt Wind
**Indikation:** alle Arten von Organprolapsen
**Anmerkung:** für einige Autoren ist LG 20 Endpunkt des inneren Leber-Meridians

### LG 25 *(Shan Gen)* „Fuß des Hügels"

**Entsprechung beim Menschen:** *Su Liao* („Weißer Knochenspalt")
**Lokalisation:** direkt rostral der Haarlinie in der Mitte der Nasenspitze (blutige Akupunktur)
**Anatomie:** Ast des N. infraorbitalis zur Nase
**Indikation:** akute Notfälle, Rhinitis, Sinusitis, Erkältung oder Anfangsstadien von Tollwut bei Hunden

### LG 26 *(Ren Zhong)* „Mitte des Menschen"

**Lokalisation:** Schnittstelle des Nasen-T im Philtrum (zwischen dorsalem und mittlerem Drittel in der Medianebene der Oberlippe)
**Technik:** tief (aggressiv) einstechen
**Besonderheit:** Geist-*Shen*-Punkt; Meisterpunkt der Wiederbelebung
**Funktion:** vertreibt Hitze, bei *Yin*-Kollaps; zur Wiederbelebung

### Literatur

Cheng X, editor. *Chinese Acupuncture and Moxibustion.* Beijing, China, 1987, Foreign Languages Press.
Ellis A, Wiseman N, Boss K. *Grasping the Wind: An Exploration into the Meaning of Acupuncture Point Names.* Brookline, Mass, 1989, Paradigm Publications
Schoen A, editor. *Veterinary Acupuncture: Ancient Art to Modern Medicine.* St. Louis, 2001, Mosby.
Lee-Kin. *A Handbook of Acupuncture Treatment for Dogs and Cats.* Hong Kong, 1994, Medicine and Health Publishing.
International Veterinary Acupuncture Society, class notes, 1996-1997, Albuquerque, NM.

# II

## Darstellung der Krankheitsbilder geordnet nach Organsystemen

# 8 Kardiovaskuläre Erkrankungen

## 8.1 Kongestive Kardiomyopathie (Stauungsinsuffizienz)

### 8.1.1 Therapeutische Strategien

- Ursachen behandeln (falls möglich)
- Herzminutenvolumen verbessern (Herzfrequenz steigern, Rhythmusstörungen kontrollieren, Vasodilatation, Myokardfunktion stärken)
- Arbeitsbelastung verringern
- Neuroendokrine Hyperaktivität hemmen
- Auswirkungen wie Stauungszeichen (Lungenödem, Aszites, Arrhythmie) und verringerte Auswurfleistung (Schwäche, Synkopen, Arrhythmie, verstärkter Sympathikustonus, Azotämie) kontrollieren [Nelson und Couto 1998].

### 8.1.2 Optionen auf konventioneller Grundlage

Es folgt eine allgemeine Einführung in komplementäre, integrative und unkonventionelle Behandlungsmethoden bei Herzerkrankungen. Da auch bei spezifischen Herzkrankheiten (s. u.) Symptome einer Stauungsinsuffizienz auftreten können, sind Kräuter, Supplemente und pathophysiologische Grundzüge aus Sicht der TCM identisch; sie werden nicht mehr wiederholt.

### Kräuter (Phytotherapeutika)

- **Weißdorn** *(Crataegus oxycantha)*: kann Kontraktilität des Myokards steigern und peripheren Gefäßwiderstand senken. In Versuchen meist nach 6–8 Wochen Anwendung größter Wirkeffekt. Kann Wirkung von Herzglykosiden steigern [Jellin et al. 1999].
- **Knoblauch** *(Allium sativum)*: in der Humanmedizin beliebtes Mittel bei Herzerkrankungen; scheint primär Blutfette und arteriosklerotische Veränderungen günstig zu beeinflussen. In einer Studie mit Hunden konnten diastolischer Druck und Herzfrequenz gesenkt werden [Martin et al. 1992, Nagourney 1998].
- **Ginkgo** *(Ginkgo biloba)*: traditionelles Mittel; scheint auf periphere Gefäße vasodilatierend zu wirken; durch Flavonoid-Gehalt antioxidativ.
- **Chin. Goldfaden** *(Coptis chinensis),* **Berberitze** *(Berberis vulgaris),* **Mahonie** *(Mahonia aquifolium)*: wichtigster Wirkstoff ist bei allen dreien Berberin (wirkt wie Klasse-III-Antiarrhythmikum), das die Herzfrequenz senkt [Huang et al. 1992, Riccioppo 1993].
- **Evodia** *(Evodia rutaecarpa)*: als *Wu Zhu Yu* Bestandteil chinesischer Kräuterrezepturen, aber nicht einzeln verwendet. Zahlreiche Extrakte zeigten in vitro eine negativ-chronotrope, (vaso)relaxierende und vasodilatierende Wirkung sowie in einer Studie eine positiv-inotrope Wirkung. In der einzigen bisher veröffentlichten Studie ließ sich bei Katzen keine

**8**

kardiorespiratorische Wirkung nachweisen, ein Extrakt konnte aber die zerebrale Durchblutung (Blutfluss) verstärken [Haji et al. 1994].

- **Buntnessel** *(Coleus forskohlii)*: gesteigerte Kontraktionskraft des Myokards und Vasodilatation peripherer Gefäße durch den Wirkstoff Forskolin; senkt möglicherweise auch Vor- und Nachlast durch Aktivierung der Adenylatcyclase [Baumann et al. 1990].
- **Terminalia arjuna:** findet bei einer Reihe von Herzerkrankungen Anwendung, aber wohl eher bei Menschen als bei Tieren, da vor allem für erhöhte Cholesterinspiegel und Koronarerkrankungen Nutzen nachgewiesen [Bharani 1995].
- **Salvia miltiorrhiza:** traditionell in chinesischen Kräuterrezepturen *(Pinyin-Name Dan Shen)*; kann Koronardurchblutung verbessern und Gefäßwiderstand senken; Antikoagulans-Wirkung [Huang 2000]. In einer Studie an perfundierten Rattenherzen erschien *Dan Shen* günstig für die Erholung nach ischämischem Insult [Takeo et al. 1990]. Bei Hunden dosisabhängige Hypotonie durch *Dan Shen,* wie Messungen der peripheren Gefäßrelaxation ergaben [Lei und Chiou 1986].
- **Asiatischer Ginseng** *(Panax ginseng)*: in der TCM als *Ren Shen* bekannt und einzeln oder in Kombinationen verwendet. Steigert Herzfrequenz und verlängert Kontraktionszeit (ähnlich wie Kalziumkanalblocker); führt in kleinen Dosen zu Vasokonstriktion, in großen Dosen zu Vasodilatation [Huang 1998].
- **Stephania** *(Stephania tetranda)*: in chinesischen Kräuterrezepturen als *Fang Ji*; wirkt wie ein Kalziumkanalblocker [Bone 1997].

> **CAVE:** Keine Produkte mit der Bezeichnung *Mu Tong* verwenden, da Stephania durch toxisches Aristolochia (induziert Nierenversagen und Krebs) ersetzt sein könnte.

- **Phytotherapeutika** mit weniger gut dokumentierter kardiovaskulärer Wirkung:
  - Wolfstrapp *(Lycopus virginicus)*: ☞ Kap. 13.1
  - Herzgespann *(Leonurus cardiaca)*
  - Cayennepfeffer *(Capsicum annuum)*: als Einzelwirkstoff i.v. verabreicht, verursachte Capsaicin bei Hunden und Katzen Hypertonie. Periphere Vasokonstriktion bei anästhesierten Hunden (gefolgt von Hypotonie) und in isolierten Arterienabschnitten anscheinend cholinerg vermittelt [Toda et al. 1972]. Ob orale Einnahme der ganzen Droge eine ähnliche Wirkung hat, ist unbekannt.

> **CAVE:** Pflanzen mit herzaktiven Glykosiden, Maiglöckchen *(Convallaria majalis),* Fingerhut *(Digitalis purpurea)* oder Meerzwiebel *(Scilla maritima),* z.T. in traditionellen Texten angegeben, können nützlich, aber auch toxisch und potenziell tödlich sein!

---

**Übersicht 8-1  Potenziell kardiovaskulär wirksame Kräuter**

**Gefäßwiderstand mindernd:** Weißdorn, Knoblauch, Ginkgo, Evodia, Buntnessel, Salbei
**Antiarrhythmika:** Berberin enthaltende Kräuter, Stephania
**positiv-inotrop:** Weißdorn, Evodia, Buntnessel
**negativ-chronotrop:** Knoblauch, Evodia
**antisklerotisch:** Knoblauch, Terminalia
**Antikoagulanzien:** Knoblauch, Salbei

---

## Nährstoffe / Supplemente

- **Fischöle bzw. Omega-3-Fettsäuren:** beeinflussen über Zytokine wie Insulin-like growth factor (IGF), Interleukin-1β und Tumornekrosefaktor (TNF) das Überleben von Hunden mit chronischer Herzinsuffizienz [Freeman et al. 1998]. Mögliche Wirkmechanismen: Verlängerung der Erholungszeit (Refraktärperiode), Reduktion der elektrischen Reizbildung, der Kalziumverfügbarkeit und -freisetzung sowie der Gefahr von Rhythmusstörungen [Billman et al. 1999, Negretti et al. 2000, Leaf et al. 1998].
  - Empfohlene Dosierung: EPA (Eicosapentaensäure) und DHA (Docosahexaensäure) 150 mg/kg KG; am besten untersucht sind jedoch 40 mg/kg EPA und 25 mg/kg DHA.
- **Coenzym Q10:** katalysiert ATP-Produktion und fördert Energiestoffwechsel; Antioxidans. Indiziert bei ischämischer Herzerkrankung [Rush 1996, Jellin et al. 1999]; es kann aber Monate dauern, bis sich Wirkung zeigt; da Ischämie wichtigste Indikation ist, eher in der Humanmedizin verwendet.
  - Dosierung bei Hunden: täglich 2,2–22 mg/kg.
- **Vitamin E:** Anstieg freier Radikale durch oxidativen Stress könnte Dekompensation der Myokardfunktion fördern. Niedrige Vitamin-E-Spiegel bei Hunden mit (spontaner) idiopathisch dilatativer Kardiomyopathie [Freeman et al. 1999] oder auch bei Katzen mit dilatativer Kardiomyopathie und hyperthyreoter Herzerkrankung [Fox et al. 1993].
  - Dosierung: 1 × 10–20 IE/kg.
- **Selen:** Spurenelement mit Antioxidans-Wirkung, das oxidativen Stress verringern hilft (durch Verstärkung der Vitamin-E-Wirkung und als Kofaktor der Glutathionperoxidase). Selen ist zusätzlich am Arachidonsäure-Metabolismus beteiligt und kann so Prostanoid-Spiegel beeinflussen.
  - Dosierung: mit ca. 2–50 µg/Tag supplementieren (in antioxidativen Kombipräparaten).
- **Magnesium:** verhindert bei Myokardischämie des Menschen Rhythmusstörungen, reguliert glatten Gefäßmuskeltonus; evtl. inotrope Wirkung.
  - Dosierung: täglich 1–2 Milliäquivalent (mEq)/kg KG (ca. 10 mg/kg).

**8**

---

**CAVE:** Magnesium ist bei Nierenerkrankungen kontraindiziert.

- **Karnitin:** verbessert Myokardstoffwechsel; in einer humanmedizinischen Versuchsreihe kardioprotektiv. Bei Amerikanischen Cockerspaniels mit dilatativer Kardiomyopathie (DCM) in Tagesdosen von 3 × 1 g wirksam [Kittleson et al. 1997], bei Boxern mit DCM in Tagesdosen von 3 × 2 g [Keene et al. 1991]. Ansprechen anderer Hunderassen mit DCM weniger überzeugend.
  - Dosierung: täglich ca. 50–150 mg/kg.
- **Taurin:** führt zur Besserung klinischer Parameter bei Menschen mit Stauungsinsuffizienz.
  - Dosierung: täglich 1–3 × 50–100 mg/kg (für typische Kardiomyopathie Amerikanischer Cockerspaniels 3 × 500 mg/Tag).
- **Drüsengewebe oder rohes Herz:** Ein alter Brauch ohne nachweislichen Nutzen ist die diätetische Behandlung von Herzkranken mit Herzgewebe. Gesundes Herzmuskelfleisch aus dem Schlachthaus sollte theoretisch mehr der funktionell wichtigen kardialen Nährstoffe enthalten.

### 8.1.3 Komplementäre Optionen

#### TCM-Kräuter

(Kleine Auswahl aus den zahlreichen Rezepturen der TCM für die Therapie verschiedener Formen von Herzinsuffizienz)

***Fu Fang Dan Shen Pian*** („Tablette mit *Dan Shen*" = Salvia miltiorrhiza)

- Indikation: *Qi*- und Blut-Stagnation; humanmed. Zur Behandlung von Koronarerkrankungen
- Symptome: dunkelrote Zunge, unregelmäßiger Puls, Schmerzen
- Wirkung: kardiales „Allroundmittel"; verbessert Kapillardurchblutung (Mikrozirkulation), Dilatation der Koronararterien, Geweberegeneration/ Wundheilung; gerinnungshemmend, fibrinolytisch, cholesterinsenkend
- Dosierungsempfehlung/Anfangsdosis: 1 Tabl./3,5 kg KG, verteilt über den Tag; Dosis bei Bedarf kontrolliert steigern; relativ sicher

***Zuo Gui Yin*** („Trunk zum Wiederherstellen der Linken")

- Indikation: Nieren-, Leber- und Herz-*Yin*-Mangel
- Symptome: gerötete, trockene Zunge; schneller, fadenförmiger Puls; Hyperaktivität oder Ruhelosigkeit, Thoraxschmerzen, Schlaflosigkeit, Schwäche der Hinterbeine, Schwindel, Gewichtsverlust
- Kontraindikation: Feuchtigkeitssyndrome (z. B. Zystitis, Kolitis, fettige Seborrhö, Gewichtszunahme) bei Tieren
- Bei **Schmerzen:** 9 g *Dang Gui,* 12 g *Dan Shen,* 6 g *Chuan Xiong,* 9 g *Yu Jin* (zu 75 g des Grundrezepts hinzufügen)
- Alternativ bei starken Brustschmerzen (bei Tieren nur schwer nachweisbar): *Zuo Gui Wan* und *Xue Fu Zhu Yu Tang* kombinieren
- Bei **Hypertonie:** 12 g *He Shou Wu,* 12 g *Nu Zhen Zi,* 9 g *Gou Teng,* 15 g *Shi Jue Ming,* 15 g *Mu Li,* 15 g *Bie Jia* (zu 75 g des Grundrezepts hinzufügen)

- Dosierungsempfehlung: 120 mg/kg (oder ca. ¼ Teelöffel/7,5–10 kg KG) des Granulats, aufteilt auf 2 Dosen pro Tag

*Wen Dan Tang* („Dekokt zum Wärmen der Gallenblase")

- Indikation: Verdacht auf Behinderung des Herz-Blutflusses durch Schleimobstruktion; traditionell bei Hitze oder wenn Herzöffnungen durch Schleim verlegt sind
- Symptome: tiefer, verlangsamter Puls; Verhaltensauffälligkeit (Hyperaktivität oder Depression), Appetitmangel;
  bei Hitze: rote, feuchte Zunge mit Belag; schneller, schlüpfriger, drahtiger Puls; Hitzeunverträglichkeit, Reizbarkeit;
  bei verlegten Herzöffnungen: schlüpfriger Puls; Schaum im Maul; Lethargie, Ängstlichkeit, Manie, volles Abdomen, Bruststeife
- Grundrezept *Wen Dan Tang* (*Dang Shen* wird zur Tonisierung/Stärkung des Milz-*Qi* ergänzt):
  - *Ban Xia*      13 %
  - *Chen Pi*       6 %
  - *Zhu Ru*       17 %
  - *Zhe Ke*        6 %
  - *Fu Lin*        15 %
  - *Dang Shen*    20 %
  - *Gan Cao*       6 %

*Xue Fu Zhu Yu Tang* („Stase im Sitz des Blutes vertreibendes Dekokt")

- Indikation: Obstruktion des Herzens durch gestautes Blut (bei Hunden sehr häufig); Blut-Stase durch Blut-Mangel und nachfolgende *Qi*-Stagnation; auch in Frühstadien einer Herzinsuffizienz, vor allem mit Zeichen einer Lungenstauung
- Symptome: dünner, drahtiger Puls; blasse bis lila Zunge; trockenes Fell mit Haarausfall und feiner Schuppenbildung, allergische Dermatitis oder rezidivierende Mastozytose, Furchtaggression, tastempfindlicher Thorakal- bzw. Brustwirbelbereich
- Dosierungsempfehlung: 120 mg/kg (oder ca. ¼ Teelöffel auf 7,5–10 kg KG) des Granulats, aufteilt auf 2 Dosen pro Tag

*Qiang Xin Yin* („Dekokt zur Herzstärkung")

- Indikation: *Yin*-Kälte
- Symptome: blasse oder dunkelrote, feuchte Zunge; schwacher Puls; Dyspnoe, Palpitation, kühle Extremitäten, Schwäche
- Wirkung: nährt *Yin*, aktiviert das Blut, tonisiert *Yang* und *Qi*
- Bestandteile:
  - *Yin Yang Huo*   12 %
  - *Fu Zi*           5 %
  - *Huang Qi*       12 %
  - *Dang Shen*      12 %
  - *Huang Jing*      9 %
  - *Mai Men Dong*   12 %
  - *Dan Shen*       12 %

**8**

– *Yi Mu Cao*     21 %
– *Gan Cao*       5 %

**Zhen Wu Tang**  („Wasserkontrollierende-Gottheit-Dekokt")

- Indikation: *Yin*-Kälte
- Symptome: Unterkühlung, Schwäche, starke Ödembildung
- Wirkung: Diuretikum; zur Wirkungsverstärkung 12 g *Ze Xie,* 12 g *Yi Yi Ren* und 12 g *Che Qian Zi* (zu 40 g der Rezeptur) hinzufügen
- Dosierungsempfehlung: 120 mg/kg (oder ca. ¼ Teelöffel auf 7,5–10 kg KG) des Granulats, aufgeteilt auf 2 Dosen pro Tag

**Modifikation von Zhen Wu Tang** – ähnliche Zusammensetzung wie **Wu Ling San** („Fünf Bestandteile mit Poria-Pulver")

- Indikation: durch Wasser/Nässe und Schleim niedergedrücktes Herz
- Symptome: grau-violette Zunge; schneller, unregelmäßiger Puls; Rhythmusstörungen, Atemnot (Dyspnoe), kühle Extremitäten
- Wirkung: starkes Diuretikum
- Bestandteile:
  – *Gui Zhi*        20 %
  – *Gan Jiang*      16 %
  – *Bai Zhu*        16 %
  – *Fu Ling*        16 %
  – *Zhu Ling*       16 %
  – *Bai Shao Yao*   16 %

**Sheng Mai San**  („Puls wieder herstellender Trunk") und **Ren Shen Yang Rong Tang**  („Nährendes Ginseng-Dekokt") im Verhältnis 30:100 g

- Indikation: *Qi*- und *Yin*-Mangel
- Symptome: rote Zunge; schwacher, unregelmäßiger Puls; Benommenheit, Kurzatmigkeit (Verschlechterung durch Bewegung)
- Dosierungsempfehlung: 120 mg/kg (oder ca. ¼ Teelöffel auf 7,5–10 kg KG) des Granulats, aufteilt auf 2 Dosen pro Tag

**Zhi Gan Cao Tang**  („In Honig gebratenes Süßholz-Dekokt")

- Indikation: *Qi*- und *Yang*-Mangel
- Symptome: sprunghafter oder intermittierender Puls
- Dosierungsempfehlung: 120 mg/kg (oder ca. ¼ Teelöffel auf 7,5–10 kg KG) des Granulats, aufteilt auf 2 Dosen pro Tag

**Shen Fu Tang**  („Dekokt aus Ginseng und Eisenhut")

- Indikation: Notfälle wie vollständiger *Qi*- und *Yang*-Kollaps
- Symptome: Schockzeichen mit Blässe, schwachem Puls und Kühle
- Dosierungsempfehlung: mit 120 mg/kg (oder ca. ¼ Teelöffel auf 7,5–10 kg KG) des Granulats beginnen und halbstündlich wiederholen, bis sich Schockzustand bessert

---

CAVE: *Shen Fu Tang* nur akut, nicht über längere Zeit!

## Westliche Kräuter

Manche therapierefraktäre Fälle von Stauungsinsuffizienz entsprechen nicht genau den oben genannten TCM-Indikationen. Bei solchen Tieren verspre-chen westliche Phytotherapeutika u.U. eine bessere Stabilisierung des Zustands. Obwohl die experimentelle Erprobung noch nicht abgeschlossen ist, zeichnen sich bereits ein paar allgemeine Prinzipien für geeignete Rezep-turen bei Stauungsinsuffizienz ab. Sie müssen folgende Bedingungen erfül-len: die Herzfrequenz verlangsamen sowie Nachlast und Vorlast senken.

- **Frequenzverlangsamung:** Eine beschleunigte Frequenz der Herz-schlagfolge gilt zwar komplementärmedizinisch als allgemeines Zeichen von Hitze, sollte aber bei kongestiver Kardiomyopathie als spastische Form angesehen werden. Deshalb sind relaxierende Mittel nötig.
  - Einige Relaxanzien schmecken „süß", wie in Honig gebratenes Süß-holz in der TCM oder z.B. Linde *(Tilia cordata)* und Mistel *(Viscum album)* als westliche Phytotherapeutika.
  - Krampflösende (spasmolytische) Kräuter (wie Herzgespann, Wolfstrapp, Passionsblume, Baldrian oder Maiglöckchen) sind von Natur aus oft auch *Qi* und Blut bewegend. Bei schwerer Herzinsuffi-zienz ist aber selbst Maiglöckchen („Digitalis der armen Leute") nicht stark genug. *Dan Shen* ist nicht die einzige Alternative.
  - In der frühen Kräuterheilkunde sollten kleine Mengen Lobelie *(Lobe-lia inflata)* die Wirkung der „Herzkräuter" verstärken. Lobelie wirkt aber nicht nur synergistisch (mit fast allen *Qi* bewegenden Phytothera-peutika), sondern auch symptomatisch (fördert Expektoration und reduziert dadurch das Lungenödem) [Brinker 1995].
  - Auch Weißdorn, Berberitze und amerikanisches Helmkraut *(Scutella-ria laterifolia)* könnten eine beschleunigte Herzfrequenz normalisie-ren, indem sie überschüssige Energie aus dem Herzen leiten („Hitze klären" wie Helmkraut und Berberitze) oder das Herz-*Qi* zusammen-ziehen und das Herz-Blut nähren (Weißdorn).

- **Senkung der Nachlast (Afterload)** durch Weitstellen der Körpergefäße:
  - „Diffusive" Mittel der Kräuterheilkunde im 19. Jh.: Knollige Seiden-pflanze *(Asclepias tuberosa)*, Cayennepfeffer und Zahnwehholz *(Zan-thoxylum americanum)*; auch Knoblauch, der zusätzlich Plättchenaggre-gation und Thrombusbildung bei „Sludge"-Phänomenen vermindert.
  - Diese „wärmenden" Kräuter unterstützen die Wirkung von *Qi*- und Blut-bewegenden Mitteln zur Verlangsamung der Herzfrequenz; es kommt also zu einem wertvollen synergistischen Effekt.
  - Cayennepfeffer kann den Puls fröstelnder, geschwächter Patienten kräftigen bzw. bei Patienten mit erhitztem Ober- und kühlem Unterkör-per verlangsamen (Mechanismus unklar).
  - Wacholder *(Juniperus communis)* kann zerstreuend („diffusiv") wir-ken, ist aber bei chronischem Nierenversagen und Glomerulonephritis **kontraindiziert.**

**8**

**CAVE:** Alle genannten Phytotherapeutika sollten wegen ihrer starken Wirksamkeit nur in kleinen Mengenanteilen verwendet werden.

● **Senkung der Vorlast (Preload)** durch Diuretika
  – Löwenzahn *(Taraxacum officinale)* gilt als kaliumsparendes Diuretikum; aber Herzkrankheiten dürften im 19. Jh. am häufigsten durch krause Petersilie *(Petroselinum crispum)* behandelt worden sein.

> **CAVE:** Bei langfristigem, hochdosiertem Gebrauch kann Petersilie die Nerven schädigen.

## Westliche Kräuterrezepturen

Einige Vorschläge zur Behandlung kardialer Erkrankungen des Menschen erklären sich aus der energetischen Wirkung der „Herz-Kräuter/-Phytotherapeutika".

● Verbesserung der Auswurfleistung (Cardiac Output): Tinktur aus Weißdorn, Ginkgo, Melisse, Linde, Zahnwehholz, Wolfstrapp und Kaktus
  – Wirkung: Kaktus *(Selenicereus grandiflorus)* ist potenziell toxisch. Weißdorn und Ginkgo tonisieren das Blut, Melisse bewegt das *Qi*, Linde wirkt relaxierend auf die Herzaktion, die übrigen Bestandteile sind Blut-bewegend.
  – Dosierungsempfehlung: 0,04 ml/kg KG, auf 2–3 Dosen über den Tag verteilt.
● Bei Herzschwäche, evtl. auch Rhythmusstörungen: Tinktur aus 2 Teilen Weißdorn, 2 Teilen Herzgespann und 1 Teil Maiglöckchen (potenziell toxisch)
  – Wirkung: nährt und bewegt das Blut;
  – Indikation: Verlangsamung der Frequenz bei Tachyarrhythmie (aufgrund von Blut-Mangel oder „Herzmuskelspasmen") mit beschleunigtem, dünnem, drahtigem Puls;
  – Dosierungsempfehlung: 0,04 ml/kg KG, auf 2–3 Dosen über den Tag verteilt.
● Bei Arrhythmien: Tinktur aus 2 Teilen Herzgespann, 1 Teil Mistel und 1 Teil Baldrian
  – Wirkung: bewegt *Qi* und Blut, macht Herzmuskel „geschmeidiger";
  – Dosierungsempfehlung: 0,04 ml/kg KG, auf 2–3 Dosen über den Tag verteilt.
● Bei schwerer Stauungsinsuffizienz: Tinktur aus 10 ml Lobelie (potenziell toxisch), 20 ml Petersilie, 15 ml Seidenpflanze, 10 ml Helmkraut, 15 ml Zahnwehholz und 15 ml Maiglöckchen
  – Wirkung: Lobelie und Maiglöckchen bewegen *Qi* und Blut, verstärkt durch die „diffusive" Qualität von Seidenpflanze und Zahnwehholz; Helmkraut kühlt den Oberkörper und verlangsamt dadurch die Herzaktion; Petersilie und Lobelie lösen Ödeme auf;
  – Dosierungsempfehlung: 0,04 ml/kg KG, auf 2–3 Dosen über den Tag verteilt.

> **CAVE:** Hohe Lobelien-Dosen bei langfristiger Anwendung toxisch (Würgereiz und Erbrechen); Nebenwirkung nach Absetzen innerhalb weniger Tage reversibel.

Es bleibt noch viel zu tun, um geeignete und nachweislich wirksame Rezepturen für Tiere mit Stauungsinsuffizienz zu finden. Wir möchten Sie durch unsere Vorschläge ermutigen, eigene Erfahrungen mit der phytotherapeutischen Behandlung herzkranker Tiere zu sammeln.

## Mögliche Interaktionen

- Buntnessel: denkbar ist eine Verstärkung der positiv-inotropen Wirkung von Digoxin, Fingerhut, Weißdorn und Maiglöckchen
- Evodia: in Verbindung mit hypotensiven und vasodilatierenden Mitteln sehr vorsichtig gebrauchen; TCM-Literatur und klinische Praxis legen einen schwach hypertensiven Effekt bei Menschen nahe
- Ginkgo: kann Wirkung von Antikoagulanzien, evtl. auch MAO-Hemmern potenzieren
- Ginseng: kann Insulinwirkung verstärken
- Karnitin: kompetitive Hemmung der Thyroxinbindung an peripheren Rezeptoren
- Knoblauch: verstärkt evtl. Antikoagulanzien- oder (hypoglykämische) Insulinwirkung und Blutungsneigung
- Magnesium: bei renalen Erkrankungen wegen Gefahr einer Hypermagnesiämie **kontraindiziert**
- Weißdorn: Wirkungsverstärkung von Digitalis und tonisierender Mittel (Maiglöckchen)

## Therapievorschläge der Autoren

Steve Marsden: Magnesium, Coenzym Q10, westliche meist eher als TCM-Rezepturen geeignet
Susan G. Wynn: Fischöle, Magnesium, westliche Phytotherapeutika, Karnitin, Taurin

## 8.2 Dilatative Kardiomyopathie

(Allgemeines siehe 8.1)

### 8.2.1 Therapeutische Strategien

- Herzminutenvolumen (Auswurfleistung) verbessern: Kontraktilität steigern, peripheren Widerstand senken
- Rhythmusstörungen vorbeugen
- Oxidativen Stress aufgrund der Kreislaufschwäche verringern
- Stoffwechsel- (Hypothyreose) und ernährungsbedingte Ursachen (Fütterung mit Lammfleisch und Reis, Taurinmangel) ausschließen

## 8.2.2 Optionen auf konventioneller Grundlage

- Allgemein zur Anwendung von Karnitin, Taurin, Fischölen, Antioxidanzien und Coenzym Q10 (siehe 8.1)
- Kräuter (Phytotherapeutika): Ginseng, Buntnessel, Weißdorn. Maiglöckchen und Meerzwiebel sind für eine regelmäßige Anwendung zu toxisch (Verordnung nur durch Tierärzte mit viel Erfahrung in Kräuterheilkunde)
- **Magnesium:** Magnesiummangel ist oft Ursache einer Kardiomyopathie; daher kann Magnesium helfen, ventrikuläre Arrhythmien zu verhindern. Myokardfunktion hängt von ausreichender Versorgung mit Magnesium ab (im Herzmuskel 23-mal höhere Mg-Konzentration als im Plasma). Der Versuch, Magnesium oral zu substituieren, ist durch die gastrointestinale Resorption selbstlimitiert: Mg beschleunigt Darmmotilität und verkürzt Passagezeit, kann daher osmotische Diarrhö verursachen.
  - Dosierungsempfehlung: 10 mg/kg KG Magnesiumsulfat 2 ×/Woche s.c. injizieren; bei Anzeichen einer Besserung Häufigkeit verringern
  - Kontraindikation: Nierenversagen!

## 8.2.3 Komplementäre Optionen

Für Katzen mit Thrombenbildung in der Aorta: *Qi Bu San* („Sieben Tonisierungspulver")

- Wirkung: wärmt *Yang*, bewegt Blut, löst Stauung auf; scheint bei genauerer Analyse aber nicht spezifisch für Katzen mit Aortenthrombose zu sein
- Bestandteile:
  - *Bai Zhu*      10 %
  - *Chen Pi*      5 %
  - *Chuan Lian Zi*      5 %
  - *Dang Gui*      10 %
  - *Dang Shen*      10 %
  - *Fu Ling*      10 %
  - *Gan Cao*      5 %
  - *Huang Qi*      10 %
  - *Mai Ya*      5 %
  - *Qin Jiao*      7 %
  - *Shan Yao*      8 %
  - *Suan Zao Ren*      10 %
  - *Xiang Fu*      5 %

### Mögliche Interaktionen

- Buntnessel: denkbar ist Verstärkung der positiv-inotropen Wirkung von Digoxin, Fingerhut, Weißdorn und Maiglöckchen
- Ginseng: kann Insulinwirkung verstärken
- Karnitin: kompetitive Hemmung der Thyroxinbindung an peripheren Rezeptoren

- Magnesium: bei renalen Erkrankungen wegen Gefahr einer Hypermagnesiämie **kontraindiziert**
- Weißdorn: Wirkungsverstärkung von Digitalis und tonisierender Mittel (Maiglöckchen)

### Therapievorschläge der Autoren

Steve Marsden: Geeignete TCM-Rezeptur (aus allgemeinem Teil)
Susan G. Wynn: Taurin, Karnitin, Fischöle, westliche Phytotherapeutika

## 8.3 Hypertrophe Kardiomyopathie

(siehe auch 8.1 und 8.4)

### 8.3.1 Therapeutische Strategien

- Myokard entspannen
- Kammer-/Ventrikelfüllung verstärken
- Auf Insuffizienzzeichen (wie Lungenödem) achten
- Rhythmusstörungen behandeln
- Hyperthyreose, systemische Hypertonie und Akromegalie (selten) ausschließen

### 8.3.2 Optionen auf konventioneller Grundlage

(siehe 8.1 unter *Salvia miltiorrhiza, Stephania tetranda, Ginkgo biloba, Coptis chinensis, Berberis vulgaris, Mahonia aquifolium*)
Echokardiographische Verlaufskontrollen bei Tieren mit hypertropher Kardiomyopathie haben gezeigt, dass sich die Myokardverdickung unter „alternativer" Therapie gelegentlich zurückbildet; wirksam war vor allem Weißdorn.

**8**

- **Weißdorn**
  - Wirkung: freier Radikalfänger, verbessert Koronardurchblutung und Kontraktionskraft des Myokards
  - Dosierungsempfehlung (Tinktur): 0,04 ml/kg KG, aufgeteilt auf 2–3 Dosen über den Tag
  - Sicherheit: Weißdorn ist sehr sicher und kann unter veterinärmedizinischer Kontrolle großzügig verabreicht werden.
- *Dan Shen* (Salbei)
  - Wirkung: vergleichbar mit Weißdorn; verbessert Mikrozirkulation (Kapillardurchblutung) und Vasodilatation der Koronararterien, Geweberegeneration bzw. Wundheilung; fibrinolytisch (hemmt Gerinnselbildung)
  - Indikation: bei Koronarerkrankungen oft als Einzelpflanze; in chinesischen Kliniken wichtigstes Phytotherapeutikum bei Herzleiden
  - Darreichungsform: *Fu Fang Dan Shen Pian* („Tablette mit *Dan Shen*")

- **Magnesium**
  - Indikation: generell bei Magnesiummangel, z.B. bei Kardiomyopathie (Mg wichtig für Myokardfunktion), felinen Erkrankungen der unteren (ableitenden) Harnwege durch Mg-arme Ernährung – erhöht möglicherweise Anfälligkeit von Katzen für hypertrophe Kardiomyopathie [Freeman et al. 1997].
  - Orale Supplementierung: in einer Studie wurden 210 mg Magnesium oral über 12 Wochen verabreicht; Resorption kann osmotische Diarrhöen auslösen (beschleunigte Darmmotilität und verkürzte Passagezeit), deshalb Injektion bevorzugen.
  - Dosierungsempfehlung (Magnesiumsulfat): 2 × wöchentlich 10 mg/kg KG s.c.; bei klinischer Besserung Häufigkeit verringern.

### 8.3.3 Komplementäre Optionen

Hypertrophe Kardiomyopathie ist oft mit Hochdruckneigung verbunden. Selbst wenn Katzen noch keine Hypertonie-Anzeichen haben, sollte man die dort (siehe 8.4) genannten TCM-Differenzialdiagnosen berücksichtigen.

- ***Zuo Gui Yin*** („Trunk zum Wiederherstellen der Linken")
  - Indikation: hypertrophe Kardiomyopathie durch Nieren-, Leber- oder Herz-*Yin*-Mangel
  - Symptome: rote, trockene Zunge; schneller, fadenförmiger Puls; Hyperaktivität oder Ruhelosigkeit, Thoraxschmerzen, Schlafstörung (Insomnie), Schwäche der Hinterbeine, Benommenheit, Gewichtsabnahme
  - **Kontraindikation:** Feuchtigkeitssymptome in der Vorgeschichte (z.B. Zystitis, Kolitis, fettige Seborrhö, Gewichtszunahme)
  - Bei Schmerzzuständen: 9 g *Dang Gui,* 12 g *Dan Shen*, 6 g *Chuan Xiong* und 9 g *Yu Jin* zu 75 g des Grundrezepts hinzufügen
  - Dosierungsempfehlung für Grund- und erweiterte Rezeptur: 120 mg/kg (oder ca. ¼ Teelöffel pro 7,5–10 kg KG), aufgeteilt auf 2 Dosen über den Tag
- **Weißdorn-Tinktur**
  - Bestandteile: Weißdorn (Blüten und Beeren), Ginkgo, Melisse, Linde, Zahnwehholz, Wolfstrapp und Kaktus

> **CAVE:** Kaktus ist potenziell toxisch.

  - Wirkung: Weißdorn und Ginkgo tonisieren (stärken) das Blut, Melisse bewegt *Qi*, Linde relaxieren Myokard, die übrigen Bestandteile bewegen das Blut.
  - Dosierungsempfehlung: 0,04 ml/kg KG, auf 2–3 Dosen über den Tag verteilt.

#### Therapievorschläge der Autoren

Steve Marsden: Chinesische oder westliche Kräuterrezepturen
Susan G. Wynn: *Dan Shen*; Fischöle, Antioxidanzien; chinesische oder westliche Kräuterrezepturen

## 8.4 Hypertonie

(Allgemeines siehe unter 8.1)

### 8.4.1 Therapeutische Strategie

● Erhöhten Blutdruck senken (durch Reduktion der Auswurfleistung oder Vasodilatation)

### 8.4.2 Optionen auf konventioneller Grundlage

● **Knoblauch** *(Allium sativum)*: wirkt bei Menschen leicht blutdrucksenkend.
● **Stephania** *(Stephania tetrandra)*: *Fang Ji* in der TCM; könnte ähnlich wie Kalziumkanalblocker wirken; bis es besser erforscht ist, nur in traditionellen Rezepturen und nicht als Einzeldroge benutzen.
● **Krallendorn** *(Uncaria rhynchophylla)*: *Gou Teng* in der TCM; vermittelte in In-vitro-Studien eine endothelabhängige Relaxierung bei Ratten mit essenzieller Hypertonie. Ein Uncaria-Extrakt führte bei anästhesierten Hunden zu peripherer Vasodilatation [Ozaki 1990].
● **Japanischer Losbaum** *(Clerodendron trichotomum)*: i.v. injizierter Extrakt steigerte renalen Blutfluss bei anästhesierten Hunden und senkte den Blutdruck bei Ratten mit essenzieller Hypertonie [Lu et al. 1994].
● **Berberin:** negativ-chronotroper Wirkstoff in chin. Goldfaden, Berberitze und Mahonie.
● **Akupunktur** kann Blutdruck normalisieren [Williams et al. 1991, Yao 1993].

### 8.4.3 Komplementäre Optionen

Hypertonie gilt in der TCM gewöhnlich als aufsteigende Energie in Form von Hitze oder *Qi*. Bei Hitze kann es sich um einen Überschuss (z.B. an *Yang*-Pathogenen) oder relative Fülle (aufgrund eines *Yin*-Mangels) handeln. Hypertonie kann auch entstehen, wenn das *Qi* durch Obstruktion (Verlegung) einer Leitbahn gezwungen ist, wieder hochzusteigen statt normal herabzusinken. Aus Sicht der TCM sind „heiße", (stechend-)scharfe Kräuter wie Knoblauch bei Hypertonie meist kontraindiziert; außer in Fällen, in denen Feuchtigkeitsansammlungen den normalen *Qi*-Abstieg behindert.

**8**

#### Überschuss an *Yang*-Pathogenen

Betroffen sind vor allem heiße Organe wie Leber und Herz.
● *Long Dan Xie Gan Tang* („Enzian-Dekot zum Reinigen der Leber")
  – Indikation: Hochdruck durch exzessives Leber-Feuer mit resultierendem Herz-Feuer
  – Symptome: beschleunigter, drahtiger, kräftiger Puls; rote, feuchte oder schaumige Zunge; anamnestisch oft Feuchtigkeitssymptome wie nässende Ekzeme, Zystitis, Kolitis und fettige Seborrhö; aggressives oder hyperaktives Verhalten; gesteigerter Durst und Appetit; Neigung zum

Dickwerden; Aversion gegen Hitze, meist suchen sich die Tiere kühle Plätze.
– Zusätze: zu 75 g des Grundrezepts
12 g *Gou Teng* (senkt Blutdruck in leichten Fällen noch weiter) oder 30 g *Zhen Zhu Mu* und 30 g *Shi Jue Ming* (in schweren Fällen)
– Dosierungsempfehlung für das Granulat: 120 mg/kg (oder ca. ¼ Teelöffel pro 7,5–10 kg KG), aufgeteilt auf 2 Dosen über den Tag
– Absetzen: bei Appetitverlust oder Diarrhö
● **Akupunktur** zur Wirkungsverstärkung von *Long Dan Xie Gan Tang*:
– Le 2 klärt Hitze aus dem Leber- und Gb 43 Hitze aus dem Gallenblasen-Meridian (beide sind miteinander verbunden)
– Gb 20 und Ma 8 (im Schläfenbereich direkt vor dem Ohr) leiten aufgestiegene Energie herunter
– Di 11 entfernt Feuchte-Hitze aus dem ganzen Körper
– MP 6 baut *Yin*, wenn es durch Hitze-Überschuss ausgetrocknet ist, wieder auf.
● ***Tian Ma Gou Teng Yin*** („Dekokt aus Gastrodia und Uncaria")
– Indikation: aufsteigendes Leber-*Yang* bei Syndromen ohne übermäßig viel Feuchtigkeit oder Trockenheit
– Symptome: drahtiger oder gespannter, beschleunigter Puls; rote oder blasse Zunge
– Dosierungsempfehlung für das Granulat: 120 mg/kg (oder ca. ¼ Teelöffel pro 7,5–10 kg KG), aufgeteilt auf 2 Dosen über den Tag
● ***Er Xian Tang*** („Dekokt aus Curculigo und Epimedium")
– Indikation: wenn *Yin* und *Yang* durch starkes Feuer aufgebraucht sind; z.B. häufig bei Katzen mit Hypertonie, fortgeschrittener Hyperthyreose und chronischem Nierenversagen
– Symptome: kleine rote oder blasse Zunge; beschleunigter, unregelmäßiger („schwimmender"), schwacher Puls
– Zusätze
um *Yin* zu nähren: 12 g *Shu Di Huang* und 30 g *Gui Ban* (zu 50 g des Grundrezepts)
um *Yang* zu wärmen: 15 g *Du Zhong* und 12 g *Lu Jiao Jiao* (zu 35 g des Grundrezepts)
– Dosierungsempfehlung für das Granulat: 120 mg/kg (oder ca. ¼ Teelöffel pro 7,5–10 kg KG), aufgeteilt auf 2 Dosen über den Tag
● **Akupunktur** zur Wirkungsverstärkung von *Er Xian Tang*: alle Punkte, die *Qi* und *Yang* im Körper stärken (Bl 23, Ma 36, KG 4, LG 20, KG 6, Bl 20, Ni 3, MP 6, LG 4)

### *Yin*-Mangel

● ***Qi Ju Di Huang Wan*** („Tablette aus Lycium, Chrysanthemum und Rehmannia")
– Indikation: Leber- und Nieren-*Yin*-Mangel; am besten bei renaler Hypertonie aus westlicher Sicht geeignet
– Wirkung: einige Bestandteile stärken renalen Blutfluss (☞ Kap. 16 Chronische Niereninsuffizienz)

– Symptome: rote, trockene Zunge; unregelmäßiger („schwimmender"),
schneller Puls; Oligurie, Durst und gesteigerter Appetit; Gewichtsverlust; Aversion gegen Hitze
– Zusätze (zu 100 g des Grundrezepts)
um *Yin* zu nähren: 30 g *Gui Ban*
um *Yang* nach unten zu leiten: 30 g *Mu Li*
um *Qi* und Blut zu bewegen: 12 g *Dan Shen*
– Dosierungsempfehlung für das Granulat: 120 mg/kg (oder ca. ¼ Teelöffel pro 7,5–10 kg KG), aufgeteilt auf 2 Dosen über den Tag
– Absetzen: bei Appetitverlust oder Diarrhö
● **Akupunktur** zur Wirkungsverstärkung der chinesischen Kräuterrezep-
turen
– Ni 2 lindert Auswirkungen der Leere-Hitze; wichtiger Punkt, doch
Technik bei Tieren wird nicht immer gelehrt: Nadel ventral des Os
naviculare und posterior von MP 4 einstechen, dann horizontal kaudal-
wärts vorschieben (in Richtung auf Ni 3)
– Ni 3 und Bl 23, um Nieren-*Yin*, Le 3 und Bl 18, um Leber-*Yin* zu nähren
– MP 6 baut beides (Nieren- und Leber-*Yin*) gleichzeitig auf
– Gb 20 und LG 20 helfen aufgestiegene Energie wieder herunterzuho-
len.
● *Shen Qi Wan* („Nieren-*Qi*-Tablette")
– Indikation: renale Hypertonie
– Symptome: schwacher und tiefer Puls; blasse Zunge; Frösteln; Durst;
Schwäche der Hinterbeine
– Wirkung: einige Bestandteile stärken renalen Blutfluss (☞ Kap. 16
Chronische Niereninsuffizienz)
– Dosierungsempfehlung für das Granulat: 120 mg/kg (oder ca. ¼ Tee-
löffel pro 7,5–10 kg KG), aufgeteilt auf 2 Dosen über den Tag
● **Tinktur aus Helmkraut, Hafer, Lobelie** und **Mistel**
– Indikation: Hypertonie aufgrund von *Yin*-Mangel
– Zusammensetzung und Wirkung: 20 ml Helmkraut (klärt Leere-Hitze),
20 ml Hafer (nährt *Yin*), 5 ml Lobelie (verstärkt ableitende Wirkung
von Helmkraut), 5 ml Mistel (löst Spannung und macht weicher)
– Dosierungsempfehlung: 0,04 ml/kg KG, aufgeteilt auf 2–3 Dosen über
den Tag
– Sicherheit: Lobelie und Mistel sind zwar potenziell toxisch, aber in
ausgewählten Fällen und so niedriger Dosis ungefährlich
– Absetzen: falls Erbrechen auftritt
● **Tinktur aus Weißdorn** (2 Teile), **Linde** (2 Teile), **Schafgarbe** (2 Teile)
und **Mistel** (1 Teil)
– Indikation: Bluthochdruck; besonders bei geschwächten, entkräfteten
oder überdrehten Tieren
– Wirkung aus TCM-Sicht: Weißdorn adstringiert, sammelt flüchtiges *Qi*
und nährt Herz-*Yin*; Linden und Mistel machen die Patienten weicher
und entspannter, ohne Mangel hervorzurufen; Schafgarbe ist sanft
Kreislauf belebend und löst Stauungen bzw. Spannungen auf
– Dosierungsempfehlung: 0,04 ml/kg KG, aufgeteilt auf 2–3 Dosen über
den Tag

**8**

### Gegenläufiges (rebellierendes) *Qi*

- Wenn im mittleren *San Jiao* angehäufte Feuchtigkeit den *Qi*-Abstieg blockiert
- **Ban Xia Bai Zhu Tian Ma Tang** („Dekokt aus Pinellia, Atractylodes und Gastrodia")
  - Symptome: weicher oder schlüpfriger Puls; belegte oder feuchte Zunge; Erbrechen klaren, flüssigen Schleims bzw. nach dem Fressen; Schlaffheit und Lethargie; Gewichtsverlust; Abgestumpftheit; anamnestisch z.T. Nahrungsmittelunverträglichkeit
  - Zusatz (zu 50 g des Grundrezepts): 12 g *Gou Teng*, 6 g *Shi Chang Pu*, 9 g *Jiang Can*
  - Dosierungsempfehlung für das Granulat: 120 mg/kg (oder ca. ¼ Teelöffel pro 7,5–10 kg KG), aufgeteilt auf 2 Dosen über den Tag
- **Akupunktur** zur Wirkungsverstärkung der Rezeptur:
  - KG 12, Ma 40 und Pe 6 hemmen Schleimbildung und harmonisieren Magen
  - Ma 8 und Gb 20 leiten gegenläufiges *Qi* nach unten
  - Ma 36 und MP 9 beeinflussen mittleren *San Jiao*, so dass sich keine Feuchtigkeit mehr anhäuft bzw. Obstruktionen verursacht

---

**Mögliche Interaktionen**

Knoblauch kann die Wirkung von Antikoagulanzien sowie die hypoglykämische Insulinwirkung verstärken, und eine Blutungsneigung verschlimmern.

---

**Therapievorschläge der Autoren**

Steve Marsden: Geeignete Kräuterrezepturen; übergewichtige Tiere trainieren
Susan G. Wynn: Konventionelle Behandlung; geeignete Kräuterrezepturen

## 8.5 Herzwurmbefall

(Allgemeines siehe 8.1)

### 8.5.1 Therapeutische Strategien

- Parasiten abtöten
- Intimaschädigung reduzieren
- Sekundäre Herzinsuffizienz behandeln
- Thromboembolieprophylaxe

### 8.5.2 Optionen auf konventioneller Grundlage

- **Schwarze Walnuss** *(Juglans nigra)*: beliebtes Mittel zur Behandlung von Darmparasiten und Herzwürmern; keine gesicherte Datenlage. Zur

Prävention eines Wurmbefalls wird Walnussschale (gemahlenes Pulver, ca. 1 Kapsel/Tag) empfohlen, doch die Sicherheit bei Langzeitanwendung ist nicht erwiesen. Falls Diarrhö auftritt, Therapie abbrechen.

- **Homöopathische (Herzwürmer-)Nosode:** beliebtes Mittel zur Behandlung und Prophylaxe von Herzwürmern bei Hunden; unsichere Wirksamkeit. Da prophylaktischer Gebrauch von Nosoden beim Menschen allgemein nicht üblich ist und es Einzelfallberichte über Herzwurmbefall aufgrund der Nosodenanwendung gibt, ist von dieser Option abzuraten.
- **Ingwer** *(Zingiber officinale)*: $12 \times 100$ mg/kg KG des alkoholischen Extrakts s.c. injizieren; dadurch sank bei befallenen Hunden die Zahl der Mikrofilarien um 98 %; scheint auch erwachsene Würmer abzutöten [Dutta und Sukul 1987]. Unklar ist Übertragbarkeit dieser Studienergebnisse auf orale Gabe.
- **Andrographis** *(Andrographis paniculata)*: $3 \times 0,06$ ml/kg KG des wässrigen Auszugs half, Dipetalonema reconditum um 85 % zu reduzieren [Dutta und Sükul1982].

### 8.5.3 Komplementäre Optionen

Berichte über die Wirksamkeit von Ingwer (aromatisches Kraut) bei Herzwürmern stehen in Einklang zur mehr als 1000 Jahre klinisch erprobten, allgemeinen Behandlung interner Parasitosen in der TCM.

### Aromatische Kräuter

Gegen interne Parasitosen *(Gu*-Syndrome) wurden traditionell Rezepturen mit einem hohen Anteil aromatischer Kräuter angewandt. Nach modernen pharmakologischen Erkenntnissen sind viele aromatische Kräuter/ Bestandteile mit signifikanten antibiotischen Eigenschaften auch bei Nematodenbefall wirksam. In der TCM werden aromatische Kräuter offenbar wegen der guten Gewebegängigkeit gewählt. Ihre Fettlöslichkeit ist von Vorteil für die klinische Anwendung, sie werden dadurch leichter absorbiert als Adstringenzien (z.B. Walnuss). Aromatische Kräuter fördern die Durchblutung; auch das ist ein wichtiger Aspekt für die Behandlung von Herzwürmern bei Hunden.

**8**

- Nematoden wirksame Bestandteile enthalten u.a. Knoblauch, Wermut *(Artemisia absinthium),* Thymian *(Thymus vulgaris),* Zimt *(Cinnamonum spp.),* Pfefferminze *(Mentha piperita)* und Ingwer. Wermut, Thymian und Pfefferminze haben kühlende, Ingwer, Knoblauch und Zimt wärmende Qualität. Man kann sie daher „thermisch" ausgewogen mischen. Bei schwerkranken Herzpatienten ist Knoblauch von Vorteil, weil er die Plättchenaggregation und damit die Thrombusbildung reduzieren kann.
  - Zusammensetzung und Dosierung: Tinktur aus 14 ml Ingwer, 9 ml Wermut, 4 ml Knoblauch, 14 ml Thymian und 9 ml Zimt; beginnen mit 0,04 ml/kg KG, auf 2–3 Dosen über den Tag verteilt; Dosissteigerung im Ermessen des Tierarztes.
  - Experimentelle Wirkung: in Verbindung mit Bromelain (s.u.) wurde der Herzwürmer-Antigenstatus von Hunden negativ.
  - Absetzen: falls sich der Antigenstatus nicht innerhalb von 2 Monaten verändert oder Verhaltensstörungen auftreten.

> **CAVE:** Abweichendes Verhalten und Neurotoxizität sind Nebenwirkungen von Wermut (bei Überdosierung oder längerer Anwendung).

- Gelatinekapseln: wegen geringerer Reizung des Gastrointestinaltrakts (und neutralerem Geschmack) von manchen Tierhaltern gegenüber der Tinktur bevorzugt.
- Vermifuger Effekt: aromatische Kräuter könnten aufgrund ihrer starken vermifugen Wirkung Lungenembolie auslösen (Gefahr durch plötzliches Absterben der Herzwürmer); deshalb wird ergänzend Bromelain empfohlen.
- **Bromelain:** bewirkt Zersetzung der abgetöteten Würmer durch systemische Proteolyse oder Aufbrechen der Antigen-Antikörper-Komplexe; auch gegen intestinalen Nematodenbefall wirksam. Jeweils 2 Stunden vor oder nach den Mahlzeiten verabreichen.
- Dosierungsempfehlung: ca. 60 mg/kg KG, aufgeteilt auf 2–3 Dosen über den Tag.

### Mögliche Interaktionen

Ingwer kann in hohen Dosen die Wirkung von Kalziumkanalblockern hemmen.

### Therapievorschläge der Autoren

Steve Marsden: Westliche Phytotherapeutika mit Bromelain kombiniert
Susan G. Wynn: Konventionelle Behandlung; evtl. Ingwer, Walnuss oder westliche Kräuterrezepturen

## 8.6 Fallbericht

### Offener Ductus Botalli (persistierender Ductus arteriosus, PDA) mit Shuntumkehr

Crystal, eine 10-jährige Amerikanische Cockerspaniel-Hündin

#### Anamnese

Ihre Erkrankung wurde mit ca. 5 Jahren festgestellt, als sie periodisch in den Hinterbeinen einbrach, sich aber in Ruhepausen wieder erholte. Die zunächst diagnostizierte Neigung zu Patellaluxationen schien die Abneigung (bzw. Unfähigkeit) der Hündin gegen Spaziergänge zu erklären. Es wurde keine Therapie angeordnet.
Drei Jahre später konnte Crystal nur noch wenige Schritte laufen, bis sie kollabierte. Diesmal bemerkte man in der Tierklinik eine Blaufärbung von Zunge und After; hinzu kam chronischer Husten.

Das sprach für einen Herzfehler. Auf Thorax-Röntgenbildern war eine rechtsseitige Herzvergrößerung mit hilusnahem Ödem erkennbar. Unter der Therapie mit Furosemid (2 × 10–20 mg/Tag) und einem blutdrucksenkenden Mittel (Präparat und Dosierung unbekannt) verschlechterte sich der Zustand der Hündin. Sechs Monate später ergaben echo- und elektrokardiographische (EKG-)Untersuchungen in der Universitäts-Tierklinik eine Abweichung der Herzachse (vergrößerter und stark hypertrophierter rechter Ventrikel) mit Dilatation der proximalen und Abschwächung der distalen Pulmonalarterie. Intravenös injiziertes Kontrastmittel sammelte sich sofort in der Aorta abdominalis. Verdachtsdiagnose: Rechts-links-Shunt infolge eines offenen Ductus Botalli.

Die Medikamente wurden abgesetzt und wegen Hyperviskosität des Blutes (Hämatokrit von 76 %, erhöhter Hämoglobingehalt) ein Aderlass (Phlebotomie) angeordnet. Als Ursache für das vermehrt gebildete Erythropoetin vermutete man eine chronische renale Hypoxie. Da sich die Belastungstoleranz der Hündin merklich besserte, wurde der Aderlass nach 6 Monaten wiederholt. Als sich ihr Zustand bereits nach 3 Monaten wieder verschlechterte, entschlossen sich die Hundebesitzer, nach alternativen Therapieoptionen zu suchen. Crystal konnte zu der Zeit nur wenige Schritte laufen, bevor sie sich hinsetzen musste.

## Symptome

- **Husten:** chronisch „bellend" (trocken und unproduktiv), in kalter Luft verschlimmert, durch Diphenhydramin kurzfristig besser.
- **Augenprobleme:** unter anderem Distichiasis, Hautauswüchse an den Lidrändern, Keratoconjunctivitis sicca; chronisch gerötete Augen und mukoide Sekretion (Besserung durch Dexamethason-Augentropfen; bei Bedarf 2 × täglich; gegen die Trockenheit wurde mehrmals täglich sterile Kochsalzlösung in die Augen geträufelt).
- **Parodontopathie und Zahnstein:** wegen des Herzfehlers wurden die Zähne nie unter Vollnarkose gereinigt; gelegentlich Zahnschmerzen beim Fressen.
- **Hyperkeratose** der Nase und von Zeit zu Zeit benigne Zysten und Knötchen.
- **Vorerkrankungen:** psychogene Polydipsie und Harninkontinenz (z.T. für Wasserrestriktion verantwortlich); periodisch oberflächliche Pyodermie, die mit Cefalexin (2 × täglich 250 mg) und einem Shampoo auf Benzoylperoxid-Basis (1 × wöchentlich) behandelt wurde; leichte, rezidivierende Otitis externa durch Hefepilze (topisch behandelt).
- **Allgemeinzustand:** Die Hündin fröstelt und zittert schnell bei Kälte; sucht sich warme Ruheplätze. Leichter Schlaf, wacht bei der kleinsten Störung auf und träumt gelegentlich. Morgens nach dem Aufstehen und nach Ruhephasen energiegeladen; wenig Appetit, außer auf hausgemachte Fleischnahrungen.
- **Verhalten:** anpassungsfähig und freundlich, kann sich ohne Angst gegenüber anderen Hunden im Haus behaupten, mag aber nicht mit ihnen spielen.

**8**

## Körperliche Untersuchung

- **Zunge:** helllila, nach ein paar Schritten im Untersuchungsraum dunkelviolett, sobald sich die Hündin hinsetzen musste.
- **Puls:** links unregelmäßig, rechts leicht drahtig.
- **Auskultation und Palpation:** keine auffälligen Herz- und Lungengeräusche, Milz tastbar vergrößert. Bilateral ausgeprägter Herzspitzenstoß über der Brustwand zu palpieren.
- **Akupunkturpunkte:** Bl 17, MP 6, KG 10 und KG 17 geschwollen, verdickt oder erwärmt.
- **Haut:** am Nasenrücken oberflächliche Pyodermie mit gelbgrünlichem, verkrustetem Exsudat.

## Befundauswertung bzw. Diagnose aus Sicht der TCM

- Medizinische Diagnose: „offener Ductus Botalli mit Shuntumkehr" durch Blut-Stase.
- Symptome:
  - unregelmäßiger Puls links in Verbindung mit dunkelvioletter Zunge pathognomonisch für Blut-Stase;
  - drahtiger Puls rechts legt *Qi*-Stagnation nahe, die Blut-Stase verstärken kann, weil *Qi* treibende Kraft für das Blut ist;
  - Milzvergrößerung buchstäblich Ausdruck von gestautem Blut; Blut-Stase auch Hauptursache für tief sitzenden chronischen Husten;
  - aktive Akupunkturpunkte: KG 17, Bl 17 und MP 6 bieten sich zur Linderung der Blut-Stase im Thoraxbereich an.
- Einflussfaktoren:
  - latenter Blut-Mangel bei vielen Hunderassen trägt zur Blut-Stase bei (so wie sich ein Fluss, wenn er wenig Wasser führt, in einzelnen Tümpeln staut); Keratoconjunctivitis sicca und leichter Schlaf sind Blut-Mangelsymptome;
  - auch Kälte kann zu Blut-Stase beitragen (Koagulation bzw. Hämagglutination), deshalb Verschlimmerung des Hustens bei Kälte und generelle Abneigung der Hündin gegen Kälte.

## Behandlung

Gegen Blut-Stase im Brust- und Herzbereich gibt es mehrere chinesische Kräuterrezepturen. Der Hündin wurde *Xue Fu Zhu Yu Tang* (2 × täglich ½ Teelöffel des Granulats) verordnet und sie erhielt 100.000 IE Vitamin A s.c. injiziert (aus Sicht der TCM stärkt/tonisiert Vitamin A Blut und *Qi*).

## Therapieergebnisse

- Nach 1 Monat: besseres Ansprechen der Hündin auf diese Therapie als jemals auf die Phlebotomie; Husten deutlich schwächer; Zunahme der Belastbarkeit (spielt zum ersten Mal seit Jahren wieder mit den anderen Hunden). Gelegentliches Stolpern, aber kein Einknicken mehr in den Hinterläufen. Nur gerötete Augen und Appetit nicht gebessert.

- Nach 2 Monaten: Husten ganz weg; Belastungstoleranz noch weiter gesteigert.
- Nachbeobachtungs-/Follow-up-Zeitraum von 3–4 Monaten beim Niederschreiben des Berichts noch zu kurz, um Vergleiche anzustellen, Besserung scheint aber anzuhalten. Nach Aderlässen jedoch nur kurzzeitige Besserung (unmittelbar danach), dann wieder Zustandsverschlechterung.

### Diskussion

- Ein offener Ductus Botalli (PDA) mit Shuntumkehr ist ein seltener, angeborener Herzfehler bei Hunden. Ursache scheint eine pulmonale Hypertonie bei Geburt zu sein, unter deren Druck das Pulmonalarterienblut durch den noch nicht verschlossenen Ductus Botalli gepresst wird. Obwohl es ein kongenitaler Defekt ist, manifestiert sich ein PDA bei Hunden meist erst im Alter von 2–3 Jahren.
- Durch die Shuntumkehr (Rechts-links-Shunt) gelangt sauerstoffarmes Blut ins Abdomen und die unteren Gliedmaßen. Hypoxische Symptome sind neben dem reaktiven Anstieg der Erythropoese in den Nieren Krampfanfälle, Zyanose des Afters und bei einigen Tieren auch Schwäche der Hinterbeine (bis auf Krampfanfälle alle bei der Hündin vorhanden). Bei PDA mit Shuntumkehr sind keine typischen Herzgeräusche auskultierbar.
- Es gibt keine wirksame Behandlung. Ligatur des Ductus Botalli würde zu sofortigem Rechtsherzversagen führen, da die pulmonale Hypertonie irreversibel ist. Die Hyperviskosität lässt sich durch regelmäßigen Ersatz von Blut (10 % des Volumens) durch intravenöse Flüssigkeiten bessern.
- Die Lebenserwartung der Tiere liegt bei 4–6 Jahren, meist sterben sie an einer Embolie. Insofern ist das Alter der Hündin atypisch und beeindruckend.
- Angesichts der Hyperviskosität und Embolieneigung ist das gute Ansprechen auf *Xue Fu Zhu Yu Tang* verständlich, denn die Zutaten haben „blutverdünnende" Eigenschaften, d.h. sie fördern die Perfusion und verringern die Gerinnungsneigung.
  - *Dan Gui* (Angelica sinensis) verbessert Koronardurchblutung und hat sich bei Thombangiitis obliterans als günstig erwiesen;
  - *Bai Shao Yao* (Paeonia lactiflora) hemmt die Thrombozytenaggregation;
  - *Chuan Xiong* (Ligusticum spp.) wirkt peripher gefäßerweiternd, blutdrucksenkend, verringert Plättchenaggregation und verbessert Perfusion von Abdomen und Beinen.

**8**

## Literatur

Baumann G, Felix S, Sattelberger U, Klein G. Cardiovascular effects of forskolin (HL 362) in patients with idiopathic congestive cardiomyopathy – a comparative study with dobutamine and sodium nitroprusside. *J Cardiovasc Pharmacol* 16(1):93-100, 1990.

Billman GE, Kang JX, Leaf A. Prevention of sudden cardiac death by dietary pure omega-3 polyunsaturated fatty acids in dogs. *Circulation* 99(18):2452-2457, 1999.

Bone K. *Clinical Applications of Ayurvedic and Chinese Herbs: Monographs for the Western Herbal Practitioner.* Warwick, Queensland, Australia, 1997, Phytotherapy Press.

Brinker F. *Formulas for Healthful Living.* Sandy, Ore, 1995, Eclectic Medical Publications.

Chen CF, Chen SM, Lin MT, Chow SY. In vivo and in vitro studies on the mechanism of cardiovascular effects of Wu-Chu-Yu *(Evodiae fructus)*. Am *J Chin Med* 9(1):39-47, 1981.

Dutta A, Sukul NC. Antifilarial effect of *Zingiber officinale* on *Dirofilaria immitis. J Helminthol* 61(3):268-270, 1987.

Dutta A, Sukul NC. Filaricidal properties of a wild herb, Andrographis paniculata. *J Helminthol* 56(2):81-84, 1982.

Fox PR, Trautwein EA, Hayes KC, Bond BR, Sisson DD, Moise NS. Comparison of taurine, alpha-tocopherol, retinol, selenium, and total triglycerides and cholesterol concentrations in cats with cardiac disease and in healthy cats. *Am J Vet Res* 54(4):563-569, 1993.

Freeman LM, Rush JE, Kehayias JJ, Ross JN Jr, Meydani SN, Brown DJ, Dolnikowski GG, Marmor BN, White ME, Dinarello CA, Roubenoff R. Nutritional alterations and the effect of fish oil supplementation in dogs with heart failure. *J Vet Intern Med* 12(6):440-448, 1998.

Freeman LM, Brown DJ, Smith FW, Rush JE. Magnesium status and the effect of magnesium supplementation in feline hypertrophic cardiomyopathy. Can J Vet Res 61(3):227-231, 1997.

Freeman LM, Brown DJ, Rush JE. Assessment of degree of oxidative stress and antioxidant concentrations in dogs with idiopathic dilated cardiomyopathy. *J Am Vet Med Assoc* 215(5):644-646, 1999.

Haji A, Momose Y, Takeda R, Nakanishi S, Horiuchi T, Arisawa M. Increased feline cerebral blood flow induced by dehydroevodiamine hydrochloride from *Evodia rutaecarpa. J Nat Prod* 57(3):387-389, 1994.

Huang KC. *The Pharmacology of Chinese Herbs.* Boca Raton, Fla, 1998, CRC Press.

Huang WM, Yan H, Jin JM, Yu C, Zhang H. Beneficial effects of berberine on hemodynamics during acute ischemic left ventricular failure in dogs. *Chin Med J* 105(12):1014-1019, 1992.

Jellin JM, Batz F, Hitchens K. *Pharmacists Letter/Prescribers Letter Natural Medicines Comprehensive Database.* Therapeutic Research Faculty, Stockton, Calif, 1999.

Keene BW, Panciera DP, Atkins CE, Regitz V, Schmidt MJ, Shug AL. Myocardial L-carnitine deficiency in a family of dogs with dilated cardiomyopathy. *J Am Vet Med Assoc* 198(4):647-650, 1991.

Kittleson MD, Keene B, Pion PD, Loyer CG. Results of the multicenter spaniel trial (MUST): taurine- and carnitine-responsive dilated cardiomyopathy in American cocker spaniels with decreased plasma taurine concentration.
*J Vet Intern Med* 11:204-211, 1997.

Leaf A, Kang JX, Xiao YF, Billman GE. Dietary n-3 fatty acids in the prevention of cardiac arrhythmias. *Curr Opin Clin Nutr Metab Care* 1(2):225-228, 1998.

Lei XL, Chiou GC. Studies on cardiovascular actions of *Salvia miltiorrhiza*. *Am J Chin Med* 14(1-2):26-32, 1986.

Lu GW, Miura K, Yukimura T, Yamamoto K. Effects of extract from *Clerodendron trichotomum* on blood pressure and renal function in rats and dogs. *J Ethnopharmacol* 42(2):77-82, 1994.

Martin N, Bardisa L, Pantoja C, Roman R, Vargas M. Experimental cardiovascular depressant effects of garlic *(Allium sativum)* dialysate. *J Ethnopharmacol* 37(2):145-149, 1992.

Marz RB. *Medical Nutrition from Marz*, ed 2. Portland, Ore, 1997, Omni-Press.

Murray MT. *The Healing Power of Herbs*, ed 2. Roseville, Calif, 1995, Prima Publishing.

Nagourney RA. Garlic: medicinal food or nutritional medicine? *J Medicinal Foods* 1(1):13-28, 1998.

Negretti N, Perez MR, Walker D, O'Neill SC. Inhibition of sarcoplasmic reticulum function by polyunsaturated fatty acids in intact, isolated myocytes from rat ventricular muscle. *J Physiol (Lond)* 523 (pt 2):367-375, 2000.

Ozaki Y. Vasodilative effects of indole alkaloids obtained from domestic plants, *Uncaria rhynchophylla* Miq. and *Amsonia elliptica* Roem. et Schult. *Nippon Yakurigaku Zasshi* 95(2):47-54, 1990.

Riccioppo Neto F. Electropharmacological effects of berberine on canine cardiac Purkinje fibres and ventricular muscle and atrial muscle of the rabbit. *Br J Pharmacol* 108(2):534-537, 1993.

Rush JE. Alternative Therapies in Heart Failure Patients. In Proceedings of the 14th Annual Conference of the American College of Veterinary Internal Medicine, May 23-26, San Antonio, Tex, Lakewood, Colo, 1996, ACVIM.

Takeo S, Tanonaka K, Hirai K, Kawaguchi K, Ogawa M, Yagi A, Fujimoto K. Beneficial effect of tan-shen, an extract from the root of Salvia, on post-hypoxic recovery of cardiac contractile force. *Biochem Pharmacol* 40(5):1137-1143, 1990.

Toda N, Usui H, Nishino N, Fujiwara M. Cardiovascular effects of capsaicin in dogs and rabbits. *J Pharm Exp Ther* 181(3):512-521, 1972.

Weiss RF, Volker F. *Herbal Medicine*, ed 2. Stuttgart, Germany, Thieme.

Williams T, Mueller K, Cornwall MW. Effect of AP-point stimulation on diastolic blood pressure in hypertensive subjects: a preliminary study. *Physical Therapy* 71(7):523-529, 1991.

Wu Y, Fischer W. *Practical Therapeutics of Traditional Chinese Medicine*. Brookline, Mass, 1997, Paradigm Publications.

Yao T. AP and somatic nerve stimulation: mechanism underlying effects on cardiovascular and renal activities. *Scand J Rehab Med Suppl* 29:7-18, 1993.

Yeung HC. *Handbook of Chinese Herbs*. Los Angeles, 1996, Self-published.

**8**

# 9     Respiratorische Erkrankungen

## 9.1     Bronchitis des Hundes

### 9.1.1     Therapeutische Strategien

- Husten unterdrücken
- Bronchokonstriktion und bronchiale (Über-)Empfindlichkeit verringern
- Chronische Entzündung eindämmen (verursacht Bronchokonstriktion und starke Schleimproduktion)
- arteriellen Sauerstoffpartialdruck ($paO_2$) erhöhen
- vorhandene Infektionen behandeln

### 9.1.2     Optionen auf konventioneller Grundlage

#### Ernährung / Diätetik

Immer mehr Nahrungsallergene werden als Auslöser allergischer Atemwegserkrankungen des Menschen identifiziert [Baker 2000]. Gelegentlich hilft es, die Futterqualität zu verbessern oder eine Ausschlussdiät durchzuführen.

- **Fischöle:** In einer Studie reduzierten kleine Mengen Fischöl die Symptomhäufigkeit bei asthmakranken Kindern [Nagakura et al. 2000]. Zur Supplementierung bei Hunden täglich 1 Kapsel pro 5–7,5 kg KG verabreichen (Kapsel à 120 mg Docosahexaensäure [DHA] und 180 mg Eicosahexaensäure [EPA]).
- **Antioxidanzien:** In der Asthmaforschung konzentrierte sich das Interesse schnell auf ihre Rolle, denn bei Asthmapatienten scheint die „antioxidative" Schutzfunktion geschwächt zu sein; zu geringe Zufuhr von Antioxidanzien (Vitaminen) mit der Nahrung beeinflusst möglicherweise die Schwere der Erkrankung [Picado et al. 2001, Soutar et al. 1997]. In einem Tierversuch verringerte Vitamin E die Häufigkeit Ovalbumininduzierter Spasmen um 51 % [Stetinova 2000]. Große klinische Interventionsstudien stehen bislang aus. Supplementierung von Antioxidanzien ist ungefährlich und vermutlich auch sinnvoll. Wir empfehlen ein Multivitaminpräparat mit breitem Spektrum.
- **N-Acetylcystein (NAC):** Trotz ermutigender Ergebnisse bei Labortieren fielen klinische Studien an asthmakranken Menschen nicht wie erwartet aus [Grandjean et al. 2000, Stey et al. 2000]. Berichten über eine deutsche Versuchsreihe zufolge besserte sich bei sechs Hunden das Asthma durch NAC [Staudacher 1989].
- **Pyridoxin:** Einige Asthmapatienten scheinen davon zu profitieren, dass es metabolische Störungen ausgleichen kann. In einem kontrollierten (humanmedizinischen) Versuch bewirkten Tagesdosen von 300 mg Pyridoxin jedoch keine Besserung der respiratorischen Parameter.

## Kräuter (Phytotherapeutika)

- **Traditionell** werden Bischofskraut *(Ammi visnaga)*, Süßholz *(Glycyrrhiza glabra)* und Lobelie *(Lobelia inflata)* ohne Beleg für ihre Wirksamkeit eingesetzt.

> **CAVE:** Lobelie ist sehr stark wirksam und daher mit Vorsicht anzuwenden.

- **Pestwurz** *(Petasites formosanus)*: hat spasmolytische und antimuskarinische (muskarinerge) Wirkeigenschaften, die ihren traditionellen Einsatz bei Asthma rechtfertigen [Ko et al. 2001];

> **CAVE:** Pestwurz enthält lebertoxische Pyrrolizidinalkaloide.

- **Tylophora** *(Tylophora indica)*: traditionelles ayurvedisches Mittel mit möglicherweise antiallergischen Eigenschaften; hat als Einzeldroge allerdings unerwünschte Nebenwirkungen.
- **Buntnessel** *(Coleus forskohlii)*: traditionelles ayurvedisches Mittel mit leicht bronchodilatierender Wirkung.
- **Huflattich** *(Tussilago farfara)*: in westlicher Kräutermedizin und TCM verwendet; enthält Schleimstoffe und hemmt den plättchenaktivierenden Faktor (PAF). Intravenös verabreicht, wirkt der Inhaltsstoff Tussilagin bei Katzen und Hunden auf den Blutdruck sowie stimulierend auf die Atmung. Es gibt keine Tier- oder klinischen (Evaluations-)Studien zur Wirksamkeit.

> **CAVE:** Die in Huflattich enthaltenen Pyrrolizidinalkaloide werden jedoch mit Lebervenen-Verschlusskrankheit (veno-occlusive disease) in Verbindung gebracht.

- **Ginkgo** *(Ginkgo biloba)*: enthält ebenfalls PAF inhibierende Wirkstoffe (Gingkolide); PAF scheint an der Entzündungskaskade bei Asthma beteiligt zu sein. Im Meerschweinchen-Versuch konnte ein Ginkgo-Extrakt die Bronchokonstriktion hemmen [Touvay et al. 1986].
- *Ren Shen Ge Jie San*: traditionelle Rezeptur bei lang anhaltendem Lungen-*Qi*-Mangel; erwies sich bei allergischer Bronchitis von Hunden als hilfreich, wurde aber nicht experimentell untersucht. Doch es ist bekannt, dass durch einen der Bestandteile (Ginseng, *Panax ginseng*) Stickstoffmonoxid erzeugt wird, das imstande ist, die glatte Bronchialmuskulatur bei Menschen zu entspannen [Tamaoki et al. 2000].
- *Mai Men Dong Tang* (zubereitet aus Ophiopogon/Schlangenbartwurzel): scheint den mukoziliaren Transport in der Trachea zu beschleunigen und den Proteingehalt der Atemwegsflüssigkeit/-sekrete zu verringern [Tai et al. 1999].

**9**

- **Saiboku-to:** erwies sich bei Menschen und in Labortierversuchen als wirksam, wurde aber noch nicht an Hunden und Katzen getestet. In einer humanmedizinischen Studie verringerte sich durch Saiboku-to die Aktivierung von $\beta_2$-Rezeptoren und $\beta_2$-Agonisten („downregulation") [Nakajima et al. 1993]. Dass Saiboku-to Stickstoffmonoxid erzeugen bzw. die betaadrenerge Wirkung verstärken könnte, lassen zwei In-vitro-Studien an respiratorischem Hundeepithel vermuten [Tamaoki et al. 1993/1995].

> **CAVE:** Langzeitanwendung von Saiboku-to führte bei Menschen zu entzündlicher Pneumonitis. Daher nur zur Dosisreduktion konventioneller Mittel und nicht als Einzelstoff oder über längere Zeit anwenden!

- ***Xiao Qing Long Tang*** („Kleiner blaugrüner Drachen" bzw. „Kleines Hasenohr"-/Bupleurum-Dekokt): konnte bei Mäusen allergene Entzündung der Bronchialschleimhaut unterdrücken [Kao et al. 2000]. Nutzen für Menschen, Hunde oder Katzen noch nicht systematisch untersucht, doch in der klinischen Praxis der Autoren bei Katzen erfolgreich.
- ***Ja Wai San Zi Tang***: moderne Kräuterrezeptur, von Li et al. [2000] unter der Bezeichnung MSSM-002 zusammengestellt aus: *Zi Su Zi* (Schwarznessel, Perilla), *Ting Li Zi* (Besenrauke, Descurainia), *Xing Ren* (Aprikose), *Huang Qin* (Helmkraut, Scutellaria), *Ku Shen* (Schnurbaum, Sophora), *Dang Gui* (chin. Engelwurz, Angelica sinensis), *Bai Shao* (Pfingstrose, Paeonia), *Ge Gen* (Kopoubohne, Pueraria lobata), *Jei Gen* (Ballonblume, Platycodon), *Gan Cao* (Süßholz), *Da Zao* (rote Dattel, Ziziphus jujuba), *Sheng Jiang* (Ingwer, Zingiber officinale), *Zhen Zhu Mu* (Perle) und *Ling Zhi* (Reishi-Pilz). In dieser Studie verringerte sich der respiratorische Druck-Zeit-Quotient durch MSSM-002 (genauso wie durch Dexamethason), während sich das Zytokinprofil von TH2 zu TH1 verschob (Unterschied zur Dexamethasonwirkung; legt anderen Wirkmechanismus nahe).

### 9.1.3 Komplementäre Optionen

#### Homöopathie

Von den zahlreichen Arzneien für chronischen Husten werden nachfolgend die wirksamsten oder gängigsten für die Tierarztpraxis aufgelistet. Entgegen der klassischen Lehrmeinung der Homöopathie kann man sie auch zu einer Art „homöopathischen Kräutermixtur" kombinieren.

- **Antimonium tartaricum C30** (Brechweinstein)
  - Indikation: reichliche Schleimbildung und Husten, der sich beim Hinlegen, in warmen Räumen und bei feucht-kaltem Wetter verschlimmert
  - Symptome: hörbare Rasselgeräusche
  - Dosierungsempfehlung: bei Bedarf 1–3 × täglich
- **Bryonia alba C30** (Weiße Zaunrübe)
  - Indikation: trockener, stoßweiser (abgehackter) Husten, der sich durch Belastung oder schon bei der kleinsten Bewegung verschlimmert und im Liegen (mit erhöhtem Kopf) besser wird
  - Dosierungsempfehlung: bei Bedarf bis zu 3 × täglich

- **Dulcamara C30** (Bittersüßer Nachtschatten)
  - Indikation: produktiver Husten, der sich bei feuchtem Wetter verschlimmert, oder Husten mit spastischer Komponente und starker Schleimproduktion
  - Symptome: Erbrechen eines zähen, weißlichen Schleims oder Abhusten von Schleim nach körperlicher Betätigung
  - Dosierungsempfehlung: 1–3 × täglich
- **Phosphorus C30** (Gelber Phosphor)
  - Indikation: Husten und Erbrechen bei stark mitgenommenen Tieren, vor allem wenn sie heiser geworden sind

## TCM-Kräuter

Erfahrungsgemäß ist bei den meisten Hunden Blut-Stase eine Ursache von chronischem Husten. Westliche und chinesische Kräuterarzneien für chronischen Husten enthalten daher ausnahmslos auch Blut bewegende Inhaltsstoffe. Lange bevor *Dang Gui* (Chin. Engelwurz, Angelica sinensis) vorrangig bei Menstruations- und Blutungsstörungen in der Humanmedizin eingesetzt wurde, hatte es sich schon als Hustenmittel bewährt. Zugrunde liegender Blut-Mangel macht Hunde anfällig für Blut-Stase – so wie sich ein Fluss bei niedrigem Wasserstand in Tümpeln oder Nebenarmen staut.

- *Xue Fu Zhu Yu Tang* („Stase im Sitz des Blutes beseitigendes Dekokt") und als „kleine" Rezeptur darin enthalten *Si Wu Tang* („Vier-Substanzen-Dekokt")
  - Indikation: wichtigstes Mittel für chronischen Husten oder Tracheobronchitis bei Hunden
  - Wirkung: nährt das Blut; entsprechend der Wechselwirkung zwischen Blutvolumen und Durchblutung sowie zwischen *Qi*- und Blut-Fluss sind die Inhaltsstoffe *Qi* oder Blut bewegend bzw. Blut nährend; nur *Jie Geng* zielt mehr auf oberen *San Jiao* und Lunge.
  - Symptome: dünner, drahtiger Puls; blassrote oder lila Zunge; stoßweiser, spastischer, trockener, chronischer Husten; feine Schuppen, schlechter Haarwuchs, trockenes Fell; Furchtaggression; intermittierend leichtes Lahmen ohne ersichtliche strukturell-organische Grundlage, Neigung zu Muskelkrämpfen; trockene Augen, trockene Otitis-Formen, allergische Dermatitis mit leicht trockenen Läsionen und ständigem Juckreiz
  - Empfohlene Anfangsdosis: 60–75 mg/kg (oder ¼ Teelöffel auf 5–7,5 kg KG), verteilt auf 2 Dosen über den Tag
- *Bai He Gu Jin Tang* („Metall bewahrender Lilienzwiebel"-Dekokt)
  - Indikation: Lungenbeschwerden bei chronischem Husten; wegen der kühlenden und blutstillenden Wirkung gut bei Hämoptyse (Bluthusten) aufgrund von Leere-Feuer (traditionelles Anwendungsgebiet); durch (Blut) tonisierende Inhaltsstoffe gut für Hunde mit Blut-Mangel geeignet
  - Wirkung: befeuchtet Lungen-*Yin*; bewegt Blut (hustenstillend) bzw. kühlt es (blutstillend); klärt Leere-Hitze

**9**

- Symptome: dünner Puls; schmerzempfindliche, blasse oder rosa Zunge (ausgedünnte Ränder, Zungenmitte fliederfarben); chronischer, trockener Husten
- Empfohlene Anfangsdosis: 60–75 mg/kg (oder ¼ Teelöffel auf 5–7,5 kg KG), verteilt auf 2 Dosen über den Tag
- **Akupunkturpunkte** zur Wirkungsverstärkung (beider Rezepturen)
  - Bl 17, Bl 11, Ma 37, Ma 39: krampflösend bei spastischem Husten
  - MP 10, um Blut zu bewegen oder zu regulieren
  - Bl 13 und KG 17, um Lungen-*Qi* zu verteilen und Blut im Brustbereich zu bewegen
  - Le 3, um Leber-*Qi* zu bewegen und Leber-Blut zu nähren
- Kombination aus **Er Chen Tang** („Zwei-Heilmittel-Dekokt") und **San Zi Yang Qin Tang** („Eltern nährende drei Samen"-Dekokt)
  - Indikation: lauter, feuchter Husten aufgrund von Kälte (mit Schleimanhäufung) oder ständig wiederkehrender morgendlicher Husten mit reichlicher Expektoration weißen Schleims
  - Symptome: feuchte, blasse Zunge; straffer, verlangsamter Puls; evtl. Nasensekret, fehlender Durst; möglicherweise auch Übelkeit, Erbrechen, Müdigkeit, Appetitmangel und weiche (lockere) Stühle
  - Empfohlene Anfangsdosis: 60–75 mg/kg (oder ¼ Teelöffel auf 5–7,5 kg KG), verteilt auf 2 Dosen über den Tag
  - **Akupunkturpunkte** zur Wirkungsverstärkung: MP 4, Pe 6, KG 12, Ma 40 (leiten *Qi* nach unten und verhindern weitere Schleimbildung)

Wenn Lungen-*Qi*- oder -*Yin*-Mangel zu chronischem, trockenem (unproduktivem) Husten geführt hat, ohne dass Anzeichen einer Schleimbildung erkennbar sind, kommt *Ren Shen Wu Wei Zi Tang* in Betracht. Durch Zusätze wie *Huang Qi* und *Fang Feng* lässt sich Anfälligkeit für infektiöse Tracheobronchitis verringern.

- **Ren Shen Wu Wei Zi Tang** („Dekokt aus Ginseng und Schisandra")
  - Indikation: chronischer, trockener, auch kraftloser Husten; bei entsprechenden Symptomen vereinzelt bei Thymuslymphomen geeignet
  - Symptome: blasse Zunge; weicher Puls; Kurzatmigkeit, Müdigkeit, Appetitmangel, Gewichtsverlust
  - Empfohlene Anfangsdosis: 60–75 mg/kg (oder ¼ Teelöffel auf 5–7,5 kg KG), verteilt auf 2 Dosen über den Tag
  - **Akupunkturpunkte** zur Wirkungsverstärkung:
    Bl 13, Lu 9, Ma 36, Ni 3: bei Lungen-*Yin*-Mangel
    Bl 13, Bl 20, Lu 9, Ma 36, KG 12, KG 6 und KG 4: bei Lungen-*Qi*-Mangel
- **Shen Qi Wan** („Nieren-*Qi*-Tablette")
  - Indikation: chronischer Husten mit Nieren-*Qi*-Mangel bei älteren Tieren; auch zur allgemeinen Stabilisierung nach der Behandlung mit *Su Zi Jiang Qi Tang* (s. u.)
  - Symptome: blasse, feuchte Zunge; Kurzatmigkeit, Abneigung gegen Kälte, Belastungsintoleranz
  - Empfohlene Anfangsdosis: 60–75 mg/kg (oder ¼ Teelöffel auf 5–7,5 kg KG), verteilt auf 2 Dosen über den Tag

- *Su Zi Jiang Qi Tang* („*Qi* herunter leitendes Schwarznessel-/Perilla-Dekokt")
  - Indikation: asthmatischer Husten mit profuser Speichel- und Sputumbildung; gemeinsam mit *Shen Qi Wan* (s.o.) bei Rückenschmerzen/-steife und Schwäche der Hinterläufe
  - Symptome: blass-lila Zunge; straffe oder schlüpfrige oder schwache Pulse; zäh-klebriger Speichel
  - Empfohlene Anfangsdosis: 60–75 mg/kg (oder ¼ Teelöffel auf 5–7,5 kg KG), verteilt auf 2 Dosen über den Tag
  - **Akupunkturpunkte** zur Wirkungsverstärkung (beider Rezepturen): Pe 6, Ma 40, KG 12, Ni 3, Bl 23 und KG 4

In Frage kommen auch *Xiao Qing Long Tang* („Kleiner blaugrüner Drachen"-Dekokt) und *Ren Shen Ge Jie San* („Ginseng- und Gecko-Pulver"), ausführlicher siehe 9.2: Felines Asthma.

## Westliche Kräuter

Bei chronischem Husten und Lungenbeschwerden sind bekannte Phytotherapeutika der frühen Kräutermedizin den TCM-Kräutern energetisch teilweise überlegen. Ihre Wirkstoffe erfüllen allgemein vier wichtige Therapieziele: sie verbessern Lungendurchblutung, lösen Verkrampfung (Spasmen) der Atemwege, befeuchten Schleimhäute oder trocknen sie bei übermäßiger Sekretion aus.

Für die TCM ist stagnierendes Blut in der Brust Ursache von chronischem („bellendem") Husten. Interessanterweise teilte die frühe Kräutermedizin diese Ansicht, denn chronischer Husten wurde auch von ihr mit allgemein durchblutungsfördernden Mitteln behandelt.

- **Blut bewegende Mittel**
  - Gegen chronischen Husten: **Säckelblume** (*Ceanothus americanus*), **Grindelie** (*Grindelia squarrosa* und andere Spezies), **Rotklee** (*Trifolium pratense*)
  - Gegen Stauungsinsuffizienz und respiratorische Hustenursachen: **Virginischer Wolfstrapp** (*Lycopus virginicus*), **Herzgespann** (*Leonurus cardiaca*), **Maiglöckchen** (*Convallaria majalis*)
  - Zur Unterstützung der Wirkung: wärmende bzw. kreislaufstärkende Kräuter wie **Lobelie** (*Lobelia inflata*), **Cayennepfeffer** (*Capsicum annuum*) und **knollige Seidenpflanze** (*Asclepias tuberosa*)
- **Emulgierende Mittel**
  - Zum Anfeuchten der Schleimhäute bei trockenem Reizhusten und zur Sekretverflüssigung: **Eibisch** (*Althea officinalis*), **Ulme** (*Ulmus spp.*), **Beinwell** (*Symphytum officinale*)

**9**

> **CAVE:** Beinwell wirkt zusätzlich antitussiv (hustenhemmend), wird aber wegen seines toxischen Potenzials nicht mehr so gern verwendet wie noch vor wenigen Jahren.

- **Sekret eindickende Mittel**
  - **Alant** (*Inula helenium*), **Lobelie** (*Lobelia inflata*), **Andorn** (*Marrubium vulgare*)
- **Krampflösende (spasmolytische) Mittel**
  - Bei lautem bzw. klingendem, bellendem Husten
  - **Süßholz** (*Glycyrrhiza glabra*): wirkt antispasmodisch und befeuchtet Atemwege
  - **Kirschbaumrinde** (*Prunus spp.*): sehr wirksam als Antitussivum

> **CAVE:** Große Dosen von Kirschbaumrinde sind potenziell toxisch (enthalten Spuren von Zyanid); dennoch ist Kirschbaumrinde als sicher genug eingestuft, um weiter frei verkäuflich zu sein.

- **Rasch wirksame Mischung gegen chronische pulmonale Beschwerden**
  - Im 19. Jh. wurden Seidenpflanzen, Beinwell, Süßholz, Alant, Lobelie, Andorn und Rotklee zu gleichen Teilen gemischt (ohne nähere Mengenangaben). Durch unterschiedliche Wirkung ihrer Bestandteile dürfte die Mischung ein breites Ursachenspektrum abgedeckt haben. Interessant ist, dass sie keine stärkeren antibiotischen Wirkstoffe enthält.

**Mögliche Interaktionen**

Sympathomimetische Aminverbindungen (in Anissamen, Cayennepfeffer, Petersilie und Verbenie) oder blutdrucksteigernde Wirkstoffe (in Lorbeer, Ginster, Frauenwurz und Süßholz) können mit üblichen bronchodilatierenden Mitteln interagieren oder deren Wirkung steigern.

**Therapievorschläge der Autoren**

Steve Marsden: *Xue Fu Zhu Yu Tang;* homöopathische Mittel
Susan G. Wynn: Höherwertige Nahrung, Fischöl, chinesische und westliche Phytotherapeutika

## 9.2 Felines Asthma

### 9.2.1 Therapeutische Strategien

- Zugrunde liegende Störung (einschließlich Lungenparasiten) behandeln
- Entzündung behandeln
- Bronchokonstriktion verringern

### 9.2.2 Optionen auf konventioneller Grundlage

In einigen Fällen kommt es nach Impfungen zur akuten Verschlimmerung der Asthmaerkrankung. Deshalb sollten Nutzen (Schutz vor Virusinfektionen) und Risiko sorgfältig abgewogen werden.

## Ernährung / Diätetik

In der Humanmedizin werden zunehmend Nahrungsallergene als Auslöser von allergischen Atemwegserkrankungen identifiziert [Baker 2000]. Bei Katzen bessern sich Asthmasymptome gelegentlich durch Ausschlussdiäten.

- **Fischöle:** In einer Studie mit asthmakranken Kindern reduzierten kleine Mengen Fischöl die Symptomhäufigkeit [Nagakura et al. 2000]. Da Katzen häufiger allergisch auf Fisch reagieren, könnte Fischöl bei der Erforschung von Nahrungsallergien weiterhelfen. Katzen täglich ½–1 Kapsel verabreichen (entspricht ca. 200 mg Docosahexaensäure [DHA] und 300 mg Eicosahexaensäure [EPA]).
- **Antioxidanzien:** In der Asthmaforschung konzentrierte sich das Interesse schnell auf ihre Rolle, denn bei Asthmapatienten scheint die „antioxidative" Schutzfunktion geschwächt zu sein; zu geringe Zufuhr von Antioxidanzien (Vitaminen) mit der Nahrung beeinflusst möglicherweise die Schwere der Erkrankung [Picado et al. 2001, Soutar et al. 1997]. In einem Tierversuch verringerte Vitamin E die Häufigkeit Ovalbumin-induzierter Spasmen um 51 % [Stetinova und Grossmann 2000]. Große klinische Interventionsstudien stehen bislang aus. Supplementierung von Antioxidanzien ist ungefährlich und vermutlich sinnvoll. Wir empfehlen Multivitaminpräparate (zumindest Vitamin E, C und Selen).
- **Magnesium:** In der Humanmedizin bei akuten Asthmaanfällen als Notfallmedikament (i.v. Bronchodilatator). Asthmapatienten scheinen oft Hypomagnesiämie zu haben [Alamoudi 2000]. Inwieweit das auf ausgewogen und vollwertig ernährte Katzen zutrifft, bleibt unklar; allerdings sind niedrige Serum-Mg-Spiegel ein häufiger Befund bei hospitalisierten Katzen und mit einer verkürzten Lebenserwartung verbunden [Toll et al. 2002]. Einmalige Mg-Injektionen (i.v.) zeigten bei stabilen chronischen Asthmapatienten keine Wirkung. Langfristige Substitution könnte vor allem bei eingeschränkter Mg-Verfügbarkeit (aufgrund einer Stoffwechselstörung) von Vorteil sein.
- **Pyridoxin:** Einige Asthmapatienten sollen davon profitieren, dass es metabolische Störungen ausgleichen kann. In einem kontrollierten (humanmedizinischen) Versuch ergab sich durch Tagesdosen von 300 mg Pyridoxin jedoch keine Besserung der eingeschränkten respiratorischen Parameter.

**9**

## Kräuter (Phytotherapeutika)

- **Traditionell** werden Bischofskraut *(Ammi visnaga)*, Süßholz *(Glycyrrhiza glabra)* und Lobelie *(Lobelia inflata)* ohne Beleg für ihre Wirksamkeit in der Asthmatherapie eingesetzt.

> **CAVE:** Lobelie wirkt sehr stark, und ist daher mit Vorsicht anzuwenden.

- **Pestwurz** *(Petasites formosanus)*: spasmolytische und antimuskarinische Wirkeigenschaften rechtfertigen traditionellen Einsatz bei Asthma [Ko et al. 2001].

> **CAVE:** Pestwurz enthält lebertoxische Pyrrolizidinalkaloide.

- **Tylophora** *(Tylophora indica)*: traditionelles ayurvedisches Mittel, hat vermutlich antiallergene Eigenschaften; verursacht als Einzeldroge unerwünschte Nebenwirkungen.
- **Buntnessel** *(Coleus forskohlii)*: traditionelles ayurvedisches Mittel mit leicht bronchodilatierender Wirkung.
- **Huflattich** *(Tussilago farfara)*: in westlicher Kräutermedizin und TCM verwendet; enthält Schleimstoff (Muzilaginum) und hemmt plättchenaktivierenden Faktor (PAF). Intravenös verabreicht, wirkt der Inhaltsstoff Tussilagin bei Katzen und Hunden auf den Blutdruck sowie stimulierend auf die Atmung. Tier- oder klinische (Evaluations-)Studien zur Wirksamkeit gibt es nicht.

> **CAVE:** Die in Huflattich enthaltenen Pyrrolizidinalkaloide werden mit Lebervenen-Verschlusskrankheit (veno-occlusive disease) in Verbindung gebracht.

- **Ginkgo** *(Ginkgo biloba)*: enthält ebenfalls PAF inhibierende Wirkstoffe; man vermutet, dass PAF an der Entzündungskaskade bei Asthma beteiligt ist. Im Meerschweinchen-Versuch konnte Ginkgo-Extrakt Bronchokonstriktion hemmen [Touvay et al. 1986].
- **Saiboku-to:** erwies sich bei Menschen und Labortieren als wirksam, wurde aber noch nicht an Hunden und Katzen getestet. In einer humanmedizinischen Studie kam es durch Saiboku-to zur Aktivitätsminderung ("downregulation") von $\beta_2$-Rezeptoren und $\beta_2$-Agonisten [Nakajima et al. 1993]. Dass durch Saiboku-to Stickstoffmonoxid entstehen bzw. die betaadrenerge Wirkung verstärkt werden könnte, lassen zwei In-vitro-Studien an respiratorischem Epithel von Hunden vermuten [Tamaoki et al. 1993 u. 1995].

> **CAVE:** Bei Menschen rief Langzeitanwendung entzündliche Pneumonitis hervor. Daher Saiboku-to nur zur Dosisreduktion konventioneller Mittel und nicht als Einzelstoff oder über längere Zeit anwenden.

- *Xiao Qing Long Tang* ("Kleiner blaugrüner Drachen"-Dekokt): konnte bei Mäusen allergische Entzündung der Bronchialschleimhaut unterdrücken [Kao et al. 2000]. Nutzen für Menschen, Hunde oder Katzen noch nicht systematisch untersucht, doch in der klinischen Praxis der Autoren erfolgreich bei Katzen.
- *Ja Wai San Zi Tang*: moderne Kräuterrezeptur, von Li et al. [2000] unter der Bezeichnung MSSM-002 zusammengestellt aus: *Zi Su Zi* (Schwarznessel, Perilla), *Ting Li Zi* (Besenrauke, Descurainia), *Xing Ren* (Aprikose), *Huang Qin* (Helmkraut, Scutellaria), *Ku Shen* (Schnurbaum, Sophora), *Dang Gui* (Chin. Engelwurz, Angelica sinensis), *Bai Shao* (Pfingstrose, Paeonia), *Ge Gen* (Kopoubohne, Pueraria lobata), *Jie Gen* (Ballonblume,

Platycodon), *Gan Cao* (Süßholz), *Da Zao* (Rote Dattel, Ziziphus jujuba), *Sheng Jiang* (Ingwer, Zingiber officinale), *Zhen Zhu Mu* (Perle) und *Ling Zhi* (Reishi-Pilz). In dieser Studie verringerte sich der respiratorische Druck-Zeit-Quotient durch MSSM-002 (Wirkung äquivalent zu Dexamethason), während sich das Zytokinprofil von TH2 zu TH1 verschob (Unterschied zu Dexamethason; legt anderen Wirkmechanismus nahe).

### 9.2.3 Komplementäre Optionen

#### Homöopathie

- **Silica C30**
  - Indikation: Anfälligkeit asthmakranker Katzen für respiratorische Infektionen im Brustbereich/der tiefen Atemwege
  - Symptome: anhaltender Husten, oft mit profusem, mukösem Sputum und starken Rasselgeräuschen
  - Verhalten und Allgemeinzustand: ängstlich, lärmempfindlich, fröstelnd; kleinwüchsig; Neigung zu Verstopfung, chronischen Abszessen und Gewichtsverlust
  - Dosierungsempfehlung: bei Bedarf 1–3 × täglich 3 Globuli

#### TCM-Kräuter

In der TCM wird Asthma darauf zurückgeführt, dass sich *Qi* in den Lungen sammelt und nicht aus dem Brustbereich nach unten bewegen kann. Meist wird der Abstieg des Lungen-*Qi* durch Schleimansammlungen behindert (häufigste Ursache von Asthma der Katze). Bei Menschen gehören Nahrungsallergene, z.B. Weizen oder glutenhaltige Produkte, zu den Hauptauslösern einer Schleimanhäufung. Ähnlich könnte Kohlenhydratunverträglichkeit (bzw. -intoleranz) auch bei Katzen der Grund für Asthma sein.
Gegen die Schleimobstruktion der Lunge als Ursache von Asthma gibt es verschiedene Rezepturen:

- ***Ding Chuan Tang*** („Beendet das Keuchen"-Pulver)
  - Indikation: allmählich zunehmende Hitze durch länger bestehende Schleimanhäufung
  - Symptome: schneller, schlüpfriger Puls; rote, feuchte, geschwollene Zunge; Husten mit gelbem Sputum, Atemnot (Dyspnoe), Keuchen; verstärkter Durst; evtl. Fieber oder eingedicktes Nasensekret
  - Wirkung: antiasthmatisch durch Ephedrin; mäßiger Anteil von *Ma Huang* (Ephedra) in der Rezeptur ist natürliche Quelle des bronchodilatierenden Wirkstoffs
  - Empfohlene Anfangsdosis: 60–75 mg/kg (oder ¼ Teelöffel auf 5–7,5 kg KG), verteilt auf 2 Dosen über den Tag

**9**

> **CAVE:** Um Nebenwirkungsgefahr (Ephedrin-Toxizität) gering zu halten, *Ma Huang* nur in kleinen bis mittleren Mengen und nur bei entsprechendem Krankheitsbild verwenden.

- *Xiao Qing Long Tang* („Kleiner blaugrüner Drachen"-Dekokt)
  - enthält nur eine kleine Menge *Ma Huang*. In der chinesischen Mythologie symbolisiert der blaugrüne Drache die *Yang*-Energie und sein Hochfliegen in den Himmel bedeutet, dass sich im Frühling das warme, trockene *Yang* gegenüber dem kühlen, feuchten *Yin* durchsetzt. Davon leitet sich die Bezeichnung für die wärmende und trocknende Kräuterrezeptur her, die Asthmapatienten hilft.
  - Indikation: Asthma/Hustenattacken aufgrund reichlich flüssigen Sekrets in den Bronchien
  - Symptome: „überflutender" Puls; blasse, feuchte Zunge mit schleimigem Belag; Fieber, Kälteunverträglichkeit; Dyspnoe; evtl. Ödeme und Schlaffheit
  - Empfohlene Anfangsdosis: 60–75 mg/kg (oder ¼ Teelöffel auf 5–7,5 kg KG), verteilt auf 2 Dosen über den Tag
- *Ma Xing Shi Gan Tang* („Dekokt aus Ephedra, Aprikosenkern, Gips und Süßholz")
  - enthält nur geringe Menge *Ma Huang*
  - Indikation: bei Katzen mit Asthma, trockenem Husten und geringen Anzeichen einer Verschleimung, die trotz innerer Hitze-Fülle frösteln; meist akute Fälle
  - Symptome: „überflutender", beschleunigter oder schlüpfriger Puls; gerötete Zunge; Kurzatmigkeit, vermehrter Durst
- *Su Zi Jiang Qi Tang* („*Qi* senkendes Perilla-Dekokt")
  - enthält kein Ephedrin
  - Indikation: ältere Katzen mit Asthma und feuchtem Husten, deren Laborwerte früh auf eine renale Azotämie hindeuten
  - Symptome: schlüpfriger oder drahtiger Puls; geschwollene lila Zunge; zäh-klebriger Speichel, Schwäche der Hinterbeine und Steifheit im Lendenbereich
  - Empfohlene Anfangsdosis: 60–75 mg/kg (oder ¼ Teelöffel auf 5–7,5 kg KG), verteilt auf 2 Dosen über den Tag
- Kombination aus *Er Chen Tang* („Zwei-Heilmittel-Dekokt") und *San Zi Yang Qin Tang* („Eltern nährende drei Samen"-Dekokt)
  - Indikation: Schleimansammlung ohne ausgeprägte Zeichen einer Kälteunverträglichkeit; wiederholte Hustenattacken mit reichlicher („maulvoller") Expektoration weißlichen Schleims, vor allem morgens
  - Symptome: feuchte, blasse Zunge; schlüpfriger Puls; Übelkeit, Erbrechen, Appetitmangel; Müdigkeit; weiche Stühle
  - Empfohlene Anfangsdosis: 60–75 mg/kg (oder ¼ Teelöffel auf 5–7,5 kg KG), verteilt auf 2 Dosen über den Tag

Nach unserer Erfahrung eher selten, wird von anderen Autoren auch Lungen-*Yin*-Mangel als Asthmaursache genannt. Da die Lunge austrocknet, kommt es zu trockenem Husten.

- *Sha Shen Mai Dong Tang* („Dekokt aus Glehnia und Schlangenbartwurzel/Ophiopogon")
  - Wirkung: nährt und befeuchtet
  - Indikation: Lungen-*Yin*-Mangel mit tief sitzendem, trockenem Husten ohne Nasensekret

- Symptome: rote, trockene Zunge; fadenförmiger, schwacher Puls; verstärkter Durst, Wärmeunverträglichkeit/-intoleranz
- Empfohlene Anfangsdosis: 60–75 mg/kg (oder ¼ Teelöffel auf 5–7,5 kg KG), verteilt auf 2 Dosen über den Tag
- ● **Qing Fei Zhi Suo Fang**
  - Indikation: nächtlicher Husten; dickes, gelbliches oder purulentes Sputum
  - Bestandteile: 12 g *Bei Sha Shen* (Glehnia), 12 g *Tian Men Dong* (Chin. Spargel), 12 g *Mai Men Dong* (Ophiopogon), 6,5 g *Ren Shen* (Ginseng), je 11,5 g *Bai He*, *Bei Mu*, *Xing Ren*, *Gua Lou Pi* und *Dong Gua Ren*
  - Symptome: rote, trockene Zunge; schneller, dünner Puls; Durst
  - Empfohlene Anfangsdosis: 60–75 mg/kg (oder ¼ Teelöffel auf 5–7,5 kg KG), verteilt auf 2 Dosen über den Tag
- ● **Mai Wei Di Huang Wan** („Tablette aus Ophiopogon, Schisandra und Rehmannia")
  - Indikation: *Yin*-Mangel mit häufigen Hustenattacken (trockener, erschöpfender Husten); meist ältere Tiere
  - Symptome: rote, trockene Zunge; „überflutender", dünner und z.T. beschleunigter Puls; Gewichtsverlust und Schwäche (Zeichen von Nieren-*Yin*-Mangel)
  - Empfohlene Anfangsdosis: 60–75 mg/kg (oder ¼ Teelöffel auf 5–7,5 kg KG), verteilt auf 2 Dosen über den Tag

Bei fortgesetzt chronischem Husten kann neben dem Lungen-*Qi* auch das Lungen-*Yin* beeinträchtigt sein. Klassisches Mittel bei Menschen ist:

- ● **Mai Men Dong Tang** („Ophiopogon-Dekokt")
  - Indikation: bei Katzen leichte Schleimanhäufung mit Lungen-*Qi*- und -*Yin*-Mangel; chronischer, trockener Husten mit zähem Schleim
  - Symptome: rote, trockene Zungenspitze; schwacher, beschleunigter Puls; Schwäche und Kurzatmigkeit; Durst
  - Empfohlene Anfangsdosis: 60–75 mg/kg (oder ¼ Teelöffel auf 5–7,5 kg KG), verteilt auf 2 Dosen über den Tag
- ● **Bu Fei Tang** („Lungen tonisierendes Dekokt")
  - Indikation: chronischer asthmatischer Husten mit dünnem, spärlichem Sputum bei *Qi*- und *Yin*-Mangel; für Hitze-Syndrome aufgrund von Restschleim besser geeignet als *Mai Men Dong Tang*
  - Symptome: blasse Zunge; weicher Puls; geringe Energie, schwache Stimme, Kälteintoleranz, Blässe und Schwäche
  - Empfohlene Anfangsdosis: 60–75 mg/kg (oder ¼ Teelöffel auf 5–7,5 kg KG), verteilt auf 2 Dosen über den Tag

Aus einzelnen Bestandteilen gibt es eine sog. kleine Rezeptur, die aber im Unterschied zu *Bu Fei Tang* weder Hitze klärt noch Schleim transformiert:

- ● **Sheng Mai San** („Puls erzeugendes Pulver")
  - Wirkung: kräftigt (tonisiert) *Qi*, nährt *Yin*, stillt Husten
  - Empfohlene Anfangsdosis: 60–75 mg/kg (oder ¼ Teelöffel auf 5–7,5 kg KG), verteilt auf 2 Dosen über den Tag

**9**

Wenn sich mit zunehmendem *Qi*-Mangel aus einfachem Lungen- ein Lungen- und Nieren-*Qi*-Mangel entwickelt, bietet sich *Ren Shen Ge Jie San* an.

● *Ren Shen Ge Jie San* („Ginseng- und Gecko-Pulver")
  – Wirkung: tonisiert Lungen- und Milz-*Qi*, hilft Nieren, absteigendes Lungen-*Qi* festzuhalten.
  *Ren Shen* (Ginseng) und *Ge Jie* (Gecko) – einzige Bestandteile der kleinen Rezeptur *Shen Jie San* – tonisieren Lungen- bzw. Nieren-*Qi;* die übrigen Bestandteile lindern Komplikationen.
  – Indikation: Feuchtigkeits- und Schleimansammlung infolge des Milz- und Lungen-*Qi*-Mangels; Hitze im Brustbereich; vor allem bei älteren Katzen.
  – Symptome: chronischer Asthmahusten; blasse, feuchte Zunge; kraftlose bzw. keuchende Atmung und Kurzatmigkeit, Kälteaversion, Belastungsintoleranz; gelbes Sputum.
  – Empfohlene Anfangsdosis: 60–75 mg/kg (oder ¼ Teelöffel auf 5–7,5 kg KG), verteilt auf 2 Dosen über den Tag.

Zur Wirkungsverstärkung der Kräuter: Senf und Akupunktur

● *Bai Jie Zi Tu Fa* („Senfwickel")
  – Indikation: wie in der westlichen Medizin zur Linderung von Stauungen in der Brust
  – Anwendung: Senf auf Haut auftragen (über Bl 13, Bl 20, Bl 43 und Bl 44) und nach 10 Minuten wieder abwaschen; bei Bedarf 2 × täglich
● **Akupunktur**
  – Bei *Yin*-Mangel: Bl 13, Lu 5, Lu 7 und Ni 6
  – Bei Schleimanhäufung: Bl 13, Bl 20, Lu 9, MP 3, Ma 40, Di 4, Pe 6 und MP 4
  – Bei Katzen mit asthmatisch bedingten thorakalen Bewegungseinschränkungen (Fixierungen): meist chiropraktische Handgriffe hilfreich; aber auch viele Akupunkturpunkte im oberen Thorakalbereich, darunter der Extrapunkt *Ding Chuan*, Bl 12 und Bl 13

## Hydrotherapie

● **Feucht-warme Umschläge und kalte Abreibung**
  – Indikation: traditionell zur raschen Linderung pulmonaler Stauungen oder Schwellungen in der Naturheilkunde; vor allem Katzen mit akuter Lungenkongestion und leichter bis mittelstarker Dyspnoe
  – Technik: schmales Handtuch in Wasser tauchen, auswringen und in der Mikrowelle erhitzen, bis es dampft, aber noch handwarm (d.h. nicht zu heiß) ist. Der Katze um die Brust wickeln und 3 Minuten belassen. Danach Brust mit eiskaltem (in Eiswasser getauchtem) ausgewrungenem Tuch 1 Minute lang kräftig abreiben. Das Ganze 2 × wiederholen
  – Wirkung: oft unverzüglich deutliche Besserung der Dyspnoe
  – Hämodynamischer Wirkmechanismus: vermutlich ähnlich wie bei Senfwickel; als Reaktion auf verstärkte Perfusion der Hautgefäße und Kapillaren kommt es zur Vasokonstriktion der unmittelbar darunter befindlichen viszeralen Strukturen.

**Mögliche Interaktionen**

Sympathomimetische Aminverbindungen (in Anissamen, Cayennepfeffer, Petersilie und Verbenien) oder hypertensive Wirkstoffe (in Lorbeer, Ginster, Frauenwurz und Süßholz) können mit üblichen bronchodilatierenden Mitteln interagieren oder deren Wirkung steigern.

**Therapievorschläge der Autoren**

Steve Marsden: TCM-Rezepturen wie *Su Zi Jiang Qi Tang* oder *Ren Shen Ge Jie San*; hypoallergenes und kohlenhydratarmes Futter
Susan G. Wynn: Hypoallergenes oder selbst hergestelltes Futter, Fischöle; *Xiao Qing Long Tang* oder andere TCM-Rezepturen

# 9.3 Katzenschnupfen

## 9.3.1 Therapeutische Strategien

- Genesung der Katze durch Ernährung und viel Flüssigkeit unterstützen
- Auf sekundäre bakterielle Infektion achten

## 9.3.2 Optionen auf konventioneller Grundlage

### Ernährung / Diätetik

- **L-Lysin:** konnte in Zellkulturen mit niedrigem Argininspiegel die (Herpes-)Virusreplikation verringern. Ob es aber ausreicht, erkrankten Tieren einfach L-Lysin mit dem Futter zu verabreichen, ist strittig. In einem kontrollierten Versuch mit acht Katzen (infiziert mit felinem Herpesvirus FHV-1) besserten sich die klinischen Zeichen (Konjunktivitis) durch $2 \times 500$ mg L-Lysin pro Tag [Stiles et al. 2002]. Oft langzeitige Anwendung nötig, wobei Sicherheit einer hochdosierten L-Lysin-Therapie über längere Zeit nicht bekannt ist.
- **Vitamin C:** in vitro konnte Ascorbat (allein oder mit Kupfer kombiniert) Herpes-simplex-Viren inaktivieren [Sagripanti et al. 1997]. Vitamin C zählt zu den beliebtesten „alternativen" Mitteln bei felinen Herpesinfektionen, ist aber nicht in klinischen Studien getestet worden. Katzen vertragen Tagesdosen von 250 mg im Allgemeinen gut; Überdosierung führt zu Durchfall.

### Kräuter (Phytotherapeutika)

- **Sonnenhut** (*Echinacea purpurea, E. angustifolia*)
  - Humanmedizinisch umfassend auf seine Eignung (präventiv und therapeutisch) bei viralen Atemwegserkrankungen untersucht; beeinflusst vermutlich die (angeborene) Immunabwehr durch Aktivierung des mononukleär-phagozytischen Systems (MPS).

**9**

- Publizierte Studien mit insgesamt 910 Menschen (alle in Deutschland): Dauer und Schwere von Erkältungssymptomen besserten sich signifikant. Prophylaktische Anwendung von Echinacea kann immunpathologische Prozesse und damit die Symptomatik bei viralen oberen Atemwegsinfektionen verstärken [Percival 2000].
- Eignung für Katzen nicht untersucht, trotzdem sehr beliebtes Mittel bei Tierhaltern
- Toleranzentwicklung: ständige Warnung in der Literatur vor mehr als 2-wöchigem Gebrauch bezieht sich nicht auf toxische Nebenwirkungen, sondern vernünftigen Umgang mit Echinacea. Innerhalb von 2 Wochen erreicht Echinacea volle Wirksamkeit (Zytokinproduktion des MPS), daher durch längere Anwendung kein zusätzlicher Nutzen zu erwarten; bei Tieren kann sich sogar Toleranz entwickeln.
- Indikation bei Katzen: symptomatische Therapie akuter Infektionen, aber kein langfristiger Gebrauch bei felinen Leukämie-Virus- oder FIV-Infektionen (und anderen chronischen Viruskrankheiten).
- **Melisse** (*Melissa officinalis*): in vitro wirksam gegen HSV-1; für Katzen 0,5–1 g/Tag dem Futter beimischen.

### 9.3.3   Komplementäre Optionen

☞ Kapitel 14

#### Homöopathie

Bei akuten Virusinfektionen der oberen Atemwege können homöopathische Mittel äußerst nützlich sein, weil sie eine einfache, billige und prophylaktische Behandlung großer Populationen von Katzen ermöglichen. Weil in größeren Tiergruppen solche Infektionen regelmäßig vorkommen, sind homöopathische Mittel für Tierkliniken und Züchter erste Wahl. (Unsystematische) Beobachtungen lassen vermuten, dass sich homöopathisch versorgte Katzen schneller erholen als konventionell behandelte.

- **Allium cepa C30** (Zwiebel)
  - Indikation: profuses, flüssiges, reizendes Nasensekret, das Niesen verursacht
  - Symptome: Tränen, Brennen und Lichtempfindlichkeit (Photophobie) der Augen
  - Dosierungsempfehlung: bei Bedarf 1–3 × täglich
- **Belladonna C30** (Tollkirsche)
  - Indikation: Katzen mit hohem Fieber und Exkoriationen an der Nase
  - Symptome: dunkelrote Zunge; Reizbarkeit, Berührungsempfindlichkeit, Appetitverlust, Austrocknung (Dehydrierung)
  - Dosierungsempfehlung: bei Bedarf 1–3 × täglich
- **Euphrasia officinalis C30** (Augentrost)
  - Indikation: seröses, hautreizendes Augensekret; persistierende Ophthalmie mit Photophobie, Blepharospasmus, Bläschen oder Ulzera an der Hornhaut

- Symptome: geschwollene Wangenpartie und Unterlider; evtl. profuses, nicht reizendes Nasensekret
- Dosierungsempfehlung: bei Bedarf 1–3 × täglich
- **Ferrum phosphoricum C30** (Eisenphosphat)
  - Indikation: rasche Fiebersenkung zu Beginn einer Virusinfektion
  - Symptome: kaum vorhanden außer Fieber und Rötung von Mund-/ Nasenschleimhaut und Zunge
  - Dosierungsempfehlung: 1–3 × täglich

### Therapievorschläge der Autoren

Steve Marsden: Homöopathie
Susan G. Wynn: L-Lysin; Melisse, Echinacea

## 9.4 Rhinitis und Sinusitis

### 9.4.1 Therapeutische Strategie

- Richtet sich nach der Ursache (Infektion, Tumor, Allergie, Trauma, Fremdkörper)

### 9.4.2 Optionen auf konventioneller Grundlage

#### Ernährung / Diätetik

- **Nahrungsallergene:** obwohl Nahrungsmittelunverträglichkeit nur selten Ursache einer chronischen Rhinitis und Sinusitis ist, muss sie wie in der Humanmedizin ausgeschlossen werden; auch bei Hunden und Katzen mit chronischem Schnupfen Eliminationsdiät in Erwägung ziehen.
- **Antioxidanzien:** bei chronischer Rhinitis klinisch testen, denn in einer (humanmed.) Studie war verringerte Antioxidanzienkonzentration in der Nasenschleimhaut messbar [Westerveld et al. 1997]. Angesichts der vermuteten immunstärkenden Eigenschaften der Antioxidanzien sind bei Mangel vielfältige Auswirkungen denkbar; daher Supplementierung durch Breitspektrum-Antioxidanzien-Präparat.

**9**

#### Kräuter (Phytotherapeutika)

- **Brennnessel** (*Urtica dioica*): als Einzeldroge für viele allergische Symptome empfohlen; erwies sich in einer humanmedizinischen randomisierten Doppelblindstudie als wirksam (Symptomlinderung) [Mittman 1990].
- **Pestwurz** (*Petasites hybridus*): in einer kontrollierten humanmedizinischen Studie an 125 Patienten mit Heuschnupfen (saisonaler allergischer Rhinitis) genauso wirksam wie das Antihistaminikum Cetirizin bei Verabreichung von täglich 4 × 1 Tabl. des Extrakts ZE 339 (standardisiert auf 8 mg Petasin/Tabl.) [Schapowal 2002]. Pestwurz ist schwer erhältlich, da Gehalt an Pyrrolizidinalkaloiden viele Händler abschreckt; in der Studie waren jedoch keine unerwünschten Wirkungen zu beobachten. Für Tiere gleiche Dosierung wie in der Studie.

> **CAVE:** Pestwurz enthält lebertoxische Pyrrolizidinalkaloide.

- **Sho-seiryu-to** (= *Xiao Qing Long Tang*, „Kleiner blaugrüner Drachen"-Dekokt): wirksame Abschwächung der Nasenschleimhautentzündung [Ikeda et al. 1994, Kao et al. 2000, Tanaka et al. 1998].

### 9.4.3   Komplementäre Optionen

#### Homöopathie

- **Pulsatilla C30** (Küchenschelle)
  - Indikation: anhängliche, sensible Tiere mit schwachem (cremefarbenem) Nasensekret
  - Symptome: wenig oder nur sporadisch Appetit; fressen manchmal nur solange Besitzer neben der Futterschale stehen bleibt
  - Dosierungsempfehlung: 1–3 × täglich

#### TCM-Kräuter

- *Cang Er Zi San* („Spitzkletten-/Xanthium-Pulver")
  - Bei Tierärzten äußerst beliebt zur Behandlung von Rhinitis und Sinusitis; soll oral oder inhaliert sehr wirksam sein; allerdings wird die Extraktionsmethode für das Aerosol nicht näher beschrieben. Ähnlich schleimlösend wirkt auch Inhalation von *Shi Chang Pu* (Kalmus-/Acorus-Wurzelstock).

> **Anmerkung**
>
> Angesichts unregelmäßig reproduzierbarer Erfolge erscheint die Beliebtheit von *Cang Er Zi San* ungerechtfertigt!

  - Indikation (bei Menschen): eitrige Nasenabsonderung, Stirn-/Schläfenkopfschmerzen; „überflutender" Puls
  - **Zur Wirkungsverstärkung bei Wind-Hitze** (gesteigerter Durst, gelb- oder grünliche Absonderung, beschleunigter, „überflutender" Puls):
    **Zusätze:** 6 g *Huang Qin*, 9 g *Ju Hua*, 9 g *Ge Gen* und 9 g *Lian Qiao* zu 30 g des Grundrezepts
    **Akupunkturpunkte:** Lu 7, Di 4, EX-HN 8 *(Bi Tong)*, Di 20, EX-HN 3 *(Yin Tang)*, Gb 20; Nadel in EX-HN 5 *(Tai Yang)* möglichst lange belassen (am besten vom Tierbesitzer erst zu Hause entfernen lassen).
- *Huang Qin Hua Shi Tang* („Dekokt aus Helmkraut/Scutellaria und Talkum"), kombiniert mit *Cang Er Zi San*
  - Indikation: Tiere mit Sinusitis (trüber, gelber Ausfluss) aufgrund von Wind-Hitze-Invasion; meist zusätzlich Feuchte-Hitze in Magen und Milz
  - Symptome: rote Zunge; beschleunigter, schlüpfriger oder sanfter Puls; zugeschwollene Nase, Verlust des Geruchsinns, gerötete Schleimhaut in der Nasenhöhle, schmerzende Nase; Kopfschmerzen; Müdigkeit, Appetitverlust, evtl. Diarrhö

- Empfohlene Anfangsdosis: 60–75 mg/kg (oder ca. ¼ Teelöffel pro 5–7,5 kg KG), aufgeteilt auf 2 Dosen über den Tag
- **Akupunkturpunkte** zur Wirkungsverstärkung: Di 20, EX-HN 8 *(Bi Tong)*, LG 23, MP 9, MP 6, Ma 36, Di 4 und EX-HN 3 *(Yin Tang)*
- *Bu Zhong Yi Qi Tang* („Mitte tonisierendes und *Qi* antreibendes Dekokt"), kombiniert mit *Cang Er Zi San*
  - Topische Anwendung per Inhalation
  - Indikation: Schleimanhäufung aufgrund von Milz-*Qi*-Mangel
  - Symptome: blasse Zunge; sanfter Puls; chronische Müdigkeit, zugeschwollene bzw. nach Überanstrengung laufende Nase (klares Sekret)
  - Wirkung: soll Milz- und Lungen-*Qi* antreiben, die äußere Schutzschicht *(Wei-Qi)* zur Abwehr pathogener Wind-Invasionen zu unterstützen
  - Empfohlene Anfangsdosis: 60–75 mg/kg (oder ca. ¼ Teelöffel pro 5–7,5 kg KG), aufgeteilt auf 2 Dosen über den Tag
- *Yu Ping Feng San* („Wind abschirmendes Jade-Pulver")
  - Indikation: traditionell zur Stärkung des *Wei-Qi*, zwischen Sinusitis-Schüben angewandt
  - Kontraindikation: bei Patienten ohne *Qi*-Mangel **nicht** anwenden!
  - Empfohlene Anfangsdosis: 60–75 mg/kg (oder ca. ¼ Teelöffel pro 5–7,5 kg KG), aufgeteilt auf 2 Dosen über den Tag
- *Xiao Qing Long Tang* („Kleiner blaugrüner Drachen"-Dekokt)
  - Indikation: siehe 9.2 Felines Asthma; z.T. auch bei Sinusitis (mit reichlicher Sekretabsonderung und Kälteintoleranz)
  - Symptome: „überflutender" Puls; blasse, schleimig-feuchte Zunge; feuchter Husten, Dyspnoe, Ödeme, Hang zur Schlaffheit
  - Empfohlene Anfangsdosis: 60–75 mg/kg (oder ca. ¼ Teelöffel pro 5–7,5 kg KG), aufgeteilt auf 2 Dosen über den Tag

## Westliche Kräuter

Bei akuter, chronischer oder rezidivierender Nebenhöhlenentzündung (Sinusitis) können traditionelle Kräuter manchmal erfolgreicher sein als TCM-Rezepturen oder moderne Phytotherapeutika. Pharmakologisch liegt der Schwerpunkt der Sinusitis-Behandlung in TCM und moderner Phytotherapie auf antibiotischen und immunstärkenden Wirkeigenschaften.

**9**

Für die frühe Kräutermedizin waren Sinusitiden dagegen Folge einer chronisch schlechten Durchblutung der Nebenhöhlen, die auch das Immunsystem beeinträchtigt (Abwehrzellen gelangen nicht in die oberflächlichen Schleimhäute). Deshalb enthielten traditionelle Rezepturen immer auch *Qi* bewegende Kräuter – neben Bestandteilen, die aus energetischer Sicht der TCM Feuchtigkeit trocknen und Wind-Hitze entfernen.

Selbst Augentrost *(Euphrasia officinalis)* und schwarzer Holunder *(Sambucus nigra)* mit ihrer klassischen, Feuchtigkeit trocknenden Wirkung scheinen die Nebenhöhlenschleimhaut auch durch Hemmung der Mastzelldegranulation abzuschwellen.

Im Unterschied dazu ist das Fehlen *Qi* bewegender oder durchblutungsfördernder Inhaltsstoffe in den meisten Sinusitis-Mitteln der TCM schon recht augenfällig.

Eine verblüffend einfache Rezeptur zur besseren Durchblutung der Nebenhöhlen hat sich schon mehrfach als wirksam erwiesen (für Hunde, Katzen und Menschen geeignet):

- 15 ml Holunderblüten, 10 ml Kamille *(Matricaria recutita),* 10 ml Seidenpflanzenwurzel *(Asclepias tuberosa)* und 15 ml Augentrost *(Euphrasia officinalis)* jeweils als alkoholische Extrakte
  - Empfohlene Anfangsdosis: täglich 0,04 ml/kg KG, verteilt auf 2 Dosen
  - Indikation: jede chronische Nebenhöhlenentzündung; auch bei bakterieller Sinusitis, trotz fehlender antibiotischer Bestandteile
  - Sicherheit: auch bei Langzeitanwendung sichere und einigermaßen schmeckende Rezeptur

### Therapievorschläge der Autoren

Steve Marsden: Holunderblütentinktur (s. o.)
Susan G. Wynn: Eliminationsdiät, Fischöl, chinesische Kräuterrezepturen

## 9.5    Fallbericht

### Chronischer Husten und Trachealkollaps

Holly, eine 11-jährige kastrierte Yorkshire-Hündin

### Anamnese

Der Trachealkollaps war schon seit ein paar Jahren bekannt (auf lateralen Thorax-Röntgenaufnahmen sichtbar) und hatte zu chronischem Husten der Hündin geführt. Da keine kardialen Befunde vorlagen, erfolgte keine Behandlung. Der Husten hatte sich zunehmend verschlechtert. Am schlimmsten schien es nachts, oder wenn Holly aufgeregt war, zu sein.
In der Wahrnehmung ihrer Besitzer hustete sie eigentlich ständig, denn die ängstliche Hündin fürchtete sich vor lauten oder ungewöhnlichen Geräuschen und vor dem Alleinsein. Nachts wachten sie oft auf, weil Holly nach Luft schnappte; anscheinend konnte sie auch nicht mehr bellen.

### Symptome

- **Husten:** von den Besitzern als „meckernd" (Stakkatohusten) beschrieben.
- **Verdauungs- und Zahnprobleme:** Blähungen und Darmgase; chronische Halitosis (Foetor ex ore) durch Parodontopathie, aus Angst vor Narkose nie Zahnreinigung.
- **Absencen:** in der Vergangenheit offenbar mehrere Episoden mit Versteifung und Zittern, bei denen sich die Hündin Halt suchend an die Wand lehnte und nicht auf Zurufe reagierte, sie torkelte und stieß sich an Gegenständen (vermutlich sah sie in den Momenten nichts). Die Anfälle hatten nach TCM-Behandlung (mit *Tian Ma Gou Teng Yin*) aufgehört.

- **Vorerkrankungen:** chronisch triefendes linkes Auge; gelegentlich morgens (um 8 Uhr) Galleerbrechen (vor der Darmentleerung oder wenn sie sehr ängstlich war).
- **Voruntersuchungen:** 3 Monate vor dem Termin komplette Blut- und Laboruntersuchung ohne pathologischen Befund, außer leicht erniedrigtem Thyroxinwert bei normalem TSH-Spiegel (infolge der chronischen Erkrankung). Ein signifikanter blauer Fleck um die Einstichstelle für die Blutentnahme hielt lange an. Hollys Besitzer wussten, dass bei weiteren Einblutungen/blauen Flecken durch Gerinnungstests eine hämorrhagische Diathese auszuschließen wäre.
- **Allgemeinzustand:** normaler Appetit und Durst; Wärme liebend.

### Körperliche Untersuchung

- **Inspektion:** unangenehmer Atemgeruch durch Zahnsteinbildung; Bindehaut des linken Auges leicht gerötet, kein sichtbarer Ausfluss.
- **Zunge:** tiefrot bis violett; **Puls:** dünn, drahtig und regelmäßig.
- **Auskultation und Palpation:** über der Lunge bilateral inspiratorisches Rasselgeräusch; keine Herzgeräusche hörbar, kein präkordiales Schwirren palpierbar.
- **Verhalten:** unruhig, läuft hin und her, solange sie nicht untersucht wird, hustet (tief und abgehackt/stoßweise).

### Befundauswertung / TCM-Diagnose

- Diagnose: „Trachealkollaps" (anhand der vorliegenden Röntgenaufnahmen) und „bellender Husten" (verstärkt bei Aufregung oder Agitiertheit).
- Symptome:
  - Dyspnoe, nächtliche Hustenanfälle und Rasselgeräusch; evtl. Lungenödem durch Stauungsinsuffizienz?
  - keine Anzeichen für kardiale Erkrankung, chronische Bronchitis nicht auszuschließen.
- Aus Sicht der TCM:
  - Blut-Stase in der Brust: dafür sprechen chronisch lauter Husten, blaue Flecken (nach Blutentnahme), violette/zyanotische Farbe der Zunge;
  - bei Blut-Stase oft *Qi*-Stagnation: an drahtigem Puls, geblähtem Abdomen und chronischer Erregtheit der Hündin erkennbar;
  - Leber-Blut-Mangel: könnte Blut-Stase und *Qi*-Stagnation verschlimmert haben; darauf deutet Ansprechen auf *Tian Ma Gou Teng Yin* und starke Ängstlichkeit der Hündin hin.

**9**

### Behandlung

- Ziel: *Qi* und Blut bewegen; stimmt mit ganzheitlicher Behandlung der Stauungsinsuffizienz überein (☞ Kap. 8).

- Planung: da in der frühen Kräutermedizin oft für beides (Husten und Stauungsinsuffizienz) dieselben Mittel angewandt wurden, muss vor Behandlungsbeginn nicht unbedingt erst eine kardiale Erkrankung ausgeschlossen werden. Um ein eventuelles Lungenödem nicht zu verschlimmern, wurde in Hollys Fall auf Blut-Tonisierung verzichtet und nur Kräuter gewählt, die den Husten lindern und die kardiovaskuläre Funktion verbessern.
- Tinktur (Alkoholextrakte) aus: 10 ml Lobelie, 25 ml Löwenzahn, 10 ml Süßholz, 15 ml Grindelia, 15 ml Alant und 25 ml Maiglöckchen.
  - Wirkung: Lobelie stillt Husten und hilft Lungenödem zu verringern, Löwenzahn ist ein kaliumsparendes Diuretikum, Süßholz beseitigt Atemwegsspasmen und lindert Husten, Grindelia ist bei Menschen ein wichtiges Asthmamittel, Alant trocknet Atemwegssekrete ein und verringert so den Hustenreiz, Maiglöckchen enthält Herzglykoside.

## Therapieergebnisse

- **Nach 14 Tagen:** gesteigerte Miktion (diuretische Wirkung von Löwenzahn); Husten und Kurzatmigkeit leicht gebessert, weiterhin nächtliche Atemnotzustände (Dyspnoe als „Lufthunger"); mied jetzt warme Plätze (unter der Bettdecke). Schleim im Stuhl, Bauch immer noch gebläht; Augen schienen nach Anwendung der Tinktur hervorzuquellen.
  - Körperliche Untersuchung: abgeschwächte, aber noch vorhandene Rasselgeräusche; Husten seltener (rau und „meckernd"/stakkatoartig); keine Organvergrößerung oder Aszites tastbar; Puls weiterhin dünn und Zunge dunkelrot-violett; übelriechender Flatus (von Besitzern vorher nie bemerkt). Eingestuft als mäßige Besserung.
  - Weitere Behandlung: täglich 1 ml der Tinktur, zusätzlich homöopathisch (Carbo vegetabilis C30, anfangs 2 Globuli pro Abend, Dosisreduktion bei Anzeichen einer Besserung); Verordnung aufgrund der Aversion der Hündin gegen Zudecken, der ausgeprägten Blähungen und Darmgase, des nächtlichen „Lufthungers" bzw. der Schlaf-Dyspnoe und der zyanotischen Zungenfarbe.
- **3 Wochen später:** weitere Besserung. Nach versehentlich doppelter Tagesdosis von Carbo vegetabilis Kurzatmigkeit weitgehend verschwunden, Hündin konnte wieder bellen. Bei Rückkehr zur ursprünglichen Dosis ließ Wirkung aber wieder nach. Durch Aufregung oder trockene Luft weiter Hustenattacken. Holly blieb ängstlich und unruhig; nach Ansicht der Besitzer quollen auch die Augen weiterhin vor.
  - Körperliche Untersuchung: inspiratorische Rasselgeräusche nur noch links und bei geschlossenem Maul; Herztöne weiterhin normal; Zunge dunkelrot; Puls dünn, aber nicht mehr so drahtig wie zuvor; Flatulenz hatte sich gelegt.

– Weitere Behandlung: hervorquellende Augen sind Indikation für Passionsblume (anxiolytisches Nervenmittel, ☞ Kap. 20); daher neue Tinktur aus alkoholischen Extrakten (je 10 ml) von Herzgespann, Passionsblume, Wolfstrapp, Beinwell und Süßholz; Dosierung: 2 × 1 ml/Tag. Wirkung: Herzgespann und Wolfstrapp gegen Blut-Stase in der Brust, chronischen Husten und Herzbeschwerden; Beinwell gegen trockenen Reizhusten (befeuchtet Atemwege); Passionsblume als Anxiolytikum; Süßholz gegen bronchiale Spasmen und Husten; Carbo vegetabilis: 1 × 3 Globuli/Tag.

- **2 Monate nach Behandlungsbeginn:** Holly hustet nur noch selten und bellt wieder (obwohl sie seit 3 Tagen keine Tinktur mehr bekommen hatte); sie wirkt entspannter und die Augen quellen nicht mehr hervor; die letzte Episode von „Lufthunger" liegt weit zurück (nicht erinnerbar). Schlechter Atemgeruch, Blähungen und Flatulenz verschwunden.
  – Körperliche Untersuchung: keine inspiratorischen Rasselgeräusche mehr auskultierbar; Hündin hustet nicht; Zunge dunkelrosa
  – Weitere Behandlung: Passionsblumen-Tinktur und Carbo vegetabilis weiter geben; perspektivisch abklären, ob für Restsymptomatik nicht phytotherapeutisches oder homöopathisches Einzelpräparat ausreicht. Bei Zustandsverschlechterung müsste Thorax erneut geröntgt werden.

## Diskussion

- Die (konventionelle) medizinische Forschung konzentriert sich auf Mittel, die einer möglichst großen Anzahl von Patienten mit einem bestimmten Problem helfen. In einem gewissen Umfang wird dabei die Wirkungstiefe der Wirkungsbreite geopfert. In der komplementären Medizin ist es umgekehrt; oft wird die Wirkungsbreite geopfert, um eine tiefere Wirkung zu erzielen. Das spiegelt sich in der Beobachtung (die viele schon gemacht haben), dass sich bei manchen Patienten dramatische Besserungen zeigen und andere überhaupt nicht auf naturheilkundliche Verfahren ansprechen.
- Die besten Ergebnisse lassen sich erzielen, wenn die Behandlung genau auf den Patienten zugeschnitten ist. Deshalb geht es in weiten Teilen des Buches um Hilfestellungen für die Auswahl einer geeigneten „alternativen" Therapie. Seit Jahrhunderten spielen Leitsymptome eine wichtige Rolle für die richtige Therapiewahl. Doch gerade sie werden oft übersehen, falsch gedeutet oder als nebensächlich verkannt (wie das Hervortreten der Augen oder die Flatulenz bei Holly).
- Hollys Beispiel zeigt, wie hoch effizient frühere medizinische Ansätze sein konnten, obwohl noch keine modernen Diagnosemethoden zur Verfügung standen. Wenn diagnostische Schlussfolgerungen bzw. die Diagnosefindung durch technische oder finanzielle Schwierigkeiten erschwert werden, kann eine metaphorische Sichtweise oft den Schlüssel zur richtigen Behandlung liefern. Für kardiale und chronische respiratorische Beschwerden gibt es z.B. fast immer dieselbe Erklärung, eine Blut-Stase in der Brust.

**9**

- Ich möchte noch einmal auf den Nutzen von Beinwell bei Holly hinweisen. Obwohl wegen möglicher hepatischer Nebenwirkungen immer davor gewarnt wird, wurde es hier verwendet, weil es sowohl anfeuchtet als auch hustenstillend wirkt. Vermutlich hätten aber auch andere Demulgenzien wie Ulme oder Eibisch die gleiche Befeuchtung der Atemwege und andere Antitussiva die gleiche Hustenstillung bewirkt.

- Wichtig ist, dass in Hollys Fall ein homöopathisches Mittel und eine phytotherapeutische Tinktur zusammen gewirkt haben; jedes für sich gegen bestimmte Symptome gerichtet, konnten sie Hollys Zustand nur zusammen entscheidend bessern.

## Literatur

Alamoudi OS. Hypomagnesaemia in chronic, stable asthmatics: prevalence, correlation with severity and hospitalization. *Eur Respir J* 16(3):427-431, 2000.

Baker JC, Ayres JG. Diet and asthma. *Respir Med* 94(10):925-934, 2000.

Bensky D, Gamble A. *Chinese Herbal Medicine Materia Medica*, revised ed. Seattle, 1993, Eastland Press.

Boericke W. *Materia Medica with Repertory*, ed 9. Santa Rosa, Calif, 1927, Boericke & Tafel.

Day C. *The Homeopathic Treatment of Small Animals*: Principles and Practice. Saffron Walden, UK, 1990, CW Daniel.

Dimitrova Z, Dimov B, Manolova N, Pancheva S, Ilieva D, Shishkov S. Antiherpes effect of *Melissa officinalis L.* extracts. *Acta Microbiol Bulg* 29:65-72, 1993.

Grandjean EM, Berthet P, Ruffmann R, Leuenberger P. Efficacy of oral long-term N-acetylcysteine in chronic bronchopulmonary disease: a meta-analysis of published double-blind, placebo-controlled clinical trials. *Clin Ther* 22(2):209-221, 2000.

Ikeda K, Wu DZ, Ishigaki M, Sunose H, Takasaka T. Inhibitory effects of sho-seiryu-to on acetylcholine-induced responses in nasal gland acinar cells. *Am J Chin Med* 22(2):191-196, 1994.

Kao ST, Wang SD, Wang JY, Yu CK, Lei HY. The effect of Chinese herbal medicine, xiao-qing-long-tang (XQLT), on allergen-induced bronchial inflammation in mite-sensitized mice. *Allergy* 55:1127-1133, 2000.

Ko WC, Lei CB, Lin YL, Chen CF. Mechanisms of relaxant action of S-petasin and S-isopetasin, sesquiterpenes of *Petasites formosanus*, in isolated guinea pig trachea. *Planta Med* 67(3):224-229, 2001.

Li XM, Huang CK, Zhang TF, Teper AA, Srivastava K, Schofield BH, Sampson HA. The Chinese herbal medicine formula MSSM-002 suppresses allergic airway hyperreactivity and modulates TH1/TH2 responses in a murine model of allergic asthma. *J Allergy Clin Immunol* 106(4):660-668, 2000.

Maggs DJ, Collins BK, Thorne JG, Nasisse MP. Effects of l-lysine and l-arginine on in vitro replication of feline herpesvirus type. *Am J Vet Res* 61(12):1474-1478, 2000.

Mittman P. Randomized, double-blind study of freeze-dried Urtica dioica in the treatment of allergic rhinitis. *Planta Med* 56:44-47, 1990.

Murphy R. *Lotus Materia Medica*. Pagosa Springs, Colo, 1995, Lotus Star Press.

Naeser MA. *Outline Guide to Chinese Herbal Patent Medicines in Pill Form*. Boston, Mass, 1990, Boston Chinese Medicine.

Nagakura T, Matsuda S, Shichijyo K, Sugimoto H, Hata K. Dietary supplementation with fish oil rich in omega-3 polyunsaturated fatty acids in children with bronchial asthma. *Eur Respir J* 16(5):861-865, 2000.

Nakajima S, Tohda Y, Ohkawa K, Chihara J, Nagasak Y. Effect of Saiboku-to (TJ-96) on bronchial asthma. *Ann NY Acad Sci* 685:549-560, 1993.

Percival SS. Use of echinacea in medicine. *Biochem Pharmacol* 60:155-158, 2000.

Picado C, Deulofeu R, Lleonart R, Agusti M, Mullol J, Quinto L, Torra M. Dietary micronutrients/antioxidants and their relationship with bronchial asthma severity. *Allergy* 56(1):43-49, 2001.

Sagripanti JL, Routson LB, Bonifacino AC, Lytle CD. Mechanism of copper-mediated inactivation of herpes simplex virus. *Antimicrob Agents Chemother* 41(4):812-817, 1997.

Schapowal A. Randomised controlled trial of butterbur and cetirizine for treating seasonal allergic rhinitis. *BMJ* 324:144-146, 2002.

Soutar A, Seaton A, Brown K. Bronchial reactivity and dietary antioxidants. *Thorax* 52(2):166-170, 1997.

Staudacher G, Staudacher M. New approaches to the secretolytic therapy of chronic bronchitis in dogs. *Berl Munch Tierarztl Wochenschr* 102(3):95-99, 1989.

Stetinova V, Grossmann V. Effects of known and potential antioxidants on animal models of pathological processes (diabetes, gastric lesions, allergic bronchospasm). *Exp Toxicol Pathol* 52(5):473-479, 2000.

Stey C, Steurer J, Bachmann S, Medici TC, Tramer MR. The effect of oral N-acetylcysteine in chronic bronchitis: a quantitative systematic review. Eur Respir J 16(2):253-262, 2000.

Stiles J, Townsend WM, Rogers QR, Krohne SG. Effect of oral administration of L-lysine on conjunctivitis caused by feline herpesvirus in cats. *Am J Vet Res* 63(1):99-103, 2002.

Stiles J, Townsend W, Rogers Q, Krohne S. The effect of oral ln-lysine on the course of feline herpesvirus conjunctivitis. In proceedings of the 31st Annual Meeting American College of Veterinary Ophthalmologists, Montreal, Quebec, Canada, 2000.

Tai S, Kai H, Isohama Y, Moriuchi H, Hagino N, Miyata T. The effect of maimendongtang on airway clearance and secretion. *Phytother Res* 13(2):124-127, 1999.

Tamaoki J, Chiyotani A, Takeyama K, Kanemura T, Sakai N, Konno K. Potentiation of beta-adrenergic function by saiboku-to and bakumondo-to in canine bronchial smooth muscle. *Jpn J Pharmacol* 62(2):155-159, 1993.

Tamaoki J, Kondo M, Chiyotani A, Takemura H, Konno K. Effect of saiboku-to, an antiasthmatic herbal medicine, on nitric oxide generation from cultured canine airway epithelial cells. *Jpn J Pharmacol* 69(1):29-35, 1995.

Tamaoki J, Nakata J, Kawatani K, Tagaya E, Nagai A. Ginsenoside-induced relaxation of human bronchial smooth muscle via release of nitric oxide. *Br J Pharmacology* 130:1859-1864, 2000.

Tanaka A, Ohashi Y, Kakinoki Y, Washio Y, Yamada K, Nakai Y, Nakano T, Nakai Y, Ohmoto Y. The herbal medicine shoseiryu-to inhibits allergen-induced synthesis of tumour necrosis factor alpha by peripheral blood mononuclear cells in patients with perennial allergic rhinitis. *Acta Otolaryngol Suppl* 538:118-125, 1998.

Toll J, Erb H, Birnbaum N, Schermerhorn T. Prevalence and incidence of serum magnesium abnormalities in hospitalized cats. *J Vet Intern Med* 16(3):217-221, 2002.

Touvay C, Etienne A, Braquet P. Inhibition of antigen-induced lung anaphylaxis in the guinea-pig by BN 52021 a new specific paf-acether receptor antagonist isolated from *Ginkgo biloba*. *Agents Actions* 17(3-4):371-372, 1986.

**9**

Westerveld GJ, Dekker I, Voss HP, Bast A, Scheeren RA. Antioxidant levels in the nasal mucosa of patients with chronic sinusitis and healthy controls. *Arch Otolaryngol Head Neck Surg* 123(2):201-204, 1997.

Yan W. *Practical Therapeutics of Traditional Chinese Medicine*. Brookline, Mass, 1997, Paradigm Publications.

Yeung H. *Handbook of Chinese Herbal Formulas*. Los Angeles, 1995, Self-published.

Yeung H. *Handbook of Chinese Herbs*. Los Angeles, 1996, Self-published.

# 10 Gastrointestinale Erkrankungen

## 10.1 Gingivitis, Stomatitis, Zahn- und parodontale Erkrankungen

### 10.1.1 Therapeutische Strategien

- Ursachen herausfinden (anatomisch, metabolisch, immunologisch, infektiös, traumatisch oder toxisch)
- Begleitende Zahn- oder Parodontalerkrankungen behandeln und Plaquebildung verhindern
- Entzündung gegebenenfalls behandeln
- Bakterienwachstum eindämmen

### 10.1.2 Optionen auf konventioneller Grundlage

#### Diätetische Maßnahmen

- **Rohe Fleischknochen:** Nagen an – je nach Größe des Tieres – Femurknochen, Haxen, ganzen Geflügelhälsen oder Ochsenschwanz hilft Plaquebildung zu verhindern oder zu entfernen [Brown und Park 1968]. Rohe Knochen sind härter und splittern nicht so leicht wie gekochte; man nimmt an, dass auch das Mark von Röhrenknochen die Zahnsteinbildung einschränkt (nicht bewiesen). Bei rohen Knochen besteht die Gefahr von Zahnfrakturen, Obstruktion oder Perforation durch versehentliches Verschlucken sowie einer Infektion durch Enteropathogene. Trotz der Risiken eine lang geübte Praxis, die seit neuestem wieder an Beliebtheit gewinnt. Durch Eintauchen in kochendes Wasser (für 30–60 Sekunden) lassen sich Enteropathogene zerstören. Die Tiere sollten aber trotzdem sorgfältig überwacht werden.
- **Laktoferrin:** topische Anwendung erwies sich bei einigen Katzen mit Stomatitis als hilfreich [Sato et al. 1996]. Empfohlene Tagesdosis: 40 mg/kg KG in Sirup, Milch oder flüssiger Babynahrung verrührt.
- **Coenzym Q10:** zur Behandlung von Stomatitis und Parodontalerkrankungen bei Tieren und Menschen empfohlen. Beweislage dürftig; in einer humanmedizinischen Studie besserte sich die Parodontopathie [Hanioka et al. 1994]. Nach interessanten älteren Fallstudien an Menschen lassen klinische Studien bei Katzen und Hunden nicht viel erwarten. Einzelberichten zufolge scheint Coenzym Q10 helfen zu können, wenn konventionelle Therapie bei den Tieren nicht ansprach; daher lohnt sich zumindest in chronischen Fällen ein Versuch. Mittlere Tagesdosis: zwischen 2 und 20 mg/kg KG oral (auch als Mundspülung).
- **Ascorbinsäure:** Vitamin C wird oft wegen seiner Rolle in der Kollagensynthese und der Prävention von Skorbut empfohlen. Supplementierung von Vitamin C bei Tieren mit Parodontalerkrankungen noch nicht untersucht, dürfte aber sicher sein.

**10**

- **Propolis:** das für seine antibiotische Wirkung bekannte Honigbienen-produkt könnte ein geeignetes orales Antiseptikum sein [Koo et al. 2000]. Da sich humane Herpesvirus-Läsionen durch topische Anwen-dung von Propolis signifikant besserten [Vynograd et al. 2000], könnte es auch bei Stomatitiden durch das feline Herpesvirus wirksam sein. Kontaktallergien durch Propolis, zu denen es bei empfindlichen Men-schen gekommen ist, hängen vermutlich mit der jeweiligen Pflanze zusammen, deren Pollen die Bienen gesammelt haben.
- **Glutamin:** linderte in zahlreichen Studien eine im Rahmen von Strah-len-/Chemotherapie aufgetretene Stomatitis oder Mukositis.
- **Zimt- und Nelkenöl:** hemmen das Wachstum vieler oraler Bakterien [Saeki et al. 1989]. Ihre schleimhautreizende Wirkung begrenzt aber den Gebrauch bei Tieren, solange sie nicht stark verdünnt werden.
- **Chin. Goldfaden** (*Coptis chinensis*): enthält Berberin, das das Wachs-tum vieler Bakterien in der Mundhöhle hemmen konnte [Hu et al. 2000]. Goldfaden oder andere Kräuter mit dem Wirkstoff Berberin lassen sich systemisch verabreichen oder als Mundspülung verwenden, schmecken aber sehr bitter.

### Kräuterextrakte

- **Zur topischen Anwendung**
  - **Kanadische Blutwurz** (*Sanguinaria canadensis*): wirkt erwiesener-maßen antibiotisch und antientzündlich. Sanguinarin ist von der FDA (Food & Drug Administration) für Mundwässer oder Zahnpasten gegen Plaquebildung beim Menschen zugelassen.
  - **Schlangen-Knöterich** (*Polygonum bistorta*): traditioneller Bestandteil in Mundwässern mit antientzündlicher Wirkung [Duwiejua et al. 1994].
  - **Neembaum** (*Azadirachta indica*): konnte Streptokokken-Besiedlung der Zahnoberflächen hemmen [Wolinsky et al. 1996].
  - **Echte Myrrhe** (*Commiphora molmol*): traditionelles ayurvedisches Mittel für Mundspülungen; scheint antientzündlich und analgetisch zu wirken.

### Anmerkung

Tierärzte empfehlen, Kräuterextrakte für Tiere mit normaler Zahnpasta zu mischen.

- **Immunmodulatoren**
  - **Sonnenhut** (*Echinacea purpurea* oder *E. angustifolia*): nach Einzelberich-ten war Echinacea bei Katzen mit chronischer Stomatitis wirksam. Für einen der Autoren (Steve Marsden) erwies es sich jedoch durchgängig als nutzlos.
  - **Kampo-Kräutermischungen:** Kakkon-to, Kakkon-oren-ogon-to, Kikyo-to, Haino-to, Haino-san, Mao-to und Senkinkeimei-san wirkten alle anti-entzündlich bei Stomatitis [Ozaki 1995].

- *Baccharis trinervis, Eupatorium articulatum* und *Heisteria acuminata*: hemmten in vitro das Wachstum humaner Herpesviren [Abad et al. 1999].

## 10.1.3 Komplementäre Optionen

### Westliche Kräuter

Stomatitiden stellen, besonders bei Katzen, eine große Herausforderung dar, und in Bezug auf das Verständnis bzw. die Behandlung der Erkrankung sind bisher allenfalls erste Anfänge zu erkennen. Bewährte Rezepte aus dem Fundus der frühen Kräutermedizin (zur Anwendung beim Menschen) lassen noch am meisten erwarten.

- **Odermennig** *(Agrimonia eupatoria)* und **krauser Ampfer** *(Rumex crispus)* im Mischungsverhältnis 6:2
  - Dosierung: 0,08 ml/kg KG, verteilt auf mehrere Dosen über den Tag
  - Wirkung: Odermennig fördert Abheilung von Mundulzera, krauser Ampfer unterstützt die Ausscheidungsfunktion der Leber (Toxine als Läsionsursache)
- Mischung aus Odermennig und krauser Ampfer (eine Hälfte) mit gleichen Teilen **Stechwinde** (*Smilax spp.*) und **große Klette** *(Arctium lappa)*
  - Indikation: hartnäckige Stomatitis, besonders bei Katzen, häufig immunvermittelt
  - Wirkung: Abheilung milder perioraler Läsionen (eosinophile Granulome)
  - Dosierung: 0,08 ml/kg KG, verteilt auf mehrere Dosen über den Tag
- Mischung aus Odermennig und krauser Ampfer mit der **Hoxsey-Rezeptur:** bei starker Stomatitis oder Läsionen (eosinophile Granulome) von Katzen; Dosierung ☞ Kapitel 15
- Traditionell antibiotische, adstringierende oder antientzündliche Wirkeigenschaften haben: Brombeere *(Rubus fructicosus)*, wilder Indigo *(Baptisia tinctoria)*, kanadische Gelbwurz *(Hydrastis canadensis)*, Wachsmyrte *(Myrica cerifera)*, Eichenrinde *(Quercus spp.)* und Salbei *(Salvia officinalis)*

### TCM

**Zahnfleischentzündungen** stehen für die TCM traditionell mit Magen-Feuer in Verbindung. Selbst wenn das für Menschen zutreffen mag, lassen sich daraus noch keine gültigen Behandlungsmethoden für Tiere (speziell Katzen) herleiten. Zum Klären der Magen-Hitze und zum Wiederauffüllen des Magen-*Yin* werden trotzdem bestimmte Rezepturen auch bei Tieren angewandt:

- ***Tian Wang Bu Xin Dan*** („Herz tonisierende Tablette des Himmelsherrschers")
  - Indikation: Herz-Blut- und -*Yin*-Mangel verbunden mit Leere-Hitze-Symptomen
  - Symptome: rote, trockene, empfindliche Zunge; dünner, rascher Puls; Schlaflosigkeit, Palpitationen, Reizbarkeit, trockener Kot, Stomatitis

**10**

- *Tiao Wei Cheng Qi Tang* („Magen regulierendes und *Qi* ordnendes Dekokt")
  - Indikation: exzessive Magen-Hitze
  - Kontraindikation: stark abführend (Purgativum), deshalb **nie bei Mangelsyndromen**
  - Symptome: rote bis dunkelrote Zunge mit gelbem Belag; schneller Puls; Hitzeaversion, sehr starker Durst, Verstopfung, Völlegefühl, schmerzhafte Mundulzera
- *Qing Wei San* („Magen klärendes Pulver")
  - Indikation: exzessives Magen-Feuer
  - Symptome: schmerzhafte Gingivitis, Durst, Mundtrockenheit, Fieber, Verstopfung, blutendes oder entzündetes (ulzeriertes) Zahnfleisch, schlechter Atem, Zahnschmerzen
- *Bai Hu Tang* („Weißer-Tiger-Dekokt")
  - Indikation: Magen-Feuer; weniger spezifisch für Mundhöhlengewebe
  - Symptome: rote Zunge; überflutender, schneller Puls; Hitzeunverträglichkeit, hohes Fieber, starker Durst
- *Yu Nu Jian* („Helles-Mädchen"- bzw. „Jade-Frau-Dekokt")
  - Indikation: einfacher Magen-*Yin*-Mangel
  - Symptome: dünner, schneller, überflutender (gigantischer) Puls; rote, trockene Zunge; blutendes Zahnfleisch, starker Hunger, Durst; lockere oder schmerzende Zähne, Nasenbluten, Mundtrockenheit, evtl. Stirnkopfschmerzen oder allgemeines Krankheitsgefühl und Schmerzen

Gezielt zur **Gingivitis-Behandlung** können auch Feuchte-Hitze klärende Mittel eingesetzt werden, vorausgesetzt dass umstimmende (alterative) Rezepturen überhaupt wirken:

- *Long Dan Xie Gan Tang* („Leber entwässerndes Enzian-Dekokt"): anstelle der Hoxsey-Rezeptur für Patienten mit starker Hitze
- *Yin Chen Hao Tang* („Beifuß/Artemisia-capillaris-Dekokt"): noch stärker kühlend und trocknend als Enzian-Dekokt; besonders für Katzen mit Verstopfung. Dosierung für beide Rezepturen (Granulat): 60–75 mg/kg (oder ¼ Teelöffel pro 5–7,5 kg KG), über den Tag verteilt
- *Qing Fei Yi Huo Pian* („Lunge klärende und Feuer beseitigende Tablette")
  - Indikation: enthält *Huang Qin* und *Da Huang,* dadurch besonders zur Stärkung der Leberfunktion geeignet
  - Symptome: entzündlich geschwollener, schmerzender Rachen, Mund- oder Nasenschmerzen, Zahnschmerzen, blutendes Zahnfleisch
  - Dosierung: 1 Tabl./7,5 kg KG, auf mehrere Dosen über den Tag verteilt; Vorteil: Tablettenform leichter zu verabreichen
  - Kontraindikation: **nicht** bei Mangelsyndromen

### Therapievorschläge der Autoren

Steve Marsden: Umstimmende (alterierende) Rezepturen; *Qing Fei Yi Huo Pian;* topische Mundspülung
Susan G. Wynn: Mundspülung mit Kräutermischungen, TCM-Rezepturen; Laktoferrin, Propolis

# 10.2 Gastritis, Magenulzera

## 10.2.1 Therapeutische Strategien

- Ursache herausfinden (z.B. nicht-steroidale Antirheumatika/NSAID, Leber- oder Niereninsuffizienz, Krebs, Mastzelltumoren)
- Ulkusschutz
- Magensäuresekretion verringern
- Erbrechen verhindern
- Bakterielle Infektion (z.B. Spirochäten) gegebenenfalls behandeln

## 10.2.2 Optionen auf konventioneller Grundlage

- **Süßholz** *(Glycyrrhiza glabra)*: enthält Glycyrrhizin, aus dem das synthetische Derivat Carbenoxolon gewonnen wird. Carbenoxolon lässt Magenulzera schneller abheilen, führt aber wie Süßholz selbst zu erhöhtem Blutdruck, Natrium- und Wasserretention sowie Hypokaliämie. Durch deglycyrrhiziniertes Süßholz in sehr hohen Dosen (350 mg pro Ratte) weniger Aspirin induzierte Ulzera im Rattenversuch [Rees et al. 1979]. In klinischen Studien am Menschen jedoch kein Wirkungsnachweis.
- **Asiatischer Wassernabel** *(Centella asiatica)*: verhinderte in Rattenexperimenten Äthanol induzierte Magenulzera [Cheng und Koo 2000].
- **Gelbwurz** *(Curcuma longa)*: signifikante Hemmung von Magenulzera bei Ratten (500 mg/kg KG des Extrakts); scheint gegen Ulzerationen unterschiedlicher Ätiologie bei Menschen und Ratten wirksam zu sein [Prucksunand et al. 2002, Rafatullah et al. 1990].
- ***Dang Shen*** *(Codonopsis pilosula)*: Bestandteil zahlreicher TCM-Rezepturen gegen Verdauungsstörungen; scheint (für sich genommen) Magensäure- und Pepsinsekretion zu hemmen und konnte Ulkusentstehung in drei von fünf Tiermodellen verhindern [Wang et al. 1997]. Allerdings kam es durch *Dang Shen* in einer chinesischen Studie mit 5 Hunden zu einem Anstieg des Serumgastrinspiegels; daher bei Hunden zurückhaltend verwenden.
- **Evodia** *(Evodia rutaecarpa)* *(Wu Zhu Yu* in der TCM, Kampo-Name *Gosuyu)*: scheint gegen Helicobacter pylori wirksam zu sein [Hamasaki et al. 2000].
- ***Huang Lian Jie Du Tang*** (Kampo-Name *Oren-gedoku-to)*: reduzierte die Häufigkeit stressbedingter Magenulzera bei Ratten [Ohta et al. 1999].

## 10.2.3 Komplementäre Optionen

### Westliche Kräutermedizin

- Traditionell wurden Magenulzera des Menschen mit Eibisch *(Althea officinalis)*, Indigo *(Baptisia tinctoria)*, Storchschnabel *(Geranium maculatum)* und Odermennig *(Agrimonia eupatoria)* behandelt, die auch in vielen kommerziell erhältlichen Produkten enthalten sind. Hauptsächlich Eibisch scheint die Magenschleimhaut mit einer Polysaccharid-

**10**

schicht zu überziehen. Frühere Rezepturen enthielten Beinwell, das aber inzwischen wegen seines hepatotoxischen Potenzials wieder herausgenommen wurde. Stattdessen kann Ulme ergänzt werden (besänftigt milde Magenulkusbeschwerden von Hunden).

- Frühe, noch schwach ausgeprägte Magenulzera lassen sich ohne endoskopische oder bildgebende Verfahren kaum diagnostizieren. Verdächtige Symptome sind hartnäckiger Appetitmangel bei Hunden, die eigentlich fressen möchten, oder Bauchschmerzen ohne erkennbare Ursache (Ösophagitis ausschließen!). Über viszerosomatische Afferenzen können sich Magenschmerzen auf die Wirbelsäule projizieren (thorakolumbaler Übergang) und die Suche nach einer Bandscheibenläsion zögert dann unter Umständen die Diagnose hinaus.

### TCM

- Pathophysiologie: Chronischer Gastritis und leichten Ulkuserscheinungen bei Hunden liegt meist ein Blut- und *Yin*-Mangel mit Auswirkungen auf Leber und Magen zugrunde.
- *Yi Guan Jian* („Verbindungs-Dekokt"), vermutlich wichtigstes Einzelrezept
  - Indikation: epigastrische und Rippenbogenschmerzen, Aufstoßen und Regurgitation von Magensäure
  - Symptome: empfindliche Zunge ohne Belag; dünner, evtl. drahtiger Puls; trockene Schleimhäute (Maul und Augen), feine Schuppen und trockenes Fell
  - Dosierung (Granulat): 60–75 mg/kg (oder ¼ Teelöffel pro 5–7,5 kg KG), auf mehrere Dosen über den Tag verteilt.
  - Zusätze: 9 g *Huang Lian* (zu 60 g des Grundrezepts), um Magen-Hitze zu klären, oder mit Leber angereichertes Futter gegen den Leber-Blut-Mangel

---

**Therapievorschläge der Autoren**

Steve Marsden: Ulme; *Yi Guan Jian*; Fertigpräparat mit Eibisch
Susan G. Wynn: Kräuterrezepturen mit Ulme; TCM-Rezepturen

---

# 10.3  Magendilatation

## 10.3.1  Therapeutische Strategie

- Bei Magendilatation Notfalltherapie und definitive Versorgung erforderlich; zur Langzeitprävention oder zeitweiligen Behandlung eines postoperativen Ileus sind komplementäre Behandlungsformen geeignet.

## 10.3.2  Optionen auf konventioneller Grundlage

- **Karminativa:** Fenchel *(Foeniculum vulgare)*, Kardamom *(Elettaria repens)* und Pfefferminze *(Mentha piperita)* (siehe 10.15 Flatulenz) sind sicher und können frisch oder getrocknet täglich ins Futter gemischt werden.

### 10.3.3 Komplementäre Optionen

#### TCM

- Pathophysiologie: Leber-Magen-Ungleichgewicht scheint Tiere zu Magendilatation und Volvulus zu prädisponieren.
- Symptome: dünner und drahtiger Puls; Schmerzen und Muskelverhärtung am Rippenbogen, Aufstoßen (Eruktationen), Übelkeit; Ängstlichkeit; gesteigerter oder verminderter Appetit, geblähter Vorderleib (kraniales Abdomen)
- Akupunkturpunkte: Le 13, Le 14, Ma 36, KG 12, Pe 6, Gb 34 und 3E 6
- *Xiang Lian Wan* („Tablette aus Aucklandia und Coptis"): klärt Magen-Feuer, wärmt Leber und bewegt *Qi* im mittleren *San Jiao*

#### Therapievorschläge der Autoren

Steve Marsden: *Yi Guan Jian*; Akupunktur
Susan G. Wynn: Karminativa; mehrere kleinere Mahlzeiten am Tag

## 10.4 Übelkeit und Erbrechen

### 10.4.1 Therapeutische Strategien

- Kontakt mit provozierenden Nahrungsmitteln oder anderen Auslösern einschränken
- Obstruktion durch Fremdkörper oder anatomische Ursachen ausschließen
- Endokrine, Pankreas-, Leber- und Nierenerkrankungen ausschließen bzw. behandeln
- Verdächtige Medikamente möglichst absetzen (nicht-steroidale Antirheumatika, NSAID)
- In akuten Fällen Magen-Darm-Trakt für 12–24 Stunden schonen

### 10.4.2 Optionen auf konventioneller Grundlage

- **Ingwer** *(Zingiber officinale)*: in (humanmedizinischen) Studien bei Seekrankheit, morgendlicher Übelkeit bzw. Erbrechen oder Nausea im Rahmen von Chemotherapien wirksam [Ernst und Pittler 2000].
- **Süßholz** *(Glycyrrhiza glabra)*: siehe 10.2 Gastritis, Magenulzera.
- **Akupunktur:** bei Übelkeit und Erbrechen vor allem Pe 6 *(Nei Guan)* gut wirksam [NIH 1997, Roscoe und Matteson 2002].

### 10.4.3 Komplementäre Optionen

Bei chronischem Erbrechen muss zunächst eine Nahrungsmittelallergie/-unverträglichkeit ausgeschlossen werden. Falls keine besteht, sollte der

**10**

Tierarzt ausprobieren, ob sich der Zustand durch kohlenhydratarmes Katzenfutter bzw. frisches, weniger stark verarbeitetes (raffiniertes) Hundefutter bessert.

## Homöopathie

- **Cocculus indicus C30** (indischer Kockelstrauch): gegen Übelkeit bei Kinetosen (Reise- bzw. Bewegungskrankheit); 1 Stunde vor Reisebeginn 1–2 Globuli verabreichen, bei Bedarf weitere während der Fahrt.
- **Ferrum metallicum C30** (Eisen): vor allem für Katzen, die direkt nach dem Fressen oder Stunden später völlig unverdaute Nahrung erbrechen; meist weiche (sanfte) Pulse. Dosierung: bis zu 3 × täglich bei Bedarf.
- **Nux vomica C30** (Brechnuss): gegen morgendliche Übelkeit bei reizbaren Katzen mit Lendenschmerzen oder -steifheit. Dosierung: bei Bedarf 1 × täglich.
- **Ipecacuanha C30:** hartnäckige Übelkeit und Erbrechen, besonders bei Blutspuren im Erbrochenen. Dosierung: 3 × täglich bei Bedarf.

## TCM-Rezepturen

Erbrechen ist gleichbedeutend mit gegenläufigem Magen-*Qi*, das nicht wie üblich nach unten fließt, sondern in umgekehrter Richtung „rebelliert". Dafür gibt es unterschiedliche Gründe, z.B. mechanische Obstruktion durch Schleimanhäufung, Nahrungsstagnation oder – bei exzessiver Hitze – „geronnenen" Mageninhalt. Stagnierendes Leber-*Qi* kann das Magen-*Qi* ebenfalls aufhalten und am Absinken hindern. Zu Erbrechen kann es auch aufgrund einer Milz-/Magen-Schwäche infolge eines Nieren-Mangels oder bei Invasion äußerer Pathogene kommen.

- Dosierungsempfehlung für alle folgenden Rezepturen (Granulate): 60–75 mg/kg (oder ¼ Teelöffel pro 5–7,5 kg KG), verteilt auf mehrere Dosen über den Tag.

### Ursache: Schleimobstruktion

- Symptome: Erbrechen klarer, schleimiger Flüssigkeit oder von Mukus; drahtiger oder schlüpfriger Puls; schaumiger Zungenbelag; zäher Speichel, schlechter Appetit; gelegentlich Gleichgewichtsstörungen.
- *Er Chen Tang* („Zweifach behandeltes Dekokt"): alt bewährtes Mittel; eignet sich besonders für Katzen, die Futter direkt nach dem Fressen wieder erbrechen; kann in Frühstadien der felinen Hyperthyreose wichtig sein (geht oft mit Erbrechen einher).
- *Ling Gui Zhu Gan Tang* („Dekokt aus Kokospilz/Poria, Zimtzweigen, Atractylodes und Süßholz"), kombiniert mit *Xiao Ban Xia Tang* („Kleines Pinellia-Dekokt"; enthält *Sheng Jiang* und *Ban Xia*): Schleimobstruktion im Magen; besonders wenn nach dem Trinken oder Fressen Wasser erbrochen wird.

### Ursache: Nahrungsstagnation

- Symptome: Erbrechen unverdauter Nahrung; dick belegte Zunge; schlüpfriger oder kraftvoller Puls; Appetitmangel, schmerzhaft geblähtes Abdomen, Darmgase, schlechter Atemgeruch, Aufstoßen
- *Bao He Wan* („Harmonie erhaltende Tablette")
  - Indikation: hauptsächlich zur Stärkung der Verdauung, wirkt auch leicht Hitze klärend
  - Zusätze: bei ausgeprägten Hitzesymptomen *Huang Lian* und *Zhu Ru*

### Ursache: durch Magen-Hitze und *Yin*-Mangel geronnener Mageninhalt

- Symptome: häufiges Erbrechen kleinerer Mengen; rote Zunge mit etwas Belag; schneller, fadenförmiger Puls; chronische Gastritis, gelegentlich Fieber, Gewichtsverlust, trockenes Maul und trockener Kot
- Akupunkturpunkte: MP 6, Ma 36, Pe 6, Bl 21 und Gb 34
- *Mai Men Dong Tang* („Schlangenbartwurzel-/Ophiopogon-Dekokt"): bei stark geschädigtem *Yin* noch *Shi Hu, Tian Hua Fen, Zhi Mu* und *Zhu Ru* hinzufügen
- *Yu Nu Jian* („Helles-Mädchen- bzw. Jade-Frau-Dekokt"): bei ungewöhnlich starker Magen-Hitze mit Gingivitis, starkem Durst, Stirnkopfschmerzen, Nasenbluten und überflutendem, vollem Puls

### Ursache: Leber-*Qi*-Stagnation

- Symptome: häufiges Erbrechen kleinerer Mengen; empfindliche, rosa bis lila Zunge; dünner, z.T. drahtiger Puls; Reizbarkeit, Rippenschmerzen, gerötete und trockene Augen, Durst, Aufstoßen
- Akupunkturpunkte: Bl 21, Le 3, KG 12, Le 13, Le 14, Gb 34, Ma 36 und Pe 6
- *Yi Guan Jian* („Verbindungs-Dekokt"): Leber-Blut- und -*Yin*-Tonikum
- *Xiao Yao Wan* („Umherstreifen erleichterndes Pulver"): für chronische Fälle mit Anzeichen einer Milzbeteiligung (unverdaute Nahrungsreste im Stuhl, weicher Puls, Anämie, Hypoalbuminämie und Appetitmangel)

### Ursache: Magen- und Milz-*Yang*-Mangel

- Symptome: chronisches (gelegentliches) Erbrechen größerer Nahrungsmengen; blasse, feuchte Zunge; schwacher, langsamer und fadenförmiger Puls; Müdigkeit, lockere Stühle, geringer Durst und kühle Gliedmaßen
- Akupunkturpunkte: Ma 36, Bl 20, Bl 21, Bl 23, Bl 24, KG 6 und Ni 3; Moxibustion bevorzugen
- *Li Zhong Tang* („Mitte regulierendes Dekokt") mit Zusatz von *Sha Ren* und *Ban Xia;* durch Hinzufügen von *Rou Gui* und *Fu Zi* entsteht:
- *Gui Fu Zi Li Zhong Wan*: für alle Fälle mit Nieren-*Yang*-Mangel; wärmt Milz und Magen stärker als *Li Zhong Tang*

**10**

## Ursache: Invasion äußerer Pathogene

- Symptome: akuter Beginn; blasse Zunge; überflutender Puls; Fieber und Schüttelfrost; Bauchschmerzen
- Akupunkturpunkte: Gb 34, Ma 36, Di 4, Gb 20 und Pe 6
- *Huo Xiang Zheng Qi San* (siehe 10.6 Dünndarm-Diarrhö) oder
- *Kang Ning Wan* („Tablettenkur"): vor allem bei Kinetosen; Dosierung: 1 Tablettenröhrchen pro 10 kg KG, aufgeteilt auf 3 Dosen am Tag

---

**Therapievorschläge der Autoren**

Steve Marsden: Ernährungsumstellung; geeignete TCM-Rezepturen; Homöopathie oft wirksam
Susan G. Wynn: Eliminationsdiät; Ingwer; TCM-Rezepturen

---

# 10.5 Pankreatitis

## 10.5.1 Therapeutische Strategien

- Für ausreichende Hydrierung sorgen
- Fasten; orale Medikamente und Futter absetzen, bis Erbrechen aufhört
- Gegebenenfalls parenterale oder enterale Ernährung
- Entzündung behandeln, um Fibrose und Dauerschäden zu verhindern
- Schmerztherapie
- Bei Risikopatienten Senkung der Hyperlipidämie
- Oxidationsschäden durch freie Radikale begrenzen

## 10.5.2 Optionen auf konventioneller Grundlage

- **Ambulante Therapie:** bei leichteren Verlaufsformen einer akuten Pankreatitis oder wiederkehrenden felinen Pankreatitis-Schüben möglich; Tieren täglich s.c. Flüssigkeit infundieren und über eine Nasensonde enteral Flüssignahrung zuführen (0,5–1 ml/kg KG über 1–2 Stunden); dazu Antioxidanzien.
- **Antioxidanzien:** Stellenwert in der Prävention und Therapie von Pankreatiden zwar jahrelang untersucht, doch Wirkmechanismen weiterhin unbekannt. Viel versprechend scheinen vor allem Selen und Ascorbinsäure zu sein [McCloy 1998, Schulz et al. 1999]. In einer deutschen Studie erwies sich Selensäure (0,3 mg/kg KG i.v.) bei Hunden mit akuter Pankreatitis als wirksam [Kraft et al. 1995]. Einer der Autoren verwendet ein kommerziell erhältliches Antioxidanzien-Kombinationspräparat für Kleintiere in der vom Hersteller empfohlenen Dosierung.
- **Pankreasenzyme:** Substitution oft zum Eindämmen der Pankreasentzündung empfohlen. In den meisten Studien war kein schmerzlindernder Effekt erkennbar; einigen Quellen zufolge soll die Enzymtherapie jedoch Feedback-Mechanismen günstig beeinflussen bzw. systemische Entzündungen reduzieren zu können.

### 10.5.3 Komplementäre Optionen

(siehe 10.4 Übelkeit und Erbrechen, 10.6 Dünndarm-Diarrhö und 10.8 Kolitis)

#### Akupunktur

- Punkte: Ma 36, Pe 6 und Gb 34
- Akupunktur in Verbindung mit wässrigen Einläufen besonders gut wirksam

#### Westliche Kräuter

- Wässrige Auszüge von **Schneeflockenstrauchrinde** *(Chionanthus virginicus)* scheinen in einigen Fällen (Pankreatitis, erhöhte Pankreasenzyme) die Beschwerden rasch zu lindern; Wirkmechanismus unbekannt
  - Indikation: besonders bei Leberbeteiligung mit lokaler Entzündung (klinisch: Ikterus)
  - Zubereitung: 1 Teelöffel der Trockendroge in 1 Tasse Wasser 15–30 Minuten köcheln, bei Bedarf Wasser nachgießen; Endmenge von ½ Tasse
  - Dosierung: 4 × täglich 1–2 ml/kg KG des Auszugs als hohen Einlauf instillieren, 3 Tage lang oder bis Symptome nachlassen

> **CAVE:** Alkoholauszüge der Schneeflockenstrauchrinde dürfen nicht rektal verabreicht werden, obwohl manche glauben, aktive Wirkstoffe seien nur darin enthalten.

#### Homöopathie

- Da sich homöopathische Mittel im Mund auflösen und den oberen Gastrointestinaltrakt nicht stimulieren, eignen sie sich gerade bei Pankreatitis sehr gut
- **Iris versicolor C30** (blaue Sumpflilie): zur Behandlung akuter Schübe
  - Leitsymptome: starke, vom Pankreas ausstrahlende Oberbauchschmerzen, allgemeines Unwohlsein, Obstipation, wässrige, z.T. brennende Durchfälle, anhaltende Übelkeit und Erbrechen
  - Dosierung: bei Bedarf bis zu 3 × täglich

> **Therapievorschläge der Autoren**
>
> Steve Marsden: Einlauf mit Schneeflockenstrauchrinde *(Chionanthus)*; Iris versicolor C30
> Susan G. Wynn: Ausreichende Flüssigkeitszufuhr; parenterale oder behutsame enterale Ernährung (ambulant in leichteren Fällen); Antioxidanzien zur Prävention

**10**

# 10.6 Dünndarm-Diarrhö

## 10.6.1 Therapeutische Strategien

- Stuhl ausleiten oder eindicken (Quellmittel)
- Ausreichende Hydrierung
- Darmmotilität normalisieren
- Entzündung eindämmen oder Schleimhautläsionen abheilen
- Darmparasiten bekämpfen
- Nahrungsmittelunverträglichkeiten abklären und behandeln

## 10.6.2 Optionen auf konventioneller Grundlage

### Ernährung / Diätetik

- **Probiotika:** Darm besiedelnde Bakterienstämme scheinen das enterische und allgemeine Immunsystem des Körpers aufrechtzuerhalten [Erickson und Hubbard 2000]; sie schützen auch Tiere vor Überwucherung des Darms durch Enteropathogene [Phuapradit et al. 1999, Shu et al. 2000] und begünstigen die Metabolisierung bestimmter Medikamente. In der Behandlung entzündlicher Darmerkrankungen und akuter Diarrhöen spielen Probiotika mit ihren unterschiedlichen Wirkungen eine wichtige Rolle [Rolfe 2000]. Allerdings sind noch nicht alle Bakterienstämme im Darm von Hunden und Katzen ausreichend charakterisiert. Nach Studienergebnissen (bei Menschen) scheint besonders die Substitution mit *Lactobacillus-rhamnosus*-GG-Stämmen viel versprechend zu sein [Weese 2002].
- **Glutamin:** verringert Atrophie der (Dünndarm-)Mukosa und unterstützt Stoffwechsel der Enterozyten; daher in einigen Fällen mit intestinalen Läsionen sinnvoll [Hickman 1998].

### Pflanzenstoffe (Phytotherapeutika)

- **Blutwurz** *(Potentilla erecta)*: traditionelles Durchfallmittel; adstringierend und antioxidativ. Dem liegt die Vorstellung zugrunde, dass Adstringenzien wie Blutwurz oder Brombeeren *(Rubus fructicosus)* Gewebeschwellungen „schrumpfen" lassen, indem sie eine „Koagulation" der entzündeten Schleimhaut bewirken und sie bis zur Abheilung spülen.
- **Uzarawurzel** *(Xysmalobium undulatum)*: traditionelles afrikanisches Mittel zur Verlangsamung der Darmperistaltik.
- **Hange-Shashin-to:** Kampo-Rezeptur; konnte in Dosen von 1 g der Trockendroge pro kg Körpergewicht durch Rizinusöl induzierte Diarrhöen verhindern; aktive Wirkstoffe scheinen vor allem (Baikal-)Helmkraut *(Scutellaria baicalensis)*, Süßholz *(Glycorrhiza glabra)*, Ginseng *(Panax ginseng)* und chin. Goldfaden *(Coptis chinensis)* zu sein [Kase et al. 1999].
- ***Gui Zhi Jia Shao Yao Tang:*** hemmt offenbar künstlich beschleunigte Dünndarm-Peristaltik, jedenfalls ließen sich im Rattenversuch (trotz Verabreichung von Pilocarpin, Bariumchlorid oder Rizinusöl) Diarrhöen unterdrücken [Saitoh et al. 1999].

## 10.6.3 Komplementäre Optionen

Dünndarmdiarrhöen werden von der TCM weitgehend ähnlich wie Kolitiden unterteilt.

- Ätiologie: Invasion äußerer Pathogene ist Ursache akut infektiöser Formen (durch Bakterien oder Protozoen). Auch Milz- und Magen-Schwäche führt zu Durchfällen; Beispiele sind Diarrhöen bei Nahrungsstagnation, beim Überwiegen der Leber- über die Milz-Energie oder bei Milz-*Qi*-Mangel.
- Anhaltende Durchfälle können Nierenreserven erschöpfen und eine Tonisierung (Stärkung) der Nieren nötig machen.
- Dosierungsempfehlung für alle folgenden Rezepturen (Granulate): 60–75 mg/kg (oder ¼ Teelöffel pro 5–7,5 kg KG), verteilt auf mehrere Dosen über den Tag

## TCM-Behandlung

### Ursache: Invasion äußerer Pathogene

**Allgemein**
- *Kang Ning Wan* („Tablettenkur")
  - Indikation: beliebteste Behandlungsform bakterieller oder viraler Durchfälle in China; auch für Reisekrankheit geeignet
  - Symptome: Bauchschmerzen, Übelkeit, Erbrechen, Diarrhö; Regurgitation, Hyperazidität des Magens, aufgetriebener Bauch, Appetitmangel, leicht erhöhte Körpertemperatur, Fröstelneigung, Kopfschmerzen
  - Dosierung: 1 Tablettenröhrchen pro 10 kg KG, aufgeteilt auf 3 Dosen über den Tag

**Von außen eingedrungener Wind und Kälte**

- *Huo Xiang Zheng Qi San* („*Qi* korrigierendes Agastache-Pulver")
  - Symptome: blasse Zunge mit weißem, schaumigem Belag; schlüpfriger Puls; Diarrhö, Übelkeit, Erbrechen, Kopfschmerzen, Fieber, Schüttelfrost
- *Wei Ling Tang* („Feuchtigkeit aus Milz und Magen vertreibendes Dekokt")
  - Indikation: Feuchtigkeitsanhäufung in Form von Ödemen und wässrigen Ausscheidungen
  - Symptome: feuchte oder schaumbedeckte, blasse Zunge; schwacher, schlüpfriger Puls; krampfartige Schmerzen, mangelnder Appetit, Regurgitation von Wasser

**Von außen eingedrungene Hitze und Feuchtigkeit oder toxische Feuchte-Hitze**

- Indikation: akute, voluminöse Diarrhö, braun oder gelblich, evtl. Blutspuren, übel riechend
- Symptome: rote, feuchte Zunge mit gelbem Belag; schneller, kräftiger Puls; Durst, Bauchschmerzen
- Akupunkturpunkte: Di 11, Di 4, Ma 39, LG 14

**10**

- *Shao Yao Tang* („Pfingstrosen-/Paeonia-Dekokt")
  - Indikation: nur bei Füllesyndromen, da stark wirksam
  - Wirkung: bewegt *Qi* (schmerzlindernd); klärt Hitze; beseitigt Toxine aus dem Blut, nährt und bewegt es (blutstillend und krampflösend); wärmt unteren *San Jiao* (dadurch kühlende Kräuter unschädlich für die Milz); verstärkt Wirkung *Qi* und Blut bewegender Inhaltsstoffe
  - Zusätze für eine stärker entwässernde (drainierende) Wirkung bei Ödemen (Anhäufung von Feuchtigkeit oder Feuchte-Hitze): *Jin Yin Hua, Mu Tong, Fu Ling* und *Che Qian Zi*
- *Ge Gen Huang Qin Huang Lian Tang* („Dekokt aus Kopoubohnen/ Pueraria, Helmkraut/Scutellaria und chin. Goldfaden/Coptis")
  - Indikation: nur bei Füllesyndromen, da stark wirksam; in erster Linie bei hohem Fieber (z.B. in Verbindung mit Gastritis)

### Ursache: Verdauungsstörungen oder Nahrungsstagnation

- Ernährungsstörungen in der Vorgeschichte
- Symptome: dicker Zungenbelag; schlüpfriger oder kräftiger Puls; Appetitverlust, schmerzhaft aufgetriebenes Abdomen, Blähungen, schlechter Atemgeruch
- *Bao He Wan* („Harmonie erhaltende Tablette")
  - Wirkung: leicht Hitze klärend
  - Indikation: Stärkung der Verdauungskraft

### Ursache: Dominanz der Leber über die Milz

- Klinik: subakute bis chronische Diarrhö, weiche oder wässrige Stühle, verstärkt bei Stress; Nahrungsmittelallergie in der Vorgeschichte
- Symptome: lila Zunge; drahtiger Puls; Reizbarkeit, evtl. Flankenschmerzen
- *Tong Xie Yao Fang* („Wichtiges Rezept für schmerzhaften Durchfall")
  - Indikation: vor allem laute Darmgeräusche (Borborygmen) und starke Bauchschmerzen, die nach Kotausscheidung nachlassen
- *Xiao Yao Wan* („Herumstreifen erleichternde Tablette")
  - Indikation: länger bestehende Durchfälle
  - Wirkung: tonisiert und harmonisiert Leber und Milz

### Ursache: Mangelsyndrome

**Milz- und Magen-Mangel**
- Klinik: chronisch weiche oder wässrige Stühle, weder besonders auffällige Farbe noch Geruch
- Symptome: blasse, feuchte Zunge; schwacher, tiefer und weicher Puls; Gewichtsverlust, geringer Durst, abdominale Beschwerden nach dem Fressen
- Akupunkturpunkte: Ma 36, Bl 20, Bl 21 und LG 1
- *Xiang Sha Liu Jun Zi Tang* („Sechs-Gentlemen-Dekokt mit Kostwurzel und Kardamom")
  - vor allem bei Bauchschmerzen, Krämpfen, morgendlicher Übelkeit

- *Bu Zhong Yi Qi Tang* („Mitte tonisierendes und *Qi* vermehrendes Dekokt")
  - vor allem bei Milz-Schwäche mit Inkontinenz oder Rektumprolaps
- *Shen Ling Bai Zhu San* („Pulver aus Ginseng, Poria und Atractylodes")
  - adstringierend; anzuwenden, wenn offensichtlich keine Pathogene mehr im Darm vorhanden sind (keine Tenesmen, Blut, Fieber oder Gelbfärbung des Stuhls) und Diarrhö die Energiereserven anzugreifen beginnt
- *Fu Zi Li Zhong Wan* („Mitte regulierende Tablette mit Aconitum/ Eisenhut")
  - allgemein Milz-*Qi*-tonisierend; für sehr Wärme bedürftige Patienten

### Spezialfall Pankreasinsuffizienz (bei Katzen)

- Milz-Mangel und Feuchte-Hitze-Anhäufung
- Klinik: Heißhunger, fortschreitender Gewichtsverlust, fötide, weiche Stühle
- *Si Miao San* („Vier-Wunder-Pulver") – eine der wichtigsten Rezepturen in der Tiermedizin
  - Wirkung: lässt Feuchtigkeit und toxische Hitze aus unterem *San Jiao* heraussickern, tonisiert und wärmt so die Milz
  - Symptome: oft auffällig starkes Milz-*Qi;* weicher Puls; kräftig rosa bis rote Zunge; Lendenschmerzen oder -steifheit
- *Xiang Lian Wan* („Tablette aus Costuswurzel und chin. Goldfaden/ Coptis")
  - Wirkung: noch stärker Milz wärmend als *Si Miao San;* sehr wirksam, aber seltener verwendet; kühlt Darm
  - Indikation: Schmerzlinderung bei Feuchte-Hitze-Diarrhö; Milz- und Magen-Mangel in der Vorgeschichte
  - Symptome: schlüpfriger, schneller Puls; belegte Zunge; klebriger Speichel

### Nieren-Yang-Mangel

- Klinik: Durchfälle bei Tagesanbruch, lang anhaltende Diarrhö, evtl. Niereninsuffizienz
- Symptome: blasse, feuchte Zunge; schwacher, tiefer Puls
- Akupunkturpunkte: Bl 23, Ni 3, LG 4, Bl 20 und KG 4
- *Zhen Ren Yang Zang Tang* („Innenorgane des aufrechten Mannes nährendes Dekokt")
  - Indikation: Rektumprolaps, Stuhlinkontinenz, chronische Diarrhö und Schmerzen
  - Kontraindikation: nie in akuten Fällen, da adstringierende Wirkung Symptome nur verstärken würde
- *Si Shen Wan* („Tablette aus vier wunderbaren Drogen"): für schmerzlose Diarrhö in den frühen Morgenstunden mit Rückenschwäche
- *Gui Fu Zi Zhong Tang:* Modifikation von *Fu Zi Li Zhong Tang* (siehe 10.8 Kolitis) mit Zimt-Zusatz zur Tonisierung des *Yang*
- *Tao Hua Tang* („Pfirsichblüten-Dekokt"): „kleine" Rezeptur für chronische Diarrhöen mit dunklen Blut- oder Eiterauflagerungen

**10**

**Mögliche Interaktionen**

Uzarawurzel kann Kontraktilität des Myokards steigern und Frequenz verlangsamen; verstärkt u. U. Wirkung von Digoxin und Digitoxin.

**Therapievorschläge der Autoren**

Steve Marsden: Geeignete TCM-Rezepturen; konservativ diätetische Behandlung in akuten, nicht-infektiösen Fällen
Susan G. Wynn: Diätetische Behandlung; Probiotika; chinesische Kräuter

# 10.7 Obstipation

## 10.7.1 Therapeutische Strategien

- Wässrigen Anteil des Darminhalts erhöhen
- Durch Quellmittel mehr Wasser binden
- Flüssigkeits- und Schleimproduktion der Darmmukosa anregen
- Obstruktion oder schmerzhafte Läsion (Striktur, Tumor, perianale Erkrankung) ausschließen
- Mehr körperliche Bewegung für das Tier
- Zugrunde liegende Störungen (Hypothyreose) abklären

## 10.7.2 Optionen auf konventioneller Grundlage

### Ernährung / Diätetik

- **Faseranteil im Futter erhöhen:** durch Pflanzenstoffe oder selbst hergestelltes Futter mit Vollkorn (Gerste, Hafer, Weizen) und Gemüse/Früchten.
- **Magnesium und Vitamin C:** in ausreichend hoher Dosierung selbstlimitierte Resorption, da sie osmotische Diarrhö hervorrufen; diesen Effekt kann man sich zunutze machen, um die Wirkung von Kräuterrezepturen zu verstärken, die allein noch keine regelmäßige Darmentleerung in Gang bringen. Bis zum Weichwerden des Stuhls Magnesium und/oder Vitamin C höher dosieren.
  - Empfohlene Anfangsdosis: täglich 500 mg Vitamin C oder 100 mg Magnesium oral als Einzeldosis; Dosissteigerung bis zur erwünschten Stuhlkonsistenz.

### Pflanzenstoffe (Phytotherapeutika)

#### Erhöhung des Faseranteils

- Fasern (Ballaststoffe) beschleunigen die Darmpassage, da sie Gewicht bzw. Wassergehalt des Stuhls erhöhen; auf Darmflora (Dünndarmbakterien) und Trophik des Schleimhaut-Epithels haben sie ebenfalls einen günstigen Einfluss.

- Flohsamen (*Plantago ovata*), Leinsamen *(Linum usitatissimum)* und Guarkernmehl *(Cyamopsis tetragonoloba)* liefern emulgierbare (lösliche) Fasern.
- Zellulose als unlöslichen Faseranteil enthalten alle Pflanzen, man sollte aber nur diejenigen verwenden, die in größeren Dosen unbedenklich sind; besser ist Zufuhr von Faser durch Gemüse und Vollkorngetreide.

### Osmotisch wirkende oder sekretagoge Laxanzien

- **Anthranoide (Emodine):** Vorstufen der Anthrone und Anthrachinone, die den Darm unverändert passieren; bewirken Wasser- und Elektrolytsekretion der Darmmukosa, vermutlich vermittelt durch Prostaglandin $E_2$ ($PGE_2$) oder Stickstoffmonoxid [Beubler und Kollar 1985, Izzo et al. 1997]. Bei chronischer Anwendung stehen diese Abführmittel im Verdacht, kolorektale Karzinome auszulösen [Siegers et al. 1993]. Die verschiedenen Anthrachinonvorstufen werden unterschiedlich resorbiert bzw. zurückgehalten und einige erst nach Glukuronidierung aus dem Körper ausgeschieden [de Witte und Lemli 1990]. Daher sollte man für Katzen amerikanischen Faulbaum (*Rhamnus purshiana*) oder europäischen Faulbaum *(Rhamnus frangula)* bevorzugen.
- **Aloe** (*Aloe vera, A. barbadensis*): enthält Barbaloin und andere Anthrachinonvorstufen mit sekretagoger Wirkung (auf Wasser- und Schleimproduktion im Darm) [Izzo 1997].
- **Sennesblätter** (*Cassia angustifolia, C. acutifolia)*: Sennoside werden zu Anthrachinonen umgewandelt; bei Menschen bewirken Dosen von 1–4 g innerhalb von 5–7 Stunden eine Stuhlerweichung.
- **Amerikanischer Faulbaum** (*Rhamnus purshiana)*: Anthraglykoside werden im Allgemeinen unverändert im Darm zurückgehalten; klinisch weniger wirksam als Sennesblätter oder Aloe. Eine verwandte Spezies ist der (europäische) **Faulbaum** (*Rhamnus frangula).*
- **Rhabarber** (*Rheum palmatum, R. tanguticum)*: scheint klinisch eine biphasische Wirkung zu haben; hilft niedrig dosiert gegen Durchfall und hoch dosiert bei Verstopfung (lockert durch Anthranoide wie Rhein, Chrysophanol und andere den Kot auf). In der Phytotherapie wird der Wurzelstock verwendet; doch man sollte wissen, dass die (normalerweise von Menschen verzehrten) Stängel und Blätter viel Oxalat enthalten und bei Veranlagung zu Oxalatsteinen gefährlich sein können.

## 10.7.3 Komplementäre Optionen

### Homöopathie

- **Nux vomica C30** (Brechnuss)
  - Indikation: für Katzen wichtiges Mittel gegen Verstopfung; eignet sich gut für reizbare oder aggressive Katzen mit Schmerzen oder Lahmheit im Lendenbereich, die häufiger morgens Haarbälge auswürgen
  - Dosierung: 1 Woche lang 1 × täglich, danach bei Bedarf

**10**

## Westliche Kräuter

- **Amerikanischer Faulbaum** *(Rhamnus purshiana)*, **Ingwer** *(Zingiber officinale)* und **Süßholz** *(Glycyrrhiza glabra)*: traditionelle Mischung (im Verhältnis 4:1:2), um bei Verstopfung die Darmkontraktionen (Peristaltik) zu verstärken.
  - Wirkung: Süßholz und Ingwer schwächen die gelegentlich starke Peristaltikwirkung von amerikanischem Faulbaum etwas ab
  - Indikation: vor allem Katzen mit Megakolon und Kontraktionsschwäche der glatten Darmmuskulatur
  - Empfohlene Anfangsdosis (Tinktur): 0,04 ml/kg KG, aufgeteilt auf 2 Dosen am Tag; bei Bedarf und guter Verträglichkeit Dosis steigern

## TCM-Kräuter

Die TCM kennt eine Reihe möglicher Ursachen für Obstipation.
- Ätiologie: wie für Körperflüssigkeiten ist *Qi* auch treibende Kraft für Stuhlbewegungen. Daher kann *Qi*-Stagnation oder *Qi*-Mangel zur Verstopfung führen. Manchmal behindert eine starke Austrocknung des Darms (bei Blut- oder *Yin*-Mangel) die Gleitfähigkeit. Hitze(-Überschuss) im Dickdarm kann die Trockenheit noch verschlimmern; auch ein Überschuss an Kälte im Abdomen kann Verstopfung bewirken (lässt *Qi* „gerinnen/koagulieren" und bindet es).
- Dosierungsempfehlung für alle folgenden Rezepturen (Granulate): 60–75 mg/kg (oder ¼ Teelöffel pro 5–7,5 kg KG), aufgeteilt auf 2 Dosen am Tag.

### Ursache: *Qi*-Stagnation

- Allgemeinsymptome: dunkelrote Zunge; drahtiger Puls; Reizbarkeit, Aufstoßen, Flatulenz, aufgetriebener Bauch, (vor allem seitliche) Abdominalschmerzen; Stuhlveränderungen, fehlende Feuchtigkeit (Mukus) im Stuhl, kein Durst
- Akupunkturpunkte (zum Bewegen des Leber-*Qi*): Gb 34, 3E 6, Le 3, LG 1
- *Liu Mo Tang* („Dekokt aus sechs gemahlenen Kräutern")
  - Indikation: wenn Anspannung oder Stress Obstipation verschlimmern
  - Symptome: Aufstoßen, Bauchschmerzen, Vorliebe für Wärme
  - Zusätze bei Wärmeintoleranz (zum Klären der Hitze): *Huang Qin, Zhi Zi, Huang Lian, Long Dan Cao* (einzeln oder kombiniert)
  - Nach Beseitigung der Verstopfung: Leber-*Qi*-Stagnation mit Konstitutions-/aufbauenden Mitteln behandeln

### Ursache: *Qi*-Mangel

- Allgemeinsymptome: blasse Zunge; schwacher Puls; ständiger Drang, aber unvollständige Darmentleerung; geringes Stuhlvolumen, normal feucht, zu wenig mukös (gleitfähig); ermüdet und angestrengt durch Defäkation, energielos, geringer Durst, Polyurie; Vorliebe für Wärme; keine Bauchschmerzen

- Akupunkturpunkte: Ma 36, MP 6, KG 6, Bl 21 und Bl 25
- *Huang Qi Tang* („Tragantwurzel-Dekokt")
  - Zusammensetzung und Wirkung: *Huang Qi* – tonisiert Milz-Qi, *Chen Pi* – leitet *Qi* nach unten, *Ma Zi Ren* und Honig – befeuchten Darm
  - Zusätze bei stärkerem Milz-*Qi*-Mangel (zum Klären der Hitze): *Dang Shen* und *Bai Zhu,* als Rezeptur **Bu Zhong Yi Qi Tang** („Mitte tonisierendes und *Qi* vermehrendes Dekokt")

### Ursache: Darmtrockenheit

- Unspezifische Form: **Wu Ren Wan** („Fünf-Samen-Tablette") als Weichmacher (Emolliens)

**Darmtrockenheit durch Blut- und *Yin*-Mangel**

- Allgemeinsymptome: blasse oder rote, trockene Zunge ohne Belag; dünner Puls; chronisch trockene Stühle mit Schleimauflagerungen, Durst, verminderte Urinausscheidung, Mundgeruch
- Akupunkturpunkte: Bl 17, Bl 23, Bl 25, Ma 37, KG 4, MP 6, MP 9, MP 10, LG 1
- *Run Chang Wan* („Darm befeuchtende Tablette")
  - Indikation: als „kleine" Rezeptur bei Darmtrockenheit und kombiniertem *Yin*- und Blut-Mangel; vor allem für gebrechliche Patienten
  - Wirkung: hilft Blut und Dickdarm-*Qi* auf sanfte Weise nach unten zu leiten
  - Zusätze für ältere Tiere mit Überwiegen des *Yin*-Mangels (um *Yin* zu nähren und Leere-Hitze zu klären): *Mai Men Dong, Xuan Shen, Rou Cong Rong, He Shou Wu, Zhi Mu* (einzeln oder kombiniert)
- *Dang Gui Cong Rong Tang* („Dekokt aus Engelwurz/Angelica und Ginster/Cistanche")
  - Wirkung: stärker abführend (propulsiv) als *Run Chang Wan*
  - Zusammensetzung: 35 g *Dang Gui*, 16 g *Rou Cong Rong*, 10 g *Fan Xie Ye*, 6 g *Hou Po*, 3 g *Mu Xiang*, 3 g *Xiang Fu*, 6 g *Zhi Qiao*, 10 g *Shen Qu*, 6 g *Qu Mai* und 2 g *Tong Cao*

**Darmtrockenheit durch Hitze-Überschuss im Dickdarm (*Yang-Ming*-Syndrom des Dickdarms)**

- Symptome: rote, trockene Zunge mit gelbem Belag; schneller, drahtiger Puls; akute Verstopfung, Kot trocken mit Schleimauflagerung; gesteigerter Durst; keine Bauchschmerzen; aufgetriebenes Abdomen, übel riechender Atem; Hitzeunverträglichkeit
- Akupunkturpunkte: Di 4, Di 11, Bl 25, Bl 21, Ma 44, Ma 37
- *Da Cheng Qi Tang* („*Qi* ordnendes größeres Dekokt")
  - Wirkung: klassisches, stark abführendes Mittel (Purgativum)
  - Kontraindikation: nicht bei geschwächten Tieren oder Mangelsyndrom
- *Tong Shun Wan*
  - Indikation: nach stärkeren Hitze-Episoden
  - Wirkung: milder als *Da Cheng Qi Tang,* aber stark genug, um Darmperistaltik anzuregen

**10**

– Zusammensetzung: *Huo Ma Ren, Tao Ren, Dan Gui Wei, Da Huang, Qiang Huo, Fan Xie Ye*
- **Ma Zi Ren Wan** („Hanfsamen-Tablette")
  – Indikation: ältere oder durch vorangehende Hitze-Episoden geschwächte Patienten
  – Wirkung: mäßig stark bewegend

### Ursache: Kälte im Abdomen

- **Wen Pi Tang** („Milz wärmendes Dekokt")
  – Indikation: klassisches Mittel bei *Qi*-„Koagulation"
  – Symptome: tiefer, straffer Puls; blasse Zunge; Verstopfung; Bauchschmerzen, die sich durch Wärmeapplikation bessern; kühle Extremitäten
- **Ji Chuan Jian** („Dem Fluss nützendes Dekokt") mit *Rou Gui*
  – Indikation: Leere-Kälte infolge eines Nieren-*Qi*- oder -*Yang*-Mangels
  – Symptome: schwacher (leerer), tiefer, dünner, kraftloser Puls

---

**Mögliche Interaktionen**

- Aloe kann nachweislich hypoglykämische Wirkung von Glibenclamid verstärken.
- Alle Pflanzenstoffe, die die Darmpassage beschleunigen, können Arzneimittelresorption beeinträchtigen und umgekehrt.
- Purgativa (Abführmittel) können Elektrolytverluste (v.a. Kalium) verursachen; bei Diuretikatherapie und Herz- oder Nierenerkrankungen unbedingt berücksichtigen.
- Durch Eisen oder andere Nahrungsergänzungsmittel wird Obstipation unter Umständen verstärkt.

---

**Therapievorschläge der Autoren**

Steve Marsden: Geeignetes homöopathisches Mittel; westliche und TCM-Kräuter
Susan G. Wynn: Fasergehalt im Futter erhöhen; kurzzeitig Anthranoid-Pflanzenstoffe; in chronischen Fällen TCM-Rezepturen

# 10.8 Kolitis

## 10.8.1 Therapeutische Strategien

- Darmparasiten entfernen (Trichuris, Ancylostoma, Giardia u.a.)
- Unausgewogenheit der Darmflora durch Probiotika ausgleichen
- Verschluckte Fremdkörper als Ursache ausschließen
- Nahrungsmittelallergien/-unverträglichkeiten ausschließen bzw. behandeln
- Entzündung reduzieren
- Durch emulgierbare Stoffe im Futter Energiesubstrat für Darmzellen erhöhen

## 10.8.2 Optionen auf konventioneller Grundlage

### Diätetische Maßnahmen

- **Probiotika:** wirken immunmodulierend; konnten in einer humanmedizinischen Studie bei Morbus-Crohn-Patienten in klinischer Remission Rückfälle verhindern [Shanahan 2000].
- **Eliminationsdiäten:** in Betracht ziehen, da manche Kolitisformen Ausdruck einer Nahrungsmittelallergie sind. Selbst zubereitetes Futter kann eine begrenzte Antigenmenge oder andere potenzielle Allergene als das vorher verabreichte industriell erzeugte Fertigfutter enthalten (☞ Diätetische Richtlinien in Kap. 3).
- **Kürbis** (*Cucurbita pepo*): liefert Ballaststoffe, die Kolitisbeschwerden lindern helfen, denn der Darm bleibt ständig leicht gedehnt (verhindert Spasmen); außerdem werden überschüssiges Wasser und Bakterientoxine absorbiert. Ähnlich wirken Zitruspektin, Flohsamen und viele andere Stoffe.

### Kräuter bzw. Pflanzenstoffe

- **Entzündungslinderung:** sog. **Emulzenzien**, die nach traditioneller Definition die Schleimhäute glätten oder „besänftigen", enthalten meist Schleimstoffe. Traditionell sehr beliebt bei entzündlichen Darmerkrankungen, aber experimentell nicht untersucht. Enthalten offenbar Emulgatoren mit unterschiedlicher trophischer (Ernährung der Darmzotten) oder metabolischer Wirkung (Umwandlung in antientzündliche Butyrate) [Andoh et al. 1999]. Beispiele sind Ulme (*Ulmus fulva*), Eibisch (*Althea officinalis*), Flohsamen (*Plantago ovata*) [Fernandez-Banares et al. 1999], Beinwellwurzel (*Symphytum officinale*; potenziell toxisch!) und irländisches Moos bzw. Knorpeltang (*Chondrus crispus*).
- **Stimulation der Wundheilung (Reepithelisierung der Mukosa)**
  - **Süßholz** (*Glycyrrhiza glabra*): soll in einer Studie NSAID induzierte Schleimhautschäden gebessert haben [Russell et al. 1984]; Wirkmechanismus allerdings unklar, zumal NSAID-Schäden meist im oberen Gastrointestinaltrakt auftreten. Obwohl Süßholz wie ein Mineralokortikoid wirken und zu Hyperaldosteronismus führen kann, wird es fast jeder TCM-Rezeptur zur „Harmonisierung" oder als Geschmacksstoff zugesetzt. Als Pflanzendroge bei längerer Anwendung nicht gut verträglich und nicht so sicher wie in Kräutermischungen. Sicherer ist Langzeitanwendung deglycyrrhizinierter Formen, andererseits auch fraglichere Wirkung.
  - **Kamille** (*Matricaria recutita*): traditionell als krampflösendes (spasmolytisches) Mittel bei Magen-Darm-Beschwerden. Kann Wundheilung (Geweberegeneration) der Haut beschleunigen [Glowania et al. 1987] und, wenn sie an Schleimhäuten genauso wirkt, möglicherweise die Abheilung gastrointestinaler Ulzera fördern.
- **Spasmolytische Wirkung (Relaxation der glatten Darmmuskulatur)**
  - **Pfefferminze** (*Mentha piperita*): entspannt – vermutlich über Hemmung der Kalziumkanäle – glatte Muskulatur des Dünndarms (Ileum)

**10**

[Hawthorn et al. 1988]. Bei spastischer Kolitis könnte Auflösung der Spasmen vorrangiger sein als Behandlung der Epitheldefekte; daher gehört Pfefferminze zu den wichtigsten Mitteln bei schmerzhafter spastischer Kolitis.

- **Antiinflammatorische (entzündungshemmende) Wirkung**
  - **Oren-gedoku-to** *(Huang Lian Jie Du Tang):* verringerte im Rattenversuch Entzündung und Aktivität der Entzündungsmediatoren bei Kolitis.
- **Sonstige Ansätze**
  - Durch eine neuere chinesische Kräuterrezeptur besserten sich in einem randomisierten, kontrollierten Versuch (an Menschen mit Reizdarmsyndrom) die Symptome [Bensoussan et al. 1998]. Verglichen wurden eine Placebogruppe und zwei Gruppen, die mit individuell verordneten chinesischen Kräutern bzw. einer Standardrezeptur behandelt wurden. Anfangs zeigten beide Therapiegruppen eine signifikante Besserung gegenüber der Placebogruppe, doch nur bei Probanden mit individualisierter Verordnung hielt sie auch 14 Tage später bei der Nachkontrolle noch an (Tab. 10-1).

### Anmerkung

Den Wert von Kräutertees oder Einläufen in der Kolitistherapie nicht unterschätzen.

| Tabelle 10-1    Standardrezeptur im Bensoussan-Versuch | | |
| --- | --- | --- |
| *Pinyin*-Name | lateinischer Name | Mengenangabe (in g) |
| Dang Shen | Codonopsis pilosula | 7,0 |
| Huo Xiang | Agastaches pogostemon | 4,5 |
| Fang Feng | Ledebouriella sesiloides | 3,0 |
| Yi Yi Ren | Coix lacryma jobi | 7,0 |
| Chai Hu | Bupleurum chinensis | 4,5 |
| Yin Chen | Artemisia capillaris | 13,0 |
| Bai Zhu | Atractylodes macrocephala | 9,0 |
| Hou Po | Magnolia officinalis | 4,5 |
| Chen Pi | Citrus reticulata | 3,0 |
| Pao Jiang | Zingiber officinale | 4,5 |
| Qin Pi | Fraxinus rhynchophylla | 4,5 |
| Fu Ling | Poria cocos | 4,5 |
| Bai Zhi | Angelica dahurica | 2,0 |
| Che Qian Zi | Plantago asiatica | 4,5 |
| Huang Bai | Phellodendron amurense | 4,5 |
| Zhi Gan Cao | Glycyrrhiza uralensis | 4,5 |
| Bai Shao | Paeonia lactiflora | 3,0 |

| Tabelle 10-1  Standardrezeptur im Bensoussan-Versuch (Fortsetzung) | | |
|---|---|---|
| *Pinyin*-Name | lateinischer Name | Mengenangabe (in g) |
| *Mu Xiang* | Aucklandia lappa | 3,0 |
| *Huang Lian* | Coptis chinensis | 3,0 |
| *Wu Wei Zi* | Schisandra chinensis | 7,0 |

## 10.8.3  Komplementäre Optionen

### Homöopathie

- **Mercurius solubilis C30** (Quecksilber): sehr häufig bei Kolitiden unterschiedlicher Ursache indiziert; eignet sich besonders für Hunde mit blutig-schleimigen Stühlen, die bei der Ausscheidung sehr mitgenommen wirken und deren Symptome sich zwischen Mitternacht und 5 Uhr morgens verschlimmern. Aus homöopathischen Studien an Menschen ist bekannt, dass auch Symptome wie Speichelfluss, geschwollene Zunge, ausgeprägter Mundgeruch, Muskelzuckungen nach starker Anstrengung und Tendenz zu Misstrauen oder Paranoia gut auf das Mittel ansprechen.
- **Arsenicum album C30** (weißes Arsenik): für Tiere mit Kolitissymptomen, die auf Blut- oder *Yin*-Mangel in Verbindung mit lang anhaltender Feuchte-Hitze hinweisen. Leitsymptome sind Erbrechen und Diarrhö (oft zusammen als Brechdurchfall), Blut im Stuhl, starke Bauchkrämpfe und -schmerzen, Verschlechterung der Symptome nach Mitternacht (besonders gegen 2 Uhr früh), gesteigerter Durst und Appetit, Frösteln (mögen warme Plätze), Gewichtsverlust, Ängstlichkeit, Reizbarkeit, Trennungsangst oder Ruhelosigkeit. Dosierung: 1 × 1 Globulus täglich für 1 Woche, danach bei Bedarf.
- **Podophyllum C30** (Maiapfel): bei stinkenden, „spritzenden", schmerzlosen Durchfällen (morgens um 5 Uhr) in Betracht ziehen. Dosierung: 1 × 1 Globulus täglich für 1 Woche, danach bei Bedarf.
- **Colocynthis C30** (Koloquinte): wenn starke, lähmende Bauchschmerzen das Tier zum Hinhocken zwingen; Kolitis mit reichlicher Schleimbildung (gelatineartiger Mukus), deren Schübe jeweils direkt nach Mahlzeiten einsetzen. Manchmal lässt sich eine Verbindung zwischen Kolitis und Anflügen von Ärger oder Groll entdecken. Dosierung: 1 × 1 Globulus täglich für 1 Woche, danach bei Bedarf.
- **Veratrum album C30** (weiße Nießwurz): bei spärlichen Durchfällen in Verbindung mit heftigen, schmerzhaften (Unterleibs-)Kontraktionen bei Nieren-*Yang*-Mangel. Dosierung: 1–2 × täglich nach Bedarf.

### TCM

- **Pathophysiologie:** Nach Auffassung der TCM entwickelt sich eine Kolitis, weil sich im distalen Kolon leicht Feuchte-Hitze ansammelt. Feuchtigkeit kann den Blutfluss behindern und zu Blutungen oder heftigen Bauchschmerzen führen. Da Hitze das Blut in Wallung bringt, kann sie die Blutungsneigung weiter verstärken. Tenesmen werden

**10**

ähnlich wie in der konventionellen Medizin als „Nebenwirkung" der ödematösen Gewebeschwellung gesehen. Für die TCM sind Ödeme und Schleim (Mukus) im Stuhl auch im wörtlichen Sinn Ausdruck einer Feuchtigkeitsanhäufung.

- **Ätiologie:** Feuchte-Hitze gelangt aus unterschiedlichen Quellen in den Dickdarm. Es kann sich um eine Invasion pathogener Faktoren aus der unmittelbaren Umgebung oder der Nahrung handeln (z.B. bei akuten bakteriellen Infektionen oder Parasitenbefall). Häufiger entsteht Feuchte-Hitze aber im Körper selbst durch Funktionsstörungen von Magen und Milz. Beide Organe können von Natur aus schwach oder (durch falsche Ernährung bzw. Überfütterung) überlastet sein.
- **Behandlungsziele:** Angestrebt wird, die Feuchtigkeit auszuleiten, Hitze zu klären und Blutungen zu stillen. Um das zu erreichen, kommen oft bitter schmeckende Kräuter zum Einsatz, die aber tendenziell die Milz weiter schwächen und die Feuchtigkeitsbildung begünstigen. Daher sollten bittere, stark wirksame Rezepturen eher für akute, unkomplizierte Infektionen verwendet werden und sanfte, ausgewogene, Milz wärmende und tonisierende Rezepturen für chronische oder rezidivierende Kolitisfälle.

## TCM-Rezepturen

### Allgemein

- *Shao Yao Tang* („Pfingstrosen-Dekokt") als eine der wichtigsten Rezepturen bei Kolitis
  - Wirkung: regt *Qi*-Fluss an und lindert dadurch Spasmen, klärt Hitze (manche fügen noch *Jin Yin Hua* hinzu, um den Effekt zu steigern) und entfernt Toxine; nährt und bewegt das Blut (das bringt Blutungen zum Stehen und löst Spasmen). Da *Shao Yao Tang* den unteren *San Jiao* wärmt, kann es verhindern, dass kühlende Kräuter die Milz schädigen, und andererseits die Wirkung „bewegender" (Fluss fördernder) Bestandteile verstärken.
  - Indikation: trotz leicht wärmender Qualität gut für Feuchte-Hitze-Syndrome geeignet
  - Symptome: rote, feuchte oder gelblich belegte Zunge; weicher, schlüpfriger, schneller Puls

### Hitze klärend

- Die folgenden Rezepturen sind mehr oder weniger Hitze klärend als *Shao Yao Tang*, einige unterstützen die Milz, andere sind besser für akute Infektionen geeignet. Auf dieser Liste finden sich zunächst bittere Rezepturen. Entsprechend dem jeweiligen Krankheitsbild auswählen.
- Dosierungsempfehlung für alle genannten Rezepturen: 60–75 mg/kg (oder ¼ Teelöffel pro 5–7,5 kg KG), über den Tag verteilt.

- *Bai Tou Weng Tang* („Pulsatilla-Dekokt") und *Ge Gen Huang Qin Huang Lian Tang* („Dekokt aus Kopoubohnen/Pueraria, Helmkraut/ Scutellaria und chin. Goldfaden/Coptis")
  - Indikation: in akuten Fällen sind beide austauschbar, sonst ist *Bai Tou Weng Tang* besser für Kolitis, *Ge Gen Huang Qin Huang Lian Tang* für hohes Fieber (evtl. in Verbindung mit Gastritis) geeignet
  - Symptome: rote und feuchte oder gelblich belegte Zunge; schneller, drahtiger oder schlüpfriger Puls (beide Rezepturen anwendbar)
- *Huang Lian Jie Du Tang* („Antiphlogistisches/toxische Wirkung linderndes Goldfaden-Dekokt")
  - Indikation: akute Infektionen; nicht nur auf Dickdarm und Magen beschränkte Wirkung, sondern bei allen akuten Infektionen wirksam
  - Symptome: schneller, kräftiger Puls; rote oder purpurfarbene Zunge
- *Zhi Shi Dao Zhi Wan* („Stagnation ausleitende Tablette aus unreifen Bitterorangen")
  - Indikation: wenn wegen der Vorgeschichte Unterstützung der Milz erwünscht ist, obwohl noch starke Akutsymptome vorherrschen (schmerzhaft aufgetriebenes Abdomen, übel riechender Durchfall mit Schleimauflagerungen, evtl. abwechselnd Diarrhö/Obstipation)
  - Symptome: rote Zunge mit klebrig gelbem Belag; schlüpfriger, schneller, kräftiger Puls
- *Xiang Lian Wan* („Tablette aus Kostwurz/Aucklandia und chin. Goldfaden/Coptis")
  - Indikation: nicht sehr häufig angewandt; aber gut wirksam, wenn Milz wegen früheren oder aktuellen Milz- und Magen-Mangelsymptomen stärker gewärmt werden muss
  - Wirkung: kühlend und schmerzlindernd bei Kolitis mit Schleim- statt Blutauflagerungen
  - Symptome: schlüpfriger, schneller Puls; belegte Zunge; klebriger Speichel
- *Si Miao San* („Vier-Wunder-Pulver"), eine der wichtigsten Rezepturen in der Tiermedizin
  - Wirkung: entfernt Feuchtigkeit und toxische Hitze aus dem unteren *San Jiao*, dadurch Milz tonisierend und wärmend
  - Indikation: milde bis mäßig starke Kolitis (mit Lendenschmerzen/ -steifheit und Milz-*Qi*-Mangelsymptomen)
  - Symptome: weicher Puls; kräftig rosa bis rote Zunge
- *Wei Ling Tang* („Feuchtigkeit aus Milz und Magen vertreibendes Dekokt")
  - Indikation: offensichtliche Milz-*Qi*- oder -*Yang*-Mangelsymptome mit weniger zäh-visköser als flüssiger bzw. nasser Feuchtigkeit (z.B. der Speichel)
  - Symptome: weicher Puls; blasse Zunge
  - Wirkung: schmerzlindernd, blutstillend, löst Spasmen und wärmt das untere Abdomen
  - zur Wirkungsverstärkung *Shao Yao, Dang Gui, Mu Xiang* und *Pao Jiang* oder *Gan Jiang* hinzufügen

**10**

- **Tong Xie Yao Fang** („Wichtiges Rezept für schmerzhaften Durchfall")
  - Indikation: speziell bei relativer Milz-Schwäche aufgrund einer Leber-Dominanz (z.B. allergische Kolitis); wenn Kolitisbeschwerden durch Gereiztheit oder Ängstlichkeit zunehmen (Zeichen einer Leber-*Qi*-Stagnation)
  - Symptome: starke, durch Kotausscheidung nachlassende Bauchschmerzen; laute Borborygmen
- **Zhen Ren Yang Zang Tang** („Innenorgane des aufrechten Mannes nährendes Dekokt")
  - Indikation: länger bestehende Kolitis, die bereits Milz- und Nieren-*Yang* geschwächt hat
  - Kontraindikation: **nicht in Akutfällen** (adstringierende Wirkung würde Symptome verstärken)
  - Symptome: Rektumprolaps, Inkontinenz, chronische Diarrhö und Schmerzen

### Milz-*Qi*-Mangel ohne (stärkere) Feuchtigkeitssymptome

- **Xiang Sha Liu Jun Zi Tang** („Sechs-Gentlemen-Dekokt mit Kostwurzel/Saussurea und Kardamom") oder **Bu Zhong Yi Qi Tang** („Mitte tonisierendes und *Qi* vermehrendes Dekokt")
  - Symptome: blasse Zunge; tiefer, schwacher, evtl. schlüpfriger Puls; ungeformter Stuhl oder Durchfall, Appetitmangel, Schwäche der Extremitäten und Gewichtsverlust
  - Indikation: *Xiang Sha Lin Jun Zi Tang* eher für Patienten mit Bauchschmerzen und Krämpfen bzw. morgendlicher Übelkeit, *Bu Zhong Yi Qi Tang* bei Inkontinenz und Rektumprolaps

### Nierenbeteiligung (zunehmender Nieren-*Qi*- und Essenz-Mangel)

- Allgemeinsymptome: blasse bis lila, geschwollene Zunge; tiefer, schwacher Puls; chronische, nicht nachlassende Diarrhö mit Blutspuren, Appetitverlust, fehlender Durst, Gliedmaßenödeme, kühle Extremitäten, bei Kälte zunehmende Abdominalschmerzen, allgemeine Schwäche; Vorgeschichte mit Kortikosteroidtherapie wegen chronischer Kolitis
- Zur Stärkung der Nieren wichtige Mittel:
- **Si Shen Wan** („Vier wunderbare Drogen-Tablette"): bei schmerzlosen, frühmorgendlichen Diarrhöen und Unterleibsschwäche
- **Shi Pi Yin Wan** („Milz-Tablette für Ödeme"): bei Azotämie, Bauchschmerzen/Tenesmen, Ödemen am ganzen Körper, spärlichem Harn
- **Fu Zi Li Zhong Tang** („Milz-pflegendes Dekokt mit Eisenhut/Aconitum"): allgemein zur Stärkung des Milz- und Nieren-*Yang*
- **Zhen Wu Tang** („Wasser kontrollierendes Dekokt"): bei starker Ödembildung mit Bauchschmerzen und Kälteintoleranz

## Blutige Kolitis

- *Yunnan Bai Yao* (Notoginsengwurzel): kurzzeitig anwenden, um Blutung zu stoppen
- *Huang Tu Tang* („Dekokt aus gelber Erde")
  - Indikation: Darm- bzw. intestinale Blutungen aufgrund einer Milz-Schwäche (wenn die Milz das Blut nicht mehr unter Kontrolle hat)
  - Symptome: blasse Zunge; tiefer, dünner, schwacher Puls; Meläna, Hämatemesis

## Westliche Kräuter

- **Fenchel** *(Foeniculum vulgare)*: sicheres und trotzdem stark wirkendes Antispasmodikum bei heftigen Darmkrämpfen mit Frösteln. Dosierung (Trockendroge): 1 Kapsel/5–10 kg KG
- **Gefleckter Storchschnabel** *(Geranium maculatum)* und **Odermennig** *(Agrimonia eupatoria)*: traditionelle Kombination, um Darmblutungen (durch Feuchte-Hitze oder toxische Hitze) zu stoppen. Zum Wärmen der Milz noch **Zahnwehholz** *(Zanthoxylum americanum)* hinzufügen (Mengenverhältnis = 3:3:2)
  - Dosierung: 0,04 ml/kg KG, auf 2 Dosen am Tag verteilt; bei Bedarf Dosissteigerung; gut verträglich
- **Walnuss** *(Juglans spp.)* und **kanadische Gelbwurz** *(Hydrastis canadensis)*: bei akuten Protozoen-Infektionen (allein oder als Teil größerer Rezepturen)

## Diätetik

- Kohlenhydratarmes Futter oder möglichst naturbelassene (wenig raffinierte) Bestandteile können eine Überlastung der eigentlich normal funktionierenden Milz verhindern.
- Tiere mit echtem Milz-Mangel sind an schwachen Pulsen zu erkennen.

### Mögliche Interaktionen

Süßholz kann Glukokortikoid-Wirkung verstärken.

### Therapievorschläge der Autoren

Steve Marsden: Geeignete TCM-Rezepturen oder homöopathische Mittel; in chronischen Fällen diätetische Maßnahmen
Susan G. Wynn: Eliminationsdiät, erhöhter Faseranteil; chinesische Kräuter

**10**

# 10.9 Megakolon

## 10.9.1 Therapeutische Strategien

- Mechanisch-physikalische Ursachen wie eine Striktur als Hindernis bei der Defäkation ausschließen
- Einläufe, um Darm zu entleeren und Blähungen zu verhindern
- Abführmittel
- Für ausreichende Hydrierung sorgen
- Ballaststoffe im Futter erhöhen
- Darmmotilität verstärken

## 10.9.2 Optionen auf konventioneller Grundlage

- **5-Hydroxy-L-Tryptophan:** verschiedene 5-HT-(Serotonin-)Rezeptortypen scheinen die Koordination grobmuskulärer intestinaler Kontraktionen bei Hunden und Menschen sowie die Flüssigkeitssekretion zu steuern [Gelal und Guven et al. 1998, Prins et al. 2000]. Zufuhr von 5-HT könnte glattmuskuläre Kontraktionen (Peristaltik) im Gastrointestinaltrakt verstärken.
- **Melatonin:** induziert über spezifische Melatonin-Rezeptoren Darmkontraktionen [Santagostino-Barbone et al. 2000]. Melatonin wird gewöhnlich in Tablettenform (à 0,3–0,5 mg) verabreicht; Dosierung: 2 × täglich 100 µg/kg KG
- **Kathartisch wirkende Mittel:** z.B. Sennesblätter und Faulbaum siehe 10.7 Obstipation

## 10.9.3 Komplementäre Optionen

### Homöopathie

(siehe 10.7 Obstipation)

- **Silica C30** (Kieselgur): kann bei „verschämter Katzentoilette" (unvollständige Kotausscheidung, weil sie ihn gleich wieder zurückhalten) indiziert sein. Empfohlene Dosierung: drei Wochen lang 1 × täglich, danach bei Bedarf.
- **Calcarea carbonica C30** (Kalkerde): klassisches Mittel bei Obstipation ohne größere Beschwerden oder Defäkationsdrang. Empfohlene Dosierung: drei Wochen lang 1 × täglich, danach bei Bedarf.

### TCM

(siehe 10.7 Obstipation)

- Pathophysiologie: Megakolon meist Ausdruck eines *Qi*-Mangels
- Symptome: blasse, geschwollene Zunge; schwacher Puls; eingeschränkte Darmmotilität; Vorliebe für Wärme
- *Si Jun Zi Tang* („Vier-Gentlemen-Dekokt"): zu 40 g des Grundrezepts für Katzen mit Megakolon noch 9 g *Da Huang* ergänzen
- *Ma Zi Ren Wan* und *Dang Gui Cong Rong* (siehe 10.7 Obstipation)

- Akupunkturpunkte:
  - Bl 23, KG 6, Bl 20, Bl 21, KG 12, Ma 36 und Di 4: bei Verstopfung durch *Qi*-Mangel
  - Bl 25, Ma 25, MP 6 und Ma 37: um Peristaltik zu steigern
  - Elektrische Stimulation der Punkte kann zusätzlichen Effekt haben

### Therapievorschläge der Autoren

Steve Marsden: Westliche Kräuterrezepturen (mit Faulbaum); TCM-Rezepturen; Vitamin C und Magnesium; Akupunktur (siehe 10.7 Obstipation) Susan G. Wynn: Elektroakupunktur; Chiropraktik; laxierende Kräuter

## 10.10 Infektiöse Enteritis

(siehe 10.6 Dünndarm-Diarrhö)

### 10.10.1 Therapeutische Strategien

- Pathogene Darmbakterien entfernen, um physiologisches Gleichgewicht wieder herzustellen
- Für ausreichende Hydrierung sorgen, intestinale Flüssigkeitsverluste verringern
- Elektrolytverluste ausgleichen
- Darmpassagezeit verlängern

### 10.10.2 Optionen auf konventioneller Grundlage

- **Probiotika:** scheinen Immunantwort zu stärken und resistenter gegenüber Pathogenen zu machen. In einer Studie hatten Mäuse eine herabgesetzte Widerstandskraft gegen Giardia, wenn bestimmte Populationen der Darmflora beseitigt wurden [Singer und Nash 2000]. Probiotika im Tierfutter können die Anheftung von Enteropathogenen (z.B. *Escherichia coli*) an die Darmschleimhaut kompetitiv hemmen. Derzeit wird bevorzugt der Stamm GG von *Lactobacillus rhamnosus* eingesetzt.

### Pflanzenwirkstoffe

- Mit **antibiotischer** Wirkung: das in Berberitze *(Berberis vulgaris)*, Mahonie *(Mahonia aquifolium)* und chin. Goldfaden *(Coptis chinensis)* enthaltene **Berberin** übt einen sekretionshemmenden Einfluss auf das Darmepithel aus; es ist bei Diarrhöen durch enterotoxische *E. coli* (ETEC) des Menschen wirksam und verlangsamt möglicherweise auch die Dünndarmpassage [Rabbani 1996, Taylor et al. 1999, Tsai und Ochillo 1991].
- Mit **adstringierender** Wirkung:
  - **Himbeeren** *(Rubus idaeus)*: verwendet werden die Blätter, die neben Ellaginsäure noch Benzoe-, Gallus-, Milch-, Essig- und andere organische Säuren enthalten. Viele dieser Säuren scheinen antibakteriell und antientzündlich zu wirken [Duke 1999]. Nach traditioneller Vorstel-

**10**

lung sollen die Säuren entzündetes Gewebe zusammenziehen und die Oberfläche der entzündeten Darmschleimhaut „koagulieren".
– **Brombeeren** *(Rubus fructicosus)*: enthalten neben Arbutin und Hydrochinon noch Milch-, Oxal-, Urso- und Äpfelsäure. Vielen dieser Säuren werden antibakterielle und antientzündliche Eigenschaften zugeschrieben [Duke 1999].

### 10.10.3  Komplementäre Optionen

(siehe 10.6 Dünndarm-Diarrhö, 10.8 Kolitis und 10.13 chronisch-entzündliche Darmerkrankung)

**Therapievorschläge der Autoren**

Steve Marsden: Geeignete TCM-Rezeptur
Susan G. Wynn: Probiotika; Berberin enthaltende Kräuter; TCM-Rezepturen

## 10.11  Parvovirus-Enteritis (bei Hunden)

### 10.11.1  Therapeutische Strategien

- Flüssigkeits- und Elektrolythaushalt ausgleichen
- Erbrechen stoppen (Elektrolytverluste und Aspirationsgefahr verringern), symptomatische Therapie
- Bei Anämie oder Hypoproteinämie Blutprodukte oder Kolloide
- Heilung der Darmschleimhaut unterstützen
- Parenterale Ernährung
- Systemische Infektion (durch Wanderung der Bakterien) verhindern bzw. behandeln
- Immunfunktion stärken

### 10.11.2  Optionen auf konventioneller Grundlage

**CAVE:** Da Phytotherapeutika oder „Nutraceuticals" meist oral verabreicht werden, ist ihre Anwendung bei Erbrechen nicht sinnvoll. Als Alternative bieten sich Einläufe an.

- **Glutamin:** scheint (in Dosen von 0,5 g/kg KG p.o.) Regeneration der Darmzotten zu fördern, Stickstoffbilanz und Proteinsynthese zu verbessern und Zahl peripherer Lymphozyten zu erhöhen [Mazzaferro et al. 2000]. Bei unstillbarem Erbrechen durch Parvovirusinfektion von Hunden besser über Einläufe zuführen.
- **Afrikanische Pflanzen:** *Bauhinia thonningii, Boswellia dalzielii, Detarium senegalensis* und *Dichrostachys glomerata* hemmten in vitro die Replikation von (kaninen) Parvoviren [Kudi und Myint 1999]; allerdings selten verfügbar und genaue Dosierungen nicht veröffentlicht.

### 10.11.3   Komplementäre Optionen

#### Homöopathie

- **China C30** (Chinarinde): indiziert bei aufgetriebenem Abdomen, Koliken (durch Flatulenz), Blut im Stuhl, Schüttelfrost, Berührungsempfindlichkeit und Schwäche durch starken Flüssigkeitsverlust.
- **Veratrum album C30** (weiße Nießwurz): wichtigstes Mittel zur Behandlung der (kaninen) Parvovirus-Enteritis; für unterkühlt und eingesunken wirkende, durstige Patienten (die Wasser gleich wieder erbrechen) mit voluminösen wässrigen, choleraartigen Durchfällen und häufigem Erbrechen. Dosierung: 4 × täglich bis zur Besserung, danach bei Bedarf bzw. Erhaltungsdosis.

#### TCM

(siehe 10.6 Dünndarm-Diarrhö und 10.8 Kolitis )
- In den USA gibt es eine speziell für kanine Parvoviren entwickelte TCM-Rezeptur, die Studienberichten zufolge bei erkrankten Hunden in 80 % der Fälle wirksam war. Sie enthält nicht näher aufgeschlüsselte Anteile von: *Huang Lian, Huang Qin, Huang Bai, Huang Qi, Cang Zhu, Shan Yao, Zhi Zi, Di Yu, Ban Xia, Zhu Ru, Zhi Qiao, Dang Gui, Mu Xiang, Bai Shao Yao* und *Gan Cao.*
  - Nicht für fortgeschrittene schwere Fälle (mit reinem *Qi*- und *Yang*-Mangel), sondern bei Fieber und Akutzeichen einer Pathogen-Invasion von außen
  - Akupunkturpunkte zur Wirkungsverstärkung: MP 6, Le 3, He 9, Ma 25, Ma 36, LG 14, Bl 17, Di 11, Bl 12 und Ni 6

> **Therapievorschläge der Autoren**
>
> Steve Marsden: Veratrum album; aggressiver Flüssigkeitsersatz; konservative diätetische Behandlung; bei Bedarf geeignete TCM-Rezeptur als Einlauf
> Susan G. Wynn: Flüssigkeitsersatz; bei Bedarf Antibiotika und parenterale Ernährung; chinesische Kräuter und Glutamin als Einlauf

# 10.12   Darmparasiten

**10**

### 10.12.1   Therapeutische Strategien

- Parasiten komplett eliminieren
- Evtl. Immunschwäche behandeln, um ständig wiederkehrende Infektion zu verhindern
- Umgebung auf Parasiten kontrollieren, um Reinfektion zu vermeiden

## 10.12.2 Optionen auf konventioneller Grundlage

- **Beifuß** *(Artemisia annua)*: Extrakt reduzierte Kokzidienbefall bei Hühnern [Allen et al. 1998]; verschiedentlich auch für Hunde- und Katzen-Parasiten empfohlen.
- **Berberin enthaltende Mittel** (z.B. kanadische Gelbwurz, Mahonie): Berberin hemmte Wachstum von *Giardia* und verschiedener Amöbenspezies [Kaneda et al. 1991].
- **Ingwer** *(Zingiber officinale)*: tötete Würmer *(Anisakis)* in Fisch ab [Goto et al. 1990]; möglicherweise der Grund, weshalb Sushi traditionell mit Ingwer serviert wird.
- **Knoblauch** *(Allium sativum)*: Vollauszug verhinderte in Dosen von 0,3 mg/ml in vitro das Wachstum von *Giardia* mit einer minimalen Hemmkonzentration von 50 % (MHK 50) [Ankri und Mirelman 1999, Harris et al. 2000].
- **Gelbwurz** *(Curcuma longa)*: verschiedene Extrakte gegen Nematoden wirksam [Kiuchi et al. 1993].
- **Kürbis** *(Cucurbita pepo)*: bis zu 50 % wirksam gegen (bestimmte) Bandwürmer.
- **Papaya** *(Carica papaya)*: Papaya-Gummi erwies sich bei Wurmbefall von Mäusen (Helminthen) und Vögeln (Askariden) als wirksam. Askariden bei Schweinen wurden (mit Dosen von 8 g/kg KG) zu 100 % abgetötet [Satrija et al. 1994 u. 1995]. Studien an Katzen und Hunden sind nicht verfügbar, doch Papaya dürfte ähnlich wirksam sein.
- **Indischer Pfeffer** *(Piper longum)*: Ayurvedische Kräutermischung mit Pfeffer führte zu einer signifikanten Abnahme der Keimzahl *(Giardia)* im menschlichen Stuhl und Besserung der klinischen Infektionszeichen [Agarwal et al. 1997].

## 10.12.3 Komplementäre Optionen

- **Walnuss** *(Juglans spp.)*: von Tierärzten traditionell gegen Darmparasiten eingesetzt; scheint breites Wirkungsspektrum zu haben (gegen Protozoen und Helminthen).
- **China C30** (Chinarinde): in der Homöopathie als Antihelminthikum eingesetzt; Dosierung: 2 Wochen lang 1 × täglich
- **Mercurius solubilis C30** (Quecksilber): hilft gegen chronische Giardiasis; bei Tieren mit chronischer Kolitis (und Tenesmen), deren Symptome sich nach Mitternacht verschlechtern. Dosierung: 10 Tage lang 1 × täglich, danach bei Bedarf
- **TCM-Rezepturen:** entsprechend der Symptomatik im Einzelfall

### Therapievorschläge der Autoren

Steve Marsden: Angesichts der hohen Wirksamkeit und Sicherheit pharmazeutischer Wurmmittel sind komplementärmedizinische Methoden selten erforderlich; in chronisch refraktären Fällen geeignetes TCM- oder homöopathisches Mittel
Susan G. Wynn: Konventionelle Entwurmungsmittel

# 10.13 Chronisch-entzündliche Darmerkrankung

## 10.13.1 Therapeutische Strategien

- Entzündung eindämmen
- Auslöser/Verstärker herausfinden
- Nahrungsmittelallergien/-unverträglichkeit ausschließen

## 10.13.2 Optionen auf konventioneller Grundlage

### Diätetische Maßnahmen

- **Probiotika:** Kultur von Milchsäure-bildenden Bakterien wie *Lactobacillus salivarius* (spp.), *Bifidobacterium longum* (spp.), *Saccharomyces* und anderen anlegen. Lebende Kulturen scheinen Immunantwort des Wirts zu beeinflussen und sich günstig auf die entzündete Darmmukosa auszuwirken; sie verhindern, dass sich pathogene Bakterien anheften, und bewirken eine Besserung bei Diarrhöen unterschiedlicher Ursachen (einschließlich viraler). Probiotika könnten daher eine wichtige Rolle in der Behandlung chronisch entzündlicher Darmerkrankungen spielen [Dunne et al. 1999, Rolfe 2000]. Leider lässt sich bei kommerziellen Produkten nur schwierig feststellen, ob sie lebende Organismen enthalten. Deshalb empfehlen wir für ein 5 kg schweres Tier eine ähnlich hohe Dosierung wie bei Menschen. Für Tiere, bei denen gerade eine Eliminationsdiät durchgeführt wird, müssen auch die probiotischen Produkte hypoallergen sein (ohne Milch-, Weizen-, Mais- oder tierische Inhaltsstoffe).
- **Fischöl:** wird zur Behandlung chronisch entzündlicher Darmerkrankungen empfohlen, doch die Versuchsergebnisse widersprechen sich [Belluzzi et al. 2000]. Dass Fischölkapseln möglicherweise Antigene enthalten, ist bei Eliminationsdiäten (zum Ausschluss einer Fischallergie) zu berücksichtigen. Ein Versuch mit Omega-3-Fettsäuren lohnt sich aber. Empfohlene Dosierung: 100–200 mg/kg KG pro Tag.
- **Glutamin:** unterstützt Funktion der Darmschleimhaut, da es eine wichtige Energiequelle für die Enterozyten darstellt. Nach den Ergebnissen humanmedizinischer Versuche ist der klinische Nutzen jedoch fraglich; Glutamin wird bei Menschen mit hepatischen Nebenwirkungen (Leberfunktionsstörungen) in Verbindung gebracht [Buchman 2001, Reeds und Burrin 2000].
- **N-Acetylglucosamin:** Substrat für die Synthese protektiver Glykosaminoglykane, die bei Entzündungen der Darmschleimhaut verloren gehen; könnte sich aber auch über intrazelluläre Mechanismen auf Entzündungsprozesse auswirken. In einer Studie besserte sich bei 8 von 12 Kindern die chronisch entzündliche Darmerkrankung unter einer täglichen Gesamtdosis von 3–6 g N-Acetylglucosamin. Aufgrund dieser Studie dürfte die Dosierung für Hunde und Katzen bei 70–150 mg/kg KG liegen. Toxizität ist auch unter Langzeittherapie nicht zu erwarten.

**10**

## Kräuter bzw. Pflanzenstoffe

- **Erhöhter Faseranteil:** Lösliche bzw. emulgierbare Fasern begünstigen die Bildung kurzkettiger Fettsäuren durch die Darmbakterien. Kurzkettige Fettsäuren sind entzündungshemmend, normalisieren die Zellproliferation der Mukosa und steigern die Energieproduktion. Am besten eignen sich Guarkernmehl und Zitruspektin. Dosierung bei Tieren entsprechend den Empfehlungen für Menschen.
- **Pfefferminze** *(Mentha piperita)*: spielt humanmedizinisch in der symptomatischen Behandlung chronisch entzündlicher Darmerkrankungen eine Rolle; relaxiert glatte Muskelzellen und verringert Motilität im Magen-Darm-Trakt [Kline et al. 2001, Micklefield et al. 2000, Pittler und Ernst 1998]. Vorteilhaft sind Kapseln, die sich erst im Dünndarm auflösen.
- **Weihrauch** *(Boswellia serrata)*: konnte Entzündungsaktivität und klinische Zeichen chronisch entzündlicher Darmerkrankungen sowohl in Tierversuchen als auch beim Menschen reduzieren [Gupta et al. 1997, Krieglstein et al. 2001].
- **Yamswurzel** *(Dioscorea villosa)*: traditionelles Mittel bei entzündlichen Darmerkrankungen und bei einigen Ärzten sehr beliebt wegen seiner spasmolytischen und antientzündlichen Wirkung. Vermutlich besitzen steroidale Saponine in der Wurzelknolle ähnliche Eigenschaften wie Steroide. Tatsächlich werden aus der in Yamswurzel enthaltenen Vorstufe Diosgenin in der pharmazeutischen Industrie Steroide hergestellt. Ob Diosgenin auch im Körper in aktive Steroide umgewandelt wird, ist fraglich. Daher könnte Yamswurzel auch aus anderen Gründen wirksam sein; vielleicht haben Steroidvorstufen antientzündliche Eigenschaften. Yamswurzel kann als Futterbestandteil oder als Extrakt verabreicht werden.
- Weniger gut belegt ist der Nutzen von Kamille, Ulme und Süßholz bei chronisch entzündlichen Darmerkrankungen. Süßholz wird meist für peptische Ulzera empfohlen, doch da sie bei Hunden und Katzen nur selten vorkommen, dürfte der Wirkmechanismus bei entzündlichen Darmerkrankungen ein anderer sein.

## 10.13.3 Komplementäre Optionen

Die Wahl einer geeigneten TCM-Rezeptur richtet sich nach den vorherrschenden Beschwerden (z.B. Erbrechen oder Diarrhö).

- ***Huang Lian Su Pian*** („Goldfaden-Tee-Tablette"), enthält nur *Huang Lian*
  - Indikation: akute Diarrhö (gelblich, schmerzhaft, stinkend) durch Feuchte-Hitze; bakterielle Dysenterie oder Protozoeninfektion bei Menschen
  - Kontraindikation: **nie** bei Milz-*Qi*- oder *Yang*-Mangelsyndromen
  - Symptome: rote bis purpurfarbene Zunge, evtl. mit gelbem Belag; schneller, kraftvoller Puls; kleine Stuhlmengen mit Blut- oder Schleimauflagerung, gesteigerter Durst
  - Dosierung: 1 Tabl./7,5–10 kg KG, möglichst auf mehrere Dosen über den Tag verteilt

- *Chuan Xin Lian* („Antiphlogistische Tablette")
  - enthält *Chuan Xin Lian, Ban Lan Gen* und *Pu Gong Ying*
  - Wirkung: antiviral und antibakteriell; etwas sanfter und weniger kühlend als *Huang Lian Su Pian* (gleiche Dosierung und Kontraindikation)
- *Si Jun Zi Tang* („Vier-Gentlemen-Dekokt") und *Zhi Bai Di Huang Wan* („Tablette aus Anemarrhena, Phellodendron und Rehmannia")
  - Indikation: chronisch entzündliche Darmerkrankungen bei *Qi*- und *Yin*-Mangel
  - Symptome: fadenförmiger, schwacher Puls; blasse oder rote, evtl. trockene Zunge; kleine Kotmengen (dunkel, weich, leicht fauliger Geruch) ohne Schleim, schmerzlose Defäkation; Appetitmangel, schwankender Durst
  - Dosierung (Granulat): 60–75 mg/kg (oder ¼ Teelöffel pro 5–7,5 kg KG), auf mehrere Dosen über den Tag verteilt

### Therapievorschläge der Autoren

Steve Marsden: Geeignete TCM-Rezepturen; Nahrungsallergene meiden
Susan G. Wynn: Eliminationsdiät; Probiotika, N-Acetylglucosamin; Pfefferminze, Weihrauch, Zitruspektin, chinesische Kräuter

## 10.14 Analdrüsenentzündung

### 10.14.1 Therapeutische Strategien

- Stuhlkonsistenz verbessern (durch Ballaststoffe/Quellmittel); festere Stühle tragen dazu bei, die Analdrüsen bei jeder Defäkation auszudrücken
- Vermehrte Sekretion entzündeter Analdrüsen behandeln
- Auf schwachen Muskeltonus achten
- Allergien behandeln

### 10.14.2 Optionen auf konventioneller Grundlage

**Selbst zubereitetes Futter:** bewusst auf hohen Fasergehalt achten; Stuhlgewicht bei Bedarf durch Vollkorn- oder Gemüsezusätze steigern; vorher ist Nahrungsallergie auszuschließen.

### 10.14.3 Komplementäre Optionen

**10**

Analdrüsenschwellungen werden in der TCM buchstäblich als Anhäufung von Feuchtigkeit aufgefasst. Das stimmt mit der Auffassung überein, dass die Analdrüsen zum Gallenblasen-Meridian gehören, denn aus Sicht der TCM neigt die Gallenblase zur Ansammlung von Feuchtigkeit und besonders Feuchte-Hitze. In der Behandlung von Analdrüsenproblemen geht es demnach im Wesentlichen darum, überschüssige Feuchtigkeit zu beseitigen oder zu reduzieren (mit Kräuterrezepturen oder diätetischen Maßnahmen).

## Diätetische Maßnahmen

- Feuchtigkeit entsteht durch stark verarbeitete (raffinierte) Futterbestandteile, durch kohlenhydratreiche Ernährung, aber auch durch Nahrungsmittelallergien. Gegen diese Feuchtigkeit erzeugenden pathogenen Faktoren hilft ausgewogene Kost mit rohem Fleisch, Gemüse und geeigneten Proteinlieferanten.
- Festere Stuhlkonsistenz und häufigere Darmentleerung (durch den Fasergehalt) erhöhen passiven Druck auf die Analdrüsen und fördern ihre Entleerung.
- Bei Patienten mit schwachen Pulsen langsame Umstellung des Futters, um Verträglichkeit von rohem Fleisch zu testen.

## TCM-Rezepturen

- Auswahl richtet sich nach den Symptomen der Tiere (TCM-Rezepturen für unterschiedliche Feuchtigkeits- bzw. Feuchte-Hitze-Syndrome.)
- Empfohlene Dosierung für alle genannten Rezepturen: 60–75 mg/kg (oder ¼ Teelöffel pro 5–7,5 kg KG), auf mehrere Dosen über den Tag verteilt.

### Bei vergrößerten (geschwollenen) Analdrüsen

- *San Ren Tang* („Drei-Samen- bzw. Nüsse-Dekokt"): mild schmeckendes, aber sehr wirksames Milz-Tonikum; beseitigt Hitze aus allen Bereichen des Dreifach-Erwärmers *(San Jiao).*
- *Wei Ling Tang* („Feuchtigkeit aus Milz und Magen vertreibendes Dekokt"): wenn sich Feuchtigkeit in Flüssigkeit transformiert hat, z.B. bei wässrigen Drüsensekreten oder Schweiß (Perspiratio).
- *Si Miao San* („Vier-Wunder-Pulver"): mit Zusatz von 25 g *Dang Gui* (zu 100 g des Grundrezepts) für Hunde und Katzen mit stärkerer Hitze-Komponente (Pruritus ani, früherer Analdrüsenabszess) geeignet. Zusätzlich diätetische Maßnahmen.

### Bei Entzündungen und Abszessen der Analdrüsen

- *Long Dan Xie Gan Tang* („Leber entlastendes Enzian-Dekokt"): aggressiveres Mittel, wenn stärker klärende Wirkung bei Feuchte-Hitze erforderlich ist.
- *Zhu-Dan-Tabletten* („Schweinegalle-Tabletten"; enthalten zu gleichen Teilen Schweinegalle = *Zhu Dan, Jin Qian Cao, Huang Qin, Zhe Bei Mu, Zhen Zhu Mu, Dan Shen, Yin Chen Hao, Tu Fu Ling, Ban Xia* und *Yu Jin*)
  - Indikation: ursprünglich zur Steigerung der Gallenausscheidung beim Menschen; von manchen Autoren zur Behandlung von Analdrüsenerkrankungen empfohlen (wegen Feuchte-Hitze klärender Bestandteile mit Wirkung auf den Gallenblasen-Meridian).

## Akupunktur

- **MP 9, KG 3** und **Bl 25:** Ausleitung von Feuchtigkeit und Feuchte-Hitze aus dem unteren *San Jiao*; Tonisierung der Milz
- **Bl 34, Bl 35 und LG 1:** Lokalpunkte zum Regulieren der Perinealregion
- **Bl 40, Le 5 und Bl 58:** Fernpunkte

### Therapievorschläge der Autoren

Steve Marsden: Geeignete TCM-Rezepturen; diätetische Maßnahmen
Susan G. Wynn: Allergien ausschließen; diätetische Behandlung; TCM-Rezepturen

# 10.15 Flatulenz

## 10.15.1 Therapeutische Strategien

- Nahrungsmittelunverträglichkeit abklären (Laktoseintoleranz oder schwer verdauliche Futterstoffe wie Sojabohnen)
- Für bessere Verdaulichkeit des Futters sorgen, weniger gärende (fermentierende) Zusätze
- Ernährungsweise nicht abrupt umstellen
- Luftschlucken (Aerophagie) verhindern
- Intrinsische Ursachen der Malassimilation abklären (Pankreasinsuffizienz, bakterielle Überwucherung des Dünndarms oder Giardiasis)

## 10.15.2 Optionen auf konventioneller Grundlage

- **Diätetisch:** Manchen Tieren helfen **Enzymprodukte**. Tropfen oder Tabletten (aus humanmedizinischen Dosierungsempfehlungen) gewichtsbezogen umrechnen.
- **Phytotherapeutisch:** Traditionelle **Karminativa** sind Sternanis *(Illicium verum)*, Fenchel *(Foeniculum vulgare)* und Kümmel *(Carum carvi)*. Fenchel wird auch in Monografien der Kommission E als Karminativum anerkannt.

## 10.15.3 Komplementäre Optionen

- Flatulenz gilt allgemein als Feuchte-Hitze-Syndrom und kann daher mit allen Mitteln behandelt werden, die Feuchte-Hitze aus dem Körper ausleiten.
- Mit kohlenhydratarmem und weitgehend naturbelassenem Futter lassen sich oft dramatische Besserungen erzielen. Die Umstellung sollte aber langsam erfolgen.
- Medizinische Behandlung der betroffenen Tiere möglichst vermeiden.
- Akupunkturpunkte (zur Unterstützung der Milz): Bl 25, Bl 20 und Bl 26.

**10**

**Therapievorschläge der Autoren**

Steve Marsden: Diätetische Maßnahmen; geeignete Kräuterrezepturen für begleitende Beschwerden
Susan G. Wynn: Diätetische Maßnahmen; Nahrungsmittelunverträglichkeit abklären; Fenchel, Pfefferminze und Ingwer verabreichen

# 10.16  Nahrungsmittelallergie

## 10.16.1  Therapeutische Strategie

● Nahrungsallergene meiden

## 10.16.2  Optionen auf konventioneller Grundlage

● **Probiotika oder Milchsäurebakterien:** scheinen Entwicklung bzw. Ausbruch von Allergien und vor allem Atopien zu beeinflussen [Cross und Gill 2001]. Ob das auch für Nahrungsmittelallergien zutrifft, ist unklar. Probiotische Bakterien aber auf jeden Fall empfehlenswert für Entzündungen der Darmschleimhaut.
● **Nambudripads-Allergie-Eliminationstechnik (NAET):** neue Behandlungsmethode, bei der mechanische Stimulation von Akupunktur- bzw. Akupressurpunkten und angewandte Kinesiologie kombiniert werden. Auswahl bzw. Nutzen der Punkte orientieren sich aber nicht an TCM-Prinzipien, sondern erfolgen nach völlig anderen Gesichtspunkten. Wir stehen dem skeptisch gegenüber. Da häufig gleichzeitig diätetische und andere komplementäre Maßnahmen ergriffen werden, Wirkung nicht einwandfrei zu belegen. Einzelfallberichte lassen vermuten, dass NAET in bestimmten Fällen erfolgreich ist und zumindest in Erwägung gezogen werden sollte. Weitere Informationen unter http://www.vetnaet.com oder http://www.naet.com.

## 10.16.3  Komplementäre Optionen

Je nach Symptomatik kommt eine der unter Diarrhö, Kolitis oder Übelkeit und Erbrechen vorgeschlagenen Rezepturen oder Behandlungsstrategien in Betracht.
● *Tong Xie Yao Fang* („Wichtiges Rezept für schmerzhaften Durchfall")
  – Indikation: traditionell bei Nahrungsmittelallergien mit gastrointestinalen Beschwerden; wenn Leber über Milz dominiert
  – Symptome: lila Zunge; drahtiger Puls; Durchfall, der sich bei Stress verstärkt, Reizbarkeit, Flankenschmerzen, Borborygmen, durch Kotausscheidung nachlassende Bauchschmerzen
  – Dosierung (Granulat): 60–75 mg/kg (oder ¼ Teelöffel pro 5–7,5 kg KG), auf mehrere Dosen über den Tag verteilt.

**Therapievorschläge der Autoren**

Steve Marsden: Geeigneten TCM-Kräuterrezepturen; Allergene meiden
Susan G. Wynn: Eliminationsdiät, anschließend systematisch hypoallergene Nahrungen ausprobieren (je nachdem, ob neue allergische Reaktionen zu beobachten sind); Probiotika

# 10.17 Adipositas

## 10.17.1 Therapeutische Strategien

- Hormonstatus der Schilddrüse bestimmen (Hypothyreose ausschließen)
- Kalorienzufuhr reduzieren, für mehr Bewegung sorgen
- Fett-, Protein- und Kohlenhydratzufuhr überprüfen

## 10.17.2 Optionen auf konventioneller Grundlage

- **Dehydroepiandrosteron (DHEA):** konnte in einer Dosierung von 25 mg/Tag bei übergewichtigen, auf Diät gesetzten Hunden die Gewichts-abnahme beträchtlich steigern [MacEwen 1991]; klinisch wegen fragli-cher Wirksamkeit, Nebenwirkungsrisiko und aus Kostengründen jedoch kaum angewandt.
- **Chrom:** führte in einem randomisierten, placebokontrollierten Cross-over-Versuch bei Menschen zu vermehrtem Abbau des Fett- gegenüber nicht fettem Gewebe [Crawford et al. 1999]. Bei Langzeitanwendung in einer Gesamtdosis von 50–300 mg/Tag besteht für Menschen Gefahr von Nebenwirkungen.
- **Konjugierte Linolsäure:** begünstigte in einem humanmedizinischen Versuch stärkeren Abbau des Fettgewebes (verglichen mit der Kontroll-gruppe), während mageres Muskelgewebe ausgespart blieb. Bis zu 3,4 g/Tag reichten aus, um signifikanten Effekt zu erzielen. Dosierung für Tiere: orientiert an Dosierungsempfehlungen für Menschen entspre-chend dem Gewicht umrechnen.
- **Karnitin:** beschleunigte Gewichtsabnahme bei übergewichtigen Katzen [Center et al. 2000] und reduzierte Fasten-Ketose (Azetonämie) bei Katzen mit induzierter Fetteinlagerung (Lipidose) in der Leber [Blan-chard et al. 2002]. Dosierung: $1–2 \times 250$ mg/Tag.
- **Malabar-Tamarinde** (*Garcinia cambogia*): wird zwar empfohlen, klini-sche Erfahrung und fehlender Beweis für die Wirksamkeit sprechen jedoch dagegen.

**10**

## 10.17.3 Komplementäre Optionen

### TCM

Zum Leidwesen vieler Tierhalter gibt es keine Wunderpille gegen Adipositas. Wenn metabolische Störungen als Ursache ausgeschlossen sind, muss

der Schwerpunkt auf regelmäßige Bewegung gelegt und – vielleicht noch wichtiger – Überfütterung vermieden werden.

- Bei Tieren mit starkem Puls: rohes Fleisch und kohlenhydratarmes Futter; Faser- bzw. Ballaststoffanteil erhöhen; Quellmittel für ein stärkeres Sättigungsgefühl.
- Bei fröstelnden, übergewichtigen Tieren mit Appetitmangel und morgendlicher Schlaffheit (blasse, geschwollene, feuchte Zunge und weicher Puls): Feuchtigkeit ausleitende und *Yang* wärmende Rezepturen wie z. B.
  - *Shen Qi Wan* („Nieren-*Qi*-Tablette"): speziell bei Lendensteife, Harninkontinenz, profuser Ausscheidung blassen Urins, Kälteintoleranz
  - *Wei Ling Tang* („Feuchtigkeit aus Milz und Magen vertreibendes Dekokt"): bei weichem, schleimigem (mukoidem) Kot
- Bei Tieren, deren Appetit sich beim Fressen steigert (nach dem *Nei Jing* eine „Art Gelbsucht" oder Feuchte-Hitze): *Si Miao San* („Vier-Wunder-Pulver") und *Long Dan Xie Gan Tang* („Leber entlastendes Enzian-Dekokt") als zwei Beispiele von vielen.
- Bei adipösen Menschen mit Hitze-Fülle-Symptomen ist *Fang Feng Tong Shen San* („Stagnation weise auflösendes Ledebouriella Pulver") ein bekanntes Mittel; es klärt sehr aggressiv Hitze, schützt aber auch Milz-*Qi* und Blut vor kühlenden und austrocknenden Wirkstoffen; enthält mit *Ma Huang* (Ephedra) einen Appetitzügler; wegen der geringen Mengenanteile sind jedoch wie bei anderen Humanpräparaten keine kardiovaskulären Nebenwirkungen zu erwarten.

## Homöopathie

- **Calcarea carbonica C30** (Kalkerde): kann das Abnehmen gelegentlich sehr wirkungsvoll unterstützen; geeignet für freundliche Tiere (die oft „Kindermädchen" oder „Friedensstifter" im Haushalt spielen) mit schlechtem Gebiss und aus unerfindlichen Gründen stark abgenutzten (erodierten) Zähnen; diese Tierpatienten sind schnell erschöpft und lethargisch bei kühlem, feuchtem Wetter, das sie überhaupt nicht mögen. Dosierung: über 3–4 Wochen 1 × täglich, danach bei Bedarf.

### Therapievorschläge der Autoren

Steve Marsden: Diätetische Maßnahmen; Calcarea carbonica; geeignete TCM-Rezeptur
Susan G. Wynn: Ernährung umstellen, Kalorien zählen, Proteinzufuhr erhöhen, Kohlenhydrate und Fett reduzieren; mehr Bewegung; Karnitin, konjugierte Linolsäure

# 10.18  Fallbericht

## Chronisch-entzündliche Darmerkrankung

Bliss, eine 2-jährige, kastrierte Zwergschnauzer-Hündin

### Anamnese

Die chronisch-entzündliche Darmerkrankung der Hündin hielt seit Monaten an. Sporadisch (etwa alle 2 Wochen) erbrach sie sich zu unterschiedlichen Tageszeiten. Bliss litt an lauten Darmgeräuschen (Borborygmen) und fiepte, wenn sie in der Mitte gefasst hoch gehoben wurde. Sie fraß bei jeder Gelegenheit Katzen- und Vogelkot.

**Diagnostik:** komplettes Blutbild, Bestimmung der Laborwerte und Endoskopie des Darmtrakts; im Serum erhöhte Leberenzym-, Amylase- und Lipase-Werte; lymphozytoplasmatische, entzündliche Veränderungen in Biopsien der Magenschleimhaut.

**Therapie:** Neben Prednison (1 × 10 mg/Tag) wurde eine hypoallergene Fisch-Kartoffel-Diät verordnet; zusätzlich erhielt die Hündin Lezithin, Mariendistelextrakt und Chitin.

- Lezithin und Mariendistel: zur Stärkung des Fettstoffwechsels und Verringerung der Entzündung der Leber
- Chitin: als Chelatbildner, um Pankreasbelastung durch Blutfette (lipämischen Stress) zu verringern; direkt damit verbunden Rückgang der erhöhten Serumlipase-Werte
- Prednison: wirkungsvolle Kontrolle des Erbrechens; Prednisonwirkung hielt noch Monate nach der „Entwöhnung" an; allerdings hegte Besitzerin Bedenken gegen Dauertherapie mit Prednison bei der jungen Hündin und wollte sich nach Alternativen umsehen, falls das Erbrechen wieder auftreten würde.

### Körperliche Untersuchung

- **Palpation:** tiefe Palpation des Abdomens unauffällig, bei oberflächlichem Betasten Abwehrspannung über dem Magen (Akupunkturpunkt KG 12) spürbar; zusätzlich starke Verspannung entlang dem Rippenbogen; schien zumindest teilweise mit Wirbelfixierungen (untere Brustwirbelsäule) verbunden zu sein; weitere Wirbelfixierungen in der oberen Thorakal- und mittleren Zervikalregion.
- **Puls:** links dünn und gespannt bzw. drahtig, rechts voller und schlüpfrig.
- **Zunge:** wie geschält, blass und empfindlich.

**10**

### Befundauswertung bzw. Diagnose aus Sicht der TCM

Ob die Beschwerden von Bliss primär durch Pankreatitis oder entzündliche Darmerkrankung verursacht waren, ist fraglich. Aus Sicht der TCM besteht bei Erkrankungen im Oberbauch stets eine Disharmonie in mehreren Organen, und daher sind Symptome aller beteiligten Organe zu erwarten (ganz ähnlich wie im „Triaditis"-Modell der gleichzeitigen Entzündung von Leber, Pankreas und Darm). Bei Bliss waren Magen, Leber und Pankreas (entspricht in etwa der Milz in der TCM) betroffen. Das klinische Bild ließ eine „Schwachstelle" im oberen Abdomen vermuten, die mit TCM-Methoden wesentlich besser zu behandeln sein würde als mit herkömmlichen Ansätzen.

Bei der Hündin liegt der klassische Fall eines Leber-Blut- und -*Yin*-Mangels mit *Qi*-Stagnation vor. Für die TCM ist die Leber auf eine ausreichende Blutversorgung angewiesen, damit sie für einen ungestörten *Qi*-Fluss sorgen kann. Wenn zu wenig Blut oder *Yin* vorhanden ist, staut sich das *Qi* an bestimmten Stellen, und zwar meist in der Leber selbst. Aufgestaute Energie macht sich z.B. bei Menschen oft als plötzliches Seitenstechen bemerkbar. Die Zunge wird blasser, zarter und in der Mitte zartlila; in den dünnen und straffen Pulsen spiegelt sich die mit sinkendem Blutspiegel zunehmende Spannung wider.

Energie kann nicht lange zurückgehalten werden, und so entweicht stagnierendes Leber-*Qi* und dringt aus normalen Leitbahnen in angrenzende Organe ein. Hauptziele sind Magen und Milz. Im Magen findet eingedrungenes *Qi* einen offenen Kanal vor und verlässt auf dem Weg des geringsten Widerstands den Körper, klinisch manifestiert als Erbrechen. In die Milz eingedrungenes *Qi* stört deren Funktion (Nahrung und Wasser in *Qi* und Blut zu transformieren); es kommt zum Anstieg der Pankreasenzyme, zu Blässe, Schwäche, Diarrhö und Koprophagie, die man am besten als Vorliebe für „vorverdaute Nahrung" bezeichnen könnte.

### Behandlung

*Yi Guan Jian* („Verbindungsdekokt"): aus Sicht der TCM ein Standardrezept für die Erkrankung der Hündin; Dosierung: 2 × täglich ¼ Teelöffel des Granulats.

Wirbelfixierungen: osteopathisch (bzw. chiropraktisch) und mit Akupunktur behandelt (KG 12, Bl 18 bis Bl 21, Le 3 und Ma 36).

### Therapieergebnisse

Der Zustand der Hündin besserte sich sofort. Nach dem ersten Termin waren Zungen- und Pulsbefunde wieder normal. Bei der nächsten Kontrolle hatte das Erbrechen aufgehört und Bliss brauchte fast kein Prednison mehr. Im Laufe der nächsten drei Kontrolluntersuchungen (in Intervallen von 3–7 Wochen) verschwanden auch die Borborygmen und ihre Neigung zu Koprophagie. Die Hündin blieb symptomfrei, und beim Follow-up nach einem Jahr hatten sich sämtliche Laborparameter wieder normalisiert.

**Literatur**

Abad MJ, Bermejo P, Sanchez Palomino S, Chiriboga X, Carrasco L. Antiviral activity of some South American medicinal plants. *Phytother Res* 13(2):142-146, 1999.

Acupuncture. NIH Consensus Statement. *JAMA* 15(5):1-34, 1997.

Agarwal AK, Tripathi DM, Sahai R, Gupta N, Saxena RP, Puri A, Singh M, Misra RN, Dubey CB, Saxena KC. Management of giardiasis by a herbal drug "Pippali Rasayana": a clinical study. *J Ethnopharmacol* 56(3):233-236, 1997.

Allen PC, Danforth HD, Augustine PC. Dietary modulation of avian coccidiosis. *Int J Parasitol* 28(7):1131-1140, 1998.

Andoh A, Bamba T, Sasaki M. Physiological and anti-inflammatory roles of dietary fiber and butyrate in intestinal functions. *J Parenter Enteral Nutr* 23(5 Suppl):70S-73S, 1999.

Ankri S, Mirelman D. Antimicrobial properties of allicin from garlic. *Microbes Infect* 1(2):125-129, 1999.

Belluzzi A, Boschi S, Brignola C, Munarini A, Cariani G, Miglio F. Polyunsaturated fatty acids and inflammatory bowel disease. *Am J Clin Nutr* 71(1 Suppl):339S-342S, 2000.

Bensoussan A, Talley NJ, Hing M, Menzies R, Guo A, Ngu M. Treatment of irritable bowel syndrome with Chinese herbal medicine: a randomized controlled trial. *J Am Med Assoc* 280(18):1585-1589, 1998.

Beubler E, Kollar G. Stimulation of PGE2 synthesis and water and electrolyte secretion by senna anthraquinones is inhibited by indomethacin. *J Pharm Pharmacol* 37(4):248-251, 1985.

Blanchard G, Paragon BM, Milliat F, Lutton C. Dietary l-carnitine supplementation in obese cats alters carnitine metabolism and decreases ketosis during fasting and induced hepatic lipidosis. *J Nutr* 132(2):204-210, 2002.

Blankson H, Stakkestad JA, Fagertun H, Thom E, Wadstein J, Gudmundsen O. Conjugated linoleic acid reduces body fat mass in overweight and obese humans. *J Nutr* 130(12):2943-2948, 2000.

Braganza JM, Schofield D, Snehalatha C, Mohan V. Micronutrient antioxidant status in tropical compared with temperate-zone chronic pancreatitis. *Scand J Gastroenterol* 28(12):1098-1104, 1993.

Braganza JM, Scott P, Bilton D, Schofield D, Chaloner C, Shiel N, Hunt LP, Bottiglieri T. Evidence for early oxidative stress in acute pancreatitis: Clues for correction. *Int J Pancreatol* 17(1):69-81, 1995.

Brown, MG, Park JF. Control of dental calculus in experimental beagles. *Lab Anim Care* 18(5): 527-535, 1968.

Buchman AL. Glutamine: commercially essential or conditionally essential? A critical appraisal of the human data. *Am J Clin Nutr* 74(1):25-32, 2001.

Center SA, Harte J, Watrous D, Reynolds A, Watson TDG, Markwell PJ, Millinton DS, Wood PA, Yeager AE, Erb HN. The clinical and metabolic effects of rapid weight loss in obese pet cats and the influence of supplemental oral L-carnitine. *J Vet Intern Med* 14(6):598-608, 2000.

Cheng CL, Koo MW. Effects of Centella asiatica on ethanol-induced gastric mucosal lesions in rats. *Life Sci* 67(21):2647-2653, 2000.

Crawford V, Scheckenbach R, Preuss HG. Effects of niacin-bound chromium supplementation on body composition in overweight African-American women. *Diabetes Obes Metab* 1(6):331-337, 1999.

Cross ML, Gill HS. Can immunoregulatory lactic acid bacteria be used as dietary supplements to limit allergies? *Int Arch Allergy Immunol* 125(2):112-119, 2001.

Day C. *The Homeopathic Treatment of Small Animals: Principles and Practice.* Saffron Waldon, England, 1990, C.W. Daniel Company.

**10**

de Witte P, Lemli L. The metabolism of anthranoid laxatives. Hepatogastroenterology 137(6):601-605, 1990.

Duke J. Phytochemical Database, USDA-ARS–NGRL (http://www.ars-grin.gov/duke/), Beltsville Agricultural Research Center, Beltsville, Md, 1999.

Dunne C, Murphy L, Flynn S, O'Mahony L, O'Halloran S, Feeney M, Morrissey D, Thornton G, Fitzgerald G, Daly C, Kiely B, Quigley EM, O'Sullivan GC, Shanahan F, Collins JK. Probiotics: from myth to reality: demonstration of functionality in animal models of disease and in human clinical trials. *Antonie Van Leeuwenhoek* 76(1-4):279-292, 1999 (review).

Duwiejua M, Zeitlin IJ, Waterman PG, Gray AI. Anti-inflammatory activity of *Polygonum bistorta, Guaiacum officinale and Hamamelis virginiana* in rats. *J Pharm Pharmacol* 46 (4):286-290, 1994.

Ehling D. *The Chinese Herbalist's Handbook*, revised ed. Santa Fe, NM, 1996, Inword Press.

Erickson KL, Hubbard NE. Probiotic immunomodulation in health and disease. *J Nutr* 130(2S Suppl):403S-409S, 2000.

Ernst E, Pittler MH. Efficacy of ginger for nausea and vomiting: a systematic review of randomized clinical trials. *Br J Anaesth* 84(3):367-371, 2000.

Fernandez-Banares F, Hinojosa J, Sanchez-Lombrana JL, Navarro E, Martinez-Salmeron JF, Garcia-Puges A, Gonzalez-Huix F, Riera J, Gonzalez-Lara V, Dominguez-Abascal F, Gine JJ, Moles J, Gomollon F, Gassull MA. Randomized clinical trial of *Plantago ovata seeds* (dietary fiber) as compared with mesalamine in maintaining remission in ulcerative colitis. Spanish Group for the Study of Crohn's Disease and Ulcerative Colitis (GETECCU). *Am J Gastroenterol* 94(2):427-433, 1999.

Gelal A, Guven H. Characterization of 5-HT receptors in rat proximal colon. *Gen Pharmacol* 30(3):343-346, 1998.

Ginter E, Mikus L. Reduction of gallstone formation by ascorbic acid in hamsters. *Experientia* 33(6):716-777, 1977.

Glowania HJ, Raulin C, Swoboda M. [Effect of chamomile on wound healing – a clinical double-blind study]. *Z Hautkr* 62(17):1262, 1267-1271, 1987.

Goto C, Kasuya S, Koga K, Ohtomo H, Kagei N. Lethal efficacy of extract from *Zingiber officinale* (traditional Chinese medicine) or [6]-shogaol and [6]-gingerol in *Anisakis* larvae in vitro. *Parasitol Res* 76(8):653-656, 1990.

Gupta I, Parihar A, Malhotra P, Singh GB, Ludtke R, Safayhi H, Ammon HP. Effects of Boswellia serrata gum resin in patients with ulcerative colitis. *Eur J Med Res* 2(1):37-43, 1997.

Gut A, Shiel N, Kay PM, Segal I, Braganza JM. Heightened free radical activity in blacks with chronic pancreatitis at Johannesburg, South Africa. *Clin Chim Acta* 230(2):189-199, 1994.

Hamasaki N, Ishii E, Tominaga K, Tezuka Y, Nagaoka T, Kadota S, Kuroki T, Yano I. Highly selective antibacterial activity of novel alkyl quinolone alkaloids from a Chinese herbal medicine, Gosyuyu (Wu-Chu-Yu), against *Helicobacter pylori* in vitro. *Microbiol Immunol* 44(1):9-15, 2000.

Hanioka T, Tanaka M, Ojima M, Shizukuishi S, Folkers K. Effect of topical application of coenzyme Q10 on adult periodontitis. *Mol Aspects Med* 15(Suppl): 241S-248S, 1994.

Harkrader RJ, Reinhart PC, Rogers JA, Jones RR, Wylie RE, Lowe BK, McEvoy RM. The history, chemistry and pharmacokinetics of *Sanguinaria* extract. *J Can Dent Assoc* 56(7 Suppl):7-12, 1990.

Harris JC, Plummer S, Turner MP, Lloyd D. The microaerophilic flagellate *Giardia intestinalis: Allium sativum* (garlic) is an effective antigiardial. *Microbiology* 146(Pt 12)(10):3119-3127, 2000.

Hawthorn M, Ferrante J, Luchowski E, Rutledge A, Wei XY, Triggle DJ. The actions of peppermint oil and menthol on calcium channel dependent processes in intestinal, neuronal and cardiac preparations. *Aliment Pharmacol Ther* 2(2):101-118, 1988.

Hickman MA. Interventional nutrition for gastrointestinal disease. *Clin Tech Small Anim Pract* 13(4):211-21, 1998.

Hu JP, Takahashi N, Yamada T. Coptidis rhizoma inhibits growth and proteases of oral bacteria. *Oral Dis* 6(5):297-302, 2000.

Ishii Y, Tanizawa H, Takino Y. Studies of aloe. V. Mechanism of cathartic effect. *Biol Pharm Bull* 17(5):651-653, 1994.

Izzo AA, Sautebin L, Rombola L, Capasso F. The role of constitutive and inducible nitric oxide synthase in senna- and cascara-induced diarrhoea in the rat. *Eur J Pharmacol* 323(1):93-97, 1997.

Kaneda Y, Torii M, Tanaka T, Aikawa M. In vitro effects of berberine sulphate on the growth and structure of *Entamoeba histolytica, Giardia lamblia and Trichomonas vaginalis. Ann Trop Med Parasitol* 85(4):417-425, 1991.

Kase Y, Saitoh K, Makino B, Hashimoto K, Ishige A, Komatsu Y. Relationship between the antidiarrhoeal effects of Hange-Shashin-To and its active components. *Phytother Res* 13(6):468-473, 1999.

Kaya E, Gur ES, Ozguc H, Bayer A, Tokyay R. l-Glutamine enemas attenuate mucosal injury in experimental colitis. *Dis Colon Rectum* 42(9):1209-1215, 1999.

Kiuchi F, Goto Y, Sugimoto N, Akao N, Kondo K, Tsuda Y. Nematocidal activity of turmeric: synergistic action of curcuminoids. *Chem Pharm Bull* (Tokyo) 41(9):1640-1643, 1993.

Kline RM, Kline JJ, Di Palma J, Barbero GJ. Enteric-coated, pH-dependent peppermint oil capsules for the treatment of irritable bowel syndrome in children. *J Pediatr* 138(1):125-128, 2001.

Koo H, Gomes BP, Rosalen PL, Ambrosano GM, Park YK, Cury JA. In vitro antimicrobial activity of propolis and *Arnica montana* against oral pathogens. *Arch Oral Biol* 45(2):141-148, 2000.

Kraft W, Kaimaz A, Kirsch M, Hoerauf A. Behandlung akuter Pankreatiden des Hundes mit Selen. *Kleintierpraxis* 40:35-43, 1995.

Krieglstein CF, Anthoni C, Rijcken EJ, Laukotter M, Spiegel HU, Boden SE, Schweizer S, Safayhi H, Senninger N, Schurmann G. Acetyl-11-keto-beta-boswellic acid, a constituent of a herbal medicine from *Boswellia serrata* resin, attenuates experimental ileitis. *Int J Colorectal Dis* 16(2):88-95, 2001.

Kudi AC, Myint SH. Antiviral activity of some Nigerian medicinal plant extracts. *J Ethnopharmacol* 68(1-3):289-294, 1999.

Kuklinski B, Zimmermann T, Schweder R. [Decreasing mortality in acute pancreatitis with sodium selenite. Clinical results of 4 years antioxidant therapy] Letalitätssenkung der akuten Pankreatitis mit Natriumselenit. Klinische Resultate einer vierjährigen Antioxidanzientherapie. *Med Klin* 90(1 Suppl)(6):36-41, 1995.

Lal J, Chandra S, Raviprakash V, Sabir M. In vitro anthelmintic action of some indigenous medicinal plants on Ascardia galli worms. *Indian J Physiol Pharmacol* 20(2):64-68, 1976.

Magnuson TH, Lillemoe KD, High RC, Pitt HA. Dietary fish oil inhibits cholesterol monohydrate crystal nucleation and gallstone formation in the prairie dog. *Surgery* 118(3):517-523, 1995.

Mazzaferro E, Hackett T, Wingfield W, Ogilive G, Fettman M. Role of glutamine in health and disease. *Compendium* 22(12):1094-1101, 2000.

McCloy R. Chronic pancreatitis at Manchester, UK: focus on antioxidant therapy. *Digestion* 59(4 Suppl)(4):36-48, 1998.

**10**

Micklefield GH, Greving I, May B. Effects of peppermint oil and caraway oil on gastroduodenal motility. *Phytother Res* 14(1):20-23, 2000.

Miller MJ, MacNaughton WK, Zhang XJ, Thompson JH, Charbonnet RM, Bobrowski P, Lao J, Trentacosti AM, Sandoval M. Treatment of gastric ulcers and diarrhea with the Amazonian herbal medicine sangre de grado. *Am J Physiol Gastrointest Liver Physiol* 279(1):G192-200, 2000.

Murphy R. *Lotus Materia Medica*. Durango, Colo, 1995, Lotus Star Press.

Naeser MA. *Outline Guide to Chinese Herbal Patent Medicines in Pill Form*. Boston, Mass, 1990, Boston Chinese Medicine.

Ohta Y, Kobayashi T, Nishida K, Sasaki E, Ishiguro I. Preventive effect of Orengedoku-to (Huanglian-Jie-Du-Tang) extract on the development of stress-induced acute gastric mucosal lesions in rats. *J Ethnopharmacol* 67(3):377-384, 1999.

Ozaki Y. Studies on antiinflammatory effect of Japanese Oriental medicines (kampo medicines) used to treat inflammatory diseases. *Biol Pharm Bull* 18(4):559-562, 1995.

Pittler MH, Ernst E. Peppermint oil for irritable bowel syndrome: a critical review and metaanalysis. *Am J Gastroenterol* 93(7):1131-1135, 1998.

Phuapradit P, Varavithya W, Vathanophas K, Sangchai R, Podhipak A, Suthutvoravut U, Nopchinda S, Chantraruksa V, Haschke F. Reduction of rotavirus infection in children receiving bifidobacteria-supplemented formula. *J Med Assoc Thai* 82(1 Suppl):S43-48, 1999.

Plotnikov AA, Karnaukhov VK, Ozeretskovskaia NN, Stromskaia TF, Firsova RA. [Clinical trial of cucurbin (a preparation from pumpkin seeds) in cestodiasis] Klinicheskaia ispytaniia kukurbina (preparata iz semian tykvy) pri tsestodozakh. *Med Parazitol* (Mosk) 41(4):407-411, 1972.

Prins NH, Akkermans LM, Lefebvre RA, Schuurkes JA. 5-HT(4) receptors on cholinergic nerves involved in contractility of canine and human large intestine longitudinal muscle. *Br J Pharmacol* 131(5):927-932, 2000.

Prucksunand C, Indrasukhsri B, Leethochawalit M, Hungspreugs K. Phase II clinical trial on effect of the long turmeric (*Curcuma longa* Linn) on healing of peptic ulcer. *Southeast Asian J Trop Med Public Health* 32(1):208-215, 2002.

Rabbani GH. Mechanism and treatment of diarrhea due to *Vibrio cholerae* and *Escherichia coli*: roles of drugs and prostaglandins. *Dan Med Bull* 43(2):173-185, 1996.

Rafatullah S, Tariq M, Al-Yahya MA, Mossa JS, Ageel AM. Evaluation of turmeric (Curcuma longa) for gastric and duodenal antiulcer activity in rats. *J Ethnopharmacol* 29(1):25-34, 1990.

Reeds PJ, Burrin DG. Glutamine and the bowel. *J Nutr* 131(9 Suppl):2505S-2508S, discussion 2523S-2524S, 2001.

Rees WD, Rhodes J, Wright JE, Stamford LF, Bennett A. Effect of deglycyrrhizinated liquorice on gastric mucosal damage by aspirin. *Scand J Gastroenterol* 14(5):605-607, 1979.

Rolfe RD. The role of probiotic cultures in the control of gastrointestinal health, *J Nutr* 130(2S Suppl):396S-402S, 2000.

Roscoe, JA, Matteson SE. Acupressure and acustimulation bands for control of nausea: a brief review. *Am J Obstet Gynecol* 185(5 suppl):S244-S247, 2002.

Rose P, Fraine E, Hunt LP, Acheson DW, Braganza JM. Dietary antioxidants and chronic pancreatitis. *Hum Nutr Clin Nutr* 40(2):151-164, 1986.

Russell RI, Morgan RJ, Nelson LM. Studies on the protective effect of deglycyrrhinised liquorice against aspirin (ASA) and ASA plus bile acid–induced gastric mucosal damage, and ASA absorption in rats. *Scand J Gastroenterol Suppl* 92:97-100, 1984.

Saeki Y, Ito Y, Shibata M, Sato Y, Okuda K, Takazoe I. Antimicrobial action of natural substances on oral bacteria. *Bull Tokyo Dent Coll* 30(3):129-135, 1989.

Saitoh K, Kase Y, Ishige A, Komatsu Y, Sasaki H, Shibahara N. Effects of Keishi-ka-shakuyaku-to (Gui-Zhi-Jia-Shao-Yao-Tang) on diarrhea and small intestinal movement. *Biol Pharm Bull* 22(1):87-89, 1999.

Santagostino-Barbone MG, Masoero E, Spelta V, Lucchelli A. 2-Phenylmelatonin: a partial agonist at enteric melatonin receptors. *Pharmacol Toxicol* 87(4):156-160, 2000.

Sato R, Inanami O, Tanaka Y, Takase M, Naito Y. Oral administration of bovine lactoferrin for treatment of intractable stomatitis in feline immunodeficiency virus (FIV)-positive and FIV-negative cats. *Am J Vet Res* 57(10):1443-1446, 1996.

Satrija F, Nansen P, Bjorn H, Murtini S, He S. Effect of papaya latex against *Ascaris suum* in naturally infected pigs. J Helminthol 68(4):343-346, 1994.

Satrija F, Nansen P, Murtini S, He S. Anthelmintic activity of papaya latex against patent *Heligmosomoides polygyrus* infections in mice. *J Ethnopharmacol* 48(3):161-164, 1995.

Schulz HU, Niederau C, Klonowski-Stumpe H, Halangk W, Luthen R, Lippert H. Oxidative stress in acute pancreatitis. *Hepatogastroenterology* 46(29):2736-2750, 1999.

Scott P, Bruce C, Schofield D, Shiel N, Braganza JM, McCloy RF. Vitamin C status in patients with acute pancreatitis. *Br J Surg* 80(6):750-754, 1993.

Shanahan F. Probiotics and inflammatory bowel disease: is there a scientific rationale? *Inflamm Bowel Dis* 6(2):107-115, 2000.

Shu Q, Lin H, Rutherfurd KJ, Fenwick SG, Prasad J, Gopal PK, Gill HS. Dietary *Bifidobacterium lactis* (HN019) enhances resistance to oral *Salmonella typhimurium* infection in mice. *Microbiol Immunol* 44(4):213-222, 2000.

Siegers CP, von Hertzberg-Lottin E, Otte M, Schneider B. Anthranoid laxative abuse – a risk for colorectal cancer? *Gut* 34(8):1099-1101, 1993.

Singer SM, Nash TE. The role of normal flora in *Giardia lamblia* infections in mice. *J Infect Dis* 181(4):1510-1512, 2000.

Taylor CT, Winter DC, Skelly MM, O'Donoghue DP, O'Sullivan GC, Harvey BJ, Baird AW. Berberine inhibits ion transport in human colonic epithelia. *Eur J Pharmacol* 368(1):111-118, 1999.

Tsai CS, Ochillo RF. Pharmacological effects of berberine on the longitudinal muscle of the guinea-pig isolated ileum. *Arch Int Pharmacodyn Ther* 310:116-131, 1991.

Uden S, Bilton D, Guyan PM, Kay PM, Braganza JM. Rationale for antioxidant therapy in pancreatitis and cystic fibrosis. *Adv Exp Med Biol* 264:555-572, 1990.

Uden S, Bilton D, Nathan L, Hunt LP, Main C, Braganza JM. Antioxidant therapy for recurrent pancreatitis: placebo-controlled trial. *Aliment Pharmacol Ther* 4(4):357-371, 1990.

Uden S, Schofield D, Miller PF, Day JP, Bottiglier T, Braganza JM. Antioxidant therapy for recurrent pancreatitis: biochemical profiles in a placebo-controlled trial. *Aliment Pharmacol Ther* 6(2):229-240, 1992.

Vynograd N, Vynograd I, Sosnowski Z. A comparative multi-centre study of the efficacy of propolis, acyclovir and placebo in the treatment of genital herpes (HSV). *Phytomedicine* 7(1):1-6, 2000.

Wang ZT, Du Q, Xu GJ, Wang RJ, Fu DZ, Ng TB. Investigations on the protective action of *Condonopsis pilosula* (Dangshen) extract on experimentally induced gastric ulcer in rats. *Gen Pharmacol* 28(3):469-473, 1997.

Weese JS. Microbiologic evaluation of commercial probiotics. *J Am Vet Med Assoc* 220(6):794-797, 2002.

**10**

Wolinsky LE, Mania S, Nachnani S, Ling S. The inhibiting effect of aqueous *Azadirachta indica* (Neem) extract upon bacterial properties influencing in vitro plaque formation. *J Dent Res* 75(2):816-822, 1996.

Yagi T, Yamauchi K, Kuwano S. The synergistic purgative action of aloe-emodin anthrone and rhein anthrone in mice: synergism in large intestinal propulsion and water secretion. *J Pharm Pharmacol* 49(1):22-25, 1997.

Yeung H. *Handbook of Chinese Herbal Formulas.* Los Angeles, 1995, Self-published.

Yeung H. *Handbook of Chinese Herbs.* Los Angeles, 1996, Self-published.

Zhou H, Mineshita S. The effect of Oren-gedoku-to on experimental colitis in rats. *J Pharm Pharmacol* 51(9):1065-1074, 1999. *Oren-gedoku-to used in a rat model of human Crohn's disease resulted in reduced levels of IL-8, LTB4, PGE-2, a reduction in inflammatory cell infiltrate numbers, and quicker healing of colonic lesions.*

# 11 Lebererkrankungen

## 11.1 Hepatomegalie

### 11.1.1 Therapeutische Strategie

- Ursache klären

### 11.1.2 Komplementäre Optionen

- Pathologische Zustandsveränderungen wurden historisch meist analog gedeutet, d.h. für die TCM war ein vergrößertes, tiefrotes Organ Ausdruck einer Blutansammlung oder eines Blut-Staus. Die zahlreichen, vor rund 200 Jahren entwickelten Rezepturen für Blut-Stasen in unterschiedlichen Körperbereichen sind auch in der Tiermedizin oft nützlich, z.B. die an anderer Stelle besprochenen *Xue Fu Zhu Yu Tang* („Stase im Sitz des Blutes vertreibendes Dekokt") und *Shao Fu Zhu Yu Tang* („Stase im unteren Abdomen vertreibendes Dekokt").
- Empfohlene Anfangsdosis für alle folgenden Rezepturen: 60–75 mg/kg (oder ca. ¼ Teelöffel pro 5–7,5 kg KG), aufgeteilt auf 2 Dosen über den Tag
- *Ge Xia Zhu Yu Tang* („Stase unterhalb des Zwerchfells vertreibendes Dekokt")
  - Indikation: Hepatomegalie durch Blut-Stase; in Ausnahmefällen auch bei Lebertumoren
  - Symptome: drahtiger oder rauer Puls; lila bis dunkelrote Zunge; Schmerzen im Oberbauch, tastbare Schwellungen im Abdomen, Reizbarkeit und Appetitmangel
- **Verhärtung erweichendes Pulver** (als eine der vielen modernen Rezepturen für Hepatomegalie [Pang 1991])
  - Indikation: akute Hepatitis mit Ikterus; gerötete Zunge und rascher, schlüpfriger Puls
  - Zusammensetzung und Wirkung: je 10 g *San Leng, E Zhu, Pu Huang, Wu Ling Zhi* und *Chi Shao* (Blut bewegend), je 15 g *Kun Bu, Hai Zao* und *Bie Jia* (Schildkrötenpanzer) sowie 30 g *Xia Ku Cao* (weichen Geschwülste auf), je 30 g *Pu Gong Ying* und *Yin Chen Hao* (beseitigen Gelbsucht) und 10 g *Huai Jiao* (kühlt Leber-Feuer); außerdem 10 g *Xuan Fu Hua,* um Schleim zu transformieren, der den Blutfluss und normalen *Qi*-Abstieg aus der Leber nach unten durch das Zwerchfell behindert
  - Empfohlene Anfangsdosis (Granulat): 60–75 mg/kg (oder ca. ¼ Teelöffel pro 5–7,5 kg KG), aufgeteilt auf 2 Dosen über den Tag
- *Jiang Chun Hua Fang*
  - Indikation: Leber-Blut-Stase aufgrund von *Qi*-Mangel [Chen Jun 1987]
  - Zusammensetzung und Wirkung: je 9 g *Tao Ren, Tu Bie Chong, Zao Jiao Ci* und *Dan Shen* (weichen Geschwülste auf und bewegen Blut),

9 g *Da Huang* (bewegt Blut und beseitigt Gelbsucht), 12 g *Bie Jia* (lässt Leber abschwellen); außerdem 20 g *Huang Qi*, 30 g *Bai Zhu* und 9 g *Dang Shen* (drei *Qi*-Tonika zur allgemeinen Stärkung, um Blutbildung und Appetit zu fördern)

- **Modifikation 1 von *Jiang Chun Hua Fang***
  - Indikation: Tiere mit leichtem *Yin*-Mangel
  - Symptome: dünner, drahtiger Puls; leichte Hitzeunverträglichkeit, Durst, Ruhelosigkeit, Gewichtsverlust
  - Zusätze: 15 g *Sheng Di Huang* und je 10 g *Di Gu Pi, Mai Men Dong* und *Xuan Shen*
- **Modifikation 2 von  *Jiang Chun Hua Fang***
  - Indikation: Tiere mit *Yang*-Mangel; ältere, fröstelnde Tiere
  - Symptome: Rückensteife, evtl. Harninkontinenz
  - Zusätze: 3 g *Fu Zi*, 12 g *Gui Zhi* und je 9 g *Yi Zhi Ren* und *Gan Jiang*
- ***Gan Ying Hua Wan***
  - Indikation: chronisch kranke Tiere; Blut-Stase in der Leber, verbunden mit *Qi*- und Blut-Mangel
  - Symptome: dünner, drahtiger Puls; blass-lila Zunge; Appetitmangel, Frösteln, Schwäche und Oberbauchschmerzen
  - Zusammensetzung: je 60 g *Zhi Shi, Shao Yao, Bai Zhu* und *Fu Ling*, 45 g *Chai Hu*, je 30 g *San Leng, E Zhu, Tao Ren, Di Long, Xue Jie, Mu Dan Pi, Bing Lang, Wu Yao, Chuan Lian Zi, Dang Gui, Chuan Xiong, Yu Jin, Ren Shen, Cang Zhu, Hou Pu, Qian Niu Zi* und *Ban Xia*, je 15 g *Che Pi, Qing Pi, Mu Xiang* und *Rou Gui*, 5 g *Sha Ren*

---

**Therapievorschläge der Autoren**

Steve Marsden: *Ge Xia Zhu Ye Tang*
Susan G. Wynn: Behandlung entsprechend dem Biopsiebefund

---

# 11.2 Hepatische Lipidose

## 11.2.1 Therapeutische Strategie

- Appetit anregen, um hepatische Fettspeicher zu entleeren

## 11.2.2 Optionen auf konventioneller Grundlage

- **Karnitin:** Karnitinmangel scheint bei Katzen zur Fettspeicherung in der Leber zu führen und die Krankheit (hepatische Lipidose) ausbrechen zu lassen [Carroll und Cote 2001]. Unabhängig davon, ob das zutrifft, kann in der Leber gespeichertes Fett aber in jedem Fall die normale Metabolisierung von Fettsäuren durch Karnitin beeinträchtigen und den Zustand verschlechtern. Nach Berichten über eine raschere Erholung durch Supplementierung von Karnitin wird seine mögliche Rolle in der Behandlung der hepatischen Lipidose derzeit näher erforscht. Dosierungsempfehlung für Katzen: 250–500 mg/Tag.

- **Cholin:** da es offensichtlich für die Aufnahme und den Transport von Karnitin in der Leber benötigt wird, sollte Cholin zusammen mit Karnitin verabreicht werden [Carroll und Cote 2001]. In einem kontrollierten humanmedizinischen Versuch besserten sich hepatische Lipidosen durch Zufuhr von Cholin in Form von Lezithin [Buchman et al. 1992]. Lezithin hat einen hohen Phosphatidylcholin-Gehalt (empfohlene Dosierung: 1 g/kg KG). Cholin steht auch als Bitartrat zur Verfügung. Entsprechend der Dosierung bei Menschen für Tiere: täglich 10–30 mg/kg KG.
- **Arginin:** mit hepatischer Lipidose kann ein Argininmangel einhergehen, der entweder (Teil-)Ursache oder Folge der eingeschränkten Nahrungszufuhr ist (unmittelbar vor dem Auftreten klinischer Zeichen). Arginin-Supplementierung mit 2 × 250–500 mg/Tag.
- **Betain:** schützte im Rattenversuch vor einer durch Tetrachlorkohlenstoff induzierten Fettlipidose [Junnila et al. 1998]; zur Therapie bei Katzen bislang noch nicht vorgeschlagen
- **Vitamin B$_{12}$:** Bei Katzen mit hepatischer Lipidose könnte ein Vitamin-B$_{12}$-Mangel vorliegen [Center und Warner 1998]. Vitamin B$_{12}$ ist nicht toxisch und sollte daher Bestandteil der Therapie sein.
- **Taurin:** fördert Konjugation der Gallensäuren bei Katzen; könnte sowohl vor Schäden durch Gallensäuren schützen als auch ihre Exkretion verringern [Center und Warner 1998].

### 11.2.3 Komplementäre Optionen

- **Definitionen:** Während bei Hunden der wichtigste pathogene Faktor ein Blut-Mangel ist, liegt felinen Erkrankungen meist eine Milz-*Qi*-Schwäche zugrunde, durch die sich Anhäufungen von Schleim und Feuchtigkeit entwickeln. Zu den handfesten Auswirkungen von Feuchtigkeit zählen auch Lipideinlagerungen. Fettspeicher im Gewebe sind aus ganzheitlicher Sicht als Überschuss anzusehen, der kaum zur körperlichen Gesundheit beiträgt bzw. den Körper belastet, auch wenn sie in der konventionellen Medizin als normales Gewebe gelten. Nach traditioneller naturmedizinischer Auffassung stellen starke Fetteinlagerungen „krank machende Hypotheken" dar. Ähnliche Bedeutung hat in der TCM „Feuchtigkeit" als Ausdruck einer „unnormal zähen Substanz".
- **Pathogenese:** Eine Feuchtigkeitsanhäufung kann unterschiedliche Folgen haben, z.B. Appetitverlust und Gelbsucht. Gelbsucht (Ikterus) ist aus Sicht der TCM eine Art Feuchte-Hitze oder einfach stagnierender, „kompostierter" Feuchtigkeit, die sich erhitzt hat. In der Naturmedizin gelten Lipideinlagerungen als Speicher für Toxine. Die mit der Nahrung aufgenommenen (ingestierten) oder im Körper selbst produzierten Gifte könnten zusammen mit den Fettreserven mobilisiert werden, wenn es zu einem natürlichen Rückgang des Appetits bei Adipösen kommt. In den Kreislauf gelangte Toxine rufen Leberschäden oder metabolische Störungen in der Leber hervor, die zu Hyperlipidose oder Gelbsucht führen können.

**11**

- **Behandlungsprinzipien:** Um der Tendenz zu Leberinsuffizienz und Ikterus entgegenzuwirken, wird bei hepatischer Lipidose die Galleproduktion der Leberzellen verstärkt. Eine naturmedizinische Behandlung beinhaltet daher „lipotrope" Kräuter, deren Bitterstoffe auch die Magensekretion, die Peristaltik und den Appetit anregen. In vielen Zubereitungen sind „lipotrope" mit hepatoprotektiven Mitteln (z.B. Mariendistel) kombiniert. Wenn Katzen nicht fressen wollen und keine Ernährungssonde gelegt wurde, können sie die Mittel auch als Einlauf verabreicht bekommen (weitere Vorzüge von Einläufen, siehe 11.5 Hepatitis).
- **Spezifische Wirkungen:** Wissenschaftliche Untersuchungen haben bestätigt, dass „lipotrope" Mittel die Galleproduktion steigern. Durch ihre stimulierende Wirkung auf Leber und Gallenblase verdreifacht Mahonie z.B. die Galleproduktion und -sekretion. In ähnlicher Weise fördert krauser Ampfer *(Rumex crispus)* Bildung und Freisetzung der Gallenflüssigkeit. Schöllkraut *(Chelidonium majus)* verhindert Gallensteine, indem es die Leber zu vermehrter Ausscheidung einer geringer viskösen Galle veranlasst. Zudem wirkt es spasmolytisch auf die Gallengänge. Schneeflockenrinde *(Chionanthus virginicus)* stärkt die normalen Stoffwechselfunktionen von Leber und Pankreas und hilft so, eine Gelbsucht schneller zu „klären" (beseitigen).

## TCM-Kräuter

- **Therapieziele** bei der hepatischen Lipidose von Katzen: Feuchtigkeit ausleiten, Hitze klären und Milz-*Qi* tonisieren
- Empfohlene Anfangsdosis für alle folgenden Rezepturen (Granulat): 60–75 mg/kg (oder ca. ¼ Teelöffel pro 5–7,5 kg KG), aufgeteilt auf 2 Dosen über den Tag
- *Si Miao San* („Vier-Wunder-Pulver")
  - Indikation: Gelbsucht, Kolitis, Erbrechen
  - Symptome: kleine oder geschwollene, feuchte, blasse bzw. gelb belegte Zunge; weicher, schneller Puls; Appetitmangel, evtl. gesteigerter Durst
- *Yin Chen Wu Ling San* („Pulver aus Beifuß und fünf Kräutern mit Poria"), enthält *Yin Chen Hao* (Artemisia capillaris), ein traditionelles TCM-Mittel gegen Gelbsucht
  - Indikation: für stärker fröstelnde, geschwächte und ausgezehrte Katzen besser als *Si Miao San* geeignet; auch bei fehlendem Ansprechen auf *Si Miao San*
  - Symptome: weniger durstig; schwächerer Ikterus
- *Wei Ling Tang* („Feuchtigkeit aus Milz und Magen vertreibendes Dekokt")
  - Indikation: wenn Gelbsucht schon weitgehend gebessert ist, zur Unterstützung der Milz und Stärkung des Appetits
  - Symptome: Völlegefühl im Abdomen, mangelnder Appetit, weicher/lockerer Kot
- *Ping Wei Er Chen Tang* („Magen harmonisierendes Dekokt plus zwei Kräuter"), eine Kombination aus *Ping Wei San* plus *Er Chen Tang* („Zwei-Kräuter-Dekokt" aus *Ban Xia* und *Fu Ling*) zur Stärkung der Milz

– Wirkung: durch Zusatz von *Ban Xia* und *Fu Ling* stärker Feuchtigkeit ausleitend und Schleim transformierend als *Ping Wei San* allein
– Symptome: blasse oder blassgelbe, feuchte Zunge; schwacher, drahtiger Puls; starker Gewichtsverlust, Appetitlosigkeit, Lethargie; Erbrechen, Diarrhö und vermehrter Speichelfluss
● Weder *Ping Wei San* noch *Wei Ling Tang* hat Gelbsucht klärende Bestandteile; deshalb für Katzen mit hepatischer Lipidose Zusatz von 12 g *Yin Chen Hao* und 9 g *Ban Xia* nötig (ergibt dann *Ping Wei Er Chen Tang*)
– Symptome: blasse Zunge; weicher und schneller oder drahtiger Puls; leichter Ikterus, Appetitmangel, Erbrechen, Diarrhö und vermehrter Speichelfluss

### Therapievorschläge der Autoren

Steve Marsden: *Wei Ling Tang* mit Zusatz von *Yin Chen Hao* und *Ban Xia*; „lipotrope" Kräuter mit Karnitin, Taurin und Phosphatidylcholin; höher dosierte Rezepturen als Einlauf verabreichen
Susan G. Wynn: Karnitin, Phosphatidylcholin, Vitamin-B-Komplex, Arginin, Taurin; Vitamin-$B_{12}$-Injektionen

## 11.3 Kupferspeicherkrankheit der Leber (Kupferhepatose)

### 11.3.1 Therapeutische Strategien

● Kupferspeicherung verhindern (Zufuhr mit der Nahrung reduzieren, resorptionshemmende Mittel)
● Kupferausscheidung fördern (durch Chelatbildner)

### 11.3.2 Optionen auf konventioneller Grundlage

#### Ernährung / Diätetik

● **Selbst zubereitetes Futter:** auf geringen Kupfergehalt achten (Obst, Gemüse, Eier, Fisch, Rind-, Schweinefleisch und Geflügel); keine Schalentiere, Innereien, Weißmehl, polierten Reis oder Molkereiprodukte
● **Wasser:** falls Belastung im Leitungswasser zu hoch ist, gefiltertes oder in Flaschen abgefülltes Wasser verwenden.
● **Antioxidanzien:** ihre Bedeutung bei Kupferspeicherkrankheiten (Abschwächung der Schäden) wird zunehmend anerkannt [Sokol 1996]; Vitamin C soll in Dosen von 250–1000 mg/Tag Ausscheidung fördern und Resorption einschränken; da es aber nachweislich die Oxidation vorhandener Metalle begünstigt, sollte es besser vermieden werden; empfehlenswert als Antioxidans ist dagegen Vitamin E.
● **Zink:** bewährte Behandlungsmethode bei Kupferspeicherkrankheiten der Leber, verringert als Chelatbildner die Kupferresorption. Mehrere Dosen des Spurenelements auf leeren Magen verabreichen (erst 200 mg/

**11**

Tag, um Zink-Serumwerte zu verdoppeln, danach auf 50–100 mg/Tag reduzieren). Von Zinkacetat, -sulfat oder -methionin sind 2–3 mg/kg KG täglich nötig, um Serumspiegel auf 200–300 µg/ml anzuheben. Zinkmethionin scheint am besten verträglich zu sein.

### 11.3.3 Komplementäre Optionen

(siehe 11.5 Hepatitis allgemein)
Entsprechend den Symptomen eine geeignete TCM-Rezeptur auswählen. Auch an die Leberschutzwirkung von Antioxidanzien wie der Mariendistel denken.

> **Therapievorschläge der Autoren**
>
> Steve Marsden: Zink und Vitamin E als Nahrungsergänzung; Mariendistel; geeignete TCM-Rezeptur
> Susan G. Wynn: Zink und Vitamin E; Mariendistel; geeignete TCM-Rezeptur

# 11.4 Chronisch-aktive Hepatitis (bei Hunden)

### 11.4.1 Therapeutische Strategien

- Ursache beseitigen oder behandeln
- Entzündungsprozess verlangsamen
- Fibrotische Umwandlung aufzuhalten versuchen

### 11.4.2 Optionen auf konventioneller Grundlage

(siehe 11.5 Hepatitis allgemein)

### 11.4.3 Komplementäre Optionen

(siehe 11.5 Hepatitis allgemein)
Häufigste Ursache einer chronisch-aktiven Hepatitis bei Hunden ist vermutlich ein Leber-Blut-Mangel. Daher TCM-Rezepturen entsprechend auswählen.

> **CAVE:** Die genannten Rezepturen dürfen nur bei Füllesyndromen angewandt werden, nicht bei geschwächten Patienten mit schwachem Puls und blasser Zunge.

- *Long Dan Xie Gan Tang* („Leber entlastendes Enzian-Dekokt")
  - Indikation: für Hunde und Katzen geeignet, aber bevorzugt bei Hunden mit Ikterus
  - Symptome: drahtiger, kraftvoller Puls; rote oder gelb belegte Zunge; Reizbarkeit, gerötete Augen, Lethargie

- *Yin Chen Hao Plus* („Beifuß plus"), auch als *Li Dan Pian* („Artemisia-Rezept") im Handel
  - Indikation: für Hunde und Katzen geeignet, aber bevorzugt bei Katzen; stärker klärende Wirkung bei Gelbsucht als *Long Dan Xie Gan Tang*
  - Zusammensetzung: 20 g *Yin Chen Hao*, je 12 g *Mu Dan Pi* und *Sheng Di Huang*, 11 g *Huang Lian*, je 10 g *Zhi Zi, Chi Shao, Fu Ling, Zhu Ling* und *Ze Xie*, 5 g *Da Huang*

### Therapievorschläge der Autoren

Steve Marsden: Geeignete TCM-Rezeptur
Susan G. Wynn: Mariendistel, S-Adenosylmethionin (SAM), Vitamin E, Gelbwurz; chinesische Kräuter

## 11.5 Hepatitis (nicht-purulente Form)

### 11.5.1 Therapeutische Strategien

- Infektion oder toxische Ursache ausschließen
- Entzündung und Fibrosierung eindämmen

### 11.5.2 Optionen auf konventioneller Grundlage

#### Ernährung / Diätetik

- **Selbst zubereitetes Futter:** es mehren sich die Indizien für eine Eisenüberladung durch industriell gefertigtes Futter. Histopathologische Gewebeproben von Hunden zeigen jedenfalls eine vermehrte Eisenspeicherung in der Leber [Twedt 2001, TNAVC-Vortrag]. In chronischen Hepatitis-Fällen sollten überwiegend Gemüse und Milchprodukte die Proteinlieferanten sein.
- **S-Adenosylmethionin (SAM):** sehr wirksames Antioxidans (fängt freie Radikale ein und regeneriert intrazelluläres Glutathion). In kontrollierten humanmedizinischen Versuchen erwies sich SAM bei einer Reihe von Erkrankungen als wirksam [Coltorti et al. 1990, Mato et al. 1999]. Dosierung für Tiere: täglich ca. 20 mg/kg KG.
- **Antioxidanzien/Vitamine:** Vitamin E könnte Toxizität der Gallensäuren für die Leberzellen verringern. Empfehlenswert ist nur die besser verfügbare und leberaktive D-alpha-Form [Stocker und Azzi 2000]. Dosierung für Tiere: 20 IU/kg KG. Vitamin C wird zwar ebenfalls empfohlen, darf aber wegen seines oxidierenden Effekts in Anwesenheit von Metallen nicht bei Hepatitis mit Kupferspeicherung in der Leber verwendet werden.
- **N-Acetylcystein:** mit unterschiedlichem Erfolg in menschlichen Leberstudien eingesetzt.
- **Leber:** für viele Lebererkrankungen wird eine Zufütterung von Lebergewebe empfohlen. In Leber sind Vitamine, Mineralien, Aminosäuren und andere Nährstoffe in konzentrierter Form enthalten. Nach japanischen Studien besserten sich unterschiedliche Lebererkrankungen bzw.

**11**

-verletzungen durch Zufuhr eines Leberhydrolysats [Fukuda et al. 1999, Washizuka et al. 1998]. Bei Kupferspeicherkrankheiten ist eine Leber-Supplementierung aber möglicherweise kontraindiziert.

### Kräuter (Phytotherapeutika)

- **Mariendistel** *(Silybum marianum)*: scheint antioxidativ zu wirken, die Leberzellmembranen zu stabilisieren und Entzündungen zu reduzieren [Flora et al. 1998]. In erster Linie wird sie jedoch zur Verminderung toxischer Gewebeschäden eingesetzt. Vergleichende Studien (mit Hunden, die nur supportiv behandelt wurden) zeigten, dass sich nach einer Amanita-Pilzvergiftung (z.B. mit Knollenblätterpilzen) die Überlebenschancen, die Leberfunktionen und histopathologische Befunde durch Mariendistel merklich besserten [Floersheim et al. 1978, Vogel et al. 1984].
- **Artischocke** *(Cynara scolymus)*: traditionelles Mittel bei Lebererkrankungen; in vitro protektive und antioxidative Wirkung an Hepatozyten [Gebhardt 1997].
- **Chininbaum** *(Phyllanthus amarus)*: humanmedizinisch primär bei Hepatitis B eingesetzt, um Virenwachstum zu bremsen und pathologische Leberveränderungen zu verringern. Von fraglichem Nutzen bei Hunden und Katzen, solange keine virale Hepatitis nachgewiesen ist.
- **Schisandra** *(Schisandra chinensis)*: traditionelles Mittel in der TCM, das in Tierversuchen vor toxischen Leberschäden schützte [Ip et al. 1996].
- **Süßholz** *(Glycyrrhiza glabra, G. uralensis)*: gewisse protektive Wirkung der Extrakte [Shim et al. 2000]. Allerdings kann Süßholz auch in den Arzneimittelmetabolismus eingreifen; da es wichtige Leberenzyme beeinflusst, nur mit Vorsicht zusammen mit anderen Medikamenten verwenden [Paolini et al. 1998].
- **Gelbwurz** *(Curcuma longa)*: starkes Antioxidans; einige Extrakte konnten (hepatozelluläre) Karzinogenese hemmen und toxische Leberschäden verhindern [Chuang et al. 2000, Reddy und Lokesh 1996, Soni et al. 1992].
- Viele dieser Pflanzenstoffe sind auch in lipotropen Kräutermischungen (zum Schutz vor Leberzellschäden und zur Stimulation der Gallebildung/-sekretion) enthalten.

## 11.5.3 Komplementäre Optionen

### Einläufe

Einer der schnellsten Wege, um eine Hepatitis in den Griff zu bekommen, besteht in der Applikation geeigneter Phytotherapeutika oder Kräuterrezepturen als Einlauf. Ein hoher (Retentions-)Einlauf hat den Vorteil, dass der funktionell gestörte obere Magen-Darm-Trakt umgangen wird und die Wirkstoffe über das Pfortadersystem (aus der Kolonschleimhaut) direkt zur Leber gelangen. Selbst eine eingeschränkte Resorption wird dadurch wettgemacht, dass erheblich höhere Dosen als oral zugeführt werden können. Klinische Erfahrungen mit solchen „Leberkräutereinläufen" sind recht ermutigend und vermutlich in kritischen Fällen auch die beste Strategie, solange noch zu wenig parenterale Lösungen verfügbar sind.

**Technik:** Für wässrige Zubereitungen erwünschte Dosis der Trockendroge oder des Granulats in warmem Wasser (½–1 ml/kg KG) auflösen. Einlauf möglichst weit oben in den Darm instillieren; das Ganze 3 × täglich wiederholen, in schweren oder akuten Fällen auch häufiger.

**Nebenwirkungen:** Gefahr einer osmotischen Diarrhö scheint bei dieser Methode nicht gegeben zu sein. Bei richtiger Wahl der Pflanzenstoffe Nebenwirkungen äußerst selten, nicht einmal bei Dosierungen, die 6- bis 10-mal höher als normale orale Dosen liegen.

> **CAVE:** Alkoholische Extrakte nicht für Einläufe verwenden, da sie die Schleimhaut reizen und die Darmperistaltik anregen; das würde ihre Resorption einschränken.

## TCM-Rezepturen

### Leber-Blut-Mangel

Bei geringgradiger oder asymptomatischer chronischer Hepatitis von Hunden (oft nur im Rahmen einer Routineuntersuchung entdeckt) spielt Blut-Mangel eine wichtige Rolle. Dieser Mangel äußert sich in unterschiedlicher Weise (☞ auch in andere Kapitel). Ein auf den individuellen Fall zugeschnittenes Blut-Tonikum wird gewöhnlich auch die Leberenzymwerte senken. Nützlich für die Leber sind im Besonderen blutstärkende Rezepturen, die Mariendistel oder Schisandra enthalten; sie helfen auch bei Hepatitis-Beschwerden.

- **Milz-*Qi*-Mangel:** eine der Hauptursachen für Leber-Blut-Mangel; auch wenn die Milz Blut für den ganzen Körper erzeugt, sind Milz und Leber für die TCM wegen ihrer Nähe und Verbundenheit stark abhängig voneinander.
- *Xiao Yao San* („Umherstreifen erleichterndes Pulver")
  - Indikation: Stärkung der Milz bei Milz-*Qi*-Mangel, damit sie der Leber Blut bereitstellt; durch beträchtlichen *Chai-Hu*-(Bupleurum-)Anteil gut für Hepatitis und Hypoalbuminämie geeignet
  - Wirkung von Bupleurum: Untersuchungshinweise auf stark choleretische Wirkung; senkt Serumcholesterinwerte sowie Spiegel von Aspartat- (AST) und Alaninaminotransferase (ALT); steigert Glykogen- und RNS-Synthese der Hepatozyten (daher auch für Fälle mit Hypoalbuminämie interessant)
  - Symptome: blasse oder lila Zunge; weicher oder dünner, drahtiger Puls; Appetitmangel, Anämie, Schlaffheit, chronisches Erbrechen und Frösteln
  - Empfohlene Anfangsdosis (Granulat): 60–75 mg/kg (oder ca. ¼ Teelöffel pro 5–7,5 kg KG), aufgeteilt auf 2 Dosen über den Tag
- *Dang Gui Shao Yao San* („Pulver aus Engelwurz/Angelica sinensis und Pfingstrosen-/Paeonia-Wurzel") – mit Zusatz von 9 g *Chai Hu* zu 50 g des Grundrezepts

**11**

- Indikation: wenn statt Milz-*Qi*- eher Leber-Blut-Mangel im Vordergrund steht (mit Feuchtigkeitsanhäufung als Zeichen einer *Qi*-Stagnation)
- Symptome: schlüpfriger und drahtiger Puls; schaumige oder leicht geschwollene, lila oder blasse Zunge; Anämie, leichter Aszites, Appetitmangel, Erbrechen, Schleim im Kot, Hyperlipidämie, Kristallurie und Zystitis
- Empfohlene Anfangsdosis (Granulat): 60–75 mg/kg (oder ca. ¼ Teelöffel pro 5–7,5 kg KG), aufgeteilt auf 2 Dosen über den Tag
- **Bu Gan Tang** („Leber nährendes Dekokt") – mit Zusatz von 12 g *Chai Hu* zu 70 g des Grundrezepts
  - Indikation: Leber-Blut-Mangel ohne Anzeichen einer Feuchtigkeitsanhäufung oder eines Milz-*Qi*-Mangels
  - Symptome: blasse bis lila Zunge; dünner, drahtiger Puls; Furchtaggression, Neigung zu Muskelspasmen oder -steife, trockenes Fell
  - Empfohlene Anfangsdosis (Granulat): 60–75 mg/kg (oder ca. ¼ Teelöffel pro 5–7,5 kg KG), aufgeteilt auf 2 Dosen über den Tag
- **Mariendistel** *(Silybum marianum)* – bei Blut-Stase ergänzend zu den oben genannten Rezepturen
  - Wirkung: hat Blut bewegende Eigenschaften (als westliches Kraut); dokumentiert ist antizirrhotische Wirkung; stimuliert RNS-Polymerase-Aktivität in der Leber
  - Indikation: Leberzirrhose; außerdem wie *Chai Hu* besonders bei Hypoalbuminämie geeignet (wegen Stimulation der RNS-Polymerase)
  - Empfohlene Anfangsdosis (Tinktur): 2 × täglich 0,08 ml/kg KG; sehr sicher, deshalb kann Dosis unbedenklich verdoppelt werden
- **Akupunkturpunkte**
  - Unterstützung der Leber über die Milz: KG 6, KG 12, Ma 36, Di 4, Bl 20 und Bl 21
  - Direkt Blut nährend: Le 3, MP 6 und Bl 17

Für andere Autoren liegt der Schwerpunkt der Hepatistherapie nicht auf der Blutstärkung, sondern richtet sich nach folgenden fünf Ursachen:

## Leber-*Qi*-Stagnation

- Symptome: rote bis purpurfarbene Zunge; drahtiger Puls; Flankenschmerzen, Reizbarkeit oder Depression, Aufstoßen, Erbrechen, Diarrhö, Appetitmangel, erhöhte Leberenzyme (ALT)
- **Chai Hu Shu Gan San** („Leber entlastendes Bupleurum-Dekokt")
  - Zusammensetzung: neben Bupleurum vor allem Bestandteile von **Si Ni San** („Vier-kalte-Extremitäten-Pulver"), *Xiang Fu* und *Chuan Xiong*
  - Wirkung: *Si Ni San* bringt Leber-*Qi* zum Fließen (wichtigste Rezeptur dafür), *Xiang Fu* verringert Bauchschmerzen und *Chuan Xiong* bewegt Blut
  - Empfohlene Anfangsdosis (Granulat): 60–75 mg/kg (oder ca. ¼ Teelöffel pro 5–7,5 kg KG), aufgeteilt auf 2 Dosen über den Tag
- **Akupunkturpunkte:** Le 3 und Di 4 („Vier Pforten")

## Feuchte-Hitze in der Leber

- Symptome: rote Zunge mit gelbem Belag; schneller, drahtiger Puls; trockener Kot, Kolitis, Appetitmangel, dunkler, spärlicher Urin, Durst, aufgetriebenes Abdomen
- *Yin Chen Hao Tang* („Beifuß-/Artemisia-capillaris-Dekokt")
  - Indikation: schwere akute Hepatitis mit Ikterus (kennzeichend für Feuchte-Hitze)
  - Zusätze: *Chai Hu* und *Yu Jin* verstärken Wirkung (helfen *Qi* bewegen, Gelbsucht klären)
  - Kontraindikation: **nicht** bei Mangelsyndromen (kann Appetit hemmen und Durchfall auslösen)
  - Empfohlene Anfangsdosis (Granulat): 60–75 mg/kg (oder ca. ¼ Teelöffel pro 5–7,5 kg KG), aufgeteilt auf 2 Dosen über den Tag
- *Long Dan Xie Gan Tang* („Leber entlastendes Enzian-Dekokt")
  - Indikation: akute Hepatitis mit Hitzeintoleranz, inguinalem Ausschlag, Aggression, gestauten Skleren und Durst
  - Kontraindikation: **nicht** bei Mangelsyndromen (kann Depression, Schwäche, Appetitverlust und Diarrhö verursachen)
  - Empfohlene Anfangsdosis (Granulat): 60–75 mg/kg (oder ca. ¼ Teelöffel pro 5–7,5 kg KG), aufgeteilt auf 2 Dosen über den Tag
- *Si Miao San* („Vier-Wunder-Pulver") oder *Yin Chen Wu Ling San* („Artemisia-capillaris-Pulver mit fünf Kräutern und Poria")
  - Indikation: akute Hepatitis mit deutlichem Milz-*Qi*-Mangel (weicher Puls; blasse Zunge; Erbrechen, Durchfall, Appetitmangel und Gewichtsverlust); *Yin Chen Wu Ling San* bei besonders schwachen und zittrigen Patienten bzw. Nichtansprechen auf *Si Miao San*
  - Empfohlene Anfangsdosis für beide Rezepturen (Granulat): 60–75 mg/kg (oder ca. ¼ Teelöffel pro 5–7,5 kg KG), aufgeteilt auf 2 Dosen über den Tag
- *Ji Gu Cao Wan* („Abri-Tablette")
  - Indikation: akute Hepatitis mit Blut-Mangel oder Blut-Stase
  - Empfohlene Anfangsdosis: 1 Tabl. pro 5 kg KG, möglichst auf 2–3 Dosen am Tag aufgeteilt

## Leber-Blut-Stase

- Symptome: blasse bis dunkelrote Zunge; schwacher oder drahtiger Puls; Hepatomegalie, aufgetriebenes Abdomen, Flankenschmerzen, Gewichtsverlust, Appetitlosigkeit, Belastungsintoleranz, Depression, Aufstoßen
- *Fu Yuan Huo Xue Tang* („Gesundheit durch Blutstärkung wieder belebendes Dekokt")
  - Indikation: voll ausgeprägte Blut-Stase; vor allem Behandlung subakuter Leberabszesse
  - Wirkung: Bluttonikum, klärt aber auch schwachen Ikterus
  - Empfohlene Anfangsdosis (Granulat): 60–75 mg/kg (oder ca. ¼ Teelöffel pro 5–7,5 kg KG), aufgeteilt auf 2 Dosen über den Tag

**11**

### Leber-*Yin*-Mangel

- Symptome: rote, trockene Zunge; schneller, dünner, „überflutender" Puls; Flankenschmerzen, rote, trockene Augen, Juckreiz, Erbrechen, Durst, trockenes Fell, Appetitmangel
- **Yi Guan Jian** („Verbindungs-Dekokt")
  - Indikation: leichte oder chronische Hepatitis
  - Empfohlene Anfangsdosis (Granulat): 60–75 mg/kg (oder ca. ¼ Teelöffel pro 5–7,5 kg KG), aufgeteilt auf 2 Dosen über den Tag

### Qi- und Blut-Mangel

- Symptome: blasse Zunge; schwacher Puls; Frösteln, Müdigkeit, Belastungsintoleranz
- **Shi Quan Da Bu Tang** („Dekokt aus zehn starken Tonika")
  - Indikation: chronische Hepatitis
  - Empfohlene Anfangsdosis (Granulat): 60–75 mg/kg (oder ca. ¼ Teelöffel pro 5–7,5 kg KG), aufgeteilt auf 2 Dosen über den Tag

> **CAVE:** Hepatitis durch Phytotherapeutika: Fallberichten zufolge kann eine Hepatitis auch durch Pflanzen-/Wirkstoffe ausgelöst werden, z.B. durch Kava Kava *(Piper methysticum)*, Schöllkraut *(Chelidonium majus)*, Beinwell *(Symphytum officinale)*, Kreosolstrauch *(Larrea tridentata)*, Edel-Gamander *(Teucrium chamaedrys)*, Sassafras *(Sassafras albidum)* und andere.
> Allerdings wurde auch nur Schöllkraut zur Behandlung von Lebererkrankungen empfohlen. Leberschädigend können auch *Xiao Chai Hu Tang* und *Jin Bu Huan* sein.

### Therapievorschläge der Autoren

Steve Marsden: Geeignete TCM-Rezeptur
Susan G. Wynn: SAM (S-Adenosylmethionin), Vitamin E, N-Acetylcystein; Mariendistel und Gelbwurz

# 11.6  Cholangiohepatitis (bei Katzen)

Unterschieden werden suppurative und nicht-suppurative Formen.

## 11.6.1 Therapeutische Strategie

(siehe 11.5 Hepatitis allgemein)

## 11.6.2 Optionen auf konventioneller Grundlage

(siehe 11.5 Hepatitis allgemein)

### 11.6.3 Komplementäre Optionen

(siehe 11.5 Hepatitis allgemein)

> **CAVE:** Die genannten TCM-Rezepturen nur bei Füllesyndromen anwenden, nicht bei geschwächten Tieren mit schwachem Puls und blasser Zunge.

- *Long Dan Xie Gan Tang* („Leber entlastendes Enzian-Dekokt")
  - Indikation: nicht nur für Hunde, sondern auch für Katzen mit Ikterus geeignet
  - Symptome: drahtiger, kraftvoller Puls; rote oder gelb belegte Zunge; Reizbarkeit, gerötete Augen, Lethargie
- *Yin Chen Hao Plus* („Beifuß plus"), auch als *Li Dan Pian* („Artemisia-Rezept") im Handel
  - Wirkung: bei Gelbsucht stärker klärend als *Long Dan Xie Gan Tang*
  - Zusammensetzung: 20 g *Yin Chen Hao*, je 12 g *Mu Dan Pi* und *Sheng Di Huang*, 11 g *Huang Lian*, je 10 g *Zhi Zi, Chi Shao, Fu Ling, Zhu Ling* und *Ze Xie*, 5 g *Da Huang*

#### Therapievorschläge der Autoren

Steve Marsden: Geeignete TCM-Rezeptur
Susan G. Wynn: Mariendistel; SAM (S-Adenosylmethionin); Vitamin E, Karnitin, Arginin, Phosphatidylcholin; Gelbwurz; geeignete TCM-Rezeptur

## 11.7 Hepatische Enzephalopathie

### 11.7.1 Therapeutische Strategien

- Häufiger füttern, um Hypoglykämie zu vermeiden
- Keine kurzkettigen Fettsäuren und aromatischen Aminosäuren verwenden
- Durch niedrigeren Kolon-pH-Wert Hyperammonämie verringern

### 11.7.2 Optionen auf konventioneller Grundlage

- **Quellmittel und proteinarme Ernährung:** Flohsamen *(Plantago ovata)* und Haferkleie binden Ammonium im Dickdarm in Form von $NH_4^+$, das den Darm-pH-Wert ansäuert und so die Hyperammonämie systemisch reduziert.
- **Arginin:** experimentell erzeugter Mangel an Arginin führte bei Katzen zu hepatischer Enzephalopathie [Taboada und Dimski 1995]. Ob über eine ausgewogene Ernährung hinaus noch stärkere Supplementierung erforderlich ist, ist unklar; empfohlen wurden 2 × täglich 250–500 mg Arginin.

**11**

### 11.7.3 Komplementäre Optionen

Bei hepatischer Enzephalopathie scheint es sich um eine stärkere Feuchte-Hitze-Anhäufung zu handeln. Plötzlichkeit und Schwere der Symptome lassen vermuten, dass hier sehr starke Rezepturen nötig sind. Viele der Patienten zeigen Symptome einer Hitze-Fülle wie Hitzeintoleranz, Vorliebe für kühle Plätze oder vom unteren Nackenbereich (über Dü 14) und Kopf (über dem Gallenblasen-Meridian) abstrahlende Hitze.

- **Akupunkturpunkte:** Gb 41 und Gb 43 helfen pathogene Hitze aus dem Gallenblasen-Meridian zu entfernen; LG 14, um Hitze-Überschuss aus dem Körper zu leiten.
- *Long Dan Xie Gan Tang* („Leber entlastendes Enzian-Dekokt")
  - Indikation: für eine langfristige Zustandsbesserung wichtiger als Akupunktur
  - Symptome: zusätzlich zu den Hitzesymptomen Anfälle, plötzliche Erblindung
  - Empfohlene Anfangsdosis (Granulat): 60–75 mg/kg (oder ¼ Teelöffel auf 5–7,5 kg KG), verteilt auf 2 Dosen über den Tag
  - Akupunkturpunkte zur Wirkungsverstärkung: Ni 1, Le 2, Gb 41, Gb 43, LG 20 und LG 14
- Stark entgiftende westliche Kräuterrezepturen (inkl. Hoxsey-Rezepte, ☞ Kap. 15); empfohlene Anfangsdosis (Tinktur): 0,08 ml/kg KG, in mehreren Dosen über den Tag.
- Lipotrope Kräuterrezepturen, in denen Mahonie *(Mahonia aquifolium)* enthalten ist (siehe 11.2 hepatische Lipidose).

> **Therapievorschläge der Autoren**
>
> Steve Marsden: Proteinarme Ernährung mit Quellmitteln; *Long Dan Xie Gan Tang*; Mahonie
> Susan G. Wynn: Proteinarme Ernährung mit Quellmitteln; TCM-Kräuter

## 11.8 Aszites

### 11.8.1 Therapeutische Strategien

- Natriumaufnahme einschränken
- Diuretikatherapie (intermittierend)

### 11.8.2 Optionen auf konventioneller Grundlage

- **Löwenzahn** *(Taraxacum officinale)* und **Petersilie** *(Petroselinum crispum)* als Diuretika: Löwenzahn soll der frühen westlichen Kräutermedizin zufolge vor allem für Aszites infolge einer Leberinsuffizienz geeignet sein. Die klinischen Erfahrungen eines der Autoren (Steve Marsden) waren jedoch enttäuschend. Empfohlene Dosierung (für beide Tinkturen): 0,08 ml/kg KG, verteilt auf 2 Dosen am Tag.

- **Mariendistel** *(Silybum marianum)*: scheint RNS-Polymerase-Aktivität in Hepatozyten zu stimulieren und dadurch Albuminsynthese zu steigern. Auch Hinweise auf antizirrhotische Wirkung; hoher therapeutischer Index; gilt selbst bei längerer Anwendung als sicher.
  - Indikation: Aszites mit hepatischer Ursache (Leberinsuffizienz oder Leberzirrhose).
  - Dosierung: 0,08 ml/kg KG, verteilt auf 2 Dosen am Tag.

### 11.8.3 Komplementäre Optionen

#### TCM-Kräuter

Für den richtigen TCM-Ansatz in der Aszitesbehandlung können Laborwerte sehr nützlich sein. Falls Wasseransammlung auf niedrigen Albuminspiegeln beruht, ist eine Tonisierung (Stärkung) der Milz erforderlich. Stark ausleitende (diuretische) Rezepturen sollten vermieden werden, solange keine lebensbedrohliche Ödembildung vorliegt.

#### Tonisierend (bei Milz-Mangel)

- *Wei Ling Tang* („Feuchtigkeit aus Milz und Magen vertreibendes Dekokt")
  - Wirkung: Milz tonisierend und dadurch Leber nährend; trägt so indirekt zur Blut- und Albuminproduktion bei; milde Wirkung, aber doch signifikant diuretisch
  - Symptome: weicher Puls; geschwollene oder feuchte und blasse Zunge; volles und geblähtes Abdomen, Ödem, mangelnder Appetit, Diarrhö
  - Empfohlene Anfangsdosis (Granulat): 60–75 mg/kg (oder ¼ Teelöffel auf 5–7,5 kg KG), verteilt auf 2 Dosen über den Tag.
- *Xiao Yao San* („Umherstreifen erleichterndes Pulver")
  - Indikation: Leber-Blut-Mangel (infolge der Milz-Schwäche) mit Hypoalbuminämie und Anämie; gut geeignet im Anschluss an *Wei Ling Tang,* wenn Albuminspiegel bei Aszitespatienten weiterhin niedrig ist
  - Wirkung: nicht diuretisch, sondern *Chai-Hu*-Anteil scheint über Stimulation der RNS-Synthese in Hepatozyten die Albuminproduktion zu steigern
  - Empfohlene Anfangsdosis (Granulat): 60–75 mg/kg (oder ¼ Teelöffel auf 5–7,5 kg KG), verteilt auf 2 Dosen über den Tag.
- **Akupunkturpunkte**
  - KG 6, KG 12, Ma 36, Di 4, Bl 20 und Bl 21: unterstützen die Leber über die Milz
  - Le 3, Mi 6 und Bl 17: direkt Blut nährend

**11**

Kathartisch und/oder diuretisch (bei starkem Aszites)

> **CAVE:** Solche TCM-Rezepturen nur bei Füllesyndromen anwenden; gleich nach Ausleiten des Aszites absetzen und zugrunde liegende Störung behandeln.

- *Yu Gong San* (enthält *Qian Niu Zi* und Fenchel)
  - Indikation: leichterer Aszites mit Obstipation
  - Wirkung: durch *Qian Niu Zi* stark diuretisch und kathartisch, durch *Xiao Hui Xiang* (Fenchel) spasmolytisch; Fenchel schwächt von *Qian Niu Zi* induzierte Darmkrämpfe ab
  - Empfohlene Anfangsdosis (Granulat): nicht mehr als 60–75 mg/kg (oder ¼ Teelöffel auf 5–7,5 kg KG), verteilt auf 2 Dosen über den Tag
- *Fen Shui Dan* (enthält *Gan Cao* und *Gan Sui* im Verhältnis 5:1)
  - Wirkung: kathartisch durch *Gan Sui,* während *Gan Cao* vor starken Bauchschmerzen schützt, die durch heftige Darmkontraktionen ausgelöst werden können
  - Empfohlene Anfangsdosis (Granulat): nicht mehr als 60–75 mg/kg (oder ¼ Teelöffel auf 5–7,5 kg KG), verteilt auf 2 Dosen über den Tag
- Kombination aus *Fen Shui Dan* und *Yu Gong San* (enthält außer *Gan Sui* und *Qian Niu Zi* noch *Da Huang* und *Bing Lang* sowie *Lai Fu Zi* und *Chen Pi;* alle zu gleichen Teilen bis auf *Gan Sui* – nur zu einem Drittelanteil)
  - Wirkung: s. o.; *Da Huang* und *Bin Lang* sind weitere Purgativa, *Lai Fu Zi* und *Chen Pi* schwächen Darmkontraktionen ab
  - Empfohlene Anfangsdosis (Granulat): nicht mehr als 60–75 mg/kg (oder ¼ Teelöffel auf 5–7,5 kg KG), verteilt auf 2 Dosen über den Tag

Milz- und Nieren-*Yang*-Mangel

Eine pathologische Wasseransammlung wie Aszites stellt einen *Yin*-Überschuss dar, dessen Entwicklung durch relative *Yin*-Fülle des Körpers (meist durch *Yang*-Mangel) begünstigt werden kann. Dagegen hilft:
- *Fu Gui Li Zhong Tang* („Mitte wärmendes Dekokt mit Eisenhut und Ingwer"), kombiniert mit *Yu Gong San*
  - Symptome: blasse, geschwollene, feuchte Zunge; tiefer, schwacher Puls; Müdigkeit, Ödeme, schmerzhafte Lendensteife bzw. Kühle in dem Bereich, kühle Extremitäten
  - Empfohlene Anfangsdosis (Granulat): 60–75 mg/kg (oder ¼ Teelöffel auf 5–7,5 kg KG), verteilt auf 2 Dosen über den Tag

Feuchte-Leere-Syndrome
- *Yin Chen Wu Ling San* („Pulver aus Artemisia capillaris und fünf Kräutern mit Poria")
  - Wirkung: mildes, aber überraschend wirksames Diuretikum; weder kathartisch noch Milz tonisierend

– Indikation: bei Gelbsucht und Ödemen
– Symptome: blasse, feuchte Zunge; weicher oder schlüpfriger Puls; Diarrhö, Erbrechen, Dysurie
– Empfohlene Anfangsdosis (Granulat): 60–75 mg/kg (oder ¼ Teelöffel auf 5–7,5 kg KG), verteilt auf 2 Dosen über den Tag
● *Wu Ling San* („Fünf-Kräuter-Pulver mit Poria"), ergibt sich beim Weglassen von *Yin Chen Hao* (Beifuß) aus *Yin Chen Wu Ling San*
   – Indikation: starke Ödembildung ohne Gelbsucht mit schlüpfrigem Puls; geeignet für Patienten mit Stauungsinsuffizienz, die nur schlecht auf Furosemid ansprechen
   – Empfohlene Anfangsdosis (Granulat): 60–75 mg/kg (oder ¼ Teelöffel auf 5–7,5 kg KG), verteilt auf 2 Dosen über den Tag

### Sonderfall: Aszites infolge Hepatomegalie oder Leberzirrhose

● *Hua Yu Fang*
   – Bestandteile: 9 g *Tao Ren*, 9 g *Hong Hua*, 9 g *Tu Bie Chong*, 15 g *Dan Shen*, 15 g *Chi Shao*, 9 g *Yu Jin*, 15 g *Dang Gui*, 30 g *Mu Li*, 9 g *Chai Hu*, 12 g *Chuan Lian Zi*, 9 g *Jie Geng*, 9 g *Zi Wan*, 9 g *Ting Li Zi* und 9 g *Jiao Mu*
   – Wirkung: bewegt stagnierendes Blut, dessen Stase zur Hepatomegalie geführt hat; die meisten Inhaltsstoffe richten sich gegen die Lebervergrößerung, nur *Ting Li Zi* und *Jiao Mu* sind diuretisch
   – Empfohlene Anfangsdosis: 60–75 mg/kg (oder ¼ Teelöffel auf 5–7,5 kg KG), verteilt auf 2 Dosen über den Tag
   – Akupunkturpunkte zur Wirkungsverstärkung: Ma 37, Ma 39, Bl 11, Bl 17, Bl 22, MP 6 und KG 9

### Akupunkturpunkte

● Bl 22, Bl 39 und KG 9: diuretische Wirkung bei Aszites, weil die im Dreifach-Erwärmer *(San Jiao)* angesammelte Flüssigkeit ausgeleitet wird
● Bl 23, Ni 3 oder KG 4: zusätzlich bei *Yang*-Mangel

#### Therapievorschläge der Autoren

Steve Marsden: Geeignete TCM-Rezeptur
Susan G. Wynn: Geeignete TCM-Rezeptur und Akupunktur

**11**

# 11.9 Fallbericht

## Leberversagen

Josh, ein 8-jähriger kastrierter Yorkshire-Terrier

### Anamnese

Josh wurde wegen akuter Beschwerden (Polyurie und Polydipsie) vorgestellt; Brust- und Abdominalbereich waren überbläht und klare Flüssigkeit zu aspirieren. Eine komplette Blut- und Laboruntersuchung ergab erniedrigte Serumalbuminwerte von 1,09 g/dl (Normbereich 2,7–3,8 g/dl), ein niedriges Gesamtbilirubin und einen leicht verringerten Hämatokrit von 34,7 %. Hypoechogenität der Leber bei der Ultraschalluntersuchung und die verdickte Bauchwand ließen ein Ödem vermuten. Sowohl prä- als auch postprandial waren die Gallensäurespiegel erhöht. Obwohl die Befunde (Gallensäurewerte, Hypoalbuminämie, Hypoechogenität der Leber und Hypobilirubinämie) eine Lebererkrankung nahe legten, wurde vom Haustierarzt eine Lymphangiektasie als Ursache der starken Ödembildung diagnostiziert.

Josh bekam ein industriell erzeugtes, ballaststoffarmes Hundefutter als Schonkost verordnet, das ihm überhaupt nicht schmeckte. Das zur Ödemreduktion verschriebene Diuretikum Furosemid musste doppelt so hoch wie normal dosiert werden, um das Ödem einigermaßen unter Kontrolle zu halten, und bei jeder Dosisreduktion bildete sich sofort wieder ein Aszites. Daher suchte der Hundebesitzer nach einer Behandlungsalternative, die dauerhafteren Erfolg verspräche.

### Klinik

Auf Nachfragen (von Steve Marsden) stellte sich heraus, dass Josh trotz der Schonkost an anhaltend schleimigem Durchfall litt, der frei von Blutspuren war. Es gab auch keine Anzeichen für eine angestrengte, erschwerte Defäkation. Der Besitzer klagte über Joshs Körpergeruch (nach faulen Eiern) und starken Mundgeruch (Halitosis). Der Hund schnarchte im Schlaf und musste oft würgen und husten.

**Allgemeinzustand:** Nach Angaben des Hundebesitzers zeigte Josh kaum Appetit und schien an Muskelmasse zu verlieren. Vor allem bei Hitze hatte er überhaupt keinen Hunger, suchte aber sonst gern behaglich warme Plätze auf. Er schien viel zu träumen und wachte morgens nur langsam auf.

### Körperliche Untersuchung

- **Auskultation und Palpation:** laute Borborygmen, normale Lungengeräusche, stinkender Atem; bis auf Abwehrspannung im Flankenbereich normaler Abdomen-Tastbefund.
- **Zunge:** blass und zart; **Puls:** langsam, weich und schlüpfrig.
- **Akupunkturpunkte:** Bl 20, Bl 25 und KG 4 erwärmt bzw. verdickt.

## Befundauswertung/TCM-Diagnose

- Auch ohne Anstieg der Leberenzyme finden sich genügend Anzeichen einer Ödembildung infolge Leberinsuffizienz. Als „Leberfunktionstests" werden zwar oft die Werte der Leberenzyme herangezogen, doch man sollte sich auf die eigentlichen Produkte des Leberstoffwechsels wie BUN (Harnstoff-Stickstoff), Cholesterin, Albumin und Bilirubin beschränken. Eine Erniedrigung von zwei oder mehr dieser Werte scheint ein verlässlicher Indikator für Leberfunktionseinschränkungen zu sein, erst recht, wenn der Eindruck noch durch eine hypoechogene oder unterversorgte Leber gestützt wird.
- Aus Sicht der TCM bedeutet ein Nachlassen der Leberfunktion, dass ein Milz-Mangel vorliegt und sofort ein Mittel zur Stärkung/Tonisierung der Milz verabreicht werden muss. Die Verdachtsdiagnose eines Milz-Mangels wird durch Symptome einer pathologischen Feuchtigkeitsanhäufung (schleimiger Durchfall, fauliger Körpergeruch, Appetitmangel, Antriebslosigkeit, weicher Puls, Schnarchen wegen Pharynxschwellung, Ödembildung) erhärtet. Joshs Muskelschwund weist ebenso auf Milz-Mangel hin wie die „aktiven" Akupunkturpunkte Bl 20 (Milztonisierungspunkt), Bl 25 (oft bei Feuchte-Hitze-Ansammlung im Körper aktiv) und KG 4 (wichtig zum Schüren des Feuers unter dem Kochtopf der Milz). Aus der blassen Zunge lässt sich genau herleiten, dass es durch Milz-Schwäche über einen Leber-Blut-Mangel zur Leberinsuffizienz kam. Nach TCM- wie nach westlichem Verständnis ist für eine ungestörte Leberfunktion aber ausreichende Blutversorgung eine unbedingte Voraussetzung.

## Behandlung

- Ziele: Milz tonisieren, Feuchtigkeit ausleiten und Leber-Blut nähren.
- Planung: Ziele am besten durch *Wei Ling Tang* („Feuchtigkeit aus Milz und Magen ausleitendes Dekokt") zu erreichen, das darüber hinaus stark diuretisch wirkt und die Ödembildung reduzieren kann.
- Durchführung: 2 × täglich ⅛ Teelöffel *Wei Ling Tang*; Furosemid-Gabe bis zur Besserung der Laborwerte; selbst zubereitetes, besser schmeckendes Futter als bisher, um für eine ausreichende Ernährung (wichtig für die Albuminproduktion) zu sorgen.

## Therapieergebnisse

- Innerhalb von 1 Monat brauchte Josh kein Diuretikum mehr; wegen der Gewichtszunahme wurde sein Ödem anfangs für unverändert gehalten. Doch Laboruntersuchungen zeigten, dass sich die Albuminwerte mehr als verdoppelt hatten und der Hämatokrit im normalen Bereich lag. Zudem war der Kot jetzt geformt und ohne Schleimspuren. Der Aszites war verschwunden, die Zunge wieder normal rosig, der Puls war mäßig kräftig. Atem- und Körpergeruch hatten stark nachgelassen; ebenso das Bedürfnis nach warmen Plätzen.

**11**

- Zur Stabilisierung des gebesserten Zustands erhielt Josh *Xiao Yao San* („Herumstreifen erleichterndes Pulver"). Wie bereits erwähnt, kann *Chai Hu* (Bupleurum) durch Stimulation der RNS-Synthese in Hepatozyten die Albuminproduktion steigern.
- Furosemid wurde abgesetzt, ohne dass sich erneut Ödeme bildeten.

## Diskussion

- Möglicherweise sind Pflanzenwirkstoffe, für die es in der konventionellen Medizin keine Entsprechung gibt, der einzig wirklich wichtige Grund, nach therapeutischen Alternativen in der Veterinärmedizin zu forschen. Dazu gehören z.B. phytochemische Bestandteile zur Verbesserung der Nierenperfusion, zur Membranstabilisierung oder zur Unterstützung des normalen Leberstoffwechsels. Dass solche Inhaltsstoffe nicht in Pillenform verfügbar sind, bedeutet nicht, dass sie unwirksam wären, sondern dass noch keine Zubereitungsform gefunden wurde, die sie übertreffen könnte.

## Literatur

Bensky D, Gamble A. *Chinese Herbal Medicine Materia Medica*, revised ed. Seattle, 1993, Eastland Press.

Buchman AL, Dubin M, Jenden D, Moukarzel A, Roch MH, Rice K, Gornbein J, Ament ME, Eckhert CD. Lecithin increases plasma free choline and decreases hepatic steatosis in long-term total parenteral nutrition patients. *Gastroenterology* 102(4 Pt 1):1363-1370, 1992.

Carroll MC, Cote E. Carnitine: a review. *Compendium* 23(1):45-51, 2001.

Center SA, Warner K. Feline hepatic lipidosis: better defining the syndrome and its management. In the proceedings of the 16th Annual American College of Veterinary Internal Medicine Forum, San Diego, 1998, pp 56-58.

Chuang SE, Cheng AL, Lin JK, Kuo ML. Inhibition by curcumin of diethylnitrosamine-induced hepatic hyperplasia, inflammation, cellular gene products and cell-cycle-related proteins in rats. *Food Chem Toxicol* 38(11):991-995, 2000.

Coltorti M, Bortolini M, Di Padova C. A review of the studies on the clinical use of S-adenosylmethionine (SAMe) for the symptomatic treatment of intrahepatic cholestasis. *Methods Find Exp Clin Pharmacol* 12(1):69-78, 1990.

Floersheim GL, Eberhard M, Tschumi P, Duckert F. Effects of penicillin and silymarin on liver enzymes and blood clotting factors in dogs given a boiled preparation of *Amanita phalloides*. *Toxicol Appl Pharmacol* 46(2):455-462, 1978.

Flora K, Hahn M, Rosen H, Benner K. Milk Thistle *(Silybum marianum)* for the therapy of liver disease. *Am J Gastroenterol* 93(2):139-143, 1998.

Fukuda Y, Sawata M, Washizuka M, Higashino R, Fukuta Y, Tanaka Y, Takei M. [Effect of liver hydrolysate on hepatic proliferation in regenerating rat liver.] *Nippon Yakurigaku Zasshi* 114(4):233-238, 1999.

Gebhardt R. Antioxidative and protective properties of extracts from leaves of the artichoke *(Cynara scolymus L.)* against hydroperoxide-induced oxidative stress in cultured rat hepatocytes. *Toxicol Appl Pharmacol* 144(2):279-286, 1997.

Guoming Pang, editor. *1000 Most Effective Chinese Herbal Formulas from the Modern TCM Experts*. Beijing, China, 1991, China TCM Press.

Ip SP, Mak DH, Li PC, Poon MK, Ko KM. Effect of a lignan-enriched extract of *Schisandra chinensis* on aflatoxin B1 and cadmium chloride–induced hepatotoxicity in rats. *Pharmacol Toxicol* 78(6):413-416, 1996.

Jun C. *Pattern Identification for Tough Cases*. Shanghai, China, 1987, Shanghai Science and Technology Press.

Junnila M, Barak AJ, Beckenhauer HC, Rahko T. Betaine reduces hepatic lipidosis induced by carbon tetrachloride in Sprague-Dawley rats. *Vet Hum Toxicol* 40(5):263-266, 1998.

Mato JM, Camara J, Fernandez de Paz J, Caballeria L, Coll S, Caballero A, Garcia-Buey L, Beltran J, Benita V, Caballeria J, Sola R, Moreno-Otero R, Barrao F, Martin-Duce A, Correa JA, Pares A, Barrao E, Garcia-Magaz I, Puerta JL, Moreno J, Boissard G, Ortiz P, Rodes J. S-Adenosylmethionine in alcoholic liver cirrhosis: a randomized, placebo-controlled, double-blind, multicenter clinical trial. *J Hepatol* 30(6):1081-1089, 1999.

Naeser MA. *Outline Guide to Chinese Herbal Patent Medicines in Pill Form*. Boston, 1990, Boston Chinese Medicine.

Paolini M, Pozzetti L, Sapone A, Cantelli-Forti G. Effect of licorice and glycyrrhizin on murine liver CYP-dependent monooxygenases. *Life Sci* 62(6):571-582, 1998.

Reddy AC, Lokesh BR. Effect of curcumin and eugenol on iron-induced hepatic toxicity in rats. *Toxicology* 107(1):39-45, 1996.

Shim SB, Kim NJ, Kim DH. Beta-glucuronidase inhibitory activity and hepatoprotective effect of 18 beta-glycyrrhetinic acid from the rhizomes of *Glycyrrhiza uralensis*. *Planta Med* 66(1):40-43, 2000.

Sokol RJ. Antioxidant defenses in metal-induced liver damage. Semin Liver Dis 16(1):39-46 1996.

Soni KB, Rajan A, Kuttan R. Reversal of aflatoxin induced liver damage by turmeric and curcumin. *Cancer Lett* 66(2):115-121, 1992.

Stocker A, Azzi A. Tocopherol-binding proteins: their function and physiological significance. *Antioxid Redox Signal* 2(3):397-404, 2000.

Taboada J, Dimski D. Hepatic encephalopathy: clinical signs, pathogenesis, and treatment. *Vet Clin North Am* 25(2):337-355, 1995.

Vogel G, Tuchweber B, Trost W, Mengs U. Protection by silibinin against *Amanita phalloides* intoxication in beagles. *Toxicol Appl Pharmacol* 73(3):355-362, 1984.

Washizuka M, Hiraga Y, Furuichi H, Izumi J, Yoshinaga K, Abe T, Tanaka Y, Tamaki H. [Effect of liver hydrolysate on ethanol- and acetaldehyde-induced deficiencies.] *Nippon Yakurigaku Zasshi* 111(2):117-125, 1998.

Yeung H. *Handbook of Chinese Herbal Formulas*. Los Angeles, 1995, Self-published.

Yeung H. *Handbook of Chinese Herbs*. Los Angeles, 1996, Self-published.

**11**

# 12 Infektionserkrankungen

## 12.1 Bakterielle Infektionen

### 12.1.1 Therapeutische Strategien

- Bakterien abtöten oder ihr Wachstum hemmen
- Bei chronischen oder rezidivierenden Infektionen Abwehrkräfte stärken

### 12.1.2 Optionen auf konventioneller Grundlage

#### Immunstimulanzien

(☞ Kap. 14 Immunsuppressive Erkrankungen)

#### Antibakterielle Pflanzenstoffe (Phytotherapeutika)

- **Durchwachsener Wasserdost** *(Eupatorium perfoliatum)*: wird in der Humanmedizin schon seit längerem gegen Infektionen eingesetzt; in einer Studie schwach wirksam gegen grampositive Erreger [Habtemariam und Macpheron 2000].
- **Kanadische Gelbwurz** *(Hydrastis canadensis)*: traditionelles Mittel gegen Bakterien; Anzeichen einer Wirksamkeit gegen Staphylokokken, Streptokokken, Escherichia coli und Pseudomonas aeruginosa [Scazzocchio et al. 2001]. Der bei einer Reihe von Bakterien wirksame Bestandteil Berberin ist auch in chin. Goldfaden *(Coptis chinensis),* Berberitze *(Berberis vulgaris)* oder Mahonie *(Mahonia aquifolium)* enthalten [Sun/Abraham 1988, Sun/Courtney 1988].
- **Salbei** *(Salvia spp.)*: antibakterielle Wirkung verschiedener Spezies nachgewiesen; in vitro war *Salvia miltiorrhiza (Pinyin*-Name *Dan Shen)* gegen grampositive Bakterien wirksam [Lee et al. 1999]; doch auch Extrakte *S. blepharochlaena, S. ringens, S. viridis, S. leriaefolia* und *S. palestina* zeigten antibakterielle Aktivität.
- **Thymian** *(Thymus spp.)*: ätherisches Öl (Essenz) des wilden Majorans (Dost, *Thymus origanum)* konnte das Wachstum unterschiedlicher Bakterien in hohem Maße hemmen, z.B. von E. coli, Staphylococcus aureus und Pseudomonas aeruginosa [Elgayyar et al. 2001]. Die meist als Essenz getesteten Extrakte von Thymian *(Thymus vulgaris)* waren gegen Streptokokken, Staphylokokken und Haemophilus-Spezies wirksam [Dorman und Deans 2000, Inouye et al. 2001, Kulevanova et al. 2000].
- **Johanniskraut** *(Hypericum perforatum)*: war gegen resistente Stämme von S. aureus und Helicobacter pylori wirksam [Reichling et al. 2001].
- **Papaya** *(Carica papaya)*: Frucht, Samen und unreifes Fruchtfleisch zeigten eine gewisse Wirksamkeit gegen Salmonella typhi, E. coli, S. aureus, P. aeruginosa und andere Bakterienspezies [Osato et al.1993].
- **Cordyceps** *(Cordyceps sinensis)*: der Wirkstoff Cordycepin des Pilzes scheint selektiv das Wachstum von Clostridien (z.B. Clostridium perfringens) hemmen zu können [Ahn et al. 2000, Rabbani et al. 1987].

### 12.1.3 Komplementäre Optionen

- Die TCM kennt Hunderte von Kräutern mit antibakteriellen Wirkeigenschaften:
  - Indem sie Hitze beseitigen (klären) und nach unten leiten: z.B. *Huang Bai, Huang Lian, Da Huang, Ban Lan Gen, Yin Chen Hao* und *Huang Qin*; oder
  - stechend scharf sind und Hitze von oberen Körperschichten (Haut) abstrahlen: z.B. *Pu Gong Ying, Jin Yin Hua* und *Lian Qiao*; sie eignen sich vor allem für Hautinfektionen.
  - *Bo He* ist durch seine ätherischen Öle antibakteriell wirksam; und *Chai Hu* wird bei Infektionen häufig als Einzelstoff verwendet.
- Alle genannten Kräuter/Zubereitungen können Nebenwirkungen hervorrufen und sollten daher nur bei Krankheitsbildern benutzt werden, für die sie aus Sicht der TCM geeignet sind. Werden sie nur wegen einzelner pharmakologischer Wirkstoffe angewandt, mindert das die Wirksamkeit oder erhöht die Gefahr unerwünschter Effekte.
- Der beste ganzheitliche Behandlungsansatz für Infektionen besteht darin, das Erkrankungsmuster aus dem Blickwinkel der TCM richtig zu deuten und dazu passende Akupunkturpunkte bzw. Kräuterrezepturen auszuwählen. Mit einer genau auf den Einzelfall abgestimmten Rezeptur steigen die Chancen auf einen Behandlungserfolg, wenn sie antibakterielle Wirkstoffe enthält.
- Andererseits nutzen antibiotische Wirkeigenschaften nur wenig, wenn eine Rezeptur aus Sicht der TCM ungeeignet erscheint; wahrscheinlich ist sie unwirksam oder sogar schädlich. Das trifft besonders auf Bitterstoffe mit antibiotischer Wirkung zu, falls sie zur Behandlung von Patienten mit *Qi-, Yin-* oder Blut-Mangel verwendet werden. Bei allen Mangelsyndromen dürfte ein Ausgleich die zweckmäßigste Behandlung der Infektion sein.

#### Mögliche Interaktionen

Kanadische Gelbwurz *(Hydrastis canadensis)* kann die Wirkung von Gerinnungshemmern (Antikoagulanzien) antagonisieren (wichtig für Aspirintherapie bei Katzen).

#### Therapievorschläge der Autoren

Steve Marsden: Infektionen ganzheitlich behandeln; d.h. sich nicht verleiten lassen, Kräuter bzw. Rezepturen wegen einzelner Inhaltsstoffe auszuwählen, sondern Eignung insgesamt berücksichtigen.
Susan G. Wynn: Antibiotika nach Antibiogramm (Bakterienkultur und -sensitivität); Kräuter nur adjuvant bei chronischen oder therapieresistenten Infektionen. In dem Fall auch Empfehlungen zu einzelnen Organen (neben diesem Allgemeinkapitel) berücksichtigen, u.U. Kombinationen mit Thymian, Salbei, Berberin oder TCM-Rezepturen anwenden.

**12**

## 12.2 Virusinfektionen

### 12.2.1 Therapeutische Strategien

- Virenwachstum und Replikation unterdrücken
- Sekundärinfektionen behandeln
- Immunpathologische Entzündungsprozesse eindämmen

### 12.2.2 Optionen auf konventioneller Grundlage

- **Immunmodulation:** kann bei Virusinfektionen sehr hilfreich sein (Näheres zu Antioxidanzien, Bioflavonoiden und Phytosterolen ☞ Kap. 14).
- **Symptomlinderung:** Sonnenhut *(Echinacea purpurea, E. angustifolia)* [Percival 2000] und Andrographis *(Andrographis paniculata)* [Caceres et al. 1999] können Erkältungs- oder Grippe-Symptome abschwächen. Das beruht, zumindest bei Echinacea, vermutlich eher auf einer Stärkung der Immunabwehr als einer direkt antiviralen Wirkung. Nach vereinzelten Berichten linderte Echinacea bei Katzen die Symptome einer oberen Atemwegsinfektion.
- **Herpes-Wirksamkeit**
  - Gewürznelken *(Synzygium aromaticum)* [Kurokawa et al. 1998] und *Stephania cepharantha* [Nawawi et al. 1999]: in vitro bzw. in Labortierversuchen wirksam bei Infektionen mit dem humanen Herpes-simplex-Virus 1 (HSV-1); allerdings wurde ihre Wirksamkeit gegen feline Herpesviren nicht untersucht.
  - Tetrandin (Wirkstoff aus *Stephania tetranda*): verhinderte vermutlich durch Modulation der immunologischen Entzündungsreaktion Entwicklung einer Keratitis bei HSV-1-infizierten Mäusen [Hu et al. 1997]; *Stephania* wird üblicherweise aber nicht allein, sondern in Mischungen verwendet.
  - Melisse *(Melissa officinalis)*: ihre verbreitete Anwendung bei humanen Herpesvirus-(HHV-)Infektionen könnte durch die enthaltene Rosmarinsäure [Brinker 1995] erklärbar sein; vielleicht trägt auch Koffeinsäure zur antiviralen Wirkung von Melisse bei.
- **TCM-Rezepturen:** *Si Ni Tang* [Ikemoto et al. 1994] und *Ge Gen Tang* [Nagasaka et al. 1995] konnten bei HSV-infizierten Labortieren über Immunmechanismen die Überlebenszeit verlängern.
- **HIV-Wirksamkeit:** Inhibition von HIV gelang in vitro durch Extrakte von Rosmarin [Aruoma et al. 1996], Andrographis [Chang et al. 1991], *Xiao Chai Hu Tang* [Buimovici-Klein et al. 1990], Braunellenähren *(Prunella vulgaris)* [Tabba et al. 1989] und Helmkraut *(Scutellaria baicalensis)* [Li et al. 1993].
- **Lomatium** *(Lomatium dissectum)*: bekannt als wirksames Grippemittel [Brinker 1995], möglicherweise dank des Wirkstoffs Tetronsäure; zählt bei Menschen zu den Hauptsäulen der Phytotherapie von Atemwegserkrankungen.

### 12.2.3 Komplementäre Optionen

- Von Dutzenden TCM-Kräutern mit antiviralen Eigenschaften wird *Long Dan Cao* gern zur Behandlung von Herpes zoster (Gürtelrose) und *Ban Lan Gen* zur Behandlung von Virusinfektionen des oberen Atemtrakts verwendet. *Ban Lan Gen* ist auch Bestandteil von **Pu Ji Xiao Du Yin** („Universelles antiphlogistisches Dekokt"), einem althergebrachten Mittel der Humanmedizin, das gegen akute epidemische Infektionen im Kopf- und Halsbereich verschrieben wird (besonders bei Mumps).
- Auch für einen ganzheitlichen Behandlungsansatz bei Virusinfektionen muss das Erkrankungsmuster aus Sicht der TCM berücksichtigt werden, um die richtigen Akupunkturpunkte oder Rezepturen auswählen zu können. Enthält eine gut auf das klinische Bild abgestimmte Rezeptur antivirale Wirkstoffe, erhöhen sich die Chancen auf eine erfolgreiche Therapie.
- Bei Rezepturen, die nur schlecht mit dem Krankheitsbild übereinstimmen, erweisen sich die antiviralen Inhaltsstoffe jedoch als unwirksam oder sogar schädlich. Das trifft vor allem zu, wenn Infektionen mit zugrunde liegendem *Qi-, Yin-* oder Blut-Mangel mit bitteren Kräutern behandelt werden. Für diese Patienten dürfte ein Ausgleich des Mangelzustands die zweckmäßigste Behandlung sein.

#### Therapievorschläge der Autoren

Steve Marsden: Zum klinischen Bild passende TCM-Rezeptur
Susan G. Wynn: Diätetische Maßnahmen; gut gewählte westliche oder chinesische Kräuterrezeptur

## 12.3 Infektionen mit FIV bzw. FeLV(felines Immundefizienz- bzw. Leukämievirus)

### 12.3.1 Therapeutische Strategien

- Sekundärinfektionen behandeln
- Immunmodulation
- Anti(retro)virale Therapie, z.B. mit Interferon

### 12.3.2 Optionen auf konventioneller Grundlage

#### Immunstimulation

- Zur Behandlung von FIV-Infektionen oft empfohlene Pilze wie Reishi (*Ganoderma lucidum*), Maitake (*Grifola frondosa*), Schmetterlingstramete (*Trametes versicolor*) oder Cordyceps (*Cordyceps sinensis*) sind ebenso wie Sonnenhut (*Echinacea spp.*) gut für opportunistische Infektionen geeignet. Nach klinischer Erfahrung der Autoren können sie bei asymptomatischen Katzen mit FIV-Infektion aber weder die Lebenserwartung noch das Wohlbefinden verbessern.

12

● Die meisten Immunstimulanzien (z.B. Echinacea) sollten nur für kurze Zeit angewandt werden, damit sich keine Immuntoleranz entwickelt.
● Immunstimulanzien dienen im Wesentlichen als symptomatische Therapie für Patienten mit rezidivierenden opportunistischen Infektionen oder zur Stärkung geschwächter Patienten, solange noch keine Möglichkeit besteht, die Virusreplikation zu verhindern.

### Diätetische Maßnahmen

● **Antioxidanzien:** z.B. Vitamin C, Vitamin E, Selen und N-Acetylcystein (NAC)
  – NAC und Vitamin C wurden an 8 Patienten mit HIV-Infektion getestet. In den weit fortgeschrittenen Fällen führte NAC zum Anstieg der CD4-positiven Lymphozyten und der intrazellulären Glutathionproduktion sowie zur Abnahme von HIV-RNS im Plasma [Muller et al. 2000].
  – Vitamin C konnte HIV in vitro inaktivieren [Harakeh et al. 1990, Rawal et al. 1995]; empfohlene Dosierung für Katzen: 250–500 mg/Tag.
  – NAC in Verbindung mit α–Liponsäure: in vitro Inhibition der HIV-Aktivierung [Shoji et al. 1994]; empfohlene Dosierung für Katzen: NAC ($3 \times 25$ mg/Tag), dem Futter beimischen; von α-Liponsäure nicht mehr als 25 mg/Tag.
● **Vitamin-B-Komplex:** in vitro waren Cobalamin [Weinberg et al. 1998], Nicotinamid [Murray und Srinivasan 1995] und Thiamindisulfid [Shoji et al. 1994] gegen HIV wirksam.

### Pflanzenstoffe/Phytotherapeutika

● **HIV-Wirksamkeit:** Inhibition von HIV gelang in vitro durch Extrakte von Rosmarin *(Rosmarinus officinalis)* [Aruoma et al. 1996], Andrographis [Chang et al. 1991], *Xiao Chai Hu Tang* bzw. Sho-saiko-to [Buimovici-Klein et al. 1990], Braunellenähren *(Prunella vulgaris)* [Tabba et al. 1989] und Baikal-Helmkraut *(Scutellaria baicalensis)* [Li et al. 1993].
● **Flavonoide:** hemmten in vitro Aktivierung einer latenten HIV-Infektion [Critchfield et al. 1996].
● **Phytosterole:** könnten T-Helferzell-Quotient (TH1/TH2) sowie Neurokinin- und T-Zell-Funktionen verbessern. In einer klinischen Studie verlängerten sich durch Phytosterole die Überlebenszeiten FIV-infizierter Katzen [Bouic 1997].
● **Johanniskraut** *(Hypericum perforatum)*: in vitro gewisse Wirksamkeit gegen HIV [Takahashi et al. 1989]; wird jedoch bei HIV-Patienten nicht verwendet, weil es Wirkung antiretroviraler AIDS-Mittel einschränken kann.

### 12.3.3 Komplementäre Optionen

- Eine wesentliche Besserung lässt sich bei Katzen mit FeLV- oder FIV-Infektion erreichen, wenn man ihr Krankheitsbild im Licht der TCM untersucht.
- Erkrankte Tiere leiden meist an *Qi*- oder Blut-Mangel; daher Rezepturen zur Stärkung der Immunabwehr auswählen (TCM-Rezepturen und Indikationen ☞ Kap. 14).

#### Einzelsubstanzen zur *Yin*-Tonisierung

- ***Dong Chong Xia Cao*** (Cordyceps-Pilz), in Afrika für HIV-infizierte Patienten verwendet
  - Indikation: ausgezehrte Katzen mit chronischen Atemwegsinfektionen und Schwäche der Hinterbeine
  - Empfohlene Dosierung: 60–75 mg/kg (oder ¼ Teelöffel pro 7,5 kg KG), aufgeteilt auf 2 Dosen am Tag
- **Meeresfrüchte** (*Yin* tonisierend, daher ebenfalls für HIV-Infizierte zu empfehlen)
- ***Lian Zi*** (Lotussamen)
  - Indikation: Katzen mit chronischer Diarrhö, Appetitmangel und Ruhelosigkeit
  - Dosierung: wie bei *Dong Chong Xiao Cao*

> **CAVE:** *Lian Zi* nur bei Mangelsyndromen einsetzen.

#### Rezepturen für pathologische Feuchtigkeitsansammlung / Feuchte-Hitze

> **CAVE:** Bei vielen FeLV- und FIV-positiven Katzen zeigen sich Symptome eines Feuchte-Hitze-Überschusses. Deshalb dürfen sie keine tonisierenden Mittel erhalten, obwohl sie aus konventioneller Sicht an einer Schwäche leiden.

- Hitze klärende Rezepturen finden sich auch in anderen Kapiteln.
- ***Gan Lu Xiao Du Dan*** („Antiphlogistische Tau-Pillen")
  - Indikation: Hitze klären; HIV-Patienten mit Fieber, Krankheitsgefühl, Gelbsucht, Durst, Übelkeit, Erbrechen und Diarrhö
  - Symptome: weicher, schneller Puls; belegte Zunge
- ***Yi Guan Jian*** („Verbindungsdekokt")
  - Indikation: neu aufgetretener *Yin*-Mangel nach Beseitigung des pathogenen Überschusses mithilfe von *Gan Lu Xiao Du Dan*
  - Empfohlene Anfangsdosis (beide Rezepturen; Granulat): 60–75 mg/kg (oder ¼ Teelöffel pro 5–7,5 kg KG), aufgeteilt auf 2 Dosen am Tag
- ***Shi Pi Yin*** („Milz stärkender Trunk")
  - Indikation: HIV-Patienten mit Beinödemen, kühlen Extremitäten. Kälteintoleranz, Appetitmangel, Krankheitsgefühl und verminderter Urinausscheidung

**12**

– Symptome: tiefer, langsamer oder dünner Puls; blasse, klebrige Zunge
– Empfohlene Anfangsdosis (Granulat): 60–75 mg/kg (oder ¼ Teelöffel pro 5–7,5 kg KG), aufgeteilt auf 2 Dosen am Tag
● *Xiang Lian Wan* („Tablette mit Kostwurz/Saussurea und chin. Goldfaden/Coptis")
  – Indikation: Feuchte-Hitze-Ansammlung in Magen und Milz (durch eingedrungene Kälte) mit dysenterischen Beschwerden; auch bei Magen-Feuer infolge Leber-*Qi*-Stagnation, wenn trotz Hitzesymptomen (gelber Schleim oder Blut im Stuhl) Wärme gesucht wird
  – Symptome: gesteigerter Durst, Atemgeruch (Halitosis), Stomatitis, Erbrechen, vor allem morgendliche Diarrhöen
  – Empfohlene Anfangsdosis (Granulat): 60–75 mg/kg (oder ¼ Teelöffel pro 5–7,5 kg KG), aufgeteilt auf 2 Dosen am Tag
● *Liu Shen Wan* („Sechs [Inhaltsstoffe für den] Geist-Tablette")
  – Indikation: Feuchtigkeits- und toxische Zustände in Form akuter Rachenentzündungen mit Schwellungen, eitrigen, schmerzhaften Läsionen und Schluckstörungen
  – Kontraindikation: sehr scharf und stark Hitze klärend, daher **nicht** bei Mangelsyndromen
  – Symptome: rote Zunge mit gelbem Belag; schneller, kräftiger Puls
  – Empfohlene Anfangsdosis: 1 Tabl./Tag

---

**Therapievorschläge der Autoren**

Steve Marsden: Zum klinischen Bild passende TCM-Rezeptur
Susan G. Wynn: Ernährung verbessern; Vitamin C zusammen mit anderen Antioxidanzien, N-Acetylcystein; Phytosterole, gut gewählte TCM-Rezeptur

---

# 12.4 Virusinfektion der oberen Atemwege bei Katzen (Katzenschnupfen)

## 12.4.1 Therapeutische Strategien

● Auf ausreichende Zufuhr von Nährstoffen und Hydrierung achten
● Sekundärinfektionen behandeln

## 12.4.2 Optionen auf konventioneller Grundlage

● Keratitis behandeln (topisch mit antiviralen und antibakteriellen Mitteln).

### Diätetische Maßnahmen

● **Lysin:** konnte Replikation von Herpesviren in vitro reduzieren, wenn Zellkulturen niedrige Argininspiegel aufwiesen. Klinisch scheint eine Lysin-Supplementierung von $2 \times 250$–500 mg/Tag das Wachstum der Herpesviren zu bremsen. Obwohl man nicht weiß, wie sicher hochdosiertes Lysin ist, muss es oft über längere Zeit verabreicht werden. In einem placebokontrollierten Versuch mit 8 herpesinfizierten Katzen hatten die mit 500 mg L-Lysin behandelten eine schwächere Konjunktivitis und höhere Lysin-Blutwerte [Stiles et al. 2002].

- **Vitamin C:** Ascorbinsäure (allein oder mit Kupfer) könnte HSV in vitro inaktivieren [Sagripanti et al. 1997]. Ob das auch für feline Herpesviren zutrifft, ist unbekannt. Vitamin C zählt bei Herpesinfektionen von Katzen zu den beliebtesten „alternativen" Mitteln, ist aber in klinischen Versuchen nicht getestet worden. Tagesdosen von 250 mg werden von Katzen gut vertragen, Überdosierung führt zu Diarrhö.

### Kräuter bzw. Pflanzenstoffe

- **Echinacea:** ausgiebig auf seine Eignung zur Behandlung und Prävention akuter respiratorischer Virusinfektionen bei Menschen untersucht; scheint mononukleäre (phagozytische) Zellen zu aktivieren und so angeborene Immunabwehr zu beeinflussen.
  - In Studien mit insgesamt 910 Patienten (alle in Deutschland publiziert) konnte es die Schwere und Dauer von Symptomen der oberen Atemwege beträchtlich abschwächen bzw. verkürzen.
  - Prophylaktisch angewandt, könnte Echinacea immunpathologische Mechanismen verstärken, die für einige der respiratorischen Symptome bei Virusinfektionen verantwortlich sind [Percival 2000].
  - Obwohl es nicht untersucht wurde, ist Echinacea auch für Katzen ein beliebtes Hausmittel gegen „Erkältungen".
  - Die durchgehend zu lesende Warnung, Echinacea nicht länger als 2 Wochen anzuwenden, bezieht sich nicht auf mögliche Toxizität. Vielmehr wird volle Wirkungsstärke (Zytokinproduktion) innerhalb von 2 Wochen erreicht, sodass längere Anwendung keinen zusätzlichen Nutzen erbringt (u. U. sogar Toleranzentwicklung).
- **Melisse:** in vitro gewisse Aktivität gegenüber HSV-1 [Dimitrova et al. 1993]; empfohlene Dosierung: täglich 500–1000 mg dem Futter beizumischen.
- **Andere Kräuter bzw. Extrakte:** Gewürznelken [Kurokawa et al. 1998] und *Stephania cepharantha* [Nawawi et al. 1999] waren in vitro oder in Labortierversuchen gegen HSV-1 wirksam, Aktivität gegen FIV wurde nicht getestet. Tetrandin (Inhaltsstoff von *Stephania tetranda*) konnte durch Immunmodulation bei HSV-1-infizierten Mäusen verhindern, dass die Entzündungsreaktion zu Keratitis führte [Hu et al. 1997]. Immunwirkungen (verlängertes Überleben) bei HSV-infizierten Labortieren haben auch TCM-Rezepturen wie *Si Ni Tang* [Ikemoto et al. 1994] und *Ge Gen Tang* [Nagasaka et al. 1995].

### 12.4.3 Komplementäre Optionen

### Homöopathie

- **Augentrost** *(Euphrasia officinalis)*: scheint als Tinktur oder homöopathische Zubereitung bei chronischen Herpesvirusinfektionen der oberen Atemwege und Augen wirksam zu sein. Leitsymptome: Photophobie

und reichliche Absonderung eines reizenden Sekrets aus den Augen, das an den Innenwinkeln oft Exkoriationen verursacht.
– Dosierung: (Tinktur) 2 × täglich 0,08 ml/kg KG oder (homöopathische Potenz C30) 1 × 1 Globulus am Tag für 1–2 Wochen.
● **Allium cepa C30** (Zwiebel): scheint für viele chronische Infektionen der oberen Atemwege geeignet zu sein, vor allem wenn die Katzen niesen müssen (reichliches, reizendes, wässriges Nasensekret). Leitsymptome: Lichtempfindlichkeit und Blinzeln, gelegentlich Heiserkeit.
– Dosierung: 1–3 Globuli am Tag, bis zu 1 Woche lang.
– Zur Prophylaxe in Katzenzuchten, um Morbidität bei Epidemien zu verringern.
● Wenn Differenzialdiagnose zu schwierig ist, verschreiben Tierärzte manchmal beide Mittel mit offensichtlichem Erfolg.

## TCM

(☞ Kap. 9)

> **Therapievorschläge der Autoren**
>
> Steve Marsden: Augentrost *(Euphrasia officinalis)*; Zwiebel *(Allium cepa)*
> Susan G. Wynn: Auf die Ernährung achten; Lysin, Melisse

# 12.5 Pilzinfektionen

## 12.5.1 Therapeutische Strategien

● Pilzwachstum und -vermehrung unterdrücken
● Herde mit lokal-invasivem Wachstum sanieren

## 12.5.2 Optionen auf konventioneller Grundlage

● **Berberin:** Kanadische Gelbwurz *(Hydrastis canadensis),* Berberitze *(Berberis vulgaris),* Mahonie *(Mahonia aquifolium)*, chin. Goldfaden *(Coptis chinensis)*, javan. Gelbwurz *(Curcuma xanthorrhiza)* enthalten Berberin als Wirkstoff und waren gegen bestimmte Pilze wirksam; chin. Goldfaden z.B. gegen Candida albicans, Cryptococcus neoformans, intrazelluläre Mykobakterien und andere Pathogene [Okunade et al. 1994].
● **Knoblauch** *(Allium sativum)*: bei topischer Anwendung gegen bestimmte Dermatophyten wirksam [Venugopal 1995]. Warnhinweise beziehen sich üblicherweise auf hohe orale Dosen bei Hunden und Katzen, während Knoblauch in niedriger Dosierung als sicher gilt; während einer Knoblauchtherapie sind regelmäßige Blutkontrollen erforderlich.
● **Ätherische Öle:** Eukalyptusöl *(Eucalyptus globulus)* war gegen Dermatophyten wie Microsporum canis, M. gypseum oder Trichophyton mentagrophytes gut wirksam [Shahi et al. 2000]. Auch Teebaumöl *(Melaleuca alternifolia)* zeigte bei Dermatophyten eine gewisse Wirkung [Nenoff et al. 1996], war aber für Katzen tödlich [Bischoff u. Guale 1998].

> **CAVE:** Eukalyptusöl ist extrem giftig; für Tiere, die es ablecken, kann es sogar tödlich sein; Teebaumöl ist für Katzen tödlich.

- **Pflanzenwirkstoffe:** Antimykotische Wirkstoffe aus der westlichen Kräutertradition wurden von Brinker [1995] zusammengestellt. Yerba mansa *(Anemopsis californica)* enthält mit Methyleugenol einen mäßig aktiven Wirkstoff gegen Hefe- und andere Pilze. Das in Walnüssen *(Juglans regia)* enthaltene Juglone zeigte eine signifikante antimykotische Wirkung gegenüber Aspergillus-Spezies [Mahoney et al. 2000]. Lapachorinde *(Tabebuia impetiginosa)* ist ein beliebtes Mittel gegen Hefepilze. Mit Usninsäure enthält auch Bartflechte *(Usnea barbata)* einen antimykotischen Wirkstoff [Broksa et al. 1996]. Von einem der Autoren (Steve Marsden) werden alle vier Wirkstoffe kombiniert und topisch bei Hautinfektionen durch Dermatophyten und Pilze angewandt.
- **Spitzwegerich** *(Plantago lanceolata)*: enthält Benzoesäure, die sich zur topischen Behandlung von Hautmykosen eignet und auch in der TCM für ihre Dermatophyten-Wirksamkeit bekannt ist [Naeser 1996]. Als ausgesprochen mildes Kraut dürfte Spitzwegerich kaum eine signifikante Wirkung haben, kann aber äußerlich angewandt oder eingenommen werden.

### 12.5.3 Komplementäre Optionen

- Dermatophyteninfektionen heilen vermutlich in vielen Fällen spontan, sobald die Patienten immun geworden sind; daher könnten Dermatophyteninfektionen durch Stärkung des Immunsystems schneller abklingen (Ansätze bei der Immunstimulation ☞ Kap. 14). Um zusätzlich die Immunabwehr der Haut zu verbessern, kommen bluttonisierende Mittel in Betracht (☞ Kap. 21).
- Hefepilzinfektionen (z.B. bei Otitis externa) scheinen meist pathologische Anhäufungen von Feuchtigkeit bzw. Feuchte-Hitze zugrunde zu liegen. Geeignete TCM-Rezepturen, mit denen sich bei Hefepilzinfektionen Feuchtigkeit aus Haut und Ohren der Tiere ausleiten bzw. die Abwehrkräfte steigern lassen, finden sich in Kapitel 21 und 22.

#### Therapievorschläge der Autoren

Steve Marsden: Verdünntes Teebaumöl; Knoblauch; geeignete TCM-Rezeptur
Susan G. Wynn: Diätetische Behandlung; Immunmodulation; topische Anwendung von Mahonie, chin. Goldfaden, Knoblauch; verdünntes Teebaumöl

**12**

# 12.6 Fallbericht

### Fallbericht: Katzenschnupfen-Komplex (mit Viruskonjunktivitis)

Heidi, eine 12-jährige, kastrierte Langhaar-Hauskatze

### Anamnese

Heidis Hauptbeschwerden waren schmerzhaft gerötete Augen, die seit einem Jahr „liefen". Angefangen hatte es als akute Konjunktivitis mit Blepharospasmen und gelblichem Sekret. Damals keine Anzeichen für eine Virus- oder Chlamydieninfektion im Abstrich erkennbar. Durch das verordnete Dreifachantibiotikum mit Dexamethason (topische Anwendung, 3 × täglich über 10 Tage) besserten sich die Symptome jedoch nicht. Im Anschluss wurde (wegen Verdacht auf Chlamydieninfektion) Tetracyclin ausprobiert (wieder für 10 Tage, 3 × täglich, topisch), ebenfalls ohne Erfolg.

Der Katzenbesitzer wechselte eine Woche später den Tierarzt. Zu der Zeit hatte Heidi immer noch Augenschmerzen, nur war das Sekret jetzt serös statt eitrig. Außerdem fiel eine starke Gingivitis mit Zahnsteinbildung auf. Nach dem schlechten Ansprechen auf die antibiotische und antientzündliche Therapie und aufgrund des klaren Augensekrets ging der Tierarzt von einer chronischen Herpesvirusinfektion aus und verschrieb L-Lysin (2 × 250 mg/Tag) für 2 Monate sowie zusätzlich für 1 Woche Interferon (1 × 30 IE/Tag oral). Einen Monat später wurde eine gründliche Zahnreinigung durchgeführt. Zwei der oberen Schneidezähne und ein Molar mussten gezogen werden, neun weitere Zähne fehlten. Über den Augenzustand keine Angabe.

Als sich Heidis Zustand in den nächsten 10 Monaten weiter verschlechterte, kam ihr Besitzer auf der Suche nach alternativen Behandlungsmethoden zu einem der Autoren (Steve Marsden). Heidi hatte seit mehreren Monaten keine Therapie mehr erhalten. Sie verbrachte die meiste Zeit im Dunkeln, vermutlich wegen starker Photophobie. Juckreiz oder respiratorische Symptome waren nicht vorhanden. Heidi fraß noch und neigte zur Gewichtszunahme. Trotz ihrer Beschwerden verhielt sie sich normal zutraulich.

### Körperliche Untersuchung

- **Augen:** beidseits reichliches „Tränenträufeln" (Epiphora); schwache Exkoriation in den Innenwinkel, darüber rote Schleim-/Mukusauflagerung; Berührungsschmerz des rechten Auges, aber keine Abrasio corneae oder Einrisse erkennbar; stark entzündete Bindehaut mit follikulärer Hyperplasie
- Puls-, Zungen- und alle anderen Befunde normal;
- Laboruntersuchungen wurden nicht veranlasst.

## Befundauswertung bzw. Diagnose

- Die Ursache der chronischen Konjunktivitis blieb unbekannt. Doch bei Viruskonjunktivitis und Katzenschnupfen-Komplex erfolgt in der klinischen Praxis routinemäßig keine weitere diagnostische Abklärung der Ätiologie.
- Eine symptomlose chronische Konjunktivitis mit Einschlusskörperchen ist mit einer felinen Pneumonitis (durch Chlamydia psittaci) vereinbar. Heidis Beschwerden waren allerdings ungewöhnlich stark für eine Chlamydieninfektion; und da sie nicht auf Tetracyclin angesprochen hatte und sich in beiden Konjunktivalabstrichen keine Elementarkörperchen nachweisen ließen, war eine feline Pneumonitis auszuschließen.
- Wegen der chronisch rezidivierenden Symptome schien eine Infektion mit Herpesviren möglich. Die starke Zahnfleischentzündung könnte durch Caliciviren verursacht sein.

## Behandlung

- Heidi bekam Augentrost *(Euphrasia officinalis)* verschrieben (oral als homöopathische Zubereitung in der Potenz C30 1 × täglich über 1 Woche).
- Euphrasia wurde wegen der chronischen Konjunktivitis, der Exkoriationen in den Innenwinkeln und der Photophobie gewählt.

## Therapieergebnisse

- **3 Wochen später:** Euphrasia schien zu helfen; Heidis Photophobie war nicht mehr so stark, sie war wieder aktiver und zog sich weniger zurück. Die seröse Absonderung aus den Augen hatte sich verringert. Euphrasia wurde noch eine weitere Woche gegeben.
- **Nach 4 Wochen:** Heidi bekam noch immer Euphrasia; nach Angaben des Besitzers versteckte sie sich nicht mehr, blinzelte kaum noch und die Augen liefen fast nicht mehr. Das rechte Auge war zwar nicht mehr gerötet, aber die follikuläre Konjunktivitis noch deutlich ausgeprägt. Im Abstrich des rechten Auges fanden sich Schleimfäden, amorphe Pigmentepithelzellen und Lymphozyten, aber keine Eosinophilen. Um die Symptome nicht durch übermäßigen Gebrauch zu verschlimmern, wurde Euphrasia sicherheitshalber abgesetzt. Stattdessen subkutane Injektion von 75.000 IE Vitamin A und 125.000 IE Vitamin D, um die Epithelverdickung zu verringern, die Immunabwehr zu stärken und die Bindehautheilung zu unterstützen.
- **Nach 5 Monaten:** Augenbeschwerden bei der Nachkontrolle komplett verschwunden. Falls erneut Absonderungen auftreten sollten, würde wieder für ein paar Tage Euphrasia (1 × täglich) verabreicht, bis sie aufhörten.
- **3 Jahre später:** noch immer kein Rezidiv.

## Diskussion

- Ob die Vitamin-A-Injektion bei Heidi genutzt hat, lässt sich nicht klären. Vitamin A kann die Zelldifferenzierung und Keratinisierung von Epithelzellen (einschließlich der Bindehaut) unterstützen. In der Humanmedizin wird Vitamin A meist zusammen mit Vitamin C verabreicht, damit sich die Bindehaut bei Viruskonjunktivitis besser regeneriert und widerstandsfähiger gegenüber eingedrungenen Pathogenen wird. Denn es hat sich gezeigt, dass Vitamin A (in höherer Dosierung als der täglich empfohlenen Zufuhr) die humorale und zelluläre Immunität bei Menschen stärken kann. Trotzdem könnte Heidis Zustandsbesserung natürlich auch mit dem Absetzen von Euphrasia zusammenhängen oder durch spontanes Abklingen zu erklären sein.

- Das größte praktische Problem mit homöopathischen Mitteln in der Veterinärmedizin besteht darin, dass Tierbesitzer die Anwendung meist übertreiben. Einige Tierärzte sehen homöopathische Präparate eher als Stimulanzien denn als pharmazeutische Mittel, da sie körperliche Schwachstellen von Patienten in ähnlicher Weise stimulieren können wie ein Gewichtstraining bei schwachen Muskeln. Wenn das Gewicht nicht zu schwer ist und regelmäßige Ruhepausen zwischen den Trainingseinheiten eingehalten werden, werden die Muskeln durch den Reiz allmählich kräftiger. Genauso wie homöopathische Mittel, die in der richtigen Potenz und Häufigkeit angewandt werden, einen Patienten kräftigen. Doch wenn die Potenz zu stark oder zu schwach gewählt oder ein Mittel zu häufig eingenommen wird, kann es die Patienten noch weiter schwächen und Symptome erneut wieder auftauchen lassen – wie ein übertrainierter Muskel an Kraft verliert.

## Literatur

Ahn YJ, Park SJ, Lee SG, Shin SC, Choi DH. Cordycepin: selective growth inhibitor derived from liquid culture of *Cordyceps militaris against Clostridium spp. J Agric Food Chem* 48(7):2744-2748, 2000.

Aruoma OI, Spencer JP, Rossi R, Aeschbach R, Khan A, Mahmood N, Munoz A, Murcia A, Butler J, Halliwell B. An evaluation of the antioxidant and antiviral action of extracts of rosemary and Provencal herbs. Food Chem Toxicol 34(5):449-456, 1996.

Bensky D, Barolet R. *Chinese Herbal Medicine Formulas and Strategies.* Seattle, 1990, Eastland Press.

Bischoff K, Guale F. Australian tea tree *(Melaleuca alternifolia)* oil poisoning in three purebred cats. *J Vet Diagn Invest* 10(2):208-210, 1998.

Boericke W. *Materia Medica with Repertory,* ed 9. Santa Rosa, Calif, 1927, Boericke & Tafel.

Bouic PJD. Immunomodulation in HIV/AIDS: the Tygerberg/Stellenbosch University experience. *AIDS Bull* 6:18-20, 1997.

Brinker F. *Formulas for Healthful Living.* Sandy, Ore, 1995, Eclectic Medical Publications.

Broksa B, Sturdikova M, Pronayova N, Liptaj T. (-)- Usnic acid and its derivatives: their inhibition of fungal growth and enzyme activity. *Pharmazie* 51(3):195-196, 1996.

Buimovici-Klein E, Mohan V, Lange M, Fenamore E, Inada Y, Cooper LZ. Inhibition of HIV replication in lymphocyte cultures of virus-positive subjects in the presence of sho-saiko-to, an oriental plant extract. *Antiviral Res* 14(4-5):279-286, 1990.

Caceres DD, Hancke JL, Burgos RA, Sandberg F, Wikman GK. Use of visual analogue scale measurements (VAS) to assess the effectiveness of standardized *Andrographis paniculata* extract SHA-10 in reducing the symptoms of common cold: a randomized double blind-placebo study. *Phytomedicine* 6(4):217-223, 1999.

Chang RS, Ding L, Chen GQ, Pan QC, Zhao ZL, Smith KM. Dehydroandrographolide succinic acid monoester as an inhibitor against the human immunodeficiency virus. *Proc Soc Exp Biol Med* 197(1):59-66, 1991.

Critchfield JW, Butera ST, Folks TM. Inhibition of HIV activation in latently infected cells by flavonoid compounds. *AIDS Res Hum Retroviruses* 12(1):39-46, 1996.

Dimitrova Z, Dimov B, Manolova N, Pancheva S, Ilieva D, Shishkov S. Antiherpes effect of *Melissa officinalis* L. extracts. *Acta Microbiol Bulg* 29:65-72, 1993.

Dorman HJ, Deans SG. Antimicrobial agents from plants: antibacterial activity of plant volatile oils. *J Appl Microbiol* 88(2):308-316, 2000.

Ehling D. *The Chinese Herbalist's Handbook*, revised ed. Santa Fe, NM, 1996, Inword Press.

Elgayyar M, Draughon FA, Golden DA, Mount JR. Antimicrobial activity of essential oils from plants against selected pathogenic and saprophytic microorganisms. *J Food Prot* 64(7):1019-1024, 2001.

Habtemariam S, Macpherson AM. Cytotoxicity and antibacterial activity of ethanol extract from leaves of a herbal drug, boneset *(Eupatorium perfoliatum)*. *Phytother Res* 14(7):575-577, 2000.

Harakeh S, Jariwalla RJ, Pauling L. Suppression of human immunodeficiency virus replication by ascorbate in chronically and acutely infected cells. *Proc Natl Acad Sci* USA 87(18):7245-7249, 1990.

Hu S, Dutt J, Zhao T, Foster CS. Tetrandrine potently inhibits herpes simplex virus type-1-induced keratitis in BALB/c mice. *Ocul Immunol Inflamm* (3):173-180, 1997.

Ikemoto K, Utsunomiya T, Ball MA, Kobayashi M, Pollard RB, Suzuki F. Protective effect of shigyaku-to, a traditional Chinese herbal medicine, on the infection of herpes simplex virus type 1 (HSV-1) in mice. *Experientia* 50(5):456-460, 1994.

Inouye S, Takizawa T, Yamaguchi H. Antibacterial activity of essential oils and their major constituents against respiratory tract pathogens by gaseous contact. *J Antimicrob Chemother* 47(5):565-573, 2001.

Kulevanova S, Kaftandzieva A, Dimitrovska A, Stefkov G, Grdanoska T, Panovski N. Investigation of antimicrobial activity of essential oils of several Macedonian Thymus L. species (Lamiaceae). *Boll Chim Farm* 139(6):276-280, 2000.

Kurokawa M, Hozumi T, Basnet P, Nakano M, Kadota S, Namba T, Kawana T, Shiraki K. Purification and characterization of eugeniin as an anti-herpesvirus compound from *Geum japonicum* and *Syzygium aromaticum*. *J Pharmacol Exp Ther* 284(2):728-735, 1998.

Lee DS, Lee SH, Noh JG, Hong SD. Antibacterial activities of cryptotanshinone and dihydrotanshinone I from a medicinal herb, *Salvia miltiorrhiza* Bunge. *Biosci Biotechnol Biochem* 63(12):2236-2239, 1999.

Li BQ, Fu T, Yan YD, Baylor NW, Ruscetti FW, Kung HF. Inhibition of HIV infection by baicalin—a flavonoid compound purified from Chinese herbal medicine. *Cell Mol Biol Res* 39(2):119-124, 1993.

**12**

Mahoney N, Molyneux RJ, Campbell BC. Regulation of aflatoxin production by naphthoquinones of walnut *(Juglans regia)*. *J Agric Food Chem* 48(9): 4418-4421, 2000.

Mitchell W. *Plant Medicine*: The Bastyr Years. Bastyr University, Seattle, 1999, Self-published.

Muller F, Svardal AM, Nordoy I, Berge RK, Aukrust P, Froland SS. Virological and immunological effects of antioxidant treatment in patients with HIV infection. Eur *J Clin Invest* (10):905-914, 2000.

Murray MF, Srinivasan A. Nicotinamide inhibits HIV-1 in both acute and chronic in vitro infection. *Biochem Biophys Res Commun* 210(3):954-959, 1995.

Naeser MA. *Outline Guide to Chinese Herbal Patent Medicines in Pill Form*. Boston, Mass, 1990, Boston Chinese Medicine.

Nagasaka K, Kurokawa M, Imakita M, Terasawa K, Shiraki K. Efficacy of kakkonto, a traditional herb medicine, in herpes simplex virus type 1 infection in mice. *J Med Virol* 46(1):28-34, 1995.

Nawawi A, Ma C, Nakamura N, Hattori M, Kurokawa M, Shiraki K, Kashiwaba N, Ono M. Anti-herpes simplex virus activity of alkaloids isolated from *Stephania cepharantha*. *Biol Pharm Bull* 22(3):268-274, 1999.

Nenoff P, Haustein UF, Brandt W. Antifungal activity of the essential oil of *Melaleuca alternifolia* (tea tree oil) against pathogenic fungi in vitro. *Skin Pharmacol* 9(6):388-394, 1996.

Okunade AL, Hufford CD, Richardson MD, Peterson JR, Clark AM. Antimicrobial properties of alkaloids from *Xanthorhiza simplicissima*. *J Pharm Sci* 83(3):404-406, 1994.

Osato JA, Santiago LA, Remo GM, Cuadra MS, Mori A. Antimicrobial and antioxidant activities of unripe papaya. *Life Sci* 53(17):1383-1389, 1993.

Ozturk F, Kurt E, Cerci M, Emiroglu L, Inan U, Turker M, Ilker S. The effect of propolis extract in experimental chemical corneal injury. *Ophthalmic Res 32* (1):13-18, 2000.

Percival SS: Use of Echinacea in medicine. Biochem Pharmacol 60(2):155-158, 2000.

Rabbani GH, Butler T, Knight J, Sanyal SC, Alam K. Randomized controlled trial of berberine sulfate therapy for diarrhea due to enterotoxigenic *Escherichia coli* and *Vibrio cholerae*. *J Infect Di*s 155(5):979-984, 1987.

Rawal BD, Bartolini F, Vyas GN. In vitro inactivation of human immunodeficiency virus by ascorbic acid. *Biologicals* 23(1):75-81, 1995.

Reichling J, Weseler A, Saller R. A current review of the antimicrobial activity of Hypericum perforatum L. *Pharmacopsychiatry* 34:S116-S118, 2001.

Scazzocchio F, Cometa MF, Tomassini L, Palmery M. Antibacterial activity of Hydrastis canadensis extract and its major isolated alkaloids. *Planta Med* 67(6):561-564, 2001.

Shahi SK, Shukla AC, Bajaj AK, Banerjee U, Rimek D, Midgely G, Dikshit A. Broad spectrum herbal therapy against superficial fungal infections. *Skin Pharmacol Appl Skin Physiol* 13(1):60-64, 2000.

Shoji S, Furuishi K, Misumi S, Miyazaki T, Kino M, Yamataka K. Thiamine disulfide as a potent inhibitor of human immunodeficiency virus (type-1) production. *Biochem Biophys Res Commun* 205(1):967-975, 1994.

Sun D, Courtney HS, Beachey EH. Berberine sulfate blocks adherence of *Streptococcus pyogenes* to epithelial cells, fibronectin, and hexadecane. *Antimicrob Agents Chemother* 32(9):1370-1374, 1988.

Stiles J, Townsend WM, Rogers QR, Krohne SG. Effect of oral administration of l-lysine on conjunctivitis caused by feline herpesvirus in cats. *Am J Vet Res* 63(1):99-103, 2002.

Sun D, Abraham SN, Beachey EH. Influence of berberine sulfate on synthesis and expression of Pap fimbrial adhesin in uropathogenic *Escherichia coli*. *Antimicrob Agents Chemother* 32(8):1274-1277, 1988.

Tabba HD, Chang RS, Smith KM. Isolation, purification, and partial characterization of prunellin, an anti-HIV component from aqueous extracts of *Prunella vulgaris*. *Antiviral Res* 11(5-6):263-273, 1989.

Takahashi I, Nakanishi S, Kobayashi E, Nakano H, Suzuki K, Tamaoki T. Hypericin and pseudohypericin specifically inhibit protein kinase C: possible relation to their antiretroviral activity. *Biochem Biophys Res Commun* 165(3):1207-1212, 1989.

Venugopal PV, Venugopal TV. Antidermatophytic activity of garlic (*Allium sativum*) in vitro. Int J Dermatol 34(4):278-279, 1995.

Vynograd N, Vynograd I, Sosnowski Z. A comparative multi-centre study of the efficacy of propolis, acyclovir and placebo in the treatment of genital herpes (HSV). *Phytomedicine* 7(1):1-6, 2000.

Weinberg JB, Shugars DC, Sherman PA, Sauls DL, Fyfe JA. Cobalamin inhibition of HIV-1 integrase and integration of HIV-1 DNA into cellular DNA. *Biochem Biophys Res Commun* 246(2):393-397, 1998.

Yeung H. *Handbook of Chinese Herbal Formulas*. Los Angeles, 1995, Self-published.

Yeung H. *Handbook of Chinese Herbs*. Los Angeles, 1996, Self-published.

# 13    Endokrin bedingte Erkrankungen

## 13.1 Schilddrüsen-Überfunktion (Hyperthyreose)

### 13.1.1 Therapeutische Strategien

- $T_3$-(Thyroxin-) und $T_4$-(Trijodthyronin-)Spiegel senken
- Schädigung der Zielgewebe verhindern

### 13.1.2 Optionen auf konventioneller Grundlage

- **Karnitin:** in einigen Geweben peripherer Rezeptorantagonist von Thyroxin. In einem placebokontrollierten klinischen Versuch verhinderte die tägliche Verabreichung von bis zu 4 g Karnitin, dass bei Frauen mit Hyperthyreose Symptome auftraten; bereits vorhandene Symptome verschwanden wieder [Benvenga et al. 2001]. Da die Karnitinspeicher im Körper bei Hyperthyreose entleert werden, ist eine Supplementierung auf jeden Fall anzuraten. Dosierung bei Katzen: 250–500 mg, verteilt auf mehrere Dosen am Tag.
- **Europäischer Wolfstrapp** *(Lycopus europeus)*: nur als Alkoholextrakt verfügbar; orale Verabreichung führte bei Ratten zu einer länger (mehr als 24 Stunden) anhaltenden Senkung des $T_3$-Spiegels, möglicherweise wegen einer reduzierten peripheren $T_4$-Dejodinierung. 24 Stunden nach der Gabe war eine stark erniedrigte $T_4$- und TSH-Konzentration (Thyroidea stimulierendes Hormon) zu beobachten [Winterhoff et al. 1994]. Einzelberichte über die Anwendung bei feliner Hyperthyreose klingen recht viel versprechend und lassen vermuten, dass eine Kombination aus Wolfstrapp und Melisse die $T_4$-Spiegel normalisieren und so die Lebensdauer der Katzen ohne herkömmliche Therapie verlängern könnte. Unerwünschte Nebenwirkungen wurden bisher nicht berichtet.
- **Melisse** *(Melissa officinalis)*: nicht so gut untersucht wie Wolfstrapp; in einer Studie war bei Menschen die Immunglobulinbindung an TSH-Rezeptoren herabgesetzt [Auf'mkolk et al. 1985]. Dieser Befund ist für hyperthyreote Katzen zwar nicht relevant, doch Melisse ist in den meisten Rezepturen enthalten, die mit offensichtlichem Erfolg bei Katzen mit einer Schilddrüsen-Überfunktion angewandt werden.

### 13.1.3 Komplementäre Optionen

In der Humanmedizin zielt der TCM-Ansatz zur Behandlung der Hyperthyreose gegenwärtig darauf, das Leber-Feuer zu löschen, dessen lodernde Hitze das *Yin* austrocknet. Die Auffassung eines *Yin*-Mangels, der auf einem *Yang*-Überfluss beruht, wird auch in Bezug auf die feline Hyperthyreose vertreten.

- **Hyper Jia Bing**
  - Zusammensetzung: *Shu Di Huang, Shan Yao, Shan Zhu Yu, Bai Shao Yao, Ze Xie, Mu Li, Long Gu, Xiang Fu* und *Chai Hu*
  - Indikation: Schilddrüsenknoten, Gewichtsverlust, Reizbarkeit, Hyperaktivität oder Ruhelosigkeit, Palpitationen oder Arrhythmien
  - Symptome: rote, trockene Zunge; schneller, drahtiger, überflutender, dünner Puls; Schlafstörungen, Heißhunger, Müdigkeit, weicher Kot, Tachykardie, warme Pfoten
- **Hai Zao Yu Hu Tang** („Sargassum-[Algen-]Dekokt aus dem Jadetopf")
  - Behandlungsprinzip (wie bei humaner Hyperthyreose): Zufuhr von organischem Jod, z.B. durch Muscheln und Seegras; hat unter TCM-Veterinären viele Befürworter
  - Indikation bzw. Wirkung: Schleimansammlungen im Rachenbereich werden aufgeweicht (verflüssigt) und transformiert; nach traditioneller TCM-Auffassung Leber-*Qi* und Blut bewegend, daher gegen Reizbarkeit, Ängstlichkeit oder Depression verschrieben
  - Symptome: bläulich-dunkelrote Zunge mit dünnem weißem Belag; drahtiger, schlüpfriger Puls; Abwehrspannung bei Palpation des oberen (kranialen) Abdomens
- **Jodersatz:** Mit Jod den Schilddrüsenstoffwechsel zu unterdrücken war ursprünglich ein konventioneller humanmedizinischer Therapieansatz bei Hyperthyreose; langfristig ist eine Jodersatztherapie aber kaum wirksam und kann immer wieder „thyroidale Stürme" (Krisen) auslösen.
- **Schleim-Hitze:** Obwohl auf jodhaltige Phytotherapeutika verzichtet wird, ist ein von den Autoren entwickelter Behandlungsansatz bei feliner Hyperthyreose erfolgreich. Zugrunde liegt dem die Annahme, dass eine Überfunktion der Schilddrüse durch Schleim-Hitze verursacht sein kann. Wenn sich pathogene Feuchtigkeit als Schleim im *San Jiao* (Dreifach-Erwärmer) ansammelt, erwirbt sie die besondere, unübliche Fähigkeit, ein pathologisches Feuer zu entzünden. In einem ganz mit *Qi* angefüllten Körperbereich dürfte gestauter Schleim (Kongestion) eine enorme Reibungshitze freisetzen, ähnlich wie Verbrennungen an den Händen beim Durchrutschen eines Seils. Diese Erklärung passt perfekt zur fortschreitenden Symptomatik einer felinen Hyperthyreose und wird auch durch das offensichtlich gute Ansprechen auf Rezepturen bestätigt, die unter dieser Prämisse ausgewählt wurden. Ihre Zusammensetzung richtet sich nach der Ausprägung der Überfunktion bei jedem einzelnen Patienten.
- **Allgemeine Dosierungsempfehlung** für alle Rezepturen (Granulate) in diesem Abschnitt: 60–75 mg/kg (oder ¼ Teelöffel pro 5–7,5 kg KG), aufgeteilt auf 2 Dosen am Tag.

## Phase I: Anhäufung von Feuchtigkeit und Schleim

- Pathophysiologie: Die feline Hyperthyreose beginnt schleichend mit einer Anhäufung von Feuchtigkeit, wenn die Milz Nahrung nicht mehr vollständig in *Qi* und für den Körper nützliche Flüssigkeit umwandeln kann. Da Feuchtigkeit keine verwertbare Flüssigkeit ist, wird die Funktion der Milz durch ihre Anhäufung noch weiter behindert und es entsteht ein Teufelskreis (Circulus vitiosus).

- Puls- und Zungenbefunde: schlüpfriger oder – bei dicken Katzen – dünner Puls; feuchte, geschwollene Zunge mit Zahnabdrücken und Speichelfäden.
- Symptome: geblähtes Abdomen, schleimiges Erbrechen nach Mahlzeiten, geringer Durst, Appetitmangel oder Fressattacken (durch Feuchte-Hitze), Gewichtszunahme, Lethargie; Zustandsverschlechterung bei nass-feuchtem Wetter, Schleim im Stuhl, profuse wässrige Urinausscheidung, Harn- oder Stuhldrang.
- *Tao Hong Er Chen Tang* („Zwei-Kräuter-Dekokt aus Saflor und Pfirsich")
  - Zusammensetzung: 45 g *Er Chen Tang* mit 12 g *Tao Ren* und 9 g *Hong Hua*
  - Indikation: um Progression der Erkrankung schon in der Frühphase aufzuhalten oder nach chirurgischer Entfernung Rezidive von Schilddrüsentumoren zu verhindern
  - Wirkung: Milz tonisierend; für Phase I ist jede Milz tonisierende Rezeptur geeignet
  - Symptome: meist Zufallsbefund, da Vergrößerung in diesem Stadium kaum tastbar ist; verdächtig ist chronisches Erbrechen bei Katzen

### Phase II: Anhäufung von Schleim-Hitze im *San Jiao*

- Pathophysiologie: Die im Dreifach-Erwärmer angehäufte Feuchtigkeit beginnt sich jetzt zu verdicken und den *Qi*-Fluss zu behindern; dabei wird Hitze erzeugt.
- Symptome: erkennbare Vergrößerung („Tumoren") der Schilddrüsen, erhöhte Spiegel der Schilddrüsenhormone, weiter bestehende Feuchtigkeitssymptome, erste Anzeichen von Hitze und *Qi*-Stagnation (z.B. Reizbarkeit, Wärmeunverträglichkeit, Herzfrequenzanstieg, vermehrter Appetit und Durst).
- Puls- und Zungenbefunde: schlüpfriger, drahtiger und schneller Puls; geschwollene und feuchte, rote bis fliederfarbene Zunge mit Bissspuren, Speichelfäden.
- *Wen Dan Tang* („Gallenblase wärmendes Dekokt mit Coptis")
  - Zusammensetzung: 60 g des Grundrezepts mit 6 g *Huang Lian,* 12 g *Tao Ren,* 12 g *Hong Hua,* 6 g *Zhi Zi,* 12 g *Lian Qiao,* 9 g *Gua Luo,* 9 g *Zhe Bei Mu,* 12 g *Mu Li* und 9 g *Jiang Cao* ergänzen
  - Wirkung: klärt Hitze, bewegt Blut und *Qi,* löst Schleimansammlung auf, leitet Feuchtigkeit aus
- *Xiao Luo Wan* („Tablette aus Fritillariazwiebeln und Austernschalen") – eine „kleine Rezeptur" aus *Zhe Bei Mu* und *Mu Li*
  - Indikation: Hyperthyreose des Menschen
  - Wirkung: Durch die Herkunft aus dem Meer enthält *Mu Li* eine beträchtliche Menge Jod. Mit jodhaltigen pflanzlichen Mitteln die Schilddrüsenaktivität zu unterdrücken, zählt zu den wichtigsten therapeutischen Strategien der Humanmedizin in frühen Stadien der Erkrankung, ist aber als Dauerlösung ungeeignet; ebenso wenig lohnt sich der langfristige Einsatz bei feliner Hyperthyreose.

### Phase III: Leere-Hitze und Feuer durch zunehmenden Nieren-*Yin*-Verbrauch

- Pathophysiologie: Alle länger anhaltenden Hitzezustände können das *Yin* schädigen. Bei Erschöpfung der Nieren-*Yin*-Speicher entwickelt sich eine Leere-Hitze, durch die sich die Neigung zur Erwärmung noch verstärkt. Die übermäßige Hitze lässt die Feuchtigkeit fast vollständig zu Schleim „gerinnen" und der Schleim trocknet weiter ein, bis zu einem zähen, festen Überrest. In Phase III stehen Hitze- und Trockenheitssymptome so im Vordergrund, dass die pathogenetische Rolle von Feuchtigkeit, Schleim und *Qi*-Stagnation verdeckt ist.
- Puls- und Zungenbefunde: beschleunigter, überflutender, drahtiger, manchmal auch schlüpfriger Puls; rote, trockene, raue und klein wirkende Zunge.
- Symptome: Auszehrung, Durst, starker Appetit, Erregtheit, Reizbarkeit, unruhiger Schlaf, verstärktes Träumen, Trockenheit von Haut und Haaren
- *Zhi Bai Di Huang Wan* („Tablette aus Anemarrhena, Phellodendron und Rehmannia")
  – Indikation: Zustandstabilisierung durch Klären der Hitze und Nähren des *Yin*
  – Zusammensetzung: 60 g *Liu Wei Di Huang Wan* („Rehmannia-Tablette mit sechs Aromen"), ergänzt durch 12 g *Zhi Mu* und 9 g *Huang Bai*
- Sobald Leere-Hitze und Feuer geklärt (beseitigt) sind und sich das *Yin* erholt hat, müssten wieder Feuchte-Hitze-Symptome (schlüpfriger Puls und rote, geschwollene, feuchte Zunge) erkennbar werden. In dem Fall empfiehlt sich wieder modifiziertes *Wen Dan Tang* (siehe Phase II).

### Phase IV: Nieren-*Yin*- und -*Yang*-Mangel

- Pathophysiologie: In einem endlosen Kreislauf entsteht *Yang* immer wieder neu aus *Yin*. Es muss also *Yin* vorhanden sein, damit *Yang* aufsteigen kann. Durch unvermindert anhaltende Hitze erschöpft sich erst das Nieren-*Yin* und schließlich das Nieren-*Yang*. Im Endstadium der felinen Hyperthyreose treffen *Yang*-Mangel und Hitze-Fülle zusammen und erzeugen ein scheinbar widersprüchliches klinisches Bild mit Hitzesymptomen und Kälteunverträglichkeit.
- Puls- und Zungenbefunde: überflutender, schneller, drahtiger Puls, der im Endstadium winzig (kaum noch spürbar) wird; rote, trockene, kleine Zunge, die in Spätstadien abblasst.
- Symptome: fortschreitende Auszehrung, unstillbarer Durst und Hunger, vermehrte Urinausscheidung, Reizbarkeit, starkes Frösteln, Unruhe, Erschöpfung und Schwäche.
- Am Ende der Entwicklung einer felinen Hyperthyreose lässt sich laborchemisch oft eine chronische Niereninsuffizienz oder Nierenversagen nachweisen. Selbst in Spätstadien können TCM-Mittel noch helfen, den Zustand der Katze zu stabilisieren, indem sie die Azotämie und die Harnkonzentrierungsleistung verbessern. Geeignet ist *Er Xian Tang* („Dekokt aus Palmgras/Curculigo und Elfenblume/Epimedium"). Falls nach der Stabilisierung erneut Schleim-Hitze auftreten sollte, kommt *Wen Dan Tang* in Betracht.

## Diätetische Unterstützung der Behandlung

● Dass eine Hyperthyreose bei Katzen auffallend häufig mit chronischem Erbrechen einhergeht bzw. gut auf Rezepturen anspricht, mit denen die Milz-Funktion verbessert oder die Schleimbildung reduziert werden soll, spricht aus Sicht der TCM für eine Verdauungsstörung. Oft entwickelt sich die Hyperthyreose bei Katzen, die an einer chronisch entzündlichen Darmerkrankung leiden, und scheint bei Verstärkung der gastrointestinalen Störungen auch eher symptomatisch zu werden. Andererseits können sich die Zeichen der Hyperthyreose spontan so weit zurückbilden, dass die TCM-Behandlung zumindest zeitweilig unterbrochen werden kann, wenn es gelingt, die chronisch entzündliche Darmerkrankung erfolgreich diätetisch zu kontrollieren. Zu den diätetischen Maßnahmen gehört auch die Vermeidung bekannter Allergieauslöser. Verzicht auf Kohlenhydrate dürfte ebenfalls bei der Prävention der felinen Hyperthyreose eine Rolle spielen.

● Wie schon erwähnt, ist Wolfstrapp *(Lycopus europeus)* berühmt für seine antithyreoidalen Eigenschaften, die die Wirkung von Schilddrüsenmedikamenten (Methamizol) verstärken können. Ähnliche Eigenschaften besitzt auch *Zi Cao,* das in der TCM häufig benutzt wird.

● *Zi Cao (Lithospermum erythrorhizon)* scheint wie der echte Steinsamen *(Lithospermum officinale)* als westlicher Vertreter zu wirken. Die antithyreoidale Wirkung bei Katzen beruht vermutlich auf einer Hemmung des Jodid-Transporters (ermöglicht der Schilddrüse Jodidaufnahme aus dem Blut) und der Jodothyronin-Dejodinase (wandelt Thyroxin in das metabolisch aktive $T_3$ um).

● Für westliche Lithospermum-Arten ist nachgewiesen, dass ihre antithyreoidale Wirkung durch TSH-Inhibition und Verdrängung von Immunglobulinen (IgG) zustande kommt; allerdings dürfte das bei feliner Hyperthyreose von nachrangiger Bedeutung sein.

● Trotz seiner offensichtlichen Wirkung auf die Schilddrüse ist *Zi Cao* in keiner TCM-Rezeptur zur Behandlung der Hyperthyreose in der Humanmedizin enthalten. Auch wurde bisher (von Steve Marsden) noch nicht näher untersucht, ob *Zi Cao* bei feliner Hyperthyreose die Wirkung der oben genannten Rezepturen verstärken könnte. In klinischen Versuchen mit *Zi Cao* konnte die erforderliche Methimazoldosis bei Katzen um 50–75 % reduziert werden; auf diese Weise ließen sich die zu Therapiebeginn auftretenden Nebenwirkungen des Medikaments (Appetitmangel, Übelkeit und Erbrechen) umgehen. Lithospermum scheint auch die Zeit bis zum Wirkungseintritt der Methimazolbehandlung zu verkürzen. Dagegen lassen sich Arzneimittelexantheme oder Autoimmunreaktionen offenbar nicht durch *Zi Cao* beeinflussen, und allein appliziert ist es auch unwirksam.

### Therapievorschläge der Autoren

Steve Marsden: In allen Phasen (I bis IV) TCM-Rezepturen; Vermeidung von Nahrungsmittelallergenen

Susan G. Wynn: Kombinationen mit Wolfstrapp und Melisse; Karnitin

## 13.2 Schilddrüsen-Unterfunktion (Hypothyreose)

**13**

### 13.2.1 Therapeutische Strategie

- Hormonmangel der Schilddrüse ausgleichen.

### 13.2.2 Optionen auf konventioneller Grundlage

- **Flügeltang** *(Alaria esculenta)* und andere Arten von Meeresalgen: wegen des hohen Jodgehalts oft als ergänzende Therapie bei Hypothyreose empfohlen. Allerdings ist eine Unterfunktion bei Hunden in 50–95 % der Fälle durch immunvermittelte Zerstörung von Schilddrüsengewebe verursacht, sodass man sich fragt, ob die Zufuhr von Jod bei unzureichender $T_3$- und $T_4$-Produktion überhaupt sinnvoll ist. Darüber hinaus könnte Jod die immunologisch bedingte Destruktion der Schilddrüsenzellen noch zu verstärken [Rose et al. 1999]. Deshalb ist Flügeltang, gerade weil es viel Jod enthält, bei Hypothyreose **kontraindiziert**.

### 13.2.3 Komplementäre Optionen

Die TCM ist überzeugt, dass sich eine Unterfunktion der Schilddrüse bei Menschen aus einem Nieren-*Yang*-Mangel entwickelt. Daher bildet *Shen Qi Wan* einen Stützpfeiler der Therapie und lässt sich entsprechend angepasst auch bei Tieren anwenden.

- ***Shen Qi Wan*** („Nieren-*Qi*-Tablette") oder ***Ba Wei Di Huang Wan***
  - Indikation: müde, zitternde Tiere, die morgens schwer wach werden
  - Symptome: drahtiger, schwacher Puls; blasse Zunge mit weißem Belag; trockenes, schuppiges Fell; evtl. Wassereinlagerungen oder Ödeme
  - Ergänzend „wärmende" Nahrungsmittel: Huhn, Hühnerleber, Lamm, Rind, Tunfisch, Lachs, Hering, Muscheln, brauner Reis, Mais, Kartoffeln, Kürbis, Kohl, Knoblauch, Ingwer, Safran, Rosmarin, Cayennepfeffer, Zimt und Basilikum
- ***Sheng Mai San*** („Puls generierendes Pulver")
  - Wirkung: stark *Qi* und *Yin* tonisierend
  - Indikation: Hypothyreose mit Kälteaversion, kühlen Extremitäten, kühl-wundem Rücken
  - Symptome: schwacher tiefer Puls; reichliche Ausscheidung eines hellen, klaren Urins, Harninkontinenz; Lethargie, Belastungsintoleranz, verminderte Libido, Zahnlockerung, Schwerhörigkeit; trockene, abschilfernde Haut, Schuppen, beidseits symmetrischer Haarausfall, Gewichtszunahme, schwaches Bellen

Von einigen wird die Schilddrüsenunterfunktion des Hundes wie die feline Hyperthyreose mit pflanzlichen Mitteln marinen Ursprungs (hoher Jodgehalt) behandelt, nur dass in dem Fall die Schilddrüsenfunktion unterstützt statt unterdrückt wird. Aus Sicht der TCM lässt sich durch die salzige

Geschmacksqualität von Seetang oder Algen die Nieren-Funktion stärken, die den Stoffwechsel antreibt. Trotzdem gelten solche Rezepturen nicht als Nierentonika, sondern als Schleim transformierende und Hitze klärende Mittel. Auf dieser Grundlage haben mehrere Anbieter Standardrezepturen entwickelt, z. B.:

- **Si Hai Su Yu Wan**
  - Zusammensetzung: 20 g *Mu Xiang*, 20 g *Chen Pi*, je 12 g *Hai Dai, Hai Ge Ke, Hai Zao, Hai Piao Xiao* und *Kun Bu*
  - Indikation: Kropfbildung, die allerdings bei Hunden selten das Problem ist
  - Symptome: drahtiger oder straffer Puls; leicht gerötete Zunge; Reizbarkeit, emotionale Belastung
- **Xiao Ying San**
  - Zusammensetzung: 18 g *Tu Si Zi*, 18 g *Rou Cong Rong*, 12 g *He Shou Wu*, 12 g *Xuan Shen*, je 8 g *Hai Dai, Hai Ge Ke, Hai Zao* und *Hai Piao Xiao* (ergänzend zum Grundrezept)
  - Indikation: deutliche Anzeichen eines Nieren-*Yang*- und -*Yin*-Mangels
- **Jia Bing Fang**
  - Zusammensetzung: je 30 g *Xia Ku Cao* und *Huang Qi*, 20 g *Dang Shen*, je 12 g *He Shou Wu, Shu Di Huang, Bai Shao, Shan Yao, Xiang Fu* und *Chai Hu*, je 10 g *Hai Zao* und *Kun Bu* (als Modifikation des Grundrezepts)
  - Indikation: Hunde mit *Qi*-, Blut- und *Yin*-Mangel
- **Allgemeine Dosierungsempfehlung** für alle Rezepturen in diesem Abschnitt (Granulate): 60–75 mg/kg (oder ¼ Teelöffel pro 5–7,5 kg KG), aufgeteilt auf 2 Dosen am Tag

## Differenzialdiagnosen

Nicht alle Patienten mit Hypothyreose zeigen das klassische Krankheitsbild mit kühler Haut, Lethargie, Haarausfall, unerklärlicher Gewichtszunahme und Bradykardie. Diese Symptome können auch kaum entwickelt sein oder fehlen; dann wird die Diagnose allein aufgrund der niedrigen Hormonspiegel gestellt. Doch die Diagnose sollte möglichst immer durch Bestimmung der TSH-Werte bestätigt werden.

**Niedriger TSH-Spiegel:** Bei einem niedrigen Thyroxin-($T_4$-) in Verbindung mit einem niedrigen TSH-Spiegel handelt es sich vermutlich um eine Adaptation an ein anderes Leiden. Anpassungsreaktionen laufen auf dasselbe hinaus wie die Wegnahme des Fußes vom Gaspedal, wenn ein ungewohntes Geräusch im Auto zu hören ist. Es könnte bedeuten, dass der Stoffwechsel (Umsatz) eingeschränkt wird, um durch geringere Konzentration der frei zirkulierenden Schilddrüsenhormone Zellschäden zu verhindern, bis die zugrunde liegende Störung beseitigt worden ist. Wenn ein niedriger Thyroxin- mit einem niedrigen TSH-Spiegel einhergeht, sollte man es als möglichen Selbstschutzmechanismus des Körpers werten und nach der zugrunde liegenden Erkrankung suchen, um sie zuerst zu behandeln.

**Leber-Blut-Mangel:** Bei einer „adaptiven Hypothyreose" lässt sich oft eine „alternative" Diagnose stellen, wenn keine konventionell-medizinische Ursache gefunden werden kann. In den meisten Fällen liegt ein Leber-Blut-Mangel vor, der sich u.a. als chronisch aktive Hepatitis, allergische Dermatitis, Hyperlipidämie, rezidivierende Mastozytose oder Magenschleimhautentzündung äußern kann. Nachdem ein Leber-Blut-Mangel richtig erkannt und behandelt wurde, sind oft spontane Erholungen niedriger $T_4$-Werte zu beobachten. Falls Tiere eine Schilddrüsenhormon-Ersatztherapie erhalten, muss Thyroxin dann u.U. drastisch niedriger dosiert oder sogar abgesetzt werden. Der biochemische Wirkmechanismus ist nicht bekannt, doch vermutlich spielt eine Verbesserung der Leberfunktion dabei eine Rolle.

**Primäre Hypothyreose:** Wenn die Schilddrüsenhormon-Substitution niedrig dosiert fortgesetzt werden muss, legt das den Verdacht auf eine echte/primäre Hypothyreose (durch chronische lymphozytäre Thyreoiditis) nahe.

> **CAVE:** Solche Tiere nicht mehr impfen, weil sich die Hinweise mehren, dass polyvalente Impfstoffe die (autoimmune) Entzündung der Schilddrüse fördern.

### Therapievorschläge der Autoren

Steve Marsden: Zugrunde liegende Störung behandeln; Hormonsubstitution nur bei echter/primärer Hypothyreose
Susan G. Wynn: Thyroxin-Ersatztherapie

## 13.3 Diabetes mellitus

### 13.3.1 Therapeutische Strategien

- Transport von Kohlenhydraten, Proteinen und Fetten zu den Zellen und ihre Verwertung verbessern
- Gewebeschäden (durch chronische Hyperglykämie, Elektrolytmangel, metabolische Azidose und Dehydrierung) verhindern

### 13.3.2 Optionen auf konventioneller Grundlage

#### Diätetische Maßnahmen

(siehe Übersicht 13-1)
- **Kohlenhydrate:** Obwohl eine kohlenhydratreiche Ernährung von Diabetes-Patienten und speziell Katzen aus alternativer diätetischer Sicht fragwürdig ist, kann ein Versuch mit Getreide wie Gerste oder Mohrenhirse (niedriger glykämischer Index) nicht schaden [Sunvold et al. 1998]. Bei hartnäckiger Adipositas von Haustieren fördert kohlenhydratarmes Futter gelegentlich die Gewichtsabnahme. Es sollte zu 50–70 % aus Fleisch (unterschiedliche Sorten) und im Übrigen aus Getreide (Gerste, Hirse o.Ä.) und wechselnden Gemüsesorten bestehen (☞ Kap. 3 „Steinzeitliche" Diät). Die Vielfalt macht selbst hergestelltes Futter sicherer, als man denkt (bzw. gelernt hat); trotzdem sollten die so ernährten Tiere regelmäßig tierärztlich kontrolliert werden.

- **Komplettnahrungen:** Manche Veterinärmediziner bevorzugen Trockenfutter als die „sicherere" Methode für diabetische Tiere, weil sich die Zufuhr dann genauer überwachen lässt und Insulin nach Bedarf gegeben werden kann.
- **Ballaststoffe:** Da sie die Glukoseresorption im Darm vermindern, ermöglichen sie eine bessere glykämische Kontrolle. Durch Zufuhr unverdaulicher Zellulose (12 % im Futter) verringerte sich in randomisierten Cross-over-Studien die Glukoseresorption bei Katzen [Chastain et al. 2000] und bei Hunden [Nelson et al. 1998]. Eine andere Studie verglich die Auswirkungen von Hundefutter mit unterschiedlichem Fasergehalt auf die Blutglukosekonzentration und Insulindosierung bei Hunden mit insulinpflichtigem Diabetes mellitus. Die Zuordnung der Hunde erfolgte randomisiert zu drei Gruppen (ballaststoffarmes Futter/ hoher unverdaulicher Anteil/hoher Anteil darmlöslicher Fasern). Während sich bezüglich des Insulinbedarfs kaum Unterschiede zwischen den Gruppen feststellen ließen, kam es in der Gruppe mit hohem unverdaulichem Anteil zu einer signifikanten Senkung der Blutglukosewerte, verglichen mit den zwei anderen Gruppen [Kimmel et al. 2000]. Obwohl ballaststoffreiches Futter meist beide Fasertypen enthält, sollte für diabetische Tiere der Zelluloseanteil erhöht und selbst hergestelltes Futter durch Gemüse und Vollkorn ergänzt werden.
- **Vanadium:** Scheint bei Menschen und Versuchstieren insulinartig zu wirken und könnte besonders bei Typ-2-Diabetes von Nutzen sein; man vermutet, dass es intrazellulär die Tyrosinkinase als Kofaktor von Insulin aktiviert. In einer Studie waren bei Katzen niedrigere Insulindosen nötig, wenn ergänzend zur Protamin-Zink-Insulin-(PZI)-Therapie Vanadium verabreicht wurde, die Fruktosamin-Serumwerte sanken und die diabetischen Symptome (wie Polyurie und Polydipsie) ließen nach [Greco 1999]. Dosierung: $4 \times$ täglich 0,2 mg/kg Vanadium oder $4 \times 1$ mg/kg Vanadylsulfat.
- **Chrom:** Man vermutet, dass Chrom die Rezeptorzahl, -sensitivität und -phosphorylierung erhöhen könnte, doch die meisten Studien berichten über keinen signifikanten Nutzen einer Supplementierung. In einer Studie erhielten (nicht-diabetische) adipöse und normalgewichtige Katzen täglich 100 µg des Spurenelements. Vor und nach dem 6-wöchigen Untersuchungszeitraum wurden intravenöse Glukosetoleranztests durchgeführt. In keiner der beiden Gruppen wurde die Glukosetoleranz durch Chrom beeinflusst [Cohn et al. 1999]. In einer anderen Studie (7 adipöse diabetische/6 normalgewichtige diabetische/6 normalgewichtige nicht-diabetische Katzen) bewirkte auch die Supplementierung von 100 µg Chrompicolinat keine signifikanten Veränderungen [Chastain et al. 2000]. Eine weitere Studie untersuchte die Auswirkungen einer 3-monatigen Chromzufuhr (20–60 µg/kg oder bis zu $2 \times 400$ µg/Tag) bei Hunden mit spontan aufgetretenem Diabetes. Doch es gab keine Unterschiede zwischen Hunden, die Insulin und Chrom bzw. ausschließlich Insulin erhielten, bei (Serum-)Messwerten wie Fruktosamin, glykosyliertes Hämoglobin, Körpergewicht, Insulindosis, 10-stündige mittlere Blutglukosekonzentration oder täglicher Kalorienaufnahme [Schachter et al. 2001].

**13**

- **Antioxidanzien:** Der oxidative Stress, den Diabetes für viele Organe und Gewebe darstellt, könnte sich auf die Insulinresistenz und die Betazellen-Zerstörung auswirken [Bonnefont-Rousselot et al. 2000]. Auch wenn sich oxidativer Stress durch endotheliale Dysfunktionen (z.B. periphere Verschlusskrankheit und diabetische Nephropathie) bei Menschen deutlicher bemerkbar macht, betrifft er wahrscheinlich auch diabetische Tiere. In der Humanmedizin wird die Gabe von Antioxidanzien wie Vitamin C und E befürwortet [Cunningham 1998]. Durch Vitamin E bessern sich die Gefäßkontraktilität und andere Indikatoren für oxidativen Stress bei (menschlichen) Diabetespatienten [Paolisso et al. 2000], während Vitamin C eine Abnahme der freien Radikalen im Plasma und eine Senkung der Insulinspiegel bei Typ-2-Diabetes bewirkt [Paolisso et al. 1995].
- **α-Liponsäure:** Könnte neurologische Defizite bei menschlichen Diabetespatienten bessern [Ziegler et al. 1999], doch ob sie auch bei diabetischer Neuropathie von Katzen hilft, ist umstritten. Auf jeden Fall ist bei der Nahrungsergänzung Vorsicht geboten, da unveröffentlichte Forschungsergebnisse der University of California auf eine neurologische Toxizität bei Katzen hindeuten, wenn die Dosis 25 mg/Tag überschreitet [Hill 2000]. Große Hunderassen vertragen bis zu 200 mg/Tag, aber Katzen nicht mehr als 25 mg/Tag.
- **Fischöl:** Die in Fischöl enthaltenen Omega-3-Fettsäuren EPA (Eikosapentaensäure) und DHA (Docosahexaensäure) könnten eine erhöhte Insulinempfindlichkeit bzw. verminderte Insulinresistenz bewirken [Mori et al. 1999]. Fischöl wurde auch zur Behandlung der diabetischen Neuropathie vorgeschlagen [Okuda et al. 1996, Podolin et al. 1998]. Seine Wirkung könnte über Veränderungen im Aufbau der Zellmembranen oder durch transmembranären Ionentransport zustande kommen [Gerbi et al. 1999, Stiefel et al. 1999]. Weil Katzen anfälliger für Typ-2-Diabetes und diabetische Neuropathie sind als Hunde, dürfte sich Fischöl besonders als Nahrungsergänzung für diabetische Katzen eignen. In Kapseln normaler Wirkstärke sind 180 mg EPA und 120 mg DHA enthalten; Dosierung: täglich 1 Kapsel pro 2,5–5 kg KG, evtl. auf 2 Dosen aufgeteilt.
- **Extrakte aus Drüsengewebe bzw. Innereien:** Sie können die Funktion bestimmter Organe unterstützen. In Pankreasextrakten sind z.B. neben gefriergetrocknetem Pankreasgewebe auch kleine Mengen Pankreasenzyme enthalten. Seit kurzem befasst sich die Forschung mit dem Phänomen der „oralen Toleranzentwicklung" (Induktion einer Immuntoleranz) in der Therapie von Autoimmunkrankheiten des Menschen, zu denen auch Diabetes gehört [Krause et al. 2000]. Die spezifischen Wirkmechanismen sind unbekannt; es könnte sich aber um Deletionen, Anergie oder aktive Suppression von T-Lymphozyten handeln, die zur immunologischen Zerstörung der Zielgewebe führt. Da 40–50 % der Hunde Autoantikörper gegen Inselzellantigene aufweisen, könnte die Zufuhr von Pankreasextrakten bei dieser Spezies prinzipiell sinnvoll sein. Die Sicherheit einer solchen Therapie wurde allerdings kürzlich in Frage gestellt, nachdem es bei Versuchen einer „oralen Toleranzentwick-

lung" zu übersteigerten Immunreaktionen auf Autoantigene statt zur Tolerierung der T-Lymphozyten gekommen war [Hanninen 2000]. Pankreasextrakte werden am besten gleich nach Ausbruch der Erkrankung verabreicht, um die Zerstörung der Inselzellen einzudämmen. Einer der Autoren (Susan G. Wynn) hat mit dieser Therapie einige positive Erfahrungen gemacht.

---

**Übersicht 13-1 Angriffsorte von Phytotherapeutika und Nahrungsergänzungsstoffen bei Diabetes mellitus**

**Glukoseresorption**
unverdauliche Fasern
darmlösliche Fasern

**Insulinverfügbarkeit,
-freisetzung**
*Gymnema sylvestre*
*Momordica charantia*
*Trigonella foecum-graecum*
*Panax ginseng,*
*Panax quinquefolium*

**Steuerung der Rezeptor-/
Postrezeptorwirkung**
Vanadium
Chrom

**Systemische Auswirkungen
der Hyperglykämie**
Antioxidanzien,
vor allem α-Liponsäure
Fischöl (Salzwasserfische)

---

## Pflanzenstoffe (Phytotherapeutika)

- **Gymnema** *(Gymnema sylvestre)*: zahlreiche Fallstudien deuten an, dass Gymnema bei menschlichen Diabetikern die Glukosetoleranz und das klinische Bild verbessern könnte. Ein Extrakt konnte über eine Zunahme der Membranpermeabilität die Insulinsekretion pankreatischer Betazellen steigern [Persaud et al. 1999]. Bei Streptozocin-behandelten Ratten erhöhten sich durch Gymnema-Extrakt die Insulin-Serumspiegel und die absolute Zahl der Inselzellen. In derselben Gruppe verbesserte Gymnema die Glukoseaufnahme in den Zielzellen [Shanmugasundaram et al. 1983 und 1990]. Klinische Versuche zeigten, dass Gymnema über mindestens 2–3 Monate verabreicht werden muss, ehe es seine maximale Wirkstärke erreicht. Obwohl es als Einzelsubstanz erhältlich ist, wird Gymnema meist mit anderen, traditionell zur Diabetestherapie verwendeten Pflanzenstoffen kombiniert (Bittermelone, Bockshornklee und Ginseng).
- **Bittermelone** *(Momordica charantia)*: als traditionelles ayurvedisches Mittel oft Bestandteil antidiabetischer Mischungen. Tierversuche kamen zu widersprüchlichen Ergebnissen [Day et al. 1990, Khanna et al. 1981, Sarkar et al. 1996, Shibib et al. 1993]. Der hypoglykämische Effekt könnte durch stärkere Glukoseutilisation in der Leber [Sarkar et al. 1996], verminderte Glukosesynthese – bei Hemmung von zwei Schlüsselenzymen der Glukoneogenese (Glukose-6-Phosphatase und Fruktose-1,6-Biphosphatase) – oder verstärkte Glukoseoxidation – auf direktem Weg über Aktivierung der Glukose-6-Phosphatdehydrogenase – zu erklären sein [Shibib 1993 et al. ].

**13**

- **Bockshornklee** *(Trigonella foecum-graecum)*: senkt Blutglukosespiegel bei Menschen und Hunden [Ribes et al. 1986]. Es könnte sein, dass der Fasergehalt des Bockshornklee-Samens die Glukoseresorption im Darm verlangsamt, aber auch andere Mechanismen sind denkbar. In einer Studie an Ratten mit künstlich (durch Alloxan) erzeugtem Diabetes zeigten wässrige und alkoholische Bockshornklee-Extrakte eine gewisse hypoglykämische Wirkung [Abdel-Barry et al. 997]. Da Alloxan die pankreatischen Betazellen zerstört, könnte Bockshornklee die Insulinfreisetzung aus den übrig gebliebenen Betazellen stimuliert oder Insulinrezeptoren beeinflusst haben.

- **Ginseng:** Asiatischer Ginseng *(Panax ginseng)* und amerikanischer Ginseng *(Panax quinquefolium)* lassen einiges für die Diabetesbehandlung erwarten. Beide konnten bei humanen Typ-2-Diabetes-Patienten die Hyperglykämie verringern [Sotaniemi et al. 1995, Vuksan et al. 2000]. Wie dieser Effekt zustande kommt, ist nicht klar, doch man nimmt an, dass sich Ginseng auf die Insulinsekretion bzw. Rezeptorempfindlichkeit auswirkt.

- **Rehmannia** *(Rehmannia glutinosa)*: üblicher Bestandteil in TCM-Rezepturen zur Diabetestherapie. Vermutlich war Rehmannia der aktive Wirkstoff in einer Rezeptur, mit der die Blutzuckerwerte bei diabetischen Mäusen gesenkt werden konnten [Miura et al. 1997].

- **„Antidiabetika":** Eine patentierte antidiabetische Kräutermischung enthält Heidelbeeren *(Vaccinium myrtillus)*, Löwenzahn *(Taraxacum officinale)*, Wegwarte *(Cichorium intybus)*, Wacholder *(Juniperus communis)*, Tausendgüldenkraut *(Centaurium umbellatum)*, Gartenbohnen *(Phaseolus vulgaris)*, Schafgarbe *(Achillea millefolium)*, Maulbeeren *(Morus nigra)*, Baldrian *(Valeriana officinalis)* und Brennnesseln *(Urtica dioica)*. Mit dieser Mischung ließen sich bei diabetischen Mäusen die Glukose- und Fruktosamin-Serumwerte senken [Petlevski et al. 2001].

- **Sonstige:** In Labortierversuchen hatten auch Agaricus-Pilze *(Agaricus blazei)*, Guayusa *(Ilex guayusa)* [Swanston-Flatt et al. 1989], Bastard-Teak bzw. rotes Sandelholz *(Pterocarpus marsupium* [Manickam et al. 1997], *P. santalinus* [Kameswara et al. 2001]), Eukalyptus *(Eucalyptus globulus)* [Gray und Flatt 1998], Madagaskar-Immergrün *(Catharanthus roseus)* und Neembaum *(Azadirachta indica)* [Chattopadhyay et al. 1999] eine gewisse antidiabetische Wirkung.

### 13.3.3 Komplementäre Optionen

- **Allgemeiner Hinweis:** Obwohl TCM-Rezepturen in der Behandlung des Diabetes mellitus nicht Insulin ersetzen können, sollte ein gut gewähltes Mittel die Insulinresistenz herabsetzen und daher eine Reduktion der Insulindosis ermöglichen. Durch geeignete phytotherapeutische und diätetische Maßnahmen kommt es evtl. zur vollständigen Erholung der Glukosetoleranz und manchmal entfällt auch der Insulinbedarf. Bei nicht eingestelltem Diabetes müssen die Patienten aber auf jeden Fall zunächst Insulin erhalten.

- **Tiere und Menschen:** Wie in vielen Dingen herrscht auch bei Diabetes mellitus verbreitet die Ansicht, man könne die TCM-Sicht des Menschen direkt auf Tiere übertragen. Doch gerade endokrinologische Störungen erfordern oft ganz unterschiedliche Therapieansätze bei Mensch und Tier. Das gilt nach Ansicht eines Autors (Steve Marsden) besonders für Diabetes.
- **Pathophysiologie:** Beim Menschen wird Diabetes vorrangig als *Yin*-Mangel gesehen, der zu einer Leere mit Hitze und verzehrendem Feuer führt. Ein *Yin*-Mangel kann auf allen drei Ebenen (d.h. im oberen, mittleren und unteren *San Jiao*) des Körpers bestehen. Wenn sich ein *Yin*-Mangel verstärkt und in der Tiefe (im unteren *San Jiao*) fortsetzt, kommt es zu einem Symptomwandel. Die subtilen Unterschiede zwischen Symptomen der oberen und unteren Ebenen können jedoch schwierig abzugrenzen sein.
- **Akupunktur:** In Russland und China wird seit vielen Jahren untersucht, inwieweit sich durch Akupunktur die Folgekomplikationen von Diabetes bei Menschen verringern lassen. In einem Rattenmodell kam es durch Elektroakupunktur eines Punktes, der KG 12 *(Zhongwan)* entspricht, zur vorübergehenden Senkung der Blutglukosewerte. Sie war aber nur an normalen und Ratten mit Typ-2-Diabetes, nicht aber bei Tieren mit Typ-1-Diabetes zu beobachten. Die Wirkung scheint durch freigesetzte Betaendorphine vermittelt zu sein [Chang et al. 1999].

### *Yin*-Mangel

- Dosierungsempfehlung für alle folgenden Rezepturen (Granulate): 60–75 mg/kg (oder ¼ Teelöffel pro 5–7,5 kg KG), aufgeteilt auf 2 Dosen am Tag.

**Im oberen  *San Jiao***

- ***Bai Hu Jia Ren Shen Tang*** („Weißer-Tiger-Dekokt mit Ginseng")
  - Indikation: wenn durch *Yin*-Mangel erzeugte Hitze in der Lunge der Lungenflüssigkeit geschadet hat
  - Symptome: oberflächlicher, schneller, kräftiger Puls; trockene rote Zunge; starker Durst; Hitzeunverträglichkeit, starke Hitzesymptome
- ***Er Dong Tang*** („Dekokt aus Schlangenbartwurzel/Ophiopogon und Spargel/Asparagus")
  - Wirkung: nährt *Yin*, tonisiert *Qi* und klärt (beseitigt) Hitze aus dem oberen *San Jiao*
  - Symptome: schneller, kraftloser Puls; starker Durst, Schlaffheit, häufiges Urinieren
- ***Xiao Ke Fang*** („Durst löschendes Rezept")
  - Wirkung: klärt Hitze, kräftigt *Yin* und löscht Durst
  - Symptome: schneller Puls; starker Durst und Hunger, Mundtrockenheit, häufiges Urinieren

**Im mittleren** *San Jiao*

- *Yu Nu Jian* („Jade-Frau-Getränk")
  - Indikation: ausgedehntes Magen-Feuer mit gesteigertem Appetit
  - Zusatz (zu 75 g des Grundrezepts): 6 g *Huang Lian* und 9 g *Shan Zhi Zi*
  - Symptome: großer, fließender, kraftvoller Puls; rote Zunge; Auszehrung, trockener Kot, Verstopfung, Durst

**Im unteren** *San Jiao*

- *Liu Wei Di Huang Wan* („Rehmannia-Tablette mit sechs Zusätzen")
  - Indikation: verstärkter Harndrang, Mundtrockenheit, Durst
  - Symptome: fadenförmiger, schneller, fließender Puls; rote oder geschwollene und trockene Zunge; trockenes Fell (mit feinen Schuppen), Schwerhörigkeit, Rücken- und Knieschwäche
  - Modifikationen: bei Diabetes mellitus größerer Anteil von *Shan Zhu Yu* und *Shan Yao*; bei Inkontinenz auf *Ze Xie* verzichten und je 9 g *Yi Zhi Ren, Sang Piao Xiao* und *Wu Wei Zi* (zu 90 g des Grundrezepts) ergänzen
- *Zhi Bai Di Huang Wan* („Tablette mit Anemarrhena, Phellodendron und Rehmannia")
  - Zusammensetzung: 75 g *Liu Wei Di Huang Wan* mit 9 g *Zhi Mu* und 6 g *Huang Bai*
  - Indikation: Nieren-*Yin*-Mangel mit Überwiegen der Hitzesymptome (Schlafstörungen, nächtliche Unruhe, Hitzeunverträglichkeit, Juckreiz, vermehrter Durst)
- *Shen Qi Wan* („Nieren-*Qi*-Tablette")
  - Indikation: Frösteln, wenn Nieren-*Yang* durch Nieren-*Yin*-Mangel geschwächt ist
  - Symptome: blasse Zunge; schwacher Puls; Kälteintoleranz, profuse Urinausscheidung, Schwäche der Hinterbeine, Schwerhörigkeit
  - Modifikation: bei Harninkontinenz *Fu Pen Zi, Jin Ying Zi* und *Sang Piao Xiao* ergänzen

## Diabetes mellitus aus Sicht des *Nei Jing*

- Einer der Autoren (Steve Marsden) hat die Erfahrung gemacht, dass eine *Yin*-Tonisierung bei diabetischen Tieren oft wenig bringt, außer in weit fortgeschrittenen Fällen. Bei richtiger Deutung sprechen Anamnese, klinisches Bild sowie Puls- und Zungendiagnose meist eher für ein Feuchte-Hitze-Syndrom. Das widerspricht zwar der Auffassung eines *Yin*-Mangels bei Diabetes, stimmt aber weitgehend mit frühen Hypothesen im *Nei Jing* überein, die vor zweitausend Jahren aufgezeichnet wurden.
- Pathogenese: Diesem klassischen Quellentext der TCM zufolge entwickelt sich Diabetes mellitus aufgrund eines Milz-Mangels. Wie im *Nei Jing* anschaulich beschrieben wird, führt unmäßiger Verzehr fettiger und süßer Nahrungsmittel zu einer Überladung der Milz und erzeugt dadurch „Verdauungshitze" oder ein „inneres Feuer" verbunden mit Fülle (Völlegefühl) im Brust- und Abdominalbereich.

- **Chin. Wolfsmilch** *(Euphorbia pekinensis)*: eine der wenigen Kräuterempfehlungen im *Nei Jing* für solche Zustände; im Unterschied zu den oben genannten Rezepturen nicht *Yin*-tonisierend, sondern stark feuchtigkeitsausleitend, also eher ein Abführmittel.
- *Wu Ling San* („Fünf-Arzneien-Pulver mit Poria"): diuretisch und feuchtigkeitsausleitend; schon in frühen TCM-Werken für Diabetes mellitus empfohlen, aber dann in Vergessenheit geraten.
- **Bittermelone** *(Momordica charantia)*: Ihre bereits erwähnte Wirkung ist gut vereinbar mit der These, dass es sich bei Diabetes um eine Feuchte-Hitze-Störung handelt. In den subtropischen Gebieten Chinas werden im Sommer nach dem Essen Bittermelonen verzehrt, damit sich nach üppigeren Mahlzeiten keine Feuchte-Hitze bildet.
- *Wei Ling Tang* („Feuchtigkeit aus Milz und Magen vertreibendes Dekokt"), besteht aus zwei kleineren Rezepturen: *Ping Wei San* („Magen harmonisierendes Pulver") und *Wu Ling San* („Fünf-Arzneien-Pulver mit Poria")
  - Indikation: Tiere mit Diabetes mellitus.
  - Wirkung: *Ping Wei San* kräftigt Milz-*Qi,* leitet Magen-*Qi* nach unten und harmonisiert den Magen; wichtigstes Mittel für die im *Nei Jing* beschriebenen Diabetessymptome (Fülle im Abdomen, Übelkeit, Erbrechen, Schwere- und allgemeines Krankheitsgefühl). *Wu Ling San* löst Blockaden durch Feuchtigkeitsansammlungen auf.
  - Symptome: (können, müssen aber nicht alle vorhanden sein) blasse Zunge; weicher Puls; öliges Fell, Neigung zur Gewichtszunahme, wechselnde Vorliebe für Wärme oder Kälte, Schlaffheit, weicher Kot oder Durchfall mit unverdauten Nahrungsresten, vermehrt Durst bei fehlendem Appetit (bzw. umgekehrt).
  - Dosierungsempfehlung: täglich ¼ Teelöffel pro 5–7,5 kg KG, aufgeteilt auf 2 Dosen am Tag; die Dosis kann unbedenklich verdoppelt oder verdreifacht werden.
  - Evtl. *Da Ji* (Euphorbia pekinensis) und *Yu Mi Xu* (Zea mays) zur Hitzeausleitung ergänzen (siehe unter *Si Miao San*).
- *Si Miao San* („Vier-Wunder-Pulver")
  - Indikation: Feuchte-Hitze, bei der die „Hitzesymptome" überwiegen.
  - Dosierungsempfehlung: täglich ¼ Teelöffel pro 5–7,5 kg KG, aufgeteilt auf 2 Dosen am Tag; die Dosis kann unbedenklich verdoppelt oder verdreifacht werden.
  - Evtl. *Da Ji* (Euphorbia pekinensis) und *Yu Mi Xu* (Zea mays) ergänzen; *Yu Mi Xu* (aus dem Keimhäutchen von Mais) werden diuretische und hypoglykämische Eigenschaften zugeschrieben, es ist ein mildes Mittel und kann auch in größeren Mengen bei Diabetes verabreicht werden. *Da Ji* ist ein starkes Abführmittel und eignet sich daher am besten für Patienten mit Füllesymptomen. Beide Mittel sind Hitze ausleitend.
- **Feuchte-Hitze und Kohlenhydrate:** Feuchte-Hitze lässt sich als pathogenetische Erklärung des Diabetes mellitus bei Tieren gut mit den zum Teil eindrucksvollen Erfolgen vereinbaren, die sich durch eine Eliminationsdiät (Weglassen der Kohlenhydrate) bei diabetischen Tieren erzielen lassen. Kohlenhydrate schmecken süß und können im Übermaß die

Milz schädigen. Was unter „übermäßig viel Kohlenhydraten" zu verstehen ist, ändert sich von Spezies zu Spezies, doch Hunde und vor allem Katzen scheinen gut mit kohlenhydratarmem oder ballaststoffreichem Futter klarzukommen. Jedenfalls kann das Ansprechen auf eine Ernährung mit niedrigem hypoglykämischem Index so eindrucksvoll sein, dass es nahe liegt, Diabetes tatsächlich als einen Ausdruck erhöhter Kohlenhydrat-Empfindlichkeit zu betrachten.

● **Westlicher Kräuterextrakt:** Um den Blutglukosespiegel bei Tieren zu stabilisieren, empfiehlt einer der Autoren (Steve Marsden) eine westliche Kräutermischung, durch die sich auch Frühformen eines Diabetes mellitus bei Menschen zurückbildeten. Sie besteht aus 30 ml Mais- (Stempel und Griffel), Heidelbeer- und 40 ml Gymnemablätter-Extrakt. Bisher wurde noch nicht erwähnt, dass in Heidelbeeren enthaltene Bioflavonoide möglicherweise die Netzhautgefäße schützen. Diese Rezeptur ist so sicher und mild, dass sie auch längere Zeit angewandt werden kann. Empfohlene Anfangsdosis: täglich $3 \times 0{,}08$ ml/kg KG.

---

**CAVE:** Die deutlich verstärkte Reaktion auf Insulin kann eine zeitweilige Reduktion der Dosis erforderlich machen; daher regelmäßige Kontrolle der Blutglukosewerte.

---

### Therapievorschläge der Autoren

Steve Marsden: Kohlenhydratarme Diät; Hitze klärende TCM-Rezepturen; bei Bedarf Insulin (mit Kontrolle der Glukosewerte); zur Beeinflussung der Insulindynamik westliche Pflanzenstoffe
Susan G. Wynn:
● Bei Katzen Blutglukose-Kontrollen und Insulin nach Bedarf; kohlenhydratarme und proteinreiche Ernährung; Fischöl; Antioxidanzien, Vanadium
● Bei Hunden Insulin- und Glukosewerte kontrollieren; Gymnema; Kräuterrezepturen mit Ginseng; Antioxidanzien, Fischöl, kohlenhydratarme Ernährung

## 13.4 Nebennierenrinden-Überfunktion (Hyperadrenokortizismus)

### 13.4.1 Therapeutische Strategie

● Glukokortikoidproduktion verringern

### 13.4.2 Optionen auf konventioneller Grundlage

● **Ginkgo** (*Ginkgo biloba*): konnte Freisetzung von Kortikosteron sowie die Sekretion und Expression des Kortikotropin-Releasing-Hormons (CRH) reduzieren; wie L-Deprenyl ein MAO-Hemmer [Amri et al. 1997, Marcilhac et al. 1998, Sloley et al. 2000].

### 13.4.3 Komplementäre Optionen

Mithilfe der TCM lassen sich ohne Rückgriff auf Pharmazeutika die Symptome der NNR-Überfunktion spürbar lindern und die Laborwerte bessern. Wie viele andere endokrine Störungen scheint auch eine NNR-Überfunktion auf einer Anhäufung von *Yang*-Pathogenen (Feuchte-Hitze) zu beruhen. Zur Behandlung besonders geeignet sind

- *Long Dan Xie Gan Tang* („Leber entlastendes Enzian-Dekokt")
  - Indikation: Hitzeunverträglichkeit; auch wenn die Tiere trotz Schwäche agitiert und unruhig sind oder cushingoid wirken, ohne dass sich eine NNR-Überfunktion (durch niedrig dosierte Dexamethason- oder ACTH-Stimulationstests) definitiv bestätigen lässt
  - Symptome: schneller oder drahtiger Puls; tiefrote bis purpurfarbene Zunge mit schaumigem Belag; gesteigerter Durst, Appetit und Urinproduktion
  - Dosierungsempfehlung (Granulat): täglich 60–75 mg/kg (oder ¼ Teelöffel pro 5–7,5 kg KG), aufgeteilt auf 2 Dosen am Tag.
- *Mai Men Dong Tang* („Schlangenbartwurzel/Ophiopogon-Dekokt")
  - Indikation: traditionell bei Trockenheit von Magen und Lunge; aber auch zur Tonisierung älterer, geschwächter Tiere mit NNR-Überfunktion – nach Ausleiten des pathogenen *Yang*-Überschusses – bzw. cushingoidem Aussehen, falls Puls- und Zungenbefunde sowie allgemeine Symptome das Dekokt geeignet erscheinen lassen
  - Symptome: rote, trockene Zunge; fadenförmiger, schneller Puls; Fressattacken (Polyphagie), gesteigerter Durst und Harnausscheidung; trockene Haut und Haare, dünnes Fell oder stellenweise Alopezie; keuchende Atmung, vor allem nachts
- Dass die NNR-Überfunktion auf einer pathogenen *Yang*-Fülle beruhen könnte, ist gut nachvollziehbar. Für die TCM bildet die in den Nieren gespeicherte *Yang*-Energie die Grundlage des Stoffwechsels. Auch die moderne Medizin erkennt die grundlegende Bedeutung der eng mit den Nieren verbundenen Nebennieren für den Metabolismus an. Nebennieren und *Yang*-Energie sind demnach miteinander korreliert.

---

**Therapievorschläge der Autoren**

Steve Marsden: *Long Dan Xie Gan Tang*
Susan G. Wynn: Ginkgo; TCM-Rezepturen; Mitotane

---

# 13.5 Nebennierenrinden-Unterfunktion (Addison-Syndrom, Hypoadrenokortizismus)

### 13.5.1 Therapeutische Strategien

- Elektrolytstörungen ausgleichen
- Kortikoide substituieren

**13**

## 13.5.2 Optionen auf konventioneller Grundlage

- **Süßholz** *(Glycyrrhiza glabra)*: häufiger zur Behandlung einer NNR-Insuffizienz empfohlen; da Süßholz ein Enzym hemmt, das Cortisol inaktivieren kann; es kommt zur Retention von Cortisol und durch Aktivierung von Mineralokortikoidrezeptoren in den Nieren zur Natriumretention. Süßholz scheint Symptomen wie Hyperkaliämie und Steroidmangel bei NNR-Insuffizienz entgegenzuwirken. Doch diese Wirkung kann sich nur entfalten, solange noch in gewissem Umfang Steroide gebildet werden; daher ist der Nutzen von Süßholz bei völliger NNR-Insuffizienz begrenzt. Denkbar sind Interaktionen zwischen Süßholz und der täglichen Prednisontherapie der Patienten.
- **Ginseng** *(Panax spp.)*: Schlafbeere *(Withania somnifera)* und Ginseng können Berichten zufolge ebenfalls den Kortikosteroidspiegel erhöhen [Buffi et al. 1993, Singh et al. 2000]. In diesen Studien waren auch normale, belastete Tiere oder andere Modelle eingeschlossen, sodass ihre Übertragbarkeit auf Tiere mit NNR-Insuffizienz fraglich ist.
- **Nebennieren-(Drüsen-)Extrakte:** in Frühstadien eines Addison-Syndroms evtl. sinnvoll. Da die NNR-Insuffizienz mit einer autoimmunen Zerstörung von Nebennierenrindenzellen einhergehen kann, nimmt man an, dass Drüsenextrakte die Immuntoleranz erhöhen. Nebennieren-Extrakte könnten sich auch zur supportiven Behandlung eignen, weil sie nicht nur Steroide, sondern auch andere NNR-Substanzen bereitstellen. Am wirksamsten sind Produkte, deren Cortisolwirkung erhalten geblieben ist. Bei Überdosierung kann es zu Symptomen einer NNR-Überfunktion kommen. Empfohlene (von Susan G. Wynn) Dosierung: 1 Tabl. Drenatrophin pro 7,5 kg KG, möglichst auf mehrere Dosen über den Tag verteilt.

## 13.5.3 Komplementäre Optionen

Die enge Verbindung der Nebennieren zu den Nieren wird auch bei den TCM-Rezepturen berücksichtigt, die üblicherweise für Patienten mit NNR-Insuffizienz empfohlen werden. Es liegt entweder ein Nieren-*Yin*- oder ein schwerwiegenderer Nieren-*Jing*-Mangel vor.

- **Da Bu Yin Wan** („Großartig das *Yin* tonisierende Tablette") und **Liu Wei Di Huang Wan** („Rehmannia-Tablette mit sechs Bestandteilen")
  - Indikation: starker Nieren-*Yin*-Mangel mit Leere-Hitze-Symptomen *(Da Bu Yin Wan)* bzw. weniger schwerer Nieren-*Yin*-Mangel mit Schwäche *(Liu Wei Di Huang Wan)*
  - Symptome: kräftiger, schneller Puls; rote, trockene Zunge; Hitzeunverträglichkeit, Durst, Ruhelosigkeit und Agitiertheit *(Da Bu Yin Wan)* bzw. fadenförmiger schneller Puls; druckempfindliche Zunge; leichte Hitzeunverträglichkeit, Durst, trockenes Fell mit feinen Schuppen
  - Dosierungsempfehlung (Granulat): täglich 60–75 mg/kg (oder ¼ Teelöffel pro 5–7,5 kg KG), aufgeteilt auf 2 Dosen am Tag
- **Zuo Gui Wan** („Linke [Niere] wieder herstellende Tablette") und **Zuo Gui Yin** („Linke [Niere] wieder herstellender Trunk")
  - Indikation: akute Fälle eines Nieren-*Yin*-Mangels

– Wirkung: *Zuo Gui Wan* ist durch Bestandteile wie Horn und Schildkrötenpanzer viel stärker wirksam
– Symptome: ähnlich wie oben für den Einsatz von *Liu Wei Di Huang Wan* beschrieben
– Dosierungsempfehlung (Granulat): täglich 60–75 mg/kg (oder ¼ Teelöffel pro 5–7,5 kg KG), aufgeteilt auf 2 Dosen am Tag

● ***Zuo Gui Wan*** („Linke [Niere] wieder herstellende Tablette“) und ***You Gui Wan*** („Rechte [Niere] wieder herstellende Tablette“)
– ***You Gui Wan*** besteht aus *Zuo Gui Wan* mit *Rou Gui, Dang Gui, Fu Zi* und *Du Zhong*
– Indikation: Tonisierung von *Yin* und *Yang* bei Nieren-*Jing*-Mangel (*Jing* sehen viele als kombinierte Speicherform von *Yin* und *Yang* in den Nieren)
– Symptome: feuchte oder trockene, blasse, schlaffe, geschwollene Zunge; tiefer, langsamer Puls; Schwäche, Appetitmangel, gesteigerter Durst und Harnausscheidung, Erbrechen und Diarrhö
– Dosierungsempfehlung (Granulat): täglich 60–75 mg/kg (oder ¼ Teelöffel pro 5–7,5 kg KG), aufgeteilt auf 2 Dosen am Tag

### Therapievorschläge der Autoren

Steve Marsden: Drenatrophin; Süßholz
Susan G. Wynn: Konventionelle Therapie unterstützt von phytotherapeutischen/diätetischen Maßnahmen

# 13.6 Fallbericht

### Feline Hyperthyreose

Amadeus, ein 7-jähriger, kastrierter Kater (Kurzhaar-Hauskatze)

### Anamnese

Amadeus litt an chronischem Erbrechen. Zu unterschiedlichen Zeiten, z.B. nach der Defäkation oder nach dem Fressen, erbrach er meist unverdaute Nahrungsreste oder Futter vermischt mit Haaren. Oft war schleimige Flüssigkeit dabei.
Bei einer Routineuntersuchung wurde eine Hyperthyreose im Frühstadium entdeckt (erhöhter Thyroxinspiegel von 3,3; Normalbereich: 0,8–2,6. Auch andere Laborwerte zeigten leichte Abweichungen. Das spezifische Gewicht des Urins betrug 1,035, der Blutdruck bewegte sich im normalen Rahmen.

**13**

Als erstes klinisches Zeichen entwickelte sich ein gesteigerter Appetit: Amadeus stahl anderen Katzen das Futter und war zu den Fütterungszeiten immer sehr aufgeregt. Trotzdem hatte er abgenommen (ohne Mengenangabe), vielleicht auch, weil der Besitzer ihm weniger zu fressen gab. Amadeus suchte häufiger die Katzentoilette auf, obwohl er nicht trank. Er war leicht reizbar und hielt sich von den anderen Katzen fern; zum Ausruhen bevorzugte er kühle Stellen.

In der Vorgeschichte waren periphere Gleichgewichtsstörungen mit Anisokorie, leichter Schiefhaltung des Kopfes (nach rechts) und Fixierung im Atlantookzipitalgelenk aufgetreten; vermutlich auch eine milde Otitis. Mit chiropraktischer Unterstützung hatte sich der Zustand im Laufe der Zeit gebessert. Im linken Auge bildete sich eine kleine Katarakt.

## Körperliche Untersuchung

- **Palpation:** im Bereich der Schilddrüse rechts kleiner Knoten von 5 mm Durchmesser
- **Zunge:** feucht, blass, geschwollen und schlaff mit Zahnabdrücken an den Rändern
- **Puls:** schlüpfig
- **Herzfrequenz:** normal (150–192 Schläge/min)
- **Gewicht:** 6,2 kg

## Befundauswertung bzw. Diagnose aus Sicht der TCM

- Medizinische Diagnose: „Frühstadium einer felinen Hyperthyreose"
- Aus Sicht der TCM:
  - Phase I der Hyperthyreose beginnt mit einer Anhäufung von Feuchtigkeit und Schleim. Durch Schleim im Magen kommt es zu gegenläufigem *Qi*, dessen „Rebellieren" zu chronischem (oft schleimigem) Erbrechen führt.
  - Schleim im Magen gilt auch als wichtige Ursache für Gleichgewichtsstörungen (☞ Kap. 19), wie sie bei Amadeus in der Vergangenheit aufgetreten waren.
  - Weitere Feuchtigkeitssymptome sind die geschwollene Zunge und der schlüpfrige Puls, während trübe Feuchtigkeit (Schleim) als Hauptauslöser von Katarakten bei Kleintieren angesehen wird.
  - Schleimansammlungen im *Qi*-reichen Dreifach-Erwärmer *(San Jiao)* erzeugen ein pathologisches Feuer, das sowohl die Hitzesymptome als auch den Knoten an der ventralen bzw. ventrolateralen Halsseite erklärt.

## Behandlung

- 2 × täglich ¼ Teelöffel *Tao Hong Er Chen Tang,* sonst war keine weitere Behandlung vorgesehen.

Therapieergebnisse

- Nach 3 Wochen: Thyroxinspiegel im Normbereich.
- Nach 7 Wochen: Thyroxinwerte weiterhin normal, Schilddrüsenknoten rechts nicht länger tastbar; das Erbrechen hatte aufgehört und kam auch nicht wieder. Amadeus' Zunge blieb blass und leicht geschwollen, war aber nicht mehr feucht. Jetzt wurde nur noch *Er Chen Tang,* das Grundrezept von *Tao Hong Er Chen Tang*, für 3 Monate verordnet.
- Nach 16 Monaten: auch bei der letzten Nachuntersuchung klinisch unauffällig.

Diskussion

- Dieser Fall zeigt die in der Klinik recht häufige Verbindung zwischen chronischem Erbrechen und Hyperthyreose. TCM-Mittel ermöglichen eine umgehende Behandlung, auch wenn sich die Erkrankung noch im Frühstadium befindet. *Tao Hong Er Chen Tang* scheint die Progression der felinen Hyperthyreose bei Amadeus erfolgreich aufgehalten zu haben.
- Dass sich durch die Rezeptur manchmal auch kleinere Schilddrüsentumoren bei Katzen zurückbilden oder die Hormonspiegel normalisieren können, sollte näher erforscht werden.

## Literatur

Abdel-Barry JA, Abdel-Hassan IA, Al-Hakiem MH. Hypoglycaemic and antihyperglycaemic effects of *Trigonella foenum-graecum* leaf in normal and alloxan induced diabetic rats. *J Ethnopharmacol* 58:149-155, 1997.

Amri H, Drieu K, Papadopoulos V. Ex vivo regulation of adrenal cortical cell steroid and protein synthesis, in response to adrenocorticotropic hormone stimulation, by the Ginkgo biloba extract EGb 761 and isolated ginkgolide B. *Endocrinology* 138(12):5415-5426, 1997.

Auf'mkolk M, Ingbar JC, Kubota K, Amir SM, Ingbar SH. Extracts and autooxidized constituents of certain plants inhibit the receptor-binding and the biological activity of Graves' immunoglobulins. *Endocrinology* 116(5):1687-1693, 1985.

Bensky D, Gamble A. *Chinese Herbal Medicine Materia Medica*, revised ed. Seattle, 1993, Eastland Press.

Benvenga S, Ruggeri RM, Russo A, Lapa D, Campenni A, Trimarchi F. Usefulness of l-carnitine, a naturally occurring peripheral antagonist of thyroid hormone action, in iatrogenic hyperthyroidism: a randomized, double-blind, placebo-controlled clinical trial. *Clin Endocrinol Metab* 86(8):3579-3594, 2001.

Bonnefont-Rousselot D, Bastard JP, Jaudon MC, Delattre J. Consequences of the diabetic status on the oxidant/antioxidant balance. *Diabetes Metab* 26:163-176, 2000.

Brinker, F. Inhibition of endocrine runction by botanical agents, part I. *J Nat Med* 1:10-18, 1990.

Buffi O, Ciaroni S, Guidi L, Cecchini T, Bombardelli E. Morphological analysis on the adrenal zona fasciculata of Ginseng, Ginsenoside Rb1 and Ginsenoside Rg1 treated mice. *Boll Soc Ital Biol Sper* 69(12):791-797, 1993.

Chang SL, Lin JG, Chi TC, Liu IM, Cheng JT. An insulin-dependent hypoglycaemia induced by electroacupuncture at the Zhongwan (CV12) acupoint in diabetic rats. *Diabetologia* 42(2):250-255, 1999.

Chastain CB, Panciera D, Waters C. Effect of dietary insoluble fiber on control of glycemia in cats with naturally acquired diabetes mellitus. *Sm Anim Clin Endocrinol* 10:17, 2000.

Chattopadhyay RR. A comparative evaluation of some blood sugar lowering agents of plant origin. *J Ethnopharmacol* 67(3):367-372, 1999.

Cohn LA, Dodam JR, McCaw DL, Tate DJ. Effects of chromium supplementation on glucose tolerance in obese and nonobese cats. *Am J Vet Res* 60:1360-1363, 1999.

Cunningham JJ. Micronutrients as nutriceutical interventions in diabetes mellitus. *J Am Coll Nutr* 17:7-10, 1998.

Day C, Cartwright T, Provost J, Bailey CJ. Hypoglycaemic effect of *Momordica charantia* extracts. *Planta Med* 56:426-429, 1990.

Gerber H, Peter H, Ferguson PC, Peterson ME. Etiopathology of feline toxic nodular goitre. *Vet Clin North Am* 24:541-565, 1994.

Gerbi A, Maixent JM, Ansaldi JL, Pierlovisi M, Coste T, Pelissier JF, Vague D, Raccah D. Fish oil supplementation prevents diabetes-induced nerve conduction velocity and neuroanatomical changes in rats. *J Nutr* 129:207-213, 1999.

Gray AM, Flatt PR. Antihyperglycemic actions of *Eucalyptus globulus* (Eucalyptus) are associated with pancreatic and extra-pancreatic effects in mice. *J Nutr* 128(12):2319-2323, 1998.

Greco DS. *Treatment of feline diabetes mellitus (DM) with PZI and transition metals*. Presented at the American Association of Feline Practitioners Fall Meeting, Nashville, Tenn, October 16-19, 1999.

Hanninen A. Prevention of autoimmune type 1 diabetes via mucosal tolerance: is mucosal autoantigen administration as safe and effective as it should be? *Scand J Immunol* 52:217-225, 2000.

Hill A. Personal communication. School of Veterinary Medicine, University of California, Davis, 2000.

Kameswara Rao B, Giri R, Kesavulu MM, Apparao C. Effect of oral administration of bark extracts of *Pterocarpus santalinus L.* on blood glucose level in experimental animals. *J Ethnopharmacol* 74(1):69-74, 2001.

Khanna P, Jain SC, Panagariya A, Dixit VP. Hypoglycemic activity of polypeptide-p from a plant source. *J Nat Prod* 44:648-655, 1981.

Kimmel SE, Michel KE, Hess RS, Ward CR. Effects of insoluble and soluble dietary fiber on glycemic control in dogs with naturally occurring insulin-dependent diabetes mellitus. *J Am Vet Med Assoc* 216:1076-1081, 2000.

Krause I, Blank M, Shoenfeld Y. Immunomodulation of experimental autoimmune diseases via oral tolerance. *Crit Rev Immunol* 20:1-16, 2000.

Manickam M, Ramanathan M, Jahromi MA, Chansouria JP, Ray AB. Antihyperglycemic activity of phenolics from *Pterocarpus marsupium. J Nat Prod* 60(6):609-610, 1997.

Marcilhac A, Dakine N, Bourhim N, Guillaume V, Grino M, Drieu K, Oliver C. Effect of chronic administration of *Ginkgo biloba* extract or Ginkgolide on the hypothalamic-pituitary-adrenal axis in the rat. *Life Sci* 62(25):2329-2340, 1998.

Miura T, Kako M, Ishihara E, Usami M, Yano H, Tanigawa K, Sudo K, Seino Y. Antidiabetic effect of seishin-kanro-to in KK-Ay mice. *Planta Med* 63(4):320-322, 1997.

Mori Y, Murakawa Y, Yokoyama J, Tajima N, Ikeda Y, Nobukata H, Ishikawa T, Shibutani Y. Effect of highly purified eicosapentaenoic acid ethyl ester on insulin resistance and hypertension in Dahl salt-sensitive rats. *Metabolism* 48:1089-1095, 1999.

Nelson RW, Duesberg CA, Ford SL, Feldman EC, Davenport DJ, Keirnan C, Neal L. Effect of dietary insoluble fiber on control of glycemia in dogs with naturally acquired diabetes mellitus. *J Am Vet Med Assoc* 212:380-386, 1998.

Okuda Y, Mizutani M, Ogawa M, Sone H, Asano M, Asakura Y, Isaka M, Suzuki S, Kawakami Y, Field JB, Yamashita K. Long-term effects of eicosapentaenoic acid on diabetic peripheral neuropathy and serum lipids in patients with type II diabetes mellitus. *J Diabetes Complications* 10:280-287, 1996.

Paolisso G, Tagliamonte MR, Barbieri M, Zito GA, Gambardella A, Varricchio G, Ragno E, Varricchio M. Chronic vitamin E administration improves brachial reactivity and increases intracellular magnesium concentration in type II diabetic patients. *J Clin Endocrinol Metab* 85:109-115, 2000.

Paolisso G, Balbi V, Volpe C, Varricchio G, Gambardella A, Saccomanno F, Ammendola S, Varricchio M, D'Onofrio F. Metabolic benefits deriving from chronic vitamin C supplementation in aged non-insulin dependent diabetics. *J Am Coll Nutr* 14:387-392, 1995.

Persaud SJ, Al-Majed H, Raman A, Jones PM. *Gymnema sylvestre* stimulates insulin release in vitro by increased membrane permeability. *J Endocrinol* 163:207-212, 1999.

Petlevski R, Hadzija M, Slijepcevic M, Juretic D. Effect of "antidiabetis" herbal preparation on serum glucose and fructosamine in NOD mice. *J Ethnopharmacol* 75(2-3):181-184, 2001.

Podolin DA, Gayles EC, Wei Y, Thresher JS, Pagliassotti MJ. Menhaden oil prevents but does not reverse sucrose-induced insulin resistance in rats. *Am J Physiol* 274:R840-R848, 1998.

Ribes G, Sauvaire Y, Da Costa C, Baccou JC, Loubatieres-Mariani MM. Antidiabetic effects of subfractions from fenugreek seeds in diabetic dogs. *Proc Soc Exp Biol Med* 182:159-166, 1986.

Rose NR, Rasooly L, Saboori AM, Burek CL. Linking iodine with autoimmune thyroiditis. *Environ Health Perspect* 107 (Suppl 5):749-752, 1999.

Sarkar S, Pravana M, Marita R. Demonstration of the hypoglycemic action of *Momordica charantia* in a validated animal model of diabetes. *Pharmacol Res* 33:1-4, 1996.

Schachter S, Nelson RW, Kirk CA. Oral chromium picolinate and control of glycemia in insulin-treated diabetic dogs. *J Vet Intern Med* 15:379-384, 2001.

Shanmugasundaram ER, Gopinath KL, Radha Shanmugasundaram KR, Rajendran VM. Possible regeneration of the islets of Langerhans in streptozotocin-diabetic rats given *Gymnema sylvestre* leaf extracts. *J Ethnopharmacol* 30:265-279, 1990.

Shanmugasundaram KR, Panneerselvam C, Samudram P, Shanmugasun-daram ER. Enzyme changes and glucose utilisation in diabetic rabbits: the effect of *Gymnema sylvestre*, R.Br. J Ethnopharmacol 7:205-234, 1983.

Shibib BA, Khan LA, Rahman R. Hypoglycemic activity of *Coccinia indica* and *Momordica charantia* in diabetic rats: depression of the hepatic gluconeogenic enzymes glucose-6-phosphatase and fructose-1,6-bisphosphatase and elevation of both liver and red-cell shunt enzyme glucose-6-phosphate dehydrogenase. Biochem J 292:267-270, 1993.

Singh A, Saxena E, Bhutani KK. Adrenocorticosterone alterations in male, albino mice treated with *Trichopus zeylanicus, Withania somnifera and Panax ginseng* preparations. *Phytother Res* 14(2):122-125, 2000.

Sloley BD, Urichuk LJ, Morley P, Durkin J, Shan JJ, Pang PK, Coutts RT. Identification of kaempferol as a monoamine oxidase inhibitor and potential neuroprotectant in extracts of *Ginkgo biloba* leaves. *J Pharm Pharmacol* 52(4):451-459, 2000.

Sotaniemi EA, Haapakoski E, Rautio A. Ginseng therapy in non-insulin-dependent diabetic patients. *Diabetes Care* 18:1373-1375, 1995.

Stiefel P, Ruiz-Gutierrez V, Gajon E, Acosta D, Garcia-Donas MA, Madrazo J, Villar J, Carneado J. Sodium transport kinetics, cell membrane lipid composition, neural conduction and metabolic control in type 1 diabetic patients: changes after a low-dose n-3 fatty acid dietary interventions. *Ann Nutr Metab* 43:113-120, 1999.

Sunvold GD, Bouchard GF. Assessment of obesity and associated metabolic disorders. In *Recent Advances in Canine and Feline Nutrition Volume II*. Wilmington, Ohio, 1998, Orange Frazer Press.

Swanston-Flatt SK, Day C, Flatt PR, Gould BJ, Bailey CJ. Glycaemic effects of traditional European plant treatments for diabetes: studies in normal and streptozotocin diabetic mice. *Diabetes Res* (2):69-73, 1989.

Vuksan V, Stavro MP, Sievenpiper JL, Beljan-Zdravkovic U, Leiter LA, Josse RG, Xu A. Similar postprandial glycemic reductions with escalation of dose and administration time of American ginseng in type 2 diabetes. *Diabetes Care* 23:1221-1226, 2000.

Winterhoff H, Gumbinger HG, Vahlensieck U, Kemper FH, Schmitz H, Behnke B. Endocrine effects of *Lycopus europaeus* L. following oral application. *Arzneimittelforschung* 44(1):41-45, 1994.

Yan W. *Practical Therapeutics of Traditional Chinese Medicine*. Brookline, Mass, 1997, Paradigm Publications.

Yeung H. *Handbook of Chinese Herbal Formulas*. Los Angeles, 1995, Self-published.

Yeung H. *Handbook of Chinese Herbs*. Los Angeles, 1996, Self-published.

Ziegler D, Hanefeld M, Ruhnau KJ, Hasche H, Lobisch M, Schutte K, Kerum G, Malessa R. Treatment of symptomatic diabetic polyneuropathy with the antioxidant alpha-lipoic acid: a 7-month multicenter randomized controlled trial (ALADIN III Study). ALADIN III Study Group. Alpha-Lipoic Acid in Diabetic Neuropathy. *Diabetes Care* 22:1296-1301, 1999.

# 14 Hämatologische und immunologische Erkrankungen

## 14.1 Anämien (einschließlich autoimmun-hämolytischer Anämie)

### 14.1.1 Therapeutische Strategien

- Immunologische oder sonstige Zerstörung der Blutzellen, falls vorhanden, begrenzen
- Andere Erkrankungen mit Auswirkungen auf die Blutbildung (Hämatopoese) ausschließen, z.B. Nieren- oder chronische Krankheiten
- Eisenmangel ausgleichen
- Hämatopoese stimulieren

### 14.1.2 Optionen auf konventioneller Grundlage

- **Dehydroepiandrosteron (DHEA):** Bei vielen Autoimmunkrankheiten finden sich niedrige DHEA-Spiegel [de la Torre et al. 1995], deshalb könnte DHEA als ergänzende Therapie bei Erkrankungen wie Lupus erythematodes oder rheumatoider Arthritis sinnvoll sein. Zum Teil schwächt es auch Nebenwirkungen der Glukokortikoidmedikation ab [Robinzon und Cutolo 1999].
- *Dang Gui (Angelica sinensis)*: ein traditionelles blutstärkendes Mittel (Bluttonikum) in der TCM. Nach einem (humanmedizinischen) Fallbericht besserten sich durch *Dang Gui* die Blutwerte bei Patienten mit therapieresistenter renaler Anämie (die nicht auf Erythropoetin ansprach) [Bradley et al. 1999].
- *Shi Quan Da Bu Tang* („Dekot aus zehn wichtigen Tonika"): stimulierte in Tier- und klinischen Versuchen hämatopoetische (Wachstums-)Faktoren [Zee-Cheng 1992].
- *Sheng Mai San* („Rezept mit Ginseng, Schlangenbartwurzel/Ophiopogon und Schisandra"): im Vergleich zur Kontrollgruppe vermehrten sich nach der Injektion von *Sheng Mai San* bei Mäusen mit induzierter aplastischer Anämie die Erythrozyten-Vorläuferzellen [Liu et al. 2001].

### 14.1.3 Komplementäre Optionen

#### TCM

**Primärer und sekundärer Blut-Mangel:** Bei anämischen Patienten wird oft ein primärer oder sekundärer Blut-Mangel diagnostiziert. Ein primärer Blut-Mangel betrifft vor allem Tiere mit gesteigertem Blutumsatz (Hunde), und viele chronische Erkrankungen von Hunden lassen sich erfolgreich mit Blut nährenden Mitteln behandeln.

Sekundärer Blut-Mangel kommt ebenfalls bei Hunden, aber noch häufiger bei Katzen vor. Er entsteht, wenn bei einem Milz-*Qi*-Mangel nicht genug Blut erzeugt werden kann. Denn die Milz-Funktion hängt davon ab, dass die Nieren das „Feuer" unter dem „Kochtopf" der Milz ausreichend anheizen. Zur Behandlung einer Anämie mit *Qi*-Mangel eignen sich daher Milz- und Nieren-*Qi* stärkende (tonisierende) Mittel.

Die vielen TCM-Rezepturen, mit denen sich Blut und *Qi* nähren (wieder auffüllen) lassen, können hier nicht alle ausführlich dargestellt werden. Angeführt wird hier nur eine Handvoll, die sich für die tägliche Praxis des Tierarztes besonders bewährt hat.

- Dosierungsempfehlung für alle Mittel (Granulate): 60–75 mg/kg (oder ¼ Teelöffel pro 5–7,5 kg KG), auf 2 Dosen über den Tag verteilt.

## Blut tonisierende Mittel

- ***Si Wu Tang*** („Vier-Substanzen-Dekokt"): als „kleine" Rezeptur aus *Bai Shao, Chuan Xiong, Shu Di Huang* und *Dang Gui* in den meisten Bluttonika enthalten
  - Wirkung: nährt Blut und fördert den Blutfluss (Blut bewegend)
  - Indikation: Blut-Mangel/Anämie bei Hunden
  - Symptome: wie bei *Bu Gan Tang*
- ***Bu Gan Tang*** („Leber nährendes Dekokt")
  - Wirkung: durch Einfluss auf die Leber (wichtigstes Blutspeicherorgan für die TCM) stärker Blut und *Yin* nährend als *Si Wu Tang*
  - Indikation: Blut-Mangel/Anämie bei Hunden, mit Muskelsteife und Spasmen sowie Schlafstörungen (Insomnie)
  - Symptome: dünner, drahtiger Puls; blasse oder lila Zunge; trockenes, glanzloses Fell, mangelnder Haarwuchs, feinpuderige Schuppen, Furchtaggression
- ***Yi Guan Ban*** („Verbindungs-Dekokt")
  - Wirkung: nährt Leber-Blut und -*Yin;* milder als *Bu Gan Tang*; dürfte bei nicht sicher auszuschließendem Verdacht auf Feuchtigkeit weniger Nebenwirkungen haben
  - Indikation: gut für Zustände mit *Yin*-Mangel und Leere-Hitze geeignetes Bluttonikum
  - Symptome: altersbedingte Beschwerden, Durst, nächtliche Unruhe, Gewichtsverlust, Appetitmangel, trockenes Fell, Grasfressen, Schwäche der Hinterbeine, chronisches Erbrechen und Hitzeunverträglichkeit

---

**CAVE:**

- Das ursprünglich für Leber-Magen-Störungen entwickelte *Yi Guan Ban* wird inzwischen bei sämtlichen Blut-Mangelsyndromen angewandt, solange keine Feuchtigkeitssymptome vorhanden sind.
- Bei Zuständen mit ausgeprägter Feuchtigkeit dürfen stärkere Bluttonika nur verwendet werden, wenn sie auch entwässernde (Feuchtigkeit ausleitende) Bestandteile haben.

## Milz-*Qi* tonisierende Mittel

- ***Xiao Yao San*** („Umherstreifen erleichterndes Pulver")
  - Indikation: Leber-Blut-Mangel aufgrund einer (vermuteten) Milz-*Qi*-Schwäche; evtl. in Form einer chronisch aktiven Hepatitis
  - Symptome: weicher Puls; blasse bis lila Zunge; trockene Haut, Aufstoßen (Eruktation), unverdaute Nahrungsreste im Kot, geringer Appetit
- ***Dang Gui Bu Xue Tang*** („Blut nährendes Dekokt mit Engelwurz/Angelica"), eines der wichtigsten Mittel
  - Anmerkung: trotz des Namens ist *Huang Qi* (Tragant), ein Milztonikum, Hauptbestandteil der Rezeptur (im Verhältnis 5:1 zu *Dang Gui*)
  - Wirkung: durch Milz-*Qi*-Tonisierung Blut stärkend; zur besseren Wirksamkeit bei Anämie noch Bluttonika *(Shu Di Huang, He Shou Wu, Sang Ji Sheng, Bai Shao Yao)* ergänzen
  - Indikation: wenn Leberbeteiligung am Blut-Mangel weniger offensichtlich ist als bei *Xiao Yao San*
  - Symptome: blasse Zunge; weicher oder schwacher Puls; Müdigkeit, Blässe, Anfälligkeit für wiederholte Infektionen
- ***Gui Pi Tang*** („Milz regenerierendes Dekokt") und ***Bu Zhong Yi Qi Tang*** („Mitte tonisierendes und *Qi* vermehrendes Dekokt")
  - Wirkung: beide mit ähnlicher Pharmakodynamik wie *Dang Gui Bu Xue Tang*
  - Indikation: *(Gui Pi Tang)* durch Blut- und *Yin*-Mangel gesteigerte Herzaktivität sowie Anzeichen einer Milz-Schwäche bzw. *(Bu Zhong Yi Qi Tang)* Anämie im herkömmlichen medizinischen Verständnis; auch bei *Qi*-Kollaps oder Organprolaps (Perinealhernie, schlaffe Bauchdecke, Harninkontinenz)
  - Symptome: *(Gui Pi Tang)* blasse Zunge; weicher, schwacher Puls; Schlafstörungen, unruhige Träume, Angst bzw. *(Bu Zhong Yi Qi Tang)* blasse Zunge; schwacher, weicher oder verbreiterter Puls; Kurzatmigkeit, Müdigkeit, Zittern, Appetitmangel

## Nieren tonisierende Mittel

Nieren-Essenz ist die Grundlage aller Körperflüssigkeiten einschließlich des Blutes. Wenn Essenz und Nieren-*Yin* verbraucht sind, kommt es zur Anämie.

- ***Zuo Gui Wan*** („Linke [Niere] wieder auffüllende Tablette")
  - Indikation: alte, anämische Tiere mit kognitiven Defiziten
  - Symptome: fadenförmiger, schneller Puls; empfindliche, trockene, rote Zunge; Durst, Gewichtsverlust, Schwäche der Hinterbeine, Schwerhörigkeit, Hauttrockenheit, Hitzeunverträglichkeit
- ***Shen Qi Wan*** („Nieren-*Qi*-Tablette")
  - Indikation: Nieren-*Qi*-Mangel; renale Azotämie; Anämie durch eingeschränkte renale Erythropoetinsynthese
  - Symptome: Frösteln, profuse Ausscheidung eines hellen, klaren Urins, Schwäche der Hinterbeine, Schwerhörigkeit
- ***Shi Quan Da Bu Tang*** („Dekokt aus zehn Bestandteilen zur umfassenden Tonisierung")

– Indikation: Anämie durch *Qi*-, Blut- und *Yang*-Mangel (zu etwa gleichen Teilen)
– Symptome: schwacher Puls; blasse Zunge; Müdigkeit, Kälteunverträglichkeit, Kurzatmigkeit, unverdaute Reste im Kot, Appetitmangel
● **Sheng Mai San** („Puls generierendes Pulver")
– Indikation: *Qi*- und *Yin*-Mangel; als Injektionslösung in China „Notfallmedikament" für anämische Krisen oder nach schweren Fieberschüben
– Symptome: trockene Zunge; schwacher, kaum tastbarer Puls; Müdigkeit, Durst, Hitzeunverträglichkeit, Appetitmangel und Zittern

### Akupunkturpunkte

● Um das Leber-Blut direkt zu nähren: Le 3, Bl 17, Bl 18 und MP 6
● Um Blut durch Tonisierung des Milz-*Qi* zu nähren: Ma 36, Le 4, KG 12 und Bl 20
● Um Blut durch Tonisierung des Nieren-*Qi* zu nähren: Ni 3, Bl 23 und KG 4

Alle Punkte können mit indirekter Moxibustion angewärmt werden.

### Westliche Kräuter

● **Krauser Ampfer** *(Rumex crispus)*: liefert Eisen mit hoher Bioverfügbarkeit.
● **Amerikanische Säckelblume** *(Ceanothus americanus)*: scheint Rückgang der Splenomegalie bei hämolytischer Anämie zu bewirken.
● **Berberitze** *(Berberis vulgaris)*: kann Milzkontraktion induzieren und so Plättchenwerte erhöhen.

> **CAVE:** Unter immunsuppressiver Therapie (wie bei autoimmuner Anämie) keine Immunstimulanzien wie Ginseng, Tragant oder medizinische Pilze wie Reishi *(Ganoderma lucidum)*, Maitake *(Grifola frondosa)* und andere verwenden! Falls sie aber Bestandteil an sich gut geeigneter TCM-Rezepturen sind, müssen unter Berücksichtigung des klinischen Bildes Nutzen und Risiko einer adjuvanten Behandlung für das erkrankte Tier sorgfältig abgewogen werden.

### Therapievorschläge der Autoren

Steve Marsden: Nach möglichen Ursachen eines okkulten Blutverlustes suchen; geeignete Kräutermittel
Susan G. Wynn: Ursachen herausfinden und falls es angebracht ist, Anämie konventionell behandeln; *Dang Gui* oder andere TCM-Rezeptur

# 14.2 Thrombozytopenie

## 14.2.1 Therapeutische Strategien

- Ursache der Thrombozytopathie abklären
- (Auto)immune Thrombozytenschädigung (meist bei Hunden der Fall) verhindern
- Blut- oder Thrombozytenkonzentrate transfundieren
- Zur Regeneration Anabolika verabreichen

## 14.2.2 Optionen auf konventioneller Grundlage

Allgemeine Empfehlungen zu Autoimmunkrankheiten siehe 14.6.

- **Vitamin C:** aufgrund von Fallstudien empfohlen. Wenn Vitamin C allein verabreicht wurde, kamen Therapiestudien zur Immunthrombozytopenie (ITP) zu widersprüchlichen Ergebnissen, wenn es ergänzend zur konventionellen Behandlung gegeben wurde, besserten sich die Resultate [Jubelirer 1993, Masugi et al. 1994].
- **Melatonin:** seit kurzem als wichtiger Modulator der Blut- und Plättchenbildung bzw. des Thrombozytenüberlebens anerkannt. In klinischen Fallstudien erwies sich Melatonin als prognostisch günstig für Menschen mit Thrombozytopenie unterschiedlicher Ursache [Lissoni et al. 1996]. Die Probanden erhielten 2 Monate lang abends je 20 mg. Dosierung bei Hunden und Katzen: bis zu 3 × täglich 6 mg.
- *Yunnan Bai Yao* (siehe 14.3): enthält nur *San Qi (Panax notoginseng)* als Wirkstoff und soll überall im Körper Blutungen stoppen können. Es verkürzt die Gerinnungszeit [Ogle et al. 1977] und stimuliert die Plättchenfreisetzung [Chew 1977]. Hoch dosiert verabreichen: 75–100 mg/kg, über den Tag verteilt (Granulat), oder 1 Tablette pro 4–5 kg KG, möglichst auch in mehreren Dosen.
- *Jia Wei Gui Pi Tang (Kami-kihi-to):* erhöhte bei 10 Humanpatienten mit thrombozytopenischer Purpura die Thrombozytenzahl und verringerte die Autoantikörpermenge [Yamaguchi et al. 1993].

## 14.2.3 Komplementäre Optionen

### TCM

Allgemeine Anmerkungen zur Immunthrombozytopenie (ITP) aus Sicht der TCM siehe 14.3 Gerinnungsstörungen. Ein paar Besonderheiten sollen hier erwähnt werden:

- Rezepturen mit *Huang Bai* scheinen die Plättchenzerstörung eher aufzuhalten. *Huang Bai* ist z.B. in Mitteln enthalten, mit denen Leere-Hitze und Feuchte-Hitze aus dem Unterkörper entfernt werden. Am bekanntesten sind **Da Bu Yin Wan** („Große *Yin* tonisierende Tablette") und **Si Miao San** („Vier-Wunder-Tablette"). Sie können genommen werden, wenn die Wirkung dieser Rezepturen auch zu den anderen Symptomen „passt".
- Blut bewegende Mittel (*Dan Shen, Bai Shao, Chuan Xiong*) mit thrombozytenhemmender Wirkung sollten bei ITP möglichst vermieden werden.

## Westliche Kräuter

- **Amerikanische Säckelblume** *(Ceanothus americanus)*: soll Milzvergrößerung bei Anämie und vielleicht auch bei ITP verringern.
- **Berberitze** *(Berberis vulgaris)*: kann durch Milzkontraktion die Thrombozytenzahl erhöhen.

### Mögliche Interaktionen

- Fischöl: Man nahm lange an, dass es die Plättchenfunktion beeinflusst und dadurch Gerinnungsstörungen (Hyperkoagulopathien) bei Menschen und Versuchstieren verhindern könnte. Unter hoch dosierter Gabe von Omega-3-Fettsäuren (2,6 g) war jedoch bei Katzen keine Wirkung auf Thrombozyten erkennbar [Bright et al. 1994]. In einem Versuch kam es durch Omega-3-Fettsäuren angereichertes Futter (Omega 6 zu Omega 3 = 1,3:1) bei Katzen innerhalb von 112 Tagen zu einer Verlängerung der Blutungszeit, verminderter Plättchenaktivität und Abnahme der Thrombozytenaggregation [Saker et al. 1998]. In anderen Studien traten bei Hunden mit Krebserkrankungen, wenn sie mit Omega-3-Fettsäuren angereichertes Futter erhielten, weder Gerinnungs- noch Thrombozytenstörungen auf [McNiel et al. 1999].
- Als natürliche Antikoagulanzien könnten auch Ginkgo, Knoblauch, Bromelain, Papain, Mutterkraut *(Tanacetum parthenium)* und Cayennepfeffer *(Capsicum spp.)* wirken.

### Therapievorschläge der Autoren

Steve Marsden: Geeignete TCM-Rezeptur (siehe 14.3 Gerinnungsstörungen) auswählen
Susan G. Wynn: Allergien oder andere unspezifische Entzündungsauslöser ausschließen; Melatonin; effektive herkömmliche Therapiemethoden

## 14.3 Gerinnungsstörungen (Koagulopathien)

### 14.3.1 Therapeutische Strategie

- Spezifische Gerinnungsstörung diagnostizieren und entsprechend behandeln

### 14.3.2 Optionen auf konventioneller Grundlage

- *Yunnan Bai Yao* („Weiße Medizin aus der Provinz Yunnan"): das beliebteste Mittel zur Blutstillung in der chinesischen Veterinärmedizin; enthält nichts weiter als **San Qi** *(Panax notoginseng)*, das Blutungen überall im Körper zum Stehen bringen soll. *Yunnan Bai Yao* verkürzt Gerinnungs- und Prothrombinzeit [Ogle et al. 1977] und setzt Blutplättchen frei [Chew

1977]. Hoch dosiert geben (täglich 75–100 mg/kg des Granulats oder 1 Tablette pro 4–5 kg KG, möglichst auf mehrere Dosen verteilt).

### 14.3.3 Komplementäre Optionen

#### TCM

Das Folgende gilt auch für die Immunthrombozytopenie (ITP), (weitere Besonderheiten siehe 14.2). Blutstillende Mittel werden auch bei den einzelnen Organsystemen beschrieben.

Dosierungsempfehlung für alle genannten Rezepturen (Granulate): mindestens 1 × täglich 60–75 mg/kg (oder ¼ Teelöffel pro 5–7,5 kg KG)

- *Xiao Ji Yin Zi* („Cephalanoplos-Trunk")
  - Indikation: Hämaturie aufgrund von Feuchte-Hitze in der Blase
  - Wirkung: kühlt Blut und das Herz-Feuer, beseitigt (klärt) Feuchte-Hitze aus der Blase und stillt Blutung
- *Ning Xue Tang* („Blut beruhigendes Dekokt")
  - Indikation: Einblutung in die Vorderkammer der Augenlinse
  - Wirkung: im Wesentlichen hämostatisch, besser für Tiere mit Leere-Hitze geeignet
- *Si Shen Wan* („Tablette aus vier frischen Kräutern")
  - Indikation: Nasenbluten (Epistaxis)
  - Wirkung: kühlt Blut und stillt Blutungen vor allem im Oberkörper
- *Di Yu San* („Wiesenknopf/Sanguisorba-Pulver")
  - Indikation: gastrointestinale Blutungen in Verbindung mit Feuchte-Hitze-Anhäufungen; auch gut für Magen-Darm-Ulzera geeignet
  - Wirkung: stark kühlend, darf daher nur bei Füllesyndromen angewandt werden

Eine systemische Blutungsneigung kann sich in jedem Organ manifestieren. Bei den Rezepturen lassen sich drei Gruppen unterscheiden: Mittel gegen aufgewühltes Blut (Hitze-Fülle), gegen Blut-Stase und gegen Milz-*Qi*-Mangel (Blut kann nicht in den Gefäßen gehalten werden) als Blutungsursachen.

- *Da Bu Yin Wan* („Großes *Yin* nährendes Dekokt")
  - Indikation: Blutungen bei Leere-Hitze bzw. -Feuer
  - Wirkung: sehr wirksam; nährt *Yin* und klärt Leere-Hitze; durch *Huang Bai* stark kühlend (protektive Wirkung auf Thrombozyten wird vermutet)
- *Shui Niu Jiao Di Huang Tang* („Dekokt mit Hornpulver zahmer Wasserbüffel und Rehmannia")
  - Indikation: Blutungen bei Hitze im Blut (ohne Anzeichen für Feuchte-Hitze oder nur schwacher Leere-Hitze)
  - Wirkung: beseitigt pathogene Hitze aus dem Blut, kühlt und bewegt es

> **CAVE:** Vorsicht mit Blut bewegenden Mitteln bei Blutungsstörungen aufgrund einer Blut-Stase. Größere Mengen *Bai Shao, Dan Shen* und *Chuan Xiong* hemmen die Thrombozytenaggregation und müssen daher vermieden werden.

*Dang Gui* als hämostatisches und den Blutfluss förderndes Mittel dürfte dagegen sicher sein. Auch *Yunnan Bai Yao* (schwach Blut bewegend) ist für solche Fälle geeignet.

- **Bu Zhong Yi Qi Tang** („Mitte tonisierendes und *Qi* vermehrendes Dekokt")
  - Indikation: wichtigstes Mittel bei Blutungen aufgrund einer Milz-*Qi*-Schwäche.

**14**

### Westliche Kräuterextrakte

- **Mischung** (Flüssigextrakte) aus 15 ml Odermennig *(Agrimonia eupatoria)*, 15 ml gefleckter Storchschnabel *(Geranium maculatum)*, 10 ml Zahnwehholz *(Zanthoxylum americanum)* und 10 ml Eibisch *(Althea officinalis)*: bei gastrointestinalen Blutungen.
- **Brennnesseln** *(Urtica dioica)*: traditionelles Mittel gegen Nasenbluten oder Dysenterie durch Feuchte-Hitze.
- **Gemeine Schafgarbe** *(Achillea millefolium)*: bekanntes blutstillendes Mittel bei Blutungen durch Blut-Stase.
- Dosierungsempfehlung für alle drei Extrakte: mindestens 1 × täglich 0,08 ml/kg KG.

---

**Therapievorschläge der Autoren**

Steve Marsden: Gegen gastrointestinale Blutungen westliche Mittel; fallspezifisch auch *San Qi, Dang Gui* oder *Da Bu Yin Wan*
Susan G. Wynn: *Yunnan Bai Yao;* andere Mittel nach organspezifischen Symptomen

---

## 14.4 Hyperlipidämie

### 14.4.1 Therapeutische Strategien

- Prädisponierende Faktoren (endokrinologische Störung, Lebererkrankung, Pankreatitis) abklären
- Fettzufuhr mit der Nahrung einschränken
- Serumlipide senken

### 14.4.2 Optionen auf konventioneller Grundlage

- **Fischöl:** Epidemiologische und auch einige experimentelle Untersuchungsergebnisse der Humanmedizin sprechen dafür, dass mehrfach ungesättigte Omega-3-Fettsäuren die Triglyzerid- und Cholesterinspiegel senken. Für Menschen werden Gesamtdosen von 3,6 g (Eikosapentaen- und Docosahexaensäure) empfohlen. Das Dosisäquivalent für Hunde beträgt ca. 100 mg/kg (Fettsäuren insgesamt, nicht Fischöl).
- **Niacin:** kann bei Menschen Triglyzeridspiegel [Tavintharan und Kashyap 2001] senken, ist aber nicht nebenwirkungsfrei. Empfohlene Dosierung: 1,5–6 g/Tag (Menschen) bzw. 30–150 mg/kg (Hunde), verteilt auf mehrere Dosen am Tag.

- **Knoblauch** *(Allium sativum)*: bewirkte mäßige Senkung der Cholesterin- und Triglyzeridwerte bei Labortieren und Menschen [Ackermann et al. 2001]. Empfohlene Dosierung für ein 16–20 kg schweres Tier: 1 frische Knoblauchzehe (oder 20–60 mg/kg eines Fertigpräparats).

> **CAVE:** Da Knoblauch bei Hunden und besonders bei Katzen eine Heinz-Körper-Anämie auslösen kann, nur unter Kontrolle der Blutwerte anwenden.

- **Rotschimmelpilzreis** *(Monascus purpureus)*: verringerte in kontrollierten Versuchen an Menschen Cholesterinwerte und Triacylglycerolkonzentration [Heber et al. 1999]. Für Hunde umgerechnetes Dosisäquivalent: 1 × täglich 60 mg/kg KG.
- **Harze der falschen Myrrhe** *(Commiphora mukul)*: konnten bei Menschen [Singh et al. 1994] und Labortieren die Cholesterin- und Triglyzeridwerte senken. Verglichen mit den üblichen Mitteln haben sie bei Menschen aber nur eine schwache bis mäßig cholesterinsenkende Wirkung [Caron und White 2001]. Aus Dosierungsempfehlungen für Menschen errechnete Dosis für Tiere: 3 × täglich 0,4–0,6 mg/kg.

### 14.4.3 Komplementäre Optionen

Aus Sicht der TCM liegt der Hyperlipidämie üblicherweise ein Blut-Mangel zugrunde. Sie kann auch mit Feuchtigkeit verbunden sein, als Ausdruck einer Leber-Milz-Störung, bei der die Blut- und Flüssigkeitsproduktion der Milz durch die Leber behindert wird. In diese Pathodynamik greift *Dang Gui Shao Yao San* ein.

- ***Dang Gui Shao Yao San*** („Pulver aus Engelwurz/Angelica und Pfingstrose/Paeonia")
  - Indikation: Hyperlipidämie und Hypercholesterinämie
  - Zusätze: *Shan Zha, Dan Shen* und *Chai Hu* (einzeln oder alle) zur Wirkungsverstärkung von *Ze Xie* ergänzen, aber nicht mehr als 10–15 % in der fertigen Mischung
  - Wirkung: nährt Blut und besänftigt Leber bei Blut-Mangel; verringert nachweislich Blut-Cholesterinwerte
  - Symptome: weicher, schlüpfriger oder drahtiger Puls; blasse Zunge; Angst, öliges Fell, kahle Stellen (Alopezie) oder schlecht nachwachsende Haare, erhöhte Leber- und Pankreasenzyme, Appetitmangel, Schleim und unverdaute Reste im Kot
  - Empfohlene Anfangsdosis: 60–75 mg/kg KG, verteilt auf mehrere Dosen über den Tag

Extrakte mit cholesterin- oder lipidsenkender Wirkung können zu anderen Rezepturen hinzugefügt werden, z.B. *He Shou Wu, Shan Zha, Ze Xie, Da Huang, Jue Ming Zi, Chai Hu* und *Dan Shen*.

- *He Shou Wu* und *Dan Shen* gibt es als eigenständige „kleine" TCM-Rezepturen (**Shou Wu Pian** und **Dan Shen Pian**). Dosierung: 1 Tabl./5 kg KG, aufgeteilt auf 2 Dosen am Tag.

- *Shan Zha* ist Weißdorn *(Crataegus spp.)*, der auch in der westlichen Kräutermedizin gelegentlich allein eingesetzt wird.
- *Ze Xie, Da Huang* und *Chai Hu* sind als Einzelsubstanzen zu stark.

Für Hyperlipidämie-Fälle, bei denen es sich um ein reines Feuchte-Hitze-Syndrom ohne Zeichen eines Blut-Mangels handelt, eignet sich *Yin Chen Wu Ling San.*

**14**

- *Yin Chen Wu Ling San* („Artemisia-capillaris-Pulver mit fünf Kräutern und Poria")
  - Zusammensetzung: *Yin Chen Hao* und *Ze Xie*
  - Wirkung: Senkung der Serumlipid- und Cholesterinwerte
  - Empfohlene Dosierung: 60–75 mg/kg KG, aufgeteilt auf mehrere Dosen am Tag

**Mögliche Interaktionen**

Bei medikamentöser Lipidsenker-Therapie können Kräuterextrakte und Nährstoffergänzungen eine additive Wirkung entfalten.

**Therapievorschläge der Autoren**

Steve Marsden: *Dang Gui Shao Yao San* mit Zusatz von *Chai Hu* und *Shan Zha*
Susan G. Wynn: Niacin, Fischöl, falsche Myrrhe *(Commiphora mukul)*, Rotschimmelpilzreis

# 14.5 Immunsuppression

## 14.5.1 Therapeutische Strategie

- Ursache abklären (z. B. Retrovirusinfektion oder chronische Erkrankung)

## 14.5.2 Optionen auf konventioneller Grundlage

Immunschwäche bzw. Immundefizienz-Syndrome sind mit Retrovirusinfektionen (felines Immundefizienz- oder Leukämie-Virus, FIV bzw. FeLV), Milbenbefall (Demodex-Räude) oder chronischen Erkrankungen verbunden. In einigen Fällen handelt es sich eher um ein gestörtes Gleichgewicht als um eine Schwäche sämtlicher Immunfunktionen.

**CAVE:** Wir wissen noch zu wenig über immunologische Funktionszusammenhänge, um gezielt einzelne Mechanismen beeinflussen zu können. Deshalb sollte eine weit reichende Immunstimulation nur mit der gebotenen Vorsicht durchgeführt werden.

## Diätetische Maßnahmen

- **Vitamin A:** Immundefekte sind mit Vitamin-A-Mangel verbunden. In klinischen Versuchen stärkte eine Vitamin-A-Substitution die Immunantwort bei Menschen (günstige Wirkung auf zellvermittelte Immunreaktionen) [Semba 1999].
- **Vitamin E:** Durch Substitution von Vitamin E besserten sich in mehreren Versuchen humorale und zelluläre Immunfunktion des Menschen [Moriguchi und Muraga 2000].
- **Vitamin C:** Bei Vitamin-C-Mangel war die unspezifische Immunabwehr geschwächt. Substitution stärkte die humorale und zelluläre Immunabwehr vieler Tierarten.
- **Mineralien/Spurenelemente:** Bei Substitution von Zink und Selen schlugen Impfungen besser an und die Infektionsrate verringerte sich.
- **Karotinoide:** Lutein steigerte bei Katzen und Hunden die Hypersensitivitätsreaktionen (des verzögerten Typs) auf spezifische und unspezifische Antigene [Kim 1999 u. 2000]. Durch Betakarotin verstärkten sich zellvermittelte und humorale Immunreaktionen von Hunden [Chew 2000].
- **Aminosäuren:** Arginin und möglicherweise auch Glutamin wurden mit einer besseren Immunabwehr und geringeren Infektionsraten assoziiert [Field et al. 2000, Heyland et al. 2001].
- **Konjugierte Linolensäure:** steigerte in vitro und in ein paar Labortierversuchen die Aktivität von lnterleukin (IL-2) und T-Lymphozyten, senkte IgE- und erhöhte IgG-Spiegel.

## Phytotherapeutika

- **Immunstimulanzien** sind z.B. Sonnenhut *(Echinacea purpurea, E. angustifolia, E. pallida),* Tragant *(Astragalus membranaceus)*, Ginseng *(Panax spp.)* oder medizinische Pilze wie Reishi *(Ganoderma lucidum)*, Maitake *(Grifola frondosa)*, Shiitake *(Lentinus edodes)*, Schmetterlingstramete *(Trametes versicolor)* und Cordyceps *(Cordyceps sinensis)*.
- **Sonnenhut** *(Echinacea spp.)*: Echinacea-Extrakte konnten in peripheren humanen Zellen die Monozyten-Phagozyten-Aktivität, die Zytokin-Produktion und die Funktion natürlicher Killerzellen steigern – alle drei gehören zum (angeborenen) unspezifischen, im Unterschied zum spezifischen, durch Antigenkontakte erworbenen Immunsystem. Klinische Studien an Humanpatienten mit Infektionen der oberen Atemwege zeigten, dass sich durch Echinacea meist die Erkältungsdauer verkürzen ließ [Percival 2000]. Wegen der unterschiedlichen antimikrobiellen und immunstimulierenden Wirkstärke ist es derzeit ratsam, mehrere Echinacea-Spezies zu mischen. Oft wird Echinacea auch für chronisch rezidivierende respiratorische Virusinfektionen von Katzen empfohlen und von einigen Tierärzten sogar gegen Retrovirusinfektionen eingesetzt. Obwohl immer wieder vor einem langzeitigen Gebrauch von Echinacea gewarnt wird, sind Bedenken wegen toxischer oder immunologischer Nebenwirkungen kaum dokumentiert. Allerdings sollte man Echinacea wie alle Immunstimulanzien vielleicht besser als Pulstherapie anwenden. Wenn nach wenigen Wochen die volle Wirkstärke (Anspre-

**14**

chen) erreicht ist, lässt sich der Behandlungseffekt durch weiteren Gebrauch nicht mehr steigern. Am stärksten wirken Kurztherapien, die nach 2–4 Wochen abgesetzt werden.

- **Tragant** *(Astragalus membranaceus)*: Das traditionelle Mittel der TCM konnte in vitro, bei Mäusen und Menschen (nicht-kontrollierte Versuche) die T-Zell-vermittelten Immunreaktionen verbessern [Sun et al. 1983, Yoshida et al. 1997, Zhao et al. 1990]. Es zeigte sich auch, dass es die Phagozytose und Zahl der Makrophagen sowie die humorale Immunabwehr steigern kann [Yeung 1996].
- **Ginseng** *(Panax spp.)*: In der Wurzel enthaltene Polysaccharide und Saponine zeigten in vitro und in Tierversuchen eine immunstimulierende Wirkung [Kitts und Hu 2000]. In einer Ratten-Studie bewirkten Panaxginseng-Extrakte bei chronischer Lungenentzündung (Pseudomonas aeruginosa), dass mehr Bakterien in der Therapiegruppe ausgeschieden wurden und der Serum-Immunglobulinspiegel niedriger lag als in der Kontrollgruppe; man vermutet daher, dass Ginseng die zellvermittelte Immunantwort stärkt [Song et al. 1998].
- **Medizinische Pilze:** Reishi, Maitake, Shiitake, Cordyceps und Schmetterlingstramete besitzen eine ähnliche pharmakologische Wirkung. Alle enthalten Polysaccharidkomplexe und Phytosterole, die sowohl die zellvermittelte Immunität stärken als auch gegen Tumoren wirksam zu sein scheinen [Ooi und Lin 2000, Wasser und Weis 1999, Zhu et al. 1998]. In der Regel lassen sich Polysaccharidkomplexe (aus Echinacea oder den genannten Pilzen) besser durch wässrige Auszüge und Trockenextrakte als durch alkoholische Extrakte herauslösen.
- **Phytosterole:** In einer Vorstudie an Katzen mit FIV-Infektion verbesserten Sterole den TH1/TH2-Quotienten, die Neurokinin- und die T-Zell-Funktion [Bouic 1997]. Als Untergruppe der CD4-positiven Lymphozyten (T-Helfer-Zellen) sind TH1-Zellen an zellulären Immunreaktionen und TH2-Zellen an Antigen-Antikörper-Reaktionen beteiligt.

### 14.5.3 Komplementäre Optionen

- **Immunstimulation:** Ganzheitlich orientierte Tierärzte werden oft gebeten, bei Tieren mit generalisierter Demodikose oder rezidivierender oberflächlicher Pyodermie eine Immunstimulation vorzunehmen (Näheres ☞ Kap. 21). In den meisten Fällen können geeignete TCM-Rezepturen nicht nur den zugrunde liegenden Blut-Mangel beheben, sondern auch die Auswirkungen.
- **Differenzialdiagnose:** Bei Katzen, die mit FIV oder FeLV infiziert sind, ist zu unterscheiden, ob sie wirklich an Immundefizienz oder nur an „toxischen Zeichen" leiden. Mit anderen Worten: Die medizinische Diagnose „Immundefizienz" muss aus Sicht der TCM nicht unbedingt eine Schwäche oder einen Mangel einschließen.
- **Behandlung:** Empfehlungen für Katzen, deren Immunschwäche-Muster eher den Fülle-Syndromen der TCM (d.h. eitriges Nasensekret, chronische Kolitis und schwere Stomatitis) entspricht, siehe die jeweiligen Kapitel.

Wenn bei immundefizienten Tieren auch aus Sicht der TCM ein Mangel besteht, leiden sie meist an einem *Qi*- und Blut-Mangel. Zur Therapie bieten sich mehrere Optionen an.

- *Ling Zhi Feng Wang Jiang* („Essenz aus Reishi und Gelee Royal")
  - Zusammensetzung: Reishi-Pilz, Gelee Royal, *Dang Shen (Codonopsis pilulosa,* Nieren-*Qi* tonisierend) und *Gou Qi Zi* (Bocksdornfrüchte, *Lycium barbarum*)
  - Wirkung: starkes *Qi*- und Blut-Tonikum bei konsumierenden Erkrankungen
  - Symptome: blasse Zunge; schwacher Puls; Schwäche, Gewichtsverlust
  - Dosierungsempfehlung: 1 × täglich 0,2 ml/kg KG
- *Shuang Bao Su Kou Fu Ye* („Getränk aus doppelt kostbaren Extrakten")
  - Zusammensetzung: Ginseng und Gelee Royal
  - Indikation: nur für geschwächte Patienten mit echtem Blut- und *Qi*-Mangel
  - Dosierungsempfehlung: 1 × täglich 1 Kapsel/5 kg KG
- *Wu Jia Pi (Acanthopanax spinosus)*
  - Indikation: Einzelsubstanz zur Stärkung des Immunsystems; besonders für Nieren-*Qi*-Mangel (Patienten mit steifen und schmerzenden Gelenken), Krebspatienten und diabetische Tiere geeignet
  - Wirkung: gegen Müdigkeit stärker wirksam als Ginseng; soll antikanzerogen, entzündungshemmend und hypoglykämisch wirken
- Wie bei Anämie (siehe 14.1) sind auch bei Blut- und *Qi*-Mangel Rezepturen mit Tragant wichtig zur Behandlung; dazu gehören *Dang Gui Bu Xue Tang* („Blut nährendes Dekokt mit Engelwurz/ Angelica"), *Bu Zhong Yi Qi Tang* („Mitte tonisierendes und *Qi* vermehrendes Dekokt") sowie *Gui Pi Tang* („Milz wieder auffüllendes Dekokt").

### Anmerkung

Echinacea scheint aus energetischer Sicht pathologische Feuchtigkeit (Schleim) transformieren zu können. Von den westlichen immunstimulierenden Wirkstoffen eignet es sich am besten für Patienten mit reichlicher Mukus-(Schleim-)Produktion.

### Therapievorschläge der Autoren

Steve Marsden: Geeignete TCM-Rezeptur
Susan G. Wynn: Auf bessere Ernährung achten; Antioxidanzien (Vitaminen), Mineralien/Spurenelemente und Aminosäuren kombinieren; medizinische Pilze; Phytosterole; bei Bedarf TCM-Rezeptur

# 14.6 Autoimmunerkrankungen

### 14.6.1 Therapeutische Strategien

- Entzündung und Zerstörung der Zielgewebe eindämmen
- Immunmodulation bzw. überschießende Immunreaktionen abschwächen

**14**

### 14.6.2 Optionen auf konventioneller Grundlage

#### Diätetische Maßnahmen

- **Protein- und Kalorienrestriktion:** Patienten mit Autoimmunkrankheiten können von einer eingeschränkten Eiweiß- und Kalorienzufuhr profitieren [Keen et al. 1991, Leiba et al. 2001]. Andererseits besserte sich nach einzelnen Berichten der Zustand von Hunden und Katzen durch Futter mit einem höheren Fleischanteil. Auch eine Lipidrestriktion wurde empfohlen; neuerdings konzentriert sich die Forschung zunehmend auf die Fettsäuren und die Zusammensetzung der Fette (siehe unten).
- **Hypoallergene Nahrung:** Oft für Autoimmun- bzw. immunologisch vermittelte Krankheiten empfohlen. Nicht weil man sie für allergisch verursacht hält, sondern weil der „Leaky-Gut-Theorie" zufolge verschiedene Mechanismen die Durchlässigkeit der Darmschleimhaut erhöhen (Hyperpermeabilität), z.B. NSAID (nicht-steroidale Antirheumatika) oder Prednison als Auslöser gastrointestinaler Entzündungen, chronische Ingestion von Toxinen oder eine echte Nahrungsmittelallergie. Unter Umständen ist die aktive Transportfunktion behindert, falls Carrier-Proteine und Ionenpumpen in der entzündeten Darmschleimhaut geschädigt wurden. Bei erhöhter Durchlässigkeit der Gap junctions können anders als unter normalen Bedingungen auch Makromoleküle (Proteine, Glykoproteine, Polysaccharide) oder sogar hochallergene Mikroorganismen resorbiert werden und nach ihrer systemischen Aufnahme zu Immunreaktionen und Immunkomplexbildung beitragen. Da auch Nahrungsproteine am „Leaky-Gut-Syndrom" beteiligt sein können, hilft hypoallergene Nahrung vielleicht mit, die Symptome einer generalisierten Immunaktivierung zu reduzieren.
- **Probiotika:** Durch diese nützlichen Bakterien ließ sich bei Menschen und Labortieren die Immunantwort modulieren („Umstimmung"). Nach der Überzeugung einiger Befürworter könnten Probiotika gerade Entzündungsprozesse bei Autoimmunkrankheiten eindämmen [Maassen et al. 1998, Matsuzaki und Chin 2000]. In den meisten Studien wurden Laktobazillen verwendet, in anderen Streptokokken, Bifidobakterien und *Saccharomyces* spp. Nicht bekannt ist, welche Spezies und Dosierung die Immunreaktionen bei Haustieren am besten beeinflusst. Wir empfehlen hohe Dosen (für einen 10 kg schweren Hund z.B. die mittlere Dosis eines Menschen), weil es für diese Ergänzungsmittel noch keine einheitliche Qualitätskontrolle gibt. Nur die wenigsten Produkte enthalten genau das, was angegeben ist, fand kürzlich eine Studie heraus [Weese 2002].

- **Antioxidanzien:** Sollen entzündliche Aktivität immunvermittelter Erkrankungen verringern und sind häufiger Bestandteil von Kombinationstherapien. Welche Rolle freie Radikale (Reaktionsprodukte bei der Sauerstoffoxidation) für Entstehung und Aufrechterhaltung von Autoimmunkrankheiten spielen, ist ungeklärt [Bauer und Bauer 1999]; sie stehen jedoch im Verdacht, pathologische Veränderungen zu bewirken.
- **Fettsäuren:** Bei spontan auftretenden Erkrankungen mit (Auto-)Antikörperbildung kann eine fettarme Ernährung oder ein hoher Anteil an Fischöl das Überleben verbessern bzw. die Symptome abschwächen. Antikörpervermittelte Immunkrankheiten schienen sich durch Zufuhr von Linolsäure, einer Omega-6-Fettsäure, zu verschlechtern. Bei T-Zell-vermittelten Autoimmunkrankheiten nahmen die Beschwerden durch Omega-3-Fettsäuren zu, während Omega-6-Fettsäuren die Symptome lindern oder verhindern konnten [Harbige 1998]. Fischöl könnte sich auch günstig auswirken, weil es die Zytokinbildung bei Entzündungen hemmt. Nach derzeitigem Kenntnisstand ist eine Nahrungsergänzung durch Omega-6-Fettsäuren eher für zell- und durch Omega-3-Fettsäuren eher für antikörpervermittelte Immunreaktionen geeignet.

## Sonstiges

- **Dehydroepiandrosteron (DHEA):** Als ergänzende Therapie bei Autoimmunkrankheiten mit niedrigem DHEA-Spiegel (z.B. Lupus erythematodes oder rheumatoider Arthritis) sinnvoll [de la Torre et al. 1995]. Es kann auch Glukokortikoid-Nebenwirkungen verringern [Robinzon und Cutolo 1999].

### 14.6.3 Komplementäre Optionen

Näheres zu **Pemphigus foliaceus:** ☞ Kapitel 21.

### TCM-Behandlung der autoimmunhämolytischen Anämie (AIHA)

Die AIHA bleibt eine Herausforderung für TCM-orientierte Tierärzte, da bisher keine TCM-Rezeptur bekannt ist, mit der sich hämolytische Krisen dauerhaft beenden oder verhüten ließen. Zum gegenwärtigen Zeitpunkt dürfte eine Prednisontherapie – zumindest in akuten Phasen oder bis zur Stabilisierung des Zustands – die klügste Entscheidung sein.

**Pathogenese:** inzwischen macht das TCM-Krankheitsverständnis der AIHA Fortschritte.

- Es ist ein komplexes, multifaktorielles Geschehen und scheint sich um ein Feuchte-Hitze-Syndrom mit latenter Blut-Stase und Blut-Mangel zu handeln.
- Angehäufte Feuchtigkeit behindert den Blutfluss und verursacht Organvergrößerungen. In „Blutlachen", die sich verstärkt bei Blut-Mangel bilden, staut sich das Blut. Wenn auch noch Medikamente oder Impfstoffe als äußere Pathogene (Feuchtigkeit oder toxische Hitze) direkt zu Blut-Stase und Feuchte-Hitze beitragen oder sie begünstigen, wird der Blut-Mangel weiter verstärkt. Die Patienten geraten so in einen sich endlos fortsetzenden Zustand anämischer Krisen.

**14**

**Experimentelle Therapie:** aufgrund dieser Überlegungen könnte sich der Einsatz ein paar neuer Rezepturen in der AIHA-Behandlung lohnen.

- *Shui Niu Jiao Di Huang Tang* („Dekokt aus Hornpulver zahmer Wasserbüffel und Rehmannia")

### Anmerkung

Ein guter Ersatz für das Hornpulver – mit einem Gewichtsanteil bis zu 30 % – ist *Bai Mao Gen* (Alang-Alang-Wurzelstock, *Imperata spp.*).

- Zusätze: zu 100 g des Grundrezepts je 12–15 g *Da Huang* und *Huang Qin* ergänzen
- Wirkung: *Shui Niu Jiao Di Huang Tang* beseitigt pathogene Hitze aus dem Blut, kühlt und bewegt es; *Da Huang* entfernt Feuchte- und toxische Hitze und verbessert den Blutfluss; evtl. schützt es auch vor erneuter Hämolyse, da Kreuzreaktionen zwischen wichtigen menschlichen Blutgruppenantigenen unterbunden werden. *Huang Qin* hilft mit, Feuchte- und toxische Hitze zu klären.
- Nebenwirkung: durch *Huang Qin* möglicherweise Diarrhöen
- Empfohlene Dosierung (Granulat): mindestens 1 × täglich 60–75 mg/kg (oder ¼ Teelöffel pro 5–7,5 kg KG)
- *Qing Ying Tang* („Nahrungsebene klärendes Dekokt")
  - Indikation: nach ersten Ergebnissen offenbar gut geeignet für akute AIHA-Schübe und hämolytische Krisen durch Impfstoffe
  - Zusammensetzung: 30 g *Bai Mao Gen*, 12 g *Sheng Di Huang*, 6 g *Mai Men Dong*, je 9 g *Huang Lian, Xuan Shen, Dan Zhu Ye, Lian Qiao, Dan Shen* und *Jin Yin Hua*
  - Zusätze: je 15 g *Da Huang* und *Zi Cao Gen* (um Blut zu kühlen und zu bewegen bzw. toxische Hitze zu beseitigen)
  - Wirkung: breiteres Wirkspektrum als *Shui Niu Jiao Di Huang Tang*; AIHA-Patienten stabilisieren sich rascher (Steroidgabe nur in den ersten 1–2 Tagen nötig); in der Erholungsphase steigt Hämatokrit schneller und umfassender
  - Empfohlene Dosierung (Granulat): mindestens 3 × täglich 60–75 mg/kg (oder ¼ Teelöffel pro 5–7,5 kg KG)

> **CAVE:** *Qing Ying Tang* nur verwenden, wenn Wasserbüffel-Hornpulver (*Shui Niu Jiao*) oder *Bai Mao Gen* (Alang-Alang bzw. *Imperata spp.*) eingesetzt wird. Nur in akuten Fällen (stark wirksam)! Potenziell toxisch durch Bestandteile wie Quecksilber und Goldsalze!

- *An Gong Niu Huang Wan* („Bezoare hinauf befördernde Tablette")
  - Indikation: akute Fälle, in denen Gelbsucht, Gebrechlichkeit und Fieber (stärker als anämische Symptome) im Vordergrund stehen; Frühstadien einer Anämie durch Arzneimittel oder Impfstoffe

– Wirkung und Nebenwirkung: *Niu Huang* erhöht Erythrozytenzahl und mittlere Hämoglobin-(Hb-)Konzentration; Zusatz von *Da Huang* kann Hitze klärende und Erythrozyten schützende Wirkung verstärken
– Empfohlene Dosierung: nach Gewicht 1–3 Tabl./Tag (1 Tabl. für einen 8–10 kg, 2 für einen 25–30 kg, 3 für einen 40–50 kg schweren Hund)

> **CAVE:** Sobald eine hämolytische Krise überstanden ist, versuchen, durch geeignete Rezepturen die latent im Körper vorhandene Feuchte-Hitze zu verringern bzw. durch präventive Maßnahmen einem Blut-Mangel oder Blut-Stau vorzubeugen.

- **Prävention:**
  – Tiere (mit mäßig starken bis kräftigen Pulsen) mit rohem Fleisch füttern, wenn sie nicht allergisch reagieren.
  – Nahrungsallergene meiden (können zu Feuchtigkeits- und Schleimanhäufungen führen).
  – Kohlenhydrate reduzieren (erzeugen Feuchtigkeit).
- ***Yin Chen Wu Ling San*** („Artemisia-capillaris-Pulver mit fünf Kräutern und Poria")
  – Indikation: zwischen den Krisen
  – Zur Wirkungsverstärkung: 6 g *Da Huang* und je 9 g *Dang Gui, Bai Shao* und *Chuang Xiong* (zu 70 g des Grundrezepts) ergänzen
  – Anmerkung: wirksamer als **Dan Gui Shao Yao San** („Pulver aus Engelwurz/Angelica und Pfingstrose/Paeonia"), das nach viel versprechenden ersten Erfahrungen der Autoren in subakuten bis chronischen Fällen half, aber Rückfälle nicht verhinderte
  – Empfohlene Dosierung (Granulat): mindestens 1 × täglich 60–75 mg/kg (oder ¼ Teelöffel pro 5–7,5 kg KG)

## Akupunkturpunkte

- Um Blut zu kühlen und Hitze zu klären: LG 14, Le 4, Bl 40, Le 11, MP 9, Bl 22, KG 3, Bl 25
- Für chronische Fälle (Blut tonisierend): Bl 17, Bl 18, Bl 20, MP 10, Ma 36, Le 4, KG 12, KG 6, MP 6

> **CAVE:** In größeren Mengen aus dem Gastrointestinaltrakt resorbierte Saponine können rein theoretisch eine Hämolyse auslösen. Unseres Wissens wurde das Risiko bisher noch nirgendwo dokumentiert. Saponine sind z.B. in *San Qi (Panax notoginseng)*, Tragant *(Astragalus membranaceus)*, Traubensilberkerze *(Cimicifuga racemosa)*, Süßholz *(Glycyrrhiza glabra)*, Ginseng *(Panax ginseng)* und Kermesbeeren *(Phytolacca americana)* enthalten.
> Ginseng, medizinische Pilze, Sonnenhut *(Echinacea purpurea)* und Tragant *(Astragalus membranaceus)* dürfen bei immunsuppressiver Therapie nur mit Vorsicht angewandt werden.

**14**

### Therapievorschläge der Autoren

Steve Marsden: TCM-Rezepturen; (Nahrungs-)Allergenkarenz; keine Impfungen; AIHA-auslösende Medikamente vermeiden; im Bedarfsfall gleichzeitig Immunsuppressiva

Susan G. Wynn: Hypoallergene Diät; keine Impfungen; Probiotika, Antioxidanzien, Fischöl; geeignete TCM-Rezepturen und Akupunkturpunkte; bei Bedarf Immunsuppressiva

## 14.7 Fallbericht

### Immunthrombozytopenie

Didgeree, ein 10-jähriger kastrierter Malteser-Terrier

### Anamnese

Didgerees Immunthrombozytopenie bestand bei der Erstuntersuchung seit einem Monat und war bemerkt worden, weil aus Schnittwunden (vom Trimmen) etwa vier Tage lang dünnes, blasses, wässriges Blut sickerte.

Der Tierarzt hatte damals eine Behandlung der Blutungsstörung begonnen. Anamnestisch waren die Blutwerte bisher unauffällig; bei der neun Monate zurückliegenden Routine-Laboruntersuchung wegen einer Narkose waren nur Alaninaminotransferase (ALAT) und alkalische Phosphatase (ALP) leicht erhöht. Hinzu kam eine Hypothyreose (anhand der niedrigen Serum-$T_4$-Werte diagnostiziert) begleitet von Lethargie, Mattigkeit (Depression) und Gewichtszunahme. Trotz der Ersatztherapie mit Schilddrüsenhormonen blieben die körperlichen Symptome (Lethargie, nächtliches Erbrechen, zunehmende Verstopfung) bestehen; zu dieser Zeit entwickelte sich die ITP.

Bei der körperlichen Untersuchung wurden petechiale Zahnfleisch- und Ohrenblutungen, Hautekchymosen sowie präputiale Hämatome und blaue Flecken festgestellt. Ein peripherer Blutausstrich ergab $9 \times 10^9$ Thrombozyten pro Liter (normal: $170–400 \times 10^9$). Labortests zeigten keine Störung der intrinsischen oder extrinsischen Gerinnungskaskade. Aufgrund der normalen Zahl roter und weißer Blutkörperchen konnte auch eine Knochenmarkinsuffizienz ausgeschlossen werden. Die Verdachtsdiagnose lautete Immunthrombozytopenie (ITP).

Am nächsten Tag wurde der Hund entlassen. Er sollte $2 \times$ täglich 10 mg Prednison oral und Vitamin $K_1$ erhalten, neben Ruhe und weichem Futter. In den nächsten Tagen besserten sich die Blutungen, aber Lethargie, Erbrechen und Verstopfung hielten an.

Daraufhin suchte der Besitzer einen Phytotherapeuten (für Menschen) auf und bekam zwei milde TCM-Fertigpräparate mit tonisierender Wirkung für Didgeree verordnet (beide hier nicht beschrieben). Die Schilddrüsenmedikation sollte abgesetzt werden, zumal sie nach Ansicht des Besitzers auch viel zu hoch dosiert war, weil der Hund ständig keuchte und eine beschleunigte Herzfrequenz hatte.

Einen Monat später (Untersuchung in der Tierklinik) hatten sich die Thrombozytenzahlen trotz fortgesetzter Prednison- und Phytotherapie weiter verschlechtert und lagen jetzt bei $6 \times 10^9$ pro Liter; die Leberenzymwerte waren gestiegen, Blut-Harnstoff-Stickstoff-Konzentration (BUN) und Kreatininwert waren leicht erhöht. Der Hund wog jetzt fast 10 kg und litt weiter an Erbrechen, Lethargie und Verstopfung.

Erneut wurden Schilddrüsenhormone verschrieben. Wegen des schlechten Ansprechens wurde die konventionelle immunsuppressive Behandlung abgebrochen, mit einer reservierten Prognose bezüglich der ITP. Auch die TCM-Präparate wurden wegen ihrer Unwirksamkeit (nicht wegen Nebenwirkungen!) abgesetzt und der Besitzer an einen erfahrenen „alternativen" Tierarzt verwiesen.

In der Klinik wurde Didgeree mit verschiedenen Pellets (Handelspräparate) und selbst hergestelltem Futter (Rinderhackfleisch, Leber, Reis, Hühnerbrühe und rohen Möhren) aufgepäppelt. Er war sehr lethargisch und anscheinend verstopft. Der Besitzer klagte, dass sich in den Augen des Hundes ein Schleimfilm gebildet hätte und dass nicht einmal kurze Spaziergänge möglich wären, weil der Hund bei der geringsten Belastung angestrengt atmen müsste. Didgeree schnappte jetzt auch häufig nach kleinen Kindern und anderen Hunden, im Schlaf schnarchte er und schien unter Apnoe zu leiden.

## Körperliche Untersuchung

- **Inspektion:** sehr krank (moribund); rundes, hartes, vorgewölbtes Abdomen; aber keine Petechien, blauen Flecken oder Blutungen
- **Zunge:** gerötet mit knallroter Spitze; **Puls:** dünn und drahtig
- **Akupunkturpunkte:** LG 14, MP 9, Di 11, KG 6 und Bl 24 erwärmt, verdickt bzw. geschwollen
- **Labor:** Thrombozytenwerte von $6 \times 10^9$ pro Liter; weitere Untersuchungen aus finanziellen Gründen unterlassen

## Befundauswertung/TCM-Diagnose

Aus Sicht der TCM gibt es drei Erklärungen für die Blutungsneigung des Hundes: Milz-*Qi*-Schwäche, exzessive Blut-Hitze und Blut-Stase.

- Für Milz-*Qi*-Mangel spricht die wässrige, tröpfelnde Blutung aus den Schnittwunden nach dem Trimmen. Milz-*Qi*-Mangel kann auch zu Verstopfungen führen, da Magen und Milz die treibende Kraft bei der Darmperistaltik bilden. Bei Schwäche des Milz-*Qi* sammelt sich Feuchtigkeit an, was sich durch Erbrechen, Augenschleim, Gewichtsanstieg, Lethargie und Rachenschwellung (Schnarchen) bei dem Hund äußerte.

- Länger im Körper angehäufte Feuchtigkeit verwandelt sich in Feuchte-Hitze um. Das erklärt Symptome wie die keuchende Atmung und Tachykardie (als Reaktion auf die Routine-Schilddrüsenhormontherapie), die gerötete Zunge, den drahtigen Puls, die gesteigerte Reizbarkeit und die Neigung zu Sickerblutungen (wenn durch gestaute Hitze aufgewühltes Blut nicht mehr in den Gefäßen gehalten werden kann).
- Tiefviolette Flecken und Ekchymosen lassen eine Blut-Stase vermuten. Blut-Stagnation erhöht die Wahrscheinlichkeit einer Extravasation (beim Versuch, das Hindernis zu umfließen). Blut-Mangel lässt sich bei Hunden an dünnen, drahtigen Pulsen erkennen und gilt als prädisponierender Faktor für eine Blut-Stase, so ähnlich wie ein Fluss mit fallendem Wasserspiegel nicht mehr so schnell fließt.

### Akupunkturpunkte

- Wegen der Blutungsgefahr wurde keine Akupunktur angewandt.
- Diagnostisch hilfreiche „aktive" Punkte: Bl 24 und KG 6 (*Qi*-Tonisierung), MP 9, Di 11 und LG 14 (Klären von Hitze, besonders Feuchte-Hitze).

### Behandlung

- Ziele: Milz-*Qi* tonisieren, Feuchtigkeit ausleiten, Hitze klären, Blut nähren und bewegen.
- Für diese unterschiedlichen Anforderungen erfüllt eine relativ einfache Rezeptur: 8 g *Dang Gui (Angelica sinensis)* mit 30 g **Si Miao San** („Vier-Wunder-Tablette") kombiniert. *Si Miao San* besteht aus *Cang Zhu* (Atractylodes, Mastixdistelwurzel), *Huai Niu Xi* (Achyranthes, Spreublumenwurzel), *Yi Yi Ren* (Coix, Hiobstränensamen) und *Huang Bai* (Phellodendron, Korkbaumrinde).
- Durchführung: 2 × täglich ¼ Teelöffel dieser Rezeptur und 2 × täglich Mariendistelglyzerid (schützt und stabilisiert Leberzellen). Weiterführung der Schilddrüsenhormontherapie. Keine Ernährungsumstellung.

### Therapieergebnisse

- Nach 1 Monat: viele Besserungen. Der Hund war aktiver, spielte und konnte ausgedehnte Spaziergänge mitmachen. Er wirkte weniger „hitzig" und hatte nicht mehr geblutet oder blauen Flecken bekommen. Verstopfung und Erbrechen hatten aufgehört. Er reagierte zwar gereizt auf andere Hunde, schnappte aber nicht mehr nach ihnen. Die Augen sonderten kaum noch Sekret ab, Schnarchen und Schlafapnoe hatten nachgelassen. Didgeree hatte ca. 1½ Pfund abgenommen. Wegen der guten Fortschritte und einer Thrombozytenzahl über $300 \times 10^9$ pro Liter wollte der Besitzer Leberenzyme, BUN und Kreatinin nicht noch einmal bestimmen lassen.
- Monate später war der Zustand weiter stabil.

### Diskussion

- Wie im Text erwähnt, scheint *Huang Bai* die Zerstörung der Blutplättchen aufhalten zu können. Es besitzt zwar ähnlich wie andere Kräuter, die Feuchte-Hitze klären, auch eine entzündungshemmende Wirkung, unterscheidet sich aber durch seine Eignung zur ITP-Behandlung von allen anderen Mitteln.
- Wenn TCM-Rezepturen entsprechend den pharmakologischen und metaphorischen Anforderungen des individuellen Falls ausgewählt werden, steigt die Chance, dass sie auch wirken. Als eines der wichtigsten Mittel für Tiere mit Milz-*Qi*-Schwäche und größeren Feuchte-Hitze-Ansammlungen war *Si Miao San* besonders gut für Didgeree geeignet.
- Blutbewegende TCM-Mittel haben meist auch Antikoagulans-Wirkung, mit Ausnahme von *Dang Gui,* das eher blutstillend (hämostatisch) ist. *Dang Gui* wurde traditionell verwendet, um die Wirkung von *Si Miao San* bei Blut-Stase zu modifizieren. Als Bluttonikum war es sich auch zur Behandlung des Blut-Mangels von Didgeree geeignet.
- Langfristig muss Didgeree von *Si Miao San* und *Dan Gui* entwöhnt werden; gleichzeitig sollte von der Pellet- bzw. selbst gekochten Diät auf eine kohlenhydratfreie Ernährung mit Roh(fleisch)futter, die keine pathogene Feuchtigkeit erzeugt, umgestellt werden.

## Literatur

Ackermann RT, Mulrow CD, Ramirez G, Gardner CD, Morbidoni L, Lawrence VA. Garlic shows promise for improving some cardiovascular risk factors. *Arch Intern Med* 161(6):813-824, 2001.

Bauer V, Bauer F. Reactive oxygen species as mediators of tissue protection and injury. *Gen Physiol Biophys* 18 Spec No.:7-14, 1999.

Bensky D, Barolet R. *Chinese Herbal Medicine Formulas and Strategies.* Seattle, 1990, Eastland Press.

Bensky D, Gamble A. *Chinese Herbal Medicine Materia Medica*, revised ed. Seattle, 1993, Eastland Press.

Bouic PJD. Immunomodulation in HIV/AIDS: the Tygerberg/Stellenbosch University Experience. *AIDS Bull* 6:18-20, 1997.

Bradley RR, Cunniff PJ, Pereira BJ, Jaber BL. Hematopoietic effect of *Radix angelicae sinensis* in a hemodialysis patient. Am J Kidney Dis 34(2):349-354, 1999.

Bright JM, Sullivan PS, Melton SL, Schneider JF, McDonald TP. The effects of n-3 fatty acid supplementation on bleeding time, plasma fatty acid composition, and in vitro platelet aggregation in cats. *J Vet Intern Med* 8(4):247-252, 1994.

Caron ME, White CM. Evaluation of the antihyperlipidemic properties of dietary supplements. *Pharmacotherapy* 21(4):481-487, 2001.

Chew BP, Park JS, Wong TS, Kim HW, Weng BB, Byrne KM, Hayek MG, Reinhart GA. Dietary beta-carotene stimulates cell-mediated and humoral immune response in dogs. *J Nutr* 130(8):1910-1913, 2000.

Chew EC. Yunnan Bai Yao–induced platelet release in suspensions of washed platelets. *Comp Med East West* 5(3-4):271-274, 1977.

de la Torre B, Fransson J, Scheynius A. Blood dehydroepiandrosterone sulphate (DHEAS) levels in pemphigoid/pemphigus and psoriasis. *Clin Exp Rheumatol* 13(3):345-348, 1995.

Ehling D. *The Chinese Herbalist's Handbook*, revised ed. Santa Fe, NM, 1996, Inword Press.

Field CJ, Johnson I, Pratt VC. Glutamine and arginine: immunonutrients for improved health. *Med Sci Sports Exerc* 32(7 Suppl):S377-S388, 2000.

Harbige LS. Dietary n-6 and n-3 fatty acids in immunity and autoimmune disease. *Proc Nutr Soc* 57(4):555-562, 1998.

Heber D, Yip I, Ashley JM, Elashoff DA, Elashoff RM, Go VL. Cholesterol-lowering effects of a proprietary Chinese red-yeast-rice dietary supplement. *Am J Clin Nutr* 69(2):231-236, 1999.

Heyland DK, Novak F, Drover JW, Jain M, Su X, Suchner U. Should immunonutrition become routine in critically ill patients? A systematic review of the evidence. *J Am Med Assoc* 286(8):944-953, 2001.

Jubelirer SJ. Pilot study of ascorbic acid for the treatment of refractory immune thrombocytopenic purpura. *Am J Hematol* 43(1):44-46, 1993.

Keen CL, German BJ, Mareschi JP, Gershwin ME. Nutritional modulation of murine models of autoimmunity. *Rheum Dis Clin North Am* 17(2): 223-234, 1991.

Kitts D, Hu C. Efficacy and safety of ginseng. *Public Health Nutr* 3(4A): 473-485, 2000.

Leiba A, Amital H, Gershwin ME, Shoenfeld Y. Diet and lupus. *Lupus* 10(3):246-248, 2001.

Lissoni P, Tancini G, Barni S, Paolorossi F, Rossini F, Maffe P, Di Bella L. The pineal hormone melatonin in hematology and its potential efficacy in the treatment of thrombocytopenia. *Recent Prog Med* 87(12):582-585, 1996.

Liu LP, Liu JF, Lu YQ. Effects of Sheng-Mai injection on the PRPP synthetase activity in BFU-es and CFU-es from bone marrows of mice with benzene-induced aplastic anemia. *Life Sci* 69(12):1373-1379, 2001.

Maassen CB, van Holten JC, Balk F, Heijne den Bak-Glashouwer MJ, Leer R, Laman JD, Boersma WJ, Claassen E. Orally administered *Lactobacillus* strains differentially affect the direction and efficacy of the immune response. *Vet Q* 20:S81-S83, 1998.

McNiel EA, Ogilvie GK, Mallinckrodt C, Richardson K, Fettman MJ. Platelet function in dogs treated for lymphoma and hemangiosarcoma and supplemented with dietary n-3 fatty acids. *J Vet Intern Med* 113(6):574-580, 1999.

Masugi J, Iwai M, Kimura S, Ochi F, Suzuki K, Nakano O, Sakamoto T, Fukunaga H, Amano M, Fukuda T. Combination of ascorbic acid and methylprednisolone pulse therapy in the treatment of idiopathic thrombocytopenic purpura. *Intern Med* 33(3):165-166, 1994.

Matsuzaki T, Chin J. Modulating immune responses with probiotic bacteria. *Immunol Cell Biol* 78(1):67-73, 2000.

Mills S, Bone K. *Principles and Practice of Phytotherapy: Modern Herbal Medicine*. London, 2000, Churchill Livingstone.

Mitchell W. *Plant Medicine*: The Bastyr Years. Bastyr University, Seattle, 1999, Self-published.

Moriguchi S, Muraga M. Vitamin E and immunity. *Vitam Horm* 59:305-336, 2000.

Naeser MA. *Outline Guide to Chinese Herbal Patent Medicines in Pill Form*. Boston, Mass, 1990, Boston Chinese Medicine.

Ogle CW, Dai S, Cho CH. The hemostatic effects of orally administered Yunnan Bai Yao in rats and rabbits. *Comp Med East West* 5(2):155-160, 1977.

14

Ooi VE, Liu F. Immunomodulation and anti-cancer activity of polysaccharide-protein complexes. *Curr Med Chem* 7(7):715-729, 2000.

Percival SS. Use of echinacea in medicine. *Biochem Pharmacol* 60:155-158, 2000.

Robinzon B, Cutolo M. Should dehydroepiandrosterone replacement therapy be provided with glucocorticoids? *Rheumatology* (Oxford) 38(6):488-495, 1999.

Saker KE, Eddy AL, Thatcher CD, Kalnitsky J. Manipulation of dietary (n-6) and (n-3) fatty acids alters platelet function in cats. *J Nutr* 128(12 Suppl):2645S-2647S, 1998.

Semba RD. Vitamin A and immunity to viral, bacterial and protozoan infections. *Proc Nutr Soc* 58(3):719-727, 1999.

Singh RB, Niaz MA, Ghosh S. Hypolipidemic and antioxidant effects of *Commiphora mukul* as an adjunct to dietary therapy in patients with hypercholesterolemia. *Cardiovasc Drugs Ther* 8(4):659-664, 1994.

Song Z, Kharazmi A, Wu H, Faber V, Moser C, Krogh HK, Rygaard J, Hoiby N. Effects of ginseng treatment on neutrophil chemiluminescence and immunoglobulin G subclasses in a rat model of chronic *Pseudomonas aeruginosa* pneumonia. *Clin Diagn Lab Immunol* 5(6):882-887, 1998.

Sun Y, Hersh EM, Talpaz M, Lee SL, Wong W, Loo TL, Mavligit GM. Immune restoration and/or augmentation of local graft versus host reaction by traditional Chinese medicinal herbs. Cancer 52(1):70-73, 1983.

Tavintharan S, Kashyap ML. The benefits of niacin in atherosclerosis. *Curr Atheroscler Rep* 3(1):74-82, 2001.

Wasser SP, Weis AL. Therapeutic effects of substances occurring in higher *Basidiomycetes* mushrooms: a modern perspective. *Crit Rev Immunol* 19(1):65-96, 1999.

Weese JS. Microbiologic evaluation of commercial probiotics. *J Am Vet Med Assoc* 220(6):794-797, 2002.

Yamaguchi K, Kido H, Kawakatsu T, Fukuroi T, Suzuki M, Yanabu M, Nomura S, Kokawa T, Yasunaga K. Effects of kami-kihi-to (jia-wei-gui-pi-tang) on autoantibodies in patients with chronic immune thrombocytopenic purpura. *Am J Chin Med* 21(3-4):251-255, 1993.

Yeung H. *Handbook of Chinese Herbal Formulas.* Los Angeles, Calif, 1995, Self-published.

Yeung H. *Handbook of Chinese Herbs.* Los Angeles, Calif, 1996, Self-published.

Yoshida Y, Wang MQ, Liu JN, Shan BE, Yamashita U. Immunomodulating activity of Chinese medicinal herbs and *Oldenlandia diffusa* in particular. *Int J Immunopharmacol* 19(7):359-370, 1997.

Zee-Cheng RK. Shi-quan-da-bu-tang (ten significant tonic decoction), SQT: a potent Chinese biological response modifier in cancer immunotherapy, potentiation and detoxification of anticancer drugs. *Methods Find Exp Clin Pharmacol* 14(9):725-736, 1992.

Zhao KS, Mancini C, Doria G. Enhancement of the immune response in mice by *Astragalus membranaceus* extracts. *Immunopharmacology* 20(3):225-233, 1990.

Zhu JS, Halpern GM, Jones K. The scientific rediscovery of a precious ancient Chinese herbal regimen: *Cordyceps sinensis.* II. *J Altern Complement Med* 4(4):429-457, 1998.

# 15   Tumorerkrankungen

## 15.1 Allgemeines

### 15.1.1 Vorbemerkungen

**15**

#### Anmerkungen

Grundsätzlich muss man wissen, dass die unterschiedlichen Tumorerkrankungen auch eine unterschiedliche Behandlung verlangen und dass unsere Kenntnisse über die Wirkungsweise komplementärmedizinischer Methoden nicht ausreichen, gezielt in die Krebsentwicklung einzugreifen. Man sollte auch wissen, dass „alternative" Therapieoptionen zum großen Teil noch nicht wissenschaftlich erforscht sind.

Unsere Empfehlungen stützen sich oft nur auf erste (vorläufige) klinische Beobachtungen. Wir stellen in diesem Abschnitt allgemeine Überlegungen zur Tumortherapie an und berücksichtigen dann bei einzelnen Tumoren spezifische Therapieprotokolle oder Studien, sofern es sie gibt.

Boik [2001] unterteilt Krebs begünstigende (prokanzerogene) Ereignisse in sieben Kategorien, die sich unter Umständen komplementärmedizinisch beeinflussen lassen:

- Genetische Instabilität
- Fehlaktivierung von Transkriptionsfaktoren
- Fehlsteuerung der Signaltransduktion
- Gestörte Zell-zu Zell-Kontakte
- Anormale Angiogenese
- Invasives Wachstum und Metastasierung
- Abweichende Immunfunktionen

Um möglichst viele dieser Kategorien abzudecken und synergistische Effekte zu erzielen, empfiehlt Boik Kombinationen aus 15–18 natürlichen (Pflanzen-)Wirkstoffen. Viele natürliche Mittel entfalten multiple Wirkungen bei Krebspatienten, wie die meisten der von ihm zitierten Studien belegen. Eine kleine Auswahl (ohne Anspruch auf Vollständigkeit):

- **Zelldifferenzierung:** kann z.B. durch Arctigenin, Vitamin A, Weihrauchextrakt (Boswellic Acid), Flavonoide, Emodin (ein Anthrachinon, das in Aloe und einigen Laxanzien enthalten ist), Eicosapentaensäure (EPA), Docosahexaensäure (DHA), Resveratrol, Vitamin $D_3$ induziert werden.
- **Programmierter Zelltod (Apoptose):** durch Vitamine (C, E, $D_3$ und A), Weihrauchextrakt (Boswellic Acid), Curcumin (aus Gelbwurz, *Curcuma*), EPA, Flavonoide, Knoblauch, Resveratrol, Selen induzierbar.
- **Proteinkinasen:** durch Curcumin, Emodin, Flavonoide, EPA, DHA hemmbar.
- **Zell- zu Zell-Kontakte:** Apigenin, Genistein, Melatonin, Selen, Resveratrol, Vitamin $D_3$ können die Kommunikation der Zellen untereinander verbessern.

- **Angiogenese:** lässt sich z.B. durch Anthocyanidine, Weihrauchextrakt (Boswellic Acid), Curcumin, EPA, DHA, Flavonoide, Knoblauch, Glutathion-steigernde Substanzen, Melatonin, Resveratrol, Vitamin E, Sibirischer Ginseng, Vitamin C hemmen.
- **Invasion (der Tumorzellen):** z.B. durch Apigenin, Weihrauchextrakt (Boswellic Acid), Proanthocyanidine, Luteolin, Resveratrol, EPA, Curcumin, Emodin, Genistein, Quercetin, Pilz-Polysaccharine, *Panax ginseng* hemmbar.
- **Metastasierung:** hemmender Einfluss durch Anthocyanidine, Tragant, Bromelain, Curcumin, Emodin, EPA, Mutterkraut *(Tanacetum parthenium)*, Flavonoide, Reishi-Pilze, Knoblauch, Genistein, Resveratrol, Vitamin E möglich.
- **Immunfunktion:** kann durch Tragant, Taigawurzel, Reishi- und andere Pilz-Polysaccharide, *Panax ginseng,* Glutamin, die meisten Antioxidanzien, Bromelain und Melatonin gestärkt werden.

### 15.1.2 Optionen auf konventioneller Grundlage

Boiks 500 Seiten Text mit tausenden Quellenangaben lässt sich nicht in ein paar Sätzen zusammenfassen. Hier genügt, dass Antioxidanzien, Flavone und Flavonoide, Bromelain, Curcumin und Fischöl nachweislich wirksam sind, um für die meisten Krebsfälle empfohlen werden zu können.

### Diätetische Maßnahmen

- **Kohlenhydratarme Ernährung mit mäßigem bis hohem Fett- und mittlerem Protein-Anteil**
  - **Kohlenhydrate:** Tiere mit Lymphomen (vielleicht auch anderen Tumoren) scheinen einen veränderten Kohlenhydratstoffwechsel zu besitzen, sodass allein durch Reduktion der Kohlenhydrate den Krebszellen das Energiesubstrat entzogen werden kann.
  - **Fett:** anders als ihr Wirtsorganismus können viele Tumorzellen Fett nicht als Energiequelle verwerten. Da Tumorkachexie auf einer Abnahme des Körperfetts und der Muskelmasse beruht, sollte Fett einen erheblichen Anteil der Nahrung ausmachen [Ogilvie 1998].
  - **Spezialfutter:** Obwohl Fertigpräparate für den Nahrungsbedarf von Krebspatienten im Handel sind, ziehen Tierärzte und Tierbesitzer manchmal selbst gemachtes Futter vor, auch wenn es weniger optimal sein sollte. Wir haben Hunde mit 50 % Geflügel oder Fisch und 50 % Mischgemüse ohne Stärke (Kohlenhydrate) gefüttert und Katzen mit 80 % Geflügel und 20 % Mischgemüse. Die Diäten wurden hoch dosiert mit viel Fischöl (bei Bedarf Leinsamen- oder Olivenöl) als Fettquelle angereichert.
- **Vitamine und Mineralstoffe** (am besten zusammen verabreichen)
  - **Vitamin A:** wirkt zytotoxisch und könnte die Differenzierung und Apoptose von Tumorzellen induzieren (neben anderen Antitumoreffekten). Ausgehend von Tier- und Humanstudien empfiehlt Boik eine Dosierung von täglich 1250–15000 IU/kg KG. Höher dosiert und über Monate ver-

abreicht ist Vitamin A potenziell toxisch. Doch die meisten Tierärzte sorgen sich umsonst, da die toxische Dosis für einen 15 kg schweren Hund z.B. 250 Mio. IU/Tag beträgt, und das über mindestens 3 Monate.

– **Vitamin C:** kann die Proliferation von Krebszellen hemmen, indem es die Bildung freier Radikale unterdrückt. Boik zufolge ist Vitamin C nicht als Einzelsubstanz zu empfehlen, da für hoch dosierte Vitamin-C-Injektionen ein oxidationsfördernder Effekt dokumentiert ist. Stattdessen sollten Multivitamin-Mineralien-Kombinationen in Dosen bis zu 50 mg/kg KG verabreicht werden.

– **Vitamin D$_3$:** konnte Tumorwachstum, Angiogenese und Metastasierung in Tierversuchen hemmen. Allerdings wurden dabei toxische Dosen verwendet, die eine Hyperkalzämie verursachten. Für weitere Forschungen empfiehlt Boik täglich 20–60 mg/kg KG, und dass sich Tierärzte vor einer Überdosierung hüten sollten.

– **Vitamin E:** hemmt neben seiner indirekten antioxidativen und immunstärkenden Wirkung evtl. auch das Tumorwachstum. Empfohlene Dosierung: täglich ca. 20 IU/kg KG.

– **Selen:** spielt in der Tumorprävention eine Rolle und wirkt auf bestimmte Krebszellen zytotoxisch. Aus Boiks Empfehlungen errechnet sich für Tiere eine tägliche Dosis von 4–10 µg/kg KG.

● **Omega-3-Fettsäuren:** haben sich gut in der Krebsbehandlung etabliert (während Omega-6-Fettsäuren vielfach eine Tumorprogression fördern könnten). Dutzende von Tierstudien lassen vermuten, dass Omega-3-Fettsäuren das Tumorwachstum und die Metastasierung hemmen, eine Kachexie verhindern und die Wirkung bestimmter Chemotherapeutika verstärken. Untersucht wurden EPA und DHA, die vor allem in Fischöl enthalten sind. Andere Quellen (z.B. Leinsamenöl) eignen sich durch den Gehalt an α-Linolensäure (ALA) weniger gut, da ALA bei Menschen und Hunden nur schlecht, bei Katzen evtl. gar nicht zu EPA und DHA umgewandelt wird. Entscheidend ist das Omega-3-/Omega-6-Fettsäuren-Verhältnis in der Nahrung, das aber abgesehen von Fertignahrung schwierig zu bestimmen sein dürfte. Empirisch wurden ca. 300 mg EPA und 200 mg DHA pro 5 kg KG (in 1000-mg-Kapsel Fischöl doppelter Stärke) als empfehlenswerte Dosis ermittelt. Wenn Fischöl in so hohen Dosen von einem Tier nicht vertragen wird, sollte es bis zum gerade noch tolerierten Grenzwert verabreicht werden.

● **Flavonoide oder Bioflavonoide:** sind in einer Reihe von Arznei- und Futterpflanzen enthalten, z.B. Flavone (Luteolin, Apigenin), Isoflavone (Daidzein, Genistein), Flavonole (Quercetin, Kampferöl), Flavanole (Teekatechine) und Antho- bzw. Proanthocyanidine. Die unterschiedlichen Substanzen können antioxidativ, antiöstrogen, antimetastatisch und zytotoxisch wirken. Dosierung: täglich ca. 40–120 mg/kg (Pro-/Anthocyanidine) bzw. 30–100 mg/kg oder mehr (Flavonole, Flavone und Isoflavone).

## Aminosäuren

● **Glutathion:** wichtige Aminosäure mit antioxidativer und entgiftender Wirkung in Zellen. Niedrige Glutathionspiegel sind mit höherem Krebsrisiko, eingeschränkter Entgiftungsfunktion und Immunsuppression verbunden. Die intrazelluläre und Plasmakonzentration lässt sich nur durch andere Antioxidanzien (Vitamin E und C, α-Liponsäure, Melatonin) und nicht durch Glutathionzufuhr von außen steigern.

- **Arginin:** scheint Immunfunktionen zu stärken und das Wachstum bestimmter Tumorzellen zu hemmen. Dosierung: ca. 500–3000 mg/Tag.
- **Glutamin:** kann Tumorwachstum hemmen, Kachexie verhindern und die Nebenwirkungen einer Chemotherapie mildern. Es erhöht außerdem den Glutathionspiegel. Obwohl es in In-vitro-Studien Energie für Tumorzellen bereitzustellen schien, konnten In-vivo-Studien diese Annahme nicht stützen. Glutamin ist inzwischen als wertvolle Ergänzung einer Krebstherapie anerkannt. Dosierung: täglich 0,5 g/kg KG.
- **Melatonin:** ein Antioxidans; zytotoxisch für Tumorzellen, steigert es die Wirkung von Chemotherapeutika und scheint nach Human- und Tierstudien noch andere Aktivitäten gegen Tumoren zu entfalten. Aus Boiks Empfehlungen abgeleitete Dosierung für Tiere: täglich 0,4 mg/kg KG.
- **Inositolhexaphosphat (IP6, Phytinsäure):** scheint einen günstigen Einfluss auf die Signalübertragung, Regulatorgene des Zellzyklus, Zelldifferenzierungsgene, Onkogene und Tumorsuppressorgene zu haben. In-vitro- und Tierstudien belegen den Stellenwert in der Behandlung verschiedener Karzinome und Leukämien. Empirisch ermittelte Dosis: täglich 20–100 mg/kg KG.
- **Knorpel:** kann Angiogenese und durch gewebshemmende Metalloproteinasen die Metastasierung von Tumorzellen hemmen. Kontrollierte Human- und Tierversuche ergaben keinen besonderen Vorteil von Haifischknorpel. Auch wegen der durch kommerziellen Fischfang (zur Fleisch- und Knorpelgewinnung) dezimierten wilden Haibestände sollte kein Haifischknorpel verwendet werden.

### Pflanzenstoffe

- **Knoblauch** *(Allium sativum)*: scheint antioxidative und immunstärkende Eigenschaften zu haben und durch Eicosanoide gegen Tumoren wirksam zu sein. Da hohe Dosen wie in Tier- und In-vitro-Studien sicher toxisch wären, empfiehlt Boik eine Kombination mit anderen natürlichen Wirkstoffen, um Synergismen besser zu nutzen. Toxische Knoblauch-Dosen für Hunde und Katzen wurden zwar nicht ermittelt, doch es ist bekannt, dass sich nach akuter Hochdosis- oder Langzeittherapie eine Heinz-Körper-Anämie entwickeln kann. Offenbar besteht eine individuelle Anfälligkeit für Knoblauchvergiftungen. Von Tierärzten wurde 1 Knoblauchzehe für 15–20 kg schwere Hunde und ⅛ bis ¼ Zehe für Katzen verwendet; einige nehmen lieber ein Fertigpräparat aus Knoblauchextrakt (täglich 20–60 mg/kg KG). Gleichzeitige Gabe eines Antioxidans schützt rote Blutkörperchen vor möglichen oxidativen Schäden durch Knoblauch.
- **Polysaccharide aus Pilzen:** Reishi *(Ganoderma lucidum)*, Shiitake *(Lentinus edodes)*, Schmetterlingstramete *(Trametes versicolor)*, Maitake *(Grifola frondosa)* und andere Pilze sind nachweislich immunstimulierend und gegen Tumoren wirksam. Dosisäquivalent für Tiere: täglich 40–200 mg/kg KG.

- **Curcumin:** das gelbe Pigment aus Gelbwurz *(Curcuma longa)* hemmt Tumorwachstum und Metastasierung und mildert die Nebenwirkungen einer Chemotherapie; es könnte auch die Wirkung einiger Chemotherapeutika verstärken oder in der Tumorprävention helfen. Dosisäquivalent für Tiere: täglich 30–40 mg/kg KG.
- **Grüner Tee** *(Camellia sinensis)*: kann Krebs vorbeugen bzw. Wachstum, Angiogenese und Metastasierung eines Tumors hemmen. Grüner Tee kann trocken bis zur maximal verträglichen Dosis unter das Futter gemischt werden. Standardisierte Extrakte von Grünem Tee enthalten eine konstante Menge Epigallokatechin-Gallat. Dosierung: täglich 10 mg/kg KG.
- **Asiatischer Ginseng** *(Panax ginseng)*: scheint Tumorwachstum und Metastasierung zu verringern, die Abwehrkräfte zu stärken und die Überlebenszeit zu verlängern.
- **Krallendorn** *(Uncaria tormentosa)*: für viele Tumorarten empfohlen, doch ob sich der Einsatz lohnt, ist durch keine Studie belegt.
- **Essiac Tea:** eine Kombination aus Kräutern mit antioxidativen, antiöstrogenen und immunstimulierenden Wirkungen, deren biochemische Aktivität sich auch gegen Tumoren richtet; bisher wurden aber noch keine In-vitro- oder In-vivo-Studien veröffentlicht.
- **Hoxsey-Rezeptur:** besteht aus neun Kräutern, die alle zytotoxisch und immunstimulierend wirken könnten. Kontrollierte Therapiestudien wurden nicht durchgeführt. Allerdings berichtet eine Follow-up-Studie, dass nach 48 Monaten noch sechs von 39 Patienten mit fortgeschrittenen Tumorstadien lebten. Die Überlebenden hatten Lungen-, Haut- (Melanom), rezidivierende Blasen- und Lippenkarzinome [Austin et al. 1994].

### Andere Mittel

- **Camphor Derivative Nitrogenated Compound (CDNC oder 714-X):** ein von Gaston Naesson entwickeltes synthetisches Mittel; es soll den Lebenszyklus pleomorpher oder Zellwand geschädigter Bakterien durchbrechen, denen er eine wichtige Rolle in der Kanzerogenese zuschreibt. 714-X oder CDNC ist ein Kampferderivat mit besonderer Affinität zu Tumorzellen. Seine Stickstoffkomponente soll den Bedarf der Krebszellen decken, die sonst als „Stickstofffalle" den vom Körper benötigten Stickstoff einfangen. Ein weiterer Bestandteil sind Ammoniaksalze. Alles in allem als Immunstimulans konzipiert, verhindert Naessons Mittel, dass Tumorzellen die Ernährung der Immunzellen einschränken. CDNC wird entweder als sterile Lösung in Lymphknoten injiziert, bei Hunden am besten in die popliteale Gruppe, oder als Aerosol appliziert, z.B. bei Lungen- und Mund-/Nasentumoren. Unerwünschte Wirkungen sind keine angegeben, doch ein Autor (Susan G. Wynn) erlebte bei einem älteren Hund Krampfanfälle nach der ersten Gabe von CDNC [Kaegi 1998].
- **Hydrazinsulfat:** hemmt die Glukoneogenese (Neubildung von Glukose aus Produkten des anaeroben Stoffwechsels), den aus Sicht des Entwicklers von Hydrazinsulfat wichtigsten Stoffwechselweg der Tumorzellen.

**15**

Hydrazinsulfat soll die tumorassoziierte Kachexie verringern und das Tumorwachstum unterdrücken. Es wird oral appliziert oder injiziert. Humanpatienten werden in Zyklen von 30–45 Tagen mit Dosen von 3 × täglich 60 mg behandelt, die nach therapiefreien Intervallen von 2–6 Wochen beliebig oft wiederholt werden können.

- **Ätzsalben (Escharotic Salves):** seit Jahrhunderten für oberflächliche Hauttumoren verwendet [Naiman 2000]. Diese Salben enthalten meist kaustische Kräuter, vor allem Kanadische Blutwurz *(Sanguinaria canadensis)*. Bei Tieren schwierig anzuwenden, da ihre orale Aufnahme potenziell gefährlich ist und es nicht immer gelingt, Tiere vom Ablecken der Salbe abzuhalten.

## 15.1.3 Komplementäre Optionen

### Homöopathie

#### Anmerkungen

Bei Kleintieren kann Homöopathie nicht als onkologische Therapie der ersten Wahl gelten, da es häufig zu einer Zustandsverschlechterung kommt, weil das falsche Mittel gewählt oder das richtige zu hoch dosiert wird. Obwohl Vertreter der veterinärmedizinischen Homöopathie sicher mit guten Gründen dagegenhalten, sind die enormen Risiken einer homöopathischen (Erst-)Verschlimmerung für Krebspatienten aus der Humanmedizin sehr wohl bekannt.

### „Alternative" Behandlungsansätze

Krebs ist der größte Feind jeder medizinischen Richtung. Weil sich bisher nicht erklären lässt, wie „alternative" Methoden genau wirken, setzen viele Krebspatienten bzw. Besitzer tumorkranker Tiere ihre Hoffnung darauf, dass solche Behandlungsansätze vielleicht mehr „können" als die herkömmliche Medizin und endlich den Durchbruch zu einer dauerhaft erfolgreichen Krebstherapie schaffen. Kurz: Krebspatienten hoffen – verständlicherweise – auf ein Wunder.

Diese hohe Erwartung kann komplementärmedizinische Therapeuten mitunter sehr belasten, und gerade Anfänger sehen sich außerstande, den Wünschen der Patienten gerecht zu werden. Doch der ständige Bedarf an Alternativen zur toxischen herkömmlichen Krebstherapie und die Notwendigkeit, Versprechen gegenüber Tumorpatienten einzuhalten, können auch die Erfindungsgabe beflügeln.

Unausgesprochen dürfte „Tumorwirksamkeit" die oberste Messlatte für medizinischen Erfolg sein, und wenn Therapeuten sehr genau jedes positive Ergebnis einer komplementären Krebsbehandlung registrieren, haben sie Recht. Risse im Gemäuer, wie sie solche Behandlungserfolge markieren, treten mittlerweile aber zu regelmäßig auf, um noch als Wunder bezeichnet zu werden. Anscheinend kann komplementäre Medizin tatsächlich etwas Entscheidendes zur Krebsbehandlung beitragen: als „anderes"

Interventionsmittel und – noch wichtiger – neue Sichtweise. Folgerichtig dürften sich in den kommenden Dekaden wirksame Therapieprotokolle für Krebspatienten aus der „alternativen" Medizin ergeben.

Die meisten Schulen in der Medizingeschichte gründeten auf einem paradigmatischen Krankheitsverständnis, d.h. sie versuchten „Krankheit" abstrakt oder in Metaphern (bildliche Vergleiche) zu erfassen, und nachdem mit derselben Begrifflichkeit eine Lösung für das Problem definiert worden war, konnte in der Wirklichkeit, der realen Welt nach geeigneten, zur metaphorischen Lösung passenden Mitteln gesucht werden. Diese Sichtweise scheint für die Entwicklung effektiver Tumortherapien ähnlich viel zu versprechen.

**15**

## TCM

**Pathogenese:** Die TCM bietet zwei Erklärungen für die Krebsentstehung an: Zum einen kann sich bei einer greifbaren Ansammlung von Schleim toxische Hitze bilden, die sich wie ein glühendes Stück Holz durch das Gewebe im Körper frisst. Zum anderen kann das Blut zunehmend träger fließen, bis es sich staut und verklumpt (bzw. Gerinnsel bildet). Beide Möglichkeiten schließen sich aber nicht gegenseitig aus. So kann angehäufter Schleim eine Blut-Stase begünstigen oder von stagnierendem Blut ausgehende Hitze eine Korrosion im angrenzenden Gewebe auslösen. Diese stark vereinfachte pathogenetische Vorstellung trifft für fast alle Tumorpatienten zu, wenn man sie aus Sicht der TCM beurteilt.

Im Laufe der Jahrhunderte hat die TCM wirkungsvolle Rezepturen entwickelt, um „toxische Hitze zu klären (= entfernen), Schleim zu transformieren (= umzuwandeln), Feuchtigkeit auszuleiten und Blut zu bewegen". Viele sind pharmakologisch untersucht worden, um ihre Bestandteile zu identifizieren. Manche Inhaltsstoffe und Moleküle wirken stärker gegen Tumoren als andere. Dass ihr Einsatz in Roh- oder verarbeiteter Form trotzdem nicht sehr verbreitet ist, hängt zum Teil mit der Ignoranz der modernen Medizin zusammen, die Pflanzenwirkstoffe nicht zur Kenntnis nimmt, zum Teil aber auch mit der schwächeren Wirkung verglichen mit den stark wirksamen Chemotherapeutika in der herkömmlichen Krebstherapie.

**Wirksamkeit:** Doch der erste Eindruck einer „Unterlegenheit" alternativer Krebsmittel kann täuschen. In Kulturen, die sie anwenden, kommen sie nur bei Tumoren zum Einsatz, für die sie aus einem metaphorischen Verständnis heraus auch geeignet sind. Sonst wäre das Mittel unwirksam und würde daher nie angewandt. So kann ein Blut bewegendes Mittel zwar bei Tumoren durch Blut-Stase, nicht aber bei Tumoren durch Schleimanhäufung helfen. Leider decken sich konventionelles und metaphorisches Verständnis der Tumorentstehung nicht unbedingt. Mastzelltumoren entwickeln sich z.B. durch Blut-Stase oder durch Schleimanhäufung. Würde man ein Blut bewegendes Mittel aber nicht an stagnations-, sondern an schleimbedingten Mastzelltumoren testen, würde es fälschlich als unwirksam eingestuft. Künftig sollte bei klinischen Wirksamkeitsstudien alternativer Krebsmittel am besten immer ein erfahrener TCM-Diagnostiker hinzugezogen werden, um Patienten mit bestimmten Tumorarten der richtigen Untergruppe aus pathogenetischer Sicht zuordnen zu können und damit sie die richtige Therapie (bzw. Placebo) erhalten. Nur so lässt sich die (fehlende?) Wirksamkeit einer alternativen Behandlung beurteilen.

**Energetik:** Die metaphorische Einstufung beschränkt sich nicht bloß auf alternative Krebstherapien. Derzeit wird in China eine moderne Form der TCM praktiziert, die in hohem Maße mit der herkömmlichen Medizin verzahnt ist, bis hin zu dem Punkt, dass viele TCM-Mittel Arzneistoffe enthalten, die sie wirksamer machen als der jeweilige Arzneistoffe oder die Kräuterextrakte für sich genommen. Auch im Westen gibt es erste Ansätze, klassische Medikamente aus Sicht der TCM einzuschätzen. Bis jetzt beschäftigte sich die Forschung zwar überwiegend mit (westlichen) Kräutern, doch auch die energetische Natur von Medikamenten oder Nahrungsergänzungsmitteln ließe sich auf diese Weise beschreiben.

**Synergistische Effekte:** Beim vorsichtigen Herantasten an die energetische Natur von Medikamenten finden sich Anklänge an das pathogenetische (TCM-)Verständnis von Krebserkrankungen. Dabei ist aber die energetische Übereinstimmung zwischen westlichen und (fern)östlichen Phytotherapeutika von größerer Bedeutung als die Unterstützung des metaphorischen Eindrucks. Jetzt lässt sich spekulieren, mit welcher Kombination aus alternativen und konventionellen Mitteln eine stärkere Wirkung und bessere Ergebnisse erzielt werden können. Solche Synergien helfen nicht nur, Tumoren effektiver zu behandeln, sondern können auch die Nebenwirkungen konventioneller Mittel verringern. Denkbar sind Synergien zwischen Chemo- und Phytotherapeutika, aber auch zwischen Pflanzenstoffen und Vitaminen oder zwischen Pflanzen- und Nährstoffen (Nutraceuticals).

**Zukunftsaussichten:** Durch ein metaphorisches Verständnis konventioneller Arzneimittel eröffnen sich ungeahnte Möglichkeiten; vielleicht steht sogar eine explosionsartige Zunahme neuer Therapieansätze unmittelbar bevor. Daraus könnten sich wirksame Arznei-/Pflanzenwirkstoff- oder Kräuter/Vitamin-Kombinationen ergeben, bis zu deren Entdeckung es womöglich noch Jahrzehnte gedauert hätte, wenn man sich das Tempo und die Richtung der gegenwärtigen Forschungsbemühungen in der Biochemie ansieht. Derzeit konzentriert sich die Forschung verständlicherweise noch sehr stark auf die Suche nach aktiven Wirkstoffen und den therapeutischen Stellenwert einzelner Pflanzen. Erst am Rande tauchen langsam Überlegungen auf, dass sekundäre Pflanzenstoffe innerhalb einer Pflanze bzw. innerhalb einer Rezeptur die aktiven Wirkstoffe verstärken könnten. Doch die beteiligten Variablen sind zu komplex, um vernünftige Hypothesen aufstellen zu können, welche Pflanzen oder Inhaltsstoffe sich am günstigsten wechselseitig beeinflussen. Hier kann metaphorisches Denken helfen, die Suche nach geeigneten „Kandidaten" abzukürzen und zukünftige Forschungen zu „unterfüttern".

**Neue Therapiekombinationen:** Auf einer gemeinsamen Grundlage haben Kombinationen divergierender Behandlungsformen denselben Vorzug wie Gabel und Messer beim Versuch, eine Erbse auf dem Teller einzufangen. Die metaphorische Einstufung bezieht sich meist auf Pflanzen- und Arzneimittel mit ganz unterschiedlichen Funktionsweisen. Werden sie in einem Therapieprotokoll kombiniert, geht ihr Vorstoß aus einer allgemeinen Perspektive in dieselbe Richtung, auch wenn sich ihre biochemischen Wirkmechanismen unterscheiden. Auf diese Weise lassen sich verschiedene Krebsauslöser gleichzeitig und gut koordiniert angehen.

Der aktuelle Forschungs- und Entwicklungsstand alternativer Krebstherapien ist noch nicht weit genug fortgeschritten, um sagen zu können, ob es realistisch oder nur verlockend ist, an die Möglichkeit synergistischer Therapien zu glauben. Viel versprechend scheint aber eine bereits bestehende Kombinationstherapie für Tumoren zu sein, die sich aus angehäufter Feuchtigkeit, Schleim und toxischer Hitze entwickelt haben.

**15**

## Tumoren durch Feuchtigkeit, Schleim und toxische Hitze

**Pathophysiologie**
- Kennzeichnend für diese Tumoren sind Hitzesymptome und destruierende Läsionen. Ihr Ursprung reicht einige Zeit zurück und liegt meist in einer (gutartigen) Ansammlung von Feuchtigkeit und Schleim. Nach Meinung mancher Autoren sind Pathogene von außen über einen Akupunkturkanal eingedrungen. Andere sehen die Invasion äußerer Pathogene nur als Trigger, als letzten Auslöser in einem durch frühere Anhäufungen desselben Pathogens schon vorbelasteten System.
- Diese TCM-Sichtweise zeigt eine verblüffende Übereinstimmung mit der allgemein von Naturmedizinern vertretenen Hypothese, dass sich eine chronische Entzündung als Tumor manifestiert, sobald ein Reiz von außen auf den vorhandenen toxischen Zustand trifft und im Wesentlichen nichts anderes tut, als den Stapel angehäufter Toxine zu entzünden. Für TCM und Naturmedizin erzeugt eine exzessive Nahrungszufuhr solche Feuchtigkeits- oder Toxinansammlungen im Körperinneren.
- Feuchtigkeit und Schleim sieht die TCM als Folgen eines Milz-*Qi*-Mangels. Oft ist das Organ gar nicht gestört, sondern einfach durch üppigen Nahrungskonsum überfordert. Theoretisch kann „Überernährung" durch hohen Fettverzehr bedingt sein, doch dagegen spricht der Vorzug einer fettreichen Ernährung bei einigen Tumorerkrankungen (wie erwähnt). Bei Tieren dürfte unmäßige Kohlenhydratzufuhr einen Überschuss an Feuchtigkeit verursachen. Bei Menschen scheint ein hoher Körperfettanteil bestimmte Tumoren stärker zu fördern als ein hoher Nahrungsfettanteil, wobei wieder Kohlenhydrate Hauptquelle des Körperfetts sind. Die TCM schreibt Kohlenhydraten, von denen die Milz überwältigt wird, einen „süßen" Geschmack zu und bleibt mit dem Bild relativ nah an der Wirklichkeit. Weniger Kohlenhydrate mit der Nahrung zuzuführen ist auch aus schulmedizinischer Sicht sinnvoll, da der Stoffwechsel vieler Tumoren auf anaerober Glykolyse beruht.

**Symptome**
- Spezifisch für Tumoren durch Feuchtigkeit, Schleim und toxische Hitze:
  - Rote bis dunkelrote Zunge mit schaumigem Belag; kann aber auch blasser sein
  - Entzündliche, eitrige, gelbe Hautläsionen (in der TCM ist Gelb Farbe der Hitze)
  - Destruierend wachsende Karzinome

- Gesteigerter Appetit oder Durst; nur bei Hauttumoren oft beides nicht
- Vorliebe für kühle Flächen (Kacheln, Schatten, im Hof gegrabene Löcher, schläft lieber auf dem Boden als im Körbchen, harte Unterlagen, Untergeschoß)
- Erwärmte Haut
- Nässende (exsudative) oder verkrustete Hautläsionen
- Autoimmunerkrankungen der Haut
- Blutende Läsionen (hellrotes Blut)
- Quälender Juckreiz (Hitze im Blut erzeugt Juckreiz)
- Schnelle und kraftvolle, drahtige Pulse
- Spezifisch für Feuchtigkeit:
  - Fettig oder „verklumpt" aussehendes Fell
  - Flechte und Hautverdickung
  - Große, dunkle, meist sehr trocken Schuppen (trotz Feuchtigkeit als Ursache)
  - Schleimerbrechen
  - Tiefer, fester Schlaf
  - Schniefen (statt Niesen), Schnarchen im Schlaf
  - Starker Haut- oder Ohrengeruch
  - Strenger Atemgeruch (Halitosis) oder Windabgang (Flatus)
  - Hefepilzinfektion der Ohren (Otitis externa)
  - Reichliche Sekretion der Schleimhäute
  - Zustandsverschlechterung bei feuchtem Wetter
  - Weicher oder mukoider Kot
  - Zystitis oder Kolitis in der Vorgeschichte
  - Entzündung, Infektion oder Verhärtung der Analdrüsen
- Tumoren mit diesem klinischen Bild:
  - Plattenepithelkarzinom (15.5)
  - Adenokarzinom der Nase (15.2)
  - Lymphosarkom (15.12)
  - Osteosarkom (15.7)
  - Fibrosarkom
  - Chondrosarkom (einige Formen)

**Therapieprotokoll der Autoren**

Die Betonung scheint auf einer Steigerung der Zelldifferenzierungsrate zu liegen. Vorschlag (Steve Marsden) für Tumoren durch toxische Hitze:

- Vitamin A: 10000 IU/kg KG als Einmalinjektion, nach Bedarf alle 3–4 Wochen
- Vitamin D: 1500 IU/kg KG, nach Bedarf alle 3–4 Wochen
- DHA (in einer Omega-3-Fettsäuren-Zubereitung): bis zu 50 mg/kg KG am Tag
- Modifizierte Hoxsey-Rezeptur (siehe unten): 0,08 ml/kg KG, mindestens 1 × täglich
- Kohlenhydratarme Ernährung mit viel Vitamin A und natürlichen Karotinen: oft selbst zubereitet, da Rohfutter meist mehr antikanzerogene Nährstoffe (Nutraceuticals) enthält. Ein hoher Anteil an Organgewebe (v.a. Leber) hilft, Antioxidanzien- und Vitamin-A-Spiegel anzuheben.

Dass immer weniger Innereien in kommerziellem Tierfutter verwendet werden, könnte ein Grund für die gestiegene Tumoranfälligkeit sein.

**Therapeutische Strategien**

- Viele Tumorzellen verharren in einem Zustand der Unreife, in dem sie noch keine normale Zellalterung, Zellteilung oder evtl. Zelltod durchlaufen. **Vitamin A** ist ein wichtiges Mittel, um die Zelldifferenzierung im Körper zu fördern (wirkt zusätzlich als Antioxidans und schützt Regulatorgene vor der Abschaltung/Deaktivierung). Ganzheitlich betrachtet scheint Vitamin A Feuchte-Hitze zu klären. Wegen möglicher Toxizität hoher Dosen, wird Vitamin A nur sehr beschränkt in der Krebstherapie eingesetzt. Dabei wird oft unterschätzt, wie gut nicht-schwangere Human- und Tierpatienten es auch in größeren, unregelmäßigen Dosen verkraften. Die im Therapieprotokoll angegebene Dosis wird von Hunden und Katzen gut vertragen, nur gelegentlich war eine allergische Typ-I-Reaktion auf Konservierungsmittel zu beobachten (Quaddeln). Bei empfindlichen Patienten kann Vitamin-A-Konzentrat als Emulsion in derselben Dosis oral verabreicht werden.

- Um die Zelldifferenzierung zu fördern, ohne toxische Dosen benutzen zu müssen, kann Vitamin A auch mit Mitteln kombiniert werden, die es dabei unterstützen oder selbst die Zelldifferenzierung induzieren. Von **DHA** (in kommerziellen Omega-3-Fettsäurepräparaten zur Behandlung von Hauterkrankungen enthalten) ist bekannt, dass es diese Wirkung von Vitamin A unterstützt.

- Auch Bestandteile der **modifizierten Hoxsey-Rezeptur** fördern die Zelldifferenzierung. Sehr potent ist z.B. Berberin als Wirkstoff eines Hauptbestandteils (Mahonie). In Kombination mit Vitamin A sind weniger hohe Dosen als sonst erforderlich. Die Modifikation enthält dieselben „alterativen" (umstimmenden) Bestandteile wie die ursprüngliche Hoxsey-Rezeptur. Umstimmungsmittel unterstützen die Entgiftungsfunktion der Verdauungsorgane, speziell der Leber. Die modifizierte Hoxsey-Rezeptur eignet sich daher gut für Feuchte-Hitze-Syndrome, bei denen sich aufgrund einer Verdauungsstörung Feuchtigkeit angehäuft hat. Antikanzerogene Eigenschaften werden sowohl Omega-3-Fettsäuren als auch der modifizierten Hoxsey-Rezeptur zugesprochen.

- Die Original-Rezeptur kann nur über Hoxsey-Filialen bezogen werden; ihre genaue Zusammensetzung wird geheim gehalten und ist geschützt. Im Handel befindliche Modifikationen enthalten aus Geschmacksgründen meist nur geringe Mengen der eigentlich interessanten Bestandteile Mahonie und Klette. Kletten sind zytotoxisch für Tumorzellen. Aus einem TCM-Verständnis der Kräuterwirkungen lässt sich eine empfehlenswerte Zusammenstellung ableiten (Steve Marsden):
  - 3 Teile Mahonienwurzel *(Mahonia aquifolium)*
  - 3 Teile Klettenwurzel *(Arctium lappa)*
  - 1 Teil Kermesbeeren *(Phytolacca americana)*
  - 1 Teil Rinde des Amerikanischen Faulbaums *(Rhamnus purshiana)*
  - 1 Teil Rinde des (Europäischen) Faulbaums *(Rhamnus frangula)*
  - 1 Teil Süßholzwurzel *(Glycyrrhiza glabra)*

**15**

- – 1 Teil Stillingia *(Stillingia sylvatica)*
- – 2 Teile Zahnwehholz *(Zanthoxyllum americanum)*
- – 3 Teile Rotklee *(Trifolium pratense)*
- Abhängig vom klinischen Bild kommen für einzelne Tumoren noch Zusätze in Betracht: z.B. Wasserdost *(Eupatorium perfoliatum)* zur Schmerzlinderung bei Osteosarkomen, Odermennig *(Agrimonia eupatoria)* und krauser Ampfer *(Rumex crispus)* bei Mundschleimhaut-Ulzerationen, Luzerne *(Medicago sativa)* bei Patienten mit *Yin-* oder Blut-Mangel. Trotzdem müssen Mahonie, Klette und Rotklee die Hauptbestandteile bleiben. Rotklee enthält mit Genistein einen Wirkstoff, der über verschiedene Mechanismen antikanzerogen wirkt.
- Phytolacca ist potenziell toxisch, doch in der empfohlenen Dosierung und bei richtiger Indikation kommt es nur selten zu Vergiftungserscheinungen durch die modifizierte Hoxsey-Rezeptur. Zu langer bzw. nicht indizierter Gebrauch kann Appetitverlust oder Erbrechen verursachen; in dem Fall muss sie zumindest zeitweilig abgesetzt werden.
- Andere Mittel gegen Krebs wurden von den Autoren nicht näher untersucht oder verwendet, doch da Essiac Tea einige Inhaltsstoffe der Original- bzw. modifizierten Hoxsey-Rezeptur enthält, dürfte er ähnlich „alterativ" sein und zelldifferenzierende Eigenschaften besitzen.
- ***Ban Xia Bai Zhu Tian Ma Tang*** („Dekokt aus Pinellia, Atractylodes und Gastrodia")
  - – Indikation: Feuchtigkeit und Schleim, z.B. in Form von Hirntumoren bei Hunden
  - – Zusatz: 20 g *Jiang Can* (zu 100 g des Dekokts) zur Wirkungsverstärkung
  - – Symptome: weicher oder schlüpfriger Puls; blasse, geschwollene Zunge mit zähem Speichel; Kopfschmerzen oder Schmerzzeichen; erschöpft, abgestumpft; Erbrechen von viskösem Schleim oder nach dem Fressen

### Akupunktur

- Ob sie zur Krebsbehandlung geeignet ist, wird von veterinärmedizinischen Akupunkteuren kontrovers diskutiert. Die Befürchtungen gelten im Wesentlichen einer Streuung der Tumorzellen (Metastasierung). Direkt in einen Tumor zu stechen, wäre unklug, aber die Behandlung einer zugrunde liegenden Störung durch die Akupunktur von Fernpunkten erscheint sicher und wird in der Humanmedizin praktiziert.
- Akupunkturpunkte (um Feuchtigkeit auszuleiten, Schleim zu transformieren und Hitze zu klären): Di 11, Bl 22, Bl 39, MP 9, Ma 40, Pe 6, Bl 25, KG 3, Di 4, Bl 40, KG 12, Gb 41 und LR 3. Diese Punkte können tastbar „aktiv" sein (detaillierte Beschreibung ☞ Kap. 7).

### Diätetische Maßnahmen

- TCM-Therapeuten empfehlen oft ergänzend, Weizen und andere Nahrungsmittel, die Schleim (Molkereiprodukte) bzw. Hitze erzeugen (Knoblauch, Gewürze, Rindfleisch), wegzulassen. Aus metaphorischer Sicht könnten sie die Bedingungen, die zur Krebsentstehung beigetragen haben, noch weiter verschlechtern.

## Tumoren durch Blut-Stase

- **Pathophysiologie**
  - Für die TCM scheint eine Blut-Stase der andere wichtige Auslöser für Tumoren zu sein, besonders bei Hunden. Oft führt ein Mangel zur Blut-Stase, so wie sich ein Fluss leichter staut, wenn der Wasserspiegel fällt. Unter einem Blut-Mangel leidet auch die Fähigkeit der Leber, den *Qi*-Fluss zu steuern; es kommt zur *Qi*-Stagnation und da *Qi* die treibende Kraft des Blutes ist, bewirkt seine Stagnation eine Blut-Stase.
  - Ein Blut-Mangel kann auch durch falsche Ernährung entstehen. Kranke Tiere mit starken Pulsen brauchen viel rohe Innereien und einen geringen Anteil verwertbarer Kohlenhydrate. Organgewebe (Innereien) galt in der TCM lange als gute Blutquelle, und durch Reduktion der Kohlenhydrate lässt sich die Blutproduktion insofern unterstützen, als die Milz nicht durch Nahrung überlastet wird. TCM und herkömmliche Medizin geben übereinstimmende Ernährungsempfehlungen für Krebspatienten (protein- und fettreich, kohlenhydratarm).

- **Symptome**
  - Anämie
  - Blass-lila bis dunkelrote Zunge
  - Feine, puderige Schuppen
  - Trockenes oder stumpfes Fell
  - Kahle Stellen, dünnes Fell, nach Operationen nicht nachwachsende Haare
  - Unruhiger Schlaf mit ausgeprägten Traumphasen
  - Schwacher Ausschlag mit Juckreiz
  - Vorwiegend seitlich am Körper, in Achseln, Ohren und Leistenregion lokalisierte Läsionen/Tumoren
  - Furchtaggression, Ängstlichkeit, unterschiedliche Ängste
  - Keratoconjunctivitis sicca
  - Chronisches, von Weichteilen ausgehendes Lahmen, Neigung zu Muskelspasmen
  - Immunschwäche der Haut (rezidivierende Pyodermie, generalisierte Räude o. Ä.)

- Spezifisch für Blut-Mangel durch Milz-*Qi*-Schwäche
  - Weiche oder schlüpfrige Pulse
  - Geschwollene Zunge, Einkerbungen, Zungenbelag
  - Fettig aussehendes Fell, Ohrenschmalz
  - Unverdautes Futter im Kot, Koprophagie (vorzugsweise von verrottetem, d. h. vorverdautem Material), Durchfallattacken mit blassen Schleimspuren
  - Appetitmangel, Lethargie
  - Gewichtszunahme

- Spezifisch für Blut-Mangel, der in Blut-Stase übergeht
  - Dunkelrote Schwellungen (Massen)
  - Lokalisierte (bohrende oder stechende) Schmerzen
  - Hepatosplenomegalie
  - Blutungen, Aneurysmen

– Gestaute Gefäße, Krampfadern
– Dunkelrote Zunge
– Drahtiger, rauer Puls

**Behandlungsoptionen**
- Blut bewegende Mittel scheinen nur bei dieser Tumorart wirksam zu sein. Man sollte sie mit Vitamin A kombinieren, da Futter mit wenig Organgewebe vermutlich auch zu wenig Vitamin A enthält. Möglicherweise die wichtigste TCM-Rezeptur für Tiere mit Tumoren durch Blut-Mangel bzw. Blut-Stase ist *Xue Fu Zhu Yu Tang*.
- *Xue Fu Zhu Yu Tang* („Stase aus dem Haus des Blutes vertreibendes Dekokt")
  – Indikation: oberflächliche Tumoren, auch Metastasen und einige Hirntumoren; von den Autoren erprobt bei Mastzelltumoren, Schilddrüsenadenokarzinom, Lungenmetastasen unterschiedlicher Tumoren, oberflächlichen Hämangiomen und Hämangiosarkomen
  – Zusammensetzung: aus *Si Ni San* („Kalte-Extremitäten-Pulver") und *Si Wu Tang* („Dekokt aus vier Arzneien")
  – Wirkung: auf zugrunde liegende Störung (*Qi*-Stagnation, Blut-Mangel) der Blut-Stase
  – Zusatz (zu 100 g des Dekokts): je 15 g *San Leng* und *E Zhu* (beide Blut bewegend mit beträchtlicher Antitumorwirkung); verzichtbar, wenn nach chirurgischer Entfernung nur erneutem Tumorwachstum vorgebeugt werden soll
  – Symptome: lila bis dunkelrote Zunge; drahtiger, rauer Puls
  – Empfohlene Anfangsdosis (Granulat): 60–75 mg/kg (oder ¼ Teelöffel pro 5–7,5 kg KG), mindestens 1 × täglich, bis sich Puls-, Zungen-, körperliche und klinische Zeichen des Blut-Mangels bzw. der Blut-Stase gebessert haben
- *Ge Xia Zhu Yu Tang* („Blut-Stase unterhalb des Zwerchfells vertreibendes Dekokt")
  – Indikation: Hepato- und Splenomegalie durch Tumor
  – Wirkung: scheint bei Lebertumoren Überlebenszeit zu verlängern
  – Symptome: dunkelrote Zunge; drahtiger, rauer Puls; Bauchschmerzen im mittleren bis kranialen Abdomen und entlang des Rippenbogens
  – Empfohlene Anfangsdosis (Granulat): 60–75 mg/kg (oder ¼ Teelöffel pro 5–7,5 kg KG), mindestens 1 × täglich
- *Shao Fu Zhu Yu Tang* („Blut-Stase im Unterleib beseitigendes Dekokt")
  – Indikation: Blut-Stase durch Tumoren im unteren Abdomen (Blasen-, Prostata-, Ovarial- oder Uterustumoren), auch Leberkrebs oder Zirrhose
  – Zusatz (zu 100 g des Dekokts): 20 g *Hua Shi* (Talkum) bei Blasentumoren, besonders wenn die Blase verhärtet ist oder schmerzt und bei Hämaturie in der Vorgeschichte
  – Wirkung: gute Schmerzlinderung (genauso wie *Ge Xia Zhu Fu Tang*)
  – Symptome: blasslila bis dunkelrote Zunge; drahtiger, rauer Puls; *Yang*-Mangel-Symptome (Vorliebe für Wärme, Schwäche der Hinterbeine, Inkontinenz)
  – Empfohlene Anfangsdosis (Granulat): 60–75 mg/kg (oder ¼ Teelöffel pro 5–7,5 kg KG), mindestens 1 × täglich

**15**

- *Yunnan Bai Yao*
  - Indikation: vermindert Blutungsneigung bzw. Schmerzen bei inoperablen abdominalen Hämangiosarkomen
  - Wirkung: verlängert ohne zusätzliche Gabe eines antineoplastischen Mittels die Überlebenszeit höchstens um ein paar Monate
  - Empfohlene Anfangsdosis (Granulat): 60–75 mg/kg (oder ¼ Teelöffel pro 5–7,5 kg KG), mindestens 1 × täglich
- *Chai Hu Shu Gan San* („Leber entlastendes *Bupleurum*-Pulver")
  - Zusammensetzung und Wirkung: *Si Ni San* („Kalte-Extremitäten-Pulver") mit *Xiang Fu* und *Chuan Xiong;* stillt Schmerzen im Oberbauch und Rippenbogenbereich
  - Indikation: Geschwülste im oberen Abdomen (z.B. Leber- und Magentumoren)
  - Symptome: lila Zunge; drahtiger oder gespannter Puls; Eintrübung, Missstimmung, schmerzhaft geweitetes Hypochondrium, Fülle im Brustbereich, Aufstoßen, Magenverstimmung, geblähtes Abdomen
  - Zusatz: bei Magentumoren mit *Xuan Fu Dai Zhe Tang* kombinieren
  - Empfohlene Anfangsdosis (Granulat): 60–75 mg/kg (oder ¼ Teelöffel pro 5–7,5 kg KG), mindestens 1 × täglich
- *Shui Niu Jiao Di Huang Tang* („Dekokt aus Wasserbüffel-Hornpulver und Rehmannia")
  - Anmerkung: *Shui Niu Jiao* (Wasserbüffel-Hornpulver) kann problemlos durch *Bai Mao Gen* (Imperata-Spezies) ersetzt werden
  - Indikation: Fieber und Delirium
  - Wirkung: Blut kühlend und bewegend
  - Symptome: dunkelrote Zunge; fadenförmiger, schneller Puls; Nasenbluten, Hämaturie, Blut- und Teerstuhl, blauschwarze Ekchymosen
  - Empfohlene Anfangsdosis (Granulat): 60–75 mg/kg (oder ¼ Teelöffel pro 5–7,5 kg KG), mindestens 1 × täglich
- **Akupunktur**
  - Ma 37, Ma 39, Bl 17, Bl 20, Bl 18, Bl 21, KG 12, MP 10, Di 4, Bl 40, Di 11 und Ma 36
  - Indikation spezifischer Punkte ☞ Kapitel 7
  - Bevorzugt in Punkte stechen, die geschwollen, verdickt, gespannt oder erwärmt sind!

**Supportive Behandlung**
Auch wenn sie das Tumorvolumen nicht merklich reduzieren können, eignen sich einige TCM-Rezepturen gut zur Palliation und zur Besserung der Lebensqualität. Das kann besonders bei fortgeschrittenen oder chronischen Tumorerkrankungen sinnvoll sein. Die genannten Mittel werden allein oder ergänzend zur Standardtherapie verabreicht, um die Nebenwirkungen abzuschwächen. Vereinzelt könnten sie auch den Tumor beeinflussen.
- *Bu Gan Tang* („Leber tonisierendes Dekokt")
  - Indikation: Leber-Blut-Mangel
  - Wirkung: Blut- und mildes *Yin*-Tonikum
  - Symptome: blasse Zunge; dünner, leicht drahtiger Puls; trockene Augen, Furchtaggression, Reizbarkeit, stumpfes oder trockenes Fell; Neigung zu Muskelspasmen und krampfartigen Schmerzen

- Kontraindikation: nicht bei Feuchtigkeitszuständen!
- Empfohlene Anfangsdosis (Granulat): 60–75 mg/kg (oder ¼ Teelöffel pro 5–7,5 kg KG), mindestens 1 × täglich
- **Si Jun Zi Tang** („Vier-Gentlemen-Dekokt")
  - Indikation: Milz-$Qi$-Mangel
  - Symptome: blasse Zunge; schwacher Puls; Blässe, leises Bellen, Schwäche der Vorder- und Hinterbeine, Appetitverlust, Erbrechen, geblähtes Abdomen, Borborygmen, Diarrhö
  - Empfohlene Anfangsdosis (Granulat): 60–75 mg/kg (oder ¼ Teelöffel pro 5–7,5 kg KG), mindestens 1 × täglich
- **Sheng Mai San** („Puls erzeugendes Pulver")
  - Indikation: $Qi$- und $Yin$-Mangel
  - Zusammensetzung: besteht nur aus *Ren Shen, Mai Men Dong und Wu Wei Zi*
  - Wirkung: füllt $Qi$ und Körperflüssigkeiten wieder auf
  - Symptome: blasse oder rote Zunge; schwacher Puls; Müdigkeit, Kurzatmigkeit, Durst, chronischer Husten, trockene Mundschleimhaut
  - Empfohlene Anfangsdosis (Granulat): 60–75 mg/kg (oder ¼ Teelöffel pro 5–7,5 kg KG), mindestens 1 × täglich
- **Da Bu Yuan Jian** („Quellen-$Qi$ stark tonisierendes Dekokt")
  - Indikation: Schmerzen und Steifheit im Kreuzbereich
  - Wirkung: nährt $Yin$ und Blut; als mildes Milz-$Qi$-Tonikum kräftigend und appetitanregend
  - Symptome: blasse oder rote Zunge; schwacher Puls; trockene Augen oder Haare, glanzloses Fell
  - Empfohlene Anfangsdosis (Granulat): 60–75 mg/kg (oder ¼ Teelöffel pro 5–7,5 kg KG), mindestens 1 × täglich
- **Ba Zhen Tang** („Acht-Schätze-Dekokt")
  - Indikation: $Qi$- und Blut-Mangel
  - Wirkung: Milz-$Qi$-Tonikum; nährt Blut
  - Symptome: blasse Zunge; fadenförmiger oder riesiger und schwacher Puls; Blässe, Müdigkeit, Kurzatmigkeit, Palpitationen, Appetitverlust, Anämie
  - Empfohlene Anfangsdosis (Granulat): 60–75 mg/kg (oder ¼ Teelöffel pro 5–7,5 kg KG), mindestens 1 × täglich
- **Ren Shen Yang Ying Tang** („Nahrungs-$Qi$ unterstützendes Ginseng-Dekokt")
  - Indikation: Auszehrung, Anämie, Schlafstörungen, kognitive Defizite
  - Symptome: blasse Zunge; schwacher, fadenförmiger Puls; Blässe, Appetitverlust, Frösteln, Inkontinenz
  - Empfohlene Anfangsdosis (Granulat): 60–75 mg/kg (oder ¼ Teelöffel pro 5–7,5 kg KG), mindestens 1 × täglich
- **Zhi Bai Di Huang Wan** („Tablette aus Anemarrhena, Phellodendron und Rehmannia")
  - Indikation: $Yin$-Mangel bei Leere-Hitze-Zuständen
  - Symptome: rote, trockene Zunge; dünner, schneller oder fließender Puls; trockenes Fell, Hitzeunverträglichkeit, Durst, Steifheit im Kreuzbereich, Schwäche der Hinterbeine, Kolitis, Gewichtsverlust, Dehydrierung

- Empfohlene Anfangsdosis (Granulat): 60–75 mg/kg (oder ¼ Teelöffel pro 5–7,5 kg KG), mindestens 1 × täglich
- *Yi Wei Tang* („Wohltuendes Dekokt für den Magen")
  - Indikation: Magen-*Yin*-Mangel
  - Wirkung: füllt Lungen- und Magen-*Yin* wieder auf
  - Symptome: rote, trockene Zunge; fadenförmiger, schneller Puls; trockener Husten, Würgreiz, Durst, Hunger, Oberbauchschmerzen, Schluckauf, Fieber, eingetrockneter, harter Kot
  - Empfohlene Anfangsdosis (Granulat): 60–75 mg/kg (oder ¼ Teelöffel pro 5–7,5 kg KG), mindestens 1 × täglich
- *Li Zhong Tang* („Mitte regulierendes Dekokt") und *Liu Jun Zi Tang* („Sechs-Gentlemen-Dekokt")
  - Indikation: ältere Tiere mit Magenkrebs
  - Wirkung: *Li Zhong Tang* vertreibt Kälte aus Magen und Milz, *Liu Jun Zi Tang* füllt Milz-*Qi* wieder auf
  - Symptome: blasse, geschwollene oder feuchte Zunge; schwacher, langsamer oder weicher Puls; fehlender Durst, abnehmender Appetit, wässrige Diarrhö, produktiver Husten, Erbrechen, Kurzatmigkeit, Aufstoßen, auf Druck nachlassende Abdominalschmerzen
  - Empfohlene Anfangsdosis (Granulat): 60–75 mg/kg (oder ¼ Teelöffel pro 5–7,5 kg KG), mindestens 1 × täglich
- *You Gui Wan* („Rechte [Niere] wieder herstellendes Dekokt")
  - Indikation: Nieren-*Yang*-Mangel
  - Wirkung: kräftiges Nieren-*Yang*-Tonikum
  - Symptome: blasse, geschwollene oder nasse Zunge; tiefer, langsamer, schwacher Puls; Blässe, Frösteln, Harninkontinenz, Steife und Schwäche des unteren Rückens und der Knie
  - Empfohlene Anfangsdosis (Granulat): 60–75 mg/kg (oder ¼ Teelöffel pro 5–7,5 kg KG), mindestens 1 × täglich

**15**

### Mögliche Interaktionen

- Berberin kann intrazelluläre Pumpen hochregulieren, sodass Chemotherapeutika nicht mehr so gut zurückgehalten werden (multidrug resistance) [Lin et al. 1999].
- Der Einsatz von Antioxidanzien während einer Radio- oder Chemotherapie ist umstritten, da konventionelle Therapieschemata unter anderem durch oxidative Schädigung der Tumorzellen zu wirken scheinen. Manche Antioxidanzien könnten aber auch die Wirkung einer Chemo- und Radiotherapie verstärken, z.B. die Mariendistel *(Silybum marianum)*, die außerdem Leberzellen vor den hepatotoxischen Wirkungen der Chemotherapeutika schützt [Invernizzi et al. 1993, Scambia et al. 1996].
- Eine generelle Ablehnung von Antioxidanzien während einer Chemotherapie wäre auch abträglich, weil keine synergistischen Effekte zwischen „alternativen" und „konventionellen" Therapiemodalitäten mehr entdeckt würden. Welche Antioxidanzien schädlich oder nützlich für Chemotherapieprotokolle sein können, lässt sich nur durch weitere Forschungen herausfinden.

## 15.2 Adenokarzinom der Nase

Wenn es zum klinischen Bild passt, kann ein Versuch mit dem oben für Tumoren durch Feuchtigkeit und toxische Hitze vorgestellten Therapieprotokoll unternommen werden.

### Therapievorschläge der Autoren

Steve Marsden: Therapieschema wie bei toxischer Hitze angegeben
Susan G. Wynn: Diätetische Behandlung; hoch dosiert Vitamin A, Fischöl, Knoblauch, Gelbwurz *(Curcuma longa);* verschiedene Flavonoide; IP6; TCM-Kräuter; bei Bedarf Chemotherapie

## 15.3 Adenokarzinom der Leber (Hepatom)

### 15.3.1 Optionen auf konventioneller Grundlage

- **S-Adenosylmethionin**
  **(SAM):** um Glutathionspeicher in der Leber anzuheben.
- **Curcumin** (Gelbwurz, *Curcuma longa*): verhinderte Karzinogenese und induzierte in vitro Apoptose humaner Adenokarzinomzellen der Leber [Jiang et al. 1996, Lin et al. 1998]. Das Gewürz wird von Hunden und Katzen in selbst gemachtem Futter recht gut vertragen.
- **Sho-saiko-to:** verhinderte bei Menschen mit Leberzirrhose Entwicklung hepatozellulärer Karzinome [Shimizu 2000]. Wichtiger Bestandteil dieser Rezeptur ist Baikal-Helmkraut *(Scutellaria baicalensis)* mit den Wirkstoffen Baicalin, Baicalein und Saiko-Saponin a, die in vitro alle antikanzerogen wirkten [Motoo und Sawabu 1994].
- *Chai Hu Gui Zhi Tang*: unterdrückte Leberläsionen, verhinderte Zellproliferation und induzierte Apoptose in einem Leberkarzinogenese-Modell [Tatsuta et al. 2000].

### 15.3.2 Komplementäre Optionen

Geeignete Rezeptur aus 15.1 auswählen.
- Dosierungsempfehlung für die folgenden Rezepturen (Granulate): 60–75 mg/kg (oder ¼ Teelöffel pro 5–7,5 kg KG), mindestens 1 × täglich
- *Chai Hu Shu Gan San* („Leber entlastendes Bupleurum-Dekokt")
  – Indikation: Leber-*Qi*-Stagnation
  – Symptome: lila Zunge; straffer Puls; Abdominalschmerzen, Blähungen, Appetitverlust, Erschöpfung (Depression)
- *Ge Xia Zhu Yu Tang* („Stase unterhalb des Zwerchfells vertreibendes Dekokt")
  – Indikation: *Qi*- und Blut-Stagnation
  – Zusatz bei Blut-Stase mit Ikterus: 15 g *Yin Chen Hao* zu 100 g des Granulats
  – Symptome: violette Zunge; rauer, evtl. tiefer und fadenförmiger Puls; stechende Schmerzen im kranialen Abdomen, feste, tastbare Knoten (Massen)

- *Si Jun Zi Tang* und *Er Chen Tang*
  - Indikation: Feuchtigkeitsanhäufung bei Milz-*Qi*-Mangel
  - Symptome: blasse Zunge; tiefer, dünner, schwacher Puls; dumpfe Schmerzen im kranialen Abdomen, Müdigkeit, Übelkeit, Appetitmangel, geblähtes Abdomen
- *Er Zhi Wan* („Zweifach größte Tablette"), kombiniert mit *Qing Hao Bie Jia Tang* („Dekokt aus Beifuß und Schildkrötenpanzer")
  - Indikation: *Yin*-Mangel mit innerer Hitze; von vielen Autoren vor allem begleitend zur Chemotherapie empfohlen
  - Wirkung: *Er Zhi Wan* ist mäßig stark Leere-Hitze klärend und blutstillend bei Patienten mit *Yin*-Mangel, ohne anzufeuchten; *Qing Hao Bie Jia Tang* nährt *Yin* und zerstreut Hitze
  - Symptome: rote, trockene Zunge; dünner, schneller Puls; Schlaflosigkeit, nächtliche Unruhe und keuchende Atmung; Schwäche im unteren Rücken und den Knien, dumpfe Schmerzen im kranialen Abdomen, mangelnder Appetit, Müdigkeit, subfebrile Temperatur, heiße Pfoten, trockene Mundschleimhaut, Zahnfleischbluten
- *Chai Hu Gui Zhi Tang* („Buplerum- und Zimtzweige-Dekokt"), eine Kombination aus *Gui Zhi Tang* und *Xiao Chai Hu Tang*
  - Indikation: Schüttelfrost (abwechselnd Fieber und Frösteln); wenn die Leber über die Milz dominiert, Verdauungsstörungen
  - Symptome: blasse oder rote Zunge; unregelmäßiger, flutender Puls; pralles Abdomen, Aufstoßen, Muskelschmerzen und -steife

### Therapievorschläge der Autoren

Steve Marsden: Geeignete TCM-Rezepturen und unterstützend diätetische Maßnahmen
Susan G. Wynn: Diätetische Behandlung; Antioxidanzien, Fischöl, Knoblauch, Gelbwurz *(Curcuma longa)*, verschiedene Flavonoide, TCM-Kräuter

## 15.4  Perianales Adenokarzinom

Geeignete TCM-Rezepturen und diätetische Maßnahmen sollten fallspezifisch und unter Berücksichtigung der Empfehlungen im allgemeinen Teil ausgewählt werden.
Bei Perianaltumoren handelt es sich höchstwahrscheinlich um Symptome von Feuchtigkeit und toxischer Hitze.

### Therapievorschläge der Autoren

Steve Marsden: Rezeptur wie unter Feuchte-Hitze; bei Bedarf auch andere Rezepturen
Susan G. Wynn: Diätetische Behandlung, Antioxidanzien, Fischöl, Knoblauch, Gelbwurz *(Curcuma longa)*, verschiedene Flavonoide

# 15.5 Plattenepithelkarzinom

Geeignete TCM-Rezepturen und diätetische Maßnahmen sollten fallspezifisch und unter Berücksichtigung der Empfehlungen im allgemeinen Teil ausgewählt werden.

Plattenepithelkarzinome sind meist Ausdruck von Feuchtigkeit und toxischer Hitze.

**Therapievorschläge der Autoren**

Steve Marsden: Geeignete Ernährung und Kräuterrezepturen
Susan G. Wynn: Diätetische Behandlung; bei Bedarf Piroxicam; Antioxidanzien, IP6 (Inositolhexaphosphat), Fischöl, Knoblauch, Gelbwurz *(Curcuma longa),* verschiedene Flavonoide

# 15.6 Übergangszellkarzinom (Urotheltumor)

## 15.6.1 Optionen auf konventioneller Grundlage

- **Knoblauch** *(Allium sativum)*: In einem kontrollierten Versuch an Mäusen verringerte Knoblauch in Wasser (50 mg/100 ml) das Tumorvolumen implantierter Blasenkarzinomzellen [Riggs et al. 1997].
- **Tragant** *(Astragalus membranaceus)*: schützte Mäuse, denen eine chemische Substanz zur Auslösung von Blasenkrebs verabreicht wurde, vor der Tumorbildung [Kurashige et al. 1999].

## 15.6.2 Komplementäre Optionen

- *Shao Fu Zhu Yu Tang* („Blut-Stase im Unterleib auflösendes Dekokt")
  - Indikation: vermutlich das wichtigste TCM-Mittel für Blasentumoren; am besten für Patienten mit *Yang*-Mangel geeignet
  - Zusatz von 20 g *Hua Shi* zu 100 g des Granulats, um gezielt auf die Blase zu wirken
  - Wirkung: erweicht Blasentumor
  - Anmerkung: Patienten mit Hitzesymptomen wie oben (siehe 15.1.3 Tumoren durch Feuchtigkeit, Schleim und toxische Hitze) behandeln.

**Therapievorschläge der Autoren**

Steve Marsden: *Shao Fu Zhu Yu Tang* mit *Hua Shi*
Susan G. Wynn: Diätetische Behandlung; Piroxicam; IP6 (Inositolhexaphosphat), Knoblauch

# 15.7 Osteosarkome

## 15.7.1 Optionen auf konventioneller Grundlage

- **Retinsäure:** induzierte in vitro die Differenzierung und den Zelltod von Osteosarkomzellen des Hundes; durch orale Gabe konnte bei immunsupprimierten (thymuslosen) Mäusen mit implantierten Hunde-Osteosarkomzellen die Lungenmetastasierung verringert werden [Barroga et al. 2000, Hong & Kadosawa 2000, Hong & Mochizuki 2000, Hong & Ohashi 2000]. In der Humanmedizin gibt es Fallberichte über Osteosarkompatienten, die durch all-trans-Retinsäure (mit/ohne gleichzeitige Interferontherapie) eine partielle oder komplette Heilung (Remission) erreichten. In einer Studie wurden 90 mg/m$^2$ Körperoberfläche an 3 Tagen pro Woche verabreicht [Todesco et al. 2000]. Hunden injizierten wir alle 3 Wochen 10 000 IU/kg KG, doch auch eine orale Gabe wäre möglich.
- **Vitamin D$_3$:** induzierte in vitro bei Osteosarkomzellen von Hunden die Zelldifferenzierung [Barroga et al. 2000] und verringerte bei Mäusen das Tumorwachstum und die Metastasierung [Hara et al. 2001]. Ein Autor (Steve Marsden) empfiehlt, Vitamin D in Dosen von 1500 IU/kg KG alle 3–4 Wochen subkutan zu injizieren.

### Anmerkungen

Dass auch spontane Remissionen bei Osteosarkomen von Hunden vorkommen, erschwert die Evaluierung alternativer und konventioneller Therapiemethoden.

## 15.7.2 Komplementäre Optionen

Wenn Hundebesitzer eine Amputation ablehnen, kann ein Osteosarkom des Hundes nach denselben Prinzipien wie bei Feuchtigkeit oder toxischer Hitze behandelt werden. Zur Linderung der Knochenschmerzen wird den Rezepturen meist Eupatorium zugesetzt.

Die Ansprechraten schwanken zwischen kompletter klinischer Remission, besserem 1- und 2-Jahres-Überleben und keiner beobachtbaren Wirksamkeit (no change). Manchmal lassen sich nicht einmal die Metastasen nach einer Beinamputation verhindern.

Entscheidend für gutes Ansprechen der Hunde war anscheinend, dass bis zur signifikanten Tumorverkleinerung oder Reossifikation jede Art von Trauma unbedingt vermieden wurde. Da Traumen die Tumorbildung im geschwächten Knochen reaktivieren können, würde es zu einem Rückschlag kommen und die Behandlung scheitern. Jede schwere Anstrengung kann bereits ein Trauma darstellen.

**15**

> **Therapievorschläge der Autoren**
>
> Steve Marsden: Therapieansätze wie bei Feuchtigkeitssyndromen und toxischer Hitze
>
> Susan G. Wynn: Vitamin A, diätetische Behandlung, Antioxidanzien, Fischöl, Knoblauch, Gelbwurz *(Curcuma longa)*, verschiedene Flavonoide

# 15.8 Lungentumoren (primäre und metastatische)

## 15.8.1 Optionen auf konventioneller Grundlage

- *Shi Quan Da Bu Tang* („Allumfassendes großes Tonisierungsdekokt"), kombiniert mit **Interferon** A/D: die Kombination war in einem Versuch an Mäusen mit metastasiertem Nierenzellkarzinom wirksamer gegen eine Metastasierung als Interferon bzw. Dekokt allein [Muraishi et al. 2000].
- *Keishi-ka-kei-to:* verhinderte bei Mäusen Metastasierung von Melanomen [Suzuki et al. 1997].

## 15.8.2 Komplementäre Optionen

- *Xue Fu Zhu Yu Tang* („Stase aus dem Haus des Blutes vertreibendes Dekokt") ist vermutlich das einzige Mittel, das bei metastasierten Lungentumoren wirkt. Realistische Erwartungen betreffen eine Zunahme der Lebensqualität (weniger Atemnot und Husten). Es ist aber nicht mit einer Reduktion des Tumorvolumens zu rechnen. Solange die klinische Besserung anhält, Mittel nicht absetzen.
  - Dosierungsempfehlung: 60–75 mg/kg (oder ¼ Teelöffel pro 5–7,5 kg KG), mindestens 1 × täglich.

**Für Tiere mit primären Lungentumoren zu empfehlende Mittel der Humanmedizin**

- *Dao Tan Tang* („Schleim lösendes Dekokt")
  - Indikation: Anhäufungen von Feuchtigkeit, Schleim, toxischer Hitze
  - Wirkung: Schleim lösendes Antitussivum
  - Symptome: weißer, schaumiger Zungenbelag; schlüpfriger Puls; Atemnot, produktiver Husten, Erbrechen, Fülle und Druck auf der Brust, Unruhe und Appetitverlust
  - Dosierungsempfehlung: 60–75 mg/kg (oder ¼ Teelöffel pro 5–7,5 kg KG), mindestens 1 × täglich.
- *Ting Li Da Zao Xie Fei Tang* („Lunge reinigendes Dekokt mit Lepidium und rote Dattel/Ziziphus")
  - Indikation: Feuchtigkeits- und Schleimanhäufung mit Asthma und Gesichtsödem
  - Symptome: feuchte oder schaumbedeckte Zunge; schlüpfriger Puls; Husten mit profusem Sputum, geweiteter Brustkorb; Dysurie, Schlaflosigkeit

- Dosierungsempfehlung: 60–75 mg/kg (oder ¼ Teelöffel pro 5–7,5 kg KG), mindestens 1 × täglich.
- **Sha Shen Mai Men Dong** („Dekokt aus Glehnia und Schlangenbartwurzel/Ophiopogon")
  - Indikation: primäre Lungentumoren bei Leere-Hitze
  - Wirkung: nährt Lungen- und Magen-*Yin;* das fördert Sekretion der Körperflüssigkeiten
  - Symptome: rote Zunge; schwacher, schneller Puls; trockene Kehle, Durst, trockener Husten, zähes Sputum
  - Dosierungsempfehlung: 60–75 mg/kg (oder ¼ Teelöffel pro 5–7,5 kg KG), mindestens 1 × täglich.
- **Sheng Mai San** („Puls erzeugendes Pulver")
  - Indikation: *Qi-* und *Yin*-Mangel
  - Dosierungsempfehlung: 60–75 mg/kg (oder ¼ Teelöffel pro 5–7,5 kg KG), mindestens 1 × täglich.
- **Shi Quan Da Bu Tang** („Allumfassendes großes Tonisierungsdekokt")
  - Indikation: *Qi-,* Blut- und *Yang*-Mangel
  - Zusammensetzung: aus *Ba Zhen Tang* mit *Huang Qi* und *Rou Gui,* um speziell Milz-*Qi-* und Nieren-*Yang*-Mangel zu beheben
  - Dosierungsempfehlung: 60–75 mg/kg (oder ¼ Teelöffel pro 5–7,5 kg KG), mindestens 1 × täglich.

**15**

### Therapievorschläge der Autoren

Steve Marsden: Supportive Therapie mit diätetischen Maßnahmen und TCM-Mitteln
Susan G. Wynn: Diätetische Behandlung; Antioxidanzien, Fischöl, Knoblauch, Gelbwurz *(Curcuma longa),* verschiedene Flavonoide, IP6, chinesische Kräuter

## 15.9 Mammatumoren

### 15.9.1 Optionen auf konventioneller Grundlage

- **Diätetisch:** eine europäische Fallkontrollstudie an Hunden ergab Fettleibigkeit und selbst hergestelltes Futter als Risikofaktoren für Mammatumoren. Hündinnen mit Mammatumoren hatten erniedrigte Serumretinolspiegel. Besonders stark korrelierte Rindfleischkonsum mit der Krebsentstehung, aber auch Geflügelverzehr bedeutete ein gewisses Risiko [Alenza et al. 1998]. Falls das Futter für Patienten mit Mammatumoren selbst gemacht wird, sollte auf Rindfleisch verzichtet und stattdessen Geflügel oder Fisch bevorzugt werden.
- **Rosmarin** *(Rosmarinus officinalis)*: wird empfohlen, weil sein Wirkstoff Carnesol im Rattenversuch (induziertes Mammakarzinom) die Tumorentwicklung unterdrückte [Singletary et al. 1996]. Durch Rosmarinextrakte kann offenbar die Multidrug-Resistance der Mammakarzinomzellen überwunden werden, da sich die intrazelluläre Konzentration der Zytostatika Doxorubicin und Vinblastin erhöhte [Plouzek

et al. 1999]. Aufgrund der Studien scheint Rosmarin als Futterzusatz zur Verhütung von Mammatumoren bzw. als Ergänzung zur Chemotherapie bei Adenokarzinomen der Mamma sinnvoll zu sein.

- **Konjugierte Linolsäure:** war in vitro zytotoxisch für Mammatumorzellen [O'Shea et al. 2000] und verhinderte in vitro und bei Mäusen in vivo das Wachstum und die Metastasierung implantierter Mammatumorzellen (in einer Konzentration von 0,1–1 % dem Futter zugesetzt) [Hubbard et al. 2000]. Konjugierte Linolsäure scheint die Empfindlichkeit von Krebszellen für normalen oxidativen Stress zu erhöhen [Devery et al. 2001]. Sie ist in Fleisch und Molkereiprodukten, vor allem in Milchfett, enthalten.
- **Phytoöstrogene:** wurden als ergänzende Behandlung für Hunde mit Mammatumoren empfohlen. Ihr größter Nutzen liegt ohne Zweifel in der Prävention bzw. Behandlung von Wechseljahrsbeschwerden bei Frauen nach einer Chemotherapie. Da bei Hunden jedoch keine östrogenempfindlichen Tumoren vorkommen, ist der Wert von Phytoöstrogenen fraglich.

### 15.9.2 Komplementäre Optionen

- ***Chai Hu Shu Gan San*** („Leber entlastendes Bupleurum-Pulver")
  - Indikation: Tumoren der Mamma bei Leber-*Qi*-Stagnation
  - Symptome: lila Zunge mit dünnem, weiß-/gelblichem Belag; drahtiger Puls; Schwellung und Schmerzen des Gesäuges, Erschöpfung, berührungsempfindliches Abdomen
  - Dosierung (Granulat): 60–75 mg/kg (oder ¼ Teelöffel pro 5–7,5 kg KG), auf mehrere Dosen über den Tag verteilt
- ***Er Xian Tang*** („Dekokt aus Palmgras/Curculigo und Elfenblume/ Epimedium"), kombiniert mit ***Xiang Bei Yang*** („Zyperngras- und Fritillaria-Dekokt zum Nähren des Nahrungs-*Qi*")
  - Indikation: deutliches Ungleichgewicht der Extrameridiane *Chong Mai* und *Ren Mai*
  - Symptome: rote, trockene Zunge; drahtiger oder fadenförmiger Puls; schmerzender Knoten in der Mamma, abnorme Hitzezyklen, trockenes Maul
  - Dosierungsempfehlung: 60–75 mg/kg (oder ¼ Teelöffel pro 5–7,5 kg KG), mindestens 1 × täglich
  - Akupunkturpunkte zur Wirkungsverstärkung: Ni 6, Lu 7, MP 4 und Pe 6
- ***Xiang Bei Yang Yong Tang***
  - Indikation: *Qi*- und Blut-Mangel mit *Qi*-, Blut- und Schleim-Stagnation
  - Wirkung: scheint in der Humanmedizin symptomatische Wirkung bei der Behandlung von Brustkrebs zu haben
  - Symptome: blasse oder violette Zunge; schwacher oder rauer Puls; Knoten im Hals-, Brust- und Achselbereich
  - Dosierungsempfehlung: 60–75 mg/kg (oder ¼ Teelöffel pro 5–7,5 kg KG), mindestens 1 × täglich
  - Akupunkturpunkte zur Wirkungsverstärkung: Ma 39, Ma 37, Pe 6, Ma 14, Dü 1, Gb 41 und *Tai Yang*

- *Er Xian Tang*
  - Indikation: Nieren-*Yin*- und *Yang*-Mangel, begleitet von exzessivem Leber-Feuer
  - Symptome: Hitzewallungen in der Menopause, gesteigerte Miktionsfrequenz
- *Yi Qi Yang Yong Tang* (ähnliche Bestandteile wie das *Qi*-Tonikum *Xiang Bei Yang Ying Tang*)
  - Indikation: *Qi*- und Blut-Mangel
  - Wirkung: *Qi* und Blut tonisierend, schwach Blut bewegend
  - Symptome: blasse, weißlich belegte Zunge; tiefer, schwacher, fadenförmiger Puls; Magerkeit, Blässe, Kurzatmigkeit, nächtliches Keuchen, Appetitmangel, weicher Kot
  - Zusammensetzung: je 30 g *Dang Shen* und *Huang Qi*, 10 g *Bai Zhu*, 12 g *Fu Ling*, 15 g *Dang Gui*, 9 g *Chuan Xiong*, je 15 g *Shu Di Huang, Bai Shao* und *Dan Shen*, je 10 g *Xiang Fu* und *Bei Mu*
  - Dosierungsempfehlung: 60–75 mg/kg (oder ¼ Teelöffel pro 5–7,5 kg KG), mindestens 1 × täglich.

**15**

### Therapievorschläge der Autoren

Steve Marsden: Chirurgische Entfernung; Ernährung auf Basis von Geflügel oder Fisch, geeignete Kräuterrezeptur
Susan G. Wynn: Operation, Ernährung, konjugierte Linolsäure, IP6, Antioxidanzien, Fischöl, Knoblauch, Gelbwurz *(Curcuma longa),* verschiedene Flavonoide

## 15.10 Mycosis fungoides

### 15.10.1 Optionen auf konventioneller Grundlage

**Fettsäuren:**
- Nach anekdotischen Berichten verbesserte die in Nachtkerzenöl enthaltene $\gamma$-Linolensäure (30 mg/kg KG) die Ergebnisse.
- Linolsäure führte bei einer kleinen Gruppe von Hunden zur Remission [Peterson 1999]. Sie wurde als gentechnisch nicht verändertes Safloröl verabreicht (2 × wöchentlich 3 ml/kg KG). Das verwendete Präparat (Hollywood) ist in Bioläden erhältlich.

Unterstützende Daten sind nicht verfügbar; tatsächlich spricht sogar einiges dafür, dass Omega-6-Fettsäuren in den meisten Fällen die Tumorbildung begünstigen. Es empfiehlt sich daher, sie für Patienten, die weniger gut auf eine Chemotherapie und Omega-3-Fettsäuren ansprechen, zu reservieren.

### 15.10.2 Komplementäre Optionen

Geeignete Kräuterrezepturen und diätetische Maßnahmen sollten fallspezifisch und unter Berücksichtigung der Empfehlungen im allgemeinen Teil und bei Lymphomen (siehe 15.12) ausgewählt werden.

Therapeutische Strategien für Feuchte-Hitze-Zustände versprechen mehr Erfolg als Ansätze für Blut-Stase.

### Therapievorschläge der Autoren

Steve Marsden: Geeignete Ernährung und Kräuterrezepturen
Susan G. Wynn: Chemotherapie, diätetische Behandlung, Antioxidanzien, Fischöl, Knoblauch, Gelbwurz *(Curcuma longa)*, verschiedene Flavonoide

# 15.11  Mastzelltumoren

## 15.11.1  Optionen auf konventioneller Grundlage

● **Vitamin C:** soll allergische Mastzell-Degranulation verhindern, doch die Beweislage ist nicht überzeugend. Einige Veterinärmediziner vermuten, dass Vitamin C toxisch für Mastzellen ist, und empfehlen bis zu 4 × täglich 50 mg/kg KG bei Mastzelltumoren. Hohe Vitamin-C-Dosen sind mit Ausnahme einer reversiblen Diarrhö nicht toxisch und daher den Versuch wert. Wegen der oxidationsfördernden Wirkung von hoch dosiertem Vitamin C sollten aber immer noch andere Antioxidanzien verabreicht werden.

## 15.11.2  Komplementäre Optionen

● *Xue Fu Zhu Yu Tang* („Stase aus dem Haus des Blutes vertreibendes Dekokt") mit Zusatz von *San Leng* und *E Zhu*
  – Wirkung: scheint nach chirurgischer Tumorexzision Rezidive wirkungsvoll zu verhindern; bei einigen Tieren mit einzelnen Lymphknotenmetastasen bewirkte es offensichtlich eine Remission; nach monatelanger Anwendung fanden sich in den befallenen Lymphknoten bei wiederholten Aspirationsbiopsien keine Mastzellen mehr
  – Indikation: Blut-Stase durch Leber-Blut-Mangel; oberflächliche Mastzelltumoren
  – Dosierungsempfehlung: 60–75 mg/kg (oder ¼ Teelöffel pro 5–7,5 kg KG), mindestens 1 × täglich.

### Therapievorschläge der Autoren

Steve Marsden: *Xue Fu Zhu Yu Tang* mit Zusatz von *San Leng* und *E Zhu*; diätetische Behandlung
Susan G. Wynn: Diätetische Behandlung; Antioxidanzien, Fischöl, Knoblauch, Gelbwurz *(Curcuma)*, verschiedene Flavonoide

# 15.12  Lymphome

## 15.12.1  Optionen auf konventioneller Grundlage

- **Arginin und Fischöl:** ihre Kombination konnte die symptomfreien Intervalle und die Überlebenszeit von Hunden mit Lymphomen verlängern [Ogilvie et al. 2000]. Arginin verhindert Tumorwachstum und Metastasierung, es stärkt auch die Immunfunktion. Fischöl reduziert die Entzündung und könnte ebenfalls die Metastasierung hemmen. Im Handel sind Futtermittel mit diesen Zusätzen erhältlich.

**15**

## 15.12.2  Komplementäre Optionen

### Akute leukämische Varianten

Einige klinische Zeichen treten vermutlich eher bei Menschen auf, doch wenn es dieselben Symptome zeigt, könnten die empfohlenen Rezepturen auch für ein Tier hilfreich sein. Die meisten Mittel sind im allgemeinen Abschnitt (Tumoren durch Blut-Stase) besprochen.

- *Shui Niu Jiao Di Huang Tang* („Wasserbüffel-Hornpulver- und Rehmannia-Dekokt")
  - Anmerkung: Wasserbüffel-Hornpulver kann problemlos durch Imperata-Spezies ersetzt werden
  - Indikation: Hitze-Überschuss im Blut mit hohem Fieber
  - Symptome: dunkelrote Zunge; schneller Puls; Blutungsanämie; unterschiedliche Organbeteiligung
  - Dosierungsempfehlung: 60–75 mg/kg (oder ¼ Teelöffel pro 5–7,5 kg KG), mindestens 1 × täglich.
- *Ge Xia Zhu Yu Tang* („Stase unterhalb des Zwerchfells vertreibendes Dekokt")
  - Indikation: Blut-Stase in Form tastbarer Knoten (Massen) im Abdomen
  - Symptome: dunkelrot-violette Zunge; tiefer, dünner, rauer Puls; leichtes Fieber; trockene Mundschleimhaut
  - Dosierungsempfehlung: 60–75 mg/kg (oder ¼ Teelöffel pro 5–7,5 kg KG), mindestens 1 × täglich.
- *Sheng Mai San* („Puls erzeugendes Pulver")
  - Indikation: *Qi*- und *Yin*-Mangel
  - Symptome: blasse Zunge; tiefer, fadenförmiger Puls; leichtes Fieber, Schwitzen (tagsüber oder nachts), heiße Pfoten und Brust, Schwäche und Schmerzen im unteren Lumbalbereich
  - Dosierungsempfehlung: 60–75 mg/kg (oder ¼ Teelöffel pro 5–7,5 kg KG), mindestens 1 × täglich.

### Chronische leukämische Varianten

- *Bu Gan Tang* („Leber nährendes Dekokt")
  - Indikation: Leber-*Yin*- und -Blut-Mangel

- Symptome: empfindliche Zunge; fadenförmiger, schneller Puls; leichtes Fieber, Reizbarkeit, trockenes Maul, nächtliche Unruhe und Atemnot (Keuchen), Untergewicht, blaue Flecken, Nasenbluten
- Dosierungsempfehlung: 60–75 mg/kg (oder ¼ Teelöffel pro 5–7,5 kg KG), mindestens 1 × täglich.
- *Ba Zhen Tang* („Acht-Schätze-Dekokt")
  - Indikation: *Qi*- und Blut-Mangel
  - Symptome: blasse Zunge; fadenförmiger, schwacher Puls; Blässe, Kurzatmigkeit (Keuchen), Müdigkeit, Benommenheit
  - Dosierungsempfehlung: 60–75 mg/kg (oder ¼ Teelöffel pro 5–7,5 kg KG), mindestens 1 × täglich.
- *Ge Xia Zhu Yu Tang* („Blut-Stase unterhalb des Zwerchfells vertreibendes Dekokt")
  - Indikation: chronische Blut-Stase mit verhärteten Tumormassen im kranialen Abdomen
  - Symptome: geblähtes oberes Abdomen, blaue Flecken, Knochenschmerzen, Epistaxis (Nasenbluten) oder Hämatochezie
  - Dosierungsempfehlung: 60–75 mg/kg (oder ¼ Teelöffel pro 5–7,5 kg KG), mindestens 1 × täglich.
- *Yunnan Bai Yao:* bei Blutungen im Rahmen mit einer Leukämie (Dosierung und Zusammensetzung ☞ Kap. 14).

### Lymphadenopathie

- Bei Lymphknotenschwellung (Lymphadenopathie) konnte ein Autor (Steve Marsden) gute Erfahrungen mit dem oben (siehe 15.1.3 Tumoren durch Feuchtigkeit, Schleim und toxische Hitze) beschriebenen Protokoll machen. Vor allem wenn Tiere einer Chemotherapie unterzogen wurden, sprachen sie besser darauf an, als wenn sie nur konventionell behandelt wurden. Gut auf pflanzliche Mittel reagieren meist Tiere, deren Symptome mit der Annahme einer Feuchtigkeits- und Schleimanhäufung vereinbar sind. Bei degenerativen Gelenkerkrankungen besserte sich auch das Lahmen durch ergänzende Behandlungsansätze. Die Wirkung von Vitamin A (Induktion der Zelldifferenzierung) ist beim Menschen am besten für Lymphome untersucht. Falls Tiere keine ausgeprägten Hitzesymptome aufweisen, lassen sich mögliche gastroenterale Nebenwirkungen der modifizierten Hoxsey-Rezeptur durch den Zusatz von Ingwer abschwächen. (Wie die modifizierte Hoxsey-Rezeptur an therapeutische Erfordernisse angepasst werden kann, siehe 15.1.3.)
- Bei Milz-*Qi*-Mangel- und anderen auffälligen Symptomen kann die modifizierte Hoxsey-Rezeptur zusammen mit TCM-Rezepturen verabreicht werden, die das *Qi*-Tonikum *Ren Shen* (Ginseng) enthalten. Ginseng unterstützt die Differenzierung von Lymphoblasten.
- *Tao Hong Er Chen Tang* („Zweifach behandeltes Dekokt mit Saflor und Pfirsich")
  - Zusammensetzung: 15 g *Tao Ren*, 12 g *Hong Hua* und ca. 35 g *Er Chen Tang*
  - Indikation: periphere Lymphadenopathie bei Milz-*Qi*-Mangel mit Blut-Stase und Schleim-Anhäufung

- Wirkung: alleinige Gabe kann Tumorwachstum nicht unter Kontrolle halten, aber in Verbindung mit konventioneller Chemotherapie (gerade bei Tieren, die sie nicht gut vertragen) gute Ergebnisse, auch in niedriger Dosierung oder im Therapieintervall
- Symptome: blasse oder lila Zunge; weicher bis fester Puls; Gewichtsverlust, Appetitmangel, vergrößerte Lymphknoten
- Dosierungsempfehlung: 60–75 mg/kg (oder ¼ Teelöffel pro 5–7,5 kg KG), mindestens 1 × täglich.
- **Alkoholextrakte westlicher Kräuter** zur Wirkungsverstärkung von *Xue Fu Zhu Yu Tang* („Stase aus dem Haus des Blutes vertreibendes Dekokt")
  - Indikation: ermöglichen kürzere oder weniger aggressive Chemotherapieprotokolle bei thorakalen Lymphomen; Anzeichen von Blut-Stase und Schleim-Anhäufung
  - Zusammensetzung: 3 Teile Rotklee, 3 Teile Säckelblume *(Ceanothus americanus)*, 1 Teil Kermesbeere *(Phytolacca americana)* und 3 Teile Milzkraut *(Grindelia* spp.)
  - Symptome: blasslila Zunge; dünner, drahtiger Puls; chronisch produktiver Husten, evtl. Splenomegalie
  - Dosierungsempfehlung: 0,08 ml/kg KG, mindestens 1 × täglich.

### Anmerkungen

Generell gilt, dass geeignete diätetische Maßnahmen (wie im allgemeinen Teil beschrieben) die Behandlungsergebnisse bessern können.

### Therapievorschläge der Autoren

Steve Marsden: Diätetische Behandlung; geeignete Rezeptur
Susan G. Wynn: Chemotherapie; diätetische Behandlung; Antioxidanzien, Fischöl, Knoblauch, Gelbwurz *(Curcuma longa)*, verschiedene Flavonoide, IP6

## 15.13  Melanome

### 15.13.1  Optionen auf konventioneller Grundlage

- **Melatonin:** verlangsamte in vitro die Proliferation von Melanomzellen [Cos et al. 2001]. In einer (humanmedizinischen) Fallstudie besserten sich die Behandlungsergebnisse durch Melatonin [Gonzalez et al. 1991] (sonstige Wirkungen siehe 15.1.1). Dosisäquivalent für Tiere nach Boiks Empfehlungen: 0,1 mg/kg KG.
- **Cordyceps-Pilz** *(Cordyceps sinensis)*: verhinderte in Dosierungen von 100–200 mg/kg KG die Metastasierung unsterblicher, in Mäuse implantierter Melanomzellen [Nakamura et al. 1999].
- **Juzen-taiho-to, Sho-saiko-to** und **Keishi-ka-kei-to:** in verschiedenen Versuchen senkten sie die Metastasierungstendenz von Melanomen bei Mäusen [Kato et al. 1998, Utsuyama et al. 2000].

### 15.13.2   Komplementäre Optionen

Geeignete Kräuterrezepturen und diätetische Maßnahmen sollten fallspezifisch und unter Berücksichtigung der Empfehlungen im allgemeinen Teil ausgewählt werden.

Melanome können eine Manifestationsform von Blut-Stase oder toxischer Hitze darstellen.

> **Therapievorschläge der Autoren**
>
> Steve Marsden: Geeignete diätetische und Kräuterbehandlung
> Susan G. Wynn: Diätetische Behandlung; Antioxidanzien, Melatonin, Fischöl, Knoblauch, Gelbwurz *(Curcuma longa),* verschiedene Flavonoide, TCM-Rezepturen

## 15.14   Lipome

### 15.14.1   Komplementäre Optionen

- Traditionelle TCM-Analogien richten sich buchstäblich nach dem Aussehen einer Veränderung. Da Lipome in Farbe und Beschaffenheit Schleim ähneln, wurden sie als „kondensierte" Feuchtigkeit und Schleim aufgefasst. Entsprechend leicht ist das Therapieziel (die weitere Lipomentwicklung aufzuhalten) durch diätetische und pflanzliche Mittel zu erreichen, die sich gegen die konstitutionelle Neigung zu Feuchtigkeit und Schleim richten.
  - Zum Ausleiten von Feuchtigkeit: z.B. *San Ren Tang* („Drei-Nüsse-Dekokt"), *Wei Ling Tang* („Feuchtigkeit aus Milz und Magen vertreibendes Dekokt") und *Si Miao San* („Vier-Wunder-Pulver") verwenden (ausführlicher an anderer Stelle).
  - Diätetische Maßnahmen: Vermeiden von Nahrungsmittelallergenen, Reduktion des Kohlenhydratanteils, sowie vollständig verdaubare Futterzubereitungen.
- Spezifische Ansätze zur Behandlung vorhandener Tumoren treffen auf ein Hemmnis: die geringe Gefäßversorgung (Vaskularisation) der Tumoren, die ihre Absorption bzw. Ausbreitung einschränken kann. Manche Rezepturen enthalten deshalb Blut bewegende Pflanzenwirkstoffe, um die Durchblutung im Tumorgebiet lokal zu verbessern.
- *Gui Pi Wan* („Milz[-*Qi]* wiederherstellende Tablette"), kombiniert mit *Er Chen Tang* („Zweifach behandeltes Dekokt") und *Xiao Jing Pian* (Fertigpräparat mit Skorpiongift und Brechnuss-/*Nux-vomica*-Samen, der natürlichen Quelle für Strychnin).

> **CAVE:** Erhebliche Toxizität durch die beiden Bestandteile Skorpiongift und Brechnuss-Samen

  - Indikation: soll Geschwülste (Massen) abbauen und Meridiane freimachen

– Wirkung: *Ban Xia* und *Di Long* unterstützen die giftigen Bestandteile, die übrigen Bestandteile stärken das Blut und erwärmen die Meridiane
– Dosierung: 2–3 × täglich 0,3 g bzw. 3 Kapseln
● *Xiao Huo Luo Dan* („Kollateralen leicht stärkende Tablette"), kombiniert mit *Er Chen Tang* und *Gui Pi Wan*
  – Wirkung: *Xiao Huo Luo Dan* wirkt ähnlich wie *Xiao Jing Pian*, ist aber weniger toxisch und daher bei Bedenken wegen der Toxizität zu empfehlen; *Er Chen Tang* dient einfach zum Schleimtransformieren; *Gui Pi Wan* rundet Wirkung ab (verringert als Milz-*Qi*- und Blut-Tonikum die Blut-Stase)
  – Empfohlene Anfangsdosis (Granulat): 60–75 mg/kg (oder ¼ Teelöffel pro 5–7,5 kg KG), mindestens 1 × täglich

**15**

## Empfehlungen aus der Humanmedizin

(angelehnt an Fruehauf 1995)
● *Liu Jun Zi Tang* („Sechs-Gentlemen-Dekokt"), mit Zusatz von *Ban Xia*
  – Indikation: Schleimverfestigung in Form multipler Lipome bei *Qi*-Mangel
  – Symptome: blasse Zunge; feiner oder schwacher Puls; Kurzatmigkeit, leises Bellen, mangelnder Appetit, Untergewicht
  – Empfohlene Anfangsdosis (Granulat): 60–75 mg/kg (oder ¼ Teelöffel pro 5–7,5 kg KG), mindestens 1 × täglich
● Mischung aus *Hu Po, Chen Xiang, Tao Ren, Hong Hua, San Leng, E Zhu, Dang Gui, Ban Xia, Zhe Bei Mu* und *Zhu Li*
  – Indikation: Blut-Stase mit Schleimanhäufung in Form multipler, fester, schlecht umschriebener Lipome
  – Wirkung: transformiert Schleim; kräftig Blut bewegend
  – Symptome: dunkelrot-blaue Zunge; drahtiger Puls; bläuliche Hautverfärbung
  – Empfohlene Anfangsdosis (Granulat): 60–75 mg/kg (oder ¼ Teelöffel pro 5–7,5 kg KG), mindestens 1 × täglich
● *Yang He Tang* („*Yang* aktivierendes-Dekokt"), mit Zusatz von *Zhe Bei Mu* und *Xi Xin*
  – Indikation: Schleimverfestigung in Form multipler Lipome bei *Yang*-Mangel
  – Symptome: dicke, blasse Zunge; langsamer, sinkender Puls; kalte Extremitäten, Kälteaversion, Blässe, Bauchschmerzen
  – Empfohlene Anfangsdosis (Granulat): 60–75 mg/kg (oder ¼ Teelöffel pro 5–7,5 kg KG), mindestens 1 × täglich

### Therapievorschläge der Autoren

Steve Marsden: Konstitutionelle Neigung zu Feuchtigkeits- und Schleimanhäufungen durch diätetische Maßnahmen und Basisrezepturen behandeln
Susan G. Wynn: Ernährung an den Bedarf des Patienten anpassen; TCM-Rezepturen

# 15.15 Paraneoplastisches Syndrom

## 15.15.1 Komplementäre Optionen

### Anämie

- *Gui Pi Wan* („Milz wiederherstellende Tablette")
  - Indikation: Blut-Mangel aufgrund einer Milz-Schwäche
  - Symptome: kognitive Störungen oder Ulzeration der Zungenspitze
  - Dosierungsempfehlung: 60–75 mg/kg (oder ¼ Teelöffel pro 5–7,5 kg KG), mindestens 1 × täglich.
- *Shi Quan Da Bu Wan* („Allumfassende große Tonisierungstablette")
  - Indikation: *Qi*-, Blut- und *Yang*-Mangelsymptome
  - Dosierungsempfehlung: 60–75 mg/kg (oder ¼ Teelöffel pro 5–7,5 kg KG), mindestens 1 × täglich.
- *Bu Zhong Yi Qi Wan* („Mitte tonisierende und *Qi* vermehrende Tablette")
  - Indikation/Symptome: blasse Zunge; schwacher Puls mit großer Amplitude; blasse, wässrige Blutung, Harninkontinenz, geblähtes Abdomen, Appetitmangel, wässrige Diarrhö, Erschöpfung
  - Dosierungsempfehlung: 60–75 mg/kg (oder ¼ Teelöffel pro 5–7,5 kg KG), mindestens 1 × täglich.

### Intermittierendes Fieber

- *Chai Hu* enthaltende Rezepturen, z.B. *Si Ni San* („Kalte-Extremitäten-Pulver"), *Xiao Yao San* („Pulver der heiteren Gelassenheit"), *Chai Hu Shu Gan San* („Leber entlastendes Bupleurum-Pulver") und *Xiao Chai Hu Tang* („Kleines Bupleurum-Dekokt")
  - Auswahl: richtet sich nach den sonstigen Symptomen
  - Dosierungsempfehlung: 60–75 mg/kg (oder ¼ Teelöffel pro 5–7,5 kg KG), mindestens 1 × täglich.

### Akute Blutungsneigung

- *Yunnan Bai Yao*, auch als *San Qi* bekannt; Dosierung und Darreichungsform ☞ Kap. 14, dort auch weitere Rezepturen zur langfristigen Kontrolle der Blutungsneigung.

### Schmerzhafter Blutstau

- *Dan Shen, Yu Jin* oder *Chuan Xiong* je nach sonstigen Symptomen allein oder kombiniert.

---

**Therapievorschläge der Autoren**

Steve Marsden: Geeignete TCM-Rezeptur
Susan G. Wynn: Diätetische Behandlung; Antioxidanzien, Fischöl, Knoblauch, Gelbwurz *(Curcuma longa),* verschiedene Flavonoide

## 15.16  Fallbericht

### Plattenepithelkarzinom

Duke, ein 7-jähriger, kastrierter Deutscher Schäferhund

### Anamnese

Seit ca. 3 Monaten bestand ein Plattenepithelkarzinom an der Zunge, das sich als kleiner roter Knoten am rechten Zungenrand entwickelt hatte. Innerhalb weniger Monate ersetzte eine etwa 7,5 cm große, erhabene, unregelmäßig geformte Masse mit verschwommenen Grenzen das normale Zungengewebe. Blut- und Laboruntersuchung waren ohne Befund. Durch Biopsie wurde ein Plattenepithelkarzinom festgestellt. Histologische Merkmale und Verhalten des Tumors ließen ein lokal aggressives Wachstum und eine Fernmetastasierung vorhersagen. Es konnte keine Therapie empfohlen werden; die Prognose war infaust. Auf der Suche nach alternativen Therapiemöglichkeiten wandte sich der Hundebesitzer an die Autoren (Steve Marsden); als Erstes wurde die Ernährung des Hundes auf Hähnchenbrust, Karotten, Brokkoli und Blumenkohl mit ein wenig Dosenfutter umgestellt.

### Symptome

- **Gelenke:** Duke litt an einer Hinterbein-Steife, seitdem die kranialen Kreuzbänder kurz nacheinander bilateral gerissen waren. Die letzte Operation lag zwei Jahre zurück. Beim Aufstehen und am Anfang von Bewegungen war er immer noch steif, doch mit Fortdauer der Bewegung ließ es nach. Das Wetter schien sich nicht darauf auszuwirken.
- **Haut:** Dukes stark verkrustete Nasenläsionen (am schlimmsten an den Nasenflügeln) waren durch Biopsie als Pemphigus foliaceus diagnostiziert worden. Derzeit erhielt er täglich 25 mg Prednison oral, doch die Hautläsionen waren immer noch vorhanden. Hinzu kamen rezidivierende Hautprobleme in der Achsel- und Inguinalregion (Rötungen mit braunen Krusten), zu deren Linderung unterschiedliche Salben und Shampoos ausprobiert worden waren. Ohne stärkere Entzündung war in der Vergangenhaut Sekret aus Augen und Ohren gelaufen.
- **Verhalten:** bevorzugt im Allgemeinen kühle Plätze. Starker Appetit, aber kaum Durst. Schnappt nach kleineren Hunden oder knurrt sie an, wirkt sonst eher zurückgezogen.

### Körperliche Untersuchung

- **Zunge:** reichliche Menge klebrig-zähen Speichels; in der rechten Zungenhälfte großer Tumor (rot, unregelmäßig begrenzt, ohne Epithel, etwa in der Mitte Nekroseherd), 7,5–10 cm lang. Starker Atemgeruch (Halitosis).

- **Puls:** breit und drahtig.
- **Palpation:** keine tastbaren Lymphknoten; Berührungsschmerz der Knie; Wirbelfixierungen im gesamten Lumbalbereich.
- **Inspektion:** überall im Fell und an der Haut haftende, große, gelbliche Schuppen; Übergewicht; keuchende Atmung, Unruhe (zu erregt für chiropraktische Handgriffe).

### Befundauswertung bzw. Diagnose aus Sicht der TCM

- Eindeutige (schul)medizinische Diagnose „Pemphigus foliaceus"/ „Plattenepithelkarzinom".
- Aus Sicht der TCM handelt es sich um eine Störung der Leber:
  - Lokalisation am Zungenrand, Reizbarkeit, Bänderschwäche und Ausbreitung der Hautläsionen entlang dem Leber-Meridian sprechen dafür;
  - Anfälligkeit der Leber für Feuchte-Hitze-Ansammlungen zeigt sich durch ausgeprägte Hitze- (Hitzeunverträglichkeit, rote Farbe der Läsionen, keuchende Atmung, Unruhe und Erregtheit) und Feuchtigkeitssymptome (gesteigerter Appetit bei fehlendem Durst, gelbe Hautschuppen, zäher, fadenziehender Speichel, Halitosis und drahtiger Puls);
  - Feuchte-Hitze kann sich bei Krebserkrankungen zu einer Art toxischer Hitze „verdichten" (gerinnen/kondensieren), die schwere Zerstörungen wie das Plattenepithelkarzinom der Zunge hervorruft.

### Behandlung

- Unterschiedliche Haut- und Schleimhauterkrankungen wie bei Duke können oft mit demselben Mittel behandelt werden, z.B. der modifizierten Hoxsey-Rezeptur (Dosierung: 2 × täglich 3 ml). Für die Schleimhautulzera wurden noch 10 ml krauser Ampfer und 15 ml Odermennig zu 75 ml der Grundtinktur hinzugefügt. Es wurden Vollauszüge verwendet.
  - Ziel: Genistein und andere Wirkstoffe der modifizierten Hoxsey-Rezeptur sollten die Differenzierung der Tumorzellen fördern und die Leberfunktion stärken, damit auch der Pemphigus abheilt (näheres zur Behandlung des Pemphigus foliaceus ☞ Kap. 21).
- Injektion von Vitamin A (750.000 IU) und Vitamin D (112.500 IU), um Zelldifferenzierung weiter zu fördern; während des gesamten Behandlungszeitraums monatlich wiederholt. Futterzusatz von Leber und Blattgrün, um mehr Vitamin A mit der Nahrung zuzuführen.
- EFA-Kapseln als Futterergänzung: enthalten essenzielle Fettsäuren (EPA, DHA) und Vitamine (A, D, E). Von Interesse ist vor allem DHA, da sie synergistisch mit Vitamin A die Zelldifferenzierung unterstützen kann. Duke erhielt 3 × täglich 167 mg DHA (bzw. entsprechend viele Kapseln) verabreicht.

**15**

### Therapieergebnisse

- Neun Tage später: erste Anzeichen einer Besserung (weniger triefender Speichel, Nekroseherd an der Zunge verschwunden). Um die Fortschritte zu beschleunigen, Dosissteigerung der modifizierten Hoxsey-Rezeptur auf 4 × täglich und Dosisreduktion von Prednison auf 12,5 mg jeden 2. Tag, damit Immunsuppression nicht die Tumorheilung beeinträchtigt.
- Nach 3 Wochen: offensichtliche Zustandsbesserung; kein Speichelfluss mehr. Zunge schien abzuheilen (weniger gerötet und am rechten Rand nicht mehr geschwollen); an der Tumorstelle unregelmäßiges und raues, aber deutlich blasseres Epithel. Duke war wieder verspielt, hatte normalen Appetit bzw. sogar leicht abgenommen. Dem standen aber verstärkte Schuppung sowie gerötete, tränende Augen und Juckreiz gegenüber. Da Prednison abgesetzt worden war, hatten diese Symptome vermutlich schon länger bestanden und waren nur durch die Steroidtherapie maskiert worden. Der Pemphigus war verschwunden. Die Behandlung wurde fortgeführt und zusätzlich ein homöopathisches Mittel (Sulfur C30, 1 × täglich für 1 Woche) gegen die Dermatitis verordnet.
- Nach 7 Wochen: Zungendefekt an der Tumorstelle von der Oberseite bis über den unregelmäßigen Rand der Zunge epithelisiert. Keine neuen Pemphigus-Läsionen an der Nase, doch auf die anderen Hautprobleme hatte Sulfur C30 keinen messbaren Einfluss. Angesichts der Besserung reichte es, die modifizierte Hoxsey-Rezeptur nur noch 2 × täglich zu verabreichen. Zur Hautbefeuchtung und gegen die milde oberflächliche Pyodermie wurden Vollauszüge von Gelbwurz und Luzerne (50:50-Mischung) angewandt. Die übrige Behandlung wurde unverändert beibehalten.
- In den nächsten 3 Monaten: stabiler Zustand bis auf die leichte Pyodermie. Nach der (unwirksamen) Gelbwurzel-Luzerne-Mischung wurde eine Reihe anderer Rezepturen ausprobiert, auch *Long Dan Xie Gan Tang* und *Si Miao San,* aber die Hautprobleme besserten sich nicht nachhaltig. Die Zunge wirkte makroskopisch normal, bis auf den Tumordefekt. Auf den Nasenflügeln waren trotz fortgesetzter modifizierter Hoxsey-Behandlung seit kurzem wieder Pemphigus-Flecken zu sehen. Daraufhin wurde Odermennig durch Stechwinde (*Smilax officinalis*) ersetzt, die im 19. Jh. bei nässenden, schuppenden Hautläsionen wie Psoriasis verwendet wurde.
- Bei der letzten Kontrolle (7 Monate nach der Erstuntersuchung) hatten alle Störungen nachgelassen. Der Pemphigus hatte sich ebenso zurückgebildet wie der Tumor. Die anderen Hautstellen waren weitgehend abgeheilt (reagierten aber überempfindlich auf Antibiotika, wie spätere Ausbrüche zeigten). Dukes Behandlung wurde mit der neueren Version der Hoxsey-Rezeptur, der Supplementierung essenzieller Fettsäuren, monatlichen Injektionen von Vitamin A und D sowie selbst hergestelltem Futter weiter geführt.

## Diskussion

- Dukes Fall veranschaulicht, wie gut sich die modifizierte Hoxsey-Rezeptur generell für einige der schwersten Erkrankungen von Kleintieren eignet. Er unterstreicht aber auch den Vorteil von synergistischen Effekten in der Tumortherapie. Therapiekombinationen, die dasselbe allgemeine Behandlungsziel anstreben, können mehr nützen als einzelne Behandlungsmodalitäten, die nur partiell wirksam wären. So wurde die Zelldifferenzierung in Dukes Fall sowohl durch die modifizierte Hoxsey-Rezeptur (Berberin, Genistein und vermutlich noch andere Wirkstoffe) als auch durch Vitamin A (Injektionen, angereichertes Futter) und die synergistische Wirkung von DHA gefördert. Selbst der lipotrope Effekt der modifizierten Hoxsey-Rezeptur könnte bei der Tumorbehandlung geholfen haben, weil das den Leberstoffwechsel stärken und das Redoxpotenzial der Leber erhöhen kann und so möglicherweise oxidative Schäden an der DNS verringert.

- „Alternative" Ansätze in der Tumortherapie führen zu breit gefächerten Ergebnissen. Bei einer signifikanten Anzahl von Patienten sind solche Behandlungsmethoden höchstens palliativ oder unwirksam. Eine ähnlich große Gruppe von Krebspatienten scheint jedoch auf diesem Weg eine anhaltende Remission zu erreichen; d.h. Tumoren, die sonst typischerweise rezidivieren, können sich verkleinern („debulked disease") oder entfernt werden. Inoperable Tumoren kommen möglicherweise zum Stillstand bzw. metastasieren nicht mehr weiter. Daraus resultieren Überlebenszeiten, die mit den (zu erwartenden) Ergebnissen konventioneller Therapien mithalten oder sie sogar übertreffen können. Dukes Geschichte zeigt, was alternative Ansätze im besten Fall erreichen können: die Remission eines großen, aggressiv wachsenden Karzinoms. Ob die Remission anhalten wird, ist nicht gewiss; aber außerordentlich gute Ergebnisse wie bei Duke kommen so häufig vor, dass alternative Therapien sicher mehr Beachtung in der Krebsforschung verdienen.

## Literatur

Alenza DP, Rutteman GR, Pena L, Beynen AC, Cuesta P. Relation between habitual diet and canine mammary tumors in a case-control study. *J Vet Intern Med* 12(3):132-139, 1998.

Austin S, Dale EB, DeKadt S. Long term follow-up of cancer patients using Contreras, Hoxsey and Gerson therapies. *J Naturopathic Medicine* 5:74-76, 1994.

Barroga EF, Kadosawa T, Okumura M, Fujinaga T. Influence of vitamin D and retinoids on the induction of functional differentiation in vitro of canine osteosarcoma clonal cells. *Vet J* 159(2):186-193, 2000.

Barroga EF, Kadosawa T, Okumura M, Fujinaga T. Inhibitory effects of 22 oxacalcitriol and all-trans retinoic acid on the growth of a canine osteosarcoma derived cell-line in vivo and its pulmonary metastasis in vivo. *Res Vet Sci* 68(1):79-87, 2000.

Bensky D, Gamble A. *Chinese Herbal Medicine Materia Medica*, revised ed. Seattle, 1993, Eastland Press.

Boik, John. *Natural Compounds in Cancer Therapy.* Princeton, Minn, 2001, Oregon Medical Press.

Cos S, Garcia-Bolado A, Sanchez-Barcelo EJ. Direct antiproliferative effects of melatonin on two metastatic cell sublines of mouse melanoma (B16BL6 and PG19). *Melanoma Res* 11(2):197-201, 2001.

Devery R, Miller A, Stanton C. Conjugated linoleic acid and oxidative behavior in cancer cells. *Biochem Soc Trans* 29(Pt 2):341-344, 2001.

Ehling D. *The Chinese Herbalist's Handbook*, revised ed. Santa Fe, NM, 1996, Inword Press.

Fruehauf H. *The Treatment of Difficult and Recalcitrant Diseases with Chinese Herbs: A Collection of Case Studies.* Portland, Ore, 1995, ITM.

Gonzalez R, Sanchez A, Ferguson JA, Balmer C, Daniel C, Cohn A, Robinson WA. Melatonin therapy of advanced human malignant melanoma. *Melanoma Res* 1(4):237-243, 1991.

Hara K, Kusuzaki K, Takeshita H, Kuzuhara A, Tsuji Y, Ashihara T, Hirasawa Y. Oral administration of 1 alpha hydroxyvitamin D3 inhibits tumor growth and metastasis of a murine osteosarcoma model. *Anticancer Res* 21(1A):321-324, 2001.

Hong SH, Kadosawa T, Mochizuki M, Matsunaga S, Nishimura R, Sasaki N. Effect of all-trans and 9-cis retinoic acid on growth and metastasis of xenotransplanted canine osteosarcoma cells in athymic mice. *Am J Vet Res* 61(10):1241-1244, 2000.

Hong SH, Mochizuki M, Nishimura R, Sasaki N, Kadosawa T, Matsunaga S. Differentiation induction of canine osteosarcoma cell lines by retinoids. *Res Vet Sci* 68(1):57-62, 2000.

Hong SH, Ohashi E, Kadosawa T, Mochizuki M, Matsunaga S, Nishimura R, Sasaki N. Retinoid receptors and the induction of apoptosis in canine osteosarcoma cells. *J Vet Med Sci* 62(4):469-472, 2000.

Hubbard NE, Lim D, Summers L, Erickson KL. Reduction of murine mammary tumor metastasis by conjugated linoleic acid. *Cancer Lett* 150(1):93-100, 2000.

Invernizzi R, Bernuzzi S, Ciani D, Ascari E. Silymarine during maintenance treatment of acute promyelocytic leukemia. *Hematologia* 78:340-341, 1993.

Jiang MC, Yang-Yen HF, Yen JJ, Lin JK. Curcumin induces apoptosis in immortalized NIH 3T3 and malignant cancer cell lines. *Nutr Cancer* 26(1):111-120, 1996.

Kaegi E. Unconventional therapies for cancer. 4. Hydrazine sulfate. *Can Med Assoc J* 158:1327-1330, 1998.

Kaegi E. Unconventional therapies for cancer. 6. 714-X. Can Med Assoc J 158:1621-1624, 1998.

Kato M, Liu W, Yi H, Asai N, Hayakawa A, Kozaki K, Takahashi M, Nakashima I. The herbal medicine Sho-saiko-to inhibits growth and metastasis of malignant melanoma primarily developed in ret-transgenic mice. *J Invest Dermatol* 111(4):640-644, 1998.

Kurashige S, Akuzawa Y, Endo F. Effects of astragali radix extract on carcinogenesis, cytokine production, and cytotoxicity in mice treated with a carcinogen, *N*-butyl-*N*'-butanolnitrosoamine. *Cancer Invest* 17(1):30-35, 1999.

Lin LI, Ke YF, Ko YC, Lin JK. Curcumin inhibits SK-Hep-1 hepatocellular carcinoma cell invasion in vitro and suppresses matrix metalloproteinase-9 secretion. *Oncology* 55(4):349-353, 1998.

Lin HL, Liu TY, Lui WY, Chi CW. Up-regulation of multidrug resistance transporter expression by berberine in human and murine hepatoma cells. *Cancer* 85(9):1937-1942, 1999.

Motoo Y, Sawabu N. Antitumor effects of saikosaponins, baicalin and baicalein on human hepatoma cell lines. *Cancer Lett* 86(1):91-95, 1994.

Muraishi Y, Mitani N, Yamaura T, Fuse H, Saiki I. Effect of interferon-alpha A/D in combination with the Japanese and Chinese traditional herbal medicine juzen-

**15**

taiho-to on lung metastasis of murine renal cell carcinoma. *Anticancer Res* 20(5A):2931-2937, 2000.

Naiman I. *Cancer Salves: A Botanical Approach to Treatment.* Poulsbo, Wash, 2000, Seventh Ray Press.

Nakamura K, Yamaguchi Y, Kagota S, Kwon YM, Shinozuka K, Kunitomo M. Inhibitory effect of *Cordyceps sinensis* on spontaneous liver metastasis of Lewis lung carcinoma and B16 melanoma cells in syngeneic mice. *Jpn J Pharmacol* 79(3):335-341, 1999.

Ogilvie GK. Interventional nutrition for the cancer patient. *Clin Tech Small Anim Pract* 13(4):224-231, 1998.

Ogilvie GK, Fettman MJ, Mallinckrodt CH, Walton JA, Hansen RA, Davenport DJ, Gross KL, Richardson KL, Rogers Q, Hand MS. Effect of Fish Oil, arginine, and doxorubicin chemotherapy on remission and survival time for dogs with lymphoma: a double-blind, randomized placebo-controlled study. *Cancer* 88(8):1916-1928, 2000.

O'Shea M, Devery R, Lawless F, Murphy J, Stanton C. Milk fat conjugated linoleic acid (CLA) inhibits growth of human mammary MCF-7 cancer cells. *Anticancer Res* 20(5B):3591-3601, 2000.

Plouzek CA, Ciolino HP, Clarke R, Yeh GC. Inhibition of P-glycoprotein activity and reversal of multidrug resistance in vitro by rosemary extract. *Eur J Cancer* 35(10):1541-1545, 1999.

Riggs DR, DeHaven JI, Lamm DL. *Allium sativum* (garlic) treatment for murine transitional cell carcinoma. Cancer 79(10):1987-1994, 1997.

Scambia G, De Vincenzo R, Ranelletti FO, Panici PB, Ferrandina G, D'Agostino G, Fattorossi A, Bombardelli E, Mancuso S. Antiproliferative effect of silybin on gynaecological malignancies: Synergism with cisplatin and doxyrubicin. *Eur J Cancer* 32A:877-882, 1996.

Shamsuddin AM. Metabolism and cellular functions of IP6: a review. *Anticancer Res* 19(5A):3733-3736S, 1999.

Shimizu I. Sho-saiko-to: Japanese herbal medicine for protection against hepatic fibrosis and carcinoma. *J Gastroenterol Hepatol* (15 suppl):
D84-D90, 2000.

Singletary K, MacDonald C, Wallig M. Inhibition by rosemary and carnosol of 7,12-dimethylbenz[a]anthracene (DMBA)-induced rat mammary tumorigenesis and in vivo DMBA-DNA adduct formation. *Cancer Lett* 104(1):43-48, 1996.

Suzuki F, Kobayashi M, Komatsu Y, Kato A, Pollard RB. Keishi-ka-kei-to, a traditional Chinese herbal medicine, inhibits pulmonary metastasis of B16 melanoma. *Anticancer Res* 17(2A):873-878, 1997.

Tatsuta M, Iishi H, Baba M, Narahara H, Yano H, Sakai N. Suppression by Chai-hu-gui-zhi-tang of the development of liver lesions induced by N-nitrosomorpholine in Sprague-Dawley rats. *Cancer Lett* 152(1):31-36, 2000.

Todesco A, Carli M, Iacona I, Frascella E, Ninfo V, Rosolen A. All-trans retinoic acid and interferon-alpha in the treatment of a patient with resistant metastatic osteosarcoma. *Cancer* 89(12):2661-2666, 2000.

Utsuyama M, Seidlar H, Kitagawa M, Hirokawa K. Immunological restoration and anti-tumor effect by Japanese herbal medicine in aged mice. *Mech Ageing Dev* 122(3):341-352, 2001.

Yeung H. *Handbook of Chinese Herbal Formulas.* Los Angeles, 1995, Self-published.

Yeung H. *Handbook of Chinese Herbs.* Los Angeles, 1996, Self-published.

# 16 Urologische Erkrankungen

## 16.1 Felines Urologisches Syndrom (FUS)

### 16.1.1 Therapeutische Strategien

- Kristallurie verringern
- Stress reduzieren
- Obstruktionen vorbeugen bzw. behandeln

### 16.1.2 Optionen auf konventioneller Grundlage

- **Ascorbinsäure:** könnte den Harn ansäuern, doch die meisten Studienergebnisse waren nicht eindeutig oder negativ [Castello et al. 1996, Hetey et al. 1980]. Interessant ist, dass Vitamin C in einer Studie den Harn-pH-Wert von Pferden verringerte [Wood et al. 1990]. Bei anhaltend alkalischem Urin der Katze dürfte eine Vitamin-C-Gabe von $2 \times 125–250$ mg/Tag risikofrei möglich sein.
- **Preiselbeeren:** der angenommene Harn säuernde Effekt von Preiselbeeren konnte in Studien nicht belegt werden [Habash et al. 1999, Kinney und Blount 1979, Tsukada et al. 1994].
- **Mischung aus Porling-Pilzen** (*Zhu Ling San*, kommerziell als *Choreito* erhältlich): könnte bei felinen Infektionen der ableitenden Harnwege nachweislich die Struvitkristall- und Hämaturie verringern [Buffington et al. 1994 und 1997].

### 16.1.3 Komplementäre Optionen

**TCM**

- Pathophysiologie: die Kristallbildung bei FUS ist eine schwerere Verlaufsform von Feuchte-Hitze-Ansammlung in der Blase als die im Abschnitt über Harnwegsinfektionen beschriebene (siehe 16.8). In diesem Fall „verdichtet" sich die reichlich vorhandene Feuchtigkeit zu Schleim, Kristallen und Harnröhre obstruierenden Konkrementen.
- Rolle der Ernährung: dass infolge einer schlechten Verdauung Feuchtigkeit (eine Art unbrauchbare Körperflüssigkeit) entsteht, unterstreicht den bekannten Zusammenhang zwischen Ernährung und urethraler Obstruktion. Zur Verhütung von Struvitsteinen ist aber diätetisch mehr erforderlich als der Zusatz harnsäuernder Mittel oder eine Kontrolle des Magnesiumspiegels. „Geronnene" Feuchtigkeit oder Schleim in großen Mengen sind im Allgemeinen mit Nahrungsmittelallergie/-unverträglichkeit und unvollständiger Verdauung korreliert.
- TCM-Mittel: speziell bei Harnsteinen ist die **Kropfhaut von Hühnern** beliebt. Metaboliten des enthaltenen Ventriculins scheinen eine verzögerte Steigerung der Magensaftsekretion zu bewirken, durch die sich die Azidität des Magens erhöht und die Verdauung verbessert. Das könnte sich indirekt

**16**

auf den Harntrakt auswirken (Azidifizierung). Wie sich Steine mit solchen Mitteln verhindern bzw. vorhandene Steine auflösen lassen, ist unklar.

- *Shi Wei San* („Pyrrosiablätter-Pulver")
  - Indikation: in der Humanmedizin typisches Mittel für Urolithiasis
  - Wirkung: leitet Feuchtigkeit aus, klärt Hitze, treibt Steine aus
  - Zusätze zur Wirkungsverstärkung: bei Steinen *Jin Qian Cao* (Lysimachiakraut), *Hai Hin Sha* (Kletterfarnsporen) und *Ji Nei Jin* (Hühnerkropfhaut); bei Hämaturie *Xiao Ji* (kleine Felddistel), *Pu Huang* (Rundkolbenpollen) und *Mu Dan Pi* (Strauchpfingstrosenwurzelrinde)
  - Dosierungsempfehlung (Granulat): 60–75 mg/kg (oder ¼ Teelöffel pro 5–7,5 kg KG), aufgeteilt auf 2 Dosen am Tag

## Westliche Kräuter

- **Kombination aus Strauchhortensie, Purpurdost, Grießwurzel und Maisgriffel:** klinisch erprobte und offenbar auch ohne diätetische Unterstützung wirksame harnsäuernde Mischung; konnte Rezidive einer felinen Urolithiasis verhüten und Weiterentwicklung zur Harnwegsobstruktion in frühen Stadien abschwächen. Trotz des Pyrrolizidingehalts von Purpurdost war auch nach mehrmonatiger Anwendung keine lang anhaltende Hepatotoxizität bei Kleintieren zu beobachten. Möglicherweise beruht ihre Wirkung auch auf einer besseren Durchblutung der Blasenwand (dadurch nimmt Hämaturie-Neigung ab). Blut und Transsudate scheinen den Harn zu alkalisieren. Der günstige Einfluss von pflanzlichen, die Mikrozirkulation verbessernden Mitteln lässt vermuten, dass in vielen Fällen einem Harnröhrenverschluss eine schwache chronische Zystitis vorausgeht.
- **Sägepalme:** ein traditionelles Mittel bei Dysurie. Die meisten Studien untersuchten die Wirksamkeit bei benigner Prostatahyperplasie (siehe 16.7) und konzentrierten sich dabei auf die urodynamischen Auswirkungen, die man auf eine Verkleinerung der Prostata zurückführte. Es konnte jedoch auch gezeigt werden, dass Liposterolextrakte der Zwergsägepalme eine Substanz enthalten, die Kalziumkanäle blockiert und bei Ratten eine spasmolytische Wirkung auf Uterus, Blase und Aorta entfaltete. Bei Katzen mit Infektionen der ableitenden Harnwege scheint Zwergsägepalme nur in großen Dosen wirksam zu sein (3–6 × täglich 1 Kapsel Trockenextrakt oder 30 Tropfen Alkoholtinktur; ausschleichen, sobald dysurische Symptome nachlassen).

**CAVE:** Solange der aktive Wirkstoff noch nicht entdeckt und in standardisierten Extrakten verfügbar ist, möglichst alkoholische Auszüge der ganzen Pflanze verwenden!

### Mögliche Interaktionen

Eingeschränkte Wirkung harnsäuernder Mittel durch Bärentraubenblätter [Poppenga 2002].

# 16.2 Harnsteine/Urolithiasis (allgemein)

## 16.2.1 Therapeutische Strategien

- Zystotomie (bei Bedarf)
- Harnkonzentration verdünnen
- Vorstufen einer Konkrementbildung verhindern

**16**

## 16.2.2 Optionen auf konventioneller Grundlage

### Pflanzenstoffe

- **Diuretische Wirkung**: Verbunden mit vermehrter Flüssigkeitsaufnahme lässt sich durch Diurese theoretisch die Harnkonzentration verdünnen, um eine Auskristallisierung bzw. Konkrementbildung zu verhindern. Eine diuretische Wirkung wird z.B. Maisgriffel *(Zea mays)*, Löwenzahn *(Taraxacum officinale)*, Schachtelhalm *(Equisetum arvense)* und krauser Petersilie *(Petroselinum crispum)* zugeschrieben. Doch eine diuretische Wirkung von Maisgriffel war in einer Studie nicht nachzuweisen [Doan et al. 1992]. Löwenzahnblätter waren ebenso diuretisch wirksam [Racz-Kotilla et al. 1974] wie vier Arten von Schachtelhalm in einer anderen Studie [Perez Gutierrez et al. 1985].
- **Lindernde Wirkung:** Demulzenzien wie z.B. Eibisch *(Althea officinalis)*, Maisgriffel und Petersilie scheinen Entzündungen zu lindern, indem sie das Gewebe mit einem Schleimfilm überziehen; wie sie nach oraler Aufnahme in den Harntrakt gelangen, ist unklar.
- **Antimikrobielle Wirkung:** Steine nach chronischen Harnwegsinfektionen wurden mit Bärentrauben- *(Arctostaphylos uva-ursi)*, Buccu-Blättern *(Agathosma betulina)* und Preiselbeeren *(Vaccinium vitis-idaea)* behandelt (Näheres unter 16.8).
- **pH-Wirkung:** Bärentraubenblätter und Schachtelhalm *(Equisetum arvense)* sollen den Urin-pH-Wert erhöhen [Grases et al. 1994], doch die Datenlage ist dünn. Im Fall von Struvitsteinen sind Pflanzenstoffe, die den pH-Wert anheben (d.h. den Harn alkalisieren) kontraindiziert.
- **Bei Harnsteinen:**
  – Purpurdost *(Eupatorium purpureum)*: traditionelles Mittel gegen Steine.

**CAVE:** Purpurdost enthält toxische Pyrrolizidin-Alkaloide und sollte nur mit Vorsicht angewandt werden (wenn überhaupt).

- Schachtelhalm *(Equisetum arvense)*: hoher Silizium- und Thiaminase- gehalt; neben seiner diuretischen wird ihm auch eine antimikrobielle Wirkung nachgesagt, die auf dem Saponingehalt beruhen könnte [Gra- ses et al. 1994].
- Quecke *(Elymus repens)*, Grießwurzel *(Collinsonia canadensis)* und Strauchhortensie *(Hydrangea arborescens)*: gelten als diuretisch wirk- sam, es liegen jedoch keine Studien dazu vor.

### Diätetische Maßnahmen

- **Taurin und Karnitin:** Einem Bericht zufolge lag bei Hunden mit Zystinurie in drei von fünf Fällen eine Karnitinurie vor. Zystinurische Hunde schieden weniger Taurin im Urin aus als gesunde Hunde. Daher sehen die Autoren der Studie in Zystinurie einen möglichen Risikofaktor eines Taurin- und Karnitinmangels [Sanderson et al. 2001]. Bei Hunden mit Zystinkristallen oder -steinen dürfte eine Supplementierung von Taurin und Karnitin ohne größeres Risiko und möglicherweise von Nutzen sein.

## 16.2.3 Komplementäre Optionen

### TCM

- Pathophysiologie: Kristalle und Steine stellen eine gravierendere Form von Feuchte-Hitze-Ansammlungen in der Blase dar als die im TCM-Teil unter Harnwegsinfektionen (siehe 16.8) besprochene. Bei diesen Patien- ten hat sich die im Überschuss vorhandene Feuchtigkeit zu Harnsteinen (Urolithiasis) verdichtet.
- Ernährungseinfluss: In der TCM wird Feuchtigkeit als eine für den Körper unbrauchbare Flüssigkeit betrachtet, die bei schlechter Verdauung entsteht. Das unterstreicht die allseits bekannte Beziehung zwischen Ernährung und Urolithiasis (wobei eine diätetische Beeinflussung von Struvitsteinen mehr erfordert als eine Ansäuerung des Harns und Kontrolle der Magnesium- spiegel). Große Mengen „geronnener" Feuchtigkeit oder Schleim kommen im Allgemeinen durch Nahrungsmittelüberempfindlichkeit/-unverträglich- keit und unvollständige Verdauung zustande. Erwähnenswert ist, dass speziell die Kropfhaut von Hühnern zu den TCM-Mitteln für Harnsteine zählt. Man nimmt an, dass darin enthaltene Ventriculin-Metaboliten einen verzögerten Anstieg der Magensaftsekretion bewirken, sodass sich die Magenazidität erhöht und die Verdauung gefördert wird. Dieser Anstieg der Säuresekretion könnte sich indirekt auch auf das Milieu im Harntrakt auswirken.
- *Shi Wei San* („Pulver aus Pyrrosia-Blättern")
  - Indikation: klassisches Mittel der Humanmedizin bei Urolithiasis
  - Wirkung: leitet Feuchtigkeit aus, klärt Hitze und treibt Steine aus
  - Zusätze: *Jin Qian Cao* (Lysimachia-Kraut), *Hai Hin Sha* (Kletterfarn- Sporen) und *Ji Nei Jin* (Hühnerkropfhaut) – gegen Steine; *Xiao Ji* (kleine Felddistel), *Pu Huang* (Rundkolbenpollen) und *Mu Dan Pi* (Strauchpfingstrosenwurzelrinde) – gegen Hämaturie

– Dosierung: 60–75 mg/kg (oder ¼ Teelöffel pro 5–7,5 kg KG), verteilt
auf 2 Dosen am Tag

### Westliche Kräuter

- Klinische Erfahrungen lassen vermuten, dass eine Mischung aus Strauchhortensie, Grießwurzel, Purpurdost und Maisgriffel (siehe 16.8) eine Harnsäuerung (Azidifizierung) bewirken kann. Einer der Autoren (Steve Marsden) wandte sie bei Hunden an und erreichte – sogar ohne diätetische Unterstützung – eine Säuerung des Harn-pH und Litholyse von Harnsteinen. Allerdings wurde die chemische Zusammensetzung der aufgelösten Steine nicht analysiert. Selbst bei monatelanger Anwendung traten keine toxischen Effekte auf. Dosierungsempfehlung: 2 × täglich 0,08 ml/kg KG.
- Die Harnsäuerung könnte auch dadurch zustande kommen, dass die Mischung eine bessere Durchblutung der Blasenwand bewirkt und die Hämaturie-Neigung verringert (Blut und Transsudat fördern die Alkalisierung des Harns). Aus dem offensichtlichen Nutzen von pflanzlichen Mitteln, die die Mikrozirkulation fördern, lässt sich schlussfolgern, dass einer urethralen Obstruktion in vielen Fällen eine geringgradige chronische Zystitis vorausgeht.

**16**

---

#### Therapievorschläge der Autoren

Steve Marsden: Mischung aus Strauchhortensie, Grießwurzel, Maisgriffel und Purpurdost
Susan G. Wynn: Flüssigkeitszufuhr mit der Nahrung erhöhen; Kräuter(kombinationen) mit diuretischer Wirkung

---

## 16.3 Oxalatsteine

### 16.3.1 Therapeutische Strategien

- Diurese einleiten
- Kalziumausscheidung (Kalziurie) verringern
- Oxalatzufuhr mit der Nahrung einschränken
- Zu hohe Kalziumaufnahme vermeiden

### 16.3.2 Optionen auf konventioneller Grundlage

- **Phytat:** Durch erhöhte Zufuhr mit der Nahrung lässt sich der Phytatgehalt im Urin steigern; das hemmt bei Menschen die Kristallbildung [Grases et al. 2000]. Phytate sind in Getreide enthalten, daher sollte selbst zubereitetes Futter wenig Fleisch und viel Getreide enthalten.
- **Zitronensaft:** Wenn Menschen 4 × täglich Zitronenlimonade tranken, stieg ihr Zitratgehalt im Urin [Seltzer et al. 1996]. Diese Anwendungsform dürfte bei Hunden und Katzen jedoch zu Compliance-Problemen führen.

- **Bockshornklee** (*Trigonella foecum-graecum*): Schränkte in einem Rattenmodell die Kalziumoxalat-Ablagerung (Nierensteinbildung) ein [Ahsan et al. 1989].
- **Diuretisch wirkende pflanzliche Mittel:** Näheres siehe 16.2. Nur vorsichtig anwenden, solange nicht bekannt ist, ob sie die Kalziumexkretion verstärken. Am besten scheinen Schachtelhalm und Bärentraubenblätter geeignet zu sein, da Löwenzahn ein beträchtlicher Oxalatgehalt nachgesagt wird. Das fand zwar einer der Autoren (Susan G. Wynn) nicht bestätigt, doch für den Fall, dass sich die Behauptung doch als wahr herausstellt, sollte man Löwenzahn besser nicht verwenden.
- **Preiselbeeren:** Können in unterschiedlicher Weise die Oxalatsteinbildung beeinflussen. In einer Studie nahm die Kalziumexkretion im Urin ab [Light et al. 1973]. Preiselbeeren werden oft zur Ansäuerung des Harns empfohlen; das ist bei Oxalatsteinen kontraindiziert, kam aber nach den bisher veröffentlichten Studien nur sporadisch, wenn überhaupt, vor. Auch Preiselbeeren können durch ihren Oxalatgehalt den Harnoxalatspiegel bei Menschen anheben [Terris et al. 2001]. Bei einer Prädisposition zu Kalziumoxalatsteinen sollten generell keine Preiselbeeren gegeben werden.
- **Froschlöffel** (*Alisma orientale*) bzw. *Ze Xie* in der TCM oder *Takusha* in der Kampomedizin: In vielen TCM-Mitteln für entzündliche Harnwegserkrankungen enthalten, auch in *Choreito* (Porling-Kombination); konnte die Zunahme von Kalziumoxalatsteinen im Rattenmodell verlangsamen [Koide et al. 1995, Yasui et al. 1999].
- *Dendrobium styracifolium* (eine chinesische Orchideenart): Extrakte aus dieser Pflanze konnten im Rattenmodell die Kalziumoxalatsteinbildung verringern [Hirayama et al. 1993].

### 16.3.3 Komplementäre Optionen

- *Shi Wei San* („Pyrrosiablätter-Pulver")
  - Indikation: Kalziumoxalatsteine des Menschen
  - Zusätze zur Wirkungsverstärkung: *Jin Qian Cao* (Lysimachia), *Hai Jin Sha* (Kletterfarnsporen) und *Ji Nei Jing* (Hühnerkropfhaut)
  - Wirkung: Auflösung und Austreibung von Steinen
  - Trotz verbreiteter Anwendung und in klinischen Studien erwiesener Wirksamkeit ist unklar, auf welche Weise das Mittel Steine auflöst bzw. die Konkrementbildung verhindert
  - Dosierung (Granulat): 60–75 mg/kg (oder ¼ Teelöffel pro 5–7,5 kg KG), aufgeteilt auf 2 Dosen am Tag

**Mögliche Interaktionen**

- Diuretisch wirkende Pflanzen können die Wirkung herkömmlicher Diuretika wie Hydrochlorothiazid verstärken, daher Vorsicht mit Kombinationen.
- Denkbar sind auch unerwünschte (sekretionsfördernde) Effekte auf den Mineralhaushalt, auch wenn sie für diuretisch wirkende Pflanzen bisher noch nicht beschrieben wurden.

# 16.4  Struvitsteine

## 16.4.1 Therapeutische Strategien

- Prädisponierende Faktoren (Infektionen) behandeln
- Magnesiumzufuhr mit der Nahrung einschränken
- Harn ansäuern
- Viel trinken, um Harnkonzentration zu verdünnen

**16**

## 16.4.2 Optionen auf konventioneller Grundlage

- **Ascorbinsäure:** soll zwar den Harn ansäuern, doch die meisten Studien kamen zu fraglichen oder negativen Ergebnissen [Castello et al. 1996, Hetey et al. 1980]. Interessant ist, dass Vitamin C in einer Studie den Harn-pH-Wert von Pferden verringerte [Wood et al. 1990]. Bei anhaltend alkalischem Milieu trotz negativer Urinkultur dürfte ein Versuch mit $2 \times 125$–$250$ mg/Tag risikofrei sein.
- **Preiselbeeren:** zur Vorbeugung rezidivierender bakterieller Infektionen, die bei Hunden eine wichtige Rolle bei der Struvitsteinbildung spielen (Näheres siehe 16.8).
- **Diuretisch wirkende Kräuter:** durch Löwenzahnblätter in Verbindung mit vermehrter Flüssigkeitsaufnahme lässt sich das spezifische Uringewicht niedrig halten (siehe 16.2).

## 16.4.3 Komplementäre Optionen

### TCM

- Pathophysiologie: Urolithiasis stellt eine schwerere Form von Feuchte-Hitze-Ansammlung in der Blase dar als bei Harnwegsinfektionen besprochen. Die reichlich vorhandene Feuchtigkeit „verdichtet" bzw. kondensiert sich zu Harnsteinen.
- *Shi Wei San* („Pyrrosiablätter-Pulver")
  - Indikation: beliebtestes Mittel bei Urolithiasis des Menschen
  - Wirkung: leitet Feuchtigkeit aus, klärt Hitze, löst Steine auf bzw. treibt sie aus
  - Zusätze zur Wirkungsverstärkung: *Jin Qian Cao* (Lysimachia), *Hai Jin Sha* (Kletterfarnsporen) und *Ji Nei Jing* (Hühnerkropfhaut)
  - Dosierung (Granulat): 60–75 mg/kg (oder ¼ Teelöffel pro 5–7,5 kg KG), aufgeteilt auf 2 Dosen am Tag

### Westliche Kräuter

- Kombination aus Strauchhortensie, Grießwurzel, Purpurdost und Maisgriffel (siehe 16.8).

> **CAVE:** Bärentraubenblätter und Schachtelhalm können den Harn alkalisieren und sind daher bei Struvitsteinen nicht zu empfehlen (relative Kontraindikation).

### Therapievorschläge der Autoren

Steve Marsden: Kombination aus Strauchhortensie, Grießwurzel, Purpurdost und Maisgriffel
Susan G. Wynn: Gesteigerte Flüssigkeitsaufnahme; bei bakteriellen Infektionen Erreger gezielt behandeln; Ernährungsfehler korrigieren

# 16.5 Chronische Niereninsuffizienz

## 16.5.1 Therapeutische Strategien

- Zugrunde liegende Ursachen behandeln (falls möglich)
- Hydrierungszustand überwachen bzw. aufrechterhalten
- Mineral- und Elektrolytstörungen ausgleichen
- Auf Folgen einer Urämie achten

## 16.5.2 Optionen auf konventioneller Grundlage

### Diätetische Maßnahmen

- **Omega-3-Fettsäuren:** In einem klinischen Versuch konnten durch mehrfach ungesättigte Omega-3-Fettsäuren (Fischöl von Salzwasserfischen) die glomerulären Veränderungen bei Hunden verlangsamt werden, und im Unterschied zu Hunden, die mehrfach ungesättigte Omega-6-Fettsäuren aus Distelöl oder Talg bekamen, blieb die Nierenarchitektur weitgehend erhalten [Brown et al. 1998]. Empfohlene Dosierung: 500 mg mehrfach ungesättigter Fettsäuren (Fischöl) oder 1 Kapsel doppelter Stärke pro 2,5– 5 kg KG.
- **B-Vitamine:** Cyanocobalamin und Folsäure scheinen sich günstig auf die Plasmahomozystinwerte und Blutfettspiegel von Menschen auszuwirken, und eine Erhöhung des intrazellulären Thiamins schützt vor den Folgen einer Urämie. Verabreicht wurden therapeutische Dosen (höher als die Vitamin-B-Zufuhr mit der Nahrung). Obwohl nicht bekannt ist, ob Vitamin B für Hunde und Katzen einen ähnlichen Nutzen verspricht, fühlen sich Tiere mit chronischen Nierenerkrankungen sichtlich besser und fressen auch wieder mehr, wenn man ihnen Vitamin-B-Komplex- oder Multivitamin-Mineralien-Präparate verabreicht. Als mögliche Erklärung kommt ein erhöhter Vitamin-B-Verlust infolge der chronischen Polyurie in Frage.

**16**

- **Bromelain:** konnte im Rattenversuch nachweislich die Entzündungsaktivität und die Progression einer Glomerulonephritis oder immunvermittelten glomerulären Erkrankung einschränken [Sebekova et al. 1999].

## Kräuter

- **Chinesischer Rhabarber** *(Niao Du Jing* oder *Rheum officinale* bzw. *Da Huang* oder *Rheum palmatum)*: Bestandteil vieler TCM-Mittel gegen Nierenerkrankungen; wurde in China und Japan umfassend auf seine Wirkung bei Nierenversagen untersucht. Man vermutet unterschiedliche Wirkmechanismen, z.B. über Veränderungen im Stickstoffmetabolismus (Rhabarber wirkt laxierend) oder Arachidonsäurezyklus, durch Zytokinmodulation oder Absenken des Fibronektinspiegels. In einer Studie nahmen Proteinurie und glomeruläre Schäden bei Ratten durch *R. officinale* ab [Zhang und el Nahas 1996]. In einer humanmedizinischen Studie wurden niereninsuffiziente Patienten in drei Gruppen behandelt: nur mit Rhabarber/kombiniert mit Rhabarber und Captopril/ mit Captopril allein. Nach einem Behandlungszeitraum von 25–40 Monaten kam es zu Nierenversagen im Endstadium; dabei lag die Rate mit 13,1 % am niedrigsten in der Rhabarber-Captopril-Gruppe, gefolgt von 25,9 % in der Rhabarber- und 54,3 % in der Captopril-Gruppe [Leishi 1996]. Rhabarber wird in China zum Teil als Einlauf verabreicht und führt bei chronischem Gebrauch als Laxativum zur Dehydrierung. In dem Fall müssen die Dosen reduziert und weitere unterstützende Maßnahmen ergriffen werden.
- **Spargel** *(Tian Men Dong* oder *Asparagus officinalis)*: ein traditionelles Mittel bei Nieren-*Qi*-Mangel. Einige Anwender sind überzeugt, dass *Tian Men Dong* die Nieren „reinigt" und schwach diuretisch wirkt, obwohl es in der TCM-Literatur nicht beschrieben ist. Nephrologen warnen vor dem hohen Oxalatgehalt im Spargel und halten seinen Verzehr bei Oxalatsteinen in der Vorgeschichte für kontraindiziert.
- *Liu Wei Di Huang Tang* („Sechs-Bestandteile-Tee", Rehmannia 6): eine Kombination aus *Rehmannia-glutinosa*-Wurzel, *Cornus-officinalis*-Früchten, *Dioscorea-batatas*-Wurzel, *Paeonia-suffruticosa*-Wurzelrinde, *Alisma-plantago-aquatica*-Wurzelstock und *Poria-cocos*-Pilzen. In einer Studie an Ratten mit Einzelniere oder teilweise durch Ligatur ausgeschalteten Nieren (bewirkt starken Blutdruckanstieg und Verschlechterung der Nierenfunktion) konnten im Vergleich zu unbehandelten Tieren die renale Hypertonie und Mortalität durch *Liu Wei Di Huang Tang* gesenkt werden. Die Autoren der Studie erklären sich die Wirkung durch eine verbesserte Nierendurchblutung [Li 1974].
- **Tragant** *(Astragalus membranaceus)* und **Rehmannia** *(R. glutinosa)*: In chinesischen Studien führte diese Kombination zu einer signifikanten Zustandsbesserung bei Menschen und Labortieren mit Nephritis, bezogen auf die jeweiligen Kontrollgruppen [Su et al. 1993].
- *Wen Pi Tang* (Onpi-to): konnte in einer Reihenuntersuchung in Japan in acht Fällen das Fortschreiten einer Niereninsuffizienz verlangsamen [Mitsuma et al. 1999].

- **Japanischer Losbaum** *(Clerodendron trichotomum)*: wurde als Einzel-substanz intravenös an Hunde verabreicht; scheint eine Vasodilatation der Nierengefäße zu bewirken und die Urinproduktion zu steigern [Lu et al. 1994]. *Clerodendron* wird meist nur in TCM-Kombinationen verwendet.

---

**Übersicht 16-1  Bei Störungen des Harntrakts eingesetzte Pflanzen**

**Diuretische Wirkung:** Maisgriffel, Petersilie, Löwenzahn, Bärentrau-benblätter, Schachtelhalm, Buccublätter
**Verschiebung des pH-Wertes:** Bärentraubenblätter, Schachtelhalm
**Antimikrobielle Wirkung:** Bärentraubenblätter
**Demulzenzien:** Maisgriffel, Eibisch, Ulme
**Sonstige (antientzündliche?) Wirkung:** Rhabarber, Spargel, Purpur-dost *(Eupatorium purpureum),* Strauchhortensie, Grießwurzel

---

## Sonstiges

- **Impfung:** Kürzlich veröffentlichte Studien lassen vermuten, dass die subkutane Impfung gegen „Katzenschnupfen" bzw. „Katzenseuche" (Panleukopenie, Rhinotracheitis und Caliciviren) bei der Entwicklung einer chronischen Nierenerkrankung eine Rolle spielen könnte [Lappin et al. 2002]. Der Impfstoff wird aus felinem Nierengewebe gewonnen und enthält entsprechende Zellen. Katzen, denen feline Nierenzellen oder diese Impfstoffe subkutan injiziert werden, entwickelten Antikörper gegen Nierengewebe, während die intranasale Applikation des Impf-stoffs keine Antikörperbildung auslöste. Diese neue Erkenntnis liefert ein weiteres Argument für eine restriktive Handhabung von Impfungen.

## 16.5.3  Komplementäre Optionen

### TCM

- Gerade die chronische Niereninsuffizienz, besonders bei Katzen, bietet dem schulmedizinisch orientierten Tierarzt eine Gelegenheit, sich unmit-telbar von den erweiterten Möglichkeiten und besseren Ergebnissen einer TCM-Behandlung zu überzeugen. Denn anders als bei vielen anderen Erkrankungen führt in Fällen einer chronischen Niereninsuffizi-enz fast immer derselbe komplementäre Ansatz zum Erfolg. Daher dürfte die Vorhersage, dass innerhalb der nächsten Dekade vermutlich jede Tierarztpraxis in den USA pflanzliche Mittel zur Behandlung des chronischen Nierenversagens bereithält, auch wenn sie sonst keine „alternativen" Methoden benutzt, nicht ganz unbegründet sein. Das metaphorische (TCM-)Verständnis der Nieren und ihrer Beziehung zur Milz eignet sich wunderbar, die Symptomatik einer chronischen Nieren-insuffizienz bei Katzen zu erklären.

### Nierenfunktion aus Sicht der TCM

Eine gute Möglichkeit zum Verständnis bietet der Vergleich mit einem Kochtopf über dem Feuer. Durch das Feuer der Nieren wird dem Körper letztlich Lebensenergie bereitgestellt. Wie bei einer Öllampe muss genügend Flüssigkeit verfügbar sein, damit die Flammen gut brennen. Im Körper entspricht dieser kostbaren Flüssigkeit das *Yin.* Entflammt wird es vom *Yang,* das zum Teil aus oberen Körperregionen hinunter gereicht wird – so wie man mit ausgestreckter Hand eine Kerze auf dem Tisch anzündet.

Mit ihrem Feuer sorgen die Nieren zunächst dafür, dass eine kleinere Menge *Yin* als Dampf aufsteigt, um das *Yang* in den oberen Körperregionen zu kühlen und anzufeuchten. So stellt sich über das heiße *Yang* im Oberkörper ein Gleichgewicht zwischen Entzünden und indirekter Kühlung durch das Feuer ein. Ohne diesen Ausgleich würde sich der Oberkörper tendenziell überhitzen und der Unterleib auskühlen. Kennzeichnend für einen Hitze-Überschuss im Oberkörper ist Durst, während die Nieren bei schwächer werdendem Feuer – wie zu erwarten – den Urin nicht mehr richtig konzentrieren können, sodass wertvolle Flüssigkeit verloren geht.

Über der Lebensflamme der Nieren hängt der Kochtopf, ein Bild der Verdauung. Die TCM sieht Milz und Magen als Verdauungsorgane an. Wenn das Feuer richtig brennt, kann sich der Topfinhalt normal erhitzen, d.h. vollständig verdaut und assimiliert werden. Wenn das Feuer zu schwach ist und der Topfinhalt nicht richtig kocht, setzt sich ähnlich wie beim Abkühlen einer Suppe fester Schaum an der Oberfläche ab. Der Magen entspricht in erster Linie dem Topf, während die Milz seinen Inhalt in Bewegung versetzt und zirkulieren lässt. Bei Nierenschwäche häuft sich eingedickter Schaum (in der TCM als Schleim bezeichnet) an; davon ist als erstes Organ der Magen betroffen. Diese Schleimanhäufung hindert den Energiefluss, in den Verdauungtrakt hinabzusteigen, und infolgedessen kommt es zum Erbrechen.

Mit dem Modell des schwindenden Nieren-Feuers lassen sich auch sämtliche Symptome einer chronischen Niereninsuffizienz, die einem in der Tierarztpraxis begegnen, perfekt erklären, z.B. Polyurie, Polydipsie, chronisches Erbrechen, Vorliebe für Wärme und Gewichtsverlust (als Ausdruck einer fehlgeschlagenen Assimilation durch Milzschwäche). Auch wenn das Modell selbst wie konstruiert erscheinen mag, deutet es doch an, mit welchen TCM-Rezepturen chronisches Nierenversagen ganz offensichtlich wirkungsvoll behandelt werden kann.

- *Shen Qi Wan* („Nieren-*Qi*-Tablette"), ***Ba Wei Di Huang Wan*** oder **Rehmannia 8**
  - Bestandteile und Wirkung: ***Liu Wei Di Huang Wan*** oder **Rehmannia 6** als „kleine" (Basis-)Rezeptur, deren Inhaltsstoffe den Öl- bzw. Brennstoffvorrat für das Nieren-Feuer wieder auffüllen; *Fu Zi* (zubereitete, daher nicht toxische Eisenhutwurzel) und *Rou Gui* (Zimt) sind wichtig, um das Nieren-Feuer wieder zu entzünden, wenn die Verbindung zwi-

schen oberen und unteren Körperregionen bei chronischer Niereninsuffizienz unterbrochen ist.

– Indikation: bevorzugtes Mittel in China für Katzen mit Niereninsuffizienz (Klinik: Polyurie, Polydipsie, Bedürfnis nach Wärme, Erbrechen, Appetitmangel und Gewichtsverlust); Rehmannia 6 nur bei Hitzeintoleranz, Rehmannia 8 für alle unkomplizierten Fälle einer chronischen Niereninsuffizienz.

– Symptome: gerötete, trockene, kleine Zunge; schneller, flutender Puls (Rehmannia 6); blasse, feuchte, geschwollene Zunge; starkes Wärmebedürfnis (Rehmannia 8).

– Kriterien der Zustandsbesserung (durch *Fu Zi* und *Rou Gui*): Senkung des Harnstoff-Stickstoffgehalts im Blut (BUN) und des Kreatininspiegels auf leicht erhöhte bis normale Werte; Rückgang oder Aufhören des Erbrechens; Appetit- und Gewichtszunahme; höheres spezifisches Gewicht (des Harns), teilweise über der minimalen osmotischen Konzentration; nachlassender Durst und geringeres Urinvolumen. Besserung manchmal schon vor einer Ernährungsumstellung (auf proteinarme Diät und Flüssigkeitstherapie) erkennbar. Bei fortgesetzter Anwendung von Rehmannia 8 leben gut ansprechende Katzen noch Jahre länger.

– Kontraindikation: Rehmannia 6 nicht bei fröstelnden Patienten anwenden! Die Gefahr, Erbrechen und Appetitverlust hervorzurufen, überwiegt den Nutzen einer besseren Nierendurchblutung, der von Versuchen an Ratten berichtet wurde.

– Rehmannia 8 scheint die renale Clearance (wegen der durchblutungsfördernden Wirkung von Zimt und Eisenhut) mehr zu steigern als Rehmannia 6 allein.

– Dosierungsempfehlung (für beide Granulate): 60–75 mg/kg (oder ¼ Teelöffel pro 5–7,5 kg KG), mindestens 1 × täglich.

– Wenn sich renale Durchblutung und Clearance tatsächlich durch Rehmannia 6 und 8 bessern, wirft das ein ganz neues Licht auf die Pathophysiologie des chronischen Nierenversagens. Bei einem Funktionsausfall von 60–75 % des ursprünglichen Nierengewebes kann dennoch ein beträchtlicher Teil der Nephrone frei von ischämisch-nekrotischen Veränderungen sein. Werden auch nur einige ausreichend perfundiert, funktionieren sie gut genug, um eine minimale Konzentrationsleistung und die Nierenfunktion aufrecht zu erhalten. Das trifft vor allem für frühe Stadien einer Niereninsuffizienz zu, da die Tiere dann klinisch am besten auf Rehmannia 8 ansprachen. Besserungen konnten allerdings auch in fortgeschritteneren Stadien noch beobachtet werden.

● **Rhabarber:** Das gute Ansprechen von Katzen mit chronischer Niereninsuffizienz auf „wärmende" Mittel sollte dem Tierarzt eine Warnung sein, „kühlende" Mittel wie Rhabarber trotz der zitierten Studien zur Wirksamkeit bei Humanpatienten nur mit Vorsicht anzuwenden. „Kühlende" Mittel eignen sich eher für Tiere mit Hitze- oder Überschuss-Syndromen (akutes Nierenversagen, aktive Entzündung der Nieren, Glomerulonephritis). Kleine Mengen Rhabarber kommen als Bestandteil „wärmender" Rezepturen wie **Wen Pi Tang** („Milz wärmendes Dekokt") auch für fröstelnde Katzen in Betracht.

- *Jin Suo Gu Jin Wan* („Essenz wie ein Metallschloss stabilisierende Tablette")
  - Indikation: chronische Niereninsuffizienz
  - Symptome: Harninkontinenz, weicher Kot, blasser oder weißer Ausfluss/Samenerguss
  - Dosierungsempfehlung (Granulat): 60–75 mg/kg (oder ¼ Teelöffel pro 5–7,5 kg KG), verteilt auf 2 Dosen am Tag
- *Zhen Wu Tang* („Wahrer-Krieger-Dekokt" bzw. „Wasser-Gott-Dekokt")
  - Qualität: intensiv wärmend
  - Indikation: (klassisch) Ödeme; z. T. auch für chronische Niereninsuffizienz empfohlen
  - Anmerkung: klinisch kaum erprobt; bei Katzen nicht sehr viel versprechend
  - Dosierungsempfehlung (Granulat): 60–75 mg/kg (oder ¼ Teelöffel pro 5–7,5 kg KG), verteilt auf 2 Dosen am Tag
- *Er Xian Tang* („Dekokt aus Palmgras/Curculigo und Elfenblume/Epimedium") und *Zhi Bai Di Huang Wan* („Tablette aus Anemarrhena, Phellodendron und Rehmannia")
  - Indikation: Katzen mit chronischer Niereninsuffizienz und Hyperthyreose (☞ Kap. 13)

## Milz-*Qi*-Tonisierung

- Manche Patienten, die wegen chronischer Niereninsuffizienz zur Behandlung kommen, weisen nur gelegentliche Abweichungen der BUN- und Serumkreatininwerte in Bezug zum spezifischen Gewicht des Urins auf, während die Harnkonzentrationsleistung der Nieren zu anderen Zeiten normal ist. Aus Sicht der TCM handelt es sich meist nur um einen Milz-*Qi*-Mangel (fehlender Appetit, Müdigkeit, weicher Puls, blasse Zunge), ohne dass bereits eine durch *Yang*-Mangel verursachte Feuchtigkeitsanhäufung (starkes Wärmebedürfnis, Erbrechen, feuchte Zunge, schlüpfriger Puls) erkennbar wäre. Um das Milz-*Qi zu* tonisieren und einer Niereninsuffizienz vorzubeugen, könnten bei solchen Patienten *Wei Ling Tang* („Feuchtigkeit aus Milz und Magen vertreibendes Dekokt") und vielleicht auch *Si Miao San* („Vier-Wunder-Tablette") angewandt werden. Für Milz-*Qi*-Mangel in Verbindung mit Ödemen und mangelndem Appetit scheint sich besonders *Shi Pi Yin* („Milz-Tonikum für Ödeme") zu eignen.
- *Shen Qi Wan* („Nieren-*Qi*-Tablette") zusammen mit Milz-*Qi*-tonisierenden Mitteln zu verabreichen hilft, wenn dazu noch eine Stärkung des Nieren-*Qi* erwünscht ist. Da die Milz Quelle der nachgeburtlichen Essenz ist, lässt sich durch eine Tonisierung der Milz auch einem Nieren-*Qi*-Mangel vorbeugen. Aus der in den Nieren gespeicherten und in *Yin* und *Yang* umgewandelten Essenz wird die Lebensflamme des Körpers (d. h. *Qi)* erzeugt.

**16**

## Akupunktur und Moxibustion

- Geeignete TCM-Kräutermittel gelten zwar als wichtigster Behandlungsansatz bei chronischer Niereninsuffizienz, doch Akupunktur und Moxibustion können ihre Wirkung noch steigern. Unabhängig davon, ob es sich um ein „Hitze"- oder „Kälte"-Syndrom handelt, kommen Ni 3, Bl 23, LG 4 und KG 4 (falls zugänglich) in Frage. Durch Akupunktur und Moxibustion wird der renale Blutfluss reflektorisch verstärkt. Lokale Wärmeanwendung aus anderen Quellen scheint den renalen Blutfluss ebenfalls anzuregen. Direkte Moxibustion darf bei Tieren nur mit äußerster Vorsicht angewandt werden, da die Verbrennungsgefahr viel größer ist als bei indirekten Techniken.

## Westliche Kräuter

- **Goldrute** *(Solidago canadensis)*: Ähnlich wirksam wie Rehmannia 8 sind nur wenige westliche Mittel, darunter Goldrute (soll Urinproduktion fördern und BUN-Werte senken). Die bislang begrenzten Erfahrungen mit der klinischen Anwendung bei Katzen mit chronischer Niereninsuffizienz waren nicht sehr ermutigend.
- **Löwenzahn, Schachtelhalm und Eibisch:** Zwar spricht theoretisch einiges für ihre Anwendung, doch nur wenige Daten stützen die vermutete Wirksamkeit. Löwenzahnblätter werden traditionell bei Nierenversagen eingesetzt, wegen ihrer diuretischen Wirkung hauptsächlich in oligurischen und akuten Fällen oder in Endstadien. Gelegentlich wird auch Schachtelhalm bei Niereninsuffizienz empfohlen. Als schwaches Diuretikum dürfte er sich für oligurische und akute Fälle oder Endstadien des Nierenversagens eignen. Eibisch gilt traditionell als lindernd (Demulzens) und leicht diuretisch. Statt für chronisches Nierenversagen – wie manchmal empfohlen – ist sie wegen des Schleimgehalts möglicherweise eher für Entzündungen der Harnwege geeignet.
- **Wacholder** *(Juniperus communis)*: Westliche Kräutermittel kommen häufiger bei akutem Nierenversagen (mit Oligurie oder Anurie) zum Einsatz. Wacholder stimuliert anscheinend die glomeruläre Filtration, und mit Wacholderöl konnte bei älteren Hunden mit Anurie der Harnfluss erfolgreich gefördert werden. Dass Wacholder die Urinproduktion steigern kann, ist wohl seinem Terpengehalt zuzuschreiben. Terpene könnten über eine glomeruläre Entzündung den renalen Blutfluss vermehren; doch das ist nicht bewiesen. Daher sollte Wacholder in Fällen von Nierenversagen möglichst vermieden werden.
  - Indikation: nur Tiere mit Oligurie oder Anurie
  - Kontraindikation: nicht bei Entzündung der Glomeruli (oder nur kleinste Dosen)
  - Dosierungsempfehlung: 1 Tropfen Alkoholtinktur pro 1,5–2 kg KG, verteilt auf mehrere Dosen am Tag
  - Abbruch: sobald wieder Urin produziert wird bzw. nach 3 oder 4 Tagen kein klinischer Nutzen erkennbar ist.

### Anmerkungen

Phytotherapeutische Einzelsubstanzen werden nahezu ausschließlich in der westlichen Medizin benutzt. Nach alter Tradition verwendet man in der Kräutermedizin ausgewogene Mischungen, damit sich die Nebenwirkungen ausgleichen. In der richtigen Rezeptur, d.h. in kleinen Mengen oder in Kombination mit anderen Mitteln, dürfte das Risiko einer renalen „Erschöpfung" durch Wacholder gering sein.

## Chiropraktik / Osteopathie

● Schwäche der Hinterbeine ist bei Tieren mit Niereninsuffizienz häufig kennzeichnend für abnehmendes Nieren-*Qi*. Allerdings kann der Befund genauso häufig auf einer Bewegungseinschränkung oder Fehlhaltung der unteren Lenden- und Sakrumwirbel beruhen. Das Beheben der Fixierung hat fast unmittelbare Auswirkungen auf die Kraft der Hinterbeine. Man sollte auch die Brust- und Halswirbelsäule in die Untersuchung einbeziehen, da Fixierungen meist an mehreren Stellen vorkommen.

**16**

### Mögliche Interaktionen

● Aristolochia-haltige Kombinationen stehen im Verdacht, Nierenversagen und Urothelkarzinome auszulösen. Nicht in allen Präparaten ist *Aristolochia westlandi (Guang Fang Ji)* oder *A. mandschurensis (Guan Mu Tong)* verlässlich durch ungiftige Stoffe wie *Stephania tetrandra (Han Fang Ji)*, *Clematis armandii (Chuan Mu Tong)*, Osterluzei *(Mu Tong)* oder Ähnliche ersetzt worden. Garantiert frei von Aristolochiensäure sollten die Produkte seriöser Firmen sein.
● Durch Pflanzen(stoffe) mit diuretischer Wirkung kann die Toxizität einiger Entzündungshemmer verstärkt werden. Im Rahmen einer Diuretika- oder Kortikosteroidtherapie erhöhen sie die Gefahr einer Hypokaliämie [Poppenga 2002].
● Löwenzahn gilt als kaliumsparendes Diuretikum.
● Eibisch kann die Resorption anderer Medikamente einschränken.
● Chrom wurde mit Nierenschäden von Humanpatienten, die täglich mehr als 600 μg einnahmen, in Zusammenhang gebracht [Cerulli et al. 1998, Wasser et al. 1997]. Ob die Schäden tatsächlich, wie vermutet, eher durch Kontaminationen hervorgerufen wurden, blieb unbestätigt.
● Bei Anwendung von Süßholz *(Glycyrrhiza glabra)* über einen längeren Zeitraum kann es zu Hyperaldosteronismus – mit Hypokaliämie, Natriumretention und Hypertonie – kommen. Daher ist bei niereninsuffizienten Patienten größte Vorsicht geboten. Die deglycyrrhinierte Form von Süßholz besitzt nicht dieses toxische Potenzial.

**Therapievorschläge der Autoren**

Steve Marsden: Rehmannia 8; ggf. konventionelle oder chiropraktische/osteopathische Behandlung

Susan G. Wynn: Fischöl, Rehmannia 6 oder 8, häusliche Flüssigkeitstherapie

# 16.6 Inkontinenz

## 16.6.1 Therapeutische Strategie

- Ursache herausfinden (Harnwegsinfektion, Steinbildung, Tumor, Östrogenmangel)

## 16.6.2 Optionen auf konventioneller Grundlage

- **Ausschlussdiät:** Nahrungsmittelallergien können bei Hunden zur Inkontinenz führen, daher lohnt sich unter Umständen der Versuch einer Eliminationsdiät [Guilford 1999].
- **Sojaisoflavone:** Phytoöstrogene binden an bestimmte Östrogenrezeptoren. Es gibt Einzelfallberichte über eine erfolgreiche Behandlung sterilisierter Hündinnen mit östrogenempfindlicher Inkontinenz. Tagesdosis: ca. 1–4 mg/kg KG.
- **Wilde Yamswurzel** *(Dioscorea spp.)*: wurde möglicherweise unter der irrigen Annahme, dass sie Progesteron enthält, bei östrogenempfindlicher Inkontinenz angewendet (in Wirklichkeit handelt es sich um eine Vorläufersubstanz der Steroidsynthese, Diosgenin, das im Körper nicht zu Progesteron umgebaut wird).

## 16.6.3 Komplementäre Optionen

### TCM

- (Harn-)Kontinenz ist ein komplexes Geschehen, das metaphorisch als „Nebenprodukt" eines Aufwärtsdrangs im Körper gelten kann. Da *Qi* die treibende Energie für sämtliche Flüssigkeiten ist, setzt Kontinenz in der TCM zunächst ein ausreichendes Energieniveau voraus. Zusätzlich geht von der oberen Körperhälfte eine Zugwirkung aus, die auch eine willkürliche Kontrolle des Blasenverschlusses beinhaltet. Als dritte Voraussetzung muss ein minimaler, abwärts gerichteter Zug durch eine gewisse „Akkumulation" (Blasenfüllung) hinzukommen, damit Harndrang ausgelöst wird. Angst kann den Zug nach unten so verstärken, dass sich die Blase unkontrolliert entleert (Angstinkontinenz).

### Unzureichendes Energieniveau (*Qi*-Mangel)

- Pathophysiologie: Da die Nieren als Energiespeicher *(Qi)* des Körpers dienen, ist *Qi*- oder *Yang*-Mangel ein wichtiger Auslöser von Inkontinenz. Die Nieren stellen auch das störungsfreie Funktionieren der unteren Körperöffnungen und eine ausreichende Harnkonzentrierung sicher. Bei Abnahme des Nieren-*Qi* kann es leicht zu Inkontinenz kommen, weil sie mit allgemeiner Kraftlosigkeit, einem gestörten Sphinkterverschluss und einer stärkeren Harnverdünnung einhergeht, die den Sphinktertonus noch weiter belasten.

- *Suo Quan Wan* („Schleusen schließende Tablette"), eine „kleine Rezeptur"
  - Indikation: Inkontinenz bei *Qi*-Mangel; Harnträufeln
  - Wirkung: wärmt Nieren-*Yang* und Blase, adstringiert
  - Zusätze (zu 40 g des Grundrezepts) zur Wirkungsverstärkung: ca. 75 g *Bu Zhong Yi Qi Tang* („Mitte tonisierendes und *Qi* vermehrendes Dekokt"); evtl. auch 15 g *Sang Piao Xiao* (Eigehäuse der Gottesanbeterin)
  - Symptome: weicher Puls; blasse Zunge; Verdauungsschwäche, Müdigkeit, Blähungen, Blutungs- und Prolapsneigung
  - Dosierungsempfehlung (für alle genannten Mittel): 60–75 mg/kg (oder ¼ Teelöffel pro 5–7,5 kg KG), aufgeteilt auf 2 Dosen am Tag
- *Shen Qi Wan* („Nieren-*Qi*-Tablette"), auch bekannt als **Ba Wei Di Huang Wan** oder **Rehmannia 8**
  - Indikation: Nieren-*Qi*-Mangel und damit verbundene Störungen (siehe 16.5)
  - Langzeitanwendung: 50 g *Liu Wei Di Huang Wan* (Rehmannia 6) durch 6 g Zimt und 12 g *Wu Wei Zi* (Schisandrafrüchte) ergänzen; Schisandra wirkt adstringierend und stoppt das Aussickern von Flüssigkeiten
  - Dosierungsempfehlung: 60–75 mg/kg (oder ¼ Teelöffel pro 5–7,5 kg KG), aufgeteilt auf 2 Dosen am Tag
- *Jin Suo Gu Jin Wan* („Essenz wie mit einem Metallschloss stabilisierende Tablette")
  - Indikation: ursprünglich zur Stärkung erschöpfter Patienten mit Spermatorrhö (aufgrund eines Lungen- oder Milz-*Qi*-Mangels); erweitert auf inkontinente Tiere mit Nieren-*Qi*-Mangel
  - Wirkung: „neutral" und zusammenziehend, dadurch stabilisierend
  - Dosierungsempfehlung (Granulat): 60–75 mg/kg (oder ¼ Teelöffel pro 5–7,5 kg KG), aufgeteilt auf 2 Dosen am Tag
- *Wu Bi Shan Yao Wan* („Yamswurzel-Tablette")
  - Indikation: Nieren- statt Lungen- oder Milz-*Qi*-Mangel
  - Wirkung: stärker tonisierend, aber auch zusammenziehend (kräftigend/ adstringierend)
  - Dosierungsempfehlung (Granulat): 60–75 mg/kg (oder ¼ Teelöffel pro 5–7,5 kg KG), aufgeteilt auf 2 Dosen am Tag.
- **Akupunkturpunkte:** Ni 3, Ni 7, LG 4, Bl 23, Bl 20, KG 4, KG 6, Ma 36 und Di 4 zur Stärkung des *Qi*

## Eingeschränkte Blasenkontrolle

- Pathomechanismus: Die oberen Körperregionen einschließlich des Bewusstseins erhalten die Kontinenz in ähnlicher Weise aufrecht wie Wasser in einem Strohhalm bleibt, wenn man ihn oben mit einem Finger abdichtet.

### Anmerkungen

Die Verbindung zwischen Herz und Nieren ist lebenswichtig (siehe 16.5). Denn aus dem Herzen stammt der *Yang*-Funke, der die Flammen in den Nieren am Leben erhält. Im Gegenzug wird durch das Nieren-Feuer ein Teil des Nieren-*Yin* in Dampf umgewandelt, der emporsteigt und das Herz-*Yang* sowie den Geist kühlt. Hormone sieht die TCM als „himmlisches Wasser" und wertvollen Bestandteil des Nieren-*Yin*. Es überrascht daher auch nicht, dass sie für die Kontinenz wichtig sind.

Bei einer hormonempfindlichen Sphinkterschwäche (Inkontinenz) liegt eine Art Nieren-*Yin*-Mangel vor, durch den die Verbindung zwischen Herz und Nieren abreißt. Wie bei allen *Yin*-Mangelsyndromen kommt es typischerweise nachts zur Verschlechterung. Hier hilft eine Hormonthe-rapie als wirksamer *Yin*-Ersatz, den Geist *Shen* zu beruhigen, das Herz-*Yang* zu kühlen und nach unten zu lenken sowie die normale Verbindung zwischen Herz und Nieren wiederherzustellen, damit die Blasenentlee-rung (Miktion) wieder bewusst kontrolliert werden kann.

- **Phytoöstrogene** wie **Isoflavone**, z.B. ***Dan Dou Chi*** (Sojabohnenzube-reitung) oder **Luzerne** *(Medicago sativa)*
  - Wirkung: Wiederherstellung der Verbindung zwischen Herz und Nie-ren; Alfalfa ist *Yin* tonisierend
  - Indikation: *Yin*-Mangel, geistige Unruhe und Reizbarkeit; in Einzel-fällen auch bei hormonsensitiver Inkontinenz
  - Dosierungsempfehlung (Alkoholtinktur oder Glycerinextrakt von Alfalfa): 0,08 ml/kg KG, aufgeteilt auf 2 Dosen am Tag
- *Sang Piao Xiao San* („Pulver aus dem Eigehäuse der Gottesanbeterin")
  - Indikation: Inkontinenz durch Blasen(verschluss)schwäche; Mittel der ersten Wahl bei allgemein geschwächten Tieren mit Nykturie
  - Wirkung: *Yin* tonisierend, aber nicht notwendigerweise östrogenartig; Tonisierung des Nieren-*Yin* (um das Herz zu kühlen) stellt Verbindung zwischen Herz und Nieren wieder her und lenkt Herz-*Yang* zu den Nie-ren. Der hohe Mineralgehalt des Pulvers „zieht" das Bewusstsein hinun-ter, damit es sich auf den unteren Körperbereich und die Blasenkontrolle richtet
  - Klinik: erregte, ängstliche, inkontinente Hunde mit unregelmäßigem, kraftvollem Puls und hellrosa Zunge
  - Dosierungsempfehlung (Granulat): 60–75 mg/kg (oder ¼ Teelöffel pro 5–7,5 kg KG), aufgeteilt auf 2 Dosen am Tag
- *Restore Integrity* heißt eine neue Rezeptur aus *Sang Piao Xiao San* und *Suo Quan Wan,* die in einigen Fällen erfolgreich war.
- **Akupunkturpunkte**
  - bei ängstlichen Hunden: LG 20, Dü 3 und LG 3 oder LG 4
  - zum Beruhigen des Geistes *(Shen)*: LG 20, Pe 6, He 7 und *Shen Men* am Ohr
  - zur Tonisierung des Nieren-*Yin:* Bl 23, Bl 20, KG 4, Ma 36 und Ni 6

### Feuchte-Hitze-Ansammlung im Unterleib

- Pathophysiologie: dritte wichtige Ursache einer Inkontinenz; Feuchte-Hitze im Unterleib löst vermehrten, manchmal unwiderstehlichen Harndrang aus, doch es werden nur kleine Urinmengen ausgeschieden.
- *Long Dan Xie Gan Tang* („Leber entlastendes Enzian-Dekokt") oder *Si Miao San* („Vier-Wunder-Pulver")
  - Indikation: Enuresis bei Humanpatienten
  - Wirkung: stark Hitze klärend; bei längerem Gebrauch ist *Si Miao San* die bessere Alternative (weniger kühlend, sondern Milz-*Qi* und Verdauung stärkend)
  - Dosierungsempfehlung (beide Granulate): 60–75 mg/kg (oder ¼ Teelöffel pro 5–7,5 kg KG), aufgeteilt auf 2 Dosen am Tag
- *Jia Wei Wu Lin San* („Durch fünf Kräuter verbessertes Pulver zur Elimination schmerzhafter Miktionen") und *Shao Fu Zhu Yu Tang* („Stase aus dem unteren Abdomen vertreibendes Dekokt")
  - Indikation: eigentlich für Harnwegsinfektionen, aber auch für massive Trigonum-/Blasenhals-Läsionen, die zu Inkontinenz führen, geeignet
  - Wirkung: fördert Blutfluss (Blut bewegend)
  - Zusatz zur Wirkungsverstärkung von *Shao Fu Zhu Yu Tang:* 15 g *Hua Shi* (Talkum)
  - Dosierungsempfehlung (beide Granulate): 60–75 mg/kg (oder ¼ Teelöffel pro 5–7,5 kg KG), aufgeteilt auf 2 Dosen am Tag
- *Zhu Ling Tang* („Porling-Pilz-/Polyporus-Dekokt")
  - Indikation: Inkontinenz durch stärkere Feuchtigkeitsansammlung (Humanpatienten)
  - Wirkung: stark diuretisch
  - Anmerkung: diuretische Mittel werden trotz scheinbarer Kontraindikation angewandt, um die Miktionshemmung aufzuheben („Disinhibition"), damit das Gefühl des Harnstaus bzw. Harndrangs durch vollständige Entleerung der Blase nachlässt
  - Dosierungsempfehlung (Granulat): 60–75 mg/kg (oder ¼ Teelöffel pro 5–7,5 kg KG), aufgeteilt auf 2 Dosen am Tag
- **Akupunkturpunkte:** Bl 28, Bl 22, Bl 39, MP 9, MP 6 und KG 3

## Andere Behandlungsmethoden

- **Narbeninjektionstherapie:** Bei einigen Hündinnen empfiehlt sich die Injektion einer wässrigen Vitamin-B$_{12}$-, physiologischen Kochsalz- oder Lidocain-Lösung (bzw. eine Mischung aller drei Substanzen) in die Meridiane proximal und distal der Ovariohysterektomienarbe („Aquapunktur").
- **Osteopathie/Chiropraktik:** Tiere mit Harninkontinenz weisen oft auch Wirbelfixierungen im unteren Lumbal- und Sakralbereich auf. Manchmal reichen schon ein paar Handgriffe zur Entlastung der Nervenwurzeln, dass sie wieder normal kontinent werden. Lumbale Wirbelfixierungen finden sich jedoch meist, wenn Hunde an einer Nieren-Schwäche mit Feuchte-Hitze-Anhäufung im Unterleib leiden. Aus der Art der Fixierungen ergeben sich meist nützliche Hinweise auf geeignete (Kontinenz

**16**

erhaltende bzw. wiederherstellende) Rezepturen. Bei richtiger Wahl können pflanzliche Mittel oft die Neigung zu weiteren Fixierungen verringern. Auch Akupunktur (Bl 25 bis Bl 28, Bl 40, Bl 60 und KG 3) kann in Verbindung mit osteopathischen Handgriffen bei Inkontinenz und Rükkenverspannungen helfen.

- **Homöopathie**
  - **Causticum C30:** 1 × täglich bei (unwillkürlichem) Harntröpfeln während des Aufstehens oder Umherlaufens, verbunden mit Schwäche der Hinterläufe
  - **Sepia C30:** 1 × täglich nach Bedarf bei Harninkontinenz in den ersten Stunden nach dem Einschlafen

**Mögliche Interaktionen**

- Diuretisch wirkende pflanzliche Mittel, wie oft von der Laienpresse empfohlen, können die Blasenkontrolle erschweren (z.B. Löwenzahn, Maisgriffel, Petersilie u.a.).
- Hormonartige Wirkstoffe (Mönchspfeffer, Traubensilberkerze, Sojaisoflavone, Rotklee und Süßholz) können die Wirkung von Diethylstilbestrol verstärken.

**Therapievorschläge der Autoren**

Steve Marsden: *Sang Piao Xiao San; Si Miao San;* Osteopathie/Chiropraktik; Polyurie induzierende Mittel möglichst ersetzen; *Shao Fu Zhu Yu Tang* bei Blasenwandeinstülpung älterer Tiere
Susan G. Wynn: Ausschlussdiät; Zurückhaltung bei Polyurie induzierenden Mitteln; TCM-Kräuter; Osteopathie/Chiropraktik

# 16.7  Benigne Prostatahyperplasie

## 16.7.1 Therapeutische Strategie

- Hormonelle Stimulation des Prostatagewebes reduzieren

## 16.7.2 Optionen auf konventioneller Grundlage

- **Phytosterole:** β-Sitosterol scheint die klinischen Werte bei Männern mit benigner Prostatahyperplasie (BPH) zu verbessern [Wilt et al. 2000].
- **Sägepalme** *(Serenoa repens)*: wirkt als 5α-Reduktase-Hemmer und kann bei Männern mit BPH die Symptome deutlich abschwächen. Zwergsägepalme wurde an Hunden erprobt, konnte die BPH-Messwerte aber nicht korrigieren; allerdings handelte es sich um asymptomatische Hunde [Barsanti et al. 2000], sodass es zum erbrachten Wirkungsnachweis bei Humanpatienten bisher keine echte Vergleichsstudie gibt.
- **Brennnesseln** *(Urtica dioica)*: könnten bei Männern mit BPH schwach wirksam sein, werden aber normalerweise mit anderen pflanzlichen Wirkstoffen kombiniert. Bei BPH ist vermutlich nur die Wurzel wirksam.

- **Afrikanischer Zwetschgenbaum** *(Pygeum africanum)*: verringerte in klinischen Versuchen die BPH-Symptome bei Männern [Ishani et al. 2000]. Die Wirkmechanismen sind nicht bekannt, und die Anwendung bei Hunden ist bisher nicht sehr gebräuchlich.

### 16.7.3 Komplementäre Optionen

#### TCM

- Zur Behandlung der benignen Prostatahyperplasie (BPH) werden im Allgemeinen Mittel empfohlen, die Feuchte-Hitze aus dem Unterleib vertreiben (klären).
- Dosierungsempfehlung für alle Granulate: anfangen mit 60–75 mg/kg (oder ¼ Teelöffel pro 5–7,5 kg KG), aufgeteilt auf 2 Dosen am Tag.
- *Ba Zheng San* („Acht Arzneien-Pulver zur Korrektur") und *Long Dan Xie Gan Tang* („Leber entlastendes Enzian-Dekokt")
  - Indikation: BPH (nur Füllesyndrome)
  - Wirkung: *Ba Zheng San* wirkt gezielt auf den Urogenitaltrakt (unterstützt Blasensphinkterfunktion und vollständige Entleerung); *Long Dan Xie Gan Tang* hat ein breiteres Wirkungsspektrum
  - Symptome: dunkelrote Zunge; kraftvoller, gespannter, schneller Puls; Dysurie *(Ba Zheng San)* bzw. Dominanzaggression, nächtliche Unruhe bzw. Umherlaufen sowie Vorgeschichte mit Epilepsie, Überfunktion der Nebennierenrinde und nässender Pyodermie *(Long Dan Xie Gan Tang)*
- *Bei Xie Fen Qing Yin* („Yamswurzel-Dekokt zum Abtrennen des Reinen/Klaren *[Qi]*")
  - Indikation: ältere, geschwächte, fröstelnde Tiere
  - Wirkung: wärmt Nieren und hilft der Blase, Trübes vom Klaren zu trennen; die Energie dazu liefern die Nieren
  - Modifikation: das später entwickelte *Bei Xie Fen Qing Yin II* ist weniger wärmend und etwas stärker kühlend
  - Achtung: vor der Anwendung prüfen, ob die richtige Rezeptur gewählt wurde!
- *Shao Fu Zhu Yu Tang* („Stase aus dem Unterleib vertreibendes Dekokt")
  - Indikation: Blut-Stase
  - Symptome: blasse oder violette Zunge; drahtiger Puls; Schmerzen im Unterbauch, tastbarer Knoten/Verhärtung und Frösteln
- *Si Miao San* („Vier-Wunder-Pulver")
  - Indikation: Rezidivprophylaxe bei anfälligen Tieren; auch Neigung zu chronischen Feuchte-Hitze-Zuständen
  - Symptome: ständig wiederkehrende Kolitis, Zystitis, Verspannung im unteren Rückenbereich, Schwäche der Hinterbeine, Hitzeunverträglichkeit

#### Westliche Kräuter

- Bei Prostatabeschwerden helfen unter Umständen auch folgende Mittel (allein oder kombiniert):
  - **Strauchhortensie** *(Hydrangea arborescens)*: bei schmerzhaft entzündeter Prostata

**16**

– **Schachtelhalm** *(Equisetum arvense)* und **Kletten-Labkraut** *(Galium aparine)*: um hypertrophiertes oder fibrosiertes Gewebe wieder weicher zu bekommen
- Im Unterschied zu Zwergsägepalme eignen sich diese pflanzlichen Mittel besser für Fülle- als für Leeresyndrome. Da Prostatabeschwerden von Rüden eher Füllezuständen entsprechen, sollte man auch an diese weniger bekannten Mitteln denken. Empfohlene Anfangsdosis (allein oder kombiniert aus 3 Teilen Hortensie, 2 Teilen Labkraut und 3 Teilen Schachtelhalm): 0,08 ml/kg KG, aufgeteilt auf 2 Dosen am Tag.

---

**Therapievorschläge der Autoren**

Steve Marsden: Geeignete TCM-Rezeptur
Susan G. Wynn: Beeren der Zwergsägepalme; Brennnesselwurzeln; Phytosterole

---

# 16.8 Harnwegsinfektionen

## 16.8.1 Therapeutische Strategie

- Ursache identifizieren und behandeln

## 16.8.2 Optionen auf konventioneller Grundlage

- **Preiselbeeren:** In klinischen Versuchen kam es seltener zu einer Bakteriurie, wenn die Humanpatienten Preiselbeersaft tranken [Avorn et al. 1994]. Preiselbeeren scheinen bei Escherichia coli die Ausbildung von P-Fimbrien irreversibel hemmen zu können [Ahuja et al. 1998]. Werden Preiselbeeren bei wiederkehrenden Infektionen zu lange oder zu niedrig dosiert angewandt, können sich Bakterienresistenzen entwickeln.
- **Bärentraubenblätter:** Die Blätter enthalten Arbutin, das in alkalischem Urin zu Hydrochinon umgewandelt wird. Nach deutschen und tschechischen Quellen haben sie antibakterielle und antientzündliche Wirkeigenschaften, und in Monografien der Kommission E sind Infektionen bzw. Entzündungen der Harnwege als Indikation für Bärentrauben(blätter) angegeben. Qualitativ hochwertiges Hunde- oder Katzenfutter enthält genügend Fleisch für ein saures Milieu des Harn-pH bei diesen Alles- bzw. Fleischfressern. Angehoben wird der pH-Wert daher nur durch aktive bakterielle Infektionen. Vielleicht lässt die Wirkung der Bärentrauben(blätter) nach, sobald sich die Bakterienzahl verringert und die Infektion nicht länger zu einer Alkalisierung des Harns führt.
- **Buccublätter:** Wirken diuretisch und ganz schwach antimikrobiell [Lis-Balchin et al. 2001].
- **Winterlieb** *(Chimophila umbellata)*: Traditionelles Mittel zur Behandlung von Harnwegsinfektionen, enthält Hydrochinone.
- **Wacholder:** Beeren und Öl wirken diuretisch, wurden aber auch bei Harnwegsinfektionen eingesetzt.

## 16.8.3 Komplementäre Optionen

### Homöopathie

- **Cantharis C30:** 1–3 × täglich bei Hämaturie und Dysurie. In unkomplizierten Fällen einer Zystitis erweist sich das Mittel häufig als wirksam; verhindert auch rezidivierende Harnwegsinfekte bei Katzen.
- **Staphysagria C30:** 1–3 × täglich bei infektiöser oder steriler Blasenentzündung. Offenbar sprechen Katzen mit Ärger oder Groll besonders gut darauf an, genauso wie Tiere mit auffallend freundlichem Verhalten, die von anderen Katzen schikaniert werden. Daher ist das Mittel nicht nur für Harnwegsentzündungen, sondern auch zur „Umstimmung" oder Verhaltensänderung von „grollenden" oder unterdrückten Katzen geeignet.

### TCM

**16**

- Pathophysiologie: Während es für eine Blasenentzündung (Zystitis) des Menschen unterschiedliche Auslöser gibt, beruht eine akute Harnwegsinfektion bei Hunden und Katzen in erster Linie auf einer Feuchte-Hitze-Ansammlung in der Blase. Die TCM betrachtet Feuchtigkeit als unbrauchbare Körperflüssigkeit, die bei schlechter Verdauung anfällt. Vermutlich steht daher die Anfälligkeit für Harnwegsentzündungen in Beziehung zur Ernährung und Verdauung. Wie jede Flüssigkeit sinkt Feuchtigkeit im Allgemeinen herab und sammelt sich in den unteren (abhängigen) Körperpartien. Dass Kolitis, Zystitis und Vaginitis teilweise gemeinsam vorkommen, ist aus Sicht der TCM verständlich, weil sie allesamt Feuchte-Hitze-Syndrome sind.
- Klinik: Leitsymptom einer Feuchtigkeitsansammlung in Darm oder Blase ist der Druck. Hier stimmen die Erklärungen von TCM und konventioneller Medizin im Wesentlichen überein, dass in den Hohlorganen angehäufte Feuchtigkeit ein Dehnungsgefühl und den Drang, sich zu erleichtern, erzeugt. Feuchte-Hitze sorgt zudem für Brennen. Feuchte-Hitze-Symptome sind auch Blut im Urin und eine Kristallurie. Blutungen sind ein Zeichen, dass Feuchte-Hitze das Blut so „aufgewühlt" hat, dass es aus den Gefäßen „springt". Besonders „trübe" Feuchtigkeit „gerinnt" und äußert sich in Form von Kristallen, Schleim oder Konkrementen.
- Verlauf: Im Fortschreiten einer Zystitis spiegelt sich sowohl das TCM- als auch das konventionelle pathologische Verständnis. In chronischen Fällen behindert zunehmend in die Blasenwand eingelagerte Feuchtigkeit die normale Zirkulation. Anfangs verursacht das einen für *Qi*-Stagnation typischen Dehnreiz und nur vorübergehend Schmerzen. Doch weil *Qi* die treibende Kraft für das Blut ist, wird auch der Blutkreislauf immer stärker behindert. Eine Blut-Stase in der Blase geht mit stechenden Schmerzen, evtl. auch fokal blutenden Gewebemassen (z. B. in Form von Fibrosen, Polypen oder Tumoren) einher.
- Behandlungsziele: Bei Kleintieren abhängig vom Verlauf der Zystitis. In akuten Fällen geht es primär darum, die Feuchtigkeit auszuleiten und Hitze zu klären. In chronischen Fällen muss der obstruierende Schleim erst transformiert werden, um Feuchtigkeit ausleiten, Hitze klären und Blutungen stillen zu können.

- Dosierungsempfehlung für die genannten Rezepturen (Granulate): 60–75 mg/kg (oder ¼ Teelöffel pro 5–7,5 kg KG), aufgeteilt auf 2 Dosen am Tag. Ein gut verträgliches Mittel darf auch höher dosiert werden.
- **Ba Zheng San** („Acht-Arzneien-Pulver zur Korrektur")
  - Indikation: in der Humanmedizin gängiges Mittel für unkomplizierte akute Zystitis
  - Wirkung: enthält entzündungshemmende und/oder antimikrobielle Bestandteile
  - Kontraindikation: nicht bei schwachen oder hinfälligen Patienten anwenden!
- **Wu Lin San** („Fünf-Kräuter-Pulver, um schmerzhafte Miktion zu lindern", Mischung aus Gardenien und Hoelen) oder **Jia Wei Wu Lin San** („Verstärktes Fünf-Kräuter-Pulver zur Linderung von Miktionsschmerzen")
  - Indikation: fortgeschrittene Zystitis (Übergang von einfacher Feuchte-Hitze-Ansammlung zur Blut-Stase)
  - Wirkung: blutstillend (hämostatisch) und -bewegend
  - Anmerkung: *Jia Wei Wu Lin San* meist wirksamer als *Wu Lin San*
- **Shao Fu Zhu Yu Tang** („Blut-Stase aus dem unteren Abdomen vertreibendes Dekokt")
  - Indikation: fortgeschrittene Zystitis mit blutenden Knoten („Massen") aufgrund der Blut-Stase; besonders geeignet für ältere, zittrige Tiere
  - Zusätze (zu 100 g des Grundrezepts) und Wirkeigenschaften: 15 g *Hua Shi* (mineralisches Talkum, kein parfümiertes aus der Kosmetik), um gezielt Blut in der Blase zu bewegen; durch *Hua Shi* lassen sich auch durch Feuchte-Hitze entstandene Verhärtungen erweichen. *San Leng* (Sparganium) und *E Zhu* (Curcuma) unterstützen die abschwellende bzw. blutende „Massen" auflösende Wirkung von *Shao Fu Zhu Yu Tang*
  - Kontraindikation: Bei Struvitsteinen besser nicht das stark magnesiumhaltige *Hua Shi* ergänzen!
- **Xiao Ji Yin Zi** („Felddistel-Dekokt")
  - Indikation: signifikante Hämaturie bei chronischer Zystitis (ohne Blasenpolyp/-tumor)
- **Si Miao San** („Vier-Wunder-Pulver")
  - Indikation: Anfälligkeit für Feuchte-Hitze im unteren *San Jiao* (Kolitis und Zystitis)
  - Wirkung: verhindert Rezidive

### Akupunktur

- Bei Harnwegsinfekten: KG 3, Bl 28, MP 9, MP 6 und MP 10
  - KG 3 und Bl 28 sind Alarm- und Verbindungspunkte des Blasen-Meridians.
  - MP 9, um Feuchtigkeit aus dem unteren *San Jiao* auszuleiten, Hitze zu klären und die Milz zu stärken, damit sie nicht länger obstruierende Feuchtigkeit produziert.
  - MP 6 ist wichtig, um stagnierendes *Qi* und Blut im unteren *San Jiao* wieder zu bewegen.
  - MP 10 kühlt das Blut und lässt es wieder besser fließen.

### Westliche Kräuter

- **Mischung I (Alkoholextrakte aus Purpurdost, Strauchhortensie, Grießwurzel und Maisgriffel** im Verhältnis 2:2:1:1)
  - Vorbemerkung: Auch westliche Pflanzen mit antibiotischen Eigenschaften eignen sich zur Behandlung einer Zystitis. Doch die meisten (wie diese vier Substanzen) sind nur schwach antimikrobiell wirksam, wenn überhaupt, und werden daher eher zur Harnsäuerung empfohlen (z.B. von Hoffman). Einer der Autoren (Steve Marsden) hält diese Mischung aber auch in akuten Fällen einer infektiösen oder sterilen Zystitis sowie bei Rezidiven für nützlich (wegen der Wirkung der einzelnen Bestandteile).
  - Indikation: akute und chronische Zystitis.
  - Wirkung: Purpurdost leitet Feuchtigkeit aus und klärt Hitze, Strauchhortensie fördert den *Qi*-, Grießwurzel den Blutfluss, Maisgriffel wirkt lindernd (Demulzens) und beseitigt Feuchtigkeit.
  - Dosierungsempfehlung: 0,08 ml/kg KG, aufgeteilt auf 2 Dosen am Tag.
- **Mischung II (Alkoholextrakte aus Schachtelhalm, Labkraut, Purpurdost und Strauchhortensie** zu etwa gleichen Teilen)
  - Indikation: blutende Läsionen („Massen").
  - Wirkung: Schachtelhalm scheint Durchblutungshindernisse aufzuweichen oder zu transformieren und eignet sich daher für Störungen mit chronischer Hämaturie durch Fibrosen oder Blasenpolypen; Labkraut hilft auch, fibrosiertes Gewebe wieder zu erweichen. Strauchhortensie löst *Qi*-Stagnationen auf und wirkt dadurch lindernd bei Blasenschmerzen. Purpurdost leitet Feuchtigkeit aus und klärt Hitze.
  - Dosierungsempfehlung: 0,08 ml/kg KG, aufgeteilt auf 2 Dosen am Tag.

### Therapievorschläge der Autoren

Steve Marsden: Mischung I (Purpurdost, Strauchhortensie, Maisgriffel und Grießwurzel); bei Blasenwandverhärtung und chronischer Hämaturie *Shao Fu Zhu Yu Tang*; für unkomplizierte akute Fälle Cantharis C30.
Susan G. Wynn: Antibiotika (je nach Bakterienkultur und -empfindlichkeit); bei chronisch rezidivierenden Infektionen zwischen Preiselbeeren, Buccu- und Bärentraubenblättern abwechseln oder ein geeignetes TCM-Mittel wählen.

# 16.9 Chronische Vaginitis

(☞ auch Kap. 17)

## 16.9.1 Therapeutische Strategie

- Prädisponierende Faktoren (anatomische Abweichung, Reizung, Geschwulst, Infektion usw.) abklären

## 16.9.2 Komplementäre Optionen

### TCM

- Therapieprinzip: bei einer (Vulvo-)Vaginitis von Kleintieren Feuchtig-keits- oder Feuchte-Hitze-Ansammlungen aus dem Unterleib beseitigen.
- Dosierungsempfehlung für alle genannten Rezepturen (Granulate): 60–75 mg/kg (oder ¼ Teelöffel pro 5–7,5 kg KG), aufgeteilt auf 2 Dosen am Tag. Ein gut verträgliches Mittel darf auch höher dosiert werden.
- *Long Dan Xie Gan Tang* („Leber entlastendes Enzian-Dekokt")
  - Indikation: Füllesyndrom
  - Symptome: feuerrote Zunge; kraftvoller Puls, Reizbarkeit, wunde, näs-sende Läsionen, eitriger Ausfluss und Schmerzen
  - Absetzen: bei Appetitverlust oder Müdigkeit
- *Si Miao San* („Vier-Wunder-Tablette")
  - Indikation: Milz-*Qi*-Mangelsyndrom mit entsprechenden Symptomen (☞ Fallbericht in Kap. 17)
  - Symptome: klarer vaginaler Ausfluss, der nach erfolgreicher Behand-lung aufhört
  - Differenzialdiagnose: Puls schwächer und Zunge weniger dunkel als bei Tieren, die gut auf *Long Dan Xie Gan Tang* ansprechen; unter Umständen ist *Long Dan Xie Gan Tang* aber schlechter verträglich
- *Yu Dai Wan* („Ausfluss heilende Tablette") und *Zhi Dai Fang* („Leukor-rhö stoppendes Dekokt")
  - Indikation: speziell für Vaginitis mit faulig gelbem Ausfluss (infolge der Feuchte-Hitze-Anhäufung im Unterleib)
- *Yi Zhi Tang* („Weisheit förderndes Dekokt")
  - Indikation: Tiere mit Milz-*Qi*-Mangel, evtl. auch Prolapsneigung
  - Symptome: schwacher, klarer oder weißlicher Ausfluss

### Westliche Kräuter

- In der Gynäkologie gebräuchliche Pflanzenwirkstoffe eignen sich ein-zeln oder kombiniert auch zur Behandlung von infektiösen Erkrankun-gen mit Ausfluss bei Hündinnen. Alle werden oral verabreicht, z.B.
  - Frauenwurz *(Caulophyllum thalictroides)*, Waldlilie *(Trillium erec-tum)*, Brennnesseln *(Urtica dioica)* – besonders bei starkem Juckreiz
  - Gefleckter Storchschnabel *(Geranium maculatum)* – besonders bei blutigem Ausfluss
- Dosierung (Einzelsubstanz oder Kombination): 0,08 ml/kg, aufgeteilt auf 2 Dosen am Tag.

### Therapievorschläge der Autoren

Steve Marsden: Geeignetes TCM-Mittel
Susan G. Wynn: Probiotika; chinesische Kräuter

# 16.10  Fallbericht

## Rezidivierende Harnwegsinfektion

Maggie, eine 6-jährige, kastrierte Golden-Retriever-Hündin

### Anamnese

Nach ständig wiederkehrenden Harnwegsinfektionen innerhalb von drei Jahren sollte die Hündin „alternativ" behandelt werden.

Erstes Anzeichen ihrer Infektion war das vermehrte Ausscheiden kleinerer Harnmengen, gefolgt von „unproduktivem" Harndrang; gelegentlich war der Urin blutig gefärbt und roch unangenehm „muffig". In der Urinkultur war *Proteus mirabilis* nachzuweisen. Aufgrund der Erregerempfindlichkeit wurde Cefalexin (2 × 1000 mg/Tag) verordnet.

Maggie sprach sofort darauf an (negative Befunde der Urinkultur). Nach wenigen Wochen kam zwar ein Rückfall, doch die Proteusinfektion konnte wiederum erfolgreich behandelt werden. Die Ultraschalluntersuchung der Blase ergab keinen Infektionsherd, sondern nur eine leichte Wandverdickung im kranialen Blasenbereich. In wiederholten Zyklen ließ sich die Infektion zuverlässig behandeln, aber nicht verhindern, dass sie spätestens einen Monat nach Absetzen des Medikaments regelmäßig wiederkehrte. Eine Blasenbiopsie lehnte der Besitzer ab; er wollte lieber, dass die Hündin mehr Antibiotika erhielt.

Von einem phytotherapeutisch orientierten Tierarzt wurde eine Kombination mit bekannter antimikrobieller Wirkung auf den Harntrakt verschrieben. Durch das pflanzliche Mittel kam es zu einer spürbaren Besserung der Symptome, doch *Proteus mirabilis* war noch immer nachzuweisen. Im Ultraschall zeigte sich, dass die Verdickung der Blasenwand in Nähe des Apex zugenommen hatte. Eine chirurgische Abklärung oder Kontrastmitteldarstellung (Zystographie) lehnte der Hundebesitzer weiterhin ab und entschied sich für eine längere Antibiotikatherapie. Doch als die Blase fünf Wochen nach Absetzen der Medikation erneut, diesmal mit Enterokokken, infiziert war, wandte sich der Hundebesitzer an den Autor (Steve Marsden). Zum Untersuchungszeitpunkt war Maggie relativ beschwerdefrei.

- **Symptome:** etwas häufigeres Urinieren am Abend und leicht gesteigerter Durst.
- **Urin:** sehr gelb, aber kein auffälliger Geruch.
- **Allgemeinzustand und Verhalten:** anfällig für Hitze, ohne ruhelos zu werden; normal guter Appetit; energiegeladen und anhänglich/zugewandt.

### Körperliche Untersuchung

- **Unauffälliger Befund.**
- **Zunge:** normale Farbe, etwas belegt (bei früheren Untersuchungen dunkelrot und feucht).

**16**

- **Puls:** auf einer Seite dauernd drahtig, auf der anderen schlüpfrig. Ein drahtiger Puls spricht für eine erhöhte Wandspannung (Gefäß lässt sich nicht komprimieren) als Hinweis auf eine Störung des Blutflusses. Ein schlüpfriger Puls fühlt sich prall und kraftvoll an, nur der Tonus der Gefäßwand ist schwach. Für die TCM bedeutet eine Kombination aus drahtigem und schlüpfrigem Puls, dass pathologische Fülle (Feuchtigkeitsansammlung) die Blutzirkulation behindert.

### Befundauswertung bzw. Diagnose aus Sicht der TCM

- Aus (konventionell-)medizinischer Sicht könnte es sich bei Maggies Krankheitsbild um ein persistierendes Urachusdivertikel handeln, da die Blasenwand in Nähe des Apex verdickt ist. Der Erregerwechsel lässt sich ganz einfach damit erklären, dass es nach der Eradikation von Proteus zu einer Neuinfektion durch Enterokokken kam. Obwohl ein persistierendes Urachusdivertikel meist operiert werden muss, lässt die Reduktion der Blasenwandentzündung hoffen, dass es ausheilt, sobald sich das Divertikel vollständig entleeren kann, wenn die Blasenwand weiter abschwillt. Mit nachlassender Schwellung ist auch zu erwarten, dass Immunzellen besser zum infizierten Bereich der Blasenwand gelangen. Behandlungsziel ist demnach, die Durchblutung der Blasenwand zu verbessern.
- Auch der TCM geht es vorrangig um die Blasenwandzirkulation. Denn eine Zystitis entwickelt sich häufig aus Feuchtigkeitsansammlungen in der Blase, durch die der *Qi*- und Blutfluss behindert wird. Wenn die Obstruktion fortschreitet, entsteht Hitze; Feuchte-Hitze kommt durch eine rote, feuchte Zunge zum Ausdruck, und bei Behinderung des *Qi*-Flusses wird der Puls drahtig. Beide Symptome lagen in Maggies Fall vor.

### Behandlung

- Sowohl den (schul)medizinischen wie den TCM-Befunden wurde die Kombination aus alkoholischen Extrakten von Strauchhortensie, Purpurdost, Grießwurzel und Maisgriffel gerecht (zu gleichen Teilen gemischt und in einer Dosierung von $3 \times 30$ Tropfen/Tag).
- Wie bereits erwähnt, scheint sie die Durchblutung der Blasenwand sowohl aus TCM- wie konventionell-medizinischer Sicht zu fördern. Durch Ansäuern des Harns kann die Rezeptur offenbar auch das Keimwachstum hemmen, obwohl kein einziger Bestandteil direkt antimikrobiell wirksam ist.

### Therapieergebnisse

- Rasches Ansprechen auf die Mischung: nach ca. vier Wochen Behandlung steriler Urin.

- Nach Absetzen der Antibiotika fiel dem Besitzer auf, dass die Hündin wieder mehr Energie zeigte als in den Monaten zuvor; vermutlich hatte sie doch unter Schmerzen gelitten, die erst durch das pflanzliche Mittel nachließen.
- Monate später war Maggies Urin weiterhin keimfrei, sodass die Mischung nur noch zeitweilig verabreicht werden sollte, wenn sich der Uringeruch veränderte.

## Literatur

Ahsan SK, Tariq M, Ageel AM, al-Yahya MA, Shah AH. Effect of *Trigonella foenum-graecum* and *Ammi majus* on calcium oxalate urolithiasis in rats. *J Ethnopharmacol* 26(3):249-254, 1989.

Ahuja S, Kaack B, Roberts J. Loss of fimbrial adhesion with the addition of *Vaccinum macrocarpon* to the growth medium of P-fimbriated Escherichia coli. *J Urol* 159(2):559-562, 1998.

Avorn J, Monane M, Gurwitz JH, Glynn RJ, Choodnovskiy I, Lipsitz LA. Reduction of bacteriuria and pyuria after ingestion of cranberry juice. *J Am Med Assoc* 271(10):751-754, 1994.

Barsanti JA, Finco DR, Mahaffey MM, Fayrer-Hosken RA, Crowell WA, Thompson FN Jr, Shotts EB. Effects of an extract of *Serenoa repens* on dogs with hyperplasia of the prostate gland. *Am J Vet Res* 61(8):880-885, 2000.

Brown SA, Finco DR, Brown CA. Is there a role for dietary polyunsaturated fatty acid supplementation in canine renal disease? *J Nutr* 128(12 Suppl):2765S-2767S, 1998.

Buffington CA, Blaisdell JL, Komatsu Y, Kawase K. Effects of choreito and takushya consumption on in vitro and in vivo struvite solubility in cat urine. *Am J Vet Res* 58(2):150-152, 1997a.

Buffington CA, Blaisdell JL, Kawase K, Komatsu Y. Effects of choreito consumption on urine variables of healthy cats fed a magnesium-supplemented commercial diet. *Am J Vet Res* 58(2):146-149, 1997b.

Buffington CA, Blaisdell JL, Komatsu Y, Kawase K. Effects of choreito consumption on struvite crystal growth in urine of cats. *Am J Vet Res* 55(7):972-975, 1994.

Castello T, Girona L, Gomez MR, Mena Mur A, Garcia L. The possible value of ascorbic acid as a prophylactic agent for urinary tract infection. *Spinal Cord* 34(10):592-593, 1996.

Cerulli J, Grabe DW, Gauthier I, Malone M, McGoldrick MD. Chromium picolinate toxicity. *Ann Pharmacother* 32:428-431, 1998.

Doan DD, Nguyen NH, Doan HK, Nguyen TL, Phan TS, van Dau N, Grabe M, Johansson R, Lindgren G, Stjernstrom NE. Studies on the individual and combined diuretic effects of four Vietnamese traditional herbal remedies *(Zea mays, Imperata cylindrica, Plantago major, and Orthosiphon stamineus)*. *J Ethnopharmacol* 36(3):225-231, 1992.

Ehling D. *The Chinese Herbalist's Handbook*, revised ed. Santa Fe, NM, 1996, Inword Press.

Grases F, Melero G, Costa-Bauza A, Prieto R, March JG. Urolithiasis and phytotherapy. *Int Urol Nephrol* 26(5):507-511, 1994.

Grases F, March JG, Prieto RM, Simonet BM, Costa-Bauza A, Garcia-Raja A, Conte A. Urinary phytate in calcium oxalate stone formers and healthy people – dietary effects on phytate excretion. *Scand J Urol Nephrol* 34(3):162-164, 2000.

Guilford G. Proceedings of the North American Veterinary Conference, Orlando, Fla, 1999.

**16**

Habash MB, Van der Mei HC, Busscher HJ, Reid G. The effect of water, ascorbic acid, and cranberry-derived supplementation on human urine and uropathogen adhesion to silicone rubber. *Can J Microbiol* 45(8):691-694, 1999.

Hetey SK, Kleinberg ML, Parker WD, Johnson EW. Effect of ascorbic acid on urine pH in patients with injured spinal cords. *Am J Hosp Pharm* 37(2):235-237, 1980.

Hirayama H, Wang Z, Nishi K, Ogawa A, Ishimatu T, Ueda S, Kubo T, Nohara T. Effect of *Desmodium styracifolium*–triterpenoid on calcium oxalate renal stones. *Br J Urol* 71(2):143-147, 1993.

Ishani A, MacDonald R, Nelson D, Rutks I, Wilt TJ. *Pygeum africanum* for the treatment of patients with benign prostatic hyperplasia: a systematic review and quantitative meta-analysis. *Am J Med* 109(8):654-664, 2000.

Kinney AB, Blount M. Effect of cranberry juice on urinary pH. *Nurs Res* 28(5):287-290, 1979.

Koide T, Yamaguchi S, Utsunomiya M, Yoshioka T, Sugiyama K. The inhibitory effect of kampou extracts on in vitro calcium oxalate crystallization and in vivo stone formation in an animal model. *Int J Urol* 2(2):81-86, 1995.

Lappin MR, Jensen WA, Chandrashekar R, Kinney SD. Parenteral administration of FVRCP vaccines induces antibodies against feline renal tissues. Proceedings of the ACVIM Forum, Dallas, Tex, 2002.

Leishi L. *Rheum officinale:* a new lead in preventing progression of chronic renal failure. *Chin Med J* 109(1):35-37, 1996.

Li CP. Chinese Herbal Medicine, 1974. (DHEW publication # 75-732) John E. Fogarty International Center for Advanced Study in the Health Sciences, U.S. Department of Health, Education and Welfare, NIH, Rockville, Md, pp 21-22.

Light I, Gursel E, Zinnser HH. Urinary ionized calcium in urolithiasis: effect of cranberry juice. *Urology* 1(1):67-70, 1973.

Lis-Balchin M, Hart S, Simpson E. Buchu *(Agathosma betulina* and *A. crenulata, Rutaceae)* essential oils: their pharmacological action on guinea-pig ileum and antimicrobial activity on microorganisms. *J Pharm Pharmacol* 53(4):579-582, 2001.

Lu GW, Miura K, Yukimura T, Yamamoto K. Effects of extract from *Clerodendron trichotomum* on blood pressure and renal function in rats and dogs. *J Ethnopharmacol* 42(2):77-82, 1994.

Mills S, Bone K. *Principles and Practice of Phytotherapy.* Philadelphia, Pa, 2000, Churchill Livingstone.

Mitsuma T, Yokozawa T, Oura H, Terasawa K, Narita M. [Clinical evaluation of kampo medication, mainly with wen-pi-tang, on the progression of chronic renal failure]. *Nippon Jinzo Gakkai Shi* 41(8):769-777, 1999.

Perez Gutierrez RM, Laguna GY, Walkowski A. Diuretic activity of Mexican *Equisetum. J Ethnopharmacol* 14(2-3):269-272, 1985.

Racz-Kotilla E, Racz G, Solomon A. The action of *Taraxacum officinale* extracts on body weight and diuresis of laboratory animals. *Planta Med* 26:212-217, 1974.

Sanderson SL, Osborne CA, Lulich JP, Bartges JW, Pierpont ME, Ogburn PN, Koehler LA, Swanson LL, Bird KA, Ulrich LK. Evaluation of urinary carnitine and taurine excretion in 5 cystinuric dogs with carnitine and taurine deficiency. *J Vet Intern Med* 15(2):94-100, 2001.

Sebekova K, Dammrich J, Krivosikova Z, Heidland A. The effect of oral protease administration in the rat remnant kidney model. *Res Exp Med* 199(3):177-188, 1999.

Seltzer MA, Low RK, McDonald M, Shami GS, Stoller ML. Dietary manipulation with lemonade to treat hypocitraturic calcium nephrolithiasis. *J Urol* 156(3):907-909, 1996.

Su ZZ, He YY, Chen G. [Clinical and experimental study on effects of man-shen-ling oral liquid in the treatment of 100 cases of chronic nephritis]. *Zhongguo Zhong Xi Yi Jie He Za Zhi* 13(5):259-260, 269-272, 1993.

Terris MK, Issa MM, Tacker JR. Dietary supplementation with cranberry concentrate tablets may increase the risk of nephrolithiasis. *Urology* 57(1):26-29, 2001.

Tsukada K, Tokunaga K, Iwama T, Mishima Y, Tazawa K, Fujimaki M. Cranberry juice and its impact on peristomal skin conditions for urostomy patients. *Ostomy Wound Manage* 40(9):60-62, 64, 66-68, 1994.

Wasser WG, Feldman NS, D'Agati VD. Chronic renal failure after ingestion of over-the-counter chromium picolinate [letter]. *Ann Intern Med* 126:410, 1997.

Wilt T, Ishani A, MacDonald R, Stark G, Mulrow C, Lau J. Beta-sitosterols for benign prostatic hyperplasia. *Cochrane Database Syst Rev* 2:CD001043, 2000.

Wood T, Weckman TJ, Henry PA, Chang SL, Blake JW, Tobin T. Equine urine pH: normal population distributions and methods of acidification. *Equine Vet J* 22(2):118-121, 1990.

Yasui T, Fujita K, Sato M, Sugimoto M, Iguchi M, Nomura S, Kohri K. The effect of takusha, a kampo medicine, on renal stone formation and osteopontin expression in a rat urolithiasis model. *Urol Res* 27(3):194-199, 1999.

Yeung H. *Handbook of Chinese Herbal Formulas.* Los Angeles, 1996, Self-published.

Yeung H. *Handbook of Chinese Herbs.* Los Angeles, 1996, Self-published.

Zhang G, el Nahas AM. The effect of rhubarb extract on experimental renal fibrosis. *Nephrol Dial Transplant* (1):186-190, 1996.

**16**

# 17 Erkrankungen der Reproduktionsorgane

## 17.1 Metritis

### 17.1.1 Therapeutische Strategie

- Infektionsursache abklären und behandeln

### 17.1.2 Komplementäre Optionen

#### TCM

- Definition: Fluor vaginalis/Ausfluss *(Dia Xia)* tritt bei Frauen recht häufig auf und kann unterschiedliche Ursachen haben (z.B. Endometritis, Myometritis, Pyometra, Vaginitis). Von den zahlreichen in der Gynäkologie eingesetzten TCM-Mitteln sind hier diejenigen angeführt, die sich auch zur Behandlung weiblicher Tiere eignen. Wie bei den meisten Störungen unterscheidet die TCM bei *Dia Xia* zwischen Fülle- oder Mangelzuständen. Bei einem Überschuss (Fülle) strömt Feuchte- oder Toxische-Hitze in den Unterleib, bei einem Mangel zeigt der Ausfluss, dass Milz-*Qi*, Nieren-*Yin* oder Nieren-*Yang* geschwächt sind.

#### Ausfluss durch Toxische-Hitze

- ***Huang Lian Jie Du Tang*** („Antiphlogistisches Chin. Goldfaden/Coptis-Dekokt")
  - Indikation: plötzlich einsetzender, übel riechender und purulenter Ausfluss („septisch"); auch für Septikämie, Dysenterie, Pneumonie, akute Harnwegsinfekte und Abszesse
  - Wirkung: stark antimikrobiell wirksames Mittel
  - Symptome: Hitzesymptome (Fieber, Hitzeunverträglichkeit, Reizbarkeit, starkes Krankheitsgefühl, großer Durst, mangelnder Appetit, Bauchschmerzen und evtl. spärlicher, dunkler Urin); rote bis violette Zunge, die je nach Grad der Hitze trocken und gelb belegt sein kann; schneller, kraftvoller, leicht tastbarer Puls
  - Anwendung: nur in Kapselform, denn *Huang Lian Jie Du Tang* schmeckt sehr bitter
  - Kontraindikation: nicht bei Tieren mit Mangelzuständen, kann zu Durchfall und Appetitverlust führen!
  - Dosierungsempfehlung: 100–150 mg/kg (oder ¼ Teelöffel pro 6 kg KG), verteilt auf 2 Dosen am Tag

#### Ausfluss durch Feuchte-Hitze

- ***Zhi Dai Fang*** („Ausfluss kontrollierende Rezeptur") und ***Long Dan Xie Gan Tang*** („Leber entlastendes Enzian-Dekokt")

– Indikation: starker, übel riechender, dicker Ausfluss (chronischer bzw. hartnäckiger als Ausfluss bei Toxischer-Hitze)
– Differenzialindikation: *Zhi Dai Fang* eher für Tiere, die mehr von Feuchtigkeit als Hitze betroffen sind (weniger reizbar) und deren Ausfluss blutig gefärbt sein kann; *Long Dan Xie Gan Tang* bei Überwiegen der Hitzesymptome (kräftiger Puls, Gereiztheit bzw. Aggressivität, Hitzeunverträglichkeit)
– Symptome: z. T. nicht so stark wie bei akuter Erkrankung und typisch für Feuchte-Hitze, auch bereits in der Vorgeschichte (lokaler Juckreiz, spärlicher, dunkler Urin, Hitzeintoleranz, Appetitverlust und gesteigerter Durst oder großer Appetit und wenig Durst, dicke, dunkle Schuppen u. a.); rote bis violette, feuchte Zunge; schlüpfriger, drahtiger und evtl. beschleunigter Puls
– Dosierungsempfehlung (beide Mittel): 100–150 mg/kg (oder ¼ Teelöffel pro 6 kg KG), verteilt auf 2 Dosen am Tag
● **Akupunkturpunkte:** KG 3, MP 9, MP 6, Di 11, MP 10 und Le 2
– KG 3 ist Lokal-/Nahpunkt des Uterus und unteren *San Jiao*
– MP 9 hindert die Milz daran, weiter obstruierende Feuchtigkeit zu erzeugen; durch MP 6 wird das *Qi* im unteren *San Jiao* bewegt, damit der Ausfluss aufhört
– Di 11 klärt (beseitigt) Feuchte-Hitze
– MP 10 und Le 2 kühlen das Blut bzw. die Leber-Meridiane im unteren *San Jiao*

**17**

### Ausfluss durch Milz-*Qi*-Mangel

● Mangelzustände führen auch bei Ausfluss zu einem ganz anderen Erscheinungsbild als Hitzesyndrome.
● *Wan Dai Tang* („Ausfluss beendendes Dekokt")
– Indikation: Müdigkeit oder Lustlosigkeit bei reichlich dünnflüssigem, fast geruchlosem Ausfluss (evtl. Blutspuren)
– Symptome: blasse, leicht schleimig belegte Zunge; schwacher oder sogar rauer Puls; weiche Stuhlkonsistenz, mangelnder Appetit, Ödeme an den Hinterpfoten
– Wirkung: Milz tonisierend, hebt das *Qi* buchstäblich an, leitet Feuchtigkeit aus und stillt schwache Blutungen
– Dosierungsempfehlung: 100–150 mg/kg (oder ¼ Teelöffel pro 6 kg KG), verteilt auf 2 Dosen am Tag
● *Yi Huang Tang* („Gelb [Eiter] transformierendes Dekokt")
– Indikation: geschwächte Tiere mit „leerem" Puls, bei denen Hitzesymptome etwas mehr im Vordergrund stehen; reichlicher, oft gelber Ausfluss
– Wirkung: weniger Milz tonisierend, dafür stärker adstringierend und Hitze klärend als *Wan Dai Tang*
– Dosierungsempfehlung: 100–150 mg/kg (oder ¼ Teelöffel pro 6 kg KG), verteilt auf 2 Dosen am Tag
● **Akupunkturpunkte:** Ma 36, MP 6, Ma 40, Bl 20, MP 9 und KG 4

### Ausfluss durch Nieren-*Yang*-Mangel

- Wenn im weiteren Verlauf die Mangel- und Kältesymptome stärker werden, hat sich aus einem Milz-*Qi*-Mangel ein ernster Nieren-*Yang*-Mangel entwickelt.
- *Nei Bu Wan* („Tablette zur inneren Supplementierung")
  - Indikation: anhaltender muköser Ausfluss (dünnflüssig, weißlich oder klar)
  - Symptome: blasse Zunge; tiefer, langsamer oder schwacher Puls; Kälteintoleranz, vermehrter Harndrang (selbst mitten in der Nacht), heller Urin, weiche Stuhlkonsistenz, Anöstrus oder verspäteter Östrus, Konzeptionsstörungen, Kreuzschmerzen, schwache und kalte Extremitäten
  - Dosierungsempfehlung: 100–150 mg/kg (oder ¼ Teelöffel pro 6 kg KG), verteilt auf 2 Dosen am Tag
- **Akupunkturpunkte:** KG 4, Bl 23 und Ni 3

### Ausfluss durch Nieren-*Yin*-Mangel

- *Zhi Bai Di Huang Wan* („Tablette aus Anemarrhena, Phellodendron und Rehmannia")
  - Indikation: klebriger, geruchloser, blutig tingierter Ausfluss, evtl. ätzend (vaginale Reizung); meist bei leichtem Körperbau
  - Symptome: schneller, dünner Puls; gerötete, leicht trockene Zunge; Unruhe (besonders nachts), Obstipation (Kot sehr trocken), gesteigerter Durst, traumreicher Schlaf
  - Dosierungsempfehlung: 100–150 mg/kg (oder ¼ Teelöffel pro 6 kg KG), verteilt auf 2 Dosen am Tag
- **Akupunkturpunkte:** KG 3, MP 6, Ni 6 und Bl 23

### Ausfluss durch Blut-Stase

- Blutiger Ausfluss lässt sich oft gut mit Blut-bewegenden Rezepturen behandeln:
- **Mischung aus** *Pu Huang, Dang Gui* **und** *Wu Ling Zhi*
  - Indikation: nach Einzelfallberichten bei Myometritis von Schafen wirksam; für Haustiere mit dunklem, blutigem Ausfluss
  - Symptome: drahtiger oder unregelmäßiger Puls; dunkelrote Zunge
  - Dosierungsempfehlung: 100–150 mg/kg (oder ¼ Teelöffel pro 6 kg KG), verteilt auf 2 Dosen am Tag
- *Sheng Hua Tang* („Erzeugendes und transformierendes Dekokt")
  - Indikation: postpartale Metritis oder Lochienstau bei Hündinnen
  - Symptome: blasse bis lila Zunge; rauer oder drahtiger Puls
  - Dosierungsempfehlung: 100–150 mg/kg (oder ¼ Teelöffel pro 6 kg KG), verteilt auf 2 Dosen am Tag
- **Mischung aus** *Yi Mu Cao* **und** *Huang Bai*
  - Zusammensetzung: 20 % *Yi Mu Cao* (Chin. Mutterkraut), 20 % *Huang Bai* (Korkbaum), 10 % *Hong Hua* (Saflor), 19 % *Dang Gui* (Chin. Engelwurz), 11 % *Xiang Fu* (Nussgras), 9 % *Cang Zhu* (Mastixdistel) und 11 % *Lai Fu Zi* (Rettich)

- Indikation: Myometritis und leichte Feuchte-Hitze-Symptome bei Hündinnen
- Wirkung: Blut-Stase auflösend (Blut-bewegend)
- Dosierungsempfehlung: 100–150 mg/kg (oder ¼ Teelöffel pro 6 kg KG), verteilt auf 2 Dosen am Tag

### Westliche Kräutermedizin

- Langjährig bewährt hat sich bei Ausfluss eine Mischung (zu gleichen Teilen) aus Flüssigextrakten von geflecktem Storchschnabel *(Geranium maculatum)*, Waldlilie *(Trillium erectum)*, Eibisch *(Althea officinalis)* und Odermennig *(Agrimonia eupatoria)*.
  - Indikation: Ausfluss durch Feuchte-Hitze (siehe oben)
  - Dosierungsempfehlung: bis zu 3 × täglich 0,1 ml/kg KG

---

**Therapievorschläge der Autoren**

Steve Marsden: Geeignetes TCM-Mittel unter engmaschiger Kontrolle bei sehr kranken Tieren, um Compliance und Wirksamkeit zu überprüfen
Susan G. Wynn: Luteolyse (falls angebracht); Antibiotika (je nach Erreger und klinischem Bild); TCM-Mittel; Akupunktur

**17**

---

## 17.2 Pyometra

Siehe 17.1 Metritis. Bei abgekapselter Eiteransammlung ist eine Operation oder medikamentöse Luteolyse zu empfehlen. Eine offene Pyometra stellt ein lebensbedrohliches Ereignis dar. Alternative und klinisch nicht erprobte Behandlungsansätze dürfen daher nur mit größter Vorsicht angewandt werden und erfordern eine sehr sorgfältige Nachkontrolle.

## 17.3 Vaginitis

### 17.3.1 Therapeutische Strategien

- Zugrunde liegende Störung (anatomische Anomalie, subklinische Harninkontinenz, adipös bedingte Vulva-Fettfalten etc.) behandeln
- Bakterielle Überwucherung verhindern
- Entzündung eindämmen

### 17.3.2 Optionen auf konventioneller Grundlage

- **Ernährungsumstellung:** entzündliche Schleimhautveränderungen könnten mit einer Nahrungsmittelallergie verbunden sein.
- **Probiotika:** in der Gynäkologie schon länger bei Vaginitis üblich. Einer neueren Studie zufolge scheint die orale Lactobacillus-Gabe eine klinische Besserung zu bewirken und zur Ansiedlung von Milchsäurebakterien in der Vagina zu führen [Reid et al. 2001]. Da Probiotika lebende Organismen enthalten, sind die Angaben bei kommerziell erhältlichen

Präparaten oft ungenau, denn aufgrund der Herstellung kann sich das Bakterienspektrum verändert haben und bei längerer Lagerung die Zahl lebender Organismen abnehmen. Deshalb am besten immer nur ganz frische, gekühlte oder gefriergetrocknete Produkte verwenden. Selbst kleineren Hunden werden Probiotika im Allgemeinen hoch dosiert verabreicht (bis zum Dreifachen der Empfehlung für Menschen); nur gastroenterische Beschwerden machen eine Dosisreduktion erforderlich.

### 17.3.3 Komplementäre Optionen

#### TCM

- *Er Miao San* („Zwei-Wunder-Pulver") bzw. *Si Miao San* („Vier-Wunder-Pulver") und *Yu Dai Wan* („Ausfluss heilende Tablette")
  - Indikation: Vaginitis mit dicklichem, blutig tingiertem Ausfluss als Feuchte-Hitze-Symptom *(Yu Dai Wan)*. *Si Miao San*, eines der wichtigsten Mittel in der alternativen Veterinärmedizin, für unterschiedliche Störungen (besteht aus *Er Miao San* und Zusatz von *Huai Niu Xi* und *Cang Zhu*)
  - Symptome (bei denen *Si Miao San* nützlich ist): Hitze- (rote Zunge; schlüpfriger und drahtiger Puls; Hitzeunverträglichkeit, gesteigerter Durst oder Appetit) und Feuchte-Hitze-Symptome durch Milz-*Qi*-Mangel (Zystitis, Kolitis, nässender Ausschlag, fettiges Fell und Hinterbeinschwäche in der Vorgeschichte)
  - Dosierungsempfehlung (beide Mittel): 100–150 mg/kg (oder ¼ Teelöffel pro 6 kg KG), verteilt auf 2 Dosen am Tag

#### Therapievorschläge der Autoren

Steve Marsden: Geeignete TCM-Rezeptur; Probiotika
Susan G. Wynn: Ernährungsumstellung; Probiotika; TCM-Mittel

## 17.4 Fallbericht

#### Chronische Vaginitis

Gayla, eine 6-jährige, sterilisierte Berner Sennenhündin

#### Anamnese

Die Hündin wurde wegen chronischer Vaginitis und Lahmen zum Tierarzt gebracht.

Schon seit einem Jahr bestand eine Vaginitis mit profus mukösem Ausfluss und einer vulvären Rötung und Schwellung. Ursprünglich hatte ein anderer Tierarzt eine rezidivierende Harnwegsinfektion diagnostiziert (erhöhte Leukozytenzahl im Urin und Nachweis von *Escherichia coli* in der Urinkultur). Wie die Probe gewonnen wurde (durch Blasenpunktion oder aus dem Mittelstrahl), war nicht bekannt; Beschwerden wie Dys- oder Strangurie lagen nicht vor.

In der Vorgeschichte waren bei Gayla Zahnfleischentzündung, schlechter Atemgeruch und „Arthritis" aufgetreten. Soweit sich die Hundebesitzerin erinnern konnte, hatte damals Baptisia gegen Gingivitis und Halitosis geholfen (doch Potenz und Dosierungsschema des homöopathischen Mittels wusste sie nicht mehr). Auch ohne Halitosis und Gingivitis neigte die Hündin zu starker Speichelbildung.

Bedingt durch eine angeborene Hüftdysplasie lahmte sie weiterhin, und der überweisende Tierarzt hatte den Verdacht geäußert, dass auch das linke vordere Kreuzband abgenutzt sei. Das ständige Lahmen des linken Hinterlaufs und die Auswärtsdrehung des linken Knies beim Laufen stützten diese Vermutung, doch die Diagnose war weder radiologisch noch durch Schubladentests gesichert worden. Es bereitete der Hündin Schwierigkeiten, sich aus liegender oder sitzender Position zu erheben, und sie hatte kaum Lust, sich körperlich anzustrengen. Von den physikalischen Maßnahmen schienen Magnettherapie, Tellington-Touch und Massage die Beinbeschwerden etwas gebessert zu haben, fand die Hundebesitzerin.

- Symptomatik: Unter oraler Antibiotikagabe (zur Behandlung der Vaginitis) war es zu akut schmerzhaften Schwellungen an Ellbogen und Knien gekommen, deshalb lahmte die Hündin seit kurzem auch vorn. Die topische Applikation blieb erfolglos, denn durch Antibiotikasalbe besserte sich der Ausfluss nicht. Ellbogen und Knie schwollen auch bei feuchter Witterung und nach der letzten jährlichen Impfung (Impfstoff unbekannt) an. Erschwerend kam noch Gaylas Neigung zur Gewichtszunahme zum Lahmen hinzu.
- Kleinere Beschwerden: Warzen an den Ellbogen, weiche Stuhlkonsistenz und Schnarchen während des Schlafs.
- Ernährung: Um Gaylas Bärenhunger zu stillen, wurde ihr Futter gegenwärtig aus rohem Fleisch und Innereien von Geflügel, Knochenmehl und zerkleinertem Gemüse zubereitet. Obwohl es Vaginitis und Lahmen nicht beeinflusste, wurden die Stühle wieder fester. Nahrungszusätze wie Braunalgen, Luzerne, Vitamin C und E oder Apfelessig führten zu Halitosis und wurden weggelassen. In der Vergangenheit hatte eine Nahrungsergänzung durch bovines Kolostrum (Menge?) die Energie der Hündin offenbar gesteigert. Auch Methylsulfonylmethan, Weidenrinde und Hirschhornpulver wurden gegen die Vaginitis und das Lahmen ausprobiert, blieben aber wirkungslos.
- Allgemeines Verhalten: Gayla hatte kaum Durst. Sie mochte Wärme genauso wie kühle Temperaturen, suchte sich aber bevorzugt warme und weiche Plätze zum Hinlegen. Neuerdings hatte sie aus unerklärlichen Gründen Angst vor Gewitter. Mit anderen Tieren und Menschen kam sie gut aus, bis auf ihren Hang zur Futterverteidigung und ihre Scheu vor wild herumtobenden Tieren. Die Hundebesitzerin sah Gaylas Zurückhaltung als Versuch, sich vor Hüftverletzungen zu schützen.

**17**

### Körperliche Untersuchung

- **Vaginal:** trüber weißlicher Ausfluss, berührungsempfindlich, keine sichtbare Schwellung oder Rötung
- **Nierenlager:** thorakolumbal frei von Schmerzen, kein Anhaltspunkt für Pyelonephritis
- **Zunge:** rosarot; **Puls:** dünn, kraftlos und oberflächlich (d.h. weich)
- **Haut und Fell:** normal, bis auf fettige (behaarte) Stellen um die Ohren herum
- **„Aktive" Punkte:** MP 6, MP 9, Di 11, Bl 26 und Bl 24; im Zentrum der stärksten Schwellung am Ellbogen war Di 11 erwärmt
- **Körpertemperatur:** 38,8 °C (101,8 °F)
- **Sonstiges:** abdominale Palpation ohne Befund; kein Schubladentest durchgeführt
- **Urinprobe** (Mittelstrahlurin): stäbchenförmige Bakterien und Leukozyten wie bei früheren Untersuchungen reichlich vorhanden; auf Urinkultur und Erregerempfindlichkeitstest sowie weitere Labortests wurde verzichtet.

### Befundauswertung bzw. Diagnose aus Sicht der TCM

- Angesichts des reichlichen, dicklichen Ausflusses war die Pyurie in der Vorgeschichte (keine sonstige Miktionsstörung) vermutlich Folge einer chronischen bakteriellen Vaginose. Die Gelenkbeschwerden könnten Ausdruck einer Polyarthritis sein; zum Zeitpunkt der Erstuntersuchung erfolgte aber noch keine weitere Testung.
- Aus Sicht der TCM hat sich in Gelenken und Vagina der Hündin Feuchtigkeit angehäuft.
  - Für Feuchtigkeit spricht, dass sich die Gelenkschwellung bei feuchter Witterung verschlimmert, aber auch der muköse Ausfluss. Auf eine allgemeine Neigung zu Feuchtigkeitsansammlungen im Körper weisen nächtliches Schnarchen, Gewichtsprobleme, fettiges Fell und Warzen hin.
  - Einen Übergang in Feuchte-Hitze lassen trotz Gaylas Vorliebe für Wärme ihre zeitweilig gerötete Zunge, Hauterwärmung und Schwellung von MP 9 und Di 11, Halitosis und der gesteigerte Appetit bei abnehmendem Durst vermuten.
  - Feuchtigkeit und Feuchte-Hitze gelten als Zeichen einer geschwächten Milzfunktion. Hinweise auf einen Milz-$Qi$-Mangel der Hündin geben z.B. ihr weicher Puls und die geschwollenen Milz-Tonisierungspunkte (Bl 24, Bl 26 und MP 6). Durch die energetisch „kühlen" Antibiotika wurde das Milz-$Qi$ weiter geschädigt. In Gaylas Fall verstärkte sich dadurch vor allem die Gelenkfeuchtigkeit.
  - Infolge der Milz-Schwäche könnte sich ein Blut-$Qi$-Mangel entwickelt haben und die Kreuzbänder schwächen, selbst wenn eine (degenerative) Kreuzbanderkrankung noch nicht diagnostiziert wurde. Hinweis auf einen Blut-$Qi$-Mangel ist auch die Ängstlichkeit gegenüber anderen Tieren und bei Gewitter.

## Behandlung

- Behandlungsziele: Feuchtigkeit ausleiten, behutsam Hitze klären und Milz tonisieren.
- *Si Miao San* („Vier-Wunder-Pulver") erfüllt mit seinen vier Bestandteilen sämtliche Therapieanforderungen. In Phellodendron ist Berberin enthalten, ein Pflanzeninhaltsstoff mit antimikrobiellen Wirkeigenschaften. Die anderen Bestandteile stärken die Milz und verhindern so, dass sich die Schwellungen verschlimmern. Wie im Text erwähnt, eignet sich das Mittel sowohl zur Behandlung der lahmenden Hinterläufe als auch der Vaginitis. Die Hündin erhielt 2 × täglich 1 Teelöffel des Granulats mit dem Futter.
- Keine Ernährungsumstellung, nur Absetzen aller Zusätze und Medikamente.

## Therapieergebnisse

- Drei Wochen später hatte der Ausfluss aufgehört, nur die Vaginalschleimhaut erschien der Hundebesitzerin noch stellenweise gerötet. Gayla konnte müheloser aufstehen und war eher zu Spaziergängen bereit; Lahmen trat nur noch morgens bei den ersten Bewegungen auf. Ihre Schmerzen schienen sich auf linkes Knie- und Ellbogengelenk zu beschränken.
- Bei der Kontrolluntersuchung waren Vulva und Vagina schmerzfrei und nicht gerötet. Aus der Vagina lief so gut wie keine Flüssigkeit mehr. Ein zytologischer Vaginalabstrich ergab einige mononukleäre Zellen, gut differenzierte Polymorphkernige und eine minimale Bakterienzahl. Phagozytotische oder toxische Veränderungen waren nicht festzustellen.
- Da die Feuchte-Hitze im Unterleib weitgehend beseitigt war, wurde *Si Miao San* abgesetzt und stattdessen *Tao Hing Yin* („Pfirsich- und Saflor-Trunk") mit *Di Long* (Regenwurm) verordnet, um die lahmenden Vorderläufe zu behandeln und noch weiter Feuchtigkeit aus den Meridianen zu vertreiben. Innerhalb weniger Wochen wurde Gayla viel verspielter und aktiver. Als fünf Wochen später wieder Ausfluss auftrat, ging die Hundebesitzerin zeitweilig wieder zu *Si Miao San* über (Gabe nach Bedarf). Ein Jahr nach der Erstuntersuchung hat die Hündin keinen Ausfluss mehr, obwohl *Si Miao San* zwei Monate vorher komplett abgesetzt wurde.

**17**

## Diskussion

- Mit *Si Miao San* ließen sich die Behandlungsziele der ursprünglichen Antibiotikatherapie erreichen. Im Unterschied zu Antibiotika verstärkte es aber nicht das Lahmen noch weiter.
- Das gute Ansprechen der Hündin auf *Si Miao San* half bei der Wahl des richtigen Mittels zur Behandlung der Lahmheit: *Tao Hong Yin* hat durch seinen Bestandteil *Wei Ling Xian* (Waldrebe) beachtliche feuchtigkeitsauflösende Eigenschaften.

- Wie bei anderen Fallbeispielen in diesem Buch zeigt sich, dass sich parallel zu den Hauptbeschwerden oft auch Begleiterscheinungen bessern, auf die sich die Diagnose nach dem metaphorischen Krankheitsverständnis der TCM stützt. Bis die Wirksamkeit von TCM-Mitteln mit konventionellen (wissenschaftlichen) Methoden erforscht ist, liefert eine deutliche Zustandsbesserung dem ganzheitlich orientierten Therapeuten einen schlagenden Beweis für den Nutzen der gewählten Therapie.

## Literatur

Ehling D. *The Chinese Herbalist's Handbook*, revised ed. Santa Fe, NM, 1996, Inword Press.

Reid G, Bruce AW, Fraser N, Heinemann C, Owen J, Henning B. Oral probiotics can resolve urogenital infections. *FEMS Immunol Med Microbiol* 30(1):49-52, 2001.

Xie H. Veterinary Herbal Medicine Training Program, class notes, Session V, p 135, Reddick, Fla, 2000.

Yan W. *Practical Therapeutics of Traditional Chinese Medicine*. Brookline, Mass, 1997, Paradigm Publications.

Yeung H. *Handbook of Chinese Herbs*. Los Angeles, 1996, Self-published.

# 18 Erkrankungen des Bewegungsapparats

## 18.1 Muskel- und Gelenkschmerzen (Allgemeines zur Schmerztherapie)

### 18.1.1 Optionen auf konventioneller Grundlage

#### Entzündungshemmende (antiinflammatorische) Mittel

- **Glykosaminoglykane (GAG), z.B. Glukosamin:** scheinen eine starke chondroprotektive (Knorpelschutz) und daneben auch eine schwache antientzündliche Wirkung zu haben [Creamer 2000]. In gut aufgebauten klinischen Studien konnte nachgewiesen werden, dass Glukosamin bei Menschen ähnlich wirksam wie Ibuprofen ist, aber sicherer in der Anwendung als die nicht-steroidalen Antirheumatika (NSAID) [Qiu et al. 1998]. Glukosamin-Hydrochlorid wird besser resorbiert als die Sulfatform; doch ob es diesen klinischen Unterschied auch bei Hunden gibt, wissen wir nicht. Glukosamin wird allein oder in Kombination mit Chondroitin verabreicht (Dosen von 20–50 mg/kg KG, verteilt über den Tag).
- **Methylsulfonylmethan (MSM):** dieses Oxidationsprodukt von Dimethylsulfoxid (DMSO) wird manchmal als Nutraceutical (Nahrungswirkstoff) angesehen. Es liefert Schwefel, die Ausgangssubstanz für Methionin, und ist in Pflanzen wie Schachtelhalm *(Equisetum arvense)*, Obst, Gemüse und Getreide enthalten. Man vermutet, dass MSM antioxidativ wirkt und deshalb Entzündungen reduzieren könnte, doch seine antientzündliche Wirkung ist nicht gesichert. Toxische (Neben-)Wirkungen wurden nicht berichtet. Klinische Studien zur Wirksamkeit bei osteoarthritischen Schmerzen waren durchweg ermutigend. Dosierung bei Tieren: je nach Gewicht 100–1000 mg/Tag.
- **S-Adenosylmethionin (SAM):** in der Humanmedizin gegen Depressionen, Lebererkrankungen und Arthritis eingesetzt. Labortierversuche lassen vermuten, dass SAM eine gewisse chondroprotektive Wirkung hat, und in klinischen Studien schien es bei Menschen ähnlich wirksam wie NSAID, aber nebenwirkungsärmer zu sein. Dosierung: 20 mg/kg KG pro Tag.
- **Proteolytische Enzyme:** wurden wegen ihrer entzündungshemmenden (Inhibition proinflammatorischer Substanzen) und fibrinolytischen Aktivität als Schmerzmittel eingesetzt. Eine Enzymkombination (Bromelain, Trypsin und Rutin), die in einer randomisierten Doppelblindstudie mit Diclofenac verglichen wurde, erzielte ähnlich gute Ergebnisse in Bezug auf die Schmerzlinderung [Klein und Kullich 2000]. Da die Enzymkombination in den USA nicht als Fertigpräparat erhältlich ist, benutzt ein Autor (Susan G. Wynn) als gleichwertigen Ersatz das Mittel Wobenzym in seiner Tierarztpraxis (Dosierung angelehnt an die Empfehlungen für Menschen).

**18**

- **Cetylmyristolat (CMO):** scheint entzündungshemmende Eigenschaften zu besitzen [Diehl und Ray 1994], obwohl es noch nicht sehr gut untersucht ist. Tierärzte verabreichen es in Dosen von $1 \times 250$ bis $2 \times 1155$ mg/Tag. Ein Vorteil von CMO ist möglicherweise, dass es nach 2- bis 4-wöchiger Anwendung unbegrenzt abgesetzt werden kann, während die meisten anderen Nahrungsergänzungsmittel bei Osteoarthritis kontinuierlich verwendet werden müssen.
- **Nachtkerzen-, Schwarze-Johannisbeeren- und Borretsch-Öl:** sind als Lieferanten von Gamma-Linolensäure zur Osteoarthritisbehandlung (bei Menschen) empfohlen worden. In einer hervorragenden Kontrollstudie von Belch [1988] konnte Nachtkerzenöl zwar weder die Morgensteifigkeit noch die Fingerkraft (grip strength), weder die Gelenkschmerzen noch die Ergebnisse des Schwäche-Tests verbessern, wohl aber den Schmerzmittelkonsum (NSAID) verringern. Leventhal [1994] fand bei seiner Untersuchung heraus, dass sich manche Symptome durch Schwarze-Johannisbeeren-Öl (15 Kapseln/Tag!) abschwächten, sich das Ansprechen insgesamt aber nicht gegenüber der Kontrollgruppe verbesserte. Selbst wenn sich in künftigen Studien eine bessere klinische Wirksamkeit ergeben sollte, dürfte die hohe Dosierung eher abschreckend wirken. Leventhal [1993] und Zurier [1993] untersuchten in kontrollierten klinischen Studien an 37 bzw. 56 Personen Borretschsamen- gegenüber Baumwollsaat- bzw. Distelöl; durch Borretschöl kam es zu einer signifikanten Symptombesserung bei einer vernachlässigbaren Nebenwirkungsrate. Zurier verabreichte $2 \times 4$ Kapseln/Tag.
- **Fischöl:** obwohl es durch die antientzündliche Wirkung der Omega-3-Fettsäuren potenziell von Nutzen sein könnte, ist die Wirksamkeit von Fischöl bislang nur für induzierte bzw. immunvermittelte Arthritiden nachgewiesen.
- **Teufelskrallenwurzel** *(Harpagophytum procumbens)*: in der afrikanischen Medizin traditionelles Mittel gegen Arthritis. In zwei größeren Studien von Chrubasik (zit. in [Ernst und Chrubasik 2000]) mit insgesamt 315 Teilnehmern waren am Ende des Versuchs mehr Patienten schmerzfrei, wenn sie mit Teufelskrallenwurzel (600–1600 mg/Tag) behandelt wurden.
- **Silberweide** *(Salix alba)*: Ernst und Chrubasik [2000] zitiert zwei Studien, denen zufolge Schmerzen durch Weidenrinde scheinbar signifikant schwächer werden. Weidenrinde enthält den Wirkstoff Salicin und ist daher vermutlich durch Salizylsäure/Salizylate wirksam. Die übliche Vorsicht, mit der Veterinärmediziner salizylathaltige Mittel bei Tieren anwenden, sollte daher auch auf Silberweide *(Salix alba)*, Pappel *(Populus spp.)* und verwandte Arten ausgeweitet werden.
- **Mutterkraut** *(Tanacetum parthenium)*: hilft bei Migräne/Kopfschmerzen, aber nach einer bei Ernst und Chrubasik [2000] zitierten Studie nicht bei Arthritisschmerzen.
- **Brennnessel** *(Urtica dioica)*: Ernst und Chrubasik [2000] zufolge waren zwar die (gedünsteten) Luftteile der Pflanze in einem bisher nicht veröffentlichten randomisierten kontrollierten Versuch gegen Schmerzen wirksam, nicht aber der Saft – trotz zehnfacher Konzentration des aktiven Wirkstoffs (vermutlich der Lipoxygenasehemmer Caffeoyl-Apfelsäure).

- **Ingwer** *(Zingiber officinale)*: wegen seiner antientzündlichen Wirkung – vermutlich durch Beeinflussung der Eicosanoide – empfohlen. Die wenigen bisher durchgeführten Studien scheinen das auch zu belegen [Bliddall et al. 2000].
- **Weihrauch** *(Boswellia serrata)*: kann Schmerzen und Entzündungen durch Hemmung der Lipoxygenase lindern. Ayurvedische Mittel gegen Arthritis kombinieren meist Weihrauch mit Curcumin (Gelbwurzextrakt). In einer Einzelstudie an 37 Patienten mit rheumatoider Arthritis ließ sich in Bezug auf den NSAID-Verbrauch, subjektive Beschwerden, klinische und Labordaten kein Unterschied zwischen der Behandlungs- (mit Weihrauchextrakt) und der Placebogruppe feststellen [Sander et al. 1998]. In einer Studie besserten sich bei 42 Patienten mit Osteoarthritis durch eine Mischung aus Weihrauch, Curcumin, Asiatischem Ginseng und Zink (im Vergleich zur Placebogruppe) die Schmerzen und die Behinderung [Kulkarni et al. 1993]. Durch Boswellinsäure nahm die Zahl entzündlicher Zellinfiltrate bei induzierter (Rinderserumalbumin-)Arthritis ab [Sharma et al. 1991].
- **Yuccapalme** *(Yucca schidigera)*: ein beliebtes, aber kaum untersuchtes Mittel. Als Wirkmechanismus vermutet man eine Unterdrückung der bakteriellen Endotoxinproduktion im Darm durch Saponine, wodurch ein möglicher Suppressor der Proteoglykansynthese beseitigt würde.
- **Yamswurzel** *(Dioscorea villosa)*: traditionelles Schmerzmittel; enthält Diosgenin, den Ausgangsstoff für die Herstellung kommerzieller Kortikoidpräparate. Allerdings scheint Diosgenin bei Säugetieren nicht zu Glukokortikoiden umgewandelt zu werden, sodass fraglich ist, ob Yamswurzel überhaupt bei Arthritis hilft.

## Analgetika

- **DL-Phenylalanin (DLPA):** Vorstufe von L-Dopa, Adrenalin bzw. Epinephrin und Noradrenalin bzw. Norepinephrin; scheint die Decarboxylierung endogener Opioide zu hemmen [Budd 1983, Kitade et al. 1988]. Anekdotische Berichte, dass es in einigen Osteoarthritisfällen die Schmerzen linderte, sind ermutigend.
- **Lerchensporn** *(Corydalis yanhusuo, C. turtschaninovii, C. decumbens, C. incisa)*: Bestandteil in TCM-Schmerzmitteln. Obwohl der Wirkmechanismus noch nicht genau beschrieben ist, gehen Fachleute bei längerem Gebrauch von einer Toleranzentwicklung und Kreuzreaktion mit anderen Opioiden aus.

## Sonstige Behandlungsmethoden

- **Massage und Triggerpunkttherapie:** Chronische Schmerzzustände bei Hunden gehen oft mit schmerzhaften Muskelspasmen und empfindlichen Triggerpunkten einher. Da regelmäßige Massage bei vielen Tieren eine deutliche Besserung bewirkt, sollte man den Besitzern zeigen, wie sie Problemzonen finden und die Behandlung zu Hause durchführen können. Empfehlenswert ist eine Massage-Anleitung durch ausgebildete Therapeuten. Abbildung 18-1 zeigt die Bereiche, in denen am häufigsten Triggerpunkt- und andere Muskelschmerzen lokalisiert sind.

**18**

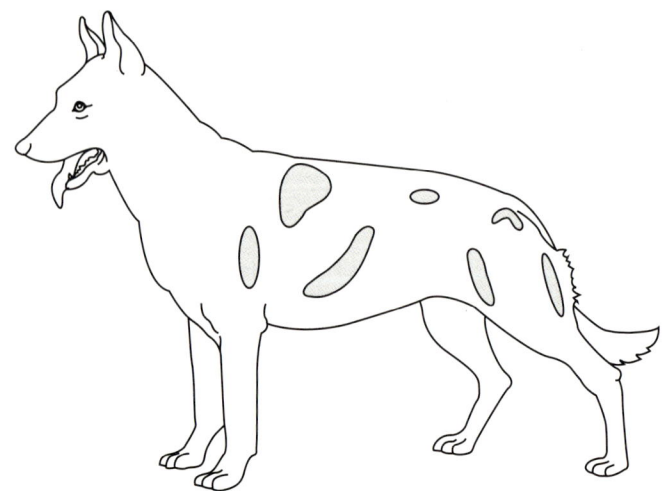

**Abbildung 18-1**    Häufige Schmerzzonen. Bei der Untersuchung sollte man auf Triggerpunkt- und andere Muskelschmerzen an diesen Stellen achten.

- **Akupunktur:** Ihr therapeutischer Nutzen (als Erst- oder ergänzende Maßnahme) bei osteoarthritischen bzw. Muskel-/Gelenkschmerzen anderer Ursache hat sich erwiesen [Acupuncture 1997; Ezzo et al. 2001, Green et al. 2002].

> **CAVE:** Vor der Behandlung von Muskel-/Gelenkschmerzen muss ausgeschlossen werden, dass sie von einer zugrunde liegenden Organstörung ausstrahlen. So kann z.B. eine schwere chronische Zystitis starke Rückenschmerzen hervorrufen, die erst nach erfolgreicher Therapie der Blasenentzündung wieder abklingen.

## 18.1.2 Komplementäre Optionen

### Akupunktur

- **Lokale und regionale Akupunkturpunkte zur Schmerzlinderung:** Die genannten Punkte zählen nicht alle zum Repertoire veterinärmedizinischer Akupunkturkurse, doch wir halten es für sinnvoll, die Lokalisation eines bestimmten Akupunkturpunkts (beim Menschen) auf Tiere zu übertragen, erst recht wenn die Stellen schmerzen, warm oder kühl, geschwollen oder knotig verdickt sind. Wie in Kapitel 19 beschrieben, können Massage und Moxibustion auch in der Schmerztherapie eine wertvolle Ergänzung zur Akupunktur sein. Man könnte einen Punkt z.B. vor oder nach der Nadelung massieren oder die eingestochene Nadel durch indirekte Moxibustion („Moxa") anwärmen, um ihn so noch stärker zu stimulieren. Dadurch lässt sich evtl. die analgetische Wirkung noch steigern.

- Schulter(gelenk)schmerzen: Di 15, 3E 14, Dü 10
- Schulterblatt-/Skapulaschmerzen: Dü 11, Dü 12, Dü 14
- Ellbogenschmerzen: Di 11, Lu 5, Di 4, 3E 10, 3E 5
- Karpale Schmerzen: 3E 4, Di 5, 3E 5
- Lumbale Schmerzen: Bl 23 bis Bl 27 (einzeln oder gemeinsam), Bl 40 *(Wei Zhong)*, Gb 30, Bl 59, Bl 58
- Hüftschmerzen: Gb 30, Gb 29, Gb 39, Gb 34
- Knieschmerzen: Ma 35, Gb 34, Ma 34, MP 9, Ma 36
- Tarsale Schmerzen: Bl 62, Ni 6, Ma 41, Bl 60, Ni 3, Gb 40

● Allgemein zur Schmerztherapie geeignete Akupunkturpunkte lassen sich mit Nahpunkten kombinieren. Dadurch können größere Körperregionen beeinflusst oder die Schmerzursache gezielt behandelt werden. Genannt sind auch spezifische Indikationen.

- Dü 3: Öffnungspunkt des *Du Mai*, zur Linderung von Wirbelsäulen-Schmerzen und von Muskelspasmen im Verlauf des Dünndarm-Meridians (der hintere/seitliche Nacken- bzw. Schulterbereich und der Oberkieferbereich im Gesicht). Indikation: Hunde mit Blut-Mangel-Symptomen wie dünner Puls; blasslila Zunge; stumpfes Fell mit feiner Schuppung, schlecht nachwachsende Haare; Juckreiz und kleinere Hautläsionen; furchtsam oder ängstlich; traumreicher Schlaf.
- Gb 34: Einflussreicher Punkt der Sehnen mit ähnlicher Indikation wie Dü 3 (Blut-Mangel bei Hunden), aber vor allem für Muskelspasmen in seitlichen Körperbereichen. Der Name bedeutet so viel wie „*Yang*-Berg-Quelle" und das lässt vermuten, dass er besonders zur Mobilisierung von *Yang*-Energie zu den Beinen in Betracht kommt.
- Di 11: Linderung von Schmerzen aufgrund einer Anhäufung pathogener Feuchtigkeit (z.B. Feuchte-Hitze) mit Symptomen wie schneller, drahtiger oder schlüpfriger Puls; ziegelrote oder dunkelrot-violette Zunge; evtl. Kolitis oder Zystitis in der Vorgeschichte; bei feuchtem Wetter zunehmende Muskel-/Gelenkbeschwerden; Vorliebe für kühle Plätze; gesteigerter Appetit bei wenig Durst bzw. kaum Hunger und viel Durst; häufig fettig wirkende Haut, nässende Pyodermie oder Otitis externa mit reichlich Exsudat.
- Di 4: Linderung von Fazialis- und anderen Gesichtsschmerzen; wird bei Schmerzen aufgrund einer *Qi*-Stagnation oft mit Le 3 zu den „Vier Toren" kombiniert. Leitsymptome einer *Qi*-Stagnation: plötzlich einschießende oder vorübergehende Schmerzen, Dehnungsschmerz und durch Bewegung nachlassende Schmerzen. Da Tiere keine Schmerzen äußern können, sind Puls- und Zungenbefunde besonders wichtig (Puls drahtig; Zunge dunkelrot bis lila). Wichtiger Punkt, um Hitze zu „klären" (aus dem Körper zu entfernen), spielt daher in der Behandlung von Hitze-*Bi*-Syndromen eine Rolle.
- Le 3: Wichtig bei Schmerzen aufgrund eines Blut-Mangels. Blut-Mangel hindert die Leber daran, für einen ungestörten *Qi*-Fluss zu sorgen; das verursacht die Schmerzen. Da Sehnen bei Blut-Mangel leicht „austrocknen", kommt es zu Muskelspasmen. Le 3 ist der Quell-Punkt des Leber-Meridians und kann ihn bei Leere-Zuständen (einschließlich Blut- und *Yin*-Mangel) wieder auffüllen. Symptome eines Blut-Mangels siehe Di 4.

**18**

- Bl 17: Einflussreicher Punkt für das Blut; zur Schmerzlinderung bei Blut-Mangel geeignet (Näheres siehe Le 3, Dü 3 und Gb 34).
- 3E 5: Sehr wichtiger Punkt bei Schmerzen und Steifheit im seitlichen Kopf- und Halsbereich; zur Wirkungsverstärkung mit Gb 41 kombinierbar.
- Gb 30: Möglicherweise der wichtigste Punkt bei Schmerzen in den Hinterläufen. Da umstritten ist, wo der Punkt genau liegt, sollte der Tierarzt den Trochanterbereich dorsal, posterior und kraniodorsal sorgfältig abtasten, um nach der günstigsten Stelle zum Einstechen der Nadel zu suchen. Manche halten Gb 29 für den „richtigen" Punkt, andere Bl 54. Am besten sticht man die Nadel genau in die Mitte des erwärmten Bereichs (in ca. 1,5–2 cm Höhe über dem Hüftbereich deutlich an der Handfläche spürbar) ein, weil dort das *Qi* aus Sicht der TCM nicht richtig fließt. Wenn nach der „Nadelung" erneut Hitze abstrahlt, folgt danach ein Nachlassen der Schmerzen.
- Gb 39: Als unterer Zusammenfluss-Punkt der drei *Yang*-Meridiane des Beins theoretisch enorm wichtig zur Linderung von Beinschmerzen (Vorder- und Rückseite, Außen- und Innenseite). In der Praxis ist Gb 39 gar nicht so nützlich, wie man erwartet, sondern nur in bestimmten Fällen höchst wirksam, z. B. bei einer Schwellung oder Umfangszunahme um den Punkt herum.
- Bl 40: Schmerzlinderung im gesamten Rückenbereich, da es sich um den Meisterpunkt für den Lumbal- und Hüftbereich handelt.
- MP 10: Wichtiger Punkt, um das Blut zu kühlen und zu bewegen (d.h. den Blut-Fluss zu verbessern). In Blut-Stase – einer häufigen Komplikation bei Durchblutungsstörungen – sieht die TCM die Hauptursache von Muskel-/Gelenkschmerzen.
- Akupunktur ist bei Muskel-/Gelenkschmerzen mit zahlreichen TCM-Rezepturen kombinierbar.

## TCM

### *Bi*-Syndrome

- Definition: Chronische Schmerzen werden in der TCM als „*Bi*-Syndrome" bezeichnet; „*Bi*" steht für Blockade oder Obstruktion des *Qi*- und Blut-Flusses. Normalerweise strömen *Qi* und Blut dicht an der Körperoberfläche in Energiebahnen (12 reguläre Meridiane und 8 Extrameridiane) wie in einem Flussbett. Solange sie ungestört und gleichmäßig fließen können, werden *Qi* und Blut gar nicht wahrgenommen.
- Pathophysiologie: Kleinere Hindernisse stören zuerst den *Qi*-Fluss, es kommt zur *Qi*-Stagnation. Mit zunehmender Blockade/Obstruktion entwickeln sich körperliche (Durchblutungs-)Störungen, evtl. auch eine Blut-Stase.
- Symptome:
  - bei *Qi*-Stagnation: flüchtige, zeitweilige Schmerzen, die sich verlagern oder manchmal auch stärker werden können und sich durch Bewegung und Wärme oft bessern;

– bei Blut-Stase: anhaltende, stechende, lokalisierte Schmerzen, dunkel-rot-violette Zunge und drahtiger oder unregelmäßiger Puls, außerdem blaue Flecken und Krampfadern.
- Auslöser der Obstruktion: meist Invasion äußerer „Pathogene"; je mehr sie sich im Körper festsetzen, desto stärker wird die Blut-Stase. Oft liegt eine allgemeine Empfänglichkeit (Prädisposition) für die Anhäufung eines ganz bestimmten äußeren „Pathogens" vor. Bei Tieren, die z.B. eher zu Feuchtigkeitszuständen neigen, wird bevorzugt Wind-Feuchtigkeit eindringen und sich ein Feuchte-*Bi*-Syndrom entwickeln.
- Wichtigste Formen: Wind-, Kälte-, Feuchte-, Hitze- und Knochen-*Bi*-Syndrome.
- Behandlungsprinzip: Obwohl die einzelnen Formen mit unterschiedlichen TCM-Mitteln behandelt werden, gibt es doch einige Gemeinsamkeiten. Die meisten Rezepturen enthalten wärmende, (stechend-)scharfe pflanzliche Bestandteile, um das Pathogen zu „vertreiben", andere dienen dazu, den *Qi*- und Blut-Fluss zu regulieren, Hitze zu klären, Feuchtigkeit auszuleiten und *Yang* zu wärmen.

## Wind-*Bi*-Syndrome

- Schmerzcharakter: schwache, noch nicht voll ausgeprägte Schmerzen, die oft von einem Gelenk bzw. Meridian zum anderen wandern.
- Verlauf: akuter, plötzlicher Beginn; Verschlechterung bei Zug- oder Windexposition.
- Leitsymptome: Zunge weitgehend normal, aber straffer, schwankender Puls.
- *Fang Feng Tang* („Ledebouriella-Dekokt")
  – Wirkung: „Allzweckmittel" (vertreibt Wind, leitet Feuchtigkeit aus, bewegt das Blut und kühlt es leicht)
  – Indikation: Invasion von Wind oder Feuchtigkeit, Blut-Stase und Hitze
  – Westliche Entsprechung: leicht lahmende Hinterläufe bei wandernden Schmerzen
  – Dosierungsempfehlung (Granulat): 100–120 mg/kg (oder ¼ Teelöffel pro 7,5 kg KG)
- *Gui Zhi Shao Yao Zhi Mu Tang* („Dekokt aus Zimtzweigen, Pfingstrose/Paeonia und Anemarrhena")
  – Indikation: schwache, aber eindeutige Hitzesymptome bei insgesamt zittrig/fröstelnd wirkenden Tieren
  – Westliche Entsprechung: Frühstadium einer rheumatoiden Arthritis
  – Symptome: befallene Gelenke erwärmt, nächtliche Schmerzverstärkung
  – Dosierungsempfehlung (Granulat): 100–120 mg/kg (oder ¼ Teelöffel pro 7,5 kg KG)

## Kälte-*Bi*-Syndrome

- Schmerzcharakter: starke, festsitzende Gelenk- und Gliederschmerzen, die bei Hitzeanwendung schwächer werden und bei kühlem Wetter zunehmen; betroffen sind meist ältere Tiere, besonders im Winter.

**18**

- Leitsymptome: steife Glieder; gespannter, drahtiger Puls; blasse oder normale Zunge mit dünnem weißem Belag.
- Akupunktur: wärmende Punkte wie KG 4, LG 4, LG 14, KG 6, Bl 23, *Bai Hu* (auf der Mittellinie zwischen 7. Lumbal- und 1. Sakralwirbel) und Ni 7; sehr zu empfehlen ist indirekte Moxibustion in Nähe der eingestochenen Nadeln.
- *Wu Tou Tang* („Dekokt aus der Eisenhut-Wurzelknolle")
  – Indikation: Kälte-*Bi*-Syndrome (wichtigstes Mittel bei dieser Indikation)

> **CAVE:** *Wu Tou Tang* durch Aconitum-Gehalt bei Langzeitanwendung potenziell toxisch.

  – Dosierungsempfehlung (Granulat): 100–120 mg/kg (oder ¼ Teelöffel pro 7,5 kg KG)
- *Du Huo Ji Sheng Tang* („Dekokt aus *Du Huo* und Mistelzweigen")
  – Indikation: ältere Hunde oder Katzen, die leicht frieren (Mangelzustand)
  – Wirkung: lindert Schmerzen (durch *Qi*- und Blut-Mangel bei Leber- und Nieren-Leere-Syndromen)
  – Westliche Entsprechung: chronische Hinterbeinschwäche und Rückenschmerzen bei älteren, gebrechlichen Tieren
  – Symptome: schwacher, fadenförmiger Puls und blasse Zunge; evtl. auch kraftvoller, drahtiger Puls, wenn das „gesunde" gegen krankmachendes *Qi* von außen ankämpft, das bei geschwächtem Zustand leichter in den Körper eindringen kann
  – Dosierungsempfehlung (Granulat): 100–120 mg/kg (oder ¼ Teelöffel pro 7,5 kg KG)

### Feuchte-*Bi*-Syndrome

- Schmerzcharakter: Schweregefühl, Gelenk- und Gliederschmerzen, Gelenkschwellungen durch eingelagerte Flüssigkeit oder fixe Schmerzen, die sich bei feuchtem Wetter verschlimmern
- Leitsymptome: Abgestumpftheit oder Angst; blasse, schleimige oder bläuliche Zunge; schlüpfriger oder drahtiger Puls
- Westliche Entsprechung: mit Nahrungsmittelallergie/-unverträglichkeit verbundene Arthropathien
- Akupunkturpunkte: zusätzlich zu den oben genannten KG 6, Ma 36 und MP 9
- *Yi Yi Ren Tang* („Hiobstränе/Coix-Dekokt")
  – Indikation: Frühstadien einer rheumatoiden Arthritis
  – Wirkung: bewegt das Blut, wärmt und entspannt die Außenhülle, vertreibt Wind-Feuchte, leitet Feuchtigkeit aus und stärkt die Milz, damit sich nicht noch mehr Feuchtigkeit bildet
  – Dosierungsempfehlung (Granulat): 100–120 mg/kg (oder ¼ Teelöffel pro 7,5 kg KG)

- *Juan Bi Tang* („*Bi*-Syndrome linderndes Dekokt"), **Modifikation I oder II**
  - Indikation: unklare Fälle (schwierig zwischen Wind-, Feuchte- oder Kälte-*Bi*-Syndrom zu unterscheiden)
  - Wirkung: „Allzweckmittel", aber vor allem gegen *Qi*- und Blut-Stase (sog. fixiertes *Bi*-Syndrom) gerichtet; Modifikation II möglicherweise stärker analgetisch
  - Dosierungsempfehlung (Granulat): 100–120 mg/kg (oder ¼ Teelöffel pro 7,5 kg KG)

## Hitze-*Bi*-Syndrome

- Schmerzcharakter: starke Schmerzen; lokal erwärmte, gerötete und geschwollene Gelenke
- Westliche Entsprechung: fortgeschrittene Stadien einer rheumatoiden Arthritis
- Leitsymptome: Schwierigkeiten sich zu bewegen; Fieber, Rachenentzündung; Reizbarkeit; spärlicher, dunkler Urin
- *Si Miao San* („Vier-Wunder-Pulver")
  - Indikation: im unteren *San Jiao* angesammelte Feuchte-Hitze (in Form geschwollener Beine, Zystitis oder Kolitis)
  - Symptome: rote, feuchte oder gelb belegte Zunge; weicher, drahtiger oder schlüpfriger, schneller Puls
  - Zusätze und Wirkung: (zu 40 g der Grundrezeptur) 9 g *Mu Tong*, 9 g *Fang Ji* (Stephania tetranda, derzeit vermutlich schwer erhältlich, da unter Beobachtung), 9 g *Bi Xie* und 9 g *Hai Tong Pi;* diese Zusätze verbessern die schmerzlindernde Wirkung oder helfen mit, Feuchtigkeitsblockaden aufzulösen
  - Dosierungsempfehlung (Granulat): 100–120 mg/kg (oder ¼ Teelöffel pro 7,5 kg KG)
  - Akupunktur: (falls sie erwogen wird) MP 9, Ma 36, Di 11, Bl 39, Bl 40, Di 4 und KG 3
- *Bai Hu Jia Gui Zhi Tang* („Weißer-Tiger-Dekokt mit Zimtzweigen")
  - Indikation: systemische Erkrankung mit Fieber; erhöhte Anfälligkeit für Immunarthritis
  - Dosierungsempfehlung (Granulat): 100–120 mg/kg (oder ¼ Teelöffel pro 7,5 kg KG
  - Akupunktur: LG 14, Ma 44, Bl 40, Di 4 und Di 11

## Knochen-*Bi*-Syndrome

- Definition und Häufigkeit: Diese *Bi*-Einteilung berücksichtigt, welches Gewebe befallen ist, d.h. es gibt Sehnen-, Muskel-, Gefäß- und Knochen-*Bi*-Syndrome; Knochen-*Bi*-Syndrome sind verbunden mit Deformitäten wie Knochensporn, Spondylosis deformans und Osteophytenbildung und in der Tierarztpraxis recht häufig zu sehen.

**18**

- Pathomechanismus: zugrunde liegt ein Nieren-*Yin*- oder -*Yang*-Mangel, da die Nieren für Wachstum und Gesundheit der Knochen zuständig sind.

**Nieren-*Yang*-Mangel**

- Klinik: Schwierigkeiten beim Aufstehen und Herumlaufen; Rücken und Extremitäten kühl; Lahmen, das sich durch kalt-feuchtes Wetter verschlimmert; Vorliebe für warme Plätze
- Symptome: blassrosa Zunge; meist schwacher, tiefer Puls (kann bei manchen Tieren aber auch kraftvoll und drahtig sein); weiche Stühle
- Akupunktur: zur Stärkung des Nieren-*Yang* Bl 23, Ni 7 und Ni 3; zur Schmerzlinderung Bl 40, Bl 60, Gb 34 und Gb 39; nützlich sind auch Bl 11 („Einflussreicher" Knochen-Punkt), *Bai Hui* (Treffpunkt aller drei *Yang*-Meridiane des Beins), Bl 17 und Bl 24
- ***Du Huo Ji Sheng Tang*** („Engelwurz/Angelica- und Riemenblume/Loranthus-Dekokt"): 100–120 mg/kg (oder ¼ Teelöffel des Granulats pro 7,5 kg KG)

**Nieren-*Yin*-Mangel**

- Klinik: durch starken *Yin*-Mangel entsteht ein Zustand von Leere-Hitze/Feuer, bei dem die Knochen vor Hitze zu dampfen scheinen; deshalb versuchen die Tiere, ihre Gliedmaßen in kaltes Wasser zu tauchen (in den Trinknapf oder Swimmingpool); erhöhte Anfälligkeit für typische *Yin*-Mangel-Symptome (trockener Husten, Gewichtsverlust, nächtliche Unruhe, Durst, Hitzeunverträglichkeit und Schwäche)
- Symptome: beschleunigter, dünner Puls; rote, empfindliche oder kleine, trockene Zunge
- Akupunkturpunkte: Ni 2, Ni 3, Le 3, MP 6, Di 11 und Ma 36
- ***Di Gu Pi Yin*** („Dekokt aus Bocksdorn-/Lyciumrinde"): 100–120 mg/kg (oder ¼ Teelöffel des Granulats pro 7,5 kg KG)

*Wan-Bi*-Syndrome

- „Hartnäckige Obstruktion" durch Blut-Stase und angehäuften Schleim; kann zu Gelenkdeformierungen führen
- ***Tao Hong Yin*** („Pfirsichkern- und Färberdistel/Carthamus-Trank")
  - Indikation: schmerzende Auswüchse (durch Blut-Stase und Schleim)
  - Wirkung: lindert anhaltende Schmerzen (in verschiedenen Gelenken), löst Schleim auf
  - Symptome: dunkelrot-violette Zunge; schlüpfriger, drahtiger oder unregelmäßiger Puls
  - Zusatz: (zu 75 g der Grundrezeptur) je 12 g *Dan Nan Xing* und *Di Long* (verbessert die schleimlösende Wirkung)
  - Dosierungsempfehlung (Granulat): 100–120 mg/kg (oder ¼ Teelöffel pro 7,5 kg KG)
- ***Xiao Huo Luo Dan*** („Kollateralen leicht stärkende Tabletten")
  - Wirkung: löst Blut-Stase und Schleimblockaden auf; wärmt die Meridiane und stärkt so *Qi* und Blut bzw. vertreibt Kälte

– Kontraindikation: wegen des Aconitum-Gehalts potenziell toxisch; deshalb nicht über längere Zeit anwenden! (trotzdem sehr wirksames Mittel in der Veterinärmedizin)
– Dosierungsempfehlung (Granulat): 100–120 mg/kg (oder ¼ Teelöffel pro 7,5 kg KG)

- *Bu Gan Tang* („Leber nährendes Dekokt")
  – Wirkung: starkes *Yin*- und Bluttonikum
  – Kontraindikation: nicht bei Feuchtigkeitssymptomen (muköser Stuhl, Gewichtszunahme, fettig aussehendes Fell, reichliche Exsudation, nässende Pyodermie, tiefer, traumloser Schlaf und Abgestumpftheit)
  – Indikation: reine Blut-Mangel-Zustände mit Muskelspasmen/-verhärtung
  – Symptome: dünner, drahtiger Puls; blassbläuliche Zunge; dünne, trockene (fein schuppende) Haut; stumpfes Fell oder Alopezie; leichte Hautallergie; furchtsam, reizbar oder Angstaggression
  – Dosierungsempfehlung (Granulat): 100–120 mg/kg (oder ¼ Teelöffel pro 7,5 kg KG), aufgeteilt auf 2 Dosen am Tag

- *Xue Fu Zhu Yu Tang* („Stase aus dem Haus des Blutes vertreibendes Dekokt")
  – besonders nützliches Mittel in der Veterinärmedizin
  – Indikation: Blut-Mangel-Zustände mit geringeren Schmerzen; Lahmen ohne erkennbare Muskelspasmen; typische Blut-Mangel-Symptome
  – Dosierungsempfehlung (Granulat): 100–120 mg/kg (oder ¼ Teelöffel pro 7,5 kg KG)

**18**

## Westliche Kräutermedizin

- **Krankheitsmodell:** Chronische Gelenkbeschwerden galten in der frühen Kräuterkunde als Ausdruck einer inneren Vergiftung (Autointoxikation) durch Stoffwechselprodukte („Schlacken"), die bei der normalen Selbstreinigung (Entgiftung) des Körpers nicht richtig entfernt würden. Man vermutete, dass Hauterkrankungen dieselbe Ursache hätten und benutzte daher für Gelenk- und Hautprobleme ein und dasselbe Mittel. Neuere westliche (phytotherapeutische) Ansätze bei Muskel- und Gelenkstörungen nähern sich sehr stark an die Vorstellungen der TCM an, d.h. es werden Mittel verwendet, die *Qi* und Blut bewegen, Feuchtigkeit ausleiten, Schleim lösen und wärmend wirken.

- *Qi*-**bewegende Mittel:** Stillingie *(Stillingia sylvatica),* Traubensilberkerze *(Cimicifuga racemosa),* gelber Jasmin *(Gelsemium sempervirens),* Johanniskraut *(Hypericum perforatum),* Baldrianwurzel *(Valeriana officinalis)* und Kava-Kava *(Piper methysticum).* Jasmin hilft vor allem bei einer Neigung zu chronischen Halswirbelsäulen-Fixierungen (einschließlich Atlantookzipitalgelenk; siehe Abschnitt Chiropraktik/Osteopathie). Johanniskraut eignet sich besonders für schmerzhafte Nervenwurzelkompressionen (durch Wirbelfixierungen hervorgerufen).

> **CAVE:** Jasmin ist potenziell toxisch und darf höchstens 20 % einer größeren Rezeptur ausmachen.

- **Blut-bewegende Mittel:** Zahnwehholz *(Zanthoxylum spp.)*
- **„Wärmende" oder durchblutungsfördernde (diffusive) Mittel:** Ingwer *(Zingiber officinale)*, Zahnwehholz *(Zanthoxylum spp.)*, knollige Seidenpflanze *(Asclepias tuberosa)*, Wacholder *(Juniperus communis)* und Kava-Kava *(Piper methysticum)*.
- **Schleim auflösende/transformierende Mittel:** Stechwinde *(Smilax officinalis)*, Yuccapalme *(Yucca schidigera)*, große Klette *(Arctium lappa)*, Kermesbeere *(Phytolacca americana)*.

> **CAVE:** Kermesbeere ist toxisch!

- **Feuchtigkeit ausleitende Mittel:** Klettenlabkraut *(Galium aparine)*.

## Nützliche Rezepturen (Tinkturen)

- Yuccapalme (25 ml), Zahnwehholz (25 ml), Kava-Kava (25 ml), Traubensilberkerze (12,5 ml) und Ingwer (12,5 ml)
  - Indikation: rheumatische Beschwerden, die bei feuchtem Wetter zunehmen, leicht fröstelnde Tiere
  - Anmerkung: um Diarrhöen zu vermeiden, Yuccapalme mit Zahnwehholz kombinieren
  - Dosierung: 0,1 ml/kg KG, in 2 Dosen am Tag; bei Bedarf steigern (auf das Doppelte)
- Klettenlabkraut (35 ml), Stillingie (20 ml), Zahnwehholz (20 ml) und große Klette (25 ml)
  - Indikation: adipöse, schlaffe Tiere mit schmerzenden, erwärmten Gelenken
  - Dosierung: 0,1 ml/kg KG, in 2 Dosen am Tag; bei Bedarf steigern (auf das Doppelte)
  - Hinweis: bei gut ansprechenden Tieren auf Ausscheidungs-/Verdauungsstörungen im Sinne einer „Autointoxikation" achten, z.B. „undichter" Darm (Leaky Gut Syndrome, siehe 18.7)!

## Chiropraktik/Osteopathie

- Lahmheit oder Schwäche sind bei Hunden und Katzen häufig durch Wirbelfixierungen bedingt. Im Prinzip kann jeder Wirbel betroffen sein, nur die Symptomatik ändert sich je nach Höhe der Fixierung. Fixierte oder deformierte Lumbal- oder Sakralwirbel (häufig Spondylosis deformans) führen zu Schwäche der Hinterläufe (siehe 18.6). Bei Katzen können auch Wirbelfixierungen durch Niereninsuffizienz oder traumatisch verursacht sein.
- Osteopathen wissen, dass eine Fixierung meist noch andere nach sich zieht (in der Nähe eines betroffenen Abschnitts oder auch weiter entfernt). Lumbosakrale Fixierungen rufen oft Beschwerden am oberen Ende der Wirbelsäule (Atlantookzipitalgelenk) hervor.
- Auch wenn es in der konventionellen veterinärmedizinischen Literatur nicht erwähnt wird, sind Fixierungen des Atlantookzipitalgelenks ein gut

definiertes Krankheitsbild bei Hunden und Katzen. Beschreibung (orientiert an Beobachtungen von Steve Marsden):

- Mögliche Ursachen: lumbosakrale Fixierung, Trauma, Läsion durch falsche Lagerung bei Zahneingriff/-reinigung in Vollnarkose (Verdrehung, Abknicken oder Überstrecken des Kopfes, um besser an einen Zahn heranzukommen).
- Symptome: zusätzlich zur Atlasfixierung nach einer Zahnbehandlung auch Ataxie und Gleichgewichtsstörungen bei plötzlichen Drehbewegungen des Kopfes möglich; daher normale Ausrichtung und Bewegungsumfang der Halswirbelsäule (HWS) routinemäßig kontrollieren.
- Funktionsstörungen: das Atlantookzipitalgelenk trägt beim Menschen zu über 50 % des Bewegungsumfangs (Flexion und Extension) der HWS bei und dürfte bei Tieren eine ähnliche Bedeutung haben. Bei eingeschränkter Streckbarkeit/Extension kann es zu Schwierigkeiten bei der Körperpflege und beim Fressen kommen (Futternapf evtl. erhöht platzieren); bei eingeschränkter HWS-Beugung/Flexion hängt der Kopf im Schlaf dauernd über den Bett- bzw. Körbchenrand. Pathognomonisch ist besonders bei Hunden, dass sie mitten in der Nacht aufschreien, wenn die HWS bei unbewussten Körperbewegungen im Schlaf überstreckt oder gebeugt wird.
- Diagnose: durch gründliches Betasten des Atlantookzipitalgelenks bei Palpation der Wirbelsäule leicht zu stellen. Zur Sicherung der Diagnose Röntgenaufnahme; bei Funktionsstörungen ist der Gelenkspalt zwischen Atlas und Schädelbasis auf beiden Seiten unterschiedlich groß; bei einer echten Dysfunktion des Gelenks ist dieser Spalt unabhängig von der Lage des Patienten auf dem Röntgenbild zu sehen.
- Ansprechen auf die osteopathische Behandlung: bei Hunden und Katzen kommt es sofort zu einer funktionellen Besserung des Atlantookzipitalgelenks, auch wenn länger vorhandene Fixierungen leicht rezidivieren. Solche Rückfälle erklärt man sich durch Muskelspasmen (bei Engpasssyndrom/Einklemmung einer Nervenwurzel) oder das Übergreifen von Fixierungen benachbarter Halswirbel bzw. des Lumbosakralgelenks.

**18**

## Mögliche Interaktionen

- Werden Pflanzenstoffe mit kortikoidartiger Wirkung (Süßholz) zusammen mit Aspirin oder salizylathaltigen Mitteln (z.B. Weidenrinde, Mädesüß, Birke, Pappel, Traubensilberkerze) verabreicht, sinkt die Salizylatkonzentration im Blut. Daher bietet Süßholz einen gewissen Schutz vor Magen- und Darmschleimhautreizungen.
- Durch seine kortikoidartigen Eigenschaften kann Süßholz die Wirkung von anderen Glukokortikoiden verstärken. Anderen Studien zufolge verlängert Süßholz nur die Halbwertszeit, schwächt dafür aber die immunstimulierende Wirkung von Kortikosteroiden.

- Der Einfluss von Glykosaminoglykanen (GAG) auf die Blutgerinnung erwies sich in klinischen Studien nicht als signifikant. Bei einer Therapie mit NSAID können GAG oder pflanzliche Antikoagulanzien (Ginkgo, Ingwer, Ginseng und Knoblauch) das Blutungsrisiko erhöhen. Blut-bewegende TCM-Mittel verringern oft auch die Thrombozytenaggregation (Gerinnungsneigung).
- Weidenrinde, Mädesüß, Birke, Pappel und Traubensilberkerze enthalten Salizylate und können deshalb mit anderen NSAID interagieren.
- Theoretisch sind Interaktionen der Teufelskrallenwurzel mit Antiarrhythmika denkbar.

### Therapievorschläge der Autoren

Steve Marsden: Akupunktur; Chiropraktik/Osteopathie; zur Symptomatik passendes TCM-Mittel
Susan G. Wynn: Massage; Akupunktur; GAG; pflanzliche Kombinationen mit Teufelskrallenwurzel (entzündungshemmend); für schwere Fälle oder Erkrankungen im Endstadium (Corydalis-)Kombinationen mit analgetischer Wirkung

# 18.2 Trauma

## 18.2.1 Therapeutische Strategie

- Entzündung eindämmen

## 18.2.2 Optionen auf konventioneller Grundlage

- **Proteolytische Enzyme,** z.B. Bromelain gegen Entzündung (weitere Informationen und Dosierungsempfehlungen siehe 18.1). Bei antientzündlicher Indikation dürfen proteolytische Enzyme nicht zusammen mit dem Futter verabreicht werden.

## 18.2.3 Komplementäre Optionen

### Chiropraktik/Osteopathie

- Ausschließen, dass sich nach einem Trauma Fixierungen gebildet haben, was häufiger vorkommt. Leitsymptome sind plötzlich einsetzende Muskelschwäche oder Lahmen.

### Homöopathie

- **Arnica** (Bergwohlverleih): bei akuter Verletzung und Zerrungen mit Einblutung, blauen Flecken oder Schmerzen, die sich bei Bewegung verschlimmern. Unbedingt bei Kopf- und spinalen Traumen (oder wenn sie nicht sicher auszuschließen sind). Dosierung (zur Schmerzlinderung): bis zu 3 × täglich C30 oder 1 × täglich M.

- **Rhus toxicodendron C30** (Giftsumach): bei subakuten bzw. chronischen, schlecht heilenden Weichteiltraumen mit Schmerzen, die bei feuchtem Wetter zunehmen und sich nach einer ersten Verschlimmerung zu Beginn mit weiterer Bewegung bessern. Drastische Zustandsverschlechterung bei Überbeanspruchung und Unruhe des Patienten selbst noch beim Ausruhen. Aus Sicht der TCM besteht Blut-Mangel. Dosierung: kleinste, unbedingt erforderliche Dosis; zu Behandlungsbeginn aber auch bis zu 3 × täglich möglich.

> **CAVE:** Arnikasalben (Reinextrakt) mehrmals täglich auftragen, aber nie auf offene Wunden!
> Bei Ingestion kann Arnika toxisch sein.

### Therapievorschläge der Autoren

Steve Marsden: Arnica; Rhus toxicodendron C30
Susan G. Wynn: Enzyme

# 18.3 Kreuzbandriss (Lig. cruciatum cranialis)

## 18.3.1 Therapeutische Strategien

**18**

- Gelenk stabilisieren
- Verschleißerscheinungen/Degeneration aufhalten
- Schmerzen lindern

### Anmerkung

Bei komplettem Kreuzbandriss lässt sich nur operativ ein zufrieden stellendes Ergebnis erzielen. (Teil-)Einrisse oder eine Bandinstabilität sprechen jedoch oft gut auf eine konservative Behandlung (physikalische Therapie, alternativmedizinische Ansätze) an. Das ist aber zweischneidig, denn wenn das Bein weniger schmerzt, beanspruchen Tiere es viel stärker, und das Kreuzband droht komplett zu reißen. Deshalb muss es lange genug ruhig gestellt werden, damit es Zeit hat auszuheilen.
Die Tierbesitzer sollten darüber aufgeklärt werden, dass selbst bei gutem Ansprechen auf die (alternative) Behandlung weiterhin Rupturgefahr besteht, solange sie die körperliche Aktivität des Tieres nicht einschränken.

## 18.3.2 Optionen auf konventioneller Grundlage

- **Entzündungshemmende/antiinflammatorische Mittel:** am besten geeignet sind Ingwer, Weidenrinde und Teufelskralle (Näheres siehe 18.1)
- **Glykosaminoglykane (GAG):** derzeit untersucht man, ob degenerative Erscheinungen nach einer Operation durch GAG verringert werden. Was die Veränderungen des GAG-Gehalts in Gelenken, die beobachtet wur-

den, klinisch zu bedeuten haben, ist unklar. Da es aber sinnvoll ist, Degenerationen zu verhindern, führen wir bei Kreuzbandschäden regelmäßig eine Nachbehandlung mit GAG durch.

● **Proliferations-(Prolo-)Therapie:** Umspritzung von Gelenken mit sterilen, reizenden Lösungen, z. B. Dextran 50 %, hypertone Kochsalzlösung, Natriummorrhuat, Lidocain, Procain oder Extrakte der fleischfressenden Schlauchpflanze („pitcher plant"). Das erfolgt in der Annahme, dass das Gelenk durch die entzündliche Reizung und anschließende Vernarbung eines verletzten oder geschwächten Bands stabilisiert werden könnte. Wichtig ist hierbei jedoch, in der Heilungsphase (6–12 Wochen nach der Injektion) die körperliche Aktivität *nicht* einzuschränken, damit sich die Organisation des Narbengewebes an die benötigte Gelenkbeweglichkeit anpassen kann.

### 18.3.3 Komplementäre Optionen

#### Homöopathie

● **Ruta graveolens C30** (Weinraute)
  – Indikation: Ligament- und Periostverletzungen
  – Klinik: nach längerer Immobilisierung Unruhe und zu Bewegungsbeginn oder bei übermäßiger Gelenkbeanspruchung zunehmende Schmerzen; abruptes Wegrutschen des Beins bei normalen Bewegungen (ohne dass lumbale Fixierungen vorliegen)
  – Dosierung: täglich 3 × 1; bei Besserung der Symptome ausschleichen (nur noch 1 × täglich) oder absetzen
● **Rhus toxicodendron C30** (Giftsumach)
  – Indikation: Beschwerden, die beim Aufstehen oder in der Ruhephase nach größeren Anstrengungen stärker werden; auch gut für Restbeschwerden nach einer Behandlung mit Ruta graveolens geeignet
  – Klinik: Verschlimmerung der Schmerzen durch feuchtes Wetter; aus Sicht der TCM meist Blut-Mangel
  – Dosierung: täglich 3 × 1; bei Besserung der Symptome ausschleichen (nur noch 1 × täglich) oder absetzen
● **Lycopodium C30** (Bärlapp)
  – Indikation: nach dem Aufstehen verstärktes und durch Bewegung besser werdendes Lahmen (ähnlich wie bei Rhus toxicodendron); chronische Fälle, wenn Rhus toxicodendron nach anfänglichen Erfolgen nicht mehr weiterhilft
  – Klinik: aus Sicht der TCM meist Blut-Mangel; die Tiere verhalten sich oft tyrannisch oder ängstlich-aggressiv; allgemeines Krankheitsgefühl bei Überdosierung
  – Dosierung: täglich 1 × 1; mit zunehmender Besserung auf die niedrigste noch wirksame Dosis reduzieren
● **Colchicum autumnale C30** (Herbstzeitlose)
  – Indikation: fortgeschrittene Degeneration mit ausgeprägtem Gelenkknarren (Krepitation) und bei Bewegung zunehmenden Schmerzen

– Klinik: Reizbarkeit; Verschlimmerung der Beschwerden durch feuchtes Wetter; oft am Abend und in der Nacht besonders unangenehm
– Dosierung: täglich 3 × 1; bei Besserung der Symptome ausschleichen (nur noch 1 × täglich) oder absetzen

## TCM

● Pathophysiologie: Gesunde Bänder setzen aus Sicht der TCM eine normale Leberfunktion voraus. Bei Hunden sind Funktionsstörungen (Insuffizienz) der Leber fast immer mit einem Blut-Mangel verbunden, der Ursache oder Folge einer Milz-Funktionsschwäche sein kann. Die Verbindung zwischen „heilem" Bindegewebe und ausreichender Blutversorgung der Leber wird auch dadurch unterstrichen, dass zur Blut-Tonisierung/Stärkung Extrakte aus Bindegewebe (wie Eselshautgelatine, *E Jiao*) verwendet werden.

### Anmerkung

Das wirft ein neues Licht auf die Behandlung von Bänderrissen. Es könnte sein, dass die bei Hunden verwendeten Glykosaminoglykane (GAG) blutstärkend wirken und dass demnach andere Blut-Tonika ebenfalls therapeutisch nützlich sind.

**18**

● *Jiao Ai Tang* („Beifuß-Dekokt mit Eselshautgelatine")
– Indikation: ursprünglich für Frauen mit starken uterinen Blutungen (Hypermenorrhö); evtl. auch für Hunde mit echtem Blut-Mangel (ohne Anzeichen von Milz-Schwäche oder Feuchtigkeit) geeignet
– Symptome: blasse Zunge; dünner, drahtiger Puls; Beinschmerzen, die beim ersten Anlauf zu Bewegungen und nach Kälteexposition schlimmer werden
– Dosierungsempfehlung (Granulat): 100–120 mg/kg (oder ¼ Teelöffel pro 7,5 kg KG), aufgeteilt auf 2 Dosen am Tag
● *Jia Wei Si Wu Tang* („Verbessertes Dekokt aus vier Bestandteilen")
– Indikation: *Yin*- und Blut-Mangel älterer, geschwächter Tiere mit Anzeichen für Feuchtigkeit
– Symptome: Atrophie oder Schwäche der Muskeln (besonders an den Hinterbeinen) und Schwierigkeiten beim Laufen; blasse, belegte Zunge; dünner, schlüpfriger Puls
– Dosierungsempfehlung (Granulat): 100–120 mg/kg (oder ¼ Teelöffel pro 7,5 kg KG), aufgeteilt auf 2 Dosen am Tag

## Akupunktur

● Bei Bänderproblemen: Gb 34, Gb 39, Gb 30, Ma 36, MP 6, Le 3 und Bl 17 (Näheres zur energetischen Wirkung dieser Punkte und weitere Vorschläge siehe 18.1).

**Therapievorschläge der Autoren**

Steve Marsden: Akupunktur; geeignete homöopathische Mittel
Susan G. Wynn: Bei Bedarf chirurgisch versorgen; GAG; Akupunktur;
physikalische Therapie

# 18.4 Patellaluxation

## 18.4.1 Therapeutische Strategien

- Auf mögliche Begleiterscheinungen wie Kreuzbandriss oder instabiles Hüftgelenk achten
- Degeneration aufhalten
- Gewichtskontrolle
- Stabilisierung der Patella, auch andere Gelenkdeformitäten behandeln

## 18.4.2 Optionen auf konventioneller Grundlage

- **Konservative Behandlung:** bei geringer Patellaluxation (Grad I, evtl. auch Grad II), wenn sie asymptomatisch verläuft und nur zufällig entdeckt wurde, bzw. wenn sie das betroffene Bein nur sehr selten und kurzzeitig „springen" lässt.
- **Glykosaminoglykane (GAG):** um Knorpelheilung zu unterstützen und Entzündung einzudämmen; Dosierung: 20–60 mg/kg KG.

## 18.4.3 Komplementäre Optionen

### Homöopathie

- **Ledum palustre C30** (Sumpfporst)
  - Indikation: akute Knieschmerzen, die sich in der Nacht und bewegungsabhängig verschlimmern und durch warme oder heiße Anwendungen bessern
  - Vorgeschichte: evtl. Trauma (kurz zurückliegende Beinverletzung)
  - Dosierung: täglich 3 × 1; bei Besserung der Symptome ausschleichen (nur noch 1 × täglich)
- **Ruta graveolens C30** (Weinraute)
  - Indikation: subakute oder chronische Knieschmerzen bzw. wenn akute Schmerzen durch Ledum palustre nicht ganz abklingen
  - Klinik: Unruhe nach längerer Immobilisierung; zu Bewegungsbeginn oder nach übermäßiger Gelenkbeanspruchung zunehmende Schmerzen
  - Dosierung: täglich 3 × 1; bei Besserung der Symptome ausschleichen (nur noch 1 × täglich) oder absetzen

## Akupunktur

- Schlüsselpunkte zur Schmerzlinderung: Ma 35, *Xi Yan* (Nadel auf beiden Seiten der Patellarsehne zwischen Tuberositas tibiae und Unterrand der Kniescheibe direkt ins Gelenk einstechen), Ma 34, Ma 36, Le 7 und Le 8
- „Springende" Patella durch Schwäche des M. vastus intermedius: MP 10, Ni3, Ni 10, MP 6

### Therapievorschläge der Autoren

Steve Marsden: Glukosamin; homöopathische Mittel; Akupunktur
Susan G. Wynn: GAG; falls erforderlich chirurgischer Eingriff

# 18.5 Osteochondrose

## 18.5.1 Therapeutische Strategien

- Auf diätetische Risikofaktoren achten
- Erschütterungen/harte Stöße vermeiden
- Degenerative Veränderungen aufhalten
- Betroffene Knorpelbereiche (-Flap) bei Bedarf entfernen

## 18.5.2 Optionen auf konventioneller Grundlage

- **Glykosaminoglykane (GAG):** als Schutzmaßnahme für Knorpel (Chondroprotektion), um degenerative (Knorpel-)Veränderungen aufzuhalten, zur Schmerzlinderung und um Entzündungsaktivität zu verringern (siehe 18.1).

## 18.5.3 Komplementäre Optionen

### TCM

- Auf Symptomatik des Patienten abgestimmtes Mittel wählen (siehe 18.1); vermutlich sind bei dieser Art Schädigung vor allem Rezepturen für fixierte *Bi-* oder Knochen-*Bi*-Syndrome geeignet.
- Dosierungsempfehlung (für alle folgenden Rezepturen): 100–120 mg/ kg (oder ¼ Teelöffel pro 7,5 kg KG), verteilt auf 2 Dosen am Tag
- *Du Huo Ji Sheng Tang* („Engelwurz/Angelica- und Riemenblume/ Loranthus-Dekokt"): für ältere, schwächere, leicht frierende Tiere mit länger bestehenden Läsionen
- *Xiao Huo Luo Dan* („Kollateralen schwach stärkendes Dekokt"): für hartnäckige, bei Kälte schlimmer werdende Schmerzen
- *Tao Hong Yin* („Pfirsichkern- und Färberdistel-Trank"): zur Langzeitbehandlung im Anschluss an *Xiao Huo Luo Dan*
- *Jiao Ai Tang* („Beifuß-Dekokt mit Eselshautgelatine"): für Tiere mit Blut-Mangel, deren Schmerzen durch Kälte zunehmen

**18**

## Akupunktur

- Bei der Wahl der Punkte berücksichtigen, welches Gelenk betroffen ist und welche Punkte für die vorliegende Symptomatik besonders geeignet erscheinen (Näheres siehe 18.1).

### Therapievorschläge der Autoren

Steve Marsden: Bei Bedarf chirurgisch versorgen; TCM-Mittel; Akupunktur

Susan G. Wynn: Bei Bedarf chirurgisch versorgen; GAG; Akupunktur

# 18.6  Spondylosis deformans

- Im Allgemeinen asymptomatischer Verlauf

## 18.6.1 Therapeutische Strategien

- Bei akuten Wirbelbogenfrakturen Schmerztherapie
- Bei neurologischen Schäden Entzündungshemmer

## 18.6.2 Optionen auf konventioneller Grundlage

- Aus alternativmedizinischer Sicht ist die Spondylosis deformans ein pathologischer Zustand, der Schmerzen verursacht und die Beweglichkeit einschränkt. Aus dem Grund wird sie vermutlich häufiger alternativ statt mit konventionellen Methoden behandelt.
- **Glykosaminoglykane (GAG):** siehe 18.1
- **Antioxidanzien:** (siehe 18.1) Ob sie sich unmittelbar auf spondylotische Schmerzen auswirken, ist unklar; allerdings bemerken Tierärzte oft ein aktiveres Verhalten älterer Hunde nach der Zufuhr von Antioxidanzien. Das dürfte aber weniger auf der schmerzlindernden Wirkung beruhen, sondern könnte durch Verbesserung der kognitiven Fähigkeiten oder einen Anstieg des Energiepegels zustande kommen.

## 18.6.3 Komplementäre Optionen

### Chiropraktik / Osteopathie

- Aus alternativmedizinischer Sicht hängen Schwäche bzw. Schmerzen der Hinterläufe bei Hunden oft direkt oder indirekt mit einer Verspannung des unteren Rückens zusammen, die sich auf die Kompression einer oder mehrerer Wurzeln des Ischiasnervs zurückführen lässt. Selbst bei ausgeprägter Hüftdysplasie kann sich die Hinterbeinschwäche oder das Lahmen nach der Beseitigung von „Fixierungen" im Rückenbereich noch deutlich bessern.
- Eine chiropraktische/osteopathische Behandlung ist bei Spondylosis deformans sehr wichtig und sollte wenigstens 1 × wöchentlich ange-

wandt werden, bis sich die Mobilität dauerhaft normalisiert hat. Wird gleichzeitig eine geeignete systemische Therapie durchgeführt, dürfte die osteopathische Behandlung kaum länger als ein paar Wochen erforderlich sein. Danach sollte der Besitzer sein Tier sofort wieder behandeln lassen, wenn erneut Anzeichen von Rückensteife auftreten (z.B. wiederholtes Bemühen, sich zu strecken; Unfähigkeit, sich eng im Kreis zu drehen).

- Bei der Palpation vor dem Ausrichten (Adjustieren) der Wirbelsäule besonders auf den lumbosakralen Übergang achten; an dieser Stelle sind Bewegungsrestriktionen oft nicht gleich erkennbar. Fixierungen des 7. Lumbalwirbels lassen sich im Stehen leicht ertasten (statische Palpation). Auch das Sakrum abtasten und bei Bewegungsrestriktionen wieder neu ausrichten. Da lumbosakrale Fixierungen oft mit Bewegungseinschränkungen des Atlantookzipitalgelenks einhergehen, sollte man es ebenfalls aufsuchen und ggf. mobilisieren.

- Verständlicherweise raten Tierärzte, die sich nicht besonders gut mit Osteopathie auskennen, von derartigen Manipulationen ab; doch es ist ein Irrglaube zu meinen, die Zwischenwirbelbögen könnten dabei brechen. Tatsächlich ist es höchst unwahrscheinlich, dass die Kraft osteopathischer Handgriffe ausreicht, Knochen zu beeinträchtigen.

- Manche Therapeuten behaupten, Knochenbrücken würden jegliche Mobilisierung der Wirbelsegmente verhindern. Das mag gelegentlich zutreffen, doch selbst zwischen teilweise verschmolzenen (fusionierten) Wirbeln kann dank der Behandlung noch eine erstaunlich gute Beweglichkeit zurückkehren.

- Das legt die Vermutung nahe, dass Rückensteife zumindest zum Teil durch mangelnde Elastizität des Muskel- und Bindegewebes verursacht sein könnte. Höchstwahrscheinlich trifft das auch für eine Spondylose des Menschen zu, wenn die pathophysiologische Erklärung stimmt. Man nimmt an, dass durch degenerative (Bindegewebe-)Veränderungen der Bandscheiben und des hinteren Längsbandes, das sie untereinander verbindet, sich die Spannung entsprechend verstärkt. Die erhöhte Spannung überträgt sich auf alle Gewebe, an denen Ligamente und Bandscheiben ansetzen, natürlich vor allem auf das Periost der Wirbelkörper. Auf den Spannungsreiz reagiert das Periost mit verstärkter Knochenbildung. Das führt zu Verformungen, zunächst dort, wo die Spannungskräfte am größten sind, d.h. an Stellen, wo Bandscheiben, Längsbänder und Endplatten der Wirbel aufeinander treffen.

- Angesichts dieses Pathomechanismus erscheint es sinnvoll, Gewebe-Protomorphogene einzusetzen, und zwar nicht nur als Mittel zur Schmerzlinderung, sondern vielleicht auch als „Bauklötze", damit wieder gesunde Bandstrukturen entstehen. Mit Bindegewebe verwandte Substanzen wie Gelatine oder das TCM-Mittel *E Jiao* (Eselshautgelatine) können ebenfalls sinnvoll sein. Für beide Arten von Gelatine empfiehlt sich eine Dosierung von 1 × täglich ¼ Teelöffel pro 7,5 kg KG (dem Futter zusetzen).

**18**

## Westliche Kräutermedizin

- **Baldrianwurzel** *(Valeriana officinalis)*: sehr nützlich bei Muskelspasmen aufgrund einer Nervenwurzelkompression, bei denen sich der Rücken verhärtet. Dosierungsempfehlung: 0,1 ml/1–2,5 kg KG in mehreren Dosen über den Tag verteilt. Baldrian ist sicher in der Anwendung, sodass die Dosis gesteigert werden kann.

## TCM

- Pathophysiologie: Durch Behandlung der (aus Sicht der TCM) zugrunde liegenden Erkrankung lässt sich die Flexibilität der Wirbelsäule erhalten und die Osteophytenbildung beenden. Man vermutet, dass unterschiedliche Pathologien zu Rückensteife führen, z.B. Blut-Stase, Leber-*Qi*-Stagnation (oft aufgrund eines Blut-Mangels), Erschöpfung des Nieren-*Qi,* *-Yin* oder *-Yang* sowie Feuchtigkeitsansammlungen im unteren *San Jiao*.
- Dosierungsempfehlung (für alle folgenden Rezepturen): 100–120 mg/kg (oder ¼ Teelöffel pro 7,5 kg KG) des Granulats, verteilt auf 2 Dosen am Tag.

### Leber-*Qi*-Stagnation/Blut-Mangel

- *Bu Gan Tang* („Leber tonisierendes Dekokt")
  - Wirkung: nährt das Blut und löst Muskelspasmen
  - Symptome: blasse Zunge; drahtiger Puls
  - Kontraindikation: nicht bei Hunden mit Feuchtigkeitssymptomen
- *Jiao Ai Tang* („Beifuß-Dekokt mit Eselshautgelatine"): für Tiere mit Blut-Mangel, deren Schmerzen sich bei Kälteexposition verschlimmern
- *Jia Wei Si Wu Tang* („Verstärktes Dekokt aus vier Bestandteilen")
  - Indikation: ältere, schwächere Tiere mit *Yin-* und Blut-Mangel und stärkeren Feuchtigkeitssymptomen
  - Symptome: blasse, belegte Zunge; dünner, schlüpfriger Puls; Muskelatrophie/-schwäche, besonders an Hinterläufen; Laufschwierigkeiten

### Nieren-Schwäche

- *Du Huo Ji Sheng Tang* („Engelwurz/Angelica- und Riemenblume/Loranthus-Dekokt"): für ältere Tiere mit Nieren-*Qi*- und Blut-Mangel, deren Zustand sich durch Kälteexposition verschlechtert
- *Zuo Gui Wan* (Linke Niere wiederherstellende Tablette"): für betagte Tiere mit reinem Nieren-*Yin*-Mangel; verbunden mit chronischer Rücken- und Hinterbeinschwäche, nächtlicher Unruhe, Durst und Hitzeunverträglichkeit
- *Yuo Gui Wan* („Rechte Niere wiederherstellende Tablette")
  - Indikation: ältere, fröstelnde Tiere mit Nieren-*Yang*-Mangel; bei einigen gibt es Anzeichen für Leere-Hitze im oberen und *Yang*-Mangel im unteren *San Jiao*

– Symptome: warme, blasse, feuchte Zunge mit weißem Belag; schwacher, tiefer Puls; bei Anstrengung stärker werdende und durch Wärme nachlassende Rückenschmerzen
- *Qing E Wan* („Blaue-Feen-Tablette"): speziell für Rückenschmerzen bei Nieren-*Yang*-Mangel

### Feuchte-Hitze-Ansammlung
- *Si Miao San* („Vier-Wunder-Pulver"): für Tiere mit dunkelroter, feuchter Zunge; schnellem, schlüpfrigem oder drahtigem Puls; wiederholte Episoden von Kolitis oder Zystitis in der Vorgeschichte; geschwollene oder atrophierte Gliedmaßen; evtl. nässende Pyodermie

### Blut-Stase
- *Shen Tong Zhu Yu Tang* („Stase aus dem schmerzenden Körper vertreibendes Dekokt"): bei traumatisch verursachter Blut-Stase
- *Shu Jing Huo Xue Tang* („Meridiane entspannendes und Blut stärkendes Dekokt"): für Blut-Stase, die sich durch Kälte und Feuchtigkeit verschlimmert
- *Yi Yi Ren Tang* („Hiobstränen/Coix-Dekokt"): sehr wirksam, wenn sich die Blut-Stase bei feuchtem Wetter verstärkt; für Tiere mit blasser oder dunkelrot-feuchter Zunge; Rückensteife und epaxialen Muskelspasmen

### Akupunktur
- Zur Linderung von Muskelspasmen und Analgesie bei Rückensteife/-schmerzen (Hunde): Bl 25 bis Bl 28, Gb 30, *Bai Hui* und Bl 40
- Bei Nieren-Schwäche zusätzlich Bl 23; bei Feuchte-Hitze-Ansammlung MP 9 und KG 3, bei Blut-Mangel Gb 34 und Le 3
- Indirekte Moxibustion ist immer angebracht

### Therapievorschläge der Autoren

Steve Marsden: Chiropraktik/Osteopathie; Akupunktur; TCM-Mittel; Baldrian
Susan G. Wynn: Chiropraktik/Osteopathie; Akupunktur; GAG; Antioxidanzien

## 18.7 Osteoarthritis

### 18.7.1 Therapeutische Strategien
- Degenerative Schädigung aufhalten
- Instabile Gelenke möglichst stabilisieren
- Entzündung eindämmen
- Schmerzen lindern

## 18.7.2 Optionen auf konventioneller Grundlage

### Leaky Gut Syndrome

Durch entzündliche Veränderungen der Darmschleimhaut (bei Nahrungsmittelallergie bzw. -unverträglichkeit, durch Toxine, nicht-steroidale Antirheumatika und andere Medikamente) kann der Darm theoretisch „undicht" („Leaky Gut") werden; d.h. dass Substanzen, die normalerweise über den Darm ausgeschieden würden, stattdessen resorbiert werden und in den systemischen Kreislauf gelangen. Weil die Darmschleimhaut für Makromoleküle (Nahrungsproteine, die evtl. Immunreaktion auslösen) oder Erreger durchlässiger geworden ist, kann sich die Entzündung überall im Körper ausbreiten bzw. verschlimmern. Deshalb werden oft Ausschlussdiäten, Glutamin, Ballaststoffe und Probiotika empfohlen.

- **Diätetische Grundlagen:** Egal ob „Leaky Gut" eine eigenständige Erkrankung ist oder nicht, wirkt sich eine Ernährungsumstellung auf Frischfutter bei den betroffenen Hunden oft sehr positiv aus; Entzündung und Schmerzen lassen nach. Manche Tierärzte glauben, dass die Nahrungsproteine in handelsüblichem Futter durch Zubereitung/Kochen so verändert sind, dass dem Darm völlig andere Nahrungsantigene zugeführt würden, wenn man die Ernährung auf Vollwertkost aus denselben Bestandteilen umstellen würde. Es könnte auch sein, dass Frischfutter bei Arthritis mehr nützliche Nährstoffe (antioxidative Phytochemikalien, MSM und andere) liefert. Selbst zubereitetes Futter hat in der Regel weniger, aber qualitativ hochwertigere Bestandteile als Fertigfutter, jedenfalls meistens.
- **Komplexe Zucker (Glykosaminoglykane und Polysaccharide),** die zur Osteoarthritis-Behandlung verwendet werden, sind sulfatierte Glykosaminoglykane, Pentosanpolysulfat, Glukosamin oder Chondroitinsulfat bzw. Kombinationen. Zum Einsatz kommen auch Meerestiere wie grünlippige Muschel *(Perna canaliculus),* Seegurke *(Stichopus variegatus* oder verwandte Arten der *Holothurioidea*-Familie), die Chondroitin und ähnliche Stoffe bereitstellen. Klinisch spricht einiges für einen möglichst frühen Behandlungsbeginn mit diesen Mitteln.
  - **Glukosamin:** wahrscheinlich das bekannteste Arthritis-Mittel (p.o.). Bei Osteoarthritis wird für die Synthese von Glykosaminoglykanen, Proteoglykanen und Kollagen offenbar mehr von dieser Vorstufe benötigt als mit der Nahrung zugeführt; das zeigt sich an der zunehmenden Gelenkknorpelzerstörung. Glukosamin scheint unabhängig von der Cyclooxygenase Entzündungen zu hemmen. Es wird nach oraler Gabe gastroenteral gut resorbiert (in einer Studie bis zu 87 %) [Setnikar 1991].
  - **Chondroitinsulfat:** wird häufig mit Glukosamin kombiniert und ebenfalls gut resorbiert (in einer Studie bis zu 62 % nach oraler Gabe) [Conte 1995]. Chondroitinsulfat scheint ähnliche Eigenschaften wie Glukosamin zu besitzen (wirkt antientzündlich und knorpelstimulie-

rend und verringert so die Knorpeldestruktion), ist aber deutlich teurer. Da Glukosamin die Vorstufe von Chondroitin-Molekülen ist, kostet eine Behandlung mit der einfacheren Substanz bei gleichem klinischem Nutzen viel weniger.

- **Antioxidanzien:**
  - **Vitamin C (Ascorbinsäure)** kann die Prolyl- und Lysyl-Hydroxylase (katalysieren die Bildung von Hydroxyprolin bzw. Hydroxylysin) reduzieren und spielt daher eine Rolle in der Kollagensynthese. In einer Studie erhielten 100 Hunde mit Osteoarthritis 6 Monate lang $3 \times$ täglich 30 mg eines Polyascorbats (Vitamin C + Kalzium + Ascorbinsäure-Metaboliten, die pH-neutral und vermutlich besser resorbierbar sind). Diagnosekriterien waren Lahmen, Bewegungseinschränkungen, klinische und in einigen Fällen auch röntgenologische Untersuchungsbefunde. Eine Kontrollgruppe gab es nicht [Berge 1990]. Der Behandlungserfolg wurde anhand von Einschätzungen der Hundebesitzer und durch körperliche Untersuchungen (nach 7 Tagen, 6 Wochen, 6 Monaten) beurteilt. Nach einer Woche wurden 71 % der Hunde mit Hüftdysplasie als „gut gebessert" oder „symptomfrei" eingestuft, bei 29 % hatte sich der Zustand leicht gebessert. Bei Hunden mit Spondylose und Bandscheibenproblemen zeigten sich in 76 % gute und in 24 % kleinere Behandlungserfolge. Über Nebenwirkungen wurde nicht berichtet. Derselbe Autor führte an 6 Hunden mit chronischer Arthritis eine kleine Cross-over-Studie durch; 3 Hunde erhielten das Polyascorbat-Präparat und 3 Placebo. Nach einer (pharmakafreien) Washout-Phase von 4 Wochen wurden beide Gruppen „gekreuzt" (nach dem umgekehrten Schema behandelt); das Ergebnis blieb immer gleich: Zustandsbesserung durch das Polyascorbat, unveränderter Zustand durch Placebogabe.
  - **Vitamin E:** erwies sich in Dosen von ca. 20 IU/kg KG bei Hunden als nützlich [Impellizeri et al. 1998].
  - **Mikronährstoffe mit antioxidativer Wirkung:** vor allem für Menschen mit Arthritis geeignet [McAlindon et al. 1996, Sowers 1999]. In der Praxis sind Kombinationen meist sinnvoller als Einzelstoffe, und Präparate für Tiere können genau so dosiert werden, wie in der Gebrauchsanweisung angegeben. Zur Behandlung einer Osteoarthritis werden oft auch antioxidative Enzyme wie Superoxiddismutase verwendet, die in vielen Präparaten für Tiere enthalten sind. Obwohl ein therapeutischer Nutzen von Superoxiddismutase durch Studium nahe gelegt wird, ist er noch nicht bewiesen.
- **Essenzielle Fettsäuren:** scheinen Entzündungen zu hemmen (siehe 18.1).
- **DL-Phenylalanin:** wirkt in Dosen von $2 \times 250$–500 mg/Tag analgetisch (siehe 18.1).
- **Entzündungshemmer:** von den pflanzlichen Mitteln werden bei Osteoarthritis am häufigsten Weihrauch, Ingwer, Teufelskrallenwurzel und Yucca eingesetzt (siehe 18.1).
- **TCM-Rezeptur:** in einer klinischen Wirksamkeitsstudie an 143 erkrankten Hunden wurde eine Mischung aus Pfingstrose, Süßholzwurzel,

**18**

Elfenblume *(Epimedium)*, Austernschalen, Reishi-Pilzen, Färberwaid *(Isatidis)* und Lerchensporn *(Corydalis)* gegenüber drei anderen Gruppen (Teufelskrallenwurzel, Aspirin und Placebo) untersucht. In der Aspirin- und in der TCM-Gruppe kam es zu einer signifikanten Besserung (nach Einschätzung des Hundebesitzers und des Tierarztes), während die Ansprechraten auf eine Mischung mit Teufelskrallenwurzel ähnlich (niedrig) wie in der Placebo-Gruppe waren [Bonnett und Poland 1996]. Diese TCM-Rezeptur ist zwar nicht im Handel, wird aber auf Anfrage von TCM- bzw. naturmedizinischen Apotheken hergestellt.

### 18.7.3 Komplementäre Optionen

**TCM**

(Näheres zu den am besten geeigneten Rezepturen siehe 18.1) Im Allgemeinen dürften bei Osteoarthritis eher schwächere (milder wirksame) Mittel sinnvoll sein. In Frage kommen z. B.:
- *Fang Feng Tang* („Ledebouriella-Dekokt")
  - Indikation: Lahmen (akute Attacke bzw. veränderliche Lokalisation) mit Verstärkung durch Kälte
  - Symptome: Zunge weitgehend normal; Puls schwankend, evtl. auch gespannt
  - Dosierungsempfehlung (Granulat): 100–120 mg/kg (oder ¼ Teelöffel pro 7,5 kg KG), verteilt auf 2 Dosen am Tag
- *Gui Zhi Shao Yao Zhi Mu Tang* („Dekokt aus Zimtzweigen, Pfingstrose/Paeonia und Anemarrhena")
  - Indikation: Lahmen (lokalisiert), erwärmte Gelenke, nächtliche Ruhelosigkeit
  - Dosierungsempfehlung (Granulat): 100–120 mg/kg (oder ¼ Teelöffel pro 7,5 kg KG), verteilt auf 2 Dosen am Tag
- *Du Huo Ji Sheng Tang* („Engelwurz/Angelica- und Riemenblume/Loranthus-Dekokt")
  - Indikation: ältere, leicht fröstelnde Tiere mit Schwäche/Lahmheit der Hinterbeine bzw. des Rückens, die morgens nur mit Schwierigkeiten aufstehen können
  - Symptome: Besserung durch Wärmeanwendung, Verschlechterung durch Kälte oder mäßig starke körperliche Belastung; blasse Zunge; drahtiger Puls
  - Dosierungsempfehlung (Granulat): 100–120 mg/kg (oder ¼ Teelöffel pro 7,5 kg KG), verteilt auf 2 Dosen am Tag
- *Wu Tou Tang* („Eisenhut/Aconitum-Dekokt")
  - Indikation: Tiere mit starken Schmerzen, die sich kalt anfühlen und bei der kleinsten Berührung zusammenzucken

**CAVE:** *Wu Tou Tang* nur kurze Zeit anwenden (höchstens ein paar Monate), dann auf ein anderes Mittel umstellen.

- – Dosierungsempfehlung (Granulat): 100–120 mg/kg (oder ¼ Teelöffel pro 7,5 kg KG), verteilt auf 2 Dosen am Tag
- ● *Yi Yi Ren Tang* („Hiobstränen/Coix-Dekokt")
  - – Indikation: leichte Gelenkschwellungen; Feuchtigkeitssymptome in der Vorgeschichte; bei feucht-kühlem Wetter zunehmende Beschwerden
  - – Dosierungsempfehlung (Granulat): 100–120 mg/kg (oder ¼ Teelöffel pro 7,5 kg KG), verteilt auf 2 Dosen am Tag
- ● *Si Miao San* („Vier-Wunder-Pulver")
  - – Indikation: Hunde mit Bein- und Rückenschwäche (bzw. Kolitis oder Zystitis in der Vorgeschichte), die keuchend atmen, erhitzt und durstig oder sehr hungrig sind
  - – Dosierungsempfehlung (Granulat): 100–120 mg/kg (oder ¼ Teelöffel pro 7,5 kg KG), verteilt auf 2 Dosen am Tag
- ● *Bai Hu Jia Gui Zhi Tang* (Weißer-Tiger- und Zimtzweige-Dekokt")
  - – Indikation: wiederholt Fieber in der Vorgeschichte
  - – Dosierungsempfehlung (Granulat): 100–120 mg/kg (oder ¼ Teelöffel pro 7,5 kg KG), verteilt auf 2 Dosen am Tag
- ● *Juan Bi Tang II* („Schmerzhafte Blockaden beseitigendes Dekokt")
  - – Indikation: unspezifisches Lahmen ohne besondere Leitsymptome oder zur symptomatischen Behandlung, wenn Wahl eines geeigneten Mittels schwer fällt
  - – Dosierungsempfehlung (Granulat): 100–120 mg/kg (oder ¼ Teelöffel pro 7,5 kg KG), verteilt auf 2 Dosen am Tag
- ● *Xiao Huo Luo Dan* („Kollateralen schwach stärkendes Dekokt")
  - – Indikation: hartnäckige Schmerzen, die sich durch Kälte verschlimmern

---

**CAVE:** *Xiao Huo Luo Dan* enthält Aconitum, deshalb nicht zu lange anwenden und vorsichtshalber auf *Tao Hong Yin* („Pfirsichkern- und Färberdistel-Trank") umstellen.

---

- – Dosierungsempfehlung (Granulat): 100–120 mg/kg (oder ¼ Teelöffel pro 7,5 kg KG), verteilt auf 2 Dosen am Tag

## Akupunktur

- ● Punkte entsprechend dem am besten geeigneten TCM-Mittel auswählen (siehe 18.1)

## Homöopathie

- ● **Rhus toxicodendron C30** (Giftsumach)
  - – Indikation: Lahmen, das bei kühl-feuchtem Wetter zunimmt, am Bewegungsanfang am schlimmsten ist und sich bei weiterer Bewegung wieder bessert; durch Überanstrengung starke Zustandsverschlechterung
  - – Klinik: aus Sicht der TCM oft Blut-Mangel; Rastlosigkeit selbst beim Ausruhen
  - – Dosierung: so niedrig wie möglich (bis zu 3 × 1)

**18**

- **Lycopodium C30** (Bärlapp)
  - Indikation: Lahmen, besonders nach dem Aufstehen, das sich mit Fortdauer der Bewegung bessert (ähnlich wie bei Rhus toxicodendron); chronische Fälle, wenn die Wirkung von Rhus toxicodendron nach anfänglichen Erfolgen nachlässt
  - Klinik: aus Sicht der TCM oft Blut-Mangel; tyrannisches Verhalten oder Angstaggression; allgemeines Krankheitsgefühl bei Überdosierung
  - Dosierung: täglich 1 × 1; mit zunehmender Besserung auf gerade noch wirksame Dosis reduzieren
- **Colchicum autumnale C30** (Herbstzeitlose)
  - Indikation: fortgeschrittene Degeneration mit starkem Gelenkknirschen (Krepitation) und bewegungsabhängigen Schmerzen
  - Klinik: Reizbarkeit; Zustandsverschlechterung bei feuchtem Wetter; Beschwerden abends und nachts oft besonders unangenehm
  - Dosierung: täglich 3 × 1; bei Besserung der Symptome ausschleichen (nur noch 1 × täglich) oder absetzen

---

**Mögliche Interaktionen**

- Werden Pflanzenstoffe mit kortikoidartiger Wirkung (Süßholz) zusammen mit Aspirin oder salizylathaltigen Mitteln (z.B. Weidenrinde, Mädesüß, Birke, Pappel, Traubensilberkerze) verabreicht, sinkt die Salizylatkonzentration im Blut. Daher bietet Süßholz einen gewissen Schutz vor Magen- und Darmschleimhautreizungen.
- Durch seine kortikoidartigen Eigenschaften kann Süßholz die Wirkung von anderen Glukokortikoiden verstärken. Anderen Studien zufolge verlängert Süßholz nur die Halbwertszeit, schwächt dafür aber die immunstimulierende Wirkung von Kortikosteroiden.
- Der Einfluss von Glykosaminoglykanen (GAG) auf die Blutgerinnung erwies sich in klinischen Studien nicht als signifikant. Bei einer Therapie mit NSAID können GAG oder pflanzliche Antikoagulanzien (Ginkgo, Ingwer, Ginseng und Knoblauch) das Blutungsrisiko erhöhen. Blut-bewegende TCM-Mittel verringern oft auch die Thrombozytenaggregation (Gerinnungsneigung).
- Weidenrinde, Mädesüß, Birke, Pappel und Traubensilberkerze enthalten Salizylate und können deshalb mit anderen NSAID interagieren.
- Theoretisch sind Interaktionen der Teufelskrallenwurzel mit Antiarrhythmika denkbar.

---

**Therapievorschläge der Autoren**

Steve Marsden: TCM-Rezeptur kombiniert mit Akupunktur; Rhus toxicodendron C30
Susan G. Wynn: GAG; Kombinationen aus Weihrauch, Ingwer, Teufelskrallenwurzel etc.; TCM-Mittel und Akupunktur

# 18.8 Rheumatoide Arthritis

## 18.8.1 Therapeutische Strategie

● Immunologisch vermittelte Gelenkschäden behandeln

## 18.8.2 Optionen auf konventioneller Grundlage

● **Diätetische Grundlagen:** (siehe 18.7) Wenn es tatsächlich ein Leaky-Gut-Syndrom geben sollte, könnte es bei rheumatoider Arthritis eine Rolle spielen; in dem Fall sind Ausschluss-/Eliminationsdiäten und Probiotika zu empfehlen.
● **Gamma-Linolensäure (GLA):** Omega-6-Fettsäure, die in mehreren Pflanzenstoffen, z.B. in Nachtkerzen-, Schwarze-Johannisbeeren- und Borretschsamen-Öl, enthalten ist, ist eine Vorstufe von Prostaglandin $E_1$. GLA konnte in kontrollierten Studien und kritischen Nachuntersuchungen die Beschwerden bei rheumatoider Arthritis sehr wirkungsvoll reduzieren [Darlington und Stone 2001, Little und Parsons 2001, Zurier et al. 1996]. Menschen erhielten GLA in Dosen bis zu 2800 mg/Tag (das entspricht 4 Kapseln Borretschsamen-Öl). Im Öl Schwarzer Johannisbeeren ist weniger GLA enthalten, sodass täglich 15–30 Kapseln gegeben werden müssten. Borretschsamen-Öl scheint die beste natürliche GLA-Quelle zu sein.
● **Fischöl:** wegen seiner antientzündlich wirksamen Omega-3-Fettsäuren (EPA und DHA) zur ergänzenden Behandlung bei rheumatoider Arthritis empfohlen. In kontrollierten Studien nahmen (humane) Probanden täglich 10 Kapseln eines Präparats mit 171 mg EPA und 114 mg DHA ein, um den NSAID-Bedarf in der Schmerztherapie zu verringern. Die nach 12 Monaten erreichte maximale Wirkungsstärke hielt etwa 15 Monate an [Lau et al. 1993].
● **Glykosaminoglykane (GAG):** dämmen Entzündungen ein und liefern Vorstufen der Knorpelbildung, sodass sie auch für Menschen mit rheumatoider Arthritis von beträchtlichem Nutzen sein könnten. Anfangsdosierung: Glukosamin 20–200 mg/kg KG, gemischte Glykosaminoglykane 14 mg/kg KG. GAG gelten im Allgemeinen als sicher, sodass es im Ermessen des Tierarztes liegt, sie bei Bedarf auch höher zu dosieren.
● **Antioxidanzien:** (siehe 18.7) sinnvoll sind besonders Antioxidanzienmischungen.
● **Proteolytische Enzyme:** zur Behandlung der rheumatoiden Arthritis wurde in erster Linie Bromelain empfohlen (siehe 18.1).
● **Pflanzliche Mittel:** Weihrauch, Ingwer, Teufelskrallenwurzel und Gelbwurz können von Nutzen sein (siehe 18.1).
● **Keishi-bushi-to:** Mittel der Kampomedizin aus fünf Pflanzenstoffen; konnte bei einer kollageninduzierten Arthritis von Ratten die Konzentration frei zirkulierender (C2-)Komplement-Antikörper (IgG- und IgM) senken [Wakabayashi et al. 1997].
● **Trollblume** *(Tripterygium wilfordii)*: chinesische Pflanze mit gut dokumentierter antientzündlicher Wirkung; scheint sich besonders gut bei rheumatoider Arthritis zu eignen, ist aber leider hochgiftig und ihr Gebrauch daher nicht zu empfehlen.

**18**

### 18.8.3 Komplementäre Optionen

### Homöopathie

- **Colchicum autumnale C30** (Herbstzeitlose)
  - Indikation: fortgeschrittene Degeneration mit starkem Gelenkknirschen (Krepitation) und bewegungsabhängigen Schmerzen
  - Klinik: Reizbarkeit; Zustandsverschlechterung bei feuchtem Wetter; Beschwerden abends und nachts oft besonders lästig
  - Dosierung: täglich 3 × 1; bei Besserung der Symptome ausschleichen (nur noch 1 × täglich) oder absetzen
- **Rhus toxicodendron C30** (Giftsumach)
  - Indikation: Lahmen, das bei kühl-feuchtem Wetter zunimmt, am Bewegungsanfang am schlimmsten ist und bei weiterer Bewegung wieder nachlässt
  - Klinik: bei Überanstrengung starke Zustandsverschlechterung; Rastlosigkeit selbst noch beim Ausruhen; aus Sicht der TCM besteht oft Blut-Mangel
  - Dosierung: so niedrig wie möglich (anfangs bis zu 3 × 1)
- **Lycopodium C30** (Bärlapp)
  - Indikation: Lahmen, besonders nach dem Aufstehen, das sich mit Fortdauer der Bewegung bessert (ähnlich wie unter Rhus toxicodendron); chronische Fälle, in denen die Wirkung von Rhus toxicodendron nach anfänglichen Erfolgen nachlässt
  - Klinik: aus Sicht der TCM oft Blut-Mangel; tyrannisches Verhalten oder Angstaggression; allgemeines Krankheitsgefühl bei Überdosierung
  - Dosierung: täglich 1 × 1; bei Besserung auf gerade noch wirksame Dosis reduzieren

### TCM

- Auswahl der in Kapitel 18.1 empfohlenen TCM-Mittel und Akupunkturpunkte abgestimmt auf den Einzelfall. Bei rheumatoider Arthritis ist im Prinzip jede Rezeptur geeignet.
- Dosierungsempfehlung (für alle Rezepturen): 100–120 mg/kg (oder ¼ Teelöffel pro 7,5 kg KG) des Granulats, verteilt auf 2 Dosen am Tag.
- *Bai Hu Jia Gui Zhi Tang* („Weißer-Tiger- und Zimtzweige-Dekokt") oder *Gui Zhi Shao Yao Zhi Mu Tang* („Dekokt aus Zimtzweigen, Pfingstrose/Paeonia und Anemarrhena"): wenn stark Hitze-klärende Wirkung erwünscht ist.
- *Si Miao San* („Vier-Wunder-Pulver"): für Tiere mit Feuchtigkeitssymptomen und in den Hinterbeinen lokalisierten Schmerzen.
- *Juan Bi Tang I oder II* („Schmerzhafte Blockaden beseitigendes Dekokt"): bei unklarer oder schwieriger Unterscheidbarkeit.
- *Xiao Huo Luo Dan* („Kollateralen schwach stärkendes Dekokt"): besonders für ältere, geschwächte, fröstelnde Tiere mit therapieresistenten, anhaltenden, lokalen Schmerzen; zur Langzeitbehandlung *Tao Hong Yin* („Pfirsichkern- und Färberdistel-Trank").

- **Wu Tou Tang** („Eisenhut/Aconitum-Dekokt"): kurzer, befristeter Einsatz bei Tieren, wenn sich die Arthritis durch Kälte stark verschlimmert.

### Mögliche Interaktionen

- Werden Pflanzenstoffe mit kortikoidartiger Wirkung (Süßholz) zusammen mit Aspirin oder salizylathaltigen Mitteln (z.B. Weidenrinde, Mädesüß, Birke, Pappel, Traubensilberkerze) verabreicht, sinkt die Salizylatkonzentration im Blut. Daher bietet Süßholz einen gewissen Schutz vor Magen- und Darmschleimhautreizungen.
- Durch seine kortikoidartigen Eigenschaften kann Süßholz die Wirkung von anderen Glukokortikoiden verstärken. Anderen Studien zufolge verlängert Süßholz nur die Halbwertszeit, schwächt dafür aber die immunstimulierende Wirkung von Kortikosteroiden.
- Der Einfluss von Glykosaminoglykanen (GAG) auf die Blutgerinnung erwies sich in klinischen Studien nicht als signifikant. Bei einer Therapie mit NSAID können GAG oder pflanzliche Antikoagulanzien (Ginkgo, Ingwer, Ginseng und Knoblauch) das Blutungsrisiko erhöhen. Blut-bewegende TCM-Mittel verringern oft auch die Thrombozytenaggregation (Gerinnungsneigung).
- Weidenrinde, Mädesüß, Birke, Pappel und Traubensilberkerze enthalten Salizylate und können deshalb mit anderen NSAID interagieren.
- Theoretisch sind Interaktionen der Teufelskrallenwurzel mit Antiarrhythmika denkbar.

**18**

### Therapievorschläge der Autoren

Steve Marsden: Eliminationsdiät; auf die Symptomatik abgestimmte TCM-Mittel und Akupunkturpunkte
Susan G. Wynn: Eliminationsdiät; GLA oder Fischöl; Enzyme; TCM-Mittel und Akupunktur

## 18.9 Panostitis

### 18.9.1 Therapeutische Strategie

- Schmerz- und supportive Behandlung

### 18.9.2 Optionen auf konventioneller Grundlage

- Akupunktur: sehr wirksame Art der Schmerzlinderung

### 18.9.3 Komplementäre Optionen

#### Homöopathie

- **Mercurius solubilis C30** (Quecksilber): beschleunigt den Heilungsprozess bei Panostitis und verhindert Übergreifen auf andere Gliedmaßen;

täglich 3 × 1 (4 Tage lang), dann auf niedrigste noch wirksame Dosis reduzieren (1 × 1 für weitere 2 Wochen).

- **Eupatorium perfoliatum C30** (durchwachsener Wasserdost): täglich 3 × 1 (4 Tage lang), dann auf niedrigste noch wirksame Dosis reduzieren.

### Westliche Kräutermedizin

- **Durchwachsener Wasserdost, das Kunigunden- oder „Knochenheilerkraut"** *(Eupatorium perfoliatum)* steht schon lange in dem Ruf, tief sitzende, rezidivierende Knochenschmerzen lindern zu können. Daher scheint es sich gut für Panostitis-Fälle zu eignen, zumal sein klinischer Nutzen selbst bei stark entzündlichen Knochenerkrankungen (wie Osteosarkomen) belegt ist. Möglichst in Mischungen anwenden, da es sehr wirksam ist. Dosierung (Flüssigextrakt) der Einzelsubstanz: 0,08 ml/kg KG. Auch in homöopathischen Potenzen sehr wirksam.

### TCM

- Auswahl geeigneter Rezepturen und Akupunkturpunkte an der Symptomatik des Patienten orientiert treffen (siehe 18.1).
- Dosierungsempfehlung (alle Rezepturen): 100–120 mg/kg (oder ¼ Teelöffel pro 7,5 kg KG), verteilt auf 2 Dosen am Tag.
- Gegen die berüchtigte Wanderungstendenz der Panostitis (sich verlagernde Schmerzen) gerichtet sind z.B. *Fang Feng Tang* („Ledebouriella-Dekokt") oder *Gui Zhi Shao Yao Zhi Mu Tang* („Dekokt aus Zimtzweigen, Pfingstrose/Paeonia und Anemarrhena").
- Zur allgemeinen Schmerztherapie kommt auch eine Modifikation (I oder II) von *Juan Bi Tang* („Blockaden auflösendes Dekokt") in Betracht.

> **Therapievorschläge der Autoren**
>
> Steve Marsden: Homöopathische Mittel (Mercurius und Eupatorium)
> Susan G. Wynn: Akupunktur

## 18.10 Myopathie

### 18.10.1 Therapeutische Strategie

- Entzündungshemmer (bei entzündlicher Komponente)

### 18.10.2 Optionen auf konventioneller Grundlage

- **Karnitin:** Nutzen für bestimmte Verlaufsformen der Myopathie bei Menschen erwiesen; für Kleintiere in vielen Fällen empfehlenswert.
- **Antioxidanzien** (vor allem Vitamin E und Selen): könnten bei Tieren für eine Vielzahl von Myopathien von Vorteil sein; Behandlungsversuche mit Antioxidanzienkombinationen sind im Allgemeinen als sicher einzustufen.

## 18.10.3   Komplementäre Optionen

### TCM

- Pathophysiologie: Myopathien werden meist als Ausdruck eines Leber-Blut-Mangels gesehen; das gilt besonders für Krankheitsbilder mit tastbarer Muskelverspannung, Fibrosierung oder Faszikulationen.
- Leitsymptome des Blut-Mangels: blasse Zunge; dünner, drahtiger Puls; feine Schuppen; Furcht oder Angstaggression; schwacher Juckreiz oder milde Form einer allergischen Dermatitis; Otitis externa mit geringer Sekretbildung; Dermatose der Ohrenränder; leichte Hypertonie.

#### Kaumuskelentzündung des Hundes

- *Bu Gan Tang* („Leber nährendes Dekokt")
  - Indikation: Blut-Mangel ohne bzw. mit ersten Anzeichen einer Milz-Schwäche oder angehäufter Feuchtigkeit
  - Symptome: schlüpfriger Puls; feuchte, rote Zunge; Schleim im Kot, starke Flatulenz, nässende Haut- oder Ohrläsionen
  - Dosierungsempfehlung (Granulat): 100–120 mg/kg (oder ¼ Teelöffel pro 7,5 kg KG), verteilt auf 2 Dosen am Tag
- *Bu Yang Huan Wu Tang* („*Yang* tonisierendes Dekokt zum Wiederherstellen der Fünf") und *Fang Ji Huang Qi Tang* („Stephania- und Tragant/Astragalus-Dekokt") im Mengenverhältnis 80:30 g
  - Indikation: Akutphase der Entzündung (schmerzhafte Gesichtsschwellung und Ödeme durch Invasion von Wind und Feuchtigkeit); *Wei-Qi*- und Blut-Mangel (macht die Gesichtsmeridiane anfälliger für eindringende äußere Pathogene)
  - Wirkung: vertreibt (pathogenen) Wind, tonisiert *Qi,* nährt und bewegt das Blut im Kopf
  - Symptome: rauer Puls; blasse Zunge; trockenes Fell; Ängstlichkeit
  - Dosierungsempfehlung (Granulat): 100–120 mg/kg (oder ¼ Teelöffel pro 7,5 kg KG), verteilt auf 2 Dosen am Tag
- **Akupunktur** (wichtiger Bestandteil der Therapie): Le 3 und MP 6 (um *Yin* und Blut zu stärken), Di 4 (für das Gesicht), Ma 6 (Zentrum des M. masseter), Bl 7 (Crista sagittalis)

#### Myositis allgemein

- **Akupunktur:** Bl 17, Bl 18, Ma 36 und KG 12 (unterstützen Blutversorgung der Leber); auch Ma 7 und Ma 10 sind nützlich
- *Jia Wei Si Wu Tang* („Dekokt aus vier Bestandteilen mit verstärkter Wirkung")
  - Indikation: Muskelschwäche der Hinterbeine bei älteren, gebrechlichen Tieren mit *Yin*- und Blut-Mangel sowie ersten Anzeichen von Feuchtigkeit
  - Symptome: blasse, belegte Zunge; dünner, schlüpfriger Puls; Schwierigkeiten beim Laufen aufgrund der Muskelatrophie/-schwäche

**18**

- Dosierungsempfehlung (Granulat): 100–120 mg/kg (oder ¼ Teelöffel pro 7,5 kg KG), verteilt auf 2 Dosen am Tag
- *Si Miao San* („Vier-Wunder-Pulver")
  - Indikation: Myopathie durch Feuchtigkeit oder Feuchte-Hitze (als Hauptursache)
  - Symptome: schneller, schlüpfriger oder drahtiger Puls; rote Zunge; angeschwollene Gliedmaßen
  - Dosierungsempfehlung (Granulat): 100–120 mg/kg (oder ¼ Teelöffel pro 7,5 kg KG), verteilt auf 2 Dosen am Tag

> **Therapievorschläge der Autoren**
>
> Steve Marsden: *Bu Gan Tang* und Akupunktur bei Kaumuskelentzündung
> Susan G. Wynn: Akupunktur; TCM-Mittel; Karnitin

# 18.11 Myasthenia gravis

## 18.11.1 Therapeutische Strategien

- Cholinesterasehemmer
- Immunsuppressiva
- Stützende (supportive) Behandlung

## 18.11.2 Optionen auf konventioneller Grundlage

- In einer chinesischen Studie wurde der Einfluss von Pflanzenstoffen auf die Acetylcholin-(ACh-)Rezeptoren und ACh-Rezeptor-Antikörper untersucht. Ermutigend waren die Ergebnisse (ex vivo) bei humanen Myastheniepatienten, die mit Tragant *(Astragalus membranaceus)* oder *Bu Zhong Yi Qi Tang* behandelt wurden [Tu et al. 1994].

## 18.11.3 Komplementäre Optionen

### TCM

- Kennzeichen der Myasthenia gravis ist die bereits nach kurzzeitiger Muskelbeanspruchung auftretende Muskelschwäche bzw. Entkräftung. In der TCM sieht man darin ein Zeichen, dass sich die *Qi*- oder *Yin*-Reserven erschöpft haben; die Patienten können sich vorübergehend nicht bewegen, solange ihre Reserven nicht wieder aufgefüllt sind.

### *Qi*-Erschöpfung

- Leitsymptome: weicher, fadenförmiger, schwacher Puls; blasse Zunge, gelegentlich mit dünnem weißem Belag; Muskelerschlaffung oder -schwäche; allgemeine Müdigkeit, Appetitmangel, aufgelockerter Stuhl, Kurzatmigkeit und evtl. Kälteintoleranz

- Akupunktur: KG 12, MP 6, Bl 20, Ma 36 und MP 3; an allen Punkten auch indirekte Moxibustion möglich
- Dosierungsempfehlung (für alle folgenden Rezepturen): 100–120 mg/kg (oder ¼ Teelöffel pro 7,5 kg KG), verteilt auf 2 Dosen am Tag
- *Bu Zhong Yi Qi Tang* („Mitte tonisierendes und *Qi* vermehrendes Dekokt"): in China Standardrezeptur für Myasthenia gravis aufgrund eines Milz-*Qi*-Mangels; auch bei verstärkter Neigung zu Ptosen, Prolaps, (perinealen) Hernien oder Blähungen
- *Shen Ling Bai Zhu San* („Pulver aus Ginseng, Poria und Atractylodes"): bei schmerzlosen, wässrigen Diarrhöen
- *Liu Jun Zi Tang* („Sechs-Gentlemen-Dekokt"): sonstige Fälle (ohne Diarrhö, Ptose, Prolaps oder Blähung)

## Yin-Erschöpfung

- Leitsymptome: typische Anzeichen für Leere-Hitze und *Yin*-Mangel (Wärmeintoleranz, Schwäche, nächtliche Unruhe, Durst, vom Scheitel abstrahlende Hitze, Gewichtsverlust); dünner, beschleunigter, schwankender Puls; rote oder trockene Zunge
- *Zhi Bai Di Huang Wan* („Tablette aus Anemarrhena, Phellodendron und Rehmannia")
  - Wirkung: klärt Hitze und stärkt (nährt) *Yin*
  - Zusatz bei gleichzeitig bestehendem *Qi*- und Blut-Mangel: (zu 100 g der Grundrezeptur) 12 g *Huang Qi*, 9 g *Dang Shen*, 9 g *Dang Gui* und 12 g *Ji Xue Teng*
  - Akupunkturpunkte zur Wirkungsverstärkung: Bl 18, Bl 23, Gb 39 und Gb 34
- *Hu Qian Wan* („Versteckter-Tiger-Tablette")
  - Indikation: Unterversorgung der Sehnen aufgrund des *Yin*-Mangels
  - Zusatz: *Huai Niu Xi* (sofern nicht enthalten) ergänzen, bis zu einem Anteil von 15 % der Rezeptur

**18**

### Anmerkung

*Hu Qian Wan* ist bei *Yin*-Mangel bedingter Muskelschwäche vermutlich wichtiger als *Zhi Bai Di Huang Wan*, sollte aber in abgewandelter Form verwendet werden: Da Tiger vom Aussterben bedroht sind, sollte das ursprünglich enthaltene Tigerknochenmehl durch Schweineknochenmehl ersetzt werden.

## Feuchte-Hitze

- Leitsymptome: Schwäche der Hinterläufe – besonders bei Hunden – durch Feuchte-Hitze-Ansammlungen (bilden sich bei Milz-Schwäche); rote, feuchte Zunge; schlüpfriger oder drahtiger Puls
- *Jia Wei Er Miao San* („Vier-Wunder-Pulver")
- Akupunkturpunkte: MP 9, Bl 20, Bl 22, Bl 39, Bl 40 und Di 11

**Therapievorschläge der Autoren**

Steve Marsden: TCM-Mittel und Akupunktur
Susan G. Wynn: Konventionelle Therapie; TCM-Mittel und Akupunktur

# 18.12  Fallbericht

### Lahmende Hinterläufe

Murphy, eine 9-jährige sterilisierte Golden-Retriever-Hündin

### Anamnese

Nach bilateralem Kreuzbandriss (Lig. cruciatum craniale) lahmte die Hündin trotz Naht noch immer ein wenig. Vier Jahre früher war das Kreuzband am linken Hinterlauf teilweise eingerissen. Der Besitzer erinnerte sich nicht genau, welche chirurgische Methode angewandt wurde, nur dass die Operation unmittelbar nach den ersten klinischen Zeichen erfolgte.

Monate danach lahmte die Hündin noch immer sehr stark, obwohl im kranialen Schubladentest keine Instabilität des Knies auffiel. Akupunktursitzungen hatten die Schmerzen gelegentlich lindern können. Ein Jahr nach dem ersten chirurgischen Eingriff glaubte der Hundebesitzer, Murphy habe sich ihr linkes Bein erneut verletzt, als sie längere Zeit im Hundezwinger bleiben musste. Weitere Bemühungen, durch Akupunktur eine Analgesie bei der neuen Verletzung zu erreichen, blieben erfolglos; allerdings wusste der Besitzer nicht, welche Punkte benutzt worden waren.

Etwa zwei Jahre nach dem Kreuzband am linken Bein riss auch das rechte kraniale Kreuzband. Es wurde genäht, doch die Schmerzen lassen nach der Operation nicht nach.

Gegen die Beinschmerzen der Hündin wurde Meloxicam (Dosierung nicht mehr erinnerlich) verschrieben. Anfangs schien es gut zu wirken. Im darauf folgenden Jahr nahm die Wirksamkeit des Medikaments jedoch so ab, dass es vermutlich nur noch palliativ gegen Überlastungsschmerzen half. Hyaluronsäure-Injektionen in beide Kniegelenke erbrachten keinen erkennbaren Nutzen. Ergänzend wurden eine patentierte TCM-Rezeptur (Clematis 19; „Sieben-Waldkräuter") und ein Extrakt der Grünlippigen Muschel (Perna canaliculus) ausprobiert. Doch keines der Mittel konnte Murphys Schmerzen stillen, und auf der Suche nach einer alternativen Schmerztherapie brachte der Besitzer die Hündin fast vier Jahre nach dem ersten Kreuzbandriss in die Klinik von Steve Marsden.

Bei dieser ersten Vorstellung lahmten beide Beine hinten und – wie der stark abknickende Kopf anzeigte – scheinbar auch das Bein rechts vorn. Murphy hatte Schwierigkeiten beim Aufstehen, doch bei sanften, kontinuierlichen Bewegungen ließ die Steifheit nach. Sie war kaum belastbar (schlechte Belastungstoleranz), denn die Hinterbeine reagierten schon auf geringe Anstrengungen mit Schwäche.

- **Sonstige Beschwerden**
  - In der Vorgeschichte rezidivierende Otitis externa (rechtes Ohr) durch Hefepilzinfektion; nach erfolgreicher Behandlung mit einer antimykotischen Salbe blieb ein ständiger leichter Hefegeruch aus dem rechten Ohr zurück.
  - Hautprobleme, z. B. im Sommer starker Juckreiz nach dem Schwimmen; manchmal juckender Ausschlag an der linken Schulter, der gut auf antientzündliche Sprays ansprach. Lipom im Bereich des rechten Stamms.
  - Allgemeinzustand: Gewichtszunahme (die Hündin wog inzwischen über 80 Pfund; eine Reduktionsdiät mit kommerziellem Futter blieb erfolglos). Nachts und wenn es kalt war keuchende Atmung, aber kein Husten. Kaum Durst, dafür gesteigerter Appetit (nicht bei stärkeren Beinschmerzen); Neigung zu Koprophagie.
  - Verhalten: Murphy war freundlich und tolerant gegenüber anderen Tieren.

## Körperliche Untersuchung

- **Auskultation und Inspektion:** Herz- und Lungengeräusche normal; Schubladentest aller vier Beine ohne Befund. Mäßiges Übergewicht (83 Pfund). Beim Gehen keine Differenz zwischen beiden Hinterbeinen; nur beim Aufsetzen des linken Vorderbeins fällt der Kopf herab. Geringe bis mäßige Varusstellung beider Hinterbeine.
- **Palpation/„aktive" Punkte:** am rechten Ellbogen Di 11 „aktiv" (leicht geschwollen und erwärmt). Mehrere vertebrale Fixierungen tastbar (Sakrum und 7. LW, 1. bis 3. LW, alle Hals- und Brustwirbel). Deutliche Wandspannung der Femoralarterien an Positionen des Milz-/Magen- und Nieren-/Blasen-Meridians. Am rechten Hinterbein MP 9, Bl 22, Bl 27, MP 6 und Ma 35 geschwollen, erhitzt oder verdickt.
- **Puls- und Zungenbefunde:** Femoralispulse dünn und schwach (Näheres zur Pulsdiagnose ☞ Kap. 2), nach Lösen der Fixierungen wieder stärker. Zunge dunkelrosa.

## Befundauswertung / TCM-Diagnose

- Röntgen des rechten Ellbogens (herkömmliche Diagnostik) wurde verschoben, um zunächst das Ansprechen auf eine alternativmedizinische Behandlung zu beobachten.
- Aus Sicht der TCM ein Feuchte-Hitze-Zustand durch Milz-*Qi*-Mangel. Vermutlich behindert die angesammelte Feuchte-Hitze den Blut-Fluss in den Hinterbeinen; Murphy schien an einem Hitze-*Bi*- kombiniert mit einem hartnäckigen *Bi*-Syndrom zu leiden.
  - Feuchtigkeitssymptome (reichlich vorhanden): „Aktivität" von Bl 22, Gewichtszunahme, Otitis externa durch Hefepilze, Lipome und bei Nässe stärker werdender Juckreiz

**18**

– Zeichen für Milz-*Qi*-Mangel als Ursache der Feuchtigkeit: „Aktivität" von MP 6 und MP 9
– Zeichen für Übergang in Feuchte-Hitze: nächtliches Keuchen und „Aktivität" von Di 11
– Zeichen für Blockade des Blut-Flusses durch angesammelte Feuchtigkeit und Schleim: bei behutsamer Bewegung nachlassender Schmerz; nach Therapiebeginn kräftiger werdender Puls; geschwollen/gestaut aussehende Zunge; Varusfehlstellung

### Behandlung

- **Ziele:** Milz-*Qi* stärken, Hitze klären, Feuchtigkeit ausleiten, Blut bewegen.
- **TCM-Mittel:** gut für so unterschiedliche Ziele geeignet ist das Hitze-*Bi*-Mittel ***Si Miao San*** („Vier-Wunder-Tablette"); Zusatz von 25 g *Dang Gui Wei* (zu 100 g *Si Miao San*) hilft bei hartnäckigen *Bi*- bzw. *Wan*-Syndromen. *Dang Gui* wird bei Blut-Mangel und *Dang Gui Wei* bei Blut-Stase zugesetzt (im Text nicht ausdrücklich erwähnt). Dosierung bei Murphy: 2 × täglich ¾ Teelöffel des Granulats.
- **Akupunktur** der aktiven Punkte.
- **Aktivator:** zum Lösen der Wirbelfixierungen (Fa. Activator Methods, Phoenix).
- **Ernährungsumstellung:** handelsübliches kohlenhydratarmes Rohfutter mit zerkleinertem Gemüse, Knochenmehl, Fleisch und Innereien. Die Vorstellung dahinter: stärker verarbeitetes/raffiniertes Futter ist reich an Kohlenhydraten (die zu den Hauptauslösern für die Anhäufung von Feuchtigkeit gehören).
- **Absetzen von Meloxicam** wegen offensichtlicher Unwirksamkeit.

### Therapieergebnisse

- Nach 9 Tagen erste Nachuntersuchung der Hündin
  – Hinterbeinschwäche und Steife hatten nach der osteopathischen Behandlung und der Akupunktur zunächst zugenommen, sich aber allmählich gebessert. Nach mäßiger Anstrengung lahmte sie weiterhin, besonders mit dem Vorderbein, z. B. nach Spaziergängen. Gelegentlich stolpert sie über ihr rechtes Vorderbein, dabei sackt der Kopf herunter.
  – Haut- und Ohrenbeschwerden normalisiert, aber noch immer nächtliches Keuchen. Fixierungen im Lumbosakralbereich (bis einschließlich 5. LW) tastbar; kräftige Femoralispulse, Aussehen der Zunge unverändert. Lahmheit der Hinterbeine leicht gebessert.
  – Akupunktur von MP 6, Bl 17, Gb 21; rechts auch in der Nähe von Di 11, Di 9 und Di 17; Elektroakupunktur von Di 9, Di 17, Gb 21 und Di 11.
  – Die Behandlung sollte fortgesetzt werden; als homöopathisches Mittel Rhus toxicodendron C30 (2 × täglich für 10 Tage).

- Etwa 2 Wochen später, 21. Behandlungstag
  - Murphy wirkte „peppiger" und spielte nach jahrelanger Unterbrechung wieder mit ihren Sachen. Nachts keuchte sie aber weiter. Hinten lahmte sie viel weniger, aber noch immer rechts vorn. Das Lahmen aller drei Beine verstärkte sich bei Überbeanspruchung und am Beginn von Bewegungen. Dass nur noch eine Wirbelfixierung (2. LW) vorhanden war, schloss eine Nervenwurzelkompression als Ursache aus.
  - „Aktivität" von MP 6 und Bl 17 rechts (neben Di 11) zeigt, dass jetzt Blut-Stase dominiert und *Bi*-Symptome durch Feuchte-Hitze allmählich in den Hintergrund treten.
  - *Tao Hong Yin* schien jetzt besser als *Si Miao San* geeignet zu sein, die durch Feuchtigkeits- und Schleimanhäufung bedingte Blut-Stase zu beseitigen, da sich das Lahmen von hinten mehr nach vorne verlagert hatte. Zusatz von *Di Long* verstärkt die Wirkung bei Feuchtigkeit und Schleim. Dosierung wie bei *Si Miao San*.
- 2 Wochen später, 34. Behandlungstag
  - Die Hinterbeinschwäche hatte nachgelassen, und die Hündin konnte mühelos auf Möbel oder ins Auto springen; das Vorderbein lahmte weniger stark; die Belastbarkeit hatte zugenommen. Steifheit bestand noch durch Fixierungen im Bereich von 2. HW, 6./7. LW und Sakrum. Dunkelrosa Zunge. Nach Absetzen von *Si Miao San* leichte Infektion des rechten Ohres, doch die Entzündung (mit dunkelbraunem Exsudat) heilt von allein.
  - Behandlung der Wirbelfixierungen und der „aktiven" Akupunkturpunkte: Bl 17, Bl 19 und Bl 25; Gb 29 (links), Di 11 und MP 6. *Tao Hong Yin* wurde weiter gegeben und zur besseren Entspannung des unteren Lumbalbereichs 15 g *Chuan Niu Xi* (zu 100 g der Grundrezeptur) hinzugefügt.
- 1 Monat später, 63. Behandlungstag
  - Weitgehende Besserung: Lahmen der Hinterbeine verschwunden, vorn nur noch sporadisch. Die Ohrenentzündung war ohne Behandlung abgeklungen. Nachts schien es ihr nicht mehr so heiß zu sein. 7 Pfund Gewichtsabnahme durch das Rohfutter. Nur noch am 7. LW eine Fixierung; der Rücken wirkte insgesamt viel biegsamer.
  - Weiterbehandlung mit *Tao Hong Yin*. Akupunktur der wenigen noch „aktiven" Punkte (Bl 23, MP 6 und LG 14). Lumbale Fixierung gelöst.
- Rund 5 Monate nach der Erstuntersuchung anhaltende Zustandsbesserung.

**18**

## Diskussion

- Eine alte chinesische Weisheit besagt, wer Medizin studiere, solle erst die Qin (eines der ältesten Musikinstrumente der Welt) spielen lernen. Intuitiv empfand man, dass es viele Gemeinsamkeiten zwischen Musizieren und der praktischen Anwendung von Medizin gibt. Nimmt man den Körper als Musikinstrument, sind die unterschiedlichen Therapie- und Eingriffsmöglichkeiten der TCM verschiedene Arten, die Saiten zum Klingen zu bringen. Durch geübtes Zupfen und Drücken der Saiten werden harmonische Melodien erzeugt, und genauso lässt sich mit unterschiedlichen Behandlungsmethoden das innere Gleichgewicht des Körpers wiederherstellen.

- In Murphys Fall kamen wegen der unterschiedlichen Therapieziele, die sich jeweils bei den Untersuchungen ergaben, ganz verschiedene Behandlungsmethoden zum Einsatz. Es ist daher unwahrscheinlich, dass sich die Besserung der Hündin auf ein bestimmtes Mittel zurückführen lässt. Viel wahrscheinlicher haben alle in bestimmtem Umfang zur Besserung der Lebensqualität beigetragen. So wie wechselnde Themen in einem einzelnen Musikstück tragen wechselnde Rezepturen und Akupunkturpunkte einer individuell abgestimmten Therapie zum Heilungsprozess bei.

- Auch wenn bei einer alternativmedizinischen Behandlung meist in den ersten zwei Wochen mit einer Besserung zu rechnen ist, lässt sich nie vorhersagen, wann und ob der Heilungsprozess jemals vollständig abgeschlossen sein wird. Typisch für Störungen wie Lahmen ist, dass sie viel Zeit und Geduld erfordern; trotz geeigneter Therapie dauerte es lange (2 Monate), bis sich Murphys Beschwerden besserten. Geduld braucht man besonders auch dann, wenn sich die Symptome vorübergehend verschlechtern, wie die trotz wiederholter Beseitigung doch lang anhaltenden Wirbelfixierungen zeigen. Zudem veränderte sich Murphys Krankheitsbild im Laufe der Behandlung, sodass neue therapeutische Überlegungen angestellt und eine Anpassung vorgenommen werden musste. Murphys Fall zeigt auch, dass es für eine erfolgreiche alternativmedizinische Behandlung ständiger gemeinsamer Anstrengungen von Tierbesitzer und Tierarzt bedarf.

## Literatur

Acupuncture. *NIH Consens Statement* JAMA 15(5):1-34, 1997.

Berge GE. Polyascorbate (C-Flex R) an interesting alternative by problems in the support and movement apparatus in dogs. *Norwegian Vet J* 102: 581-582, 1990.

Bliddal H, Rosetzsky A, Schlichting P, Weidner MS, Anderson LA, Ibfelt HH, Christensen K, Jensen ON, Barsley J. A randomized, placebo-controlled, cross-over study of ginger extracts and ibuprofen in osteoarthritis. *Osteoarthritis Cartilage* 8(1):9-12, 2000.

Bonnett B, Poland C. Preliminary results of a randomized, double blind, multicenter, controlled clinical trial of two herbal therapies, acetylsalicylic acid and placebo for osteoarthritic dogs. Proceedings of the American Holistic Veterinary Medical Association, Burlington, Vt, 1996.

Budd K. Use of D-phenylalanine, an enkephalinase inhibitor, in the treatment of intractable pain. *Ad Pain Res Ther* 5:305-308, 1983.

Cheng X, editor. *Chinese Acupuncture and Moxibustion*. Beijing, China, 1987, Foreign Languages Press.

Creamer P. Osteoarthritis pain and its treatment. *Curr Opin Rheumatol* 12(5):450-455, 2000.

Darlington LG, Stone TW. Antioxidants and fatty acids in the amelioration of rheumatoid arthritis and related disorders. *Br J Nutr* 85(3):251-269, 2001.

Diehl HW, May EL. Cetyl myristoleate isolated from Swiss albino mice: an apparent protective agent against adjuvant arthritis in rats. *J Pharm Sci* 83(3):296-299, 1994.

Ehling D. *The Chinese Herbalist's Handbook*, revised ed. Santa Fe, NM, 1996, Inword Press.

Ernst E, Chrubasik S. Phyto-anti-inflammatories: a systematic review of randomized placebo controlled double blind trials. *Rheumatic Dis Clin North Am* 26(1):13-27, 2000.

Ezzo J, Hadhazy V, Birch S, Lao L, Kaplan G, Hochberg M, Berman B. Acupuncture for osteoarthritis of the knee: a systematic review. *Arthritis Rheum* 44(4):819-825, 2001.

Green S, Buchbinder R, Barnsley L, Hall S, White M, Smidt N, Assendelft W. Acupuncture for lateral elbow pain. *Cochrane Database Cyst Rev* (1):CD003527, 2002.

Impellizeri JA, Lau RE, Azzara FA. Fourteen week clinical evaluation of an oral antioxidant as a treatment for osteoarthritis secondary to canine hip dysplasia. *Vet Q* 20(Suppl 1):S107-S108, 1998.

Kitade T, Odahara Y, Shinohara S, Ikeuchi T, Sakai T, Morikawa K, Minamikawa M, Toyota S, Kawachi A, Hyodo M, et al. Studies on the enhanced effect of acupuncture analgesia and acupuncture anesthesia by D-phenylalanine (first report) – effect on pain threshold and inhibition by naloxone. *Acupunct Electrother Res* 13(2-3):87-97, 1988.

Klein G, Kullich W. Short-term treatment of painful osteoarthritis of the knee with oral enzymes: a randomised, double-blind study versus diclofenac. *Clin Drug Invest* 19(1):15-23, 2000.

Kulkarni RR, Patki PS, Jog VP, Gandage SG, Patwardhan B. Treatment of osteoarthritis with a herbomineral formulation: a double-blind, placebo-controlled, cross-over study. *J Ethnopharmacol* 33(1-2):91-95, 1991.

Lau CS, Morley KD, Belch JJ. Effects of fish oil supplementation on non-steroidal anti-inflammatory drug requirement in patients with mild rheumatoid arthritis – a double-blind placebo controlled study. *Br J Rheumatol* 32(11):982-989, 1993.

Little C, Parsons T. Herbal therapy for treating rheumatoid arthritis (Cochrane Review). *Cochrane Database Syst Rev* 1:CD002948, 2001.

Macioca G. *The Practice of Chinese Medicine*. New York, 1994, Churchill Livingstone.

McAlindon TE, Jacques P, Zhang Y, Hannan MT, Alibadi P, Weissman B, Rush D, Levy D, Felson DT. Do antioxidant micronutrients protect against the development and progression of knee osteoarthritis? *Arthritis Rheum* 39:648, 1996.

Marz RB. *Medical Nutrition from Marz*, ed 2. Portland, Ore, 1997, Omni-Press.

Murphy R. *Lotus Materia Medica*. Pagosa Springs, Colo, 1995, Lotus Star Press.

Naeser MA. *Outline Guide to Chinese Herbal Patent Medicines in Pill Form*. Boston, 1990, Boston Chinese Medicine.

Qiu GX, Gao SN, Giacovelli G, Rovati L, Setnikar I. Efficacy and safety of glucosamine sulfate versus ibuprofen in patients with knee osteoarthritis. *Arzneimittelforschung* 48:469-474, 1998.

**18**

Sander O, Herborn G, Rau R. [Is H15 (resin extract of Boswellia serrata, „incense") a useful supplement to established drug therapy of chronic polyarthritis? Results of a double-blind pilot study]. *Z Rheumatol* 57(1):11-16, 1998.

Sharma ML, Bani S, Singh GB. Anti-arthritic activity of boswellic acids in bovine serum albumin (BSA)-induced arthritis. *Int J Immunopharmacol* 11(6):647-652, 1989.

Tu LH, Huang DR, Zhang RQ, Shen Q, Yu YY, Hong YF, Li GH. Regulatory action of *Astragalus* saponins and buzhong yiqi compound on synthesis of nicotinic acetylcholine receptor antibody in vitro for myasthenia gravis. *Chin Med J (Engl)* 107(4):300-303, 1994.

Wakabayashi K, Inoue M, Ogihara Y. The effect of keishi-bushi-to on collagen-induced arthritis. *Biol Pharm Bull* 20(4):376-380, 1997.

Xie H. *Traditional Chinese Veterinary Medicine*. Beijing, China, 1994, Beijing Agricultural University Press.

Yan W. *Practical Therapeutics of Traditional Chinese Medicine*. Brookline, Mass, 1997, Paradigm Publications.

Yeung H. *Handbook of Chinese Herbal Formulas*. Los Angeles, 1995, Self-published.

Yeung H. *Handbook of Chinese Herbs*. Los Angeles, 1996, Self-published.

Zurier RB, Rossetti RG, Jacobson EW, DeMarco DM, Liu NY, Temming JE, White BM, Laposata M. Gamma-linolenic acid treatment of rheumatoid arthritis: a randomized, placebo-controlled trial. *Arthritis Rheum* 39(11):1808-1817, 1996.

# 19  Neurologische Erkrankungen

## 19.1  Schmerzen (allgemein)

### 19.1.1  Optionen auf konventioneller Grundlage

- **DL-Phenylalanin (DLPA):** kann Decarboxylierung endogener Opioide hemmen oder auf andere Weise endogene Analgesie bewirken.
- **Pflanzliche Mittel:** fast alle Mittel zur Schmerztherapie (☞ Kap. 18.1) kommen auch bei Nervenschmerzen infrage, z.B. Weidenrinde, Teufels-krallenwurzel *(Harpagophytum procumbens),* Ingwer usw.
- **Lerchensporn** *(Corydalis spp.)*: hemmt das zum Hirnstamm aufsteigen-de retikuläre Aktivierungssystem (RAS); bei chronischer Anwendung kann sich Toleranz bzw. eine Kreuztoleranz mit Morphinen entwickeln [Huang 2000]. In einem Rattenmodell konnte Corydalis zusammen mit *Du Huo* (Angelica pubescens) und *Bai Jiang Cao* (Patrinia) entzündli-che Schmerzen verringern [Wei et al. 1999].

### 19.1.2  Komplementäre Optionen

- Aus Sicht der TCM sind alle Schmerzen Ausdruck eines blockierten *Qi-* und Blut-Flusses. Daraus lassen sich allgemeine Empfehlungen zur Schmerzstillung mit alternativen Methoden herleiten. Entscheidend ist aber, die zugrunde liegende Störung aufzudecken, um eine gezielte/ spezifische Schmerztherapie (mit herkömmlichen oder komplementär-medizinischen Mitteln) durchführen zu können.

**19**

### Akupunktur

- Einige der wichtigsten Punkte für Schmerzen in unterschiedlichen Körperregionen:
  - Di 4: Kopf- und Gesichtsschmerzen
  - Ma 36: alle Arten von Abdominalschmerzen
  - Gb 34: sämtliche Muskelschmerzen, auch Schmerzen im Rippen- und seitlichen Flankenbereich
  - Bl 40: Rückenschmerzen
  - Lu 7: Hinterkopf- und Nackenschmerzen
  - Di 4 und Le 3: kombiniert gegen Schmerzen im ganzen Körper (durch *Qi*-Stagnation)
  - Bl 17: Blut-Stase; ebenso Bl 11, Ma 37 und Ma 39
  - Bl 60: untere Rücken- sowie Kopf- und Halsschmerzen, an denen der Blasenmeridian beteiligt ist
  - Pe 6: Brust-/Thoraxschmerzen
  - Gb 20 und Gb 21: steuern *Qi*-Fluss im Schulter-, Hinterkopf- und seit-lichen Halsbereich
  - 3E 5: steuert *Qi*-Fluss im seitlichen Kopf- und Halsbereich
  - Bl 25: Ischiasschmerzen

– Gb 29 und Gb 30: Hüftschmerzen
– Gb 41: Schläfen- und Augenschmerzen
– Ma 8: Stirn(kopf)schmerzen
● „Alarmpunkte" für Schmerzen bestimmter Organe:
– KG 3: Uterus- und Blasenschmerzen
– KG 12: Magen- und Oberbauchschmerzen
– Le 14: Magenschmerzen und Gastritis (eigentlich Leber-Alarmpunkt)
● Darüber hinaus sollten bei Schmerzzuständen auch Nadeln in besonders empfindliche oder verspannte Stellen eingestochen werden, die keinem bekannten Akupunkturpunkt entsprechen. Eine sinnvolle Strategie der Schmerzlinderung besteht darin, anhand lokaler Schmerzpunkte herauszufinden, mit welchem Meridian sie in Beziehung stehen. Dann wird eine Nadel in einen distalen (Fern-)Punkt, der überempfindlich und geschwollen ist oder sich warm und „klebrig" anfühlt, eingestochen und eine weitere Nadel in einen lokalen Schmerzpunkt. Das Ganze für alle beteiligten Meridiane (meist bis zu drei) wiederholen.

## Akupressur / Shiatsu

● Durch Akupressur oder Shiatsu lassen sich Schmerzen sehr wirksam lindern oder die Erfolge einer Akupunkturbehandlung stabilisieren. Shiatsu oder Druckmassage eignet sich besonders für Blut- und *Qi*-Stagnation infolge eines Blut-Mangels. Oft sind die Muskeln verspannt oder verhärtet. Meist handelt es sich um Tiere, die in häuslicher Atmosphäre Berührungen brauchen und sich mit ihrem schmerzenden Bein bevorzugt auf harte Unterlagen legen. Die Zunge ist oft blass oder lila, der Puls dünn und drahtig.
● Eine akute Blut-Stase, z.B. nach einem schweren Trauma (Prellung), kann durch die Druckmassage verschlimmert werden. Es sind Tiere mit dunkelroter Zunge und drahtigem Puls. Aus der Anamnese ergibt sich, dass sie Druck oder Berührung der schmerzenden Stellen möglichst vermeiden wollen.
● An akut schmerzhaften Stellen sollte man nicht gleich eine Druckmassage durchführen, um die Muskelspasmen nicht noch zu verstärken. Besser ist eine möglichst großflächige, mäßig starke Druckanwendung, z.B. langsames Kreisen des Handballens (Thenar oder Hypothenar). Sobald die Muskeln spürbar entspannter sind, bei den kreisenden Bewegungen den Druck gezielt auf die schmerzende Stelle richten, aber keinen direkten Druck auf Knochenvorsprünge ausüben! Mit zunehmender Muskelentspannung kann die Druckmassage auf Bereiche ober- und unterhalb der schmerzenden Stelle, in denen der betroffene Meridian verläuft, ausgedehnt werden. Dem *Qi*-Fluss in einem bestimmten Meridian von stromaufwärts nach abwärts folgen, ihn dann überqueren und die schmerzende Stelle wie gewohnt weiterbehandeln.

## Chiropraktik / Osteopathie

● Eine chiropraktische/osteopathische Behandlung bewirkt eine prompte Linderung von Schmerzen, die durch Kompression einer Nervenwurzel (bei Wirbelfixierung) ausgelöst wurden. Oft lassen solche Schmerzen schon in den ersten Behandlungsminuten nach.

- Osteopathie, Akupunktur und Akupressur verstärken sich gegenseitig in ihrer Wirkung (synergistische Beziehung). Durch Akupunktur und Druckmassage werden verspannte Muskeln weicher, sodass sich Fixierungen leichter lösen lassen. Die chiropraktische Behandlung könnte man als etwas ungeschlachte, aber sehr wirkungsvolle Methode zur sofortigen Beseitigung lokaler *Qi*-Blockaden auffassen.

### TCM-Mittel

- *Bu Gan Tang* („Leber tonisierendes Dekokt"): für Hunde mit Muskelspasmen (mit dünnem, drahtigem Puls und blasslila Zunge) ohne irgendwelche Feuchtigkeits- oder Schleimsymptome.
- *Xue Fu Zhu Yu Tang* („Stase aus dem Haus des Blutes vertreibendes Dekokt): wenn die *Qi*-Stagnation infolge eines Blut-Mangels gerade in eine Blut-Stase übergeht. Weniger starke Muskelspasmen als bei Tieren, die auf *Bu Gan Tang* ansprechen, aber sonst sehr ähnliches Krankheitsbild.
- *Shao Fu Zhu Yu Tang* („Stase aus dem unteren Abdomen vertreibendes Dekokt"): bei Blut-Stase im Unterleib; enthält Lerchensporn/Corydalis, ein schmerzstillendes Mittel (siehe unten).
- *Wu Yao Tang* („Fieberstrauch/Lindera-Dekokt"): für Schmerzen im unteren Abdominal- und Blasenbereich bei Tieren mit leicht reizbarem Temperament.
- **Schmerzstillende Zusätze** zu Rezepturen:
  - Abhängig von der Schmerzlokalisation: *Xiang Fu* (Zyperngras) für Schmerzen im unteren Abdomen und entlang des Rippenbogens; *Mu Xiang* (Kostuswurzel/Saussurea) für Schmerzen im oberen Abdomen; *Wu Yao* (Fieberstrauch/Lindera) für Schmerzen im unteren Abdomen bei *Qi*-Stagnation durch Kälte; *Yan Hu Suo* (Lerchensporn/Corydalis) für Schmerzen durch *Qi*- und Blut-Stase, vor allem im Unterleib, aber auch an anderen Stellen; überraschend wirksam gegen Bauchschmerzen/-krämpfe älterer Tiere ist *Hui Xiang* (Fenchel).
  - Bei oberflächlichen Schmerzen: *Ru Xiang* (Weihrauch/Boswellia); viele frei verkäufliche Präparate gegen Gelenkentzündungen/-schmerzen enthalten Boswellia (ursprünglich nur in der ayurvedischen Medizin verwendet). Auch der Gebrauch von *Mo Yao* (Myrrhe) ist sehr verbreitet.
  - Wärmende Schmerzmittel: *Fu Zi* (Eisenhutzubereitung), *Gan Jiang* (Ingwer), *Rou Gui* (Zimt) und *Wu Zhu Yu* (Evodia) – speziell gegen Kälte in Leber und Magen; *Wu Yao* (Fieberstrauch/Lindera) – gegen Kälte im unteren Abdomen; das potenziell toxische *Chuan Wu Tou* (chin. Eisenhut/Aconitum) oder *Cao Wu Tou* (Eisenhut) – gegen oberflächliche Schmerzen und Extremitätenschmerzen.
- **Corydalis:** *Yan Hu Suo* (Lerchensporn/Corydalis) bildet die Grundlage vieler moderner TCM-Mittel. Es wird meist mit Rezepturen wie *Shao Yao Gan Cao Tang* kombiniert und kann als **Corydalis 5** oder **Corydalin** von verschiedenen Herstellern bezogen werden. Fertigmischungen

**19**

sind in der Schmerztherapie empirisch erprobt und weit verbreitet. Für Tierärzte, die nicht über das nötige Detailwissen verfügen, um selbst TCM-Diagnosen zu erstellen, sind sie sehr zu empfehlen.

## Westliche Kräutermedizin

- **Traubensilberkerze** *(Cimicifuga racemosa)*: bei Gebärmutterkrämpfen; in der frühen Kräutermedizin gegen alle möglichen Schmerzen eingesetzt, oft mit Zahnwehholz kombiniert.
- **Teufelskralle** *(Harpagophytum procumbens)*: antientzündliches Mittel, sehr beliebt bei Gelenkschmerzen.
- **Pfefferminzöl:** Öl aus *Mentha piperita* wird topisch angewandt (lokales Anästhetikum).
- **Zahnwehholz** *(Zanthoxylum spp.)*: gegen Blut-Stase.
- **Baldrian** *(Valeriana officinalis)*: krampflösend bei Spasmen der Skelett- wie der glatten Muskulatur; für Hunde mit Blut-Mangel.
- **Yamswurzel** *(Dioscorea villosa)*: bei Spasmen der glatten (Eingeweide-) Muskulatur.
- **Silberweide** (*Salix alba*): natürliches, nicht-steroidales Mittel gegen Entzündungen (NSAID) durch ihren Salizylatgehalt.
- **Yuccapalme** *(Yucca schidigera)*: enthält steroidale Saponine mit antientzündlichen Eigenschaften; um gelegentliche Magenverstimmungen zu verhindern, wird Yucca oft mit Stacheleschenrinde kombiniert.

## Homöopathie

- **Arnica C30:** 1–3 × täglich bei akuten Verletzungen (vor allem Quetschungen mit blauen Flecken) und Schmerzen, die sich bewegungsabhängig verstärken.
- **Colocynthis C30:** 1–3 × täglich, wenn sich Patienten mit Abdominalschmerzen zusammenkauern.
- **Dioscorea villosa C30:** 1–3 × täglich, wenn sich Abdominalschmerzen in gestreckter Haltung bessern.
- **Hypericum perforatum C30** (Johanniskraut): 1–3 × täglich bei Hautausschlag und stechenden Schmerzen (durch Nervenkompression oder Nervenläsion).
- **Rhus toxicodendron C30** (Giftsumach): 1–3 × täglich für Schmerzen nach Muskel-/Sehnenverletzung, die am Anfang von Bewegungen zunehmen und bei anhaltender, sanfter Bewegung wieder nachlassen. Aus Sicht der TCM liegt oft ein Blut-Mangel vor; chronische Überlastung in der Vorgeschichte hat zu Lahmen ohne strukturelle Ursache geführt.
- **Lycopodium clavatum C30** (Bärlapp): für Patienten, die gut auf Rhus toxicodendron ansprechen, geeignet (chronische Schmerzzustände; Hunde mit Furchtaggression).
- **Ruta graveolens C30** (Weinraute): 1–3 × täglich, wenn Schmerzen nach längerer Ruhigstellung oder bei der kleinsten Anstrengung zunehmen – diese Patienten brauchen keine Ruhe! Oft sind Bänder oder Knochen verletzt oder eine Läsion eher strukturell als rein funktionell (z. B. Heilungsphase nach Fraktur oder partiellem Kreuzbandriss).

- **Symphytum officinale C30** (Beinwell): 1 × täglich, für Schmerzen während der Frakturheilung. Der klinische Eindruck, dass Beinwell die Knochenheilung beschleunigt, deckt sich mit dem Volksglauben. Manchmal fördert es nach wiederholt gescheiterten Versuchen einer operativen Korrektur noch die Fusion der Frakturfragmente.

### Therapievorschläge der Autoren

Steve Marsden: Behandlung der Ursache; pflanzliche und homöopathische Mittel je nach Krankheitsbild; Akupunktur und Osteopathie zur raschen Schmerzlinderung
Susan G. Wynn: Akupunktur; Osteopathie; DLPA; Rezepturen mit Lerchensporn (Corydalis)

## 19.2 Felines Hyperästhesie-Syndrom

### 19.2.1 Therapeutische Strategien

- Anfälle unterbinden
- Hautreizungen und Pannikulitis lindern
- Andere Bewegungs- und ZNS-Störungen ausschließen
- Auf Abszesse am Schwanzansatz achten

### 19.2.2 Optionen auf konventioneller Grundlage

- **Nahrungsmittelallergien ausschließen** (mögliche Dermatitis-Ursache).
- **Antioxidanzien:** für manche Tierärzte sinnvoller Ansatz, um bei unentdeckter Steatitis oder anderen Entzündungen eine Besserung zu erreichen.
- **Karnitin:** Falls bei einigen Katzen wirklich eine vakuoläre Myopathie bestehen sollte, wie Shelton vermutet, kann es zusammen mit Coenzym $Q_{10}$, Riboflavin und Vitamin E einen Versuch wert sein [March et al. 1999].
- **Johanniskraut** *(Hypericum perforatum)*: Unter der Annahme, dass es sich um eine dopaminerge Überversorgung handelt, wurden bei felinem Hyperästhesie-Syndrom selektive Serotonin-Wiederaufnahme-Hemmer (SSRI) wie Fluoxetin empfohlen. Johanniskraut wirkt ähnlich wie SSRI. Interessant ist, dass mit Johanniskraut ein traditionelles (pflanzliches/homöopathisches) Mittel gegen periphere Nervenreizungen offenbar auch bei felinem Hyperästhesie-Syndrom hilft.

### 19.2.3 Komplementäre Optionen

#### Homöopathie

- **Arsenicum album C30:** (1 × täglich, je nach Bedarf) für ängstliche, furchtsame und ausgehungerte Tiere mit Kolitis in der Vorgeschichte, die sich nach Aufmerksamkeit sehnen, kühl und durstig sind; starkes Jucken ohne erkennbare Hautläsionen.

**19**

● **Zincum metallicum C30:** (1 × täglich, je nach Bedarf) wenn sich das Hyperästhesie-Syndrom direkt nach konventionell-medizinischer Behandlung von Hautproblemen eingestellt hat.

## TCM

● Definition/Pathophysiologie: Nicht alle neurologischen Probleme werden von der TCM als innere Störungen aufgefasst. Während „rebellierendes" (gegenläufiges) *Qi* innerhalb des Körpers eine idiopathische Epilepsie oder Gleichgewichtsstörung (Vestibularsyndrom) verursacht, scheint Energie, die an der Körperaußenseite aufsteigt, die Krämpfe beim felinen Hyperästhesie-Syndrom hervorzurufen; sie treten immer beim Berühren bestimmter Körperstellen, meist am Rücken, auf.

● Beim felinen Hyperästhesie-Syndrom steigt (*Qi*-)Energie im Blasenmeridian, *Du Mai* und *Yang Qiao Mai* hoch; die beiden Letzteren haben als Extrameridiane auch die (oft vergessene) Funktion, oberflächliche Pathogene aufzunehmen und so daran zu hindern, in den Körper einzudringen. Das *Nei Jing* führt das sogar als die einzige Funktion der Extrameridiane an. In Extrameridianen kann der Körper (pathogene) Energie speichern, damit sie sich nicht mit „nützlichem" *Qi* vermischt.

● Da sich beim felinen Hyperästhesie-Syndrom offenbar massenhaft Pathogene im Blasenmeridian bzw. dem mit ihm verbundenen *Luo*-Meridian angehäuft haben, droht er jedes Mal, wenn die Katze am Rücken berührt wird, überzulaufen. In der Nähe des Blasenmeridians befinden sich auch zwei Extrameridiane: *Yang Qiao Mai* und *Du Mai,* die bei gesunden Tieren mithelfen, das Gehirn mit Energie zu versorgen, d.h. ein klares Bewusstsein aufrecht zu erhalten. Wenn aber plötzlich pathogenes *Qi* vom Blasen- in die beiden Extrameridiane überschwappt, gelangen zumindest Teile auch zum Gehirn und erzeugen dort Krampfanfälle.

● Als *Tai-Yang*-Meridian ist der Blasenmeridian sehr anfällig für Kälteattacken. Da das feline Hyperästhesie-Syndrom aber eigentlich durch Feuchte-Hitze und Schleim verursacht wird, ist es einleuchtend, dass sich diese Hitze- bzw. *Yang*-Pathogene auch in *Tai-Yang*-Meridianen ansammeln, die in *Yang*-dominierten Körperbereichen liegen.

● Anfällig für die Invasion von Feuchte-Hitze und Schleim sind vor allem Patienten, in deren Körper sich bereits Feuchte-Hitze gebildet hat. Die Feuchte-Hitze von außen ist buchstäblich der letzte Tropfen, der das Fass bei ohnehin schon (durch innere Feuchte-Hitze) geschwächten Tieren zum Überlaufen bringt. Demnach muss die Akupunktur nicht nur die Pathogene beseitigen, sondern auch die Milz stärken, Hitze klären und Feuchtigkeit ausleiten. Dass Feuchte-Hitze und Schleim eine Rolle spielen, zeigen auch Symptome wie geschwollene rote, gelb belegte Zunge, klebriger Speichel und rascher Puls.

● Trotz der esoterisch anmutenden Sichtweise weichen die Vorstellungen der TCM und der westlichen Medizin hinsichtlich des felinen Hyperästhesie-Syndroms kaum auseinander. Auch nach westlicher Auffassung entstehen Krampfanfälle peripher (vielleicht durch eine „Initialzündung") und verstärken sich mit zunehmender Entzündung der Haut. Wenn zusätzlich eine Veranlagung zu allergischer Dermatitis besteht, können Flohmittel und hypoallergene Diäten sehr hilfreich für die Anfallsbehandlung sein. Interessant ist, dass die pathogene Schleimanhäufung bei Tieren mit Milz-Mangel oft gut mit den Symptomen einer Nahrungsmittelallergie-/-unverträglichkeit korreliert.

## Akupunktur

- Als „Anfallsleiden mit äußeren Ursachen" lässt sich das feline Hyperästhesie-Syndrom gut durch Akupunktur behandeln. Oft sind die Ergebnisse besser und nachhaltiger als bei idiopathischer Epilepsie.
- Behandlungsziele: Blasenmeridian öffnen, *Du Mai* und *Yang Qiao Mai* regulieren und Feuchtigkeit ausleiten.

> **CAVE:** Bei erhöhter Empfindlichkeit dürfen Nahpunkte erst nach den Fernpunkten (zur Regulierung des *Du Mai* und *Yang Qiao Mai*) zur Öffnung des Blasenmeridians benutzt werden. Sonst besteht die Gefahr, dass sich über die Nahpunkte einfach noch mehr pathogenes *Qi* in die Extrameridiane ergießt und die Anfälle verstärkt.

- Geeignete Punkte:
  - Di 3 und Bl 62 (zur Regulierung des *Du Mai* und des *Yang Qiao Mai*)
  - Di 11, MP 10, Di 4 und Bl 40 (zum Klären der Hitze); als „Vereinigungs-Punkt" des gesamten Rückens ist besonders Bl 40 wichtig, zumal seine stark Blut kühlende Wirkung auch den Juckreiz lindert
  - MP 9, Bl 28 und Bl 22 (zur Regulierung des Blasenmeridians und zum Ausleiten der Feuchtigkeit)

## Chiropraktische/osteopathische Behandlung

- Bei Katzen, die sehr erregt sind und starke Schmerzen haben, ist vielleicht zunächst eine physikalische Therapie erforderlich. In dem Fall können Wirbelfixierungen vorliegen, die mit osteopathischen Handgriffen gelöst werden müssen. Oft sind gerade in Nähe stark schmerzender Stellen die unteren Lumbal- und Sakralwirbel verhärtet und unnachgiebig.
- Man könnte die chiropraktische/osteopathische Behandlung als etwas gröbere Erstmaßnahme sehen, um bei einer *Qi*-Stagnation den Fluss wieder in Gang zu bringen.

## Rezeptur

- ***San Ren Tang*** („Drei-Nüsse-Dekokt")
  - Indikation: in der Humanmedizin Tetanus (auch eine von peripher ausgehende ZNS-Störung); bei felinem Hyperästhesie-Syndrom anscheinend recht viel versprechend
  - Zusätze: (zu 75 g der Grundrezeptur) 9 g *Di Long* (Regenwurm), 9 g *Qin Jiao* (Enzianwurzel) und 9 g *Si Gua Luo* (Luffaschwamm); oder auch 6 g *Du Huo* (Engelwurz), 9 g *Fang Feng* (Ledebouriella) und 6 g *Man Jing Zi* (Mönchspfefferfrüchte)

**19**

– Wirkung: Schmerzlinderung und rasche Anfallskupierung
– Dosierungsempfehlung (Granulat): 60–75 mg/kg (oder ¼ Teelöffel pro 5–7,5 kg KG), aufgeteilt auf 2 Dosen am Tag

### Westliche Kräutermedizin

● **Rotklee** *(Trifolium pratense)*, **amerikanisches Helmkraut** *(Scutellaria laterifolia)*, **Passionsblume** *(Passiflora incarnata)* und **Brennnessel** *(Urtica dioica)* – Mischungsverhältnis 2:2:3:3
  – Wirkung: zu Passionsblume und Helmkraut siehe 19.4. Brennnesseln wirken kühlend bei Juckreiz, der zu extremer Reizbarkeit führt. Rotklee ist ein bekanntes Mittel für kindliche Ekzeme und kann Schleim- und Feuchtigkeitsansammlungen transformieren.
  – Nutzen: erfüllt alle therapeutischen (TCM-)Anforderungen bei felinem Hyperästhesie-Syndrom
  – Zusätze (und Wirkung): Stiefmütterchen *(Viola tricolor)* verringern Reizbarkeit und helfen besonders bei nässenden Hautausschlägen; Lindenblüten *(Tilia europea, T. americana)* unterstützen die Brennnessel-Wirkung bei Reizbarkeit und Juckreiz
  – Dosierung: 0,08 ml/kg KG, verteilt auf 2 Dosen am Tag

---

**Therapievorschläge der Autoren**

Steve Marsden: Akupunktur; Kräutermittel; Nahrungsmittelallergien ausschließen; Mittel gegen Flöhe
Susan G. Wynn: Allergische Hauterkrankungen und Flöhe ausschließen; TCM-Mittel; Akupunktur- und osteopathische Behandlung

---

# 19.3  Meningitis und Enzephalitis

## 19.3.1 Therapeutische Strategien

● Prädisposition bzw. begleitende Verletzung, Infektion oder Immunschwäche abklären
● Auf Anfälle achten

## 19.3.2 Optionen auf konventioneller Grundlage

● **Antioxidanzien** einschließlich N-Acetylcystein [Auer et al. 2000], Vitamin E, C und A, Selen und Betakarotin können die Zell-/Gewebeschädigung verringern. Dosierungsempfehlung für N-Acetylcystein: 3 × täglich 25 mg/kg KG für 14 Tage, danach 3 × täglich nach Bedarf.
● **Bromelain:** wegen seiner nachgewiesenen (antientzündlichen) systemischen Wirkung für die Behandlung entzündlicher ZNS-Erkrankungen vorgeschlagen.

### 19.3.3 Komplementäre Optionen

> **CAVE:** Eine septische Meningitis muss antibiotisch behandelt werden. Für eine sterile bzw. aseptische Meningitis kommen auch ergänzende Therapiemaßnahmen in Betracht. Bei der Behandlung mehrgleisig verfahren, um die Beweglichkeit und Durchblutung der Halsregion wieder zu normalisieren und das Fieber zu senken.

#### Differenzialdiagnosen

Bei Verdacht auf Meningitis ist zunächst eine Fixierung des Atlantookzipitalgelenks auszuschließen, die sich osteopathisch behandeln lässt und nicht mit Fieber einhergeht. Wenn sich bei spontanen Bewegungen im Schlaf der N. occipitalis major (an seiner Austrittsstelle zwischen Atlas und Schädelbasis) einklemmt, jaulen die Tiere vor Schmerz oft auf. Manche müssen aus einem erhöhten Napf fressen oder trinken, weil sie den Kopf nicht mehr zum Boden hinunter beugen können.

Obwohl eine Atlasverschiebung tastbar oder auf Röntgenübersichtsaufnahmen zu erkennen ist, wird sie von Tierärzten, die sich nicht mit Osteopathie auskennen, meist übersehen. Dabei könnten die Symptome durch chiropraktische Adjustierung umgehend beseitigt und die Beweglichkeit des Gelenks wieder normalisiert werden.

Aus Sicht der TCM muss bei kortikalen Symptomen und Meningoenzephalitis-Verdacht unbedingt eine Blut-Stase im Gehirn als Ursache ausgeschlossen werden, erst recht wenn sich nicht mehr klären lässt, ob ihnen ein Schädel-Hirn-Trauma vorausging.

Ausschlusskriterium für eine Blut-Stase ist das Ansprechen der Tiere auf die Therapie mit Arnica montana (vor allem das homöopathische Mittel).

**19**

- Bei klinisch manifester Meningitis werden unterschiedliche Therapieansätze kombiniert (Fiebersenkung und Halsbeweglichkeit bzw. Durchblutung verbessernde Maßnahmen). Die Behandlung sollte mindestens 1 × täglich, besser mehrmals am Tag erfolgen, bis die Erkrankung abgeklungen ist. Bewährt hat sich folgendes Vorgehen:

#### Behandlungsprotokoll

#### 1. Chiropraktische/osteopathische Behandlung
- Behutsam vorhandene Fixierungen lösen, um die Beweglichkeit weitgehend zu verbessern. Wenn danach trotzdem noch eine gewisse Nackensteife bestehen bleibt, liegt etwas Ernsteres als lediglich eine Fixierung vor.

#### 2. Akupunktur
- Eine aseptische Meningitis im Anfangsstadium könnte man als Invasion von Wind und Feuchtigkeit in die oberflächlichen *Tai-Yang*-(Blasen- und

Dünndarm-)Meridiane auffassen. Von dort aus schwappen die Pathogene z.T. auf angrenzende Meridiane wie den *Du Mai* und *Shao-Yang*-Meridiane (Dreifach-Erhitzer/*San Jiao* und Gallenblasen-Meridian) über. Infrage kommen deshalb folgende Punkte:
– Freimachen der *Tai-Yang*-Meridiane: Di 4, Lu 7, Bl 40, Bl 60, Dü 3 und Bl 10
– Regulieren des *Du Mai:* Dü 3 und Bl 62 (oder Bl 60), LG 14
– Öffnen der *Shao-Yang*-Meridiane: 3E 5, Gb 20, Gb 21
– Hitze klären: 3E 5, Di 4, LG 14
– Fieber senken: Di 4, LG 14, Bl 40, Di 11, LG 4, *Er Jian*
- Einige dieser Punkte sind auch bei Nacken- und Hinterkopfschmerzen sinnvoll.
- Fieber kann bei Tieren beeindruckend rasch sinken (0,5 – 1° C) innerhalb von 20–30 Minuten). Der Wärmeverlust lässt sich vermutlich wenigstens zum Teil durch Zunahme der Atemfrequenz und -tiefe während der Behandlung erklären.
- Solange das Tier möglichst still daliegt, Nadeln auch in andere fokale Bereiche mit Schmerzen oder Muskelspasmen einstechen und festhalten.

### TCM-Mittel

- *Chai Ge Jie Ji Tang* („Bupleurum- und Pueraria-Dekokt zur Muskelentspannung")
– Indikation: hohes Fieber bei starken Schmerzen; vermutlich das beste Mittel für Hunde mit steriler oder aseptischer Meningitis; auch für Patienten, die auf Belladonna (siehe Homöopathie) ansprechen, geeignet
– Symptome: rote Zunge; schlüpfriger, schneller und voller Puls; Gesicht oft gerötet und verschwollen
– Dosierungsempfehlung (Granulat): 60–75 mg/kg (oder ¼ Teelöffel pro 5–7,5 kg KG), verteilt auf 2 Dosen am Tag
- *Qiang Huo Sheng Shi Tang* („Notopterygium-Dekokt zum Ausleiten von Feuchtigkeit")
– Zusatz: (zu 40 g der Grundrezeptur) 6 g *Fang Ji* (Stephania-Wurzel) und 4 g *Fu Zi* (Eisenhut) oder 4 g *Chuan Wu Tou* (chin. Eisenhut)
– Indikation: mäßiges Fieber bei starken Schmerzen und Nackensteife
– Symptome: schwankender, fester Puls; normal aussehende Zunge

> **CAVE:** Keine Langzeitanwendung; Eisenhut ist potenziell toxisch und Stephania steht ebenfalls im Verdacht. Die Grundrezeptur ist aber ungefährlich.

– Dosierungsempfehlung (Granulat): 60–75 mg/kg (oder ¼ Teelöffel pro 5–7,5 kg KG), verteilt auf 2 Dosen am Tag
- *Xue Fu Zhu Yu Tang* („Stase aus dem Haus des Blutes vertreibendes Dekokt")
– Indikation: Blut-Stase
– Symptome: drahtiger Puls; lila bis dunkelrot-violette Zunge; Blut-Mangelsymptome (in der Vorgeschichte oder aktuell) wie traumreicher

Schlaf, Angstaggression, feine Schuppung, juckende Hautläsionen (leicht trockene, papulöse Dermatitis), schlecht nachwachsende Haare, rezidivierende Mastzelltumoren (Mastozytose), Muskelspasmen oder Muskelhartspann
– Dosierungsempfehlung (Granulat): 60–75 mg/kg (oder ¼ Teelöffel pro 5–7,5 kg KG), verteilt auf 2 Dosen am Tag

## Westliche Kräutermedizin

● **Passionsblume** *(Passiflora incarnata)*, **Lobelie** *(Lobelia inflata)*, **Hopfen** *(Humulus lupulus)*, **Zahnwehholz** *(Zanthoxylum spp.)* und **Beinwell** *(Symphytum officinale)* – Mischungsverhältnis 4:1:2:2:1
  – Indikation: Relaxation der Nackenmuskeln und Schmerzlinderung
  – Wirkung: *Qi* wird wahrscheinlich stärker als mit allen anderen westlichen Kräutern durch Lobelie bewegt (Lobelie ist aber potenziell toxisch und darf nicht mehr als 10 % der Mischung ausmachen). Stacheleschenrinde gilt als Blut bewegend, Passionsblume als stark krampflösend (antispasmodisch), Hopfen und Beinwell lockern Schleimblockaden in den Meridianen
  – Zusatz: wegen des Salizylatgehalts zur Fiebersenkung evtl. Weidenrinde *(Salix alba)* ergänzen
  – Dosierungsempfehlung (Tinktur): 0,08 ml/kg KG, verteilt auf 2 Dosen am Tag

> **CAVE:** Beinwell wird neuerdings nicht mehr innerlich angewandt, da Pyrrolizidin-Alkaloide möglicherweise hepatotoxisch sind. Bei Bedenken kann man es ohne weiteres weglassen. Vielleicht ist ein klinischer Nutzen dennoch zu erwarten, obwohl die Wirkung einer Mischung ohne Beinwell nicht untersucht wurde.

● **Gelber Jasmin** *(Gelsemium sempervirens)*: scheint besonders auf die Hinterkopfmuskeln eine relaxierende Wirkung zu haben und aus Sicht der TCM Hitze aus dem Kopf entfernen („klären") zu können. Kommt für westliche Kräutermischungen gegen Nackenschmerzen oder bei aseptischer Meningitis in Betracht. Allerdings sollte sein Anteil an der Mischung unter 10 % liegen, da Jasmin ebenso wie Lobelie toxisch sein kann.

## Homöopathie

● **Belladonna C30** (Tollkirsche)
  – Indikation: Hunde mit akuten Schmerzen und starker Berührungsempfindlichkeit
  – Klinik: ausgeprägte Rötung der Schleimhäute (Skleren, Schnauze, Nase)
  – Dosierung: so lange wie nötig bis zu 3 × täglich 1, danach ausschleichen (1 × 1 oder nach Bedarf)

- **Arnica C30**
  - Indikation: zerebrale Blutung und Hirnödem nach Schädel-Hirn-Trauma (Blut-Stase aus Sicht der TCM); nach ersten Hinweisen auch nach zerebrovaskulären Ereignissen bei Menschen und Hunden indiziert
  - Klinik: (bei Blut-Stase) rasche Besserung neurologischer Funktionen, unabhängig von der Krankheitsdauer; aber auch noch Wochen oder Jahre nach den ersten Symptomen Besserung möglich
  - Dosierung: so lange wie nötig 3 × täglich 1, dann ausschleichen und nur noch nach Bedarf

> **Therapievorschläge der Autoren**
>
> Steve Marsden: Bei steriler Meningitis Akupunktur und *Chai Ge Jie Ji Tang*; bei kortikalen Läsionen: Arnica montana (um Blut-Stase und Hirnödem auszuschließen)
> Susan G. Wynn: Bei steriler Meningitis Steroide; Akupunktur; TCM-Mittel

# 19.4 Krämpfe bzw. Krampfanfälle (allgemein)

„Epilepsie" wäre eine zu stark vereinfachte Diagnose, da eine ganze Reihe von Syndromen mit wiederkehrenden Krampfanfällen verbunden sein kann. Je nach Ursache lässt sich mit den beschriebenen „alternativen" Therapiemethoden zwar in einem Teil der Fälle eine Besserung erreichen, doch da die Wirkmechanismen noch weitgehend unbekannt sind, ist die Behandlung eher als „Ausprobieren" (trial and error) anzusehen.

## 19.4.1 Therapeutische Strategien

- Anfallsfrequenz zu senken versuchen, da Krämpfe unbehandelt meist häufiger werden
- Mittel der ersten Wahl: Kaliumbromid ist gegenüber Phenobarbital vorzuziehen; neben neueren Antikonvulsiva (z.B. Felbamat, Gabapentin, Chlorazepat, Valproinsäure) können noch andere Medikamente der Humanmedizin nötig sein.

## 19.4.2 Optionen auf konventioneller Grundlage

- **Hypoallergene Ernährung:** Ein möglicher Zusammenhang zwischen Ernährung, Neurotransmitterproduktion und Verhalten zeichnet sich immer deutlicher ab. Inzwischen liegen zahlreiche Fallberichte über Allergien in Verbindung mit Epilepsien vor [Ballarini 1990, Campbell 1970 u. 1974, Collins 1994, Crayton 1981]. Dass Hunde mit Überempfindlichkeitssymptomen gut auf eine hypoallergene Diät reagieren, entspricht einer humanmedizinischen Studie, in der nur (Epilepsie-) Patienten mit Symptomen wie Kopf- und Bauchschmerzen oder hyperkinetischem Verhalten gut auf Eliminationsdiäten ansprachen [Egger et al. 1989]. Das trifft besonders für bestimmte Hunderassen zu (Labrador, Golden Retriever, Deutscher Schäferhund und einige Terrierarten).

- **Ketogene Diäten:** Das 1921 eingeführte Ernährungsprinzip hat sich wieder einen Platz in der Epilepsie-Behandlung des Menschen zurückerobert und wird jetzt auch für Tiere empfohlen [Thomas 2000]. Durch die fettreiche, kohlenhydrat- und proteinarme Diät soll eine Ketose (Acetonämie) zur Beeinflussung des Vagus erzeugt werden. In der flüssigen Emulsion sind Fette und Proteine/Kohlenhydrate im Verhältnis 3:1 oder 4:1 enthalten. Sobald die Ketose ausreicht, um die Anfälle unter Kontrolle zu halten, wird nach und nach wieder feste Kost zugefüttert. Bei Menschen müssen ketogene Diäten ärztlich (am besten stationär) überwacht werden, sonst sind sie zu gefährlich. Doch für Kinder in der Wachstumsphase sind sie viel zu ungesund, vielleicht auch für Tiere. Da sie überhaupt nicht schmecken, kommt es zu Compliance-Problemen. Noch ernstere Schwierigkeiten ergeben sich durch die stärkere Ketose-Resistenz von Hunden. Daher werden Hunde mit epileptischen Anfällen nur ungern mit ketogenen Diäten behandelt. Derzeit ist diese Art der Behandlung nicht zu empfehlen. Zu den Nebenwirkungen gehören Hyperlipidämie, Hypoglykämie, Proteinmangel, Urolithiasis, Erbrechen, Diarrhöen und Bauchschmerzen. Pankreatitis stellt immer eine Kontraindikation dar.

- **N,N-Dimethylglycin (DMG):** Ein Glycinrezeptoragonist mit vermuteter Wirkung auf Krampfanfälle infolge eines GABA-(Gammaaminobuttersäure-)Mangels; diese Annahme wurde jedoch durch kontrollierte Versuche bisher nicht bestätigt – trotz des verbreiteten klinischen Einsatzes von DMG.

- **Antioxidanzien/Vitamine:** In einigen Studien fanden sich bei (humanen) Epileptikern erniedrigte Plasmaspiegel von Vitamin A und C [Sudha et al. 2001]. Ein Forscher vermutet, dass Vitamin C vor allem von Astrozyten reduziert und in seiner aktiven Form freigesetzt wird und mithilft, die bei Krämpfen entstehenden Sauerstoff-Reaktionsprodukte (freie Radikale) einzufangen [Wilson 1997]. Nicht untersucht ist, welche Rolle Antioxidanzien bei Hunden mit Krampfanfällen oder als Nahrungsergänzung für epileptische Patienten spielen. Doch eine Supplementierung von Antioxidanzien ist den Versuch wert, da sie in der Klinik vielfach (mit unterschiedlichen Ergebnissen) eingesetzt wurden und sich immer als sicher erwiesen.

- **Taurin:** Bei Epilepsie-Patienten richtet sich die Aufmerksamkeit zunehmend auf eine biochemische Störung im ZNS. Taurin scheint als eine Aminosäure mit hemmender Wirkung bei Krampfanfällen vom Hippokampus freigesetzt zu werden [Wilson 1996]. In-vitro-Studien legen die Vermutung nahe, dass es protektiv wirken könnte [Saransaari und Oja 2000]. Umstritten ist nur, ob ein erhöhter Taurinspiegel eher vor Krämpfen schützt oder in einem ursächlichen Zusammenhang zur Krampfaktivität besteht. Die klinische Anwendung von Taurin zur Prävention von Krampfanfällen war nicht durchgehend erfolgreich. In einigen Tiermodellen ließ die Krampfaktivität durch taurinarme Diäten nach [Eppler

**19**

et al. 1999], doch wenn Tiere trotz taurinarmer Ernährung krampfen, lohnt sich der Versuch einer Supplementierung (2 × 250–1000 mg/Tag).

- **Magnesium:** Durch niedrige Magnesiumspiegel erhöhte sich in Modellversuchen die neuromuskuläre Übererregbarkeit (Hyperexzitabilität) epileptischer Tiere und ihre Krampfschwelle sank. Bei epileptischen Hunden kam es seltener zu Krampfanfällen, wenn dem Futter Magnesium zugesetzt wurde. Eine Supplementierung ist bei Niereninsuffizienz jedoch kontraindiziert. Dosierungsempfehlung: täglich 10 mg/kg KG (und mehr); das entspricht 1–2 Milliäquivalent (mÄq) pro kg und Tag.
- **Mangan:** Niedrige Manganspiegel wurden (bei Menschen und Ratten) mit Epilepsie in Verbindung gebracht.
- **Acetylcholin-Vorstufen:** Welche Rolle Acetylcholin bei der Auslösung von Krämpfen spielt, ist noch kaum erforscht, doch nach vereinzelten Berichten scheint sich durch Präparate, die Cholin und Phosphatidylcholin enthalten, die Anfallshäufigkeit zu verringern.
- **Melatonin:** Zeigte in vielen Studien antikonvulsive Eigenschaften; es könnte mit GABA-, Benzodiazepin- oder anderen Rezeptoren interagieren oder zu einer dopaminergen Aktivierung beitragen [Stewart 2001]. Epileptische Hunde haben ihre Anfälle meist in der Nacht, wenn die Melatoninkonzentration am höchsten ist. Einer Studie zufolge werden Krämpfe durch Melatonin sogar gefördert [Sandyk et al. 1992]. Untersuchungen an Menschen lassen dagegen vermuten, dass bei Epileptikern der zirkadiane (Tag-Nacht-)Rhythmus gestört sein könnte. Da es keine Dosierungsempfehlungen gibt, sollten Tierärzte 1 × abends oder 2 × täglich 0,3–5 mg verabreichen.
- ***Chai Hu Long Gu Mu Li Tang*:** Hemmte in mehreren In-vitro-Studien (zu Krämpfen) die Kalium- und Kalziumkanäle, stabilisierte das Membranpotenzial neuronaler Zellen und unterdrückte die Glutaminfreisetzung [Wu et al. 2000].
- ***Tian Ma Gou Teng Yin*:** Häufig gegen Krampfanfälle verschrieben; zeigte in einem Rattenversuch zu induzierter Epilepsie gewisse antikonvulsive und antioxidative Eigenschaften [Hsieh et al. 1999].
- **Saiko-keishi-to-ka-shakuyaku *(TJ-960)*:** Kampo-Mittel, das häufig bei Krampfanfällen angewandt wird. In einer Studie schien es die Anfallshäufigkeit verringern und kognitive Leistungen verbessern zu können [Nagakubo et al. 1993]. Die Ergebnisse bei Hunden sind aber nach vereinzelten Berichten nicht ermutigend.

## Sonstige Behandlungsmethoden

- **Akupunktur:** Vielen Therapeuten fällt auf, dass sich Anfälle besser durch eine Dauerbehandlung mit häufigen Anwendungen kontrollieren lassen. Zu dem Zweck werden Goldperlen oder implantierte und festgenähte Nadeln benutzt [Durkes 2001].
- **Akupressur:** Zur häuslichen Behandlung von (Langzeit-)Anfällen die Besitzer der Tiere unterweisen, wie sie mit Unterbrechungen ihre(n) Finger auf das Oberlid eines oder beider Augen drücken sollen, um den Bulbus gegen die Augenhöhle zu pressen (10–60 Sekunden lang drücken, in Intervallen von 2–15 Minuten) [Speciale und Stahlbrodt 1999].

### 19.4.3 Komplementäre Optionen

#### Bachblütentherapie

- **Rescue-Tropfen:** sehr beliebtes Mittel für Tiere mit epileptischen Anfällen; doch trotz der Popularität und geringen Toxizität finden wir Rescue-Tropfen viel zu schwach und zu unspezifisch, um eine wirksame Behandlung von Krampfanfällen zu ermöglichen.

#### Homöopathie

- **Cicuta virosa C30** (Wasserschierling): wenn sich Krampfanfälle bei Tieren durch einen ausgeprägten Opisthotonus und Verhärtung der Streckmuskeln manifestieren (bis zu 3 × täglich, dann auf gerade noch wirksame Dosis reduzieren). Aus Sicht der TCM liegt oft ein Leber-Blut-Mangel vor.
- **Belladonna M** (Tollkirsche): als Einzeldosis verabreichen, um Anfälle noch zu mildern, wenn sich bei den Tieren bereits Prodromi ankündigen.
- **Nux vomica C30** (Brechnuss):
  - Indikation: Epilepsie bei sehr aggressiven, fröstelnden Katzen mit Rückenverspannung/-steife und Hinterbeinschwäche in der Vorgeschichte
  - Klinik: Durst; Anfälle in den frühen Morgenstunden; zwischendurch evtl. leichte Tics und Spasmen zu beobachten
  - Dosierung: 1 × täglich für 1–2 Wochen; dann auf eben noch wirksame Dosis reduzieren
- **Strychninum C30** (Strychnin): um heftigen Konvulsionen vorzubeugen, die das Tier plötzlich umwerfen; kleinste wirksame Dosis, anfangs bis zu 3 × täglich.

#### TCM

**Anmerkung**

Die TCM entwickelte ihre Behandlungsansätze für Krampfanfälle, ohne die Ursachen (aus schulmedizinischer Sicht) zu kennen. Unsere Ausführungen hier beziehen sich nur auf die Vorstellungen der TCM und nicht auf medizinische Diagnosen. Sollten alternative Therapieansätze in den kommenden Jahren allmählich besser untersucht und verstanden werden, findet sich womöglich ein Modell, bei dem die Erklärung der TCM perfekt mit der wissenschaftlich-(schul-)medizinischen Ursache übereinstimmt. Soweit sind wir allerdings noch nicht. Deshalb muss die TCM als eigenes medizinisches System (ausgehend von Erfahrungswissen) gesehen werden.

- **Ätiologie:** Häufigste Krampfursache bei Hunden ist eine „Aufwärtsstörung" des *Qi* durch Wind-Schleim; dieselbe Erklärung gilt auch für das idiopathische Vestibularsyndrom des Hundes und Gleichgewichtsstörungen der Katze.

**19**

- **Pathophysiologie:** Hierzu hat die TCM recht ausgeklügelte Vorstellungen.
  - „Aufwärtsstörung" des $Qi$ durch Wind-Schleim: Bei Milz-$Qi$-Mangel werden Feuchtigkeit und Schleim gebildet und sammeln sich im mittleren $San\ Jiao$ an. Größere Anhäufungen verstopfen bzw. blockieren ihn schließlich und verursachen einen „gegenläufigen" $Qi$-Fluss; das $Qi$ „rebelliert" aufwärts und nimmt dabei Feuchtigkeit und Schleim mit sich. Gegenläufiges $Qi$ macht die Patienten ruhelos und ruft Konvulsionen hervor, während Schleim die „Sinnesöffnungen" in den oberen Körperregionen verlegen kann; folglich kommt es bei Krämpfen zu Bewusstlosigkeit. Neben Anzeichen einer gestörten Milz- oder Magenfunktion treten geringer Appetit, Gewichtszunahme, chronisches Erbrechen, Antriebslosigkeit oder Neigung zu tiefem Schlaf (Feuchtigkeitssymptome) auf.
  - $Yin$-Mangel mit Leere-Hitze: kann ebenfalls Ursache einer idiopathischen Epilepsie bei Hunden sein. Leere-Hitze entfacht einen Wind im Inneren, dessen aufsteigende Böen zu Konvulsionen oder plötzlichen Schwindelattacken führen.
- **Differenzialdiagnose:** Beide Formen sind nicht schwer zu unterscheiden.
  - Klinik: Patienten mit Schleimanhäufungen wirken stuporös, Patienten mit $Yin$-Mangel übererregt. Hitze kann sich in beiden Fällen entwickeln, da sich auch Feuchtigkeit und Schleim erhitzen, sobald der Körper anfängt, sie zu „kompostieren". Patienten mit Wind-Schleim-Anhäufung erscheinen allerdings durch die Feuchtigkeit erheblich stärker belastet (z. B. chronische Neigung zum Dickwerden) als Patienten mit $Yin$-Mangel (Gewichtsverlust durch Austrocknung).
  - Puls- und Zungendiagnose: blasse oder rote Zunge ohne Belag (sieht fast wie geschält aus) und dünner, rascher, drahtiger und schwimmender Puls sprechen für Leere-Hitze und aufsteigende $(Yang-)$Energie bei $Yin$-Mangel; blasse, geschwollene oder feuchte Zunge und weicher, schlüpfriger Puls deuten auf einen Milz-$Qi$-Mangel mit angehäufter Feuchtigkeit hin.
- **Akupunkturpunkte:**
  - Bei Wind-Schleim: Pe 6, Ma 8, Gb 6, Gb 9, $Er\ Jian$ und $Shen\ Men$ am Ohr (um das $Qi$ nach unten zu leiten); Bl 15, KG 14 oder Pe 6 (um Schleim, der Herz und Geist/$Shen$ blockiert, zu entfernen); Ma 40 und Pe 6 (um angehäuften Schleim zu transformieren bzw. zu verflüssigen); Gb 43 und Le 2 (falls sich beträchtliche Feuchte-Hitze gebildet hat)
  - Bei Leere-Hitze: Ni 2 und Ni 3 (um $Yin$ zu nähren und Leere-Hitze zu klären); Le 3 und Di 4 (um $Qi$ zu bewegen, Leber-$Yin$ zu nähren und Hitze aus dem Kopf zu leiten); KG 4 (um die Essenz zu tonisieren und $Qi$ nach unten zu leiten); LG 20 (um $Qi$ nach unten zu leiten); Gb 20 (um Wind zu beseitigen); Bl 18 und Bl 23 (um Leber- und Nieren-$Yin$ zu nähren)
- Dosierungsempfehlung (für alle nachfolgend genannten Rezepturen): 60–75 mg/kg (oder ¼ Teelöffel pro 5–7,5 kg KG) des Granulats, verteilt auf 2 Dosen am Tag

### Wind-Schleim

- Aus Sicht der TCM verstärken herkömmliche Antikonvulsiva die Feuchte-Hitze, die einer idiopathischen Epilepsie zugrunde liegt. Vielleicht erklärt das, weshalb manche Patienten therapieresistent sind oder sich ihr Zustand trotz steigender Dosierung schulmedizinischer Mittel noch weiter verschlechtert.
- *Ban Xia Bai Zhu Tian Ma Tang* („Dekokt aus Pinellia, Atractylodes und Gastrodia")
  - Wirkung: relativ mild
  - Zusatz zur Wirkungsverstärkung: (zu 100 g der Grundrezeptur) 20 g *Jiang Can* (Seidenraupen-Kokon)
  - Klinische Erfahrung: beeindruckende Ergebnisse bei Hunden trotz der milden Wirkung (einige wurden anfallsfrei, bei der Mehrheit ließen Häufigkeit und Stärke der Anfälle nach, selbst bei radikaler Dosisreduktion oder Absetzen der Antikonvulsiva).
- *Long Dan Xie Gan Tang* („Enzian-Dekokt zur Entlastung der Leber")
  - Indikation: bei starken Hitze- und Feuchtigkeitssymptomen zur anfänglichen Kontrolle der Anfälle
  - Wirkung: sehr stark wirksam, daher nur für Patienten mit kräftigem Puls geeignet; zur Langzeitbehandlung auf das mildere *Ban Xia Bai Zhu Tian Ma Tang* umsteigen
  - Kontraindikation: bei Appetitverlust oder nachlassender Energie sofort absetzen
  - Kombination mit *Di Tan Tang* („Nach Schleimansammlung suchendes Dekokt"): erweitert das Anwendungsgebiet auf Fälle mit vorherrschendem Milz-*Qi*-Mangel

**19**

### Ernährung und Epilepsie

Der unleugbare Erfolg von *Ban Xia Bai Zhu Tian Ma Tang* bei Epilepsie lässt vermuten, dass es sich in vielen Fällen um eine Art Nahrungsmittel-Unverträglichkeitsreaktion handeln könnte, denn die Rezeptur bewirkt im Wesentlichen eine vollständige Verdauung im Sinne der TCM. Dass eine Überempfindlichkeit gegen bestimmte Stoffe im Tierfutter bei der idiopathischen Epilepsie eine Rolle spielen könnte, wird von der Veterinärmedizin noch nicht anerkannt, obwohl eine entsprechende Verbindung für Menschen schon hergestellt wurde [Werbach 1996]. Das gehäufte Ansprechen auf TCM-Mittel (mit Einfluss auf Milz-*Qi*-Mangel, Schleim oder Feuchtigkeit) legt diese Verbindung aber auch für Tiere nahe.

Für alternative Veterinärmediziner steht der Zusammenhang zwischen Ernährung und Epilepsie aufgrund ihrer praktischen Erfahrung aber außer Frage. Alarmierend ist z.B. die Beobachtung, dass Molkereiprodukte (in denen man Medikamente „versteckt") bei einigen Tieren die Krampfneigung verstärken können. Bei anderen Tieren spielt Überernährung eine Rolle. Auch diese Verbindung ist in der humanmedizinischen Literatur thematisiert (erhöhte Krampfneigung bei Kindern nach üppigen Mahlzeiten) [Werbach 1996].

Die Verdauung könnte auch bei Tieren durch eine kohlenhydratreiche, stark verarbeitete (raffinierte) Nahrung gefördert werden (ketogene Diäten s.o.). Manche Tierärzte und Tierbesitzer sind vom Nutzen solcher Kostformen bezüglich der Anfallskontrolle fest überzeugt. Aus Sicht der TCM träfe das besonders für Fälle mit Feuchtigkeits- und Schleimanhäufungen zu.

Ganzheitlich orientierte Tierärzte und Laienpublikationen befürworten zum Teil auch Rohfutter, das für manche Tiere schädlich, für andere aber von Vorteil sein kann. Rohfutter ist schwer verdaulich, und das bedeutet aus Sicht der TCM eine stärkere Belastung der Milz (Umwandlung von Feuchtigkeit). Wegen der langsameren Verdauung und Resorption neigen diese Tiere weniger zu Überernährung. Dass Milz-Schwäche und pathologische Feuchtigkeitsansammlung auf Überernährung beruhen, zeigt sich an den starken Pulsen der betroffenen Tiere; für sie ist Rohfutter zu empfehlen. Bei schwachen Pulsen (Ausdruck eines Milz-*Qi*-Mangels) ist Vorsicht geboten. Im Zweifelsfall muss die Toleranz eines epileptischen Tieres erst getestet werden (kleine Mengen Rohfutter unter das normale Futter mischen).

## Leere-Hitze

- ***Zhi Bai Di Huang Wan*** („Tabletten aus Anemarrhena, Phellodendron und Rehmannia")
  - Indikation: idiopathische Epilepsie durch *Yin*-Mangel, der zu Leere-Hitze und innerem Wind geführt hat
  - Symptome: rote und trockene Zunge; schwankender, kraftvoller Puls; die Anfälle sind weniger heftig und die Tiere bleiben dabei auch bewusstseinsklar.

## Mittel bei Epilepsie

- ***Di Tan Tang*** („Nach Schleimansammlung suchendes Dekokt"): ähnlich wie *Ban Xia Bai Zhu Tian Ma Tang* für Aufwärts-*Qi*-Störung durch Wind-Schleim geeignet; durch Zusatz von *Jiang Can* (15 g auf 100 g der Grundrezeptur) noch stärker antikonvulsiv wirksam.
- ***Ding Xian Wan*** („Anfall kupierende Tabletten"): nur zur anfänglichen Anfallskontrolle; potenziell toxisch, daher keine Langzeitanwendung! Alternativ: *Ban Xia Bai Zhu Tian Ma Tang* oder *Di Tan Tang*.
- ***Tian Ma Gou Teng Yin*** („Dekokt aus Gastrodia und Uncaria/ Krallendorn")
  - Indikation: wichtigstes Mittel bei Epilepsie durch Leber-Blut-Mangel (mit innerem Wind)
  - Anmerkung: wird derzeit vielleicht zu häufig verabreicht, aber epileptische Hunde profitieren allein schon deshalb in einem hohen Prozentsatz, weil Hunde generell sehr anfällig für Blut-Mangel sind
  - Symptome: dünner, drahtiger Puls; blasslila Zunge; häufig Furchtaggression und Angst (Zeichen von Blut-Mangel)

- *Zhen Gan Xi Feng Tang* (Leber beruhigendes und Wind beseitigendes Dekokt"): für Patienten mit Blut-Mangel, die nicht auf *Tian Ma Gou Teng Yin* ansprechen.
- *Cang Pu Yu Jin Tang, Yang Yin Xi Feng San und Bu Xue Xi Feng San*
  - Wirkung: *Cang Pu Yu Jin Tang* entfernt Schleim, der die Herzöffnungen blockiert. *Yang Yin Xi Feng San* nährt *Yin* und sorgt dafür, dass sich der Wind legt. *Bu Xue Xi Feng San* stärkt Blut und *Qi* und bringt den Wind zum Erliegen; daher wird es bei *Qi*- und Blut-Mangelzuständen sowie bei Epilepsien durch Leber-Blut-Mangel eingesetzt.
- *Jian Ling Tang* („Dachziegel bauendes Dekokt") und *Qi Ju Di Huang Wan* („Tabletten aus Lycium, Chrysanthemum und Rehmannia"): für Patienten mit *Yin*- und Blut-Mangel; spielt aber für Hunde mit Epilepsie nur eine untergeordnete Rolle

### Westliche Kräutermedizin

- **Amerikanisches Helmkraut** *(Scutellaria laterifolia)*: im Westen ein pflanzliches Nerventonikum; Baikal-Helmkraut *(S. baicalensis)* ist ein häufiger Bestandteil von TCM-Rezepturen gegen unterschiedliche Erkrankungen. In der frühen Kräuterheilkunde wurde Helmkraut speziell gegen Krämpfe angewendet. Am besten nimmt man Tinkturen oder frische Pflanzen.
- **Passionsblume** *(Passiflora incarnata)*: genoss in der frühen Kräutermedizin noch höheres Ansehen als Mittel für neurologische Syndrome bzw. bei Übererregbarkeit. Kann mit Helmkraut zu einer kleinen Rezeptur gegen Epilepsie kombiniert werden.
- **Helmkraut, Passionsblume und Hopfen** *(Humulus lupulus)*: Hopfen macht die Mischung noch wirksamer. Energetisch scheint sie genau den Anforderungen zu entsprechen, die aus Sicht der TCM erst eine erfolgreiche Epilepsiebehandlung ermöglichen: Oberkörper abkühlen, *Qi* wieder nach unten lenken und Schleim transformieren. Empfohlenes Mischungsverhältnis: 4 Teile Passionsblume, 3 Teile Helmkraut und 3 Teile Hopfen. Dosierung: 0,08 ml/kg KG, auf 2 Dosen am Tag verteilt; bei ermutigenden, nicht ganz ausreichenden Therapieergebnissen auch höher dosierbar.

**19**

### Mögliche Interaktionen

Ob es zwischen pflanzlichen Mitteln und Antikonvulsiva möglicherweise zu Interaktionen kommt, ist nicht ganz klar. Deshalb müssen Patienten mit therapieresistenten Anfällen sorgfältig überwacht werden, wenn sie beides nehmen.

### Therapievorschläge der Autoren

Steve Marsden: *Long Dan Xie Gan Tang; Ban Xia Bai Zhu Tian Ma Tang;* hypoallergene oder Eliminationsdiät
Susan G. Wynn: Hypoallergene Diät; Akupunktur; geeignete TCM-Mittel

# 19.5 Idiopathisches Vestibularsyndrom

## 19.5.1 Therapeutische Strategie

- Stützende (supportive) Behandlung während des Heilungsprozesses (ca. 2–3 Wochen)

## 19.5.2 Optionen auf konventioneller Grundlage

- **Ingwer** *(Zingiber officinale)*: scheint bei Menschen mit Bewegungs- und Seekrankheit zu helfen [Ernst und Pittler 2000] und lohnt daher einen Versuch bei Hunden mit Übelkeit und Gleichgewichtsstörungen.

## 19.5.3 Komplementäre Optionen

### TCM

- Pathogenese: aus Sicht der TCM fast identisch mit der bei idiopathischer Epilepsie (Näheres siehe 19.4). Hauptursache eines idiopathischen Vestibularsyndroms bei Hunden ist eine Aufwärts-$Qi$-Störung durch Wind und Schleim.
- ***Ban Xia Bai Zhu Tian Ma Tang*** („Dekokt aus Pinellia, Atractylodes und Gastrodia")
  - Zusatz: (zu 100 g der Grundrezeptur) 15–20 g *Jiang Can* (Seidenraupengehäuse)
  - Indikation: idiopathisches Vestibularsyndrom älterer Hunde (häufiger) und Katzen (seltener); Schleimbildung bei Milz-$Qi$-Mangel
  - Wirkung: *Jiang Can* hilft Patienten, sich schneller zu erholen (Gleichgewicht wieder zu finden) als ohne Behandlung; das gilt interessanterweise auch für die nach Abklingen der Erkrankung z.T. weiter bestehende Kopfschiefhaltung
  - Dosierung: 60–75 mg/kg (oder ¼ Teelöffel pro 5–7,5 kg KG), aufgeteilt auf 2 Dosen am Tag

### Anmerkung

In der Schiefhaltung des Kopfes sieht die Schulmedizin das Zeichen einer bleibenden neuronalen Schädigung. Doch das Ansprechen der Behandlung (Dekokt mit *Jiang Can*) könnte bedeuten, dass nicht alle Schäden irreversibel sein müssen. Hunde, die mit dem TCM-Mittel behandelt wurden, behalten nur selten eine Kopfschiefhaltung zurück. Das Dekokt fördert auch die Verdauung. Aus der verbreiteten Wirksamkeit lässt sich folgern, dass Vestibularsyndrome zumindest teilweise (wie die idiopathische Epilepsie) auf einer Nahrungsmittelunverträglichkeit beruhen. Einschränkungen in Bezug auf rohes Futter scheinen auch für Katzen mit Vestibularsyndrom sinnvoll zu sein, denn bei Milz-$Qi$-Mangel kam es unmittelbar nach dem Verzehr von Rohfutter zu einer dramatischen Verschlechterung der Symptome.

- **Zhi Bai Di Huang Wan** („Tabletten aus Anemarrhena, Phellodendron und Rehmannia")
  - Indikation: idiopathisches Vestibularsyndrom durch *Yin*-Mangel (erzeugt Leere-Hitze und inneren Wind)
  - Symptome: starke Erregtheit; schwankender, kraftvoller Puls; rote Zunge
  - Dosierung: 60–75 mg/kg (oder ¼ Teelöffel pro 5–7,5 kg KG), aufgeteilt auf 2 Dosen am Tag
- **Akupunkturpunkte:** im Wesentlichen wie bei Epilepsie (Empfehlungen und dahinter stehende Überlegungen siehe 19.4)

### Therapievorschläge der Autoren

Steve Marsden: Je nach Einzelfall *Ban Xia Bai Zhu Tian Ma Tang* oder *Zhi Bai Di Huang Wan*
Susan G. Wynn: Stützende Behandlung, während die Störung von selbst heilt; Ingwer gegen Übelkeit oder lästige Beschwerden

## 19.6 Fazialisparese

### 19.6.1 Therapeutische Strategie

- Behandelbare Ursachen (wie Otitis media oder interna, Hypothyreose, Neoplasie, Enzephalitis, Polyneuropathie und Neuritis des N. facialis) abklären

### 19.6.2 Komplementäre Optionen

- Eine Gesichtslähmung kann viele Ursachen haben, doch die (alternativmedizinische) Behandlung erfolgt überwiegend symptomatisch und am Krankheitsbild orientiert.

### Homöopathie

- **Causticum C30** (Ätzkalk): vor allem bei rechtsseitiger Gesichtslähmung, verbunden mit Hinterbeinschwäche, (nächtlicher) Trennungsangst und Harninkontinenz; evtl. auch bei linksseitiger Lähmung geeignet, falls Symptome übereinstimmen; laut Steve Marsden aber nicht so wirksam wie bei rechtsseitiger Lähmung. Dosierung: 1 × täglich, je nach Bedarf.

### TCM

Tritt nach kaltem Wind eine einseitige Gesichtslähmung auf, vermutet man Wind-Kälte-Invasion als Ursache.

**19**

### Akupunktur

- Als periphere Nervenstörung lässt sich eine Gesichtsnervenlähmung oft besonders gut durch Akupunktur behandeln.
  - Lokalpunkte: Di 18, Ma 6, Ma 8, 3E 17
  - Regionalpunkt: Gb 20
  - Fernpunkte: Di 4, Lu 7, 3E 5, Ma 41 bis Ma 44, Di 3

### Rezeptur

- *Qian Zheng San* („Normale Haltung wiederherstellendes Pulver")
  - Indikation: Gesichtslähmung durch Wind-Invasion oder Wind-Schleim

> **CAVE:** *Qian Zheng San* ist potenziell toxisch.

  - Zusätze und Wirkung: (zu 30 g der Grundrezeptur) 9 g *Jing Jie* (Katzenminze), 12 g *Fang Feng* (Ledebouriella) und 6 g *Bai Zhi* (Engelwurz/Angelica) mildern Toxizität und verstärken die Wind verteilenden Eigenschaften
  - Dosierungsempfehlung (Granulat): 60–75 mg/kg (oder ¼ Teelöffel pro 5–7,5 kg KG), aufgeteilt auf 2 Dosen am Tag

### Therapievorschläge der Autoren

Steve Marsden: Akupunktur; Causticum (als homöopathisches Mittel), falls Symptome passen
Susan G. Wynn: Bei der idiopathischen Form Akupunktur

# 19.7 Degenerative Myelopathie

- Ursache unbekannt: Autoimmunkrankheit? Vitamin-E- oder Vitamin-B-Mangel? Einfache degenerative Erkrankung?

## 19.7.1 Therapeutische Strategien

- Verschiedene Therapieansätze (da Ursache nicht bekannt ist)
- Mit Akupunktur die Nerven- und Muskelfunktion unterstützen

## 19.7.2 Optionen auf konventioneller Grundlage

Im Wesentlichen nach Empfehlungen von Dr. med. vet. Roger Clemmons zusammengestellt, der die degenerative Myelopathie für eine kanine Form der Multiplen Sklerose (MS) hält.

- **Antioxidanzien:** verringern die Peroxidation von Fettsäuren und beeinflussen bei Entzündungen aktive Zytokine; daher werden sie als antiinflammatorische Mittel eingesetzt. Besonders wichtig zur Behandlung der degenerativen Myelopathie ist das fettlösliche **Vitamin E** (400–2000

IU/Tag). Kombinationen aus Vitaminen und Mineralstoffen scheinen besonders wirksam zu sein; Vitamin C, Selen und Betakarotin könnten oxidativ bedingte Nervenschäden beeinflussen.

- **N-Acetylcystein:** hemmt nachweislich die Apoptose, die mit neurodegenerativen Erkrankungen einhergeht [Deigner et al. 2000]. Dosierungsempfehlung: 3 × 25 mg/kg KG, 2 Wochen lang täglich, danach nur noch jeden 2 Tag.
- **Vitamin D:** MS-Patienten können einen Vitamin-D-Mangel aufweisen, daher wurde eine Supplementierung empfohlen [Hayes 2000]. Hoch dosiert und über längere Zeit verabreicht ist Vitamin D potenziell toxisch. Dosierungsempfehlung: 1 × monatlich 1500 IU/kg KG subkutan injizieren.
- **Vitamin-B-Komplex:** Vitamin-B-Mangel kann eine Demyelinisierung verursachen, und einige MS-Patienten hatten tatsächlich einen Folsäure- und Vitamin-$B_{12}$-Mangel [Bottiglieri 1996]. Clemmons empfiehlt für Deutsche Schäferhunde oder ähnlich schwere Rassen die tägliche Gabe von 50–100 mg der wichtigsten B-Vitamine (als Komplex).
- **Bromelain:** Clemmons vermutet, dass frei zirkulierende Immunkomplexe, die im Serum von Hunden mit degenerativer Myelopathie gefunden wurden, zur Erkrankung beitrugen. Möglicherweise kann Bromelain diese Immunkomplexe abbauen und dadurch entzündungshemmend wirken. Hoch dosiert wird Bromelain z.T. unverändert resorbiert [Castell et al. 1997] und könnte daher eine sinnvolle Therapieergänzung darstellen.
- **Immuntherapie:** beruht auf der Hypothese, dass sich bei Immunkrankheiten durch organ- oder krankheitsspezifische Proteine eine Immuntoleranz induzieren lässt. Einige neuere Arbeiten zeigten anhand eines Multiple-Sklerose-Modells, dass sich durch Epitope spezifischer Nervenproteine möglicherweise die Symptome abschwächten [McFarland et al. 2001]. Einige Hundebesitzer füttern ihre kranken Tiere mit Rinder- oder Schafshirn. Alternativ bieten sich auch spezielle „Rückenmarkpräparate" von Firmen, die Drüsengewebe verarbeiten, an. Ob durch solche Nahrungszusätze BSE auf Hunde übertragen werden kann, ist nicht bekannt.

**19**

### 19.7.3 Komplementäre Optionen

#### TCM

- Degenerative Myelopathie und propriozeptive Defizite der Hinterbeine des Hundes lassen sich (ähnlich wie das feline Hyperästhesie-Syndrom) am besten verstehen, wenn man sie mit einem durch äußere Pathogene verstopften (Extra-)Meridian vergleicht. Beide Störungen werden hier gemeinsam besprochen, weil die Krankheitsbilder sehr ähnlich sind und eine histopathologische Untersuchung der Myelinscheiden zur endgültigen Klärung in den meisten Fällen unterbleibt.
- Viele veterinärmedizinische Akupunkteure sind der Meinung, dass in beiden Fällen der *Du Mai* beteiligt ist, weil er in unmittelbarer Nähe des ZNS verläuft, das bei der degenerativen Myelopathie betroffen ist.

Andere finden die enge Verbindung des Blasenmeridians zum Ischiasnerv einleuchtender als Erklärung und konzentrieren sich auf den Blasenmeridian mit dem angrenzenden *Hua Tuo Jia Ji*.

- Trotz der Beliebtheit beider Ansätze sind die Behandlungsergebnisse weder bei degenerativen Myelopathie noch bei propriozeptiven Defiziten der Hinterbeine besonders befriedigend. Einer der Gründe für den ausbleibenden Erfolg dürfte sein, dass sich Tierakupunkteure sehr leicht durch neuroanatomische Kenntnisse bei der Auswahl der Punkte verunsichern lassen. So entscheiden sie sich am Ende für Punkte, die neurologisch wichtig sind, aber der TCM-Auffassung völlig widersprechen. Das klinische Bild einer *Du-Mai*-Störung entspricht z.B. eher dem felinen Hyperästhesie-Syndrom (bei dem zu viel Energie zum Kopf hoch steigt) als der degenerativen Myelopathie (bei der die Energie nicht bis zu den Füßen hinunter gelangt). Aus Sicht der TCM ist der Blasenmeridian auch nicht der wichtigste Meridian für die Beweglichkeit der Hinterbeine, selbst wenn seine Akupunktur bei degenerativer Myelopathie sehr hilfreich sein kann.

- Perfekt zum Krankheitsbild der degenerativen Myelopathie passt dagegen eine Blockade des *Dai Mai*. Wie die anderen Extrameridiane besitzt der *Dai Mai* ein eigenes Symptomspektrum, das eine Extremform der normalen Meridianfunktion darstellt und sich typischerweise durch einen Überschuss an Pathogenen entwickelt (verstopft/blockiert die Energiebahn). Im Fall einer degenerativen Myelopathie sammeln sich z.B. große Mengen Schleim im *Dai Mai* an.

- Der *Dai Mai* zieht sich wie ein Gürtel um den Körper (daher auch als „Gurtgefäß" bezeichnet) und schneidet dabei alle anderen Meridiane, die längs zwischen Ober- und Unterkörper verlaufen. Dass er sie in der Taille mit der Wirbelsäule verbindet, gibt dem ganzen Oberkörper Halt. Ist der *Dai Mai* mit Pathogenen angefüllt, werden die darunter befindlichen *Yang*-Meridiane zu fest geschnürt und der *Yang-Qi*-Abstieg in die Beine stark (in großem Maßstab) behindert.

- Die alte Symptombeschreibung einer *Dai-Mai*-Blockade erinnert sehr stark an das Bild, das Hunde mit degenerativer Myelopathie zeigen, die Lähmung (Paralyse) der unteren Gliedmaßen. Zudem wird bei Akupunktur des Blasenmeridians immer der *Dai Mai* mitbehandelt, der aus Sicht der TCM wichtigste Meridian für die Beweglichkeit der Beine.

- Wenn sich die gesamte *Yang*-Energie im Oberkörper befindet, kann daraus eine weitreichende Schwächung oder Paralyse der Beine ebenso folgen wie Hitzesymptome und Erregtheit im Oberkörper. Tierärzte versuchen – meist vergeblich – das Nieren-*Yang* zu stärken, um das Problem zu beheben. Die echte Störung besteht vielmehr darin, dass das *Yang* über dem *Yin* wie in einer Falle steckt. Eine Akupunkturbehandlung hat nur Erfolg, wenn sich der *Dai Mai* dadurch „öffnet" und die *Yang*-Meridiane freigibt, sodass die Energie wieder normal zu den Beinen hinunter fließen kann.

- Denkbar ist auch ein anderer Entstehungsmechanismus (bei degenerativer Myelopathie oder gestörter Propriozeption der Hinterbeine): Genau umgekehrt zum beschriebenen „oben heiß und unten kalt" kann der

Patient stattdessen „unten heiß" sein. In dem Fall handelt es sich um eine Feuchte-Hitze-Ansammlung im unteren *San Jiao* und die Atonie oder Paralyse der Hinterbeine wäre Ausdruck eines *Wei-(Qi-)*Syndroms. Auch diese Erklärung wurde zum besseren Verständnis und zur Behandlung der degenerativen Myelopathie vorgeschlagen. Nicht ganz so weit fortgeschrittene Feuchte-Hitze-Ansammlungen im unteren *San Jiao* kommen bei Hunden und Katzen recht häufig vor und zeigen sich in der Anfälligkeit für Kolitis, Vulvitis und Zystitis. In schweren Fällen führen Feuchte-Hitze-Ansammlungen zur Schwächung/Atrophie der unteren Gliedmaßen und zu Schmerzen im unteren Rücken. Auch diese Störung lässt sich durch Öffnen des *Dai Mai* behandeln, sodass die Energie wieder besser zwischen Ober- und Unterkörper kreisen kann. Darüber hinaus werden Akupunkturpunkte zum Ausleiten der Feuchte-Hitze aus dem unteren *San Jiao* gewählt.

- Eine Differenzierung der beiden Formen der degenerativen Myelopathie kann schwierig sein. Doch im Allgemeinen zeigen schlüpfrige Pulse und eine bläuliche, belegte Zunge, dass der *Dai Mai* durch pathologische Schleimanhäufungen verlegt ist und die *Yang*-Energie nicht hinabsteigen kann. Wenn sich Feuchte-Hitze im *unteren San Jiao* fängt, ist die Zunge rot und feucht, der Puls schlüpfrig und drahtig.

## Akupunktur

- Wichtigstes Therapieziel bei einer degenerativen Myelopathie (beide Formen) ist, den *Dai Mai* zu öffnen, um den normalen Abstieg der *Yang*-Energie in den Magen-, Gallenblasen- und Blasenmeridianen zu ermöglichen. Geeignete Punkte sind Gb 41 und 3E 5. Meist findet sich bei erkrankten Tieren auch ventromedial des Ileums noch ein schmerzhafter Punkt, der beim Menschen Gb 26 entspricht und ebenfalls gestochen werden sollte.
- Punkte, die annähernd den Verlauf des *Dai Mai* nachzeichnen, kommen zusätzlich infrage, um je nach Einzelfall andere Symptome zu behandeln (z.B. Neigung zu *Yang*-Mangel im Unterleib oder zur Anhäufung von Feuchtigkeit und Schleim in Meridianen). Bl 22, Bl 40 und Bl 28 helfen, Blockaden aufzulösen und stimulieren darüber hinaus den Blasenmeridian, die zweitwichtigste Energiebahn für den *Yang*-Transport zu den Beinen. Über KG 12 lässt sich die Feuchtigkeit und Schleimbildung im mittleren *San Jiao* verringern und über Gb 25 das Nieren-*Yang* tonisieren.
- Bl 25, Bl 26 oder Bl 27 haben einen starken Einfluss auf die Ischiasnerven(wurzeln) sowie auf den Abwärts-*Qi*-Fluss im Blasenmeridian.
- Unmittelbar nach einer Elektroakupunktur fällt oft ein verbesserter Tonus bzw. eine größere Kraft der Gliedmaßenmuskulatur auf; sie scheint demnach Wirksamkeit der Behandlung zu verstärken. Die Stromstärke liegt knapp unterhalb der Schwelle für Muskelkontraktionen und der Strom wird von Bl 22 oder Bl 25 aus nach Bl 40 oder auch zu aktiven Punkten nach distal gelenkt (z.B. Gb 41, Bl 60 und Bl 40).
- Bei nüchterner Betrachtung lässt sich von der Behandlung nicht mehr erwarten, als bei rund der Hälfte der Patienten eine weitere Zustandsver-

**19**

schlechterung aufzuhalten. Manchmal sind wöchentliche Sitzungen nötig, um den Therapieerfolg aufrecht zu erhalten. Bei gut ansprechenden Hunden kräftigen sich die Beine meist wieder, und zu einem gewissen Grad kehrt ihre bewusste Propriozeption zurück. Etwa ein Drittel der Hunde spricht nicht auf die Behandlung an. Trotz des Auf und Ab bei dieser Krankheit zeigt die klinische Erfahrung mit diesem Behandlungsprotokoll, dass „Responder" stabil bleiben oder sich über lange Zeitabschnitte sogar noch etwas bessern.

## Rezepturen zur Wirkungsverstärkung

- **Xiao Huo Luo Dan** („Kollateralen schwach stärkende Tabletten"): für Tiere, die „oben heiß und unten kühl" sind
- **Si Miao San** („Vier-Wunder-Pulver"): für Hunde mit Feuchte-Hitze-Ansammlung im unteren *San Jiao*; für *Wei*-Syndrome ebenso geeignet wie für die ursprüngliche Form der degenerativen Myelopathie [Wu und Fischer 1997].
- **Du Huo Ji Sheng Tang** („Dekokt aus Angelica pubescens und Loranthus"): für ältere Tiere mit echtem Nieren-*Qi*-Mangel
  - Dosierungsempfehlung (alle drei Rezepturen): 60–75 mg/kg (oder ¼ Teelöffel pro 5–7,5 kg KG), aufgeteilt auf 2 Dosen am Tag
- **Tan Hua Fang**

> **CAVE:** Rezeptur durch Eisenhut (Aconitum) und Brechnuss (Nux vomica) potenziell toxisch; aus Brechnuss gewonnenes Strychnin wirkt stimulierend auf das Rückenmark.

- Bestandteile (und Wirkung): *Dang Gui, Chuan Xiong, Chi Shao Yao, Hong Hua, Mo Yao, Xue Jie* und *Ru Xiang* (um Blut zu bewegen); verschiedene Insekten wie *Quan Xie* oder *Tu Bie Chong* und *Wu Gong* (um Blockaden zu „untertunneln"); *Du Zhong, Xu Duan, Gu Sui Bu, Ba Ji Tian, Gou Ji, Niu Xi* und *Bu Gu Zhi* (um Rücken und Beine zu kräftigen und Nieren-*Qi* bzw. -*Yang* zu tonisieren); *Fu Zi* und *Wu Yao* (um Nieren-*Yang* zu wärmen); *Huang Qi* (*Qi*-tonisierend); *Ma Qian Zi* (gegen Zirkulationsstörungen); *Tian San Qi* und *Gan Cao* (runden die Rezeptur ab und verringern die Toxizität)
- Indikation: Paralyse oder Parese aufgrund der *Qi*-Stagnation (Symptome: dunkelrote Zunge, schneller Puls; Berührungsempfindlichkeit der Wirbelsäule)
- Dosierung: streng nach Vorschrift des Herstellers; nicht länger als 2 Wochen anwenden!

## Therapievorschläge der Autoren

Steve Marsden: Elektroakupunktur; geeignetes TCM-Mittel
Susan G. Wynn: Akupunktur; TCM-Mittel; Antioxidanzien und Enzyme

# 19.8 Zervikale Spondylomyelopathie (Wobbler-Syndrom)

## 19.8.1 Therapeutische Strategien

- Zugrunde liegende Störung (Wirbelkanalstenose, Wirbelinstabilität, Bandscheibenvorfall, Kompression durch Synovialzyste oder Hypertrophie des Lig. flavum) abklären
- Verletzungsrisiko verringern
- Stabilisierung
- Schmerzlinderung

## 19.8.2 Optionen auf konventioneller Grundlage

- **Ernährung:** Fehlbildungen der Halswirbelsäule können ähnlich wie eine Hüftdysplasie erworben sein (sich erst entwickeln). Wurde das Risiko rechtzeitig diagnostiziert, ließ sich bei Hunden in einigen Fällen durch kalorienarme Ernährung das Auftreten verhindern.
- **(Robert-Jones-)Halskrause:** kann aus einem Handtuch mit breitem Velcro-Streifen selbst hergestellt werden (pers. Mitteilung von Durkes); von Susan Wynn oft erfolgreich eingesetzt, wenn Hundehalter weitergehende Untersuchungen oder eine Operation ablehnen. Halskrause nach Bedarf etwa 2–8 Wochen verwenden.
- **Methylsulfonylmethan (MSM):** scheint bei unterschiedlichen Schmerzzuständen des Bewegungsapparats ein wirksames – und in Dosen von 40 mg/kg KG auch bei längerem Gebrauch nebenwirkungsfreies – antientzündliches Mittel zu sein.
- **Glykosaminoglykane (GAG):** durch abnorme Kompression/Druckeinwirkung kann sich bei Spinalerkrankungen von Hunden der Proteoglykangehalt der Bandscheiben verändern [Hutton et al. 1998]. Wie sich Glykosaminoglykane auf Bandscheibenerkrankungen auswirken, ist zwar nicht untersucht, doch wenn bei Hunden mit instabilen Spinalsegmenten durch supportive Behandlung der Bandscheiben und Wirbelendplatten eine funktionelle Besserung bzw. Schmerzlinderung zu erwarten ist, sollten sie GAG verabreicht bekommen.

**19**

## 19.8.3 Komplementäre Optionen

Ein Wobbler-Syndrom kann unterschiedliche Ursachen und Verlaufsformen haben. In einigen Fällen kommt es abhängig, in anderen unabhängig von der Halsstellung zu Druck-/Kompressionserscheinungen. Durch Röntgenübersichtsaufnahmen, Myelographie und MRI lassen sich Ursache und Schweregrad abklären; daher allen Tierärzten, die Zugang zu solchen Untersuchungsverfahren haben, zu empfehlen.

Wenn ein chirurgischer Eingriff rasche Heilung verspricht oder sich die neurologischen Defizite weiter verschlechtern, ist eine Operation die beste Methode. Doch bei zweifelhaftem Erfolg einer Operation und nach sorgfältiger Nutzen-Risiko-Abwägung kann man eine konservative (osteopathische) Therapie versuchen. Eine graduelle klinische Besserung zeigt sich dann oft schon nach dem ersten Handgriff.

## Chiropraktik / Osteopathie

- Ausschlusskriterien: Vor einer osteopathischen Behandlung muss erst eine Bandscheiben-Vorwölbung (Protrusion) oder Wirbelinstabilität als Kompressionsursache ausgeschlossen werden [Halderman 1991].
- Nutzen und Risiko: Durch behutsame Anwendung von Adjustierungstechniken mit geringem Kraftaufwand beim Gebrauch federbelasteter Geräte lässt sich die Gefahr möglicher Komplikationen verringern, wenn auch nicht ausschließen. Als bekannt wurde, dass chiropraktische Methoden zu einer Verschlechterung des Wobbler-Syndroms führen können, befolgten viele Tierärzte den sicher gut gemeinten Ratschlag, auf solche Techniken zu verzichten. Andererseits kann eine vorsichtige osteopathische Behandlung durch einen entsprechend geschulten Tierarzt bei manchen Tieren auch eine signifikante Besserung bewirken.
- Mögliche Erklärung des Behandlungserfolgs: Dass sich die Ataxie bei Wobbler-Syndrom manchmal innerhalb von Minuten bessert, liegt anscheinend an der schnellen Entlastung der instabilen Gelenke von Scherkräften durch die osteopathischen Handgriffe. Von der Behandlung profitieren vor allem Patienten mit multiplen Wirbelfixierungen, die sich an der ganzen Wirbelsäule entlang ziehen können und nicht unmittelbar an die Stellen einer Rückenmarkskompression angrenzen müssen. Bei solchen Fixierungen sind große Blöcke aus mehreren Einzelwirbeln funktionell immobil und können sich nur noch als Einheit bewegen. Um den Bewegungsverlust der Facettengelenke innerhalb „fusionierter" Blöcke zu kompensieren, werden die Bewegungsexkursionen zwischen zwei benachbarten Wirbelblöcken unnormal groß. (Es ist denkbar, dass die Rückenmarkskompression beim Wobbler-Syndrom durch hypermobile Wirbel zustande kommt.) Wirbelfusionen, die diese Hypermobilität begünstigen, müssen nicht unbedingt knöchern sein, nicht einmal im Fall einer fortgeschrittenen Spondylosis deformans. Vielmehr lässt das gute Ansprechen auf die osteopathische Adjustierung vermuten, dass es sich oft um rein funktionelle Fusionen handelt, die durch Muskelspasmen und Mikroverkalkungen in Ligamenten unterhalten werden könnten.
- Mit der Rückkehr einer tastbaren Mobilität innerhalb eines fusionierten Wirbelblocks nach Beseitigung der Fixierungen verschwindet die Hypermobilität der Zwischenwirbelgelenke; sie hatte eine gewisse Restbeweglichkeit erlaubt, sonst wäre die Wirbelsäule ganz steif gewesen. Die Besserung tritt beim Wobbler-Syndrom auch dann ein, wenn gar nicht das betroffene Gelenk selbst behandelt bzw. adjustiert wurde. Klinisch zeigt sie sich in einem Nachlassen der Ataxie (in den ersten 24–48 Stunden nach der Behandlung, wenn nicht früher). In den darauf folgenden Wochen sind wiederholte Untersuchungen erforderlich, um sicherzustellen, dass die osteopathisch erzielte Beweglichkeit der Einzelwirbel erhalten bleibt.

> **CAVE:** Vorsicht vor osteopathisch unerfahrenen Therapeuten beim Wobbler-Syndrom! Ein erfahrener Therapeut würde nie die hypermobilen Gelenke selbst manipulieren. Doch bei ungeübten Therapeuten ist damit zu rechnen, dass sie es tun und so die zervikale Instabilität unabsichtlich verschlimmern.

- Danach sollte eine Behandlung der prädisponierenden Faktoren (für Wirbelfixierungen) die osteopathische Behandlung ersetzen. Dabei können Akupunktur und Kräutermittel eine wichtige Rolle spielen. Um Knorpel- und Bindegewebe zu stärken bzw. elastisch zu erhalten, werden meist auch Nahrungsergänzungsstoffe verschrieben.

## Akupunktur

- Durch Akupunktur der in der Hals- und paraspinalen Region verlaufenden Meridiane kann der Gefahr von generalisierten Fixierungen vorgebeugt werden.
- Nützliche/einflussreiche Punkte in dieser Region sind Bl 40, Bl 60, Bl 58, 3E 5, Gb 41, Dü 3, Gb 39, Di 5, Lu 7, Bl 25, Gb 20 und Gb 21.

## TCM

- Differenzialdiagnosen: Anamnese, Puls- und Zungendiagnose helfen mit, zwischen Mangel- und Füllesyndromen zu unterscheiden bzw. ein *Zang-Fu*-Muster zu erkennen, das zu Feuchtigkeitsansammlungen, *Qi*-Stagnation, Blut-Stase und mangelnder Flexibilität beigetragen haben könnte.
- Wahl des richtigen Mittels: Die unten genannten Rezepturen sind bei Wobbler-Syndrom sehr wirksam. Doch es gibt in der TCM so viele andere Mittel gegen Schmerzen, Steife und Durchblutungsstörungen, dass der Tierarzt im Einzelfall sicher noch besser geeignete Rezepturen finden kann. Wir möchten Sie daher ermutigen, Ihre Wahl aufgrund einer präzisen TCM-Diagnose und orientiert am Krankheitsbild des Patienten zu treffen.

**19**

### Rezepturen

- Empfohlene Dosierung (für alle genannten Mittel): 60–75 mg/kg (oder ¼ Teelöffel pro 5–7,5 kg KG), aufgeteilt auf 2 Dosen am Tag
- *Xue Fu Zhu Yu Tang* („Stase aus dem Haus des Blutes vertreibendes Dekokt"): wenn Blut-Mangel zu *Qi*-Stagnation und erhöhter Neigung zu Muskelspasmen geführt hat
- *Qiang Huo Sheng Shi Tang* („Feuchtigkeit ausleitendes Notopterygium-Dekokt"): bei starker Nackensteife und Nackenschmerzen, normaler oder blasser Zunge, straffem und schwankendem Puls
- *Du Huo Ji Sheng Tang* („Dekokt aus Angelica pubescens und Loranthus")
  – Indikation: multiple Mangelerscheinungen älterer Tiere, die leicht frösteln; trotz nachlassender Ataxie anhaltende Hinterbeinschwäche und Rückensteife

– Zusätze: (zu 100 g der Grundrezeptur) gegen Nackensteife und -schmerzen 12 g *Qiang Huo* (chin. Möhre/Notopterygium) und gegen Schmerzen allgemein 9 g *Chuan Wu Tou* (Eisenhut/Aconitum).

● *Xiao Huo Luo Dan* („Kollateralen/Kreislauf aktivierende kleinere Rezeptur") und *Da Huo Luo Dan* („Kollateralen/Kreislauf aktivierende größere Rezeptur")

> **CAVE:** Vorstehende Rezepturen *Du Huo Ji Sheng Tang, Xiao Huo Luo Dan* bzw. *Da Huo Luo Dan* enthalten *Chuan Wu Tou* (Eisenhut// Aconitum), das bei längerem Gebrauch evtl. toxisch sein kann!

● *Shen Qi Wan* („Nieren-*Qi*-Tabletten"), erhältlich als **Rehmannia 8** oder *Ba Wei Di Huang Wan:* wenn ältere, leicht fröstelnde Tiere besser auf ein unspezifisches Nierentonikum (als auf *Du Huo Ji Sheng Tang*) ansprechen

> **CAVE:** Bei Handelspräparaten von *Ba Wei Di Huang Wan* darauf achten, dass anstelle von Tragant/Astragalus und Schisandra Ingwer und Eisenhut (nicht-toxische Form) verwendet werden.

### Therapievorschläge der Autoren

Steve Marsden: Chiropraktik/Osteopathie; Akupunktur; zugrunde liegende Störung mit TCM-Mittel behandeln
Susan G. Wynn: Halskrause; Akupunktur

# 19.9 Diskopathien / Bandscheibenerkrankungen

Zervikale Spondylomyelopathie siehe 19.8

## 19.9.1 Therapeutische Strategien

● Im Akutstadium Ruhigstellung
● Schmerzlinderung und Entzündungshemmung
● Während der Heilungsphase Kräftigung der Muskeln
● Blasenpflege

## 19.9.2 Optionen auf konventioneller Grundlage

● **Glykosaminoglykane (GAG):** Wie gezeigt wurde, verändert sich unter der Einwirkung abnormer Druck-/Kompressionskräfte der Proteoglykangehalt der Bandscheiben von Hunden [Hutton et al. 1998]. Zwar ist nicht untersucht, welchen Wert eine Supplementierung von GAG bei Bandscheibenerkrankungen hat, doch wenn eine funktionelle Besserung und Schmerzlinderung bei Hunden mit instabilen Wirbelsegmenten zu erwarten ist, lohnt sich der Versuch, Bandscheiben und Wirbelendplatten strukturell zu unterstützen.

- **Proliferations-("Prolo"-)Therapie:** Dabei wird in oder um ein instabiles Gelenk ein leicht reizendes Mittel gespritzt, um es durch Fibrosierung zu stabilisieren. Zu den Irritanzien mit Sklerosierungseffekt gehören Dextran 50 %, Lidocain, Natriummorrhuat und eine Zink-Phenol-Lösung. Fallberichte und eine interessante Diskussion werden auf der Website http://www.prolotherapy.com/articles/myers.htm geführt. Bislang hat die „Prolotherapie" aber noch keine weite Verbreitung in der Veterinärmedizin gefunden.
- **Hyperbare Sauerstofftherapie:** als ergänzende Maßnahme nach schwerem Spinaltrauma vorgeschlagen, um die Bildung freier Radikaler einzuschränken.
- **Dimethylsulfoxid (DMSO):** kann Schmerzen und die Entzündungsaktivität verringern. Einige Tierärzte tragen es direkt auf betroffene Stellen am Rücken auf. Ob DMSO bei topischer Anwendung systemisch resorbiert wird, ist unbekannt. Beim Umgang mit DMSO ist Vorsicht geboten.
- **Methylsulfonylmethan:** ein Derivat von DMSO: klinische Anwendung als Entzündungshemmer.

### 19.9.3 Komplementäre Optionen

#### Homöopathie

- **Hypericum perforatum C30** (Johanniskraut): bis zu $3 \times$ täglich in akuten Fällen.

#### Chiropraktik/Osteopathie

- Um die Wirksamkeit einer osteopathischen Behandlung bei Diskopathien nachzuweisen, sind noch weitere Studien erforderlich. Bei Menschen wird sie meist empfohlen, wenn die Bandscheibenprotrusion Schmerzen, aber keine neurologischen Ausfälle verursacht. Bei Tieren kommt es jedoch häufig zu einer Rückenmarkskompression (normalerweise ist dann eine chiropraktische Adjustierung kontraindiziert). Stattdessen wird in diesen Fällen oft zu einer chirurgischen Korrektur geraten.
- Bei subakuter oder chronischer Diskopathie scheint eine osteopathische Behandlung (vielleicht aus denselben Gründen wie beim Wobbler-Syndrom) aber von Nutzen zu sein. Werden Fixierungen von der Stelle einer Bandscheibenverkalkung bzw. -protrusion aus in distaler Richtung gelöst, wird die geschädigte Bandscheibe nicht mehr so stark durch ein überdehntes oder hypermobiles Gelenk in der Nähe belastet. So lässt sich erreichen, dass die Läsion nicht weiter fortschreitet und die Bandscheibe schneller heilen kann. So gesehen können ausgedehnte Ruhigstellungsphasen bei Hunden mit Diskopathie sogar schädlich sein, weil sie eine allmähliche Zunahme der Wirbelfixierungen fördern. Nur in akuten Fällen ist aus osteopathischer Sicht zur Ruhigstellung zu raten.

**19**

## TCM

- Pathophysiologie: Anders als bei der degenerativen Myelopathie scheint die Hinterbeinschwäche nach einem Bandscheibenvorfall/-riss in erster Linie vom Blasenmeridian auszugehen und erst später vom Gallenblasen- und Magenmeridian.
- Therapieziel: *Qi*-Fluss im Blasenmeridian (zu den Beinen) durch osteopathische und Akupunkturbehandlung wieder normalisieren.

### Akupunktur

- Häufig benutzte Punkte sind Bl 40, Bl 60, Bl 28, Bl 54, Gb 30, Le 3, Gb 34, Gb 29, Ma 38 und Gb 39, darüber hinaus auch Punkte ober- und unterhalb der Läsionsstelle.
- Statt durch Röntgenaufnahmen sollte der Tierarzt die Höhe einer (Meridian-)Blockade manuell ermitteln; bei der Thermodiagnose wird die Hand in geringem Abstand zur Haut von der betroffenen Stelle aus nach distal bewegt, bis die Wärmeabstrahlung spürbar nachlässt; jeweils ober- und unterhalb dieser Linie (schneidet die Wirbelsäule) werden dann die Akupunkturnadeln eingestochen.
- In solchen Fällen kann man durch Elektroakupunktur dafür sorgen, dass sich der Behandlungseffekt über die „Wärmegrenze" bzw. distal von Bl 40 oder Bl 60 ausbreitet.

### Rezepturen

- Dosierung (alle genannten Rezepturen): 60–75 mg/kg (oder ¼ Teelöffel pro 5–7,5 kg KG), aufgeteilt auf 2 Dosen am Tag
- *Xiao Huo Luo Dan* und *Da Huo Luo Dan* („Kollateralen schwach bzw. stärker kräftigende Tabletten")
  - Indikation: Schmerzlinderung bei Diskopathien mit Überwiegen von Schleim, *Qi*-Stagnation und Blut-Stase
  - Symptome: dunkelrote/violette Zunge; drahtiger und evtl. schneller Puls

> **CAVE:** *Xiao Huo Luo Dan* und *Da Huo Luo Dan* sind potenziell toxisch, daher nicht über längere Zeit anwenden!

- *Du Huo Ji Sheng Tang* („Dekokt aus Angelica pubescens und Loranthus")
  - Indikation: Hunde mit Nieren-Schwäche, deren kaudale Rückenschmerzen sich bei kaltem Wetter verstärken
  - Symptome: blasse Zunge; kraftvoller und drahtiger Puls; Hinterleibsschwäche
- *Bu Yang Huan Wu Tang* („*Yang* tonisierendes Dekokt zum Wiederherstellen der Fünf [Viszeralorgane]"): ursprünglich für *Qi*-Mangel-Syndrome (intrakranielle Blutung) des Menschen; jetzt für Hunde mit Diskopathie und *Qi*-Mangel-Symptomen vorgeschlagen.

- **Sang Ji Sheng San:** in erster Linie ein *Yang*-Tonikum für Knochen-*Bi*-Syndrome; kann aber auch für Hunde mit chronischer Bandscheibenerkrankung, Spondylose und Osteoarthritis geeignet sein.
- Wenn keines dieser Mittel richtig zum Krankheitsbild des Hundes passt, helfen Rezepturen gegen Arthropathien (☞ Kap. 18) oft auch bei der Behandlung von Facettengelenken und Bandscheiben weiter.
- Sobald ein Tier nach der Akutbehandlung wieder herumlaufen kann, sollte man versuchen, mithilfe der TCM-Diagnose das zugrunde liegende Muster herauszufinden und durch Behandlung der Ursache einer Rezidivneigung vorzubeugen.

### Therapievorschläge der Autoren

Steve Marsden: In akuten Fällen Johanniskraut; in subakuten Fällen Akupunktur und Osteopathie; durch Glykosaminoglykane Häufigkeit der Episoden langfristig reduzieren; geeignetes TCM-Mittel
Susan G. Wynn: Für kurze Zeit Ruhigstellung (wie es dem Tier am angenehmsten ist); Elektroakupunktur; durch Chondroitin Häufigkeit der Episoden langfristig verringern

## 19.10  Periphere Neuropathie

### 19.10.1  Therapeutische Strategien

- Möglichst Ursache herausfinden
- Auf immunologische Schädigung achten
- Physikalische Therapie

### 19.10.2  Optionen auf konventioneller Grundlage

- **α-Liponsäure (Thioctsäure):** in klinischen Versuchen bei Menschen besserten sich durch relativ hohe Dosen (600 mg/Tag) die Symptome einer diabetischen Neuropathie. Für Katzen und Hunde können höhere Dosen toxisch sein. Dosierungsempfehlung: nicht mehr als 25 mg/Tag für Katzen und maximal 200 mg/Tag für große Hunderassen.
- **Johanniskraut** *(Hypericum perforatum)*: traditionelles Mittel gegen schmerzhafte Neuropathien; als pflanzliches oder homöopathisches Mittel geeignet.
- **Gosha-jinki-gan:** Kampo-Mittel mit schmerzdämpfender (antinozizeptiver) Wirkung bei diabetischen Mäusen; war in dieser Studie durch Antiseren mit Dynorphin und durch Kappa-Opioidrezeptor-Antagonisten hemmbar. Wirksamer Bestandteil scheint vor allem der zubereitete/gekochte Wurzelstock von Eisenhut (Aconitum) zu sein [Suzuki et al. 1999].

### 19.10.3   Komplementäre Optionen

#### TCM / Akupunktur

Die mit Neuropathien einhergehenden Parästhesien an den Extremitäten lassen sich über Extrapunkte lindern, die als *Ba Xie* („Acht Übel") und *Ba Feng* („Acht Winde") bekannt geworden sind.

- Die *Ba-Xie*-Punkte befinden sich zwischen den Zehen der Vorderbeine (an den Metakarpophalangealgelenken). Um sie zu erreichen, müssen die Nadeln angewinkelt und von der Zehenhaut aus in die Zwischenräume der Metakarpalia vorgeschoben werden.
- Die *Ba-Feng*-Punkte liegen an entsprechenden Positionen der Hinterbeine.

#### Therapievorschläge der Autoren

Steve Marsden: Akupunktur (*Ba Xie* und *Ba Feng*)
Susan G. Wynn: α-Liponsäure; Akupunktur

# 19.11   Fallbericht 1

#### Verdacht auf felines Hyperästhesie-Syndrom (Steve Marsden)

Teddy, ein 11 Pfund schwerer streunender Kater, der seinem „Herrchen" vor wenigen Monaten zugelaufen war und draußen im Hof lebte

#### Anamnese

Teddy litt an akuter Lähmung der Hinterbeine. Sein „Herrchen" hatte zuvor mehrere Anfälle mitbekommen, die offenbar durch Kopfdrehungen ausgelöst wurden, wenn sich Teddy am Rücken lecken wollte. Seit einem besonders starken Anfall vor einer Woche (mit einer Serie heftiger Krämpfe im Bereich der Flanken) waren die Hinterbeine gelähmt.

Schon vorher hatte Teddy die Kontrolle über seine Hinterbeine verloren. Ein ortsansässiger Tierarzt äußerte damals den Verdacht auf eine Thromboembolie der A. iliaca externa mit schlechter Prognose und lehnte die Behandlung ab. Auf der Suche nach einer alternativen veterinärmedizinischen Behandlung brachte Teddys „Herrchen" den Kater ein paar Tage später zu Steve Marsden in die Klinik.

Unmittelbar nach der Ankunft war der Femoralarterienpuls des Katers auf beiden Seiten deutlich tastbar. Da Lähmung und Krampfanfälle auf eine multifokale ZNS-Läsion schließen ließen, sollte Teddy einem staatlich geprüften Neurologen vorgestellt werden. Zuvor sollte der Kater aber noch eingehender untersucht werden.

## Körperliche Untersuchung

- **Allgemein-, Puls- und Zungenbefunde:** Körpertemperatur (39 °C) und Herzfrequenz (180/min) normal. Femoralarterienpuls beidseits gut palpierbar, aber aus Sicht der TCM von dünner und drahtiger Qualität. Zunge feucht und geschwollen mit dickem gelblichem Belag. Volle Blase, die nicht entleert werden konnte.
- **Inspektion:** starker Juckreiz und dicke Haufen Flohdreck im unteren Lumbalbereich. Während der Untersuchung musste Teddy plötzlich Hinterbeine und Füße lecken. Doch allein der Versuch führte zu krampfartigen Veränderungen (abrupte und generalisierte Rigidität der Streckmuskeln, Tremor, Harn- und Stuhlinkontinenz). Urin und Fäzes sahen normal aus.
- **Palpation:** kein Anhalt für Schmerzen oder Frakturen an den Beinen; Beinmuskeln hinten unterentwickelt; lumbale Verhärtung. Um den 4. Lumbalwirbel (LW4) stark berührungsempfindlich, und von dort strahlte auch deutlich spürbar Wärme ab.
- **Reflexe:** Funktionen der kranialen Nerven (Hören, Schlucken, Zungenbewegungen) normal. Wegzieh- und gekreuzte Streckreflexe in beiden Extremitäten. Wegen Rigidität der Extensoren in beiden Hinterbeinen Prüfung der tiefen Reflexe (Patellarsehnen) erschwert. Lichtreaktion der Pupillen, beide gleich groß. Fundusuntersuchung ohne Hinweise auf Netzhautveränderungen; Augenbewegungen normal.
- **Labor:** aus Kostengründen keine weitergehende Untersuchung.

## Befundauswertung/TCM-Diagnose

- Die beidseits deutlich tastbaren Femoralispulse schlossen eine Thromboembolie der Iliakalgefäße aus. Durch weitere Untersuchungen hätten auch infektiöse Peritonitis, Kryptokokkose, Toxoplasmose oder eine Infektion mit dem felinen Leukämie- (FeLV) und Immunschwäche-Virus (FIV) ausgeschlossen werden können. Aufgrund des starken Pruritus und sofort auftretender Krämpfe, wenn Teddy seine Hautläsionen lecken oder sich putzen wollte, lag der Verdacht auf ein felines Hyperästhesie-Syndrom nahe.
- Aus Sicht der TCM bedeuten der drahtige Puls, die dick belegte, feuchte Zunge und die rund um LW4 abstrahlende Wärme, dass der *Qi*-Fluss im Lumbalbereich des Katers durch angehäufte Feuchte-Hitze und Schleim behindert wird. Das feline Hyperästhesie-Syndrom beruht auf einem Milz-*Qi*-Mangel; er bewirkt eine latente Ansammlung von Feuchtigkeit und Schleim in den Meridianen, die durch die Invasion äußerer Pathogene (Wind-Schleim und Wind-Feuchtigkeit) noch verstärkt wird. In der Lendenregion verläuft der Blasenmeridian, der den *Qi*-Fluss zu den Beinen lenkt, in unmittelbarer Nähe zu zwei Meridianen (*Yang Qiao Mai* und *Du Mai*), die Energie zum Gehirn transportieren.

**19**

Beim felinen Hyperästhesie-Syndrom ist der *Qi*-Fluss im Blasenmeridian blockiert; wird die Katze genau an der Stelle berührt, schwappt das gestaute *Qi* auf den angrenzenden *Du Mai* und *Yang Qiao Mai* über, und der plötzliche *Qi*-Ansturm im Gehirn erzeugt einen epileptischen Anfall. Auf eine *Qi*-Blockade im Blasenmeridian wiesen bei Teddy die Bewegungseinschränkung der Hinterbeine und die gestörte Blasenentleerung hin.

## Behandlung

Steve Marsden glaubt, dass die eigentliche Läsion beim felinen Hyperästhesie-Syndrom peripher lokalisiert ist, und hält die kortikale Beteiligung für rein funktionell. Wiederholte afferente Reize (von der Hautentzündung) könnten die Aktivität der Hirnrinde bis kurz vor der Krampfschwelle steigern. Wird die „Lunte" gezündet, kommt es zum Anfall. Schon eine taktile Stimulation (Berührung) kann dann ausreichen, dass diese Schwelle überschritten und durch die afferenten Impulse ein Anfall ausgelöst wird. Teddys Hinterbeinlähmung lässt vermuten, dass die Hyperästhesie noch durch eine lumbale Rückenmarksläsion verstärkt wird. Glücklicherweise kann beides über dieselben Akupunkturpunkte behandelt werden.

- **Ziele:** (schulmedizinisch) Reizung peripherer Nerven verringern; in Teddys Fall waren Flöhe der Grund, deshalb wurde er mit Imidacloprid behandelt (Dosierung nach Gebrauchsanweisung des Herstellers). (TCM) Für ungehinderten *Qi*-Fluss im Blasenmeridian sorgen.
- **Osteopathische Behandlung:** wirksame Erstmaßnahme, um den *Qi*-Fluss regional in einzelnen Wirbelsäulenabschnitten wieder in Gang zu bringen. Das zeigen kräftigere Pulse (statt drahtig mittelstark) bei Mensch und Tier. Wahrscheinlich strömen auch weniger afferente Nervenimpulse zum Gehirn, sobald eine Nervenwurzelkompression behoben wird und die Parästhesien nachlassen. Daher waren osteopathische Handgriffe die wichtigste Form der Behandlung bei Teddys erstem Termin.
- **Akupunktur:** Beim zweiten Termin (3 Tage später) sollte der *Qi*-Fluss im Blasenmeridian normalisiert werden. Akupunktur erschien jetzt sicher, nachdem sich der *Qi*-Fluss bereits durch die osteopathische Behandlung gebessert hatte. Da auch die Parästhesien verschwunden waren, stand nicht mehr zu befürchten, dass zusätzliche afferente Reize (durch die Nadeln) einen Anfall auslösten. Außer der Abwärtsbewegung des *Qi* im Blasenmeridian sollte auch die Aufwärtsbewegung im *Du Mai* und *Yang Qiao Mai* unterstützt werden (Bl 21, Bl 25, Bl 26, Bl 40, Bl 62, Dü 3, Pe 6, Ma 40, Le 2, LG 2 und LG 20). Um die drei Meridiane zu regulieren, wurden zuerst Nadeln in die Fernpunkte und erst danach zur Verteilung lokaler Anhäufungen auch in Nahpunkte gestochen. Die Nadeln wurden energisch reduziert. Es folgten noch zwei weitere Sitzungen am 18. und 22. Tag nach dem ersten Termin.
- **Ernährung:** hypoallergene Diät, da Teddys Hautentzündung (verursacht afferente Reize) auf einer Nahrungsmittelallergie beruhen könnte.

### Therapieergebnisse

- Nach der osteopathischen Behandlung konnte Teddy seine Blase wieder problemlos entleeren; die Lähmung der Hinterbeine schien leicht gebessert zu sein.
- 3 Tage später hatten die Anfälle fast aufgehört. Bei ausreichender Motivation konnte er seine Beine leicht beugen. Propriozeptive Defizite in beiden Hinterbeinen waren jetzt nicht mehr zu übersehen. Die Zunge war unverändert, der Puls schnell und drahtig. Unmittelbar nach der Akupunkturbehandlung am zweiten Termin hatte sich die Beinparese deutlich verringert. Teddy konnte seine Hinterbeine zunehmend besser bewegen und unternahm koordinierte Gehversuche.
- Nach dem 3. Termin konnte Teddy ein paar Schritte selbstständig laufen. Einige Tage später hatte er einen erneuten Anfall und war wieder teilweise gelähmt. Noch am selben Tag konnte er nach einer Akupunktur wieder gehen. Der Nutzen der Akupunktur war ganz offensichtlich, wenn man die „Dosis-Wirkungs-Beziehung" zwischen Teddys 2. und 4. Besuch berücksichtigt.
- 6 Wochen nach der Erstuntersuchung war Teddy schwach, konnte aber laufen und zog nur noch gelegentlich sein rechtes Hinterbein nach.
- 4 Monate später konnte er wieder normal gehen und hatte keine Anfälle mehr gehabt. Er bekam weiter eine hypoallergene Diät (selbst zubereitetes Futter mit Truthahn).

## 19.12 Fallbericht 2

**19**

### Anfälle und Nahrungsmittelallergie (Susan Wynn)

Prior, ein 6-jähriger, kastrierter Labrador-Rüde

### Anamnese

Prior hatte in den vergangenen 6 Monaten etwa 5–6 Anfälle. In der Vorgeschichte waren Juckreiz an den Füßen und eine rezidivierende Otitis aufgetreten.

Als eine Routineuntersuchung (Laborwerte und großes Blutbild) vor einem Monat normal ausfiel, verordnete der Tierarzt Phenobarbital ($2 \times 26$ mg/Tag), doch die Hundebesitzerin suchte nach einer sanfteren Alternative, weil sie den gesteigerten Appetit des Hundes und leichte Persönlichkeitsveränderungen auf das Medikament zurückführte. Nach ihren eigenen Recherchen ist Phenobarbital auch lebertoxisch. Prior bekam hochwertiges Trockenfutter ohne Ergänzungsmittel.

### Körperliche Untersuchung

- Leichte Hefepilzinfektion der Ohren und geringes Übergewicht.
- Sonst keine auffälligen Befunde.

## Befundauswertung/TCM-Diagnose

- Bei einem 6-jährigen Labrador müssen Immunkrankheit, Raumforderungen, Meningitis, primäre Hirnverletzungen und eine idiopathische Epilepsie als Ursache der Krampfanfälle ausgeschlossen werden.
- Andere allergische Erscheinungen (Juckreiz an den Füßen und Otitis) sprechen für eine Allergie als Anfallsursache.

## Behandlung

- Eliminationsdiät: kommerziell erhältliches Produkt (mit Wild und Kartoffeln).
- Ernährungsberatung.
- Nahrungsergänzung: Magnesium und Dimethylglycerin lehnt die Hundebesitzerin ab.
- Fischöl: durch Eicosapentaen- und Docosahexaensäure-Gehalt bei allergischer Dermatitis sinnvoll.
- Reduktion der Phenobarbitaldosis: über 2 Wochen langsam ausschleichen, dann ganz absetzen.

## Therapieergebnisse

- Bis zur letzten Nachuntersuchung (2 Jahre später) waren keine Anfälle mehr aufgetreten, obwohl Phenobarbital abgesetzt worden war.
- Die Hundebesitzerin achtete auf abwechslungsreiche Ernährung (Wild, Ente und Fisch), hatte aber das Fischöl abgesetzt; die allergischen Hautprobleme bestanden weiterhin.
- Empfehlung: durch Belastungsversuche Futterauswahl allmählich vergrößern.

## Diskussion

- Mit pflanzlichen und diätetischen Wirkstoffen (Nutriceuticals) umgehen zu lernen, mag schwierig erscheinen. Doch richtige Ernährung kann therapeutisch wirken und bei vielen Erkrankungen der erste und einfachste Schritt zur Besserung sein.
- Wegen der hohen Prävalenz von Allergien bei bestimmten Hunderassen (Labrador, Golden Retriever, Deutscher Schäferhund) dürften statt einer „Epilepsie" eher diätetisch beeinflussbare Anfälle vorkommen.

**Literatur**

Auer M, Pfister LA, Leppert D, Tauber MG, Leib SL. Effects of clinically used antioxidants in experimental pneumococcal meningitis. *J Infect Dis* 182(1):347-350, 2000.

Ballarini G. Animal psychodietetics. *J Small Anim Pract* 3:523-532, 1990.

Bottiglieri T. Folate, vitamin $B_{12}$, and neuropsychiatric disorders. *Nutr Rev* 54(12):382-390, 1996.

Campbell MB. Allergy and epilepsy. In Speer F, editor. *Allergy of the Nervous System*. Springfield, Ill, 1970, Charles C Thomas.

Campbell MB. Neurological and psychiatric aspects of allergy. *Otolaryngol Clin North Am* 7:805, 1974.

Castell JV, Friedrich G, Kuhn CS, Poppe GE. Intestinal absorption of undegraded proteins in men: presence of bromelain in plasma after oral intake. *Am J Physiol* 273(1 Pt 1):G139-146, 1997.

Collins JR. Seizures and other neurologic manifestations of allergy. *Vet Clin North Am Small Anim Pract* 24(4):735, 1994.

Crayton JW. Epilepsy precipitated by food sensitivity: report of a case with double-blind placebo controlled assessment. *Clin Electroencephalogr* 12(4):192-198, 1981.

Deigner HP, Haberkorn U, Kinscherf R. Apoptosis modulators in the therapy of neurodegenerative diseases. *Expert Opin Investig Drugs* 9(4):747-764, 2000.

Durkes TE. Gold bead implants. In Schoen AM, editor. *Veterinary Acupuncture: Ancient Art to Modern Medicine*, ed 2. St. Louis, Mo, 2001, Mosby.

Egger J, Carter CM, Soothill JF, Wilson J. Oligoantigenic diet treatment of children with epilepsy and migraine. *J Pediatr* 114(1):51-58, 1989.

Eppler B, Patterson TA, Zhou W, Millard WJ, Dawson R Jr. Kainic acid (KA)-induced seizures in Sprague-Dawley rats and the effect of dietary taurine (TAU) supplementation or deficiency. *Amino Acids* 16(2):133-147, 1999.

Ernst E, Pittler MH. Efficacy of ginger for nausea and vomiting: a systematic review of randomized clinical trials. *Br J Anaesth* 84(3):367-371, 2000.

Gascon G, Patterson B, Yearwood K, Slotnick H. N,N-Dimethylglycine and epilepsy. *Epilepsia* 30(1):90-93, 1989.

Halderman S. *Principles and Practice of Chiropractic,* ed 2. Norwalk, Conn, 1991, Appleton & Lange.

Hayes CE. Vitamin D: a natural inhibitor of multiple sclerosis. *Proc Nutr Soc* 59(4):531-535, 2000.

Hsieh CL, Tang NY, Chiang SY, Hsieh CT, Lin JG. Anticonvulsive and free radical scavenging actions of two herbs, *Uncaria rhynchophylla* (MIQ) Jack and *Gastrodia elata* Bl., in kainic acid-treated rats. *Life Sci* 65(20):2071-2082, 1999.

Huang KC. *The Pharmacology of Chinese Herbs.* Boca Raton, Fla, 2000, CRC Press.

Hutton WC, Toribatake Y, Elmer WA, Ganey TM, Tomita K, Whitesides TE. The effect of compressive force applied to the intervertebral disc in vivo: a study of proteoglycans and collagen. *Spine* 23(23):2524-2537, 1998.

March PA et al. Electromyographic and histological abnormalities in epaxial muscles of cats with feline hyperesthesia syndrome. In the Proceedings of the ACVIM Forum 704, 1999 (abstr).

McFarland HI, Lobito AA, Johnson MM, Palardy GR, Yee CS, Jordan EK, Frank JA, Tresser N, Genain CP, Mueller JP, Matis LA, Lenardo MJ. Effective antigen-specific immunotherapy in the marmoset model of multiple sclerosis. *J Immunol* 166(3):2116-2121, 2001.

Nagakubo S, Niwa S, Kumagai N, Fukuda M, Anzai N, Yamauchi T, Aikawa H, Toyoshima R, Kojima T, Matsuura M, et al. Effects of TJ-960 on Sternberg's paradigm results in epileptic patients. *Jpn J Psychiatry Neurol* 47(3):609-620, 1993.

Pirog JE. *The Practical Application of Meridian Style Acupuncture.* Berkeley, Calif, 1996, Pacific View Press.

Sandyk R, Tsagas N, Anninos PA. Melatonin as a proconvulsive hormone in humans. *Int J Neurosci* 63(1-2):125-135, 1992.

Saransaari P, Oja SS. Taurine and neural cell damage. *Amino Acids* 19(3-4):509-526, 2000.

**19**

Seiler N, Sarhan S. Synergistic anticonvulsant effects of GABA-T inhibitors and glycine. *Naunyn Schmiedebergs Arch Pharmacol* 326(1):49-57, 1984.

Speciale J, Stahlbrodt JE. Use of ocular compression to induce vagal stimulation and aid in controlling seizures in seven dogs. *J Am Vet Med Assoc* 214(5):663-665, 1999.

Stewart LS. Endogenous melatonin and epileptogenesis: facts and hypothesis. *Int J Neurosci* 107(1-2):77-85, 2001.

Sudha K, Rao AV, Rao A. Oxidative stress and antioxidants in epilepsy. *Clin Chim Acta* 303(1-2):19-24, 2001.

Suzuki Y, Goto K, Ishige A, Komatsu Y, Kamei J. Antinociceptive effect of Gosha-jinki-gan, a Kampo medicine, in streptozotocin-induced diabetic mice. *Jpn J Pharmacol* 79(2):169-175, 1999.

Thomas W. Idiopathic epilepsy in dogs. *Vet Clin North Am* 30(1):183-206, 2000.

Wei F, Zou S, Young A, Dubner R, Ren K. Effects of four herbal extracts on adjuvant-induced inflammation and hyperalgesia in rats. *J Altern Complement Med* 5(5):429-436, 1999.

Werbach M. *Nutritional Influences on Illness,* ed 2. Tarzana, Calif, 1996, Third Line Press.

Wilson CL, Maidment NT, Shomer MH, Behnke EJ, Ackerson L, Fried I, Engel J Jr. Comparison of seizure-related amino acid release in human epileptic hippocampus versus a chronic, kainate rat model of hippocampal epilepsy. *Epilepsy Res* 26(1):245-254, 1996.

Wilson JX. Antioxidant defense of the brain: a role for astrocytes. *Can J Physiol Pharmacol* 75(10-11):1149-1163, 1997.

Wu HM, Huang CC, Li LH, Tsai JJ, Hsu KS. The Chinese herbal medicine Chai-Hu-Long-Ku-Mu-Li-Tan (TW-001) exerts anticonvulsant effects against different experimental models of seizure in rats. *Jpn J Pharmacol* 82(3):247-260, 2000.

Wu Y, Fischer W. *Practical Therapeutics of Traditional Chinese Medicine.* Brookline, Mass, 1997, Paradigm Publications.

Yeung H. *Handbook of Chinese Herbs.* Los Angeles, 1996, Self-published.

Yeung H. *Handbook of Chinese Herbal Formulas.* Los Angeles, 1996, Self-published.

Ziegler D, Reljanovic M, Mehnert H, Gries FA. Alpha-lipoic acid in the treatment of diabetic polyneuropathy in Germany: current evidence from clinical trials. *Exp Clin Endocrinol Diabetes* 107(7):421-430, 1999.

# 20 Verhaltensstörungen

## 20.1 Zwangsstörungen (Schwanzjagen, Fliegenschnappen, Lichtfangen, bestimmte Aggressionsformen)

### 20.1.1 Therapeutische Strategie

● Psychomotorische Anfälle, Heischen um Aufmerksamkeit oder adulte Form des Hydrozephalus ausschließen

### 20.1.2 Optionen auf konventioneller Grundlage

● **Unnötige Impfungen vermeiden:** vor allem durch Tollwut-/Rabies-Impfstoff scheinen sich Zwangsstörungen unmittelbar zu verschlimmern; man vermutet, dass bei manchen Hunden durch die Impfung eine latente, subklinische Form der Immunmeningitis stimuliert wird, die möglicherweise auf eine Steroidtherapie anspricht.
● **Melatonin:** könnte bei der Steuerung der Hirnfunktionen eine Rolle spielen und sollte bei Zwangsstörungen zumindest versuchsweise verabreicht werden [Pacchierotto et al. 2001].

### 20.1.3 Komplementäre Optionen

● Dosierungsempfehlung (für alle folgenden Rezepturen): 1 mg/kg (oder ¼ Teelöffel pro 7,5–10 kg KG), verteilt auf 2 Dosen am Tag
● *Xiao Huo Luo Dan* („Kollateralen/Zirkulation schwach stärkende Tabletten")
  – Indikation: Zwangsstörungen, bevorzugt auf den Schwanz fixierte (Jagen, Beißen)
  – Wirkung: lindert Schmerzen und andere Beschwerden, ist aber potenziell toxisch (Näheres ☞ Kap. 18)
● *Zhen Gan Xi Feng Tang* („Leber beruhigendes und Wind beseitigendes Dekokt")
  – Indikation: Leber-*Yin*-Mangel; verschiedene Ausprägungen eines Leber-Wind-Syndroms (Schwindel, apoplektischer Insult, Schlaganfall, Koma); auch bei Menschen, die ihre Körperbewegungen nicht richtig kontrollieren können
  – Leitsymptome: rote, trockene Zunge; drahtiger, kraftvoller Puls
● *Xue Fu Zhu Yu Tang* („Stase aus dem Haus des Blutes vertreibendes Dekokt") oder *Long Dan Xie Gan Tang* („Leber entlastendes Enzian-Dekokt"): für Fälle, in denen klinische Zeichen einer Blut-Stase oder Feuchte-Hitze vorherrschend sind

**20**

**Mögliche Interaktionen**

Melatonin könnte die Blutglukosewerte diabetischer Patienten verändern und unfruchtbar machen.

**Therapievorschläge der Autoren**

Steve Marsden: Körperliche Ursachen einer Gereiztheit ausschließen bzw. behandeln

Susan G. Wynn: Zurückhaltung bei Impfungen; körperliche Ursachen (Schmerzen) ausschließen; Versuch einer Verhaltensmodifikation

# 20.2 Angststörungen

## 20.2.1 Therapeutische Strategien

- Angstabbau
- Verhaltensmodifikation

## 20.2.2 Optionen auf konventioneller Grundlage

- **Phosphatidylserin, Acetyl-L-Karnitin und Antioxidanzien:** können bei älteren Hunden hilfreich sein und werden bei kognitiven Funktionsstörungen (20.4) besprochen. Manchmal ist Angst ein Aspekt kognitiver Funktionsstörungen, da ältere Hunde mit Angst reagieren, wenn ihre Sinne schwächer werden oder ihre Schmerzen zunehmen usw.
- **Baldrian** *(Valeriana officinalis)*: primär bei Schlafstörungen untersucht; scheint wirksam zu sein, aber seine maximale Wirkstärke ist erst nach einigen Wochen zu erreichen [Beaubrun und Gray 2000]. Vermutet wird ein Wirkmechanismus über Rezeptoren – z.B. GABA-A-(Gammaaminobuttersäure-A-) und vielleicht auch Benzodiazepin-Rezeptoren [Houghton 1999, Mennini et al. 1993]. Da die aktiven Wirkstoffe vermutlich in ätherischen Ölen und Terpenen enthalten sind, empfiehlt es sich, Alkohol- und Vollauszüge (statt wässriger Auszüge) zu verwenden.
- **Kava-Kava** *(Piper methysticum)*: erwiesene anxiolytische Wirkung [Cauffield und Forbes 1999] durch mehrere aktive Inhaltsstoffe; die vielschichtigen Wirkprinzipien schließen auch eine Analgesie mit ein. In einer humanmedizinischen Studie zu Angststörungen zeigten sich in der Therapiegruppe deutlich weniger Angstsymptome als in der Placebogruppe; die Probanden erhielten 3 × täglich 100 mg eines Extrakts, der auf 70 % Kavalaktone standardisiert war [Warnecke 1991]. Bei längerer Anwendung kann sich eine ichthyosiforme Dermatitis entwickeln, und neuere Berichte aus Europa und den USA über die Hepatotoxizität von Kava-Kava sollten zu einem sehr zurückhaltenden Gebrauch auffordern. In traditionellen Gesellschaften wird Kava-Kava gekaut oder als Tee getrunken; dabei treten offenbar nur Dermatitisfälle auf. Aus Berichten zur Hepatotoxizität geht nicht klar hervor, ob das für Extrakte zutrifft

oder dabei Pflanzen-Arzneimittel-Interaktionen eine Rolle spielten. Susan Wynn verwendet aus dem Grund nur noch getrocknete Kräuter und keine Kava-Extrakte mehr.

- **Hopfen** *(Humulus lupulus)*: Bestandteil von Bier; gegen Schlaflosigkeit eingesetzt, obwohl es kaum Anhaltspunkte für diese Indikation gibt. Nach einem Einzelbericht entwickelte sich bei Hunden eine maligne Hyperthermie, nachdem sie Hopfen (Überreste vom Bierbrauen) gefressen hatten; vier waren Windhunde (Greyhounds) [Duncan et al. 1997].
- **Passionsblume** *(Passiflora incarnata)*: traditionell als mildes Anxiolytikum verwendet; an Menschen und Haustieren noch nicht erprobt, doch Untersuchungen an Versuchstieren bestätigten die Wirkung [Petry et al. 2001, Sopranzi et al. 1990, Soulimani et al. 1997].
- **Hafer** *(Avena sativa)*: traditionelles Heilmittel bei Schlaflosigkeit und Angst. Wenige Belege für diese Annahme, aber Hafer ruft zumindest keine Nebenwirkungen hervor.
- **Amerikanisches Helmkraut** *(Scutellaria laterifolia)*: traditionell als Anxiolytikum bekannt, doch bis jetzt noch nicht systematisch untersucht.
- **Johanniskraut** *(Hypericum perforatum)*: oft gegen Angst empfohlen, doch es gibt wenig Anhaltspunkte dafür. Anerkannt ist seine Wirksamkeit bei bestimmten Depressionen (in der Humanmedizin).

## 20.2.3 Komplementäre Optionen

### TCM

#### Anmerkungen

Angst kann sich bei Tieren bis zu einer Bewusstseins- oder Geist/*Shen*-Störung steigern. Unter welchen Umständen der Geist/*Shen* oder das Bewusstsein gestört sein können, ergibt sich aus der Lage und besonderen Verletzlichkeit des Herzens, dem der Geist/*Shen* innewohnt. Bei Angststörungen werden die Dinge nicht mehr so wahrgenommen, wie sie wirklich sind, sondern wie sie schlimmstenfalls sein könnten.

**20**

#### Herz-Feuer

- Das Herz wird dem Element Feuer zugeordnet und ist ein Quell der reinen, klaren *Yang*-Energie im Körper. Wegen dieser Reinheit und Klarheit dient das Herz als Bewusstsein des Körpers. Doch die Stärke eines Organs kann jederzeit zu seiner Schwachstelle werden; deshalb neigt das Herz-*Yang* zu übermäßigem Erhitzen.

**Bei Füllezuständen (Überschuss an Herz-*Yang*):**
- *Huang Lian Wen Dan Tang* („Gallenblase wärmendes Dekokt mit Chin. Goldfaden/Coptis")
  - Indikation: Feuchte-Hitze oder Schleim-Feuer bei Tieren
  - Zusammensetzung: 50 g *Wen Dan Tang* („Gallenblase wärmendes Dekokt") mit 9 g *Huang Lian* (chin. Goldfaden/Coptis)

- Zur stärkeren Beruhigung von Geist/*Shen*: zu 60 g der Grundrezeptur noch 9 g *Yu Jin* (Gelbwurz/Curcuma longa) ergänzen
- Symptome: schlüpfriger, schneller Puls; rote, feuchte Zunge; Anzeichen von Schleim-Feuer (Reizbarkeit, gerötete Augen, aggressive oder destruktive Verhaltenszüge, fehlender Appetit, plötzlicher Ausbruch)
- Dosierungsempfehlung (Granulat): 1 mg/kg (oder ¼ Teelöffel pro 5–7,5 kg KG), aufgeteilt auf 2 Dosen am Tag
- **Zhu Sha An Shen Wan** („Sedierende/beruhigende Zinnober-Tabletten")
  - Indikation: Angststörung durch exzessives Herz-Feuer

> **CAVE:** *Zhu Sha An Shen Wan* wirksam, aber durch Zinnober-Gehalt (Quecksilber-Bestandteil) toxisch, deshalb nicht generell zu empfehlen.

**Bei Mangelzuständen (ausreichend *Yang*, aber zu wenig *Yin*):**
- **Huang Lian E Jiao Tang** („Dekokt aus chin. Goldfaden/Coptis und Eselshautgelatine")
  - Indikation: Angst durch Herz-*Yin*-Mangel
  - Wirkung: sehr reichhaltiges, stark wirksames Mittel; Coptis klärt/beseitigt Herz-Feuer und Eselshautgelatine nährt das *Yin*, d.h. Blut des Herzens
  - Kontraindikation: nicht für Tiere mit feuchter Zunge und schlüpfrigem Puls geeignet
  - Symptome: dunkelrot-violette Zunge; schneller, fadenförmiger Puls; Durst, gesteigerter Appetit; Erregtheit und Ruhelosigkeit
  - Dosierungsempfehlung (Granulat): 1 mg/kg (oder ¼ Teelöffel pro 5–7,5 kg KG), aufgeteilt auf 2 Dosen am Tag
- **Tian Wang Bu Xin Dan** („Herz tonisierende Tabletten des Himmelsherrschers")
  - Indikation: weniger schwere Mangelzustände (d.h. Leere-Hitze), z.B. Tiere mit Nieren-*Yin*- und Herz-Blut-Mangel

**Anmerkungen**

Leere-Hitze entsteht, weil bei einem (*Yin*-)Mangel nicht mehr genug Nieren-*Yin* aus dem unteren *San Jiao* als Dampf aufsteigen kann, um das Herz abzukühlen und anzufeuchten; das kann sich auf Herz und Nieren auswirken.

- Symptome: schwache Anzeichen für Hitze und Trockenheit (Hitzeunverträglichkeit, Durst, gerötete Augen, trockener Stuhl und keuchende Atmung); Nierensymptome (Nykturie und Hinterbeinschwäche/-steife), Herzsymptome (Erregtheit, Schlaflosigkeit und Unruhe)
- Dosierungsempfehlung (Granulat): 1 mg/kg (oder ¼ Teelöffel pro 5–7,5 kg KG), aufgeteilt auf 2 Dosen am Tag
- **Akupunktur:** Le 3, Ma 44 und LG 14 (um überschüssige Hitze aus dem Körper auszuleiten); Ma 40, KG 12 und Pe 6 (um weitere Entwicklung von Feuchtigkeit und Schleim zu verhindern, Pe 6 klärt außerdem Herz-

Feuer); LG 26 und LG 16 (um über das Lenkergefäß die Hirntätigkeit zu kontrollieren und Eintrübungen des klaren Denkens zu durchdringen).

### Qi-Stagnation

- Sobald natürliche Dinge oder Ereignisse nicht mehr glatt/ungestört ablaufen, treten Spannungen auf. Bei Behinderung des *Qi*-Flusses macht sich die Spannung auf allen Ebenen bemerkbar: körperlich durch Schmerzen, die sich weiter ausbreiten, geistig/seelisch durch Angst oder Reizbarkeit. Den *Qi*-Fluss steuert die Leber, und solange sie nicht durch schwelenden Ärger, Belastung/Stress und allgemeine Spannungen in der Umgebung geschädigt ist, verläuft er glatt und ungestört.
- *Chai Hu Shu Gan San* („Leber verteilendes Bupleurum-Dekokt")
  - Indikation: wenn Ängste von Tieren Ängste der Besitzer widerzuspiegeln scheinen
  - Symptome: drahtiger Puls; normale bis lavendelfarbene Zunge; Phasen von Depression und Appetitmangel; Aufstoßen, Übelkeit, Erbrechen und Verstopfung; evtl. erhöhter Blutdruck
  - Dosierungsempfehlung (Granulat): 1 mg/kg (oder ¼ Teelöffel pro 5–7,5 kg KG), aufgeteilt auf 2 Dosen am Tag

### Leber-Blut-Mangel

- Angst wird oft nicht primär durch Leber-*Qi*-Stagnation verursacht, sondern durch Leber-Blut-Mangel (und Stagnation ist dann nur eine Folge). Bei ausreichender Blut-Versorgung der Leber wirken die Tiere stark und mutig und neigen kaum zu Furchtsamkeit. Blut „besänftigt" die Leber auch so weit, dass sie einen ungestörten *Qi*-Fluss aufrechterhalten kann. Eine Beeinträchtigung des *Qi*-Flusses erzeugt Spannung (wie oben erwähnt), auch emotionale oder mentale Anspannung, die sich im Extremfall durch Angst- bzw. Furchtaggression äußern kann. Nach Ansicht von Steve Marsden ist ein Leber-Blut-Mangel Hauptursache der Angstaggression, die sich demnach erfolgreich mit ausgesuchten Bluttonika (Blut stärkenden Mitteln) behandeln lässt.
- *Bu Gan Tang* („Leber tonisierendes Dekokt")
  - Indikation: Angst durch reinen Leber-Blut-Mangel (ohne sonstige Erkrankung oder zugrunde liegenden Milz-*Qi*-Mangel)
  - Wirkung: sehr reichhaltig, Blut und *Qi* tonisierend
  - Kontraindikation: nicht für Tiere mit Feuchtigkeitssymptomen
  - Symptome: blasse oder lavendelfarbene Zunge; dünner und/oder drahtiger Puls; Neigung zu Lahmen ohne röntgenologisch nachweisbare Weichteil-Läsionen, Muskelspasmen/-verhärtung; feine, puderige Schuppen, stumpfes Fell bzw. schlecht nachwachsende Haare; traumreicher Schlaf
  - Dosierungsempfehlung (Granulat): 1 mg/kg (oder ¼ Teelöffel pro 5–7,5 kg KG), aufgeteilt auf 2 Dosen am Tag

**20**

## Westliche Kräutermedizin

- Ausgehend von einer TCM-Diagnose kann man ängstliche Tiere auch mit westlichen (statt TCM-)Rezepturen behandeln. Einzeln oder kombiniert kommen Mittel mit folgenden (TCM-)„Qualitäten" zum Einsatz:
  - *Qi*-**bewegende Mittel:** Baldrianwurzel *(Valeriana officinalis)* scheint bei Tieren mit Blut-Mangel besonders auf Muskelspasmen und Nervenanspannung relaxierend zu wirken (d.h. *Qi* zu bewegen). Wegen der wärmenden Wirkung von Baldrian halten ihn manche Kräuterkundler für kontraindiziert bei nervösen Tieren mit Hitzesymptomen (rote Zunge, schneller Puls). Passionsblume versetzt das *Qi* nicht nur in Bewegung, sondern leitet es aus dem Kopf nach unten. Mit ihren stark herabsenkenden Eigenschaften wirkt sie entspannend und eignet sich für Tiere mit Schleim- und Feuchtigkeitssymptomen.
  - **Schleim auflösende/transformierende Mittel:** Wenn die „Herzöffnungen" durch Feuchtigkeit verlegt sind, bereitet es dem Geist/*Shen* Schwierigkeiten, „klar zu sehen". In dem Fall hilft Hopfen *(Humulus lupulus),* noch wirksamer: eine Mischung von Hopfen und Passionsblumen *(Passiflora incarnata).*
  - **„Kühlende" Mittel:** Für Mangelzustände mit Herz-Feuer kommt amerikanisches Helmkraut *(Scutellaria laterifolia)* in Betracht. Kombiniert mit Hafer *(Avena sativa)* liefert es eine bessere *Yin*-Grundlage zum Kühlen des Herzens.

### Mögliche Interaktionen

Die Wirkmechanismen der meisten pflanzlichen Anxiolytika sind nicht genau bekannt. Es empfiehlt sich daher, sie möglichst nicht mit pharmazeutischen Anxiolytika zu kombinieren, bevor man mehr über mögliche Interaktionen weiß.

### Therapievorschläge der Autoren

Steve Marsden: Zur Symptomatik passende TCM-Mittel; energetisch geeignete westliche Pflanzen
Susan G. Wynn: Kava-Kava; Baldrian; Verhaltensmodifikation

# 20.3 Gewitterangst

## 20.3.1 Therapeutische Strategie

- Angstabbau und Verhaltensmodifikation

## 20.3.2 Optionen auf konventioneller Grundlage

- **Melatonin:** schien in einer Fallstudie Hunden mit Gewitterangst zu helfen; verabreicht wurden Dosen von täglich $2 \times 0,1$ bis $3 \times 3$ mg/kg KG (zusammen mit Anxiolytika und Verhaltenstherapie) [Aronson

1999]. Melatonin kann ein paar Tage vor zu erwartenden Gewitterperioden auch prophylaktisch gegeben werden.

## 20.3.3 Komplementäre Optionen

### Anmerkungen

Echte Gewitterangst ist anzunehmen, wenn der Hund sonst nicht so panisch auf ähnlich lauten Krach reagiert. Ist Donner nur eines von vielen Geräuschen, die das Tier erschrecken, liegt eine unspezifische Lärmempfindlichkeit vor.

### Homöopathie

- **Phosphorus C30** (organischer Phosphor)
  - Indikation: klassisches Mittel gegen Gewitterangst; aus Sicht der TCM besteht ein *Yin-* oder Blut-Mangel
  - Verhaltensmuster: Phosphorus eignet sich für Tiere, die sich Menschen plötzlich voll Hingabe zuwenden, andere Tiere im Haus aber gern quälen (piesacken oder triezen). Beide Extreme (Zuwendung und Quälen) sind ein Ausdruck einer unterentwickelten Fähigkeit, Grenzen zu ziehen bzw. Distanz zu wahren (gilt auch für Humanpatienten)
  - Klinik: Durst, Vorliebe für kühle Plätze (selbst wenn manche Tiere frösteln und eher Wärme suchen); Erbrechen von Nahrung/Wasser direkt nach dem Fressen/Trinken; evtl. Kolitis in der Vorgeschichte mit auffallender Orange- oder Gelbfärbung des Kots; anfällig für Gewichtszunahme, Husten, Blutungsstörungen, Rachenentzündung (inkl. Schluckstörungen) und Heiserkeit (Stimmverlust)
  - Dosierung: 1 × täglich nach Bedarf zur Behandlung von Begleiterscheinungen; als Prophylaxe mehrere Dosen kurz vor und während des Gewitters
- **Rhododendron C30**
  - Indikation: (weniger bekanntes Mittel gegen Gewitterangst) besonders für Tiere mit Rheumaschmerzen, die sich während eines Gewitters verstärken können
  - Klinik: ausgeprägte (Rheuma-)Schmerzen in der Vorgeschichte; verstärkt beim Aufstehen und nach Überanstrengung; bessern sich bei sanften Bewegungen
  - Dosierung: 1 × täglich nach Bedarf zur Behandlung von Begleiterscheinungen; als Prophylaxe mehrere Dosen kurz vor und während des Gewitters
- **Aconitum napellus C30** (Blauer/echter Eisenhut)
  - Indikation: „Allheilmittel" homöopathischer Veterinärmediziner für Phobien und Ängste; manche Tiere reagieren allein schon auf Windböen verschreckt
  - Klinik: kraftvoller, schneller Puls; gerötete Augen; starker Durst; extrem furchtsam

**20**

- Dosierung: 1 × jede Viertelstunde; wenn nach 45–60 Minuten keine Besserung eintritt, absetzen; zur Prophylaxe 2 Dosen im Abstand von 1–2 Stunden vor einem Gewitter
- **Belladonna C30** (Tollkirsche)
  - Indikation: wirkt sehr beruhigend auf Tiere mit heftiger Angst vor Gewitter
  - Klinik: selbst zwischen den Donnerschlägen erweiterte Pupillen und das Bedürfnis, sich in dunkle Ecken zu verkriechen; Zahnfleisch und Augen stark gerötet
  - Dosierung: 1 × täglich nach Bedarf zur Behandlung von Begleiterscheinungen; als Prophylaxe mehrere Dosen kurz vor und während des Gewitters
- **Gelsemium C30** (Jasmin)
  - Klinik: Gewitterangst von Hunden, die sich durch Harninkontinenz und bewegungsloses Hinkauern verrät
  - Dosierung: zur Prophylaxe mehrere Dosen kurz vor und während des Gewitters mit 15-minütigem Abstand; wenn nach 45–60 Minuten keine Besserung eintritt, absetzen
- **Natrium muriaticum C30** (Natriumchlorid)
  - Indikation: sehr lärmempfindliche Tiere, die irritiert oder wie gelähmt auf laute Geräusche reagieren, sonst aber eher zurückhaltend, ruhig und würdevoll wirken; oft Einzelgänger, die Ruhe und Einsamkeit brauchen
  - Klinik: anfällig für Beschwerden wie Rückenschmerzen/-steife, allergische Rhinitis oder Harninkontinenz; aus Sicht der TCM besteht ein *Qi*-Mangel
  - Dosierung: 1 × täglich nach Bedarf zur Behandlung von Begleiterscheinungen; als Prophylaxe mehrere Dosen kurz vor und während des Gewitters

## TCM

- Gewitterangst ist für die TCM nur Ausdruck einer allgemeinen Ängstlichkeit von Tieren. Vor allem Hunde mit unbeeinflussbarer/hartnäckiger Lärmempfindlichkeit leiden aus Sicht der TCM an einem Blut-Mangel. Werden zugrunde liegende Störung und Begleitsymptome richtig behandelt, sollten auch Angst und Lärmempfindlichkeit abnehmen.
- Geeignete Rezepturen zur Tonisierung bei Blut-Mangel finden sich in den entsprechenden Organkapiteln. Wenn keine weitere Störung vorliegt, empfiehlt sich *Bu Gan Tang* zur Behandlung der Angst (siehe 20.2).

### Mögliche Interaktionen

- Melatonin kann die Blutglukose-Einstellung diabetischer Patienten entgleisen lassen und unfruchtbar machen.
- Pflanzliche Beruhigungsmittel (wie Kava-Kava, Baldrian) können mit anxiolytischen Medikamenten interagieren oder deren Wirkung verstärken.

**Therapievorschläge der Autoren**

Steve Marsden: Zugrunde liegenden Blut-Mangel behandeln; bei Bedarf homöopathische Mittel
Susan G. Wynn: Melatonin; Gegenkonditionierung

# 20.4 Kognitive Störungen

- Pathophysiologie bisher kaum verstanden

## 20.4.1 Therapeutische Strategie

- Dopamin-Abbau im ZNS hemmen

## 20.4.2 Optionen auf konventioneller Grundlage

### Diätetische Maßnahmen

- **Phosphatidylserin:** Dosen von 300 mg/Tag über 6 Monate führten in einem großen kontrollierten Versuch bei älteren Menschen mit kognitivem Leistungsabbau zu einer signifikanten Besserung verglichen mit der Placebogruppe [Cenacchi et al. 1993]. Klinisch bewährt haben sich bei Tieren Dosen von 100–500 mg/Tag.
- **Acetyl-L-Karnitin:** scheint den geistigen Abbau bei älteren Menschen mit Alzheimer-Krankheit und anderen kognitiven Störungen zu verlangsamen [Brooks et al. 1998, Salvioli und Neri 1994, Thal et al. 2000]. In diesen Studien wurden 1500 mg/Tag (bis 3 × 1 g/Tag) verabreicht. Für Tiere sind Tagesdosen von 2 × 20–50 mg/kg KG zu empfehlen.
- **Melatonin:** oft wirksam, wenn ältere Tiere nachts herumlaufen und keine Ruhe finden. Bei Menschen besserten sich neben Einschlafstörungen auch einige kognitive Parameter [Jean-Louis et al. 1998]. 100 µg/kg KG mindestens 1 Stunde vor dem Einschlafen und am besten auf leeren Magen einnehmen. Positive Veränderungen nach 1- bis 2-wöchiger Anwendung sollten auch ohne weitere Behandlung eine Zeit lang anhalten.
- **Antioxidanzien:** in klinischen Versuchen schien vor allem Vitamin E bei Alzheimer-Kranken wirksam zu sein [Flynn et al. 1999, Grundman 2000]. Auch bei Störungen älterer Tiere wird der therapeutische Nutzen von Antioxidanzien zunehmend deutlicher. Daher könnte eine breit gefächerte Supplementierung sinnvoll sein, selbst wenn Vitamin E in der Grundman-Studie sehr hoch dosiert wurde (2000 IU/Tag). Empfehlung für Haustiere: ca. 20–50 IU/kg KG bis höchstens 800 IU/Tag. In einem kürzlich durchgeführten Versuch der Fa. Hills Pet Nutrition war eine Kombination aus α-Liponsäure, Vitamin E, Vitamin C und L-Karnitin besonders erfolgreich.
- **Rotschimmelpilzreis** (*Monascus purpureus*): natürlicher Lipidsenker mit statinähnlicher Wirkung; könnte eine weitere Verschlechterung der kognitiven Leistungen verhindern. In humanmedizinischen Studien sank

**20**

die Inzidenz der Alzheimer-Krankheit durch den Einsatz von Statinen [Rockwood et al. 2002, Scott und Laake 2001].

## Pflanzenstoffe

- **Ginkgo** *(Ginkgo biloba)*: bei Humanpatienten mit mentalen Störungen besserten sich wiederholt kognitive Parameter, wenn ihnen Ginkgo als standardisierter Extrakt EGb verabreicht wurde [Le Bars et al. 2000]. Obwohl wir noch wenig darüber wissen, ob zwischen kognitiven Defiziten bei Hunden und der Alzheimer-Krankheit oder kognitiven Störungen des Menschen möglicherweise eine Verbindung besteht, war Ginkgo nach einzelnen Berichten erfolgreich. Das dürfte zumindest teilweise damit zusammenhängen, dass sich durch Ginkgo die Hirndurchblutung bzw. Sauerstoffzufuhr verbessert.
- **Qian Ceng Ta** *(Huperzia serrata)*: in China übliches Mittel zur Therapie von Alzheimer-Kranken; bewirkt anscheinend, dass weniger Sauerstoff-Reaktionsprodukte bzw. Beta-Amyloide in Neuronen gebildet werden [Xiao et al. 2002].
- **Curcumin:** Gelbwurzextrakt *(Curcuma longa)* mit antientzündlicher und antioxidativer Wirkung, der in einem Mäuseversuch die Belastung mit Beta-Amyloiden und Plaques verringerte [Lim et al. 2001].
- **Andere pflanzliche Mittel:** derzeit werden auch asiatischer Wassernabel *(Centella asiatica)* und Brahmi *(Bacopa monniera)* auf ihre Eignung bei kognitiven Funktionsstörungen des Menschen untersucht.

## Sonstiges

- **Oxygenierung:** durch Behandlung in einer Sauerstoff-Druckkammer bessern sich kognitive Störungen von Hunden wenigstens zeitweise. Nach Susan Wynns Erfahrung hält die Wirkung nach 3- bis 5-stündiger Behandlung etwa 2–4 Wochen an.

### 20.4.3 Komplementäre Optionen

#### TCM

- Die TCM sieht kognitive Störungen (bzw. deren Behandlung) ähnlich wie die westliche Medizin, aus deren Sicht eine Verbesserung der Sauerstoff- und Blutzufuhr zum Gehirn das entscheidende Therapieziel darstellt. Für die TCM zählt das Bewusstsein (metaphorisch) zu den Herzfunktionen; daher ist eine ausreichende Versorgung des Herzens mit *Yin* und Blut unabdingbar für die kognitive Leistungsfähigkeit.
- Ursachen kognitiver Störungen:
  - „Austrocknen" des Herzens, weil die Verbindung zwischen beiden Körperhälften bzw. oberem und unterem *San Jiao* unterbrochen ist. Entweder wird nicht genug Nieren-*Yin* im unteren *San Jiao* verdampft, um das Herz zu kühlen, oder die Nieren werden wegen eines Herz-*Qi*- bzw. *Yang*-Mangels nicht ausreichend angewärmt, um *Yin* zu verdampfen.
  - Blut-Mangel des Herzens aufgrund einer Milz-Schwäche; denn aus Sicht der TCM ist die Milz Quell des Blutes.

– *Qi*- und Blut-Mangel.
– *Yin*-Mangel, ein tief sitzender und sehr grundlegender Flüssigkeits-mangel des Herzens; er kann Leere-Hitze oder im Extremfall ein Leere-Feuer entfachen. Davon betroffen sein können Herz, Nieren und Leber; oft besteht ein Blut-Mangel, da aus *Yin* Blut gebildet wird. Wenn die Leber beteiligt ist, können die Leberenzyme erhöht sein.

### Unterbrochene Verbindung zwischen Herz und Nieren

- *Sang Piao Xiao San* („Pulver aus dem Eigehäuse der Gottesanbeterin")
  – Indikation: zerstreute, leicht ermüdbare und verwirrte Patienten
  – Zusätze zur Wirkungsverstärkung: (zu 60 g der Grundrezeptur) 9 g *Wu Wei Zi* (Schisandra) und *Suan Zao Ren* (Dattel-/Jujubensamen)
  – Symptome: dünner, schwacher, kaum tastbarer Puls; hellrote oder blasse Zunge; kaum Zungenbelag; Nykturie; wählerisches Fressver-halten; keine stärkeren Hitze- oder Kältesymptome
  – Dosierungsempfehlung (Granulat): 1 mg/kg (oder ¼ Teelöffel pro 5–10 kg KG), aufgeteilt auf 2 Dosen am Tag
- **Akupunkturpunkte:** LG 20 (um Geist/*Shen* zu beruhigen); Ma 36, MP 6 und Ni 3 (um *Qi, Yin* und Blut zu nähren); Bl 15 und Bl 23 (um Herz und Nieren zu stärken); Pe 6 (um das Herz zu beruhigen)

### Blut-Mangel

- *Gui Pi Tang* („Milz regenerierendes/wiederherstellendes Dekokt")
  – Wirkung: nährt das (Herz-)Blut durch Stärkung der Milz
  – Indikation: Schlaflosigkeit oder häufiges Träumen; Müdigkeit; Ängst-lichkeit
  – Symptome: dünner, weicher Puls; blasse und evtl. leicht geschwollene Zunge; Blut-Mangelsymptome (Appetitmangel, aufgelockerter Stuhl, glanzloses Fell mit feinen, puderigen Schuppen)
  – Dosierungsempfehlung (Granulat): 1 mg/kg (oder ¼ Teelöffel pro 5–10 kg KG), aufgeteilt auf 2 Dosen am Tag
- **Akupunkturpunkte:** Pe 6 (um das Herz zu beruhigen); LG 20 (um den Geist/*Shen* zu beruhigen); Le 3, Ma 36 und MP 6 (um das Blut zu nähren); Bl 15, Bl 20 und Bl 23 (um Herz, Milz und Nieren zu tonisieren); LG 6 oder LG 12 (um das Milz-*Qi* zu stärken)

### Qi- und Blut-Mangel

- *Ren Shen Yang Ying Tang* („Nährendes Ginseng-Dekokt")
  – Wirkung: ähnlich wie *Gui Pi Tang*, aber noch stärker Blut und *Yin* toni-sierend
  – Besonderheit: durch geringen *Rou-Gui*-Anteil auch wirksam, wenn Milz-*Qi*-Mangel bereits in eine frühen Milz- und Nieren-*Yang*-Schwä-che übergegangen ist
  – Symptome: wie bei *Gui Pi Tang*, zusätzlich eher Anzeichen für Kühle und Müdigkeit

**20**

– Dosierungsempfehlung (Granulat): 1 mg/kg (oder ¼ Teelöffel pro 5–10 kg KG), aufgeteilt auf 2 Dosen am Tag
- **Akupunkturpunkte:** Pe 6 (um das Herz zu beruhigen); LG 20 (um den Geist/*Shen* zu beruhigen); Le 3, Ma 36 und MP 6 (um das Blut zu nähren); Bl 15, Bl 20 und Bl 23 (um Herz, Milz und Nieren zu tonisieren); LG 6 oder LG 12 (um das Milz-*Qi* zu stärken)

### Yin-Mangel

- ***Tian Wang Bu Xin Dan*** („Herz tonisierende Tabletten des Himmelsherrschers")
  - Indikation: Leere-Hitze/Feuer durch Nieren- und Herz-*Yin*-Mangel
  - Puls- und Zungenbefund: schwankender, manchmal kraftvoller oder dünner und rascher Puls; rote, trockene Zunge
  - Symptome: leichte Anzeichen für Hitze und Trockenheit (Hitzeunverträglichkeit, gerötete Augen, trockener Stuhl, keuchende Atmung); Nykturie und Hinterbeinschwäche/-steife; bei zunehmender (Herz-)Erregung Schlafstörungen, Ruhelosigkeit, nächtliche Lautäußerungen oder Keuchen; meist auch Blut-Mangelsymptome
  - Dosierungsempfehlung (Granulat): 1 mg/kg (oder ¼ Teelöffel pro 5–10 kg KG), aufgeteilt auf 2 Dosen am Tag
- ***Zuo Gui Wan*** („Linke [Niere] wiederherstellende Tabletten")
  - Indikation: Nieren- und Leber-*Yin*-Mangel; meist ältere, für ein idiopathisches Vestibularsyndrom anfällige Tiere
  - Puls- und Zungenbefund: dünner und rascher Puls; trockene, rote Zunge
  - Symptome: Hörverlust, Hitzeintoleranz, Vorliebe für kühle Plätze, Müdigkeit, Durst, Schlaflosigkeit, Harninkontinenz, Hinterbeinschwäche, Rückensteife, Auszehrung
  - Dosierungsempfehlung (Granulat): 1 mg/kg (oder ¼ Teelöffel pro 5–10 kg KG), aufgeteilt auf 2 Dosen am Tag
- **Akupunkturpunkte:** Pe 6, Bl 15 und LG 20 (um Geist/*Shen* zu beruhigen); Ni 2 oder Ni 6 (um Leere-Hitze zu klären und Nieren-*Yin* zu stärken); Bl 23, MP 6 und KG 4 (um Nieren zu tonisieren)

### Mögliche Interaktionen

- Es ist bekannt, dass cholinerge oder anticholinerge Medikamente mit Parkinsonmitteln interagieren können; sie dürfen daher bei Patienten, die wegen ihrer Demenz Ginkgo nehmen, nur sehr zurückhaltend angewendet werden.
- Vorsicht mit Ginkgo ist auch geboten, wenn Patienten MAO-Hemmer wie Selegilin einnehmen.
- Ginkgo wurde mit Gerinnungsstörungen in Verbindung gebracht und sollte daher Tage bis Wochen vor einer Operation abgesetzt werden.
- Melatonin scheint bei Humanpatienten mit eingestelltem Diabetes zur Entgleisung führen zu können, daher muss der Blutzucker diabetischer Tiere sorgfältig überwacht werden, wenn sie mit Melatonin behandelt werden. Melatonin kann auch unfruchtbar machen.

**Therapievorschläge der Autoren**

Steve Marsden: Geeignete TCM-Mittel und Akupunkturpunkte
Susan G. Wynn: Kombination aus Antioxidanzien, Phosphatidylserin,
Acetyl-L-Karnitin und Ginkgo

# 20.5 Hyperaktivität

## 20.5.1 Therapeutische Strategien

- Zugrunde liegende Hormon- oder andere Störung ausschließen
- Angst als Ursache abklären

## 20.5.2 Optionen auf konventioneller Grundlage

- Körperlich und mental stärker fordern

## 20.5.3 Komplementäre Optionen

### TCM

- Jeder Hitzezustand kann sich als Hyperaktivität manifestieren. Hitze im Körper bringt vor allem die Organe in Wallung, die schon von Natur aus heiß sind, wie das Herz. Wenn sich Hitze als Kolitis oder Hauterkrankung äußert, lässt bei geeigneter Behandlung der Symptomatik oft auch die Hyperaktivität nach.

#### Hyperaktivität als einziges Symptom

- ***Er Yin Jian*** („Zweifach-*Yin*-Teesud")
  - Indikation: exzessive Hitze aufgrund eines *Yin*-Mangels (Leere-Hitze)
  - Symptome: rote, trockene Zunge (bzw. rosa-rote Zunge, die „fein und rein" aussieht); schneller, dünner oder fadenförmiger Puls; Gewichtsverlust; Müdigkeit, verstärkt nach körperlicher Betätigung; Unruhe, Schlaflosigkeit, nächtliche Lautäußerungen; Furchtsamkeit
  - Dosierungsempfehlung: 1 mg/kg (oder ¼ Teelöffel pro 5–10 kg KG), verteilt auf 2 Dosen am Tag
  - Kontraindikation: bei Feuchtigkeitssymptomen nur zurückhaltend, wenn überhaupt einsetzen
  - Akupunkturpunkte: Pe 6 und Bl 15 (um das Herz zu kühlen); Bl 23 und MP 6 (um das Nieren-*Yin* zu stärken); Ni 2 oder Ni 6 (um *Yin* noch stärker zu nähren und Leere-Hitze zu klären)
- ***Wen Dan Tang*** („Gallenblase wärmendes Dekokt")
  - Indikation: exzessive Hitze durch aufloderndes Schleim-Feuer
  - Symptome: schlüpfriger, rascher Puls; rote, feuchte Zunge; Anzeichen von Schleim-Hitze/Feuer (Gereiztheit, gerötete Augen, aggressives oder destruktives Verhalten, geringer Appetit, plötzliches Auftreten)

**20**

– Zusätze: (zu 50 g der Grundrezeptur) 6–9 g *Huang Lian* (Coptis) und 6–9 g *Yu Jin* (Gelbwurz/Curcuma longa), um das Herz-Feuer noch wirksamer zu klären
– Akupunkturpunkte: Le 3, Ma 44 und LG 14 (um exzessive Hitze aus dem Körper auszuleiten); Ma 40, KG 12 und Pe 6 (um Schleimbildung zu stoppen, Pe 6 klärt außerdem bei Herz-Feuer); LG 26 und LG 16 (um über das Lenkergefäß, das die Hirnaktivität kontrolliert, Eintrübungen des klaren Denkens zu durchdringen)

### Therapievorschläge der Autoren

Steve Marsden: Geeignetes TCM-Mittel
Susan G. Wynn: Aktivität (unter Anleitung): Wendigkeit, fliegende Bälle fangen, Herde zusammentreiben

## 20.6 Gestörtes Miktionsverhalten bei Katzen

### 20.6.1 Therapeutische Strategien

- Ausschluss physikalischer Ursache (z.B. Infektion, Steine, Entzündung, Tumor)
- Angstabbau

### 20.6.2 Optionen auf konventioneller Grundlage

- Für Miktionsstörungen durch Stress oder Angst kommen alle unter Angststörungen (siehe 20.2) empfohlenen Rezepturen infrage.

### 20.6.3 Komplementäre Optionen

- Man kann versuchen herauszufinden, ob eine Miktionsstörung entzündlich bedingt ist, doch in vielen Fällen kommt beides (Zystitis und Verhaltensstörung) als Ursache infrage. Wie es scheint, verringert sich bei angemessener Behandlung der Zystitis oft auch die Verhaltensstörung (geeignete Mittel bei Zystitis ☞ Kap. 16).
- Hier sind TCM-Mittel angeführt, die in erster Linie bei Verhaltensstörungen helfen. Durch Beruhigungsmittel wird bei gestressten Katzen oft auch die Blasenentzündung nachlassen. Das unterstreicht eine erkannte Beziehung, die in der Humanmedizin bereits bei der Behandlung einer interstitiellen Zystitis berücksichtigt wird. Dass bei Katzen, die neben das Katzenklo urinieren, Verhaltensstörung und Blasenentzündung eng verbunden sein können, veranschaulicht sehr gut, weshalb nach der Philosophie der TCM kein eigenes (medizinisches) Fachgebiet für psychische Störungen nötig ist: Körper und Seele sind eher als zwei Felder zu sehen, auf denen sich eine zugrunde liegende (körperliche) Dynamik abspielen kann; richtige Behandlung des Körpers bedeutet immer auch eine „passende" Behandlung der Seele.

**Übersicht 20-1 Vorgehensweise bei Miktionsstörungen (Umgebungsveränderung, Verhaltens- und sonstige Therapieansätze für Katzen)**

- Katzenklo täglich reinigen
- Ruhiger Stellplatz (kein Durchgangsbereich, keine starke Geräuschkulisse)
- Mindestens eine Toilette pro Katze
- Anderes Streumaterial ausprobieren
- Keine Einlagen im Katzenklo verwenden
- Geschlossene Boxen aufdecken bzw. offene Boxen abschirmen, wenn sich die Katze lieber zurückziehen möchte
- Kleine Auswahl an Streumaterial (Klumpen bildendes, Tonkügelchen, Kiefernholz- oder Luzerne-Röllchen) als „Appetithäppchen" anbieten, um bestimmte Vorlieben herauszufinden
- Futterschalen in die Nähe der Stellen, an denen sich die Katze entleert, rücken
- Katzenklo dorthin stellen, wo die Katze uriniert, und sobald sie es annimmt, allmählich auf den gewünschten Stellplatz zu verschieben
- Stellen, an denen die Katze immer wieder uriniert, mit Alu- oder Plastikfolie abdecken, damit sie den Untergrund unangenehm findet
- Bei mehreren Katzen im Haus die Gruppendynamik verändern: wenn sie nicht beobachtet werden können, durch Gitter oder Kisten voneinander trennen; Außenfenster verkleben; eine ausgeschlossene Katze erst wieder in die Gemeinschaft aufnehmen, wenn sich ihr Verhalten zufriedenstellend gebessert hat
- Erdigen Untergrund mit Geruchshemmern oder Zitrusduft besprühen (man sagt, dass Katzen Zitrusduft hassen)
- Pheromone zur Stressreduktion bei Veränderungen in der Umgebung der Katze
- „Missetäter" mit Fress- und Wassernapf auf kleinstem Raum einsperren, damit sie gezwungen sind, die Toilette zu benutzen, wenn sie Harn und Fäzes nicht direkt an der Futterstelle entleeren wollen
- Für die Benutzung des Katzenklos mit kleinen Leckerbissen belohnen
- Katzen, die neben das Katzenklo urinieren, dürfen zur Strafe (falls überhaupt) nur mit Wasser(pistole) bespritzt werden, damit sie Bestrafung und Besitzer nicht in Verbindung bringen.

## TCM

- *Wu Yao Tang* („Fieberstrauch/Lindera-Dekokt")
  - Indikation: Katzen, die vor Aufregung oder Stress häufiger urinieren müssen, frösteln und auf inneren Aufruhr mit Bauchschmerzen (Kolitis) reagieren
  - Symptome: drahtiger Puls; blasse bis lavendelfarbene Zunge
  - Wirkung: wärmt Abdomen und Blase; lindert Bauchschmerzen (durch Leber-*Qi*-Stagnation oder vielleicht auch Leber-Blut-Mangel)

**20**

- Dosierungsempfehlung (Granulat): 1 mg/kg (oder ½ Teelöffel pro 10–15 kg KG), verteilt auf 2 Dosen am Tag
- Akupunkturpunkte zur Wirkungsverstärkung: Bl 28 und KG 3 (um die Blase zu besänftigen); MP 6 und Le 3 (um Leber-Blut zu stärken und *Qi* im Unterleib zu bewegen)
- *Dao Chi San* („Rot hinausleitendes Pulver")
  - Indikation: ängstliche Katzen; Hämaturie und Strangurie
  - Wirkung: hilft bei Zystitis, wenn sich das Herz-Feuer als *Shen*-Störung manifestiert

### Pathophysiologie der Zystitis

Wenn das Herz-Feuer aufflammt, gelangt *Yang*-Energie in den Dünndarm, der als *Yang*-Organ dem Herzen zugeordnet ist. Die wichtigste Funktion des Dünndarms ist, im Darm resorbiertes Wasser zur Blase zu transportieren. Etwas von der Hitze des auflodernden Herz-Feuers gelangt über den Dünndarm-Meridian auch zur Blase und manifestiert sich dort als Zystitis.

  - Symptome: rote, z.T. ulzerierte Zunge; schneller, z.T. drahtiger Puls; Durst
- Dosierungsempfehlung (Granulat): 1 mg/kg (oder ½ Teelöffel pro 10–15 kg KG), verteilt auf 2 Dosen am Tag
- Akupunkturpunkte zur Wirkungsverstärkung: Pe 6 (um Geist/*Shen* zu beruhigen und Herz-Feuer zu klären); Bl 28 und KG 3 (Lokalpunkte des Blasenmeridians); MP 9 (um Feuchte-Hitze-Bildung in der Blase zu verringern)

### Homöopathie

- **Staphysagria C30** (Stephanskraut)
  - Indikation: „süße/niedliche" Katzen voll unterdrückter Aggression, die ihre Gereiztheit nur durch Miauen äußern
  - Klinik: häufig chronische oder rezidivierende Zystitis in der Vorgeschichte; Seitendifferenz (drahtig und schlüpfrig) der Pulse; Groll, oft in Form von Eifersucht, gegen andere Tiere oder Menschen
  - Dosierung: täglich 1 × 1 (an 5 Tagen), danach bei Bedarf; in eindeutigen Fällen höhere Potenz als Einmaldosis

### Therapievorschläge der Autoren

Steve Marsden: Staphysagria C30; Zystitis richtig behandeln
Susan G. Wynn: Nach Ausschluss einer körperlichen Ursache Kava-Kava und Baldrian für 4–8 Wochen und sorgfältige Beobachtung, um Verhaltensstörung entsprechend korrigieren zu können

# 20.7 Psychogene Alopezie (Fell ausreißen) der Katze

## 20.7.1 Therapeutische Strategie

- Ursachen herausfinden (Verhaltens-, neurologische, immunologische, hormonelle Störung; Parasiten, Tumoren)

## 20.7.2 Optionen auf konventioneller Grundlage

- **Allergie ausschließen:** evtl. muss eine Ausschlussdiät durchgeführt werden.
- **Johanniskraut** *(Hypericum perforatum)*: sollte ca. 1 Monat ausprobiert werden, da manche Tierärzte es empfehlen. Interessant ist, dass Johanniskraut traditionell sowohl bei Hautläsionen als auch bei peripherer Neuropathie angewandt wird.

## 20.7.3 Komplementäre Optionen

- Auszuschließen ist ein felines Hyperästhesie-Syndrom, besonders wenn das Fell nicht am Bauch, sondern am Rücken oder an den Seiten ausgerissen wird (Näheres ☞ Kap. 19).

### Homöopathie

- **Arsenicum album C30**
  - Indikation: psychogenes Ausreißen des Fells, erst recht wenn die Katze ohne sichtbare Läsion offenbar an tiefen Hautirritationen leidet
  - Klinik: gesteigerter Durst und Appetit; allgemein eher furchtsam oder ängstlich und ruhelos; nächtliches Aufschreien; unstillbares Bedürfnis nach Wärme; Gewichtsverlust; Trennungsangst
  - Dosierung: 1 × täglich bei Bedarf; falls nach 1 Woche keine Besserung eintritt, absetzen

**20**

### Mögliche Interaktionen

Durch Johanniskraut erhöht sich die Lichtempfindlichkeit der Haut (Photosensibilität). Zudem kann es Leberzell-Rezeptoren mit Einfluss auf die Cytochrom-P450-Enzymexpression aktivieren und den Metabolismus bestimmter Medikamente steigern (z.B. Indinavir, Ciclosporin, orale Kontrazeptiva).

### Therapievorschläge der Autoren

Steve Marsden: Dieselben Ansätze und pflanzlichen Mittel wie bei Angststörungen; Allergien behandeln; Arsenicum C30
Susan G. Wynn: Auf Allergie achten; Akupunktur; nach sorgfältigem Ausschluss einer körperlichen Ursache wie Angststörung behandeln

# 20.8  Fallbericht

### Gestörtes Miktionsverhalten

Beauty, eine 13-jährige sterilisierte schwarze Kurzhaar-Hauskatze

### Anamnese

Seit einem Jahr zeigte Beauty ein völlig gestörtes Miktionsverhalten. Sie urinierte bevorzugt auf Gegenstände am Boden, selbst auf Plastiktüten, aber auch ins Bett und an anderen Stellen. Laboruntersuchungen in einer (schulmedizinischen) Tierarztpraxis erbrachten keinen Befund; Urin-, Blut- (großes Blutbild) und biochemische Messwerte lagen im Normalbereich. Als Anxiolytikum wurde Amitriptylin (zur topischen Anwendung an den Ohren) verschrieben. Beautys Miktionsverhalten besserte sich, doch dafür trat eine Depression als Nebenwirkung auf. Durch Dosisreduktion verschlechterte sich das Miktionsverhalten wieder leicht (ca. alle 3–4 Wochen ein „Ausrutscher"), aber Beautys Stimmung wurde nicht aufgehellt. Bei weiterer Dosisreduktion war das Miktionsverhalten wieder unverändert gestört. Auf der Suche nach einer alternativen Therapieform und aus Sorge wegen der Depression (durch Amitriptylin) wandte sich die Katzenbesitzerin an Steve Marsden:

Zum Zeitpunkt der ersten Vorstellung entleerte Beauty ihre Blase nur im Schlafzimmer. Der Urin wirkte verdünnt und sehr hell, obwohl sie nicht mehr als normal trank. Eine kurz zuvor durchgeführte Blutuntersuchung ergab noch immer normale Serumwerte. Die Katze schien das Schlafzimmer als ihren Zufluchtsort zu betrachten (nach Ansicht ihres Frauchens).

Außer Beauty lebten noch zwei weitere Katzen im Haus. Der eine war Timmy, ein kastrierter Kurzhaar-Hauskater, bei dem vor ca. 1 Jahr ein Lymphosarkom festgestellt worden war, als er akut krank in der Tierklinik lag. Derzeit wurde er ganzheitlich behandelt und hatte keine Beschwerden. Auf vorsichtiges Nachfragen stellte sich heraus, dass etwa zur gleichen Zeit, als Timmy in die Klinik kam und viel Aufmerksamkeit der Besitzerin beanspruchte, bei Beauty die Verhaltensstörung begonnen hatte.

Trotzdem fand die Besitzerin Beauty nicht übertrieben eifersüchtig, sondern Beauty schien sich sogar eher unterwürfig gegenüber den anderen Katzen zu verhalten. Nur wenn Timmy auftauchte und sie auf dem Schoß des Frauchens lag oder wenn sie kam und Timmy dort antraf, fauchte sie. Beauty konnte als scheu und nervös, aber sehr anhänglich in Bezug auf die Besitzerin beschrieben werden.

Beautys Verhalten gegenüber Timmy bedeutet eine Abkehr von ihrer früheren Beziehung. Nachdem sie erst viel später ins Haus gekommen war, hatten die anderen sie zwar nie eingeschüchtert, aber voll akzeptiert wurde sie nur von Timmy. Timmy und Beauty hatten regelmäßig zusammen geschlafen.

Bis auf das stumpfes Fell lagen bei Beauty keine organischen Störungen vor. Durst und Appetit waren normal, ihr Gewicht stabil. In die Klinik musste sie nur zur jährlichen Impfung und zur regelmäßigen Zahnpflege. Die letzte Impfung lag 18 Monate zurück.

## Körperliche Untersuchung

- **Verhalten:** scheu, aber zugewandt.
- **Puls- und Zungendiagnose:** leicht gerötete Zunge, Fäden zähen Speichels; drahtiger, dünner Puls.
- **„Aktive" Punkte:** Linea alba (bzw. Konzeptionsgefäß) im unteren Abdomen über KG 3 besonders straff; auch Bl 27 und Bl 28 schienen sich prall vorzuwölben.

## Befundauswertung / TCM-Diagnose

- Kein Anhaltspunkt für Zystitis; alles scheint für eine reine Verhaltensstörung zu sprechen.
- Aus Sicht der TCM legen ein paar Befunde den Verdacht auf Blasenentzündung nahe:
  - KG 3 und Bl 28 (die Alarm- bzw. Verbindungspunkte des Blasenmeridians) sind geschwollen.
  - Rote, feuchte Zunge und drahtiger Puls sind Anzeichen für Feuchte-Hitze (häufigste Ursache einer Zystitis bei Hunden und Katzen).

## Behandlung

- **Mischung aus Strauchhortensie** *(Hydrangea arborescens),* **Maisgriffel** *(Zea mays),* **Purpurdost** *(Eupatorium purpureum)* und **Grießwurzel** *(Collinsonia canadensis)*: Bei der Erstuntersuchung als einziges Mittel verschrieben (0,08 ml/kg KG, verteilt auf 3 Dosen am Tag) – wegen der Möglichkeit einer Zystitis. Falls nach 1-monatiger Anwendung keine Episoden des gestörten Miktionsverhaltens mehr aufträten, Amitriptylin absetzen.
- **Alternativen:** infrage kommen **homöopathische Mittel** wie Cantharis (gegen Zystitis) oder Staphysagria (für passive Katzen, deren Abneigung gegen andere Tiere die Miktionsstörung noch verstärkt) sowie *Wu Yao Tang* („Fieberstrauch/Lindera-Dekokt"), ein TCM-Mittel für Miktionsstörungen in Verbindung mit Reizbarkeit und Stress.

**20**

## Therapieergebnisse

- Nach 3 Wochen: Miktionsverhalten weiterhin gestört, obwohl die (Strauchhortensien-)Mischung 3 Wochen lang ohne Unterbrechung verabreicht worden war (zusätzlich zu Amitriptylin). Die Zunge war weniger feucht, der Puls weniger drahtig; trotzdem musste Beautys Zustand als unverändert eingestuft werden. Daraufhin wurde Staphysagria verordnet (3 × 1/Tag für 1 Woche, ausschleichend auf 1 × wöchentlich oder nach Bedarf).
- 2 Wochen später berichtete die Besitzerin, Beauty sei „ein Engel" und viel ausgeglichener als sonst. Sie schlief wieder bei Timmy. Die Zunge sah wieder normal aus und der Puls war weich und geschmeidig.

- Nach 6 Wochen (1 × wöchentliche Gabe von Staphysagria) war keine weitere Episode der Miktionsstörung aufgetreten; Amitriptylin wurde abgesetzt.
- 2 Monate später: Beauty hatte nicht mehr neben das Katzenklo uriniert und hing wieder wie früher an Timmy; Staphysagria wurde weiterhin 1 × wöchentlich angewandt.

### Diskussion

- Dass Staphysagria das richtige Heilmittel für Beautys anhaltende Miktionsstörung war, zeigt die plötzliche und vollständige Besserung (selbst nach Absetzen von Amitriptylin). Beautys Fall ist ein gutes Beispiel dafür, dass sich alle Begleitsymptome (einschließlich Zungen-, Puls- und anderer Befunde bei der Erstuntersuchung) normalisieren, sobald das passende homöopathische Mittel gewählt wurde.
- In Beautys Fall zeigte sich die Besserung am deutlichsten in ihrem plötzlich veränderten (nicht länger feindseligen) Verhalten gegenüber Timmy.

### Literatur

Aronson L. Animal behavior case of the month. *J Am Vet Med Assoc* 215(1):22-24, 1999.

Beaubrun G, Gray GE. A review of herbal medicines for psychiatric disorders. *Psychiatr Serv* 51(9):1130-1134, 2000.

Brooks JO III, Yesavage JA, Carta A, Bravi D. Acetyl l-carnitine slows decline in younger patients with Alzheimer's disease: a reanalysis of a double-blind, placebo-controlled study using the trilinear approach. *Int Psychogeriatr* 10(2):193-203, 1998.

Cauffield JS, Forbes HJ. Dietary supplements used in the treatment of depression, anxiety, and sleep disorders. *Lippincotts Prim Care Pract* 3(3):290-304, 1999.

Cenacchi T, Bertoldin T, Farina C, Fiori MG, Crepaldi G. Cognitive decline in the elderly: a double-blind, placebo-controlled multicenter study on efficacy of phosphatidylserine administration. *Aging* (Milano) 5(2):123-133, 1993.

Day C. *The Homeopathic Treatment of Small Animals: Principles and Practice.* Saffron Walden, England, 1990, C.W. Daniel.

Duncan KL, Hare WR, Buck WB. Malignant hyperthermia–like reaction secondary to ingestion of hops in five dogs. *J Am Vet Med Assoc* 210(1):51-54, 1997.

Ehling D. *The Chinese Herbalist's Handbook,* revised ed. Santa Fe, NM, 1996, Inword Press.

Flynn BL, Ranno AE. Pharmacologic management of Alzheimer disease. II. Antioxidants, antihypertensives, and ergoloid derivatives. *Ann Pharmacother* 33(2):188-197, 1999.

Grundman M. Vitamin E and Alzheimer disease: the basis for additional clinical trials. *Am J Clin Nutr* 71(2):630S-636S, 2000.

Houghton PJ. The scientific basis for the reputed activity of Valerian. *J Pharm Pharmacol* 51(5):505-512, 1999.

Jean-Louis G, von Gizycki H, Zizi F. Melatonin effects on sleep, mood, and cognition in elderly with mild cognitive impairment. *J Pineal Res* 25(3):177-183, 1998.

Mennini T, Bernasconi P, Bombardelli E, Morazzoni P. In vitro study on the interaction of extracts and pure compounds from *Valeriana officinalis* roots with GABA, benzodiazepine and barbiturate receptors. *Fitoterapia* 64:291-300, 1993.

Le Bars PL, Kastelan J. Efficacy and safety of a *Ginkgo biloba extract*. *Public Health Nutr* 3(4A):495-499, 2000.

Lim GP, Chu T, Yang F, Beech W, Frautschy SA, Cole GM. The curry spice curcumin reduces oxidative damage and amyloid pathology in an Alzheimer transgenic mouse. *J Neurosci* 21(21):8370-8377, 2001.

Pacchierotti C, Iapichino S, Bossini L, Pieraccini F, Castrogiovanni P. Melatonin in psychiatric disorders: a review on the melatonin involvement in psychiatry. *Front Neuroendocrinol* 22(1):18-32, 2001.

Petry RD, Reginatto F, de-Paris F, Gosmann G, Salgueiro JB, Quevedo J, Kapczinski F, Ortega GG, Schenkel EP. Comparative pharmacological study of hydroethanol extracts of *Passiflora alata and Passiflora edulis* leaves. *Phytother Res* 15(2):162-164, 2001.

Rockwood K, Kirkland S, Hogan DB, MacKnight C, Merry H, Verreault R, Wolfson C, McDowell I. Use of lipid-lowering agents, indication bias, and the risk of dementia in community-dwelling elderly people. *Arch Neurol* 59(2):223-227, 2002.

Salvioli G, Neri M. L-Acetylcarnitine treatment of mental decline in the elderly. *Drugs Exp Clin Res* 20(4):169-176, 1994.

Scott HD, Laake K. Statins for the prevention of Alzheimer's disease (Cochrane Review). *Cochrane Database Syst Rev* 4:CD003160, 2001.

Sopranzi N, De Feo G, Mazzanti G, Tolu L. Biological and electroencephalographic parameters in rats in relation to *Passiflora incarnata* L. *Clin Ter* 132(5):329-333, 1990.

Soulimani R, Younos C, Jarmouni S, Bousta D, Misslin R, Mortier F. Behavioural effects of *Passiflora incarnata* L. and its indole alkaloid and flavonoid derivatives and maltol in the mouse. *J Ethnopharmacol* 57(1):11-20, 1997.

Thal LJ, Calvani M, Amato A, Carta A. A 1-year controlled trial of acetyl-L-carnitine in early-onset AD. *Neurology* 55(6):805-810, 2000.

Warnecke G. Psychosomatic dysfunctions in the female climacteric: clinical effectiveness and tolerance of Kava extract WS 1490. *Fortschr Med* 109:119-122, 1991.

Xiao XQ, Zhang HY, Tang XC. Huperzine A attenuates amyloid beta-peptide fragment 25-35-induced apoptosis in rat cortical neurons via inhibiting reactive oxygen species formation and caspase–3 activation. *J Neurosci Res* 67(1):30-36, 2001.

Yan W. *Practical Therapeutics of Traditional Chinese Medicine*. Brookline, Mass, 1997, Paradigm Publications.

Yeung H. *Handbook of Chinese Herbal Formulas*. Los Angeles, 1995, Self-published.

Yeung H. *Handbook of Chinese Herbs*. Los Angeles, 1996, Self-published.

**20**

# 21   Hauterkrankungen

## 21.1 Hauterkrankungen aus ganzheitlicher Sicht

Besonders zufrieden stellende Ergebnisse lassen sich vermutlich bei Hauterkrankungen durch eine TCM-Behandlung erzielen; denn geeignete TCM-Mittel können die Beschwerden spürbar und anhaltend lindern. Aus dem Ansprechen auf ein bestimmtes TCM-Mittel ist aber auch ersichtlich, ob Hautprobleme möglicherweise durch eine geänderte Ernährungsweise verhindert würden. Eine Ernährungsumstellung kann in vielen Fällen eine langfristige Lösung der Hautprobleme bedeuten, bzw. den Therapieerfolg stabilisieren, ohne dass auf Dauer Medikamente bzw. pflanzliche Mittel nötig wären.

Bei Hauterkrankungen verspricht eine TCM-Behandlung nachhaltigeren Erfolg als die üblichen homöopathischen oder diätetischen (Laien-)Konzepte. In deren stark vereinfachter Betrachtungsweise haben Hauterkrankungen oft nur ein, zwei Ursachen – z.B. Impfstoffe („Vakzinose") oder die Konservierungsmittel in Fertigfutter. Bei Standardempfehlungen wie homöopathisches Thuja (gegen Impfreaktionen) oder selbst zubereitetes Rohfutter (gegen Unverträglichkeitsreaktionen) entsprechen die Behandlungsergebnisse oft nicht den Erwartungen, obwohl sie vereinzelt Erfolg haben. Bei Hauterkrankungen handelt es sich in der Regel jedoch um sehr komplexe Syndrome, die sich einer allzu mechanistischen Behandlung widersetzen:

- Durch Antigene in selbst zubereitetem Futter wird die Haut unter Umständen noch stärker gereizt als durch handelsübliches Tierfutter.
- Homöopathische Mittel wie Thuja versagen bei Tieren, die nicht genau diesem Arzneibild entsprechen (fettig aussehendes Fell, süßlicher Geruch, Warzen und allgemeine Zeichen eines Milz-$Qi$-Mangels aus Sicht der TCM).
- Konservierungsmittel sind für Tiere mit Hautproblemen evtl. nicht annähernd so toxisch wie endogene Gifte, die bei normalen Verdauungs- und Stoffwechselprozessen entstehen.

Seriöse alternative Tierärzte müssen genau wie ihre konventionell-medizinischen Kollegen imstande sein, bei Hauterkrankungen unter den vielen infrage kommenden Ursachen die richtige zu erkennen und entsprechend zu behandeln.

Das TCM- unterscheidet sich erheblich vom herkömmlichen Diagnosesystem. Infolgedessen kann sich dieselbe TCM-Rezeptur für ganz unterschiedliche Hautprobleme eignen, während es für eine schulmedizinische Diagnose oft ein halbes Dutzend Phytotherapeutika gibt. Diese Beobachtung bringt der chinesische Spruch „Die gleiche Krankheit unterschiedlich behandeln – unterschiedliche Krankheiten gleich behandeln" genau auf den Punkt.

Behandlungsprinzip der TCM ist bei allen Hauterkrankungen, zuerst das Krankheitsmuster zu erkennen und anhand dieses Musters dann eine geeignete Rezeptur auszuwählen. Als Erstes wird zwischen Fülle- oder Mangelsyndrom unterschieden.

## 21.1.1 Füllesyndrome

Der „Fülletyp" entzündlicher Hauterkrankungen stimmt recht gut mit der naturmedizinischen Sichtweise überein, dass diese Patienten von innen „vergiftet" würden. Dieses „Toxinämie-Modell" besagt, dass die chronische Entzündung oberer Epithelschichten einen Ersatz für ausgefallene innere Entgiftungsmechanismen darstellt: Giftstoffe müssen auf diese Weise „verbrannt" oder beseitigt werden, vor allem wenn die Leberfunktion geschwächt ist. Ein anderes Erklärungsmodell ist das Leaky-Gut-Syndrom (☞ Kap. 10).

Für die TCM ist etwa die Hälfte aller Hauterkrankungen bei Kleintieren auf eine Überlastung durch Toxine (oder pathogene „Feuchtigkeit") zurückzuführen. Die im Körper angehäufte Feuchtigkeit kann sich erhitzen (Feuchte-Hitze) oder toxisch werden (schwere Form von Feuchte-Hitze).

## Symptomatik

### Zeichen von Fülle (toxische oder Feuchte-Hitze)

- Entzündete, suppurative, gelbe Hautläsionen (Gelb ist in der TCM Farbe der Hitze)
- Gesteigerter Durst oder Appetit (meist nur eins von beiden)
- Vorliebe für kühle Oberflächen (Fliesen, Schatten, in die Erde gebuddelte Löcher, Fußboden statt Körbchen, harter Untergrund, Badewanne, Untergeschoss)
- Erwärmte Haut
- Hellrot blutende Läsionen
- Starker, sehr lästiger Juckreiz (Jucken entsteht für die TCM durch Blut-Hitze)

### Andere Zeichen von Feuchtigkeit

- Fettig oder „verklumpt" aussehendes Fell
- Vergröberung (Lichenifizierung) und Verdickung der Haut
- Große, oft dunkle Schuppen, die aber trotz der zugrunde liegenden Feuchtigkeit oft trocken sind
- Schleimerbrechen
- Neigung zu tiefem Schlaf
- „reverse sneezing", Schnarchen im Schlaf
- Starker Haut-, Atem- oder Ohrgeruch
- Pilzinfektion der Ohren (Otitis externa)
- Üppige Exsudation
- Zunahme der Beschwerden bei feuchtem Wetter
- Lockerer oder schleimiger (muköser) Kot

**21**

- Zystitis oder Kolitis in der Vorgeschichte
- Analdrüsen-Entzündung, -Infektion oder Verlegung der Ausführungs-
  gänge

### Rolle der Ernährung für die Behandlung

Feuchte-Hitze geht von Milz und Magen aus. Denn in der TCM deckt sich
die Funktion des Milz- und Magenmeridians in etwa mit den Aufgaben
von Dünndarm, Magen und Pankreas. Deshalb ist bei gutem Ansprechen
der Therapie zu vermuten, dass der Behandlungserfolg letztlich von einer
vollständigen Verdauung abhängt. Bei Füllesyndromen lässt sich nur durch
Reduktion bzw. Beseitigung von Nahrungsallergenen eine langfristige
Prävention der Hautkrankheiten erreichen.

Um Allergene auszuschließen, sollten Protein- und Kohlenhydratlieferanten in der Nahrung ausgewechselt werden. Doch in den meisten Fällen
bleiben die pathophysiologischen oder biochemischen Ursachen einer
Unverträglichkeit trotzdem unerkannt. Für die TCM wird die Milz durch
ein Überangebot an „Süßem" (Geschmacksqualität, die sie kohlenhydrat-
reichen Pflanzen und Lebensmitteln zuordnet) geschädigt.

Dass Katzen und in geringerem Umfang auch Hunde biologisch nicht auf
Kohlenhydrate als Hauptnährstoffquelle eingestellt sind, erklärt, weshalb
Kohlenhydrate entscheidend zu Ernährungs- und Verdauungsstörungen
beitragen können. Wer bei Tieren mit Feuchte-Hitze-Symptomen eine
Ausschlussdiät durchführen möchte, muss die „neuen" Proteinquellen aber
mit Bedacht auswählen, denn die meisten Gerichte auf dem Markt sind
sehr reichhaltig und schwer, d.h. aus Sicht der TCM „heiß" (z.B. aus
Lamm- oder Entenfleisch). Weil diese „hypoallergenen" Diäten grundle-
gende Aspekte der chinesischen Diätetik außer Acht lassen (weitere
Informationen ☞ Kap. 4), sprechen vielleicht auch Tiere mit einer Allergie
oder Unverträglichkeit zunehmend häufiger nicht gleich darauf an, wie
Steve Marsden aus Erfahrung weiß.

Rohfutter (aus Hackfleisch, Gemüse und Knochenmehl) kann bei der
Behandlung von Feuchte-Hitze-Zuständen eine wichtige Rolle spielen. Es
muss länger verdaut werden, und infolgedessen wird die Milz nicht gleich
mit resorbierten Kalorien überschwemmt und „feucht". Tieren mit Milz-
Schwäche (als Ursache der Feuchte-Hitze) und starken Pulsen bekommt
Rohfutter recht gut. Doch für Tiere mit Milz-*Qi*-Mangel und schwachen
Pulsen kann die längere Verdauungszeit eine Belastung darstellen; in dem
Fall sollte nicht regelmäßig Rohfutter verabreicht werden. Die Hauptsorge
gilt aber der Gefahr einer Perforation oder Reizung des Magen-Darm-
Trakts durch Knochenfragmente bzw. Salmonellen im Rohfutter. Deshalb
muss es sorgfältig hergestellt und gehandhabt werden (um das Infektions-
risiko für Kleintiere zu vermindern, frisch zubereitetes Hackfleisch am
besten sofort tief frieren).

Erwähnt seien noch Ergänzungsmittel (Supplemente), die Tierärzte gern
bei Hautkrankheiten (durch Fülle-/Feuchte-Hitze) anwenden. Essenzielle
Fettsäuren oder damit angereichertes Futter verstärken theoretisch die
Feuchtigkeit bei Milz-*Qi*-Mangel. Fettsäuren sollten anfangs nur sehr

niedrig dosiert und sofort wieder abgesetzt werden, wenn das Fell fettiger aussieht oder Verdauungsstörungen auftreten. Dagegen kann die Zufuhr von Verdauungsenzymen gerade bei Tieren mit Feuchte-Hitze und Milz-*Qi*-Mangel sinnvoll sein.

## TCM-Rezepturen

Es gibt eine große Anzahl geeigneter Rezepturen zur Behandlung von Hautkrankheiten (Feuchte-Hitze). In absteigender Reihenfolge folgt hier eine Auflistung nach der Intensität ihrer „kühlenden Wirkung"; die wichtigsten Mittel sind mit Sternchen gekennzeichnet.

- *Huang Lian Jie Du Tang* („Toxische Wirkungen linderndes Coptis-Dekokt")
  – Indikation: akute bakterielle Infektion (☞ Kap. 22); purulente blutende Hautläsionen
  – Leitsymptome: kraftvoller, schneller Puls; feuchte rote bis dunkelrote Zunge
  – Dosierung (Granulat): 60–75 mg/kg (oder ¼ Teelöffel pro 7,5–10 kg KG), aufgeteilt auf 2 Dosen am Tag
- *Modifikation von *Long Dan Xie Gan Tang* („Leber entlastendes Enzian-Dekokt") durch Kombination von *Long Dan Xie Gan Tang* mit *Er Miao San* („Zwei-Wunder-Pulver")
  – Indikation: intensiver Juckreiz; eitrige Läsionen und feuchte Pyodermie, hauptsächlich am Rumpf und im Leistenbereich; suppurative Otitis externa
  – Wirkung: klärt Hitze und unterstützt die Milz; durch die Zusätze noch stärker Juckreiz lindernd und Haut kühlend
  – Zusätze: (zu 100 g der Modifikation) 12 g *Bai Xian Pi*, 16 g *Di Fu Zi*, 21 g *Sheng Di Huang*, 12 g *Chi Shao Yao* und 12 g *Mu Dan Pi*

### Faustregel

Für Tiere mit Feuchte-Hitze, bei denen Hitzesymptome im Vordergrund stehen; Leitsymptome: schneller, drahtiger oder schlüpfriger, aber kräftiger Puls; dunkelrote bis violette, feuchte Zunge.

**21**

- Klinik: Hitzeunverträglichkeit, gesteigerter Durst oder Appetit; Erregtheit, Dominanzaggression
- Dosierung (Granulat): 60–75 mg/kg (oder ¼ Teelöffel pro 7,5–10 kg KG), aufgeteilt auf 2 Dosen am Tag
- Absetzen: bei Appetitverlust oder schmerzlosen, wässrigen Durchfällen
- *Wu Wei Xiao Du Yin* („Fünf-Bestandteile-Dekokt zur Giftausleitung")
  – Indikation: eiternde Furunkel und Wundstellen
  – Wirkung: oberflächlich (Haut)
  – Leitsymptome: schneller Puls; rote, trockene Zunge
  – Dosierung (Granulat): 60–75 mg/kg (oder ¼ Teelöffel pro 7,5–10 kg KG), aufgeteilt auf 2 Dosen am Tag

- *Long Dan Xie Gan Tang* kombiniert mit *Wu Wei Xiao Du Yin*
  - Wirkung: gegenseitige Verstärkung – *Wu Wei Xiao Du Yin* (wirkt dadurch systemischer), *Long Dan Xie Gan Tang* (stärker gegen bakterielle Hautinfektionen)
  - Indikation: ähnlich wie Modifikation von *Long Dan Xie Gan Tang;* evtl. eher für Patienten mit geringerem Juckreiz und stärkerer Infektion
  - Dosierung (Granulat): 60–75 mg/kg (oder ¼ Teelöffel pro 7,5–10 kg KG), aufgeteilt auf 2 Dosen am Tag
- *Fang Feng Tong Shen San* („Ledebouriella-Pulver mit magischem Therapieeffekt")
  - Indikation: Tiere mit Fieber und akutem Hautausschlag (Nesselfieber)
  - Leitsymptome: kraftvoller, schneller Puls; rote, evtl. feuchte Zunge
  - Klinik: Bauchschmerzen, Übelkeit, Erbrechen, Verstopfung oder Durchfall
  - Dosierung (Granulat): 60–75 mg/kg (oder ¼ Teelöffel pro 7,5–10 kg KG), aufgeteilt auf 2 Dosen am Tag
- *\*Si Miao San* („Vier-Wunder-Pulver")
  - Indikation: Tiere mit deutlichen Hitzesymptomen und offensichtlichem Milz-*Qi*-Mangel (Leitsymptome: weicher oder schwacher Puls; blasse, geschwollene Zunge)
  - Klinik: Rückensteife; Hautläsionen in der unteren Körperhälfte (Hinterbeine, Unterbauch, Rumpf); deutliche Trennlinie zwischen normaler Haut und befallenen Stellen, ringförmig und kaudal des Rippenrands; rezidivierende Zystitis oder Kolitis in der Vorgeschichte
  - Dosierung (Granulat): 60–75 mg/kg (oder ¼ Teelöffel pro 7,5–10 kg KG), aufgeteilt auf 2 Dosen am Tag
- *Jia Wei Er Miao San* („Modifiziertes Zwei-Wunder-Pulver")
  - Zusammensetzung: ähnlich wie *Si Miao San,* ohne *Yi Yi Ren;* dafür mit *Fang Ji, Bi Xie, Dang Gui Wei* und *Gui Ban*
  - Wirkung: *Gui Ban* (Schildkrötenpanzer) ist ein *Yin*-Tonikum und sollte bei Feuchte-Hitze-Ekzemen besser durch *Yi Yi Ren* ersetzt werden. *Fang Ji* und *Bi Xie* beschleunigen die Ausleitung von Feuchtigkeit aus dem Blasenmeridian. *Dang Gui Wei* (die Wurzel von Engelwurz/Angelica) verbessert den Blutfluss, wenn sich Blut infolge der Feuchtigkeit staut; falls kleine Mengen der ganzen Pflanzendroge (statt der Wurzel) enthalten sind, ist die Rezeptur besonders für Blut-Mangel und Feuchte-Hitze (durch Milz-*Qi*-Mangel) geeignet (siehe 21.1.2 unter Blut-Mangel).
  - Indikation: klassisches Mittel bei „flüssigeren" Formen eines Feuchtigkeitssyndroms (Zellulitis, Ödeme, exzessive Analdrüsensekretion, fettiges Fell, aufgelockerter Kot), bei denen die toxische Hitze weniger stark ausgeprägt ist; auch bei perianalen Fisteln
  - Leitsymptome: weicher und schneller Puls; feuchte, geschwollene, rote Zunge
  - Dosierung (Granulat): 60–75 mg/kg (oder ¼ Teelöffel pro 7,5–10 kg KG), aufgeteilt auf 2 Dosen am Tag
- *Bi Xie Shen Shi Tang* („Mit Fischgift voll gestopfte Feuchtigkeit durchlaufendes Dekokt")

- Wirkung: schwach Hitze klärend und stark Feuchtigkeit ausleitend; mit **Wu Shen Tang** („Fünffach-Dekokt für den Geist") kombiniert noch stärker gegen Feuchte-Hitze wirksam
- Indikation: meist akute, sich rasch ausbreitende Hautinfektionen (Erysipel) bei Menschen; Hitzepickel oder leicht eitrige Bläschen bei Tieren
- Leitsymptome: weicher, schneller Puls; feuchte, stark belegte und gerötete Zunge
- Klinik: Reizbarkeit; viel Durst, wenig Appetit; Erbrechen; Gelenkschwellungen
- Dosierung (Granulat): 60–75 mg/kg (oder ¼ Teelöffel pro 7,5–10 kg KG), aufgeteilt auf 2 Dosen am Tag
- **\*San Ren Tang** („Drei-Nüsse-Dekokt"), gut schmeckend
  - Wirkung: tonisiert Milz und leitet angesammelte Feuchtigkeit aus allen drei Abschnitten des *San Jiao*
  - Indikation: felines Hyperästhesie-Syndrom (☞ Kap. 19); Feuchte-Hitze-Syndrome bei Hunden und Katzen, wenn Feuchtigkeitssymptome stärker sind als die Hitzezeichen
  - Leitsymptome: weicher Puls; feuchte, blasse oder rote Zunge
  - Klinik: fettiges Fell; Ohrenschmalz; Gelenksteife; Gewichtszunahme oder -verlust; gesteigerter Durst oder Appetit; (stinkende) Flatulenz; rezidivierende Zystitis; Lethargie
  - Dosierung (Granulat): 60–75 mg/kg (oder ¼ Teelöffel pro 7,5–10 kg KG), aufgeteilt auf 2 Dosen am Tag
- **\*Chu Shi Wei Ling Tang** („Modifiziertes *Wei Ling Tang* = Feuchtigkeit aus Milz und Magen vertreibendes Dekokt"), gut schmeckend
  - Indikation: Milz-*Qi*-Mangel, wenn Feuchtigkeitssymptome klar überwiegen und kaum noch Hitzesymptome erkennbar sind; manchmal auch, wenn Tiere trotz ihrer Vorliebe für Wärme aus unerfindlichen Gründen Anzeichen von Fülle-Hitze aufweisen
  - Zusätze: für die Modifikation (zu 75 g *Wei Ling Tang*) 12 g *Hua Shi*, 9 g *Fang Feng*, 6 g *Shan Zhi Zi*, 12 g *Mu Tong* und 9 g *Deng Xin Cao* ergänzen
  - Wirkung: lindert Juckreiz; fördert Ausleiten der Feuchtigkeit
  - Leitsymptome: schlüpfriger oder weicher Puls; geschwollene und blasse oder leicht rote, sehr feuchte Zunge
  - Klinik: Milz-*Qi*-Mangelsymptome (Appetitmangel, schmerzlose Diarrhö oder weicher, muköser Kot, Gewichtszunahme, Blähungen, Lethargie und Schlaffheit), reizlose wässrige Exsudate aus Hautläsionen; evtl. Zeichen von Blut-Mangel (siehe 21.1.2)
  - Dosierung (Granulat): 60–75 mg/kg (oder ¼ Teelöffel pro 7,5–10 kg KG), aufgeteilt auf 2 Dosen am Tag
- **Wu Ling San** („Fünf-Bestandteile-Pulver mit Poria")
  - Wirkung: kleine, in *Wei Ling Tang* enthaltene Rezeptur, die vorwiegend diuretisch wirkt
  - Indikation: Feuchte-Hitze mit zugrunde liegendem Milz-*Qi*- oder -*Yang*-Mangel
  - Dosierung (Granulat): 60–75 mg/kg (oder ¼ Teelöffel pro 7,5–10 kg KG), aufgeteilt auf 2 Dosen am Tag

**21**

- **Xiao Feng San I** („Wind vertreibendes Pulver, Version I"): wenn statt innerer Feuchtigkeit eher nässende/feuchte Hautläsionen, die „heiß" wirken, vorliegen (Näheres siehe 21.1.2).

## Westliche Kräutermedizin

Krauser Ampfer *(Rumex crispus),* Brennnesseln *(Urtica dioica)* und große Klette *(Arctium lappa)* werden am häufigsten bei Hautproblemen empfohlen und passen am ehesten für Tiere mit Fülle- bzw. Feuchte-Hitze-Syndrom. Viele dieser Pflanzen wurden von der frühen Kräuterheilkunde als „Alterativa" eingestuft, d.h. als „Stoffwechsel stärkende Mittel", die das Blut von „Toxinen" reinigen, indem sie innere Entgiftungsmechanismen unterstützen. Obwohl die Wirkung bei Hauterkrankungen von Kleintieren gegenüber den TCM-Rezepturen verblasst, gibt es eine bemerkenswerte Ausnahme, die Hoxsey-Rezeptur.

### Die Hoxsey-Rezeptur

Harry Hoxsey, ein Kräuterkundler im frühen 20. Jahrhundert, machte die Hoxsey-Rezeptur als „Entdeckung" seines Großvaters populär. Angeblich war sie 1840 in Kentucky aus Kräutern zusammengestellt worden, die das krebskranke Pferd des Großvaters spontan aussuchte, um sich selbst zu heilen. Dass die Rezeptur aber schon in der Ausgabe des Nationalen Arzneibuchs von 1926 (kurz nachdem Hoxsey seine Praxis eröffnet hatte) in wesentlichen Grundzügen veröffentlicht wurde, stellt seinen Anspruch jedoch infrage.

„Hoxsey-Rezeptur" ist eine geschützte Warenbezeichnung. Auf gesetzliche Anfragen zu den Bestandteilen reagierte Hoxsey eher ausweichend. Einige Unstimmigkeiten, die sich dabei ergaben, könnten damit zusammenhängen, dass er die Zusammensetzung im Laufe der Zeit mehrfach änderte. 1956 sollten seinen Angaben zufolge Süßholzwurzel *(Glycyrrhiza glabra),* Rotkleeblüten *(Trifolium pratense),* Wurzel der großen Klette *(Arctium lappa),* Stillingie *(Stillingia sylvatica),* Mahonie *(Mahonia aquifolium),* Kermesbeere *(Phytolacca americana),* Rinde des amerikanischen und des europäischen Faulbaums *(Rhamnus purshiana bzw. Rhamnus frangula)* und Zahnwehholzrinde *(Xanthoxylum americanum)* enthalten sein.

Frühere Versionen der Hoxsey-Rezeptur waren offenbar milder und enthielten z.B. Luzerne *(Medicago sativa).* Ein großes Firmengeheimnis blieb auch das Mengenverhältnis; bis heute hat es keiner der Nachkommen bzw. Nachfolger Hoxseys offen gelegt.

Wer sich einigermaßen mit der Dynamik der pflanzlichen Bestandteile (aus Sicht der TCM) auskennt, kann sich aber selbst eine therapeutisch sinnvolle Mischung zusammenstellen. Steve Marsden verwendet z.B. Vollauszüge in folgenden Mengenverhältnissen: 25 ml Mahonie, 20 ml Klettenwurzel, 5 ml Kermesbeere, 5 ml Stillingie, 20 ml Rotklee, je 5 ml amerikanische bzw. europäische Faulbaumrinde, 5 ml Süßholz und 10 ml Zahnwehholzrinde.

Für Tiere mit Blut-Mangel kann Luzerne (10–15 ml) und bei Milz-*Qi*- oder -*Yang*-Mangel Ingwer *(Zingiber officinale)* ergänzt werden.

Obwohl die Hoxsey-Rezeptur eigentlich zur Krebsbehandlung entwickelt wurde (☞ Kap. 15), ist sie auch bei stark destruierenden Läsionen (wenn Feuchte-Hitze in toxische Hitze übergeht) hoch wirksam und eignet sich daher für schwere Hauterkrankungen, wie z.B. Pemphigus foliaceus. Indiziert ist sie bei Leitsymptomen wie drahtiger, kraftvoller oder rascher Puls; rote bis dunkelrote feuchte Zunge; Unterfunktion der Leber (Cholesterin-Erhöhung, niedrige Harnstoff-Stickstoffkonzentration, niedrige Albuminwerte im Serum); verkrustende eitrige oder blutende Läsionen (meist an *Yang*-Oberflächen wie Ohren, Nasenrücken und Scheitel).

Die Wirkung der Hoxsey-Rezeptur bei Pemphigus foliaceus beruht anscheinend auf einer Stärkung der Leberfunktion und verringerten Toxinämie (genauso wie es sich die frühen Kräutermediziner dachten). Stoffwechselstörungen der Leber könnten mit der Produktion von Autoantikörpern und einer vermehrten Einlagerung von Gewebe-Plasminogenaktivatoren (t-PA) in der Haut einhergehen. Wenn dann unter dem Einfluss der t-PA die Auflösung (Fibrinolyse) von Desmosomen in der Haut zunimmt, kann es zu einer Akantholysis und zu Pemphigus foliaceus kommen. Eine Stärkung der Leberfunktion scheint zu bewirken, dass t-PA besser herausgefiltert und weniger Autoantikörper gegen Desmosomen gebildet werden.

Selbst leichte Hautentzündungen von Katzen scheinen oft mit beträchtlicher toxischer Hitze unterlegt zu sein. Die Hoxsey-Rezeptur kann daher sowohl bei miliarer Dermatitis wie bei schwerem Pruritus und sogar bei eosinophilen Granulomen der Katze angewandt werden. Geeignet ist sie für Fälle mit kraftvollem, schnellem Puls und roter, feuchter oder gelb belegter Zunge. Es dauert immer mehrere Monate, bis ein Pemphigus foliaceus bei Katze oder Hund abheilt. Doch erste Anzeichen einer Besserung zeigen sich schon nach 2–3 Wochen. Die Wirkung der Hoxsey-Rezeptur lässt sich durch Vitamin A noch steigern. Wenn Erbrechen, Appetitverlust oder Diarrhö auftreten, muss sie abgesetzt werden. Zur besseren Verträglichkeit kann man Ingwer hinzufügen. Die Rezeptur schmeckt schlecht und muss vielleicht in Kapseln verabreicht werden, um eine regelmäßige Einnahme zu gewährleisten. Dosierungsempfehlung: 0,08 ml/kg KG, mindestens 1 × täglich.

Eine viel versprechende Rezeptur von Steve Marsden hilft bei Feuchte-Hitze-Hautproblemen mit unerträglichem Juckreiz. Sie besteht zu gleichen Teilen aus Lindenblüten *(Tilia spp.)*, Brennnesseln und Passionsblume *(Passiflora incarnata)*. Es sind so milde Kräuter, dass sie in ausreichender Menge verwendet werden sollten. Die Mischung beruhigt bzw. besänftigt Nerven und Haut, obwohl Brennnesseln ähnlich wie ein Antihistaminikum wirken und die Haut langsam entgiften. Sie eignet sich besonders für Fälle, in denen Hunde erfolgreich durch Amitriptylin vom Kratzen abgehalten wurden und ihr Juckreiz offensichtlich psychisch gefärbt war. Vermutlich trifft das unter ähnlichen Bedingungen auch für Katzen zu. Wenn ein Tier nur teilweise anspricht, kann die Dosis erhöht oder eine andere geeignete Rezeptur hinzugenommen werden. Dosierungsempfehlung: 2–3 × täglich 0,08 ml/kg KG.

**21**

## Akupunktur

Die Wirkung dieser pflanzlichen Mittel lässt sich durch Akupunktur noch erheblich verstärken. Von den „aktiven" Punkten, die sich prall, schmerzhaft oder erwärmt anfühlen, eignen sich besonders folgende:

- **Zur Milz-Tonisierung** (damit sich keine Feuchtigkeit mehr bildet): Bl 20, KG 12, Bl 21 und MP 9
- **Bei Milz-*Yang*-Mangel:** MP 4 und Ni 3
- **Zum Ausleiten von Feuchtigkeit:** Bl 22, Bl 39 und MP 9
- **Zum Klären von Feuchte-Hitze:** Bl 25, Di 11, MP 9, Gb 41, Le 3 und KG 3
- **Zur Blut-Kühlung** (um Juckreiz zu stillen): Di 11, Di 4, Bl 40, MP 10 und LG 14

### 21.1.2 Mangelsyndrome

Hauptursache von Hautkrankheiten bei Hunden ist aus Sicht der TCM ein Blut-Mangel. Dagegen sind Hauterkrankungen von Katzen fast nie durch einen Mangel bedingt, wenn man davon absieht, dass bei ihnen Milz-*Qi*-Mangel zu einem Überschuss (Fülle) an Feuchtigkeit und toxischer Hitze geführt hat.

Hunde scheinen sehr anfällig für Blut-Mangel zu sein, was sich neben Hautproblemen auch an einer Reihe anderer Störungen zeigt (rezidivierende Mastzelltumoren, Angstaggression, Schilddrüsenadenokarzinom, Hypothyreose, oberflächliche Hämangiome, Hyperlipidämie, chronischaktive Hepatitis oder Magenschleimhautreizung). Solche „Mangel"-Hautprobleme sprechen kaum auf westliche Kräutermittel an, die oft entgiftend wirken (d. h. aus Sicht der TCM Feuchtigkeit ausleiten). Bei Blut-Mangel-Hautkrankheiten können sich entgiftende Maßnahmen, egal ob mit westlichen oder TCM-Mitteln, eher abträglich auswirken, weil sie bereits „trockene" Patienten noch mehr „austrocknen".

Im übertragenen Sinn macht Blut-Mangel die Haut verletzlich für eine Invasion äußerer Pathogene (Wind-Feuchte, Wind-Hitze oder beides). Haut und Haarkleid der Tiere werden durch Blut genährt. Daher entsteht bei Blut-Mangel durch Funktionsschwäche der Haut eine Art Vakuum, in das Wind von außen eindringen kann. Bei der Behandlung eines Blut-Mangel-Hautausschlags versucht man ihn regelrecht „auszutreiben", d. h. durch Blut-Zufuhr an die Haut das Vakuum aufzufüllen. Folglich ist die therapeutische Strategie eine ganz andere als bei Feuchte-Hitze, die in den Körper hineingezogen werden soll, um sie über den Urin ausscheiden zu können. So gesehen muss sich der Blut-Mangel bzw. der Zustand des Hundes verschlimmern, wenn das Pathogen in den Körper hineingezogen wird, weil es so die vorher geschützten Innenschichten erreichen und „verseuchen" kann. Um den obersten Grundsatz der Medizin – „Keinen Schaden zufügen" – zu befolgen, müssen Ausschläge bei Blut-Mangel immer mit therapeutischen Mitteln ausgetrieben werden.

## Symptomatik

### Leitsymptome eines Blut-Mangels bei Hunden

- Blasse oder blasslila Zunge
- Dünner und evtl. fester oder straffer Puls
- Sehr feine, puderige Schuppen
- Trockenes oder stumpfes Fell
- Haarausfall (Alopezie); dünner Haarwuchs (feine Haare)
- Über Operationsnarben nicht nachwachsendes Fell
- Unruhiger, traumreicher Schlaf
- Kleinere, aber stark juckende Läsionen
- Bevorzugte Lokalisation an den Seiten, im Achsel- oder Leistenbereich
- Angstaggression, Furchtsamkeit, alle Arten von Ängsten/Phobien
- Keratoconjunctivitis sicca
- Chronisches Lahmen (ausgehend von Weichteilen); Neigung zu Muskelspasmen
- Immunschwäche der Haut (erkennbar an rezidivierender Pyodermie, generalisierter Räude oder ähnlichen Störungen)

### Sekundärer Blut-Mangel (infolge einer Milz-Schwäche)

- Weicher oder schlüpfriger Puls
- Geschwollene oder eingekerbte Zunge; Zungenbelag
- Fettiges Fell und Ohrenschmalz
- Unverdaute Reste im Kot
- Koprophagie; Vorliebe für leicht verrottete (d.h. „vorverdaute") Abfälle
- Durchfallattacken mit schleimiger Konsistenz des Stuhls
- Appetitverlust
- Lethargie
- Gewichtszunahme

## Rolle der Ernährung für die Behandlung

Essenzielle Fettsäuren sind für die Behandlung von Blut-Mangel-Hautkrankheiten viel nützlicher als bei Feuchte-Hitze. Nur wenn der Blut-Mangel Folge einer Milz-Schwäche ist, verändert sich bei längerer Verabreichung essenzieller Fettsäuren das Fell; es wirkt fettig oder ölig, weil die reichhaltigen Ergänzungsmittel die Verdauungsfunktion der Milz überlasten, sodass (pathologische) Feuchtigkeit entsteht. Obwohl bluttonisierende Mittel anfänglich helfen, wirken sie auf Dauer eher „befeuchtend".
TCM-Rezepturen wurden ursprünglich aus diätetischen Überlegungen entwickelt und der Nahrung (bzw. dem Futter) von Patienten zugesetzt, von der man dachte, sie würde sich für das jeweilige Problem eignen. Diätetische und pflanzliche Behandlungsmaßnahmen sind daher oft gleichzusetzen. Innere Organe (vor allem Leber) galten über 2000 Jahre als blutstärkend (Bluttonika), und gerade Hunde mit Blut-Mangel scheinen oft gut auf Innereien anzusprechen. Die Bemühungen, Tierfutter mit einem höheren (Organ-)Fleischgehalt herzustellen, erlebten einen Rückschlag, als

Innereien wie Leber, Lunge, Drüsengewebe und anderes von der amerikanischen Kontrollbehörde AAFCO (Association of American Feed Control Officials) als „Nebenprodukt" (minderwertig) eingestuft wurden. Eingeweide enthalten in großer Zahl sog. Nutraceuticals (arzneiartige Nährstoffe), deren Wert erst allmählich von Ernährungswissenschaftlern und Medizinern erkannt wird. Entsprechend ist weder bekannt, wie hoch ihr Anteil an der Nahrung (für optimale Gesundheit) sein sollte, noch werden sie in Ernährungsrichtlinien für Menschen und Tiere berücksichtigt.

Leber enthält in hoher Konzentration Vitamin A, das bei manchen Krebserkrankungen von Tieren offenbar eine sinnvolle Therapieergänzung darstellt (☞ Kap. 15), wie auch Erfahrungen mit Blut-Mangelzuständen und der Hoxsey-Rezeptur zeigen. Die bisherigen Zufuhrempfehlungen müssen wegen des therapeutischen Nutzens von Vitamin A vermutlich nach oben korrigiert werden.

Rohfutter für Tiere mit Blut-Mangel darf Innereien enthalten, solange sie keine Anzeichen eines Milz-*Qi*-Mangels aufweisen (d.h. der Puls zwar dünn, aber kräftig ist). Wenn der Puls eher zart und schwach ist, könnte dem Blut-Mangel ein Milz-*Qi*-Mangel zugrunde liegen. In dem Fall darf der Rohanteil des Futters nur langsam und nach der Verträglichkeit gesteigert werden, falls rohe Bestandteile überhaupt zum Einsatz kommen. Bei Milz-Schwäche kann es wichtig sein, eine Zeit lang auf Kohlenhydrate zu verzichten, um zu sehen, wie das Tier rohe oder gekochte Innereien verkraftet.

## TCM-Rezepturen

Mit den angegebenen Rezepturen können Hautkrankheiten aufgrund eines Blut-Mangels behandelt werden. Sie umfassen Mittel für einfachen (primären) Blut-Mangel, für Blut-Mangel auf dem Boden eines Milz-*Qi*-Mangels und für Blut-Mangel, der durch massenhaft Feuchtigkeit bzw. eine Disharmonie zwischen Leber und Gallenblase gekennzeichnet ist. Auch Rezepturen zur Behandlung von Blut-Hitze, von Hitze in den *Yin*-Schichten und von *Yin*-Mangel gehören zu dieser Auflistung. Kurz erwähnt werden außerdem zur topischen Anwendung geeignete Mittel. Wichtige Rezepturen sind mit Sternchen gekennzeichnet.

### Einfacher (primärer) Blut-Mangel
- *Si Wu Xiao Feng Yin* („Vier-Arzneien-Getränk zum Vertreiben von Wind")
  - Indikation: wichtigstes Mittel für Blut-Mangel-Hautkrankheiten
  - Wirkung: *Si Wu Tang* („Vier-Arzneien-Dekokt" als ein Bestandteil der Rezeptur) nährt das Blut und *Xiao Feng San* („Wind vertreibendes Pulver" als anderer Bestandteil) verteilt den eingedrungenen pathogenen Wind bzw. löst ihn auf
  - Leitsymptome: lila oder blassrosa Zunge; dünner oder drahtiger Puls
  - Klinik: leichter, kaum sichtbarer makulopapulöser Ausschlag auf der manchmal papierdünnen Haut; ausgeprägter Juckreiz
  - Dosierung (Granulat): 60–75 mg/kg (oder ¼ Teelöffel pro 7,5–10 kg KG), aufgeteilt auf 2 Dosen am Tag

- *Dang Gui Yin Zi* („Engelwurz/Angelica-Getränk")
  - Indikation: wenn Hauttrockenheit und Juckreiz stärker sind als die Läsionen
  - Dosierung (Granulat): 60–75 mg/kg (oder ¼ Teelöffel pro 7,5–10 kg KG), aufgeteilt auf 2 Dosen am Tag
- \**Yi Guan Jian* („Verbindungs-Dekokt")
  - Indikation: Blut-Mangel verbunden mit chronischem Erbrechen (wie bei entzündlichen Darmerkrankungen); kein Anzeichen von Feuchtigkeit
  - Dosierung (Granulat): 60–75 mg/kg (oder ¼ Teelöffel pro 7,5–10 kg KG), aufgeteilt auf 2 Dosen am Tag

### Blut-Mangel infolge eines Milz-*Qi*-Mangels

- *Chu Shi Wei Ling Tang* („Modifiziertes, Feuchtigkeit aus Milz und Magen vertreibendes Dekokt")
  - Indikation: wenn anfänglicher Blut-Mangel in ein Feuchtigkeitssyndrom umschlägt; d.h. der Blut-Mangel war nur Folge und Milz-Schwäche die eigentlich zugrunde liegende Störung; nach Wiederauffüllen des Blutes rückt die Milz-Störung in den Vordergrund
  - Dosierung (Granulat): 60–75 mg/kg (oder ¼ Teelöffel pro 7,5–10 kg KG), aufgeteilt auf 2 Dosen am Tag
- *Xiao Feng San II* („Wind vertreibendes Pulver", Version II)
  - Anmerkung: *Xiao Feng San* (Bestandteil von *Si Wu Xiao Feng Yin*) gibt es in 3 Versionen (I, II und III); Version II ist besonders für Blut-Mangel infolge eines Milz-*Qi*-Mangels geeignet
  - Zusammensetzung und Wirkung: *Fu Ling, Ren Shen* und *Chen Pi* unterstützen Milz und regulieren Milz-*Qi*; wenn es hauptsächlich um die Milz-Tonisierung geht, kann *Ren Shen* durch das billigere *Dang Shen* ersetzt werden (gleiche Menge)
  - Alternative: zu 100 g *Si Wu Xiao Feng Yin* (siehe oben) 12 g *Fu Ling*, 12 g *Ren Shen* und 6 g *Chen Pi* hinzufügen
- \**Xiao Yao San* („Umherstreifen erleichterndes Pulver")
  - Indikation: in der Humanmedizin besonders für Frauen wichtig (neigen zu Blut-Mangel); Demodex-Räude (Demodikose) bei Tieren
  - Wirkung: tonisiert Milz-*Qi,* nährt Blut und nimmt Druck von der Leber („erleichternd")
  - Dosierung (Granulat): 60–75 mg/kg (oder ¼ Teelöffel pro 7,5–10 kg KG), aufgeteilt auf 2 Dosen am Tag
  - Oft besonders gut wirksam bei Patienten mit Blut- und Milz-Schwäche; warum das so ist, weiß man nicht genau. Wenn Ivermectin allein zu schwach ist, hilft es in therapierefraktären Fällen manchmal, gleichzeitig *Xiao Yao San* zu verabreichen
- *Dang Gui Yin Zi* („Engelwurz/Angelica-Getränk") mit *Yu Ping Feng San* („Jade-Windschutz-Pulver") im Verhältnis 100:40 g
  - Indikation: Blut- und Milz-*Qi*-Mangel, wenn Juckreiz und Hauttrockenheit stärker sind als sichtbare Läsionen; auch zur Intervallbehandlung zwischen Schüben einer anscheinend durch Immunschwäche bedingten, rezidivierenden Hautkrankheit des Tieres

**21**

– Wirkung: *Yu Ping Feng San* hilft das Milz-*Qi* zu tonisieren und macht den Schutzschirm des Körpers (*Wei-Qi*-Schicht) resistenter gegen pathogene Wind-Invasionen
– Dosierung (Granulat): 60–75 mg/kg (oder ¼ Teelöffel pro 7,5–10 kg KG), aufgeteilt auf 2 Dosen am Tag

### Anmerkungen

Durch *Dang Gui, He Shou Wu* und *Huang Qi* auch bei chronischer, schwacher Akne wirksam (gilt für Menschen und wahrscheinlich auch für Hunde). Aufgrund ihrer zahlreichen Anwendungsgebiete dürfte sich der Wert der Rezeptur in naher Zukunft herausstellen.

### Blut-Mangel mit vorherrschenden Feuchtigkeitssymptomen

- ***Dang Gui Shao Yao San*** („Pulver aus Engelwurz/Angelica und Pfingstrose/Paeonia")
  - Indikation: (Blut-Mangel-)Hautprobleme mit Anzeichen innerer Feuchtigkeit (z.B. Kristallurie oder wiederkehrende Zystitis); auch für Hunde mit Hyperlipidämie
  - Dosierung (Granulat): 60–75 mg/kg (oder ¼ Teelöffel pro 7,5–10 kg KG), aufgeteilt auf 2 Dosen am Tag
- ***Xiao Feng San I*** („Wind vertreibendes Pulver", Version I)
  - Indikation: Wind-Hitze im Rahmen eines Blut-Mangels; feuchte oder nässende Läsionen
  - Klinik: oft solide Mischung aus Feuchtigkeits- und Blut-Mangel-Symptomen
  - Anmerkung: wenn Hitzesymptome nicht sehr stark sind, *Shi Gao* und *Zhi Mu* weglassen

### Blut-Hitze

- Ausschläge von Patienten mit Hitzesymptomen widersetzen sich manchmal sämtlichen Bemühungen, sie (mit Bluttonika) auszutreiben oder (mit Feuchtigkeit ausleitenden Mitteln) nach innen zu ziehen. In diesen ungewöhnlichen Fällen ist die pathogene Hitze offenbar durch die *Wei-Qi*-Schutzschicht hindurch bis zur *Qi*- und *Yin*-Ebene vorgedrungen und hat sich schließlich in *Xue* (Blut) festgesetzt
- ***Xi Jiao Di Huang Tang*** („Dekokt aus Nashornpulver und Rehmannia")
  - Indikation: um pathogene Hitze aus dem Blut zu vertreiben
  - Anmerkung: Nashornpulver wird nicht länger benutzt, sondern durch *Shui Niu Jiao* (Wasserbüffelhorn) ersetzt; Wasserbüffel sind in China domestiziert. Trotzdem dürfte das Pulver in den USA (und Europa) schwer erhältlich sein
  - Leitsymptome: dunkelrot-violette Zunge, evtl. mit trockenem gelbem Belag; schneller und dünner Puls
  - Dosierung (Granulat): 60–75 mg/kg (oder ¼ Teelöffel pro 7,5–10 kg KG), aufgeteilt auf 2 Dosen am Tag

- *Qing Ying Tang* („*Yin*-Schicht klärendes Dekokt")
  - Indikation: pathogene Hitze, die noch nicht bis zum Blut vorgedrungen, sondern auf der *Yin*-Ebene stecken geblieben ist (aufbauende oder nährende *Qi*-Schicht des Körpers)
  - Leitsymptome: dunkelrote, trockene Zunge; schneller und dünner Puls; fleckige (makulöse) Hautläsionen; starker Juckreiz
  - Klinik: Zeichen von *Yin*-Schwäche und Leere-Hitze (Hitzeunverträglichkeit, nächtliche Unruhe, Hauttrockenheit, Durst)
  - Dosierung (Granulat): 60–75 mg/kg (oder ¼ Teelöffel pro 7,5–10 kg KG), aufgeteilt auf 2 Dosen am Tag

### Yin-Mangel

- Für normale Blutspiegel muss ausreichend Nieren-*Yin* und Essenz zur Verfügung stehen. Sollte wertvolles Nieren-*Yin* fehlen, wird der Mangel auf Kosten anderer Körperflüssigkeiten ausgeglichen. Auf diese Weise kann es zu Blut-Mangel kommen, der sich durch Alopezie, trockenes Fell oder Hyperpigmentierung (bei älteren Tieren) äußert
- *Shen Ying Yang Zhen Dan* („Das Wahre *[Qi]* wunderbar nährendes Elixier")
  - Indikation: Alopezie bei *Yin*-Mangel
  - Leitsymptome: schwacher, fadenförmiger Puls; blasse Zunge (wegen des begleitenden Blut-Mangels oft dünner Zungenbelag)
  - Klinik: neben *Yin*-Mangelsymptomen meist milder Juckreiz und nächtliche Unruhe
  - Dosierung (Granulat): 60–75 mg/kg (oder ¼ Teelöffel pro 7,5–10 kg KG), aufgeteilt auf 2 Dosen am Tag
- *Zhi Bai Di Huang Wan* („Tabletten aus Anemarrhena, Phellodendron und Rehmannia")
  - Indikation: rote, heiße und juckende Füße älterer Hunde
  - Leitsymptome: dünner, schwankender Puls; blasse oder rote, trockene Zunge
  - Klinik: puderige Schuppen, Hitzeunverträglichkeit, Durst
  - Dosierung (Granulat): 60–75 mg/kg (oder ¼ Teelöffel pro 7,5–10 kg KG), aufgeteilt auf 2 Dosen am Tag

## Akupunktur

- **Zum Blut-Kühlen** (um Juckreiz zu lindern): Di 11, Di 4, Bl 40, MP 10 und LG 14
- **Zum Blut-Nähren**
  - (über die Milz): Ma 36, Di 4, KG 12 und Bl 20
  - (direkt): Le 3, Bl 18, Bl 17 und MP 6
- **Bei Ausschlag/Entzündung an bestimmten Stellen**
  - Unterkörper: MP 10, Ma 44, MP 6, LG 3, *Bai Hui* und MP 6
  - Vorderbeine: He 5, He 6, He 7, Pe 4, Di 4, Di 11, Lu 5, Lu 10, LG 14, Pe 6, 3E 5 und *Bai Hui*
  - Hinterbeine: Ni 7, MP 6, Bl 23, *Bai Hui,* MP 6, MP 9 und Ni 6
  - Lippen: Ma 2, Ma 44, Ma 45, MP 6, MP 9, Bl 20 und Bl 21
  - Ohren: Le 3, Gb 1, Gb 2, Gb 8 und Gb 20

**21**

## Topische Behandlung

- Mit chinesischen Kräutern
  - *Huang Bai, Pu Gong Ying* und *Ju Hua* (Puder): 3 × täglich auf Läsionen (mit Exsudat) stäuben; antibakteriell
  - *Qing Dai San* (in Sesamöl): zur Pflege chronischer, trockener Läsionen; 3 × täglich auftragen; antibakteriell
- Mit westlichen Kräutern
  - Ringelblume *(Calendula officinalis)*: für entzündete („heiße") Stellen; wirkt rasch glättend und fördert Reepithelisierung; großzügig nach Bedarf auftragen; leicht antibakteriell
  - Thujaöl (*Thuja occidentalis* als Ölextrakt): scheint wuchernde (Gewebeproliferation) Läsionen zu verkleinern oder zu heilen; nach Bedarf 2–3 × täglich, großzügig auftragen

## Vitamin-A-Injektion

- Indikation: zur Verringerung von Verhornungsstörungen (Hyperkeratose)
- Nebenwirkung: zum Teil Typ-I-Überempfindlichkeitsreaktion (Nesselausschlag) durch die Injektionslösung
- Dosierung: 10.000 IU/kg KG (bei Tieren ohne Anzeichen einer Leberbeteiligung), maximal 500.000 IU; falls wirksam, monatlich bzw. nach Bedarf wiederholen

# 21.2 Haarausfall (idiopathische Alopezie)

## 21.2.1 Therapeutische Strategie

- Ursache herausfinden (endokrinologische Störung, Allergie, Parasitenbefall etc.)

## 21.2.2 Optionen auf konventioneller Grundlage

- **Ernährungsumstellung:** In Einzelfällen besserte sich eine chronische, nicht-entzündliche Alopezie bei Hunden durch Ausschlussdiät oder selbst zubereitetes Futter.
- **Melatonin:** bei saisonalem Haarausfall von Boxern oder Alopezie unbekannter Ursache bei anderen Hunderassen evtl. wirksam. Dosierungsempfehlung: 3 × täglich 3–6 mg.

## 21.2.3 Komplementäre Optionen

### TCM

- Die beiden Hauptursachen von Haarausfall sind toxische Hitze (meist begleitet von starker Entzündung) und *Yin-* oder Blut-Mangel (wenige oder keine Läsionen).

- **Shen Ying Yang Zhen Dan** („„Das Wahre *[Qi]* wunderbar nährendes Elixir")
  - Indikation: ursprünglich idiopathische Alopezie des Menschen; aber wahrscheinlich auch für Hunde geeignet
  - Symptome (in der Literatur unterschiedlich beschrieben): 1) schwacher, fadenförmiger Puls; (wegen des Blut-Mangels) oft blasse Zunge mit dünnem Belag; leichter Juckreiz und nächtliche Unruhe. 2) schneller „sehniger" Puls; rote Zungenränder; fettiges Fell, Reizbarkeit und stressbedingter Haarausfall
  - Behandlungstipp: zur besseren Durchblutung kahle Stellen mit Plum-Blossom-Hammer (Shiatsu-Gerät mit feinen Nadeln) bearbeiten
  - Dosierung (Granulat): 60–75 mg/kg (oder ¼ Teelöffel pro 7,5–10 kg KG), aufgeteilt auf 2 Dosen am Tag
- **Gu Ben Tang**
  - Indikation: trockene, leicht ausziehbare Haare (Tiere)
  - Zusammensetzung: *Sheng Di Huang* (9 g), *Shu Di Huang* (9 g), *Tian Men Dong* (9 g), *Mai Men Dong* (9 g), *Fu Shen* (9 g), *Ren Shen* (6 g), *Dang Gui* (9 g) und *Ce Bai Ye* (5 g); *Ce Bai Ye* wird in der Humanmedizin besonders bei Alopecia areata angewandt
  - Wirkung: stark *Yin* und Blut tonisierend
  - Symptome: fadenförmiger Puls; blasse Zunge
  - Dosierung (Granulat): 60–75 mg/kg (oder ¼ Teelöffel pro 7,5–10 kg KG), aufgeteilt auf 2 Dosen am Tag
  - Behandlungstipp: zur Wirkungsverstärkung und besseren Durchblutung der kahlen Stellen Plum-Blossom-Hammer (Shiatsu-Gerät mit feinen Nadeln) verwenden

> **CAVE:** Melatonin könnte zu Unfruchtbarkeit bzw. bei Diabetes zur Stoffwechselentgleisung führen.

### Therapievorschläge der Autoren

Steve Marsden: Blut tonisierende Mittel; diätetische Maßnahmen
Susan G. Wynn: Ernährungsumstellung; chinesische Kräuter

**21**

# 21.3 Leckgranulom

## 21.3.1 Therapeutische Strategie

- Zugrunde liegende Störung abklären (Allergie, lokale Infektion durch Pilze, Parasiten oder Bakterien, Endokrinopathie, Fremdkörper, Geschwulst, psychische Ursache)

### 21.3.2 Optionen auf konventioneller Grundlage

- **Diätetische Maßnahmen:** wie bei allergischer (atopischer) Dermatitis siehe 21.8.
- **Aloe** *(Aloe vera, Aloe barbadensis)*: fördert Wundheilung bei Operationsnarben [Swaim et al. 1992]; scheint auch antientzündlich zu wirken [Vazquez et al. 1996], aber die relative Wirkstärke ist viel geringer als die von Steroiden (sind gelegentlich wirksamer). Nur ganz vereinzelt ließen sich Leckgranulome erfolgreich mit Aloe behandeln.
- **Chiropraktische/osteopathische Behandlung:** Theoretisch könnten Leckgranulome durch periphere Nervenreizung (aufgrund einer spinalen Subluxation oder Schiefhaltung) bedingt sein. Daher empfiehlt sich eine osteopathische Untersuchung und ggf. Korrektur.
- **Akupunktur:** oft hilfreich (Technik siehe unten).

### 21.3.3 Komplementäre Optionen

- Leckgranulome können eine psychische, allgemein-entzündliche und lokal-entzündliche Komponente haben. Nur wenn alle drei Aspekte bei der Behandlung berücksichtigt werden, bessern sich die Läsionen nach und nach.
  - Bei betont emotional-psychischem Aspekt bietet sich die Tinktur aus Lindenblüten, Nesseln und Passionsblume (Mischung zu gleichen Teilen, siehe 21.1.1) zur Behandlung an. Auch (nerven)beruhigende Kräuter kommen infrage (☞ Kap. 20). Für die Wahl ausschlaggebend ist der Gesamteindruck des Tieres.
  - Geeignete Mittel, wenn gleichzeitig generalisierte Hauterkrankung vorliegt: siehe 21.1.
  - Für begleitende lokale Reizungen/Entzündungen gibt es verschiedene Mittel (z.B. Silicea); manchmal muss eine Wundinfektion auch mit Antibiotika behandelt werden.
- **Silicea (C12 oder C30)** bis zu 2 × täglich ein paar Wochen lang geben; es kann zur Ausscheidung des infektiösen Materials und evtl. auch zur Organisation des Granuloms selbst beitragen. Auf Dauer führt Silicea in niedriger Potenz aber dazu, dass die Wunde ständig läuft; daher sollte es wenigstens zeitweilig nach 2–3 Wochen abgesetzt werden. Hat man ein paar Wochen später das Gefühl, es könnte wieder mehr nützen als schaden, kann es von neuem verabreicht werden.
- **Johanniskraut** *(Hypericum perforatum)* eignet sich als Öl oder Salbe zur Behandlung lokaler Entzündungen/Hautreizungen; es wurde traditionell zur „Besänftigung" irritierter Nervenendigungen eingesetzt.
- **Akupunktur:** „Ring the dragon", den Drachen umkreisen, ist eine bei lokalen Läsionen häufiger angewandte Akupunkturtechnik; dabei wird die Stelle mit Nadeln eingekreist und eine Nadel mitten hinein gestochen. Zur Stimulation eignen sich Moxibustion, Bewegen der Nadeln mit den Fingern oder Injektionen. Die Behandlung wird anfangs 1–2 × pro Woche wiederholt.

# 21.4 Lupus erythematodes discoides

## 21.4.1 Therapeutische Strategien

- Immunvermittelte Entzündungsreaktion unterdrücken
- Vernarbung verhindern
- UV-Lichtexposition verringern
- Sekundäre Pyodermie behandeln

## 21.4.2 Optionen auf konventioneller Grundlage

- **Vitamin E:** Vereinzelt heilten schwächere Läsionen ab, wenn Vitamin E oral oder topisch verabreicht wurde.

## 21.4.3 Komplementäre Optionen

- Geeignete Rezeptur nach dem Gesamteindruck eines Patienten auswählen (ausführliche Beschreibung siehe 21.1). Besonders gut hilft oft das Mutterwurz-Hiobstränen-Dekokt, vor allem in Kombination mit Vitamin E. Langzeitige Remission ist möglich, selbst nach Absetzen der pflanzlichen Mittel.

# 21.5 Eosinophile Granulome oder Plaques, indolente Ulzera

## 21.5.1 Therapeutische Strategien

- Auf Überempfindlichkeitsreaktion achten
- Allergien abklären und behandeln
- An Flohbefall oder andere Insektenstiche denken

## 21.5.2 Optionen auf konventioneller Grundlage

- **Interferon:** Gerade bei Katzen werden die Läsionen oft als eine Art Allergie angesehen. Andere Dermatologen ziehen eine Virusinfektion in

**21**

Betracht, doch in den meisten Fällen dürfte es sich um idiopathische Formen handeln. Interferon ist wahrscheinlich sicher in der Anwendung und könnte in einigen Fällen den Versuch lohnen.

### 21.5.3 Komplementäre Optionen

- Neuere Therapieerfahrungen bei Katzen deuten darauf hin, dass eosinophile Granulome genau wie andere feline Hauterkrankungen Ausdruck von toxischer oder Feuchte-Hitze sein könnten.
- Für Patienten mit roter Zunge und relativ kräftigem, schnellem Puls kommt die **Hoxsey-Rezeptur** infrage.
- Zumindest zeitweilig besserten sich eosinophile Granulome auch durch eine **Mischung** aus krausem Ampfer, Odermennig *(Agrimonia eupatoria)*, Stechwinde und Klettenwurzel.
- Dosierung (beide Mittel): 0,08 ml/kg KG, mindestens 1 × täglich.

---

**Therapievorschläge der Autoren**

Steve Marsden: Westliche Kräutermischung (krauser Ampfer, Odermennig, Stechwinde, Klettenwurzel)
Susan G. Wynn: Nahrungsumstellung; pflanzliche Mittel, sofern die Katze sie verträgt

---

# 21.6  Analdrüsenprobleme

## 21.6.1 Therapeutische Strategien

- Ursache unbekannt (Drüsen entleeren und auf Entzündung achten)
- Für größeres Stuhlvolumen Ballaststoffgehalt der Nahrung erhöhen

## 21.6.2 Optionen auf konventioneller Grundlage

- **Gewichtskontrolle und mehr Betätigung:** Tiere, die viel herumsitzen, scheinen stärker gefährdet zu sein.
- **Allergie abklären:** Bei manchen Hunden hilft eine Allergiebehandlung.

## 21.6.3 Komplementäre Optionen

- Analdrüsenverstopfung und -entzündung sind meist Ausdruck von Feuchte-Hitze.
- Zur Behandlung geeignet ist *Si Miao San* („Vier-Wunder-Pulver") oder jede andere Rezeptur mit gezielter Wirkung auf Störungen im Unterleib. Oft hilft auch *Jia Wei Er Miao San* („Zwei-Wunder-Pulver mit verstärkter Wirkung"). Näheres siehe 21.1.1.

Therapievorschläge der Autoren

Steve Marsden: Für Feuchte-Hitze-Zustände geeignete Rezepturen und Ernährungsformen
Susan G. Wynn: Ballaststoffgehalt im Futter erhöhen; mehr körperliche Betätigung; Allergien behandeln

## 21.7 Perianalfistel

### 21.7.1 Therapeutische Strategien

- Fistel chirurgisch durchtrennen oder entfernen
- Analbereich sauber halten
- Bakterielle Infektion behandeln
- Entzündung lindern
- Schmerzen stillen

### 21.7.2 Optionen auf konventioneller Grundlage

- **Taro-Wurzel:** In Einzelfällen halfen Kompressen aus der in Scheiben geschnittenen Gemüsewurzel.

### 21.7.3 Komplementäre Optionen

- Bei Perianalfisteln versprechen (TCM-)Rezepturen Erfolg, die Feuchte-Hitze aus dem unteren *San Jiao* ausleiten. Durch den Zusatz blut-bewegender Kräuter lassen sich auch die mit Blut-Stase verbundenen Schmerzen lindern (Näheres siehe 21.1).
- Besonders geeignet sind *Si Miao San* („Vier-Wunder-Pulver") und *Jia Wei Er Miao San* („Zwei-Wunder-Pulver mit verstärkter Wirkung"). Wenn die Behandlung gut verläuft, können beide Mittel bis zur vollständigen Abheilung der Läsionen angewandt werden.

Therapievorschläge der Autoren

Steve Marsden: *Si Miao San* oder *Jia Wei Er Miao San*
Susan G. Wynn: Eliminationsdiät und Probiotika; Kompressen aus Taro-Wurzel; TCM-Kräuter; Silicea (niedrig dosiert oder niedrige homöopathische Potenz)

**21**

## 21.8 Allergische (atopische) Dermatitis, z. B. durch Flöhe

### 21.8.1 Therapeutische Strategien

- Juckreiz stillen
- Sekundärinfektionen behandeln

- Allergene beseitigen
- Hyposensibilisierung in Betracht ziehen
- Auf Flöhe kontrollieren

## 21.8.2 Optionen auf konventioneller Grundlage

### Diätetische Maßnahmen

- **Ernährungsumstellung:** Wahrscheinlich macht jeder Tierarzt, der sich für alternative oder experimentelle Therapiemöglichkeiten interessiert und sie ausprobiert, früher oder später die Erfahrung, dass es allergiekranken Tieren oft besser geht, wenn sie hochwertig ernährt werden. Dafür gibt es eine Reihe von Erklärungen:
  - Geringere Allergenbelastung: Qualitativ hochwertiges Futter besteht nur aus wenigen, ausgewählten Zutaten, z.B. ein oder zwei Fleischsorten, Getreidearten, Milchprodukte – im Gegensatz zu Fertigfutter minderer Qualität, dem oft zahlreiche, von der AAFCO (Kontrollbehörde) als „Fleisch- oder Geflügelabfälle" eingestufte Nebenprodukte und viel Getreide beigemischt werden.
  - Höhere Qualität garantiert eine gleich bleibende Zusammensetzung, während sie bei minderwertiger Ware schwanken kann; dadurch wird es schwieriger, Allergieauslöser zu identifizieren.
  - Hochwertiges Futter enthält besser verdauliche Bestandteile oder mehr Nährstoffe, die für Tiere mit Hauterkrankungen wichtig sein könnten (z.B. essenzielle Fettsäuren).
  - Selbst zubereitetes Futter kann noch pflanzliche Nährstoffe und Phytotherapeutika enthalten, die kranken Tieren gut tun (aber in stark verarbeitetem/raffiniertem Futter nicht mehr verfügbar sind).
  - Für Tierbesitzer, die das Tierfutter nicht selbst zubereiten möchten, gibt es auch hochwertiges Fertigfutter (mit begrenzter Anzahl von Inhaltsstoffen) auf dem Markt. Es ist aber wichtig, mehr als eine Diät auszuprobieren. Alle, die das Futter eigenhändig zubereiten, können sich dabei unterschiedlicher Systeme oder Weltanschauungen bedienen [Berschneider 2002]. Selbst gemachtes Futter bietet den großen Vorteil, flexibel an den jeweiligen Bedarf des Tieres angepasst werden zu können. Unabhängig von der Behandlung, die bei allergischer Dermatitis sonst noch durchgeführt wird, ist eine bessere Ernährung der Tiere entscheidend für den Erfolg.
- **Essenzielle Fettsäuren:** Viele Tierärzte halten die unzähligen Nahrungsergänzungsmittel auf dem Markt zur Behandlung einer atopischen Allergie für völlig unwirksam. Größere Erfolge lassen sich bei diesem Krankheitsbild nur erzielen, wenn DHA bzw. EPA (aus Fischöl) gegeben werden. Dosierungsempfehlung: pro kg KG 100–200 mg Fettsäuren (nicht Fischöl), in 2–3 Dosen über den Tag verteilt [Remillard 1998]. Das entspricht mindestens 1 Kapsel Fischöl (à 300 mg EPA und DHA) pro 5 kg KG.
- **Bioflavonoide:** allein oder in Kombination mit Vitamin C zur Behandlung der atopischen Dermatitis empfohlen. Das beruht auf vorläufigen

Ergebnissen von Studien zu Quercetin, die bei allergischer Rhinitis des Menschen eine gewisse Wirkung nahe legten; doch zur Wirkung von Bioflavonoiden bei allergischer Dermatitis gibt es keine Untersuchungen. Vermutlich sind manche Flavonoide wegen ihrer antientzündlichen und antioxidativen Eigenschaften aber auch bei Hautentzündungen wirksam.

- **Vitamin C:** kann den Histamin-Blutspiegel senken [Johnston et al. 1992], und gelegentlich scheinen Tiere mit Allergien von der Zufuhr zu profitieren. Dosierungsempfehlung: 3 × täglich 10–20 mg/kg KG.
- **Bienenpollen:** vermutlich aus der Vorstellung heraus empfohlen, durch Ingestion der Pollen ließe sich eine Immuntoleranz induzieren bzw. die Symptomatik allmählich abschwächen. Wichtig ist, vor Ort produzierte Bienenpollen zu verwenden. Es sei aber daran erinnert, dass sich Allergien durch Antigenzufuhr verschlimmern können. Bevor die Pollendosis langsam gesteigert wird, sollte ein oraler Toleranztest durchgeführt werden.
- **Verdauungsenzyme:** oft zur ergänzenden Behandlung bei Allergien empfohlen. Ob sie Nährstoffe tatsächlich verdaulicher und besser resorbierbar machen (d.h. einen ähnlichen Effekt erzielen wie eine qualitativ bessere Ernährung) oder ob ein anderer Mechanismus zum Tragen kommt, ist nicht bekannt. Manche Tierärzte vermuten, dass die Enzyme systemisch resorbiert werden und zirkulierende Immunkomplexe zerstören; doch bisher gibt es keine Beweise für diese Theorie.

### Systemische Anwendung

- **Klettenwurzel:** als traditionelles „Alterans" (Stoffwechsel umstimmendes Mittel) häufiger Bestandteil von pflanzlichen Mitteln zur Allergiebehandlung. Es gibt keine Studien, aber auch keinen Grund zu der Annahme, dass Klettenwurzel allein wirksam sein könnte. Sie ist andererseits auch in vielen TCM-Mitteln gegen Hautkrankheiten enthalten.
- **Mahonie** (*Mahonia aquifolium*): traditionelles entzündungshemmendes Mittel, das allein gegen *Staphylococcus aureus* auch antibiotisch wirksam war [Stermitz et al. 2000].
- **Nesseln und Kletten-Labkraut** (*Galium aparine*): traditionelle Bestandteile in Kräuterrezepturen zur systemischen und topischen Anwendung; aber es gibt keinen Anhaltspunkt für ihren Nutzen bei allergischen Hautkrankheiten.
- **Süßholzwurzel** (*Glycyrrhiza glabra*): oft als Kortikosteroid-Ersatz empfohlen. Ein Wirkstoff (Glycyrrhizin) wirkt tatsächlich mineralokortikoidartig (unerwünschte Effekte von Süßholz ☞ Kap. 5).
- **Zemaphyte:** Der Nutzen einer spezifischen Kombination chinesischer Kräuter für die Behandlung atopischer Ekzeme (des Menschen) konnte durch eine Reihe kontrollierter Studien aufgezeigt werden [Xu 1992, 1995, 1997]. Die Auswirkungen einer Langzeit-Therapie sind zwar noch nicht umfassend untersucht, doch bei Kindern kam es teilweise zu Veränderungen der Leberenzyme. Zemaphyte ist eine Mischung aus 10

**21**

Kräutern: *Chuan Mu Tong* (Waldrebe, Clematis armandii), *Bai Xian* (Dictamnus dasycarpus), *Gan Cao* (Süßholzwurzel), *Fang Feng* (Ledebouriella saseloides), *Zhu Ye* (Bambusblätter, Lophatherum gracile), *Bai Shao* (Weiße Pfingstrose, Paeonia lactiflora), *Fan Bai Cao* (Potentilla chinensis), *Di Huang* (Rehmannia glutinosa), *Jing Jie* (Katzenminze, Schizonepeta tenuifolia) und *Ji Li* (Tribulus terrestris).

- **Zemaphyte-Variante:** An der veterinärmedizinischen Fakultät der University of Minnesota wurden kürzlich drei Bestandteile von Zemaphyte auf ihre Juckreiz lindernde Wirkung bei Hunden mit Atopie untersucht; die Ergebnisse wurden von Hundebesitzern und Tierärzten beurteilt. Die 50 teilnehmenden Hunde erhielten entweder Placebo oder eine Kombination aus Süßholzwurzel, Weißer Pfingstrose und Rehmannia. Auswahlkriterien für die Kräuter waren Herstellerfirma (Phytopharm, LLC, Großbritannien), Bioassay und Geschmack. In der Behandlungsgruppe besserte sich der Juckreiz bei 37,5 %, verglichen mit 13 % in der Placebogruppe. Bei der abschließenden Beurteilung hatte sich bei noch mehr Tieren in der Placebogruppe der Zustand (Juckreiz) weiter verschlechtert. Obwohl kein Ergebnis statistisch signifikant war, fühlten sich die Forscher doch dadurch ermutigt und regten weitere Studien an [Nagle et al. 2001].
- **Byakko-ka-ninjin-to:** ein Kampo-Mittel aus Gips, Anemarrhena-Wurzel *(Anemarrhena asphodeloides)*, Süßholzwurzel, Ginseng *(Panax ginseng)* und Reis, das in einem Mäuse-Allergiemodell den Juckreiz unterdrückte [Tohda et al. 2000].

### Topische Anwendung

- Obwohl sich ein Nutzen kaum belegen lässt, werden bei umschriebenem Juckreiz, akuter, nässender Dermatitis oder anderen herdförmigen Hautentzündungen folgende Kräuter angewandt: Vogelmiere *(Stellaria media)*, Springkraut *(Impatiens capensis, I. biflora* und andere Spezies), großer Wegerich *(Plantago major)*, Ringelblume *(Calendula officinalis)*, Kamille *(Matricaria recutita)* und Tee *(Camellia sinensis)*.

### 21.8.3 Komplementäre Optionen

- Eine atopische Dermatitis kann sich als Fülle- oder Mangelsyndrom manifestieren (zu geeigneten Rezepturen siehe 21.1).
- Allgemein nützlich sind *Si Wu Xiao Feng Yin* („Vier-Arzneien-Getränk zum Vertreiben von Wind"), *Xiao Feng San* („Wind zerstreuendes Pulver"), *Zhi Bai Di Huang Wan* („Tabletten aus Anemarrhena, Phellodendron und Rehmannia"), *Chu Shi Wei Ling Tang* („Modifiziertes, Feuchtigkeit aus Milz und Magen vertreibendes Dekokt"), *Si Miao San* („Vier-Wunder-Pulver") und modifiziertes *Long Dan Xie Gan Tang* („Leber entlastendes Enzian-Dekokt").
- Andere Autoren empfehlen *Wu Ling San* („Fünf-Bestandteile-Pulver mit Poria"), *Bi Xie Shen Shi Tang* („Mit Fischgift voll gestopfte Feuchtigkeit durchlaufendes Dekokt") und *Long Dan Xie Gan Tang* („Leber entlastendes Enzian-Dekokt").

- Empfehlungen bei Blut-Mangel: *Si Wu Tang* („Vier-Arzneien-Dekokt"), *Yi Guan Jian* („Verbindungs-Dekokt") und *Dang Gui Yin Zi* („*Dang-Gui*-Getränk"). Zu besonderen Indikationen der genannten Mittel siehe 21.1.
- *Wu Wei Xiao Du Yin* („Antiphlogistisches Dekokt aus fünf Bestandteilen") und *Pu Ji Xiao Du Yin* („Allgemein antiphlogistisch wirkendes Dekokt")
  - Indikation: toxische Hitze in Form von Papeln, Pusteln und Furunkeln
  - Wirkung: *Wu Wei Xiao Du Yin* zerstreut Hitze an der Oberfläche, *Pu Ji Xiao Du Yin* wirkt stärker innen bzw. bei schwerer Erkrankung mit Lymphadenopathie und Geschwüren
  - Symptome: rote Zunge; drahtiger, schneller Puls
  - Dosierung (beide Rezepturen): 60–75 mg/kg (oder ¼ Teelöffel pro 7,5 kg KG), verteilt auf 2 Dosen am Tag

> **CAVE:**
> - Diuretisch wirkende Kräuter können bei gleichzeitiger Gabe von Kortikosteroiden die Diurese verstärken.
> - Süßholzwurzel kann die Nebenwirkungen von Kortikosteroiden verstärken, wenn sie nicht in der deglycyrrhizinierten Form angewandt wird.

### Therapievorschläge der Autoren

Steve Marsden: Ernährungsumstellung; geeignetes TCM-Mittel; Fischöl
Susan G. Wynn: Ernährungsumstellung; Fischöl; geeignete chinesische Kräuter; auf entzündete (heiße) Stellen Teebeutel legen

## 21.9 Flohbefall

### 21.9.1 Therapeutische Strategie

- Auf sämtliche Flohentwicklungsstadien achten

### 21.9.2 Optionen auf konventioneller Grundlage

- **Ernährung:** Tierärzten, die sich für alternative Therapieformen interessieren, fällt oft auf, dass Hunde nur dann schwere Hautreizungen durch Flöhe bekommen, wenn sie mit minderwertigem Futter ernährt werden, und überhaupt nicht mehr auf Flöhe reagieren, wenn sich die Qualität des Futters bessert. Die unterschiedliche Hautreaktion hängt nicht mit der Anzahl der Flöhe zusammen, die sich von Jahr zu Jahr ändern kann. Hochwertige Ernährung ist daher entscheidend für Hunde mit chronischer Dermatitis durch Flohbisse.
- **Hefe:** Manche Tierbesitzer „schwören" auf Hefe; vermutlich wirkt Bierhefe einfach nur als Nahrungsergänzung und ist daher genauso nützlich wie qualitativ besseres Futter. In einer Studie zeigte Bierhefe (14 g/Tag) keine Wirkung gegen Flöhe.

21

- **Neembaum** *(Azadirachta indica)*: In einer Studie wurde der Neem-Extrakt Azadirachtin auf die Haut aufgetragen. Offenbar verringerte sich dadurch der Flohbefall der Hunde (Greyhounds) und Katzen dosisabhängig (1000–2400 ppm Azadirachtin) in 19 Tagen um 53–93 %. Neem-Spray muss täglich appliziert werden.
- **Knoblauch** *(Allium sativum)*: Zwar wird die orale Gabe von Knoblauch zur Abwehr von Flöhen empfohlen, doch in der Literatur häufen sich auch Warnhinweise, er könnte bei Hunden und Katzen eine Heinz-Körper-Anämie auslösen. Bei gründlicher Sichtung der Literatur findet sich jedoch kein einziger Fallbericht über eine durch Knoblauch verursachte Heinz-Körper-Anämie bei Hunden. Toxikologen halten das Risiko für dosisabhängig, denn es gibt Berichte über eine Anämie durch Zwiebeln, aber Zwiebeln werden beim Kochen ja auch viel höher „dosiert" als Knoblauch ... In der Praxis scheint die Anfälligkeit von Tieren individuell verschieden zu sein. Wenn man bedenkt, wie viele Tierbesitzer Hund oder Katze mit Knoblauch füttern, muss er doch viel sicherer sein als gemeinhin angenommen wird. Es fragt sich allerdings, ob Knoblauch auch gegen Flöhe hilft; bisher war er in Studien jedenfalls unwirksam.
- **Kanadisches Berufkraut** *(Conyza canadensis)*: Schon seit Jahrhunderten angewandt (bei Aristoteles erwähnt). Traditionell wurde es verbrannt, um Flöhe abzuwehren, anderen Quellen zufolge in die Kleidung (bzw. das Fell von Tieren) gerieben oder auf die Haut aufgetragen. Ob es tatsächlich gegen Flöhe wirkt, ist nicht erwiesen.
- **Ätherische Öle** aus Lavendel, Eukalyptus, Citronella (ind. Zitronengras, *Cymbopogon nardus*), Poleiminze *(Mentha pulegium),* Teebaum und anderen Pflanzen wurden zur Behandlung von Ektoparasiten empfohlen. Viele dieser Öle sind unverdünnt zu toxisch, um bei Tieren, die sich putzen und daran lecken könnten, uneingeschränkt indiziert zu sein. Das Verschlucken von Poleiminzöl führte zumindest in einem Fall nachweislich zum Tod des Hundes [Sudekum et al. 1992].
- **Dalmatinische Insektenblume** *(Chrysanthemum cinerariifolium)*: Wegen des Pyrethrin-Gehalts werden getrocknete Pflanzendrogen als Pulver bei Hunden und Katzen angewandt.
- **Kieselgur (Diatomeenerde)** soll Flohlarven austrocknen können, kann aber die Schleimhäute der Atemwege reizen.
- **Natriumborsäure/-polyborat:** Als Streupulver von verschiedenen Herstellern angeboten; scheint gut zu wirken.

### 21.9.3 Komplementäre Optionen

- Wichtigste Maßnahme bei Flohbefall ist vermutlich die Behandlung der Hautentzündung. Denn bei aktiver Entzündung wird die Haut stärker durchblutet, und dadurch erhöht sich auch das Nährstoffangebot für die Flöhe. In vielen Fällen nimmt nach dem Abheilen der Entzündung (mithilfe pflanzlicher Mittel) allmählich auch die Zahl der Flöhe ab (geeignete TCM-Mittel bei Dermatitis siehe 21.1).

> **CAVE:** Ätherische Öle sind potenziell toxisch.

### Therapievorschläge der Autoren

Steve Marsden: Geeignetes pflanzliches Mittel für die Hautentzündung; Natriumpolyboratpulver in der Umgebung ausstreuen (bei Bedarf)
Susan G. Wynn: Hochwertiges Fertig- oder selbst zubereitetes Futter; Natriumpolyboratpulver streuen; Flohkamm

# 21.10 Demodex-Räude (Demodikose)

## 21.10.1 Therapeutische Strategien

- Parasiten beseitigen
- Immunschwäche behandeln

## 21.10.2 Optionen auf konventioneller Grundlage

### Diätetische Maßnahmen

- **Ernährung** spielt bei der Bekämpfung der Parasitose eine wichtige Rolle. Wenn Hunde nicht länger mit mittel- bis minderwertigen Fertigprodukten gefüttert, sondern qualitativ hochwertig ernährt werden, scheint das ihre Abwehrkräfte zu stärken und eine generalisierte Räude abklingen zu lassen. Zur Aufwertung der Ernährung ist Fertigfutter höchster Qualität oder vorzugsweise selbst zubereitetes Futter geeignet.
- **Karotinoide:** In einer Studie mit Beagles kam es innerhalb von 2 Wochen zu einem Anstieg des Lutein-Serumspiegels (durch täglich bis zu 20 mg kristallinem Lutein), verbunden mit einer Steigerung der zellulären und humoralen Immunantwort [Kim et al. 2000]. Da andere Karotinoide zwar nicht an Hunden untersucht wurden, ihr Nutzen (Stärkung der Immunfunktionen) aber bei anderen Spezies nachgewiesen wurde, könnte eine Karotinoid-Mischung (aus Betakarotin, Lykopin, Vitamin A usw.) auch für sie sinnvoll sein. Karotinoide sind sicher in der Anwendung. Ihre Dosierung bei Tieren richtet sich nach dem Gewicht (angelehnt an Empfehlungen für Menschen).
- **Spurenelemente/Mineralien:** Zink und Selen konnten bei Menschen die Immunlage stärken und Infektionen verhindern [Girodon et al. 1999, Sazawal et al. 1998].
- **Antioxidanzien,** vor allem **Vitamin C (Ascorbinsäure)** und **Vitamin E,** scheinen bei verschiedenen Spezies die Immunkräfte zu stärken und sind gerade auch für ältere Menschen [Grimble 1997] zu empfehlen. Bei Demodikose erwies sich Vitamin E allein jedoch als unwirksam.
- Ob zwischen der geschwächten Immunlage von Hunden mit generalisierter Räude und der normalen Alterung des Immunsystems Gemeinsamkeiten bestehen, ist nicht bekannt; doch es erscheint gerechtfertigt, die Abwehrkräfte durch eine Kombination aus Vitamin C und E, Zink, Selen und Karotinoiden aufzufrischen.

**21**

## Pflanzliche Mittel

### Systemische Anwendung

- **Immunstimulanzien** stehen hier im Mittelpunkt. In China wird bei Hauterkrankungen traditionell Tragant *(Astragalus membranaceus)* angewandt, der nach Ergebnissen von In-vitro- und Tierversuchen offenbar die Immunfunktion verbessert. Auch medizinische Pilze können in Betracht kommen.
- **Phytosterole** scheinen einen günstigen Einfluss auf das Verhältnis der Helferzellen (TH1/TH2) zu haben, wenn eine Immunkrankheit bereits zu ersten Symptomen geführt hat [Bouic und Lamprecht 1999]. Einige Studien legen die Vermutung nahe, dass die Räude bei erwachsenen Hunden mit TH1-Defekten bzw. einem veränderten CD4/CD8-Quotienten einhergehen könnte [Birkett und Frank 1996, Lemarie 1996].

### Topische Anwendung

- **Neembaum** *(Azadirachta indica)*: Bei einer Reihe von Parasitosen (durch Arthropoden) waren Neem-Extrakte in unterschiedlichem Maße (offenbar dosisabhängig) wirksam [Guerrini und Kriticos 1998, Mulla und Su 1999, O'Brien 1999]. Obwohl es nicht speziell auf seine Wirkung gegen Demodex-Spezies untersucht wurde, lässt die klinische Erfahrung vermuten, dass Neem die Anzahl der Räudemilben verringert.
- **Teebaumöl** *(Melaleuca alternifolia)* hat antibakterielle, fungizide und insektizide Wirkeigenschaften. Leider kann es für Hunde (besonders kleine Rassen) toxisch sein und sollte daher nur in pflanzlichen Mischungen oder extrem niedrig dosiert angewandt werden.
- **Ätherische Öle:** Lavendel-, Eukalyptus- und andere Öle wurden zur Behandlung eines äußerlichen Parasitenbefalls empfohlen. Doch viele Öle sind toxisch, wenn sie nicht stark genug verdünnt werden, und das schränkt ihre Anwendungsmöglichkeit ein (bei Tieren, die sich putzen und dabei Öl schlucken könnten).

## 21.10.3 Komplementäre Optionen

- *Xiao Yao San* („Umherstreifen erleichterndes Pulver")
  - Indikation: Blut-Mangel (siehe 21.1.2); sicher in der Anwendung; gegen Milben gut mit anderen Mitteln kombinierbar
  - Wirkung: aus ungeklärten Gründen besser wirksam als andere Bluttonika (Erfahrung von Steve Marsden)
  - Dosierungsempfehlung (Granulat): 60–75 mg/kg (oder ¼ Teelöffel pro 7,5 kg KG), meist verteilt auf 2 Dosen am Tag

> **CAVE:** Ätherische Öle können abhängig von der Konzentration (mit wenigen Ausnahmen, z.B. Lavendelöl) stark toxisch wirken.

### Therapievorschläge der Autoren

Steve Marsden: *Xiao Yao San*
Susan G. Wynn: Immunmodulation durch Nahrungsergänzungen, besonders Phytosterole; auf einzelne Herde Neem auftragen (auch als Bad oder zum Eintauchen)

## 21.11 Rezidivierende Pyodermie

### 21.11.1 Therapeutische Strategie

- Zugrunde liegende Störung abklären (Allergie, Infektion durch Pilze oder Parasiten, Immundefekt, Endokrinopathie)

### 21.11.2 Komplementäre Optionen

- Grundsätzlich sprechen schwächere Läsionen oft gut auf bluttonisierende Mittel und stark eiternde (purulente) Läsionen auf Mittel gegen Feuchte-Hitze an (zur Auswahl geeigneter TCM-Rezepturen siehe 21.1).

### Therapievorschläge der Autoren

Steve Marsden: Geeignetes TCM-Mittel; Ernährungsumstellung
Susan G. Wynn: Ernährungsumstellung; TCM-Kräuter; zur Prävention Phytosterole (Erklärung siehe 21.10); bei aktiver Entzündung Antibiotika

## 21.12 Akne

### 21.12.1 Therapeutische Strategien

- Ursache erkennen und behandeln (Parasiten, Allergie, verstärkte Talgproduktion)
- Mögliche Kontaktallergie ausschließen (keine Futter- oder Wasserschale aus Plastik)

### 21.12.2 Optionen auf konventioneller Grundlage

- **Eliminationsdiät** hilft herauszufinden, ob evtl. Nahrungsmittelallergie eine Rolle spielt.
- **Topische Anwendung: Calendula-Tinktur** zeigte in Tierversuchen eine antientzündliche Wirkung [Akihisa et al. 1996, Lievre et al. 1992] und wird von einigen Tierärzten für Akne empfohlen. In der Humanmedizin wird Akne häufig mit **Teebaumöl** *(Melaleuca alternifolia)* behandelt. Für Katzen und möglicherweise auch Hunde ist Teebaumöl jedoch toxisch. Bei Akne von Tieren nicht generell zu empfehlen, weil es leicht (abgeleckt und) verschluckt wird.

**21**

### 21.12.3 Komplementäre Optionen

## TCM

- Akne tritt meist bei Feuchte-Hitze-Zuständen auf. In schwächerer Ausprägung kann sie aber auch Ausdruck eines Blut-Mangels sein (geeignete Rezepturen und Akupunkturpunkte siehe 21.1).
- *Pi Pa Ye Yin* („Wollmispel/Eriobotyra-Getränk")
  - Indikation: Akne bei Hunden
  - Zusammensetzung: *Pi Pa Ye* (12 g), *Sang Bai Pi* (9 g), *Huang Qin* (6 g), *Ju Hua* (6 g), *Lian Qiao* (9 g), *Jin Yin Hua* (6 g), *Pu Gong Yin* (6 g), *Zi Hua Di Ding* (9 g), *Chi Shao* (9 g), *Mu Dan Pi* (9 g), *Zhi Zi* (6 g) und 6 g Rhabarber
  - Wirkung: durch unterschiedliche antimikrobielle und antibakterielle Eigenschaften der einzelnen Bestandteile wird Hitze aus dem Oberkörper beseitigt („geklärt"); durch Blut-bewegende und Blut-kühlende Zutaten auch abschwellend bzw. Juckreiz lindernd
  - Symptome: rollender, schneller Puls; rote Zunge
  - Dosierung (Granulat): 60–75 mg/kg (oder ¼ Teelöffel pro 7,5–10 kg KG), meist verteilt auf 2 Dosen am Tag
- *Pu Ji Xiao Du Yin* („Allgemein antiphlogistisch wirkendes Getränk")
  - Indikation: ursprünglich für akute Virusinfektionen (wie Mumps) bei Menschen; scheint auch bei Akne zu helfen
  - Wirkung: vertreibt pathogene Hitze und Toxine aus dem Oberkörper, ist aber nicht Blut-kühlend oder Blut-bewegend wie *Pi Pa Ye Yin*
  - Symptome: rote Zunge; schneller oder drahtiger Puls
  - Dosierung (Granulat): 60–75 mg/kg (oder ¼ Teelöffel pro 7,5–10 kg KG), meist verteilt auf 2 Dosen am Tag
- **Mutterwurz- und Hiobstränen/Coix-Dekokt**
  - Indikation: Entzündungen im Kopfbereich (Stomatitis, Akne, Furunkel) aufgrund angehäufter innerer Feuchte-Hitze; eignet sich möglicherweise besonders gut für Ausschläge mit Wind-Hitze-Komponente (d.h. plötzlicher Ausbruch)
  - Zusammensetzung: je 3 g *Chuan Xiong, Bai Zhi, Yi Yi Ren, Huang Qin, Jie Geng, Zhi Zi* und *Fang Feng* sowie je 1,5 g *Jing Jie, Zhi Shi, Huang Lian, Gan Cao* und *Bo He*
  - Symptome: drahtiger, schneller Puls; rote oder dunkelrote, feuchte Zunge
  - Dosierung (Granulat): 60–75 mg/kg (oder ¼ Teelöffel pro 7,5–10 kg KG), aufgeteilt auf 2 Dosen am Tag
- *Huang Lian Jie Du Tang* („Antiphlogistisches Coptis-Dekokt")
  - Indikation: starke Entzündung/Infektion mit Zellulitis
  - Symptome: rote bis violette Zunge; schneller, drahtiger Puls
  - Kontraindikation: nie bei leichter Entzündung oder bei Mangelzuständen
  - Dosierung (Granulat): 60–75 mg/kg (oder ¼ Teelöffel pro 7,5–10 kg KG), meist verteilt auf 2 Dosen am Tag

Steve Marsden: Geeignetes TCM-Mittel und diätetische Maßnahmen, abgestimmt auf das Krankheitsbild

Susan G. Wynn: Auf Plastikschalen verzichten; Eliminationsdiät oder selbst zubereitetes Futter; Calendula-Tinktur (topisch); evtl. TCM-Rezeptur

# 21.13 Talgdrüsenentzündung

## 21.13.1 Therapeutische Strategien

- Talg- und Schuppenbildung durch topische Mittel (Salben) verhindern
- Sekundärinfektion (Pyodermie) verhindern
- Hyperkeratose behandeln

## 21.13.2 Optionen auf konventioneller Grundlage

- **Vitamin A:** für große Hunde 2 × täglich 8000–20.000 IU (über 4–8 Wochen).

## 21.13.3 Komplementäre Optionen

- Bei Talgdrüsenentzündung handelt es sich meist um ein Feuchtigkeitssyndrom (geeignete Rezepturen bzw. diätetische Maßnahmen siehe 21.1.1).
- **Thuja C30:** für Hunde mit dünnflüssiger, süßlich riechender Talgabsonderung (Hautfett). Dosierung: 1 × 1 an 10 Tagen, danach nur noch bei Bedarf.

> **CAVE:** In hohen Dosen und über längere Zeit verabreicht ist Vitamin A toxisch.

Steve Marsden: Geeignete diätetische Maßnahmen und TCM-Mittel; Vitamin A; Thuja C30

Susan G. Wynn: Ernährungsumstellung; TCM-Kräuter; Vitamin A

**21**

# 21.14 Warzen (Viruspapillome)

## 21.14.1 Therapeutische Strategien

- Differenzialdiagnostisch von weniger gutartigen Tumoren/Geschwülsten abgrenzen
- Bei häufiger Verletzung oder aus kosmetischen Gründen entfernen

### 21.14.2 Komplementäre Optionen

- **Salben oder Öle mit Thujaextrakten** waren zum Teil erfolgreich, wenn sie 3 × täglich aufgetragen wurden. Sie sind zum menschlichen Gebrauch bestimmt, können aber auch bei Tieren angewandt werden.

**Therapievorschläge der Autoren**

Steve Marsden: Topische Anwendung von Thujaextrakten
Susan G. Wynn: Warzen unter Anästhesie zerquetschen oder durch autogene Vakzine bzw. mit dem Laser entfernen; Thuja (topisch oder systemisch in niedriger homöopathischer Potenz)

## 21.15 Dermatophyten-Mykose

### 21.15.1 Therapeutische Strategien

- Erreger/Pilzsporen bei den Tieren und in der Umgebung bekämpfen
- Prädisponierende Faktoren abklären (z.B. Immunstörung)
- Haare schneiden (um Parasitenzahl zu verringern bzw. Substrat zu entziehen)

### 21.15.2 Optionen auf konventioneller Grundlage

- **Immunstimulanzien (Vitamine und Mineralstoffe):** Ideal scheint eine Kombination aus Vitamin A, C und E mit Selen, Zink, Lutein und vielleicht auch Phytosterolen zu sein (siehe 21.10). Stimulation der Immunfunktionen auch Tragant (Astragalus) und Reishi-Pilze (Ganoderma lucidum) möglich.
- **Eukalyptusöl** *(Eucalyptus paucifolia)*: wirksam gegen *Trichophyton mentagrophytes, Microsporum canis* und *Microsporum gypseum*; konnte in einer Konzentration von 0,5 % ohne Nebenwirkungen auf die Haut von Säugetieren aufgetragen werden [Shahi et al. 2000]. Allerdings ist Eukalyptusöl toxisch, wenn es geschluckt wird, und daher vor allem für Katzen nur beschränkt anwendbar.
- **Knoblauch** *(Allium sativum)*: in vitro wirksam gegen *Trichophyton mentagrophytes* und *Microsporum canis* [Venugopal und Venugopal 1995]. Ob sich die orale Gabe auch für klinische Fälle einer Dermatomykose eignet, ist unklar. Topische Anwendung kann viel zu unangenehm sein, um überhaupt in Betracht zu kommen.

### 21.15.3 Komplementäre Optionen

- Wer eine Dermatomykose mit TCM-Mitteln behandeln möchte, sollte sich am klinischen Bild orientieren (ausführlich zu den Indikationen siehe 21.1). Schwächere Läsionen scheinen gut auf Bluttonika anzusprechen, die anscheinend die lokale Immunität der Haut verstärken.

Bei stark purulenten Läsionen sind Mittel gegen Feuchte-Hitze angebracht.
- Teebaumöl soll zwar gegen Dermatophyten wirksam sein, ist aber potenziell toxisch; nur in kleinsten Dosen anwenden.

---

**CAVE:** Ätherische Öle können abhängig von der Konzentration (mit wenigen Ausnahmen, z.B. Lavendelöl) stark toxisch wirken.

---

### Therapievorschläge der Autoren

Steve Marsden: Geeignetes pflanzliches Mittel
Susan G. Wynn: Immunstimulanzien; geeignetes TCM-Mittel; topische Anwendung von Neem; notfalls Haare schneiden; in therapieresistenten Fällen Itraconazol

## 21.16 Wunden / Trauma

### 21.16.1 Therapeutische Strategien

- Wundheilung fördern
- Infektion verhindern
- Schmerzen lindern

### 21.16.2 Optionen auf konventioneller Grundlage

- **Honig** fördert bei topischer Anwendung die Wundheilung und wirkt nachweislich auch antibakteriell [Moore et al. 2001].
- **Aloe** *(Aloe vera, Aloe barbadensis)* kann topisch angewandt die Wundheilung beschleunigen [Swaim et al. 1992].
- **Frischer Saft** (d.h. „Succus") **aus Ringelblume** *(Calendula officinalis)* soll leicht antimikrobiell wirken und die Wundheilung fördern; kann verdünnt auch zur Wundspülung verwendet werden.
- **Laser:** Durch eine Low-level-Lasertherapie konnte die Wundheilung gefördert werden; manche Laser sind sogar durch Wundverbände hindurch wirksam [Lilge et al. 2000].

**21**

### 21.16.3 Komplementäre Optionen

- **Arnica C30:** gegen Einbluten, Schmerzen und Druckgefühl nach einem Trauma; bis zu 3 × täglich.
- **Hypericum perforatum C30** (Johanniskraut): lindert Schmerzen bei Abschürfungen und Hautgeschwüren (sog. Straßenausschlag); bis zu 3 × täglich.
- **Silicea C30:** gegen chronische Verhärtung bzw. um Fremdkörper auszustoßen; 1 × täglich für 2–3 Wochen.

- **Calcarea sulphurica C30:** bei gelblicher Absonderung aus chronischen Fisteln; 1 × täglich; um den Fall „abzurunden", anschließend mit Silicea C30 weiter behandeln.

### Therapievorschläge der Autoren

Steve Marsden: Konventionelle Wundbehandlung, unterstützt durch homöopathische Mittel; Wundspülung mit Calendula
Susan G. Wynn: Honig; Aloe; Silicea (in niedriger homöopathischer Potenz bzw. niedrig dosiert); bei chronischen Wunden Sulfadiazin-Creme und Insulin

# 21.17 Fallbericht

### Dermatitis

Cody, ein 5-jähriger kastrierter Lhasa-Apso-Rüde

### Anamnese

**Hauptbeschwerden: Dermatitis und Angst**

Codys Angst äußerte sich durch Zittern, geduckte Haltung, Schütteln und Bellen sowie Furcht vor lauten Geräuschen. Bei Bedarf bekam er Valium (Dosierung nicht angegeben), und seine Angst ließ dann spürbar nach. Er fürchtete sich vor großen Hunden und verhielt sich sehr „territorial" (verteidigte sein Revier).

Für eine Dermatitis sprachen sein ständiges Pfoten-Lecken und zwanghaftes Kratzen (an Bauch und Flanken). Die wenigen Hautläsionen waren überwiegend im Leisten-, Damm- und Achselbereich lokalisiert. In der Vergangenheit schienen sie sich im Winter zu bessern und im Sommer zu verstärken, doch ein jahreszeitlicher Wandel war im vergangenen Jahr nicht mehr bemerkt worden. Kokardenartige Gebilde legten den Verdacht auf eine Pyodermie nahe, die vermutlich aber erst als Sekundärinfektion (z.B. auf dem Boden einer allergischen Dermatitis) aufgetreten war, denn verschiedene Antibiotika hatten kaum angeschlagen. Durch medizinisches Shampoo ließen die Hautbeschwerden jeweils für kurze Zeit nach.

**Sonstige Symptome**

- Chronische Ohrenentzündung: kaum Absonderung, dafür ständig trockene, braune Schuppen auf der Ohreninnenseite. Bei Bedarf wurde eine antientzündliche, antibiotische, antimykotische Salbenzubereitung (Otomax) in Ohren und Gehörgang gerieben, damit sich die Beschwerden besserten. Auch eine Lotion mit Teebaumöl hatte offenbar geholfen (Name/Zusammensetzung wusste der Besitzer nicht mehr).
- Chronische Konjunktivitis: antibiotische und antientzündliche Augentropfen (Gentocin-Durafilm) bewirkten jeweils Linderung.

- Ernährung: Um eine Unverträglichkeit als Ursache von Codys diversen Beschwerden auszuschließen, waren unzählige Diäten ausprobiert worden. Obwohl sich der Zustand nicht durch ein bestimmtes Futter verschlechterte, schien das gegenwärtige Fertigprodukt (Arcana) den Juckreiz zu lindern. Cody zog aber Häppchen, die vom Tisch abfielen, jedem Fertigfutter vor. Er hatte kaum Appetit und weigerte sich in regelmäßigen Abständen, 2 oder 3 Tage hintereinander überhaupt etwas zu fressen.
- Impfungen: Cody war geimpft; die letzte Auffrischung war jedoch ausgesetzt worden, um die Hautbeschwerden nicht noch zu verschlimmern.
- Durch alternative Methoden (essenzielle Fettsäuren, Multivitamin-Mineral-Präparate, Verdauungsenzyme) hatte sich die Hautreizung nicht sehr gebessert.
- Kleinere Beschwerden: sporadisches Erbrechen gelber Galleflüssigkeit und „umgekehrte Niesanfälle"; manchmal waren beide Augen zugeschwollen.
- Verhalten: Draußen suchte Cody Schatten und drinnen bevorzugt zugige Plätze auf, als ob ihm ständig warm wäre. Sein Gewicht war stabil.

Aus Kostengründen wurde auf Intrakutan- und histologische Tests zur Bestätigung einer (primär) allergischen Dermatitis verzichtet. Auch Laboruntersuchungen zur Abklärung einer systemischen Erkrankung (Hypothyreose) wurden nicht durchgeführt.

### Körperliche Untersuchung

- **Inspektion:** Cody lief während der Anamneseerhebung ständig herum oder kratzte sich am Bauch. Kokardenbildung am Hinterbein im Bereich der Mm. semimembranosus und semitendinosus. Abheilende Verletzung am linken unteren Abdomen. Ohren sauber, nur die Innenseite des linken Ohres fühlte sich rau an; leicht säuerlicher Ohrgeruch.
- **Puls- und Zungenbefunde:** blasse Zunge; dünner, drahtiger Puls.
- **Palpation/„aktive" Punkte:** Bl 17 leicht vorgewölbt und praller als das umgebende Gewebe.
- **Laboruntersuchungen:** nicht nötig, da keine auffälligen Befunde vorlagen und Diagnose aus Sicht der TCM ziemlich eindeutig war.

**21**

### Befundauswertung/TCM-Diagnose

- Codys Angst und Hautbeschwerden ließen auf einen Leber-Blut-Mangel schließen. Für ein Problem mit dem Blut sprach auch die Aktivität von Bl 17 („Assoziationspunkt des Blutes"). Weitere Blut-Mangelsymptome waren Codys dünner Puls, die blasse Zunge, der Juckreiz ohne sichtbare Läsionen sowie die eher „trockenen" Haut- und Ohrläsionen.

Bei Blut-Mangel sind die Läsionen oft in den Achseln, inguinal oder perineal lokalisiert, d.h. in Bereichen, die den Leber- und Perikard-Meridianen zugeordnet werden. Auch als Organe sind Leber und Perikard auf eine ausreichende Blutversorgung angewiesen, um richtig funktionieren zu können. Blut-Mangel lässt sich aus Codys Angst und Unruhe ebenso herauslesen wie aus seinem Besitzanspruch und seiner „Revier-Verteidigung".

- Blut-Mangel kann primär oder sekundär auftreten. Primärer Blut-Mangel entsteht von selbst und hat offenbar keine andere Ursache als falsche Ernährung. Ein sekundärer Blut-Mangel beruht meist auf Milz-Schwäche; dafür sprachen Codys Feuchtigkeitssymptome (sporadisches Erbrechen, Hautläsionen mit dicken Schuppen und „Kokardengebilde", Lidschwellung und eine mutmaßliche Schwellung des Gaumenrachens als Grund für das „umgekehrte Niesen"). Codys Vorliebe für kühle Plätze könnte auf eine milde Form von Feuchte-Hitze und sein unterentwickelter Appetit auf Milz-*Qi*-Mangel hinweisen. Obwohl eine Milz-Schwäche als mögliche Ursache erkennbar war, schien der Blut-Mangel im Vordergrund zu stehen.

## Behandlung

- Ziele: zunächst Blut tonisieren und eingedrungene Wind-Hitze vertreiben, danach Stärkung der Milz, damit die Hautprobleme vollständig abheilen.
- TCM-Mittel: **Si Wu Xiao Feng Yin** (2 × täglich ¼ Teelöffel des Granulats).

## Therapieergebnisse

- Nach 3 Wochen: Juckreiz und Angst vermindert; „Kokarden" durch kleinere verschorfte Stellen ersetzt. Noch immer kaum Appetit. *Si Wu Xiao Feng Yin* weiter verabreichen.
- Im darauf folgenden Monat Juckreiz und Angst weiter gebessert; am unteren Abdomen noch einige „Kokarden"-Herde, leicht Rötung und Hyperpigmentierung. Puls noch immer dünn und Zunge blass. *Si Wu Xiao Feng Yin* weiter verabreichen.
- Nach 40 Tagen weitere Besserung: schwacher Juckreiz; leichte Ohrenentzündung; kaum noch Absonderung aus den Augen; „Kokarden" verschwunden. Cody war (ganz untypisch für ihn) hungrig und hatte Gewicht zugelegt. Bei diesem Untersuchungstermin waren Bl 22, Bl 17, Ma 36 und KG 8 „aktiv"; d.h. die zugrunde liegende Milz-Schwäche begann sich stärker abzuzeichnen, obwohl die meisten Symptome noch immer mit dem Blut-Mangel zusammenhingen. Gewichtszunahme und gesteigerter Appetit könnten auf angehäufte Feuchte-Hitze hindeuten, zumal Feuchtigkeits- und Feuchte-Hitze-Symptome bereits aus der Vorgeschichte bekannt waren. Daher wurde **Xiao Feng San I** verschrieben (2 × täglich ½ Teelöffel), das gegen Blut-Mangel und Feuchtigkeit/Feuchte-Hitze hilft (Näheres im Text).

- Mehr als 2 Monate später hatte sich Codys klinisches Bild verändert: Er brauchte länger, um morgens aufzustehen, und suchte eher Wärme. Obwohl er dicker geworden war, konnte man ihn nicht als fettleibig bezeichnen; sein Fell wirkte leicht fettig, die Zunge war blass, der Puls schlüpfrig. KG 6 und Bl 24 fühlten sich hart und geschwollen an, und das „umgekehrte Niesen" war wieder aufgetreten. Jetzt zeigte sich deutlich der Milz-$Qi$-Mangel (anhand der angehäuften Feuchtigkeit). Deshalb wurde Codys Behandlung auf ***Chu Shi Wie Ling Tang*** umgestellt.
- 7 Wochen danach (bzw. 7 Monate nach der Erstuntersuchung) hatte sich Codys Haut merklich gebessert; die Haut- und Ohrläsionen waren verheilt. Auch bei der letzten Nachuntersuchung war sein Zustand anhaltend stabil.

### Diskussion

- Codys Fall veranschaulicht, wie bei erfolgreicher Behandlung eines Blut-Mangels allmählich immer stärker Feuchtigkeitssymptome (als Ausdruck des zugrunde liegenden Milz-$Qi$-Mangels) hervortreten können. Manchmal beginnen Tierärzte die Behandlung von Hauterkrankungen bei Hunden mit Blut tonisierenden und Wind vertreibenden Mitteln, müssen dann aber evtl. zu Milz tonisierenden und Feuchtigkeit ausleitenden Mitteln überwechseln, um alle Symptome zu beseitigen.
- Nicht alle Tiere mit Milz-Schwäche müssen längere Zeit mit Kräuterrezepturen behandelt werden. Oft hilft eine Umstellung der Ernährung, die Haut gesund zu erhalten, nachdem alle Läsionen verheilt sind. Cody zeigte kein Interesse an Rohfutter, was sehr typisch für Tiere mit starker Milz-Schwäche ist. Gewöhnlich „stehen" diese Hunde eher auf industriell produziertem Futter, vielleicht weil die Zutaten durch den Herstellungsprozess (Kochen) schon „vorverdaut" sind. Da Cody aber interessanterweise nicht durchgängig Fertigfutter wollte, sondern vom Tisch abfallende Brocken noch lieber mochte, könnte für ihn selbst zubereitetes Futter eine Alternative sein.

**21**

### Literatur

Akihisa T, Yasukawa K, Oinuma H, Kasahara Y, Yamanouchi S, Takido M, Kumaki K, Tamura T. Triterpene alcohols from the flowers of compositae and their anti-inflammatory effects. *Phytochemistry* 43(6):1255-1260, 1996.

Baker NF, Farver TB. Failure of brewer's yeast as a repellent to fleas on dogs. *J Am Vet Med Assoc* 183(2):212-214, 1983.

Bensky D, Gamble A. *Chinese Herbal Medicine Materia Medica,* revised ed. Seattle, 1993, Eastland Press.

Bensky D, Barolet R. *Chinese Herbal Medicine Formulas and Strategies*. Seattle, 1990, Eastland Press.

Berschneider H. Alternative diets. *Clin Tech Small Anim Pract* 17(1):1-5, 2002.

Birkett G, Frank L. Immunology of dogs with juvenile onset demodecosis as determined by lymphocyte blastogenesis and Cd4:CD8 ratio. *Veterinary Allergy and Immunology* 4(2):46-52, 1996.

Bouic PJ, Lamprecht JH. Plant sterols and sterolins: a review of their immune-modulating properties. *Altern Med Rev* 4(3):170-177, 1999.

Ehling D. *The Chinese Herbalist's Handbook*, revised ed. Santa Fe, NM, 1996, Inword Press.

Girodon F, Galan P, Monget AL, Boutron-Ruault MC, Brunet-Lecomte P, Preziosi P, Arnaud J, Manuguerra JC, Herchberg S. Impact of trace elements and vitamin supplementation on immunity and infections in institutionalized elderly patients: a randomized controlled trial. MIN. VIT. AOX. geriatric network. *Arch Intern Med* 159(7):748-754, 1999.

Grimble RF. Effect of antioxidative vitamins on immune function with clinical applications. *Int J Vitam Nutr Res* 67(5):312-320, 1997.

Guerrini VH, Kriticos CM. Effects of azadirachtin on *Ctenocephalides felis* in the dog and the cat. *Vet Parasitol* 74(2-4):289-297, 1998.

Johnston CS, Martin LJ, Cai X. Antihistamine effect of supplemental ascorbic acid and neutrophil chemotaxis. *J Am Coll Nutr* 11(2):172-176, 1992.

Kim HW, Chew BP, Wong TS, Park JS, Weng BB, Byrne KM, Hayek MG, Reinhart GA. Dietary lutein stimulates immune response in the canine. *Vet Immunol*, 74(3-4):315-327, 2000.

Lemarie S. Evaluation of IL–2 production and receptor expression in dogs with generalized demodecosis. *Vet Derm* 7 (4): 213-219, 1996.

Lievre M et al. Controlled study of three ointments for the local management of second and third degree burns. *Clin Trials Metaanal* 28:9-12, 1992.

Lilge L, Tierney K, Nussbaum E. Low-level laser therapy for wound healing: feasibility of wound dressing transillumination. *J Clin Laser Med Surg* 18(5):235-240, 2000.

Moore OA, Smith LA, Campbell F, Seers K, McQuay HJ, Moore RA. Systematic review of the use of honey as a wound dressing. *BMC Complement Altern Med* 1(1):2, 2001.

Mulla MS, Su T. Activity and biological effects of neem products against arthropods of medical and veterinary importance. *J Am Mosq Control Assoc* 15(2):133-152, 1999.

Nagle TM, Torres SM, Horne KL, Brover R, Stevens MT. A randomized, double-blind, placebo-controlled trial to investigate the efficacy and safety of a Chinese herbal product (P07P) for the treatment of canine atopic dermatitis. *Vet Dermatol* 12(5):265-274, 2001.

O'Brien DJ. Treatment of psoroptic mange with reference to epidemiology and history. *Vet Parasitol* 83(3-4):177-185, 1999.

Remillard RL. Omega 3 fatty acids in canine and feline diets: a clinical success or failure? *Vet Clin Nutr* 5(2):6-11, 1998.

Sazawal S, Black RE, Jalla S, Mazumdar S, Sinha A, Bhan MK. Zinc supplementation reduces the incidence of acute lower respiratory infections in infants and preschool children: a double-blind, controlled trial. *Pediatrics* 102(1 Pt 1):1-5, 1998.

Shahi SK, Shukla AC, Bajaj AK, Banerjee U, Rimek D, Midgely G, Dikshit A. Broad spectrum herbal therapy against superficial fungal infections. *Skin Pharmacol Appl Skin Physiol* 13(1):60-64, 2000.

Sheehan MP, Stevens H, Ostlere LS, Atherton DJ, Brostoff J, Rustin MH. Follow-up of adult patients with atopic eczema treated with Chinese herbal therapy for 1 year. *Clin Exp Dermatol* 20(2):136-140, 1995.

Sheehan MP, Rustin MH, Atherton DJ, Buckley C, Harris DW, Brostoff J, Ostlere L, Dawson A, Harris DJ. Efficacy of traditional Chinese herbal therapy in adult atopic dermatitis. *Lancet* 340(8810):13-17, 1992.

Stermitz FR, Lorenz P, Tawara JN, Zenewicz LA, Lewis K. Synergy in a medicinal plant: antimicrobial action of berberine potentiated by 5'-methoxyhydnocarpin, a multidrug pump inhibitor. *Proc Natl Acad Sci USA* 97(4):1433-1437, 2000.

Sudekum M, Poppenga RH, Raju N, Braselton WE Jr. Pennyroyal oil toxicosis in a dog. *J Am Vet Med Assoc* 200(6):817-818, 1992.

Swaim SF, Riddell KP, McGuire JA. Effects of topical medications on the healing of open pad wounds in dogs. *J Am Anim Hosp Assoc* 28(6):499-502, 1992.

Tohda C, Sugahara H, Kuraishi Y, Komatsu K. Inhibitory effect of Byakko-ka-ninjin-to on itch in a mouse model of atopic dermatitis. *Phytother Res* 14(3):192-194, 2000.

Vazquez B, Avila G, Segura D, Escalante B. Antiinflammatory activity of extracts from *Aloe vera* gel. *J Ethnopharmacol* 55(1):69-75, 1996.

Venugopal PV, Venugopal TV. Antidermatophytic activity of garlic *(Allium sativum)* in vitro. *Int J Dermatol* 34(4):278-279, 1995.

Xu XJ, Banerjee P, Rustin MH, Poulter LW. Modulation by Chinese herbal therapy of immune mechanisms in the skin of patients with atopic eczema. *Br J Dermatol* 136(1):54-59, 1997.

Yan W. *Practical Therapeutics of Traditional Chinese Medicine.* Brookline, Mass, 1997, Paradigm Publications.

Yeung H. *Handbook of Chinese Herbal Formulas.* Los Angeles, 1995, Self-published.

Yeung H. *Handbook of Chinese Herbs.* Los Angeles, 1996, Self-published.

**21**

# 22   Ohrerkrankungen

## 22.1 Blutungen und Hämatome

### 22.1.1 Therapeutische Strategien

- Bei ständigem Kopfschütteln mögliche Ursache (evtl. Otitis externa) beseitigen
- Operation

### 22.1.2 Optionen auf konventioneller Grundlage

- Keine Vorschläge

### 22.1.3 Komplementäre Optionen

**TCM**

- Blutungen haben aus Sicht der TCM unterschiedliche Ursachen: Bei *Qi*-Mangel kann das Blut nicht in den Gefäßen gehalten werden. Denn durch den Blut-Mangel staut sich das Blut (Blut-Stase) und sickert einfach passiv aus dem Gefäß heraus. Exzessive Hitze dagegen wühlt das Blut so auf, dass es quasi aus den Gefäßen „springt".
- Blut-Hitze und Blut-Mangel bzw. -Stase sind die häufigsten Ursachen von Erkrankungen des äußeren Ohres und der Haut. Wenn pathologische (Haut-)Veränderungen am Ohr richtig behandelt werden, verringert sich dadurch auch unmittelbar die Gefahr einer Blutung. Näheres zu geeigneten Mitteln (die das Blut kühlen, tonisieren oder bewegen bzw. die Durchblutung fördern) findet sich unter Hautkrankheiten (☞ Kap. 21).
- Sobald eine ursächliche Dermatitis oder Otitis behandelt ist, lassen sich Hämatome auch unterstützend mit homöopathischen Mitteln oder Salben abschwellen. Alternativ kann man TCM-Rezepturen, die gezielt Blutungen stillen, mit anderen gegen eine „konstitutionelle" Blutungsneigung kombinieren.
- ***Yunnan Bai Yao*** („Weiße Medizin der Provinz Yunnan")
  - Indikation: bei Tierärzten vermutlich das beliebteste Mittel gegen Blutungen; (topische Anwendung) zur rascheren Wundheilung nach chirurgischen Eingriffen (geringere Hämatomneigung)
  - Bestandteile: ausschließlich *San Qi* (Notoginseng)
  - Wirkung: Notoginseng ist Blut bewegend, verkürzt die Gerinnungs- und Prothrombinzeit und erhöht die Thrombozytenzahl
  - Anwendung: innerlich oder äußerlich
  - Dosierungsempfehlung: 1–2 × täglich 25 mg/kg KG (Pulver) oder 1 Tablette bzw. Kapsel pro 10 kg KG (Handelspräparat)

## Homöopathie

- **Arnica C30** oder **Hamamelis C30**
  - Indikation: Blutungen, bei denen wenig auf eine begleitende Ohrenentzündung hinweist; besonders für Jungtiere geeignet; ergänzend zur Dermatitis- oder Otitistherapie, damit sich Hämatome schneller auflösen
  - Dosierungsempfehlung: bis zu 2 × 1/Tag (für 1 Woche), danach 1 × 1/Tag (für 4–5 Tage)
  - Absetzen: wenn das Mittel offensichtlich unwirksam ist und das Hämatom größer wird (mehr als ⅓ des Ohres); dann chirurgischer Eingriff nötig

## Salben

- **Arnika/Bergwohlverleih** *(Arnica montana)*: als Reinextrakt oder Hautsalbe aus mehreren Bestandteilen auf Hämatome auftragen (3 × täglich).

> **CAVE:** Arnikasalbe nie auf offene Wunden aufbringen!

- **Zaubernuss** *(Hamamelis virginiana)*: beliebtes Hämorrhoidenmittel bei Menschen; als Hautsalbe erhältlich (3 × täglich auftragen).

### Therapievorschläge der Autoren

Steve Marsden: Arnica montana C30 (für Frühstadien oder leichte Fälle); zugrunde liegende Haut- oder Ohrenerkrankung behandeln
Susan G. Wynn: Operativer Eingriff; zugrunde liegende Haut- oder Ohrenerkrankung behandeln

# 22.2 Otitis (allgemein)

## 22.2.1 Therapeutische Strategien

- Ursache herausfinden
- Gründliche Behandlung einer primären oder sekundären Infektion

## 22.2.2 Optionen auf konventioneller Grundlage

- **Hypoallergene Diäten:** Bei Hunden mit chronischer Otitis in Form einer Entzündung oder wiederholten Reinfektion können Versuche mit Eliminationsdiäten oft entscheidend weiterhelfen. Nach Erheben einer umfassenden Ernährungsanamnese sind (kommerziell erhältliche oder selbst zubereitete) Ausschlussdiäten zu empfehlen. Industrielle Produkte werden meist aus Rind-, Lamm-, Schweine-, Hühner- oder Putenfleisch, Ei, Weizen, Mais, Reis, Milchprodukten und Fischmehl hergestellt. Für selbst gemachtes Futter könnte man Ziegenfleisch oder Wild (Reh, Ente, Kaninchen, Wachtel) und als Kohlenhydratlieferanten Hirse, Reismelde (Quinoa), Amaranth oder Süßkartoffeln verwenden. Ob auch Fisch und Hafermehl infrage kommen, hängt von der bisherigen Ernährung des Haustiers ab.

**22**

- **Salben:** Entzündungshemmende Pflanzenstoffe wie Aloe vera, Ringelblume *(Calendula officinalis)* und ätherisches Lavendelöl *(Lavandula angustifolia, L. officinalis)* wurden auch für Ohrentzündungen empfohlen. Antientzündliche Pflanzenstoffe können auch mit antibakteriellen bzw. antimikrobiellen Pflanzenstoffen kombiniert werden, z.B. mit Mahonie *(Mahonia aquifolium)*, Thymian *(Thymus spp.)*, Knoblauch *(Allium sativum)* und Salbei *(Salvia spp.)*. Bisher gibt es allerdings noch keine Versuche bei Otitisfällen.
- **Sairei-to:** Konnte in (Versuchs-)Tierstudien die Entzündungsaktivität bei induzierter Otitis media verringern [Sugiura et al. 1997].
- **Akupunktur:** In einer Studie an 25 Hunden mit Otitis externa führte die Akupunktur von SJ 17, SJ 21, Dü 19, Gb 20 und Di 4 (jeden 3. Tag) dazu, dass Schmerzen und Sekretion rascher nachließen als durch Scheinakupunktur (sham acupuncture) in der Kontrollgruppe. Beide Gruppen wurden zusätzlich konventionell mit Antibiotika behandelt [Sanchez-Araujo und Puchi1997].

## 22.2.3 Komplementäre Optionen

- Das äußere Ohr bildet im Grunde nur eine Fortsetzung der Haut. Daher kann eine Begleit-Otitis oft allein schon durch richtige Behandlung der Dermatitis abklingen. Das trifft vor allem für Hautentzündungen zu, denen ein Blut-Mangel zugrunde liegt. Typische Zeichen einer Blut-Mangel-Otitis sind Rötung und Schuppung der Ohren und trockener Gehörgang (frei von Exsudat).

### Blut-Mangel

- Komplette Übersicht zu Rezepturen für Blut-Mangel-Hautentzündungen ☞ Kapitel 21.
- *Si Wu Xiao Feng Yin* („Vier-Arzneien-Getränk zum Zerstreuen von Wind")
  - Indikation: schwache bis mäßig ausgeprägte oder chronische Dermatitis/Otitis externa
  - Zusammensetzung: aus *Si Wu Tang* („Vier-Arzneien-Dekokt") und *Xiao Feng San* („Wind vertreibendes Pulver")
  - Anmerkung: *Xiao Feng San* gibt es in drei Versionen; zwei davon werden bei Hautproblemen angewandt (in Kombination mit *Si Wu Tang* meist Variante II)
  - Wirkung: stärkt/tonisiert Blut und zerstreut/vertreibt Wind
  - Dosierungsempfehlung (Granulat): 120–150 mg/kg (oder ¼ Teelöffel pro 7,5 kg KG), verteilt auf 2 Dosen am Tag
- *Xiao Feng San I* („Wind vertreibendes Pulver"), auch bekannt als „*Dang-Gui*-Pulver (Angelica/Engelwurz) mit Klettenwurzel (Arctium)"
  - Indikation: Otitis externa; juckende, nässende Hautausschläge
  - Anmerkung: ohne die Bestandteile *Shi Gao* (Gips) und *Zhi Mu* (Anemarrhena) evtl. noch wirksamer

– Symptome: Feuchtigkeits- und Blut-Mangel-Symptome; schwach
purulente Ohr- oder Hautläsionen
– Dosierungsempfehlung (Granulat): 120–150 mg/kg (oder ¼ Teelöffel
pro 7,5 kg KG), verteilt auf 2 Dosen am Tag

### Feuchtigkeit und Feuchte-Hitze

- Kennzeichen und Behandlung (Rezepturen) von Hauterkrankungen
durch angehäufte Feuchtigkeit oder Feuchte-Hitze ☞ Kapitel 21
- *Long Dan Xie Gan Tang* („Leber entlastendes Enzian-Dekokt")
  – Indikation: Extremform einer Otitis externa durch Feuchte-Hitze (akut
  schmerzhaft, dickflüssig gelbe Absonderung mit starkem Geruch; aus-
  geprägtes Erythem, evtl. Blutung)
  – Symptome: rot-violette Zunge; schneller, drahtiger oder kraftvoller Puls
  – Absetzen: bei Appetitverlust
  – Dosierungsempfehlung (Granulat): 120–150 mg/kg (oder ¼ Teelöffel
  pro 7,5 kg KG), verteilt auf 2 Dosen am Tag
  – Akupunkturpunkte: SJ 17 und Gb 20 (als Lokal- bzw. Regionalpunkt
  des Ohres); Gb 41, Le 2, Du 14 und Di 11 (um Feuchtigkeit auszuleiten
  bzw. Hitze zu klären; der Gallenblasenmeridian ist die wichtigste
  Energiebahn im Gehörgang)
- **Dekokt aus Mutterwurz** *(Ligusticum)* **und Hiobsträne** *(Coix)*
  – Zusammensetzung: je 3 g *Chuan Xiong, Bai Zhi, Yi Yi Ren, Huang Qin,
  Jie Geng, Zhi Zi* und *Fang Feng* sowie je 1,5 g *Jing Jie, Zhi Shi, Huang
  Lian, Gan Cao* und *Bo He*
  – Indikation: leichtere oder subakute Otitis externa (mit Rötung und
  Exsudat); sämtliche Entzündungen im Kopfbereich durch innerlich
  angehäufte Feuchte-Hitze (Stomatitis, Akne, Furunkel)
  – Symptome: drahtiger, schneller Puls; rote oder rot-violette, feuchte
  Zunge; plötzlicher Ausschlag als Zeichen von Wind-Hitze
  – Dosierungsempfehlung (Granulat): 120–150 mg/kg (oder ¼ Teelöffel
  pro 7,5 kg KG), verteilt auf 2 Dosen am Tag
- *Lian Qiao Bai Du Pian* („Entgiftende Forsythien-Tabletten") (Handels-
präparat)
  – Indikation: leichtere Entzündung oder bakterielle Infektion; Hautprob-
  leme durch Wind-Hitze in Verbindung mit mäßig starker innerer Hitze
  – Wirkung: milder als Mutterwurz-Hiobstränen-Dekokt; eher zerstreuend/
  auflösend
  – Symptome: rote Zunge; drahtiger, oberflächlicher und z.T. kräftiger
  Puls
  – Dosierungsempfehlung: 1–2 × täglich 1 Tablette pro 5 kg KG
- *Bai-Fan*-**Ohrentropfen** (Handelspräparat)
  – Zusammensetzung: aus *Bai Fan* bzw. *Ming Fan* (Alaun) und *Bing Pian*
  (Borneokampfer) in Leinöl als Trägersubstanz
  – Indikation: hartnäckige oder therapieresistente (*Pseudomonas-*)Ohren-
  infektion; zur ergänzenden Behandlung bei akut- oder chronisch-
  schmerzhafter Otitis externa (mit deutlichen Anzeichen einer Sekun-
  därinfektion)

**22**

– Wirkung: *Bai Fan* ist kühlend, (aus)trocknend, adstringierend und besonders wirksam gegen grampositive Erreger, *Pseudomonas*- und *Candida*-Spezies; das aromatische *Bing Pian* dürfte leicht antibakteriell und analgetisch wirken
– Dosierungsempfehlung: 5–8 × täglich 2–7 Tropfen in jedes Ohr (bis zu 1 Monat lang); bei Rezidivneigung Mittel zur inneren Anwendung erforderlich

### *Yin*-Mangel

- Eine seltenere Form der Otitis externa trifft man bevorzugt bei älteren Tieren an. Die Ohren sind dabei ähnlich trocken und lichenifiziert wie im Fall eines Blut-Mangels. Es könnte sich demnach um Haut- und Ohrläsionen aufgrund eines *Yin*-Mangels handeln, der sich als Spätfolge eines Blut-Mangels entwickelt.
- **Zhi Bai Di Huang Wan** („Tabletten aus Anemarrhena, Phellodendron und Rehmannia")
  – Indikation: Otitis externa durch *Yin*-Mangel
  – Zusätze: (zu 100 g der Grundrezeptur) je 9 g *Jin Yin Hua* (Geißblatt/ Lonicera), *Ku Shen* (japan. Schnurbaum/Sophora), *Pu Gong Ying* (Löwenzahnblüten) oder *Lian Qiao* (Forsythien) ergänzen, damit oberflächliche Infektion des Gehörgangs besser abheilen
  – Dosierungsempfehlung (Granulat): 120–150 mg/kg (oder ¼ Teelöffel pro 7,5 kg KG), verteilt auf 2 Dosen am Tag
  – Akupunkturpunkte: Ni 3 und Bl 23 (um Nieren zu stärken); MP 6 (um *Yin* zu nähren); MP 10 (um Blut zu kühlen und Juckreiz zu lindern); Du 14 und Di 4 (um Hitze aus dem Kopf zu ziehen); SJ 21, Dü 19 und Gb 2 (als Nahpunkte bei Ohrenbeschwerden)
- **Salbe aus Thuja- und Calendulaöl** (im Mischungsverhältnis 50:50)
  – Indikation: Gehörgangsschwellung und -reizung bei Otitis externa; manchmal sogar in langjährigen chronischen Fällen noch wirksam
  – Wirkung: Calendulaöl wirkt schwach fungistatisch und antibakteriell, aber vor allem lindert es Hautreizungen und -entzündungen; Thujaöl dient als alternatives Heilmittel für alle möglichen Warzen (des Menschen) und soll bei Otitis externa verhindern, dass sich der Gehörgang durch entzündungsbedingte Proliferation allmählich verschließt
  – Dosierungsempfehlung: 3 × täglich auf das erkrankte Ohr auftragen; auch bei Langzeit-Anwendung sicher

### Diätetische Maßnahmen

- Lässt das Ansprechen der Therapie auf ein vorhandenes Feuchtigkeitssyndrom schließen, sollte man nach einer Nahrungsmittelunverträglichkeit/ -allergie als möglicher Ursache suchen. In Betracht kommen z.B. kohlenhydratarme und (Antigen-)Ausschlussdiäten oder für Tiere mit „Füllezuständen" (starke Pulse) auch Rohfutter. Vorsicht ist geboten, wenn die angebotenen Kohlenhydrate und Proteine neu für den Patienten sind.

- Bei einer Otitis durch Feuchte-Hitze steht die Milz unter dem Einfluss von „Feuchtem", das sie überlastet; das kann entweder ein hoher Kohlenhydratanteil oder gute Bioverfügbarkeit des industriell hergestellten Futters sein. Ein alternativmedizinischer Ansatz besteht darin, dass sich Menschen mit einer „Candida-Überwucherung" hefearm ernähren, d.h. auf die meisten Brot-/Backwaren und Getränke wie Bier (wegen der Gärung) verzichten müssen. Das lässt sich nur vage begründen, soll aber wohl im Wesentlichen verhindern, dass für (Hefe-)Pilzinfektionen anfällige Menschen mit Antigenen bzw. Hefe überhaupt in Kontakt kommen. Solche Überlegungen mögen Schulmedizinern abwegig erscheinen, doch der Erfolg dieser Ernährungsweise dürfte mit der veränderten Zusammensetzung oder dem geringeren Kohlenhydratanteil zusammenhängen.
- Aus Sicht der TCM trifft die Diagnose einer Feuchtigkeitsanhäufung durch Milz-*Qi*-Mangel genau auf Patienten mit „Pilz-Überwucherung" zu. Für sie ist der Verzicht auf Brot und Alkohol deshalb so erfolgreich, weil damit praktisch alle Kohlenhydrate eliminiert werden. Mit Nachlassen des „Feuchte" erzeugenden Einflusses hört auch die Pilz-Überwucherung auf, weil die Feuchtigkeit verschwindet und Milz und Haut „austrocknen".
- Wenn Tiere gut auf eine Blut-Tonisierung ansprechen, bietet sich eine entsprechende Anreicherung des Futters durch Innereien und in die Tiefe wachsendes Blattgemüse an. Ohne Anzeichen von Milz-Schwäche (wie schwachen Puls) kann auch Rohfutter in Betracht gezogen werden.

### Therapievorschläge der Autoren

Steve Marsden: Geeignetes TCM-Mittel; je nach Wirksamkeit der TCM-Mittel Ernährung anpassen
Susan G. Wynn: Versuch mit Ausschlussdiät starten; geeignetes TCM-Mittel bzw. Medikament (mit antibakterieller und antiinflammatorischer Wirkung)

## 22.3  Bakterielle Otitis

### 22.3.1  Therapeutische Strategien

- Erreger identifizieren und behandeln
- Ursache (zugrunde liegende Störung) herausfinden

### 22.3.2  Optionen auf konventioneller Grundlage

- **Ätherische Öle:** Manchmal werden Ölmischungen zur Behandlung einer Otitis verwendet. Wichtig sind ausreichende Verdünnung und ein geeignetes Medium (ca. 10 Tropfen auf 225 ml Trägersubstanz). Ätherische Öle aus Zitronengras und Thymian hemmten das Wachstum von *Staphylococcus aureus, Streptococcus pyogenes* und *Streptococcus pneumoniae* in einer Studie [Inouye et al. 2001].

**22**

- **Pflanzenextrakte:** In der Otitis-Therapie werden wässrige oder alkoholische Auszüge eingesetzt. Verschiedene Knoblauch-Extrakte hemmten bei topischer Anwendung Pseudomonaden in vitro [Tsao und Yin 2001]. Gegen mögliche Erreger einer bakteriellen Otitis waren auch verschiedene Salbei-Spezies *(Salvia blepharochlaena, S. apium, S. triloba)* wirksam.

### 22.3.3 Komplementäre Optionen

(Näheres zu den genannten und anderen Rezepturen für die Behandlung von Hauterkrankungen – und damit auch Ohrproblemen – ☞ Kap. 21).

- Bei einer bakteriellen Otitis mit reichlich Exsudat handelt es sich meist um ein Feuchte-Hitze-Syndrom, besonders in Frühstadien (zur Wahl eines geeigneten Mittels siehe 22.2). Für akute Infektionen könnten *Long Dan Xie Gan Tang* („Leber entlastendes Enzian-Dekokt"), **Mutterwurz-Hiobstränen-Dekokt**, *Lian Qiao Bai Du Pian* („Entgiftende Forsythien-Tabletten") und *Bai-Fan*-**Ohrentropfen** geeignet sein.
- Bei milden Otitis-Formen mit weitgehend trockenen Ohren muss ein *Yin*- oder Blut-Mangel als Ursache abgeklärt werden (☞ Kap. 21). In Betracht kommen *Xiao Feng San I* („Wind vertreibendes Pulver"), *Si Wu Xiao Feng Yin* („Vier-Arzneien-Getränk zum Zerstreuen von Wind") und *Zhi Bai Di Huang Wan* („Tabletten aus Anemarrhena, Phellodendron und Rehmannia).
- Bei Blut-Mangel infolge eines Milz-*Qi*-Mangels könnte modifiziertes *Wei Ling Tang* („Feuchtigkeit aus Magen und Milz vertreibendes Dekokt") geeignet sein.

Neben solchen „Konstitutionsmitteln" bieten sich ein paar Mittel spezifisch für akute bakterielle Infektionen an.

- *Chuan Xin Lian Pian* („Antiphlogistische Tabletten")
  - Indikation: akute Infektionen (in China hauptsächlich bei Magen-Darm-, Atem- oder Harnwegsinfekten eingesetzt, aber auch für akute Otitisfälle geeignet)
  - Wirkung: Hitze zerstreuend/auflösend; antibakteriell (besonders grampositive Erreger)
  - Dosierungsempfehlung: 1–2 × täglich 1 Tablette pro 7,5 kg KG
- *Niu Huang Jie Du Pian* („Entgiftende Tabletten aus Kuhgallensteinen"), meist zusammen mit *Chuan Xin Lian Pian* verwendet
  - Kontraindikation (beide Rezepturen): nicht bei „Füllesyndromen" (starker, kraftvoller Puls und rote Zunge), da es zu Depressionen und Durchfällen kommen könnte
  - Wirkung: stark Hitze klärend; in China ein Breitspektrum-Antibiotikum
  - Dosierungsempfehlung: 1 Tablette pro 7,5–15 kg KG, möglichst in 2 Dosen am Tag
- *Bi Yan Wan* („Tabletten für entzündete Nasen")
  - Indikation: beliebtes veterinärmedizinisches TCM-Mittel, vor allem bei chronischer Sinusitis, „Nasenlaufen" und Infektionen der oberen Atemwege; Ausweitung auf Otitis externa etwas zweifelhaft
  - Wirkung: primär Wind und Hitze zerstreuend

– Dosierungsempfehlung: 1 Tablette pro 2,5–5 kg KG, verteilt auf 2 Dosen am Tag

### Therapievorschläge der Autoren

Steve Marsden: Zugrunde liegende „Konstitutionsstörung" durch geeignetes TCM-Mittel und Diät behandeln
Susan G. Wynn: Antibiotika und Entzündungshemmer; Allergien abklären; geeignetes TCM-Mittel

## 22.4  Ohrmilbenbefall

### 22.4.1  Therapeutische Strategien

- Milben aus den Ohren entfernen
- Entzündung eindämmen

### 22.4.2  Optionen auf konventioneller Grundlage

- **Reinigung:** Milben schlüpfen alle vier Tage aus ihren Eiern. Deshalb müssen die Ohren bei Milbenbefall gründlich gereinigt und die Prozedur mindestens 3- bis 4-mal nach jeweils drei Tagen wiederholt werden. Die Besitzer sollten wissen, wie sie die Ohren ihrer Tiere reinigen müssen, um möglichst viel Material zu entfernen. Gereizte Hautstellen werden mit Mineral- oder Olivenöl abgewischt; es dichtet die Atmungsöffnungen der Milben ab und lässt sie regelrecht ersticken.
- **Ätherische Öle:** Um den Milbenbefall noch wirksamer zu bekämpfen, den Juckreiz zu lindern oder eine (primäre bzw. sekundäre) Infektion zu verhindern, kann man dem Reinigungsöl noch 1–2 Tropfen ätherisches Öl hinzufügen. Am besten testet der Tierarzt kleine Mengen folgender Öle (einzeln oder kombiniert): Pfefferminzöl (für oberflächliche Anästhesie), Katzenminzeöl (wehrt Mücken ab; hilft daher vielleicht auch gegen Milben), Teebaumöl (kann Juckreiz und damit verbundene Infektionen lindern), Johanniskrautöl (gegen Ohrenschmerzen), Calendulaöl (bei Hautabschürfungen) oder Rosmarinöl (gegen Ektoparasiten wirksam). Wichtig zu wissen: Teebaumöl ist für Katzen und kleinere Hunde hoch giftig. Nach einer zweiwöchigen Behandlung mit Reinigungsprozedur (jeweils alle drei Tage) müssten die Ohren milbenfrei sein. Einziger „Nachteil" bei dieser Behandlung ist das mit Öl verschmierte Fell rund um die Ohren; das lässt sich aber leicht durch ein Bad am Ende der Behandlung beseitigen.

### Therapievorschläge der Autoren

Steve Marsden: Gründliche Ohrreinigung (alle 3 Tage mit medizinischem Öl)
Susan G. Wynn: Ohren regelmäßig reinigen und Öl einträufeln; Ivermectin

**22**

## 22.5 *Malassezia*-Otitis

### 22.5.1 Therapeutische Strategien

● Allergie und andere Ursache behandeln
● Pilzwachstum unterdrücken

### 22.5.2 Optionen auf konventioneller Grundlage

● **Essigspülungen:** lange Zeit bei *Malassezia*-Otitis verwendet. Wenn Tierbesitzer darin geübt sind, die Infektion frühzeitig und regelmäßig mit einer Lösung aus 50 % weißem Essig und 50 % Wasser zu behandeln, lassen sich Beschwerden und Häufigkeit sehr wirkungsvoll reduzieren. Länger anhaltende bzw. schwere Infektionen sind aber oft therapieresistent, und stark entzündete oder ulzerierte Gehörgänge werden durch den Essig zu sehr gereizt.
● **Teebaumöl:** gegen *Malassezia*-Spezies wirksam [Nenoff et al. 1996]; kann in verdünnter Form auch bei Otitis externa durch Hefepilze verwendet werden. Teebaumöl ist zu stark, um allein oder unverdünnt zur Behandlung von Ohreninfektionen benutzt zu werden; es kann Pusteln oder eine Kontaktdermatitis hervorrufen. Für Katzen ist es gefährlich oder sogar tödlich. Wie zur Ohrreinigung (siehe 22.4) darf Teebaumöl nur vermischt mit einem anderen Öl angewendet werden. Bei topischer Anwendung (z.B. Ohrentropfen) ist nicht zu erwarten, dass sich Reinfektionen verhindern lassen. Um prädisponierende Faktoren einer (Hefepilz-)Otitis (wie z.B. Allergien) zu behandeln, ist eine systemische Form der Therapie erforderlich. Teebaum- und andere ätherische Öle immer verdünnen (10 Tropfen auf 225 ml Trägeröl).
● **Ohrentropfen:** übliche Mittel der Humanmedizin eignen sich auch für Ohreninfektionen bei Tieren. Ohrentropfen gegen Hefepilze enthalten meist Johanniskraut *(Hypericum perforatum)*, Königskerze *(Verbascum thapsiforme)* und Knoblauch *(Allium sativum)*. Johanniskraut ist schmerzlindernd und gegen grampositive Erreger wirksam [Reichling 2001]. Schleimstoffe der Königskerze könnten antientzündlich wirken. Dass Knoblauch besonders gegen *Candida*-Spezies sowie verschiedene grampositive und gramnegative Bakterien wirksam ist, gilt als gesichert. Benutzt werden sollten nur Glycerin- oder Ölextrakte, weil Alkohol den Gehörgang zu stark reizen würde.

### 22.5.3 Komplementäre Optionen

**TCM**

● Pathophysiologie: aus Sicht der TCM liegt bei Otitis externa durch Hefepilze fast immer ein Feuchte-Hitze-Syndrom vor (Rezepturen ☞ Kap. 21).
● Milde Mittel wie modifiziertes *Wei Ling Tang* („Feuchtigkeit aus Magen und Milz vertreibendes Dekokt") oder *Xiao Feng San II* („Wind

zerstreuendes Pulver") sind für alle Hefepilzinfektionen der Ohren geeignet, außer für besonders schwere Fälle.
- Wenn bei der Otitis von Hunden Hitzesymptome überwiegen, kommt *Si Miao San* („Vier-Wunder-Pulver") in Betracht.

### Diätetische Maßnahmen

- Jeder Feuchtigkeitszustand, bei dem die Therapie anspricht, muss näher auf eine evtl. zugrunde liegende Nahrungsmittelunverträglichkeit untersucht werden. Das geschieht mithilfe einer kohlenhydratarmen oder Eliminationsdiät (bzw. Rohfutter im Fall exzessiver Hitze mit starkem Puls). Vorsicht ist geboten, wenn Kohlenhydrate und Proteine neu für den Patienten sind.
- Aus Sicht der TCM ist der Verzicht auf Getreideprodukte bei Patienten mit „Hefepilz-Überwucherung" so wirksam, weil sich dadurch der Kohlenhydratanteil drastisch verringert. Sobald der „feuchte" Einfluss nachlässt, hört das Pilzwachstum auf; wenn die Feuchtigkeit verschwindet, trocknen Haut und Milz aus.

#### Therapievorschläge der Autoren

Steve Marsden: Geeignetes TCM-Mittel; Ohrentropfen mit Teebaumöl
Susan G. Wynn: Geeignetes TCM-Mittel; Essigspülungen; Behandlung zugrunde liegender Allergien

## 22.6 Fallbericht

#### Rezidivierende Ohrenentzündung (Otitis externa)

Suzy, eine 5-jährige sterilisierte Shih-Tzu-Hündin

##### Anamnese

Suzy litt an einer rezidivierenden Otitis externa und hatte in den vergangenen 9 Monaten zwei Infektionen durchgemacht und augenblicklich schon die dritte.

Außer ihrem ständigen Kopfschütteln waren stark gerötete Ohren und ein eitrig-fauliger Geruch aus den Gehörgängen die wichtigsten Symptome. Behandelt wurde sie bis jetzt mit berberinhaltigen Ohrentropfen aus Gelbwurz *(Hydrastis canadensis)* und einer bekannten Ohrensalbe mit antientzündlicher, fungistatischer und antibakterieller Wirkung. Beide Mittel wirkten zwar, doch wenn sie nicht ununterbrochen angewandt wurden, kam es zu Rezidiven.

Weiteres Befragen ergab, dass Suzy Mundgeruch (Halitosis) hatte, aber weder Hautprobleme noch Verdauungsstörungen bestanden. Auf Anraten eines Tierarztes bekam Suzy ein handelsübliches Futter zur Vorbeugung gegen Harnsteine, obwohl sie nie an Zystitis oder Urolithiasis erkrankt war.

**22**

## Körperliche Untersuchung

- **Ohrenbefunde:** in den senkrechten Abschnitten des Gehörgangs gelbe, wachsartige Zellmassen; horizontaler Abschnitt nicht einsehbar. Schleimhaut leicht gerötet und sehr empfindlich. Hautstruktur, Dicke und Kontur der Ohren normal.
- **Puls- und Zungendiagnose:** schneller, kräftiger, straffer und schwankender Puls; normal aussehende Zunge.

## Befundauswertung/TCM-Diagnose

- Ohrensekret und das Ansprechen auf Ohrentropfen (antibakterieller Wirkstoff Berberin) und Ohrensalbe ließen eine bakterielle Infektion vermuten; eine Kultur wurde nicht angelegt. Der lang anhaltende Effekt der bisherigen Medikation war auch aus dem Fehlen chronisch entzündlicher Veränderungen an den Ohren ersichtlich.
- Aus Sicht der TCM gleicht der oberflächliche, straffe Puls der Hündin der Pulsqualität von Menschen nach dem Eindringen eines pathogenen Windes. In der Schulmedizin findet eine Wind-Invasion von außen ihre Entsprechung in akuten Infektionen ohne erkennbare Prädisposition. Einfache Wind-Invasion ist zwar keine typische Otitis-Ursache bei Hunden und Katzen, doch bei Suzy waren die Pulsbefunde so eindeutig, dass sich die Diagnose geradezu aufdrängte.

## Behandlung

- *Chai Ge Jie Ji Tang* („Dekokt aus Hasenohr/Bupleurum und Kopoubohne/Pueraria") als antibakterielles und entzündungshemmendes Mittel gegen Suzys Otitis externa: Obwohl im Text nicht ausdrücklich erwähnt, wird das Dekokt (bei Menschen) angewandt, wenn Wind-Kälte oder Wind-Wärme, die von außen in den Körper eingedrungen ist, eine spürbare Schmerz- bzw. Überempfindlichkeit oberflächlicher Hautschichten auslöst. Auch aus dem Grund für Suzy geeignet, weil die erhöhte Empfindlichkeit der Schleimhaut in keinem Verhältnis zur Infektion bzw. sichtbaren Entzündung des Gehörgangs stand.
- Dosierung: 2 × täglich ¼ Teelöffel des Granulats über 2 Wochen; andere Mittel (Salbe und Tropfen) alle abgesetzt.

## Therapieergebnisse

- Nach 2 Wochen: Suzys Ohrenschmerzen (hatten nicht auf die topischen Mittel reagiert) ließen unter der Einnahme der TCM-Rezeptur offenbar nach.
- Rund 2 Monate später: wieder Beschwerden; Suzy kratzte sich seit 1 Tag ständig am Ohr, obwohl sie das TCM-Mittel weiterhin einnahm und ihr Besitzer zusätzlich Reste der Ohrensalbe aufgetragen hatte.
  - Untersuchung: Ohren völlig normal; Puls drahtig und dünn. Erhöhte Muskelspannung und Wärme über den Akupunkturpunkten Bl 10 und Du 14 zu tasten. Mehrfache Fixierungen im Hals- und Lumbalbereich, die osteopathisch korrigiert wurden.

– Umstellung der Therapie: Ohrensalbe und *Chai Ge Jie Ji Tang* wurden abgesetzt. Stattdessen Mischung aus Gelbem Jasmin *(Gelsemium sempervirens)*, Passionsblume *(Passiflora incarnata)*, Baldrian *(Valeriana officinalis)* und Hafer *(Avena sativa)* im Verhältnis 2:3:3:2; Dosierung: 2 × täglich 1 ml der (Alkohol-)Tinktur. Akupunktur von Bl 10, Du 14, Di 4 und Dü 3.

- Letzte Nachuntersuchung (ca. 3 Monate nach Umstellen der Therapie): keine weiteren Rezidive der Otitis oder Reizerscheinungen am Ohr aufgetreten.

### Diskussion

- Die neue Kräutermischung schien für eine wirksame Entspannung der Halsmuskulatur zu sorgen und half besonders gegen die hartnäckigen zervikalen Wirbelfixierungen. Hunde und Katzen kratzen sich oft an fixierten Stellen im Nacken, was Tierärzte und Tierhalter leicht als Zeichen einer Otitis missverstehen können. Das trifft vor allem auf Fixierungen des Atlantookzipitalgelenks zu (Näheres ☞ Kap. 18).
- Obwohl eindeutige Symptome einer Otitis externa vorlagen, könnte die Ohrempfindlichkeit schon bei Suzys erster Vorstellung durch eine damals nicht entdeckte Wirbelfixierung bedingt gewesen sein. Insofern war *Chai Ge Jie Ji Tang* keine schlechte Wahl, weil es neben seiner antibakteriellen und antientzündlichen Wirkung auch (muskel)entspannende Bestandteile enthält. Muskelspasmen können zu Wirbelfixierungen führen. In Suzys Fall half eine gezielt auf den Nackenbereich einwirkende Behandlung letztlich auch, Rezidiven einer Überempfindlichkeit der Ohren vorzubeugen.

**22**

## Literatur

Brinker F. *Formulas for Healthful Living*. Sandy, Ore, 1995, Eclectic Medical Publications.

Day C. *The Homeopathic Treatment of Small Animals: Principles and Practice*. Saffron Walden, UK, 1990, C.W. Daniel Company.

Inouye S, Takizawa T, Yamaguchi H. Antibacterial activity of essential oils and their major constituents against respiratory tract pathogens by gaseous contact. J *Antimicrob Chemother* 47(5):565-573, 2001.

Murphy R. *Lotus Materia Medica*. Durango, Colo, 1995, Lotus Star Press.

Naeser MA. *Outline Guide to Chinese Herbal Patent Medicines in Pill Form*. Boston, 1990, Boston Chinese Medicine.

Nenoff P, Haustein UF, Brandt W. Antifungal activity of the essential oil of Melaleuca alternifolia (tea tree oil) against pathogenic fungi in vitro. *Skin Pharmacol* 9(6):388-394, 1996.

Sanchez-Araujo M, Puchi A. Acupuncture enhances the efficacy of antibiotics treatment for canine otitis crises. *Acupunt Electrother Res* 22(3-4):191-206, 1997.

Sugiura Y, Ohashi Y, Nakai Y. The herbal medicine, sairei-to, enhances the mucociliary activity of the tubotympanum in the healthy guinea pig. *Acta Otolaryngol Suppl* 531:17-20, 1997.

Tsao S, Yin M. In vitro activity of garlic oil and four diallyl sulphides against antibiotic-resistant *Pseudomonas aeruginosa* and *Klebsiella pneumoniae*. *J Antimicrob Chemother* 47(5):665-670, 2001.

Yan W. *Practical Therapeutics of Traditional Chinese Medicine*. Brookline, Mass, 1997, Paradigm Publications.

Yeung H. *Handbook of Chinese Herbal Formulas*. Los Angeles, 1995, Self-published.

Yeung H. *Handbook of Chinese Herbs*. Los Angeles, 1996, Self-published.

# 23 Augenerkrankungen

## 23.1 Glaukom

### 23.1.1 Therapeutische Strategie

● Augeninnendruck senken, um Erblindung zu verhindern

### 23.1.2 Optionen auf konventioneller Grundlage

● **Buntnessel** *(Coleus forskohlii)*: Forskolin ist ein Extrakt der Buntnessel, der die Proteinkinase A aktivieren und dadurch die Kammerwasserproduktion verringern kann, aber auch wie ein α-adrenerger Rezeptoragonist wirkt. In klinischen Versuchen Forskolin besser nur topisch anwenden. Die Autoren haben selbst keine Erfahrung mit dem Mittel.
● **Jaborandistrauch** *(Pilocarpus jaborandi)*: Pilocarpin, ein parasympathikomimetischer Wirkstoff aus Kalmus, wird in der Glaukombehandlung eingesetzt.
● **Glycin:** Hunde mit primärem Glaukom hatten intraokular hohe Glutamin- und niedrige Glycinkonzentrationen [Brooks et al. 1997]. Eine Glycin-Supplementierung wird daher von einigen Autoren befürwortet [Fox 1972].
● **α-Liponsäure:** In (meist russischen) Studien schien α-Liponsäure von Nutzen in der Glaukombehandlung zu sein. Dosierung: bis zu 25 mg/Tag (Katzen) bzw. 1–5 mg/kg KG bis maximal 200 mg/Tag (Hunde).

### 23.1.3 Komplementäre Optionen

**TCM**

● Aus Sicht der TCM liegt einem akuten Glaukomanfall ein Überschuss an Energie im Kopf zugrunde. Ursache dieser Energiefülle ist aufsteigendes Leber-*Yang*.
● *Long Dan Xie Gan Tang* („Leber entlastendes Enzian-Dekokt")
  – Indikation: akuter Glaukomanfall
  – Symptome: tiefrote Zunge; drahtiger Puls; Reizbarkeit, Erbrechen, starke Augenschmerzen
  – Dosierungsempfehlung (Granulat): 60–75 mg/kg (oder ¼ Teelöffel pro 5–7,5 kg KG), aufgeteilt auf 2 Dosen am Tag
● *Zhen Gan Xi Feng Tang* („Leber beruhigendes und inneren Wind beseitigendes Dekokt")
  – Indikation: Glaukom durch aufsteigendes Leber-*Yang*
  – Wirkung: ähnlich wie *Long Dan Xie Gan Tang*, aber weniger austrocknend. Daher wird der Patient bei versehentlich falscher (nicht-indizierter) Anwendung vermutlich nicht so stark geschwächt
  – Dosierungsempfehlung (Granulat): 60–75 mg/kg (oder ¼ Teelöffel pro 5–7,5 kg KG), aufgeteilt auf 2 Dosen am Tag

**23**

- *Ming Mu Di Huang Wan* („Sicht verbessernder Rehmannia-Tee mit sechs Kräutern")
  - Indikation: aufsteigendes Leber-*Yang* (aufgrund von Leber-*Yin*-Mangel); keine akuten Augenbeschwerden; oft ältere Tiere
  - Symptome: schwankender oder dünner, beschleunigter Puls; rote, trockende Zunge; in der Vorgeschichte Keratoconjunctivitis sicca und leicht allergische Dermatitis
  - Dosierungsempfehlung (Granulat): 60–75 mg/kg (oder ¼ Teelöffel pro 5–7,5 kg KG), aufgeteilt auf 2 Dosen am Tag
- **Akupunkturpunkte:** Gb 37, Le 3, Le 2 (alle drei „bremsen" Hyperaktivität des Leber- und Gallenblasenmeridians), Ni 3 (besonders bei *Yin*-Mangel); Di 4 (um Hitze aus dem Kopf zu leiten), Gb 20 (Regionalpunkt), *Tai Yang* und Bl 20 (beides Lokalpunkte).

### Mögliche Interaktionen

Diuretisch wirkende pflanzliche Mittel können die Wirkung oder Nebenwirkungen von Carboanhydrasehemmern (Diuretika) verstärken.

### Therapievorschläge der Autoren

Steve Marsden: Konventionelle Behandlung oder geeignetes TCM-Mittel
Susan G. Wynn: Konventionelle Behandlung; α-Liponsäure

## 23.2 Katarakt

### 23.2.1 Therapeutische Strategie

- Bei diabetischer Katarakt Blutzucker einstellen

### 23.2.2 Optionen auf konventioneller Grundlage

#### Systemische Anwendung

- **Heidelbeere** *(Vaccinium myrtillus)*: enthält Anthocyanine, die sich günstig auf die Mikrozirkulation auswirken könnten; evtl. noch besser für Retinopathien als für Katarakt geeignet.
- **Schmetterlingsstrauch** *(Buddleia officinalis)*: häufiger Bestandteil in Augenmitteln der TCM; enthält Flavonoide (Apigenin, Luteolin) und verzögerte in vitro die Kataraktentwicklung [Matsuda et al. 1995].
- *Pa Wei Di Huan Wan* und *Zhang Yan Ming*: hemmten in vitro die Sorbitolbildung in der Augenlinse [Chiou et al. 1992].

#### Topische Anwendung

- **Aschenkraut** *(Senecio cineraria)*: nach ersten Untersuchungen in den 50er-Jahren bei unterschiedlichen Kataraktformen des Hundes eingesetzt; in Einzelfällen Besserung berichtet. Falls keine Zubereitung speziell für Hunde verwendet wird, Extrakt um mindestens 50 % verdünnen, um eine Augenreizung zu vermeiden. Muss bis zur vollen Wirkstärke mindestens 6 Monate verabreicht werden. Das Aufklaren beginnt rund um die Linse, doch in fortgeschrittenen Fällen wird die Katarakt nicht ganz verschwinden.

## Diätetische Maßnahmen

- **Karotinmangel** könnte eine Ursache von Katarakten sein. Deshalb nach der Ernährung des Tieres fragen. Selbst zubereitetes Futter ist nicht immer ausgewogen, evtl. für eine Nahrungsergänzung sorgen.
- **Vitamin C** schützte in epidemiologischen Studien (Menschen) vor einer Kataraktbildung [Mares-Perlman et al. 2000]. Im einzigen randomisiert kontrollierten Versuch war Vitamin C allein nicht eindeutig wirksam, doch die Katarakt-Inzidenz ließ sich durch (antioxidative) Multivitamin-Mineralstoff-Präparate verringern [Seddon et al. 1994].
- **Vitamin E:** Vitamin-E-Spiegel und Katarakt-Inzidenz scheinen bei Menschen umgekehrt korreliert zu sein. Durch Vitamin-E-Zufuhr nahmen bei Menschen und Ratten Inzidenz und Progression der Linsentrübung ab [Lyle et al. 1999, Seth und Kharb 1999]. Neuere Untersuchungen belegen, dass offenbar auch die topische Anwendung von Vitamin E (Phospholipid-Liposomen-Träger oder 1 % Vitamin-E-Acetat) die Katarakt-Entwicklung verlangsamen kann.
- **α-Liponsäure** (oder Thioctsäure) erwies sich in unterschiedlichen In-vitro-Versuchen als Linsen-Schutzfaktor.
- **Zink:** Die Zinkkonzentration der Augenlinsen nimmt im Alter zwar ab, doch es ist nicht bewiesen, dass sich allein durch Zinkzufuhr eine Katarakt-Progression aufhalten ließe. In einer Hundestudie blieb Zinkacetat bei topischer Anwendung wirkungslos bzw. könnte sogar zur weiteren Linsentrübung beigetragen haben [MacMillan et al. 1989].
- **Taurin:** konnte in vitro vor der Entstehung diabetischer Katarakte schützen.

## 23.2.3 Komplementäre Optionen

### Homöopathie

- **Calcarea carbonica C30** (Kalkerde): täglich $1 \times 1$ für 3–4 Wochen, dann erneute Augenuntersuchung; bei Besserung der Linsentrübung oder der Sicht nur noch nach Bedarf. Besonders gut sprechen Patienten an, die noch andere (Calcarea-)typische Symptome aufweisen: z.B. fast nicht beeinflussbare Gewichtszunahme, Ängstlichkeit, Zunahme der Beschwerden bei feuchtem Wetter, unterwürfiges („Dienstmagd"-)Verhalten gegenüber anderen Tieren, starke Zahnabnutzung.

### TCM

- Pathophysiologie: Körperliche Befunde werden oft wörtlich genommen; daher versteht die TCM eine dunkelrote Geschwulst z.B. als Ausdruck

**23**

eines Blutstaus (Blut-Stase). Nach ihrer Vorstellung muss sich irgendwo im Körper „trübe Flüssigkeit" angesammelt haben, wenn sich die üblicherweise glasklare bzw. durchsichtige Augenlinse eintrübt (wie bei einer Katarakt). „Trübes" ist unerwünscht und wird mit verunreinigtem Material gleichgesetzt.

- Behandlungsziele: In der Therapie richtet sich die Aufmerksamkeit nicht nur auf die Linse selbst, sondern auf den gesamten Körperhaushalt. Speziell bei Katarakt muss Schleim umgewandelt (transformiert) und Feuchtigkeit ausgeleitet werden; Schleim und Feuchtigkeit sind die gebräuchlichsten Bezeichnungen für innere „Verunreinigungen". Berücksichtigt werden auch Ernährung (was der Patient zu sich nimmt) und Verdauung (ob die zugeführte Nahrung vom Körper richtig verwertet, „assimiliert" werden kann). Diese Verdauungsfunktion schreibt die TCM etwas willkürlich der Milz zu. Feuchtigkeit und Schleim sind demnach Ausdruck einer Milz-Störung bzw. -Funktionsschwäche.
- Geeignete Mittel: Zur Behandlung einer Katarakt kommt jede Rezeptur infrage, die zu den anderen Symptomen eines Tieres passt, wenn sie die Milz von innen unterstützt, Feuchtigkeit ausleitet und Schleim transformiert. Bei gut ansprechenden Tieren sollte als Nächstes das Ernährungsmuster untersucht werden; möglicherweise reagieren sie überempfindlich auf Allergene oder bestimmte Inhaltsstoffe. Für Patienten mit Hitze- und Füllesymptomen sind Rohfutter oder kohlenhydratarme Nahrung geeignet, für schwache, gebrechliche, dünne Patienten eher reizarme (blande), leicht verdauliche Kost mit wenigen Ballaststoffen.

### „Feuchter" Zustand (Milz-*Qi*-Mangel)

- ***Wu Ling San*** („Fünf-Bestandteile-Pulver mit Poria")
  - Indikation: in der Humanmedizin bei Augenkrankheiten; diabetische Katarakt bei Hunden (= Feuchte-Hitze durch Milz-*Qi*-Mangel)
  - Wirkung: fördert Harnausscheidung, leitet Feuchtigkeit aus und klärt Hitze; verbessert bei diabetischer Katarakt Glukosetoleranz und Sehvermögen der Hunde
  - Symptome: schwankender Puls; belegte Zunge; Zeichen für Feuchtigkeit in oberen Körperregionen (Spucken von Wasser, Benommenheit, Husten, schaumiger Speichel)
  - Empfohlene Dosierung (Granulat): 60–75 mg/kg (oder ¼ Teelöffel pro 5–7,5 kg KG), mindestens 1 × täglich
- ***Fu Ling Gui Zhi Bai Zhu Gan Cao Tang*** („Kombination mit Atractylodes und Poria")
  - Indikation: ähnlich wie *Wu Ling San*
  - Symptome: weicher, schlüpfriger Puls; eingekerbte, feuchte Zunge; Zeichen für Feuchtigkeit und Schleim in oberen Körperregionen (Husten, Schwindel, Müdigkeit und Schlaffheit)
  - Empfohlene Dosierung (Granulat): 60–75 mg/kg (oder ¼ Teelöffel pro 5–7,5 kg KG), mindestens 1 × täglich

### „Ausgetrockneter" Zustand

- **Qi Ju Di Huang Wan** („Tabletten aus Bocksdornfrüchten/Lycium, Chrysanthemum und Rehmannia") und **Si Wu Tang** („Vier-Arzneien-Dekokt")
  - Indikation: Katarakt; in der Praxis aber wichtiger für Hornhauterkrankungen
  - Wirkung: *Yin*- und Blut-tonisierend
  - Kontraindikation: Tiere mit primärem Milz-*Qi*-Mangel
  - Empfohlene Dosierung (für beide Mittel): 60–75 mg/kg (oder ¼ Teelöffel pro 5–7,5 kg KG), mindestens 1 × täglich

## Westliche Kräutermedizin

- **Aschenkraut** (*Senecio cineraria*): Angesichts der Rolle, die Schleim und Feuchtigkeit (aus Sicht der TCM) bei Katarakten oder Unterbrechung der Blutzufuhr zu den Augen spielen, kommt einer „Gegenreizung" ganz neue Bedeutung zu. Da Aschenkraut die Durchblutung fördert, hilft es im bildlichen Sinne, „trübe Flüssigkeit" aus dem Auge zu spülen. Gegenirritanzien sollen auch innen befindliche Strukturen (direkt unter der Stelle, an der sie appliziert werden) abschwellen können.
  - Da Aschenkraut allgemein nur für frühe Katarakt-Stadien empfohlen wird, fällt es für die Behandlung von Hunden oder Katzen im Grunde aus, es sei denn ein Tierbesitzer würde gut auf die Augen acht geben.
  - Klinische Erfahrung mit dem verdünnten Kräuterauszug (Augentropfen) zeigt aber, dass sich die Sicht selbst bei fortgeschrittener Katarakt noch bessern kann (ausgehend vom Rand der Linse). Bei juveniler Katarakt lässt sich die Weiterentwicklung durch frühzeitigen Einsatz von Aschenkraut zuverlässig aufzuhalten.

### Mögliche Interaktionen

- **Johanniskraut** *(Hypericum perforatum)*: Wenn Tiere vermehrt der Sonne ausgesetzt sind, ist Vorsicht geboten. Durch eine starke chemische Reaktion auf Sonnenlicht können die Linsen geschädigt werden, wenn sich der Wirkstoff Hypericin in den Linsenproteinen angereichert hat [Schey et al. 2000].
- **Vitamin C:** In hohen Dosen könnte Vitamin C die Sauerstoffoxidation fördern (paradoxer „prooxidativer" Effekt) statt hemmen. Ab welcher Dosis es die oxidative Schädigung beschleunigen würde, ist unbekannt [Davies 1995]. Insgesamt spricht aber mehr dafür, dass Antioxidanzien einer Katarakt-Entstehung vorbeugen.

### Therapievorschläge der Autoren

Steve Marsden: Mit systemischen (oral verabreichten) Mitteln Feuchtigkeit ausleiten und Milz stärken, gleichzeitig Augentropfen (verdünnte Aschenkraut-Tinktur)
Susan G. Wynn: Systemisch (oral): Antioxidanzienkombination; topisch: Aschenkraut (verdünnte Tinktur)

**23**

# 23.3 Netzhauterkrankungen / Retinopathien (einschließlich progressive Retina- atrophie)

### 23.3.1 Therapeutische Strategien

- Falls vorhanden: Entzündung eindämmen
- Ernährungsmängel ausgleichen
- Zugrunde liegende Störung behandeln

### 23.3.2 Optionen auf konventioneller Grundlage

- **Heidelbeeren** *(Vaccinium myrtillus)*: Nach älteren Studien aus Italien schienen Heidelbeeren (vermutlich durch ihren Bioflavonoid-Gehalt) die Funktion der Netzhaut zu verbessern. In frei verkäuflichen Mitteln zum menschlichen Gebrauch sind häufig noch andere Bioflavonoide enthalten (meistens Rutin). Offenbar können derartige Extrakte die Netzhautgefäße schützen. Dosierungsempfehlung: $2 \times 60\text{--}240$ mg/Tag.
- **Zink:** Bei Menschen wird die Makuladegeneration mit Zinkmangel in Verbindung gebracht. Dosierungsempfehlung für Hunde und Katzen: täglich 4 mg/kg KG (Zinkmethionin) oder 10 mg/kg KG (Zinksulfat) oder 5 mg/kg KG (Zinkgluconat) p.o.
- **Taurin:** Dass Taurinmangel bei Katzen zur Retinopathie führen kann, ist bekannt. Doch bei ausgewogen ernährten Katzen ist es eher unwahrscheinlich. Allerdings enthält selbst zubereitetes Futter manchmal zu wenig Taurin. Da Taurin sicher in der Anwendung ist, lohnt sich ein Supplementierungsversuch bei Katzen mit retinaler Blindheit.
- **Antioxidanzien:** Durch Vitamin-E-Mangel können die Photorezeptoren in der Netzhaut geschädigt werden, und bei Hunden wurden auch retinale Läsionen beobachtet [Davidson et al. 1998]. Vitamin A eignet sich auch zur Vorbeugung humaner Retinopathien.
- **Fischöl:** Bei Netzhautdegeneration scheint auch ein Mangel an Docosahexaensäure (DHA) eine Rolle zu spielen [Waldron et al. 1998]. Daher könnte die Zufuhr von DHA eine sinnvolle Maßnahme sein, um das Fortschreiten der Degeneration aufzuhalten.

### 23.3.3 Komplementäre Optionen

- Eine progressive Retinaatrophie scheint durchgängig mit Zuständen verbunden zu sein, die aus Sicht der TCM einer starken Feuchte-Hitze-Ansammlung im Kopf entsprechen. Bildlich gesprochen ist Feuchte-Hitze so beschaffen, dass sie die Blutversorgung der Netzhaut „austrocknet" und „abschneidet". Vom Krankheitsbild her sind Patienten mit progressiver Retinaatrophie bedeutend „heißer" (mehr Hitzesymptome) als Patienten mit einer eher „feuchten" Katarakt.
- Behandlungsprinzipien: Damit sich ihr Zustand nicht noch weiter verschlechtert, werden Patienten mit progressiver Retinaatrophie mit

starken (Feuchte-)Hitze klärenden Mitteln behandelt. Bei einem kompletten Sehverlust in chronischen Fällen kehrt das Sehvermögen aber selten zurück. Die besten Chancen, das Sehvermögen zu bewahren, bestehen bei Tieren, die in frühen Stadien oder akuten Phasen behandelt werden.

- Ernährungsumstellung: Wenn sich mit den aufgelisteten TCM-Mitteln eine weitere Verschlechterung der Sicht aufhalten lässt, sollte die Ernährung der Tiere überprüft werden. Es könnte nämlich sein, dass sie allergisch oder überempfindlich auf bestimmte Futterbestandteile reagieren.

## TCM

- ***Long Dan Xie Gan Tang*** („Leber entlastendes Enzian-Dekokt")
  - Indikation: akut aufgetretene Feuchte-Hitze-Augensyndrome
  - Wirkung: klärt Feuchte-Hitze (aus Leber-, Gallenblasenmeridian und Kopf)
  - Nebenwirkungen: schwere Lethargie und Appetitverlust bei Anwendung in nicht geeigneten Fällen
  - Symptome: rote Zunge; „Fülle"-Puls (drahtig, kraftvoll oder schnell)
  - Dosierungsempfehlung (Granulat): 60–75 mg/kg (oder ¼ Teelöffel pro 5–7,5 kg KG), verteilt auf 2 Dosen am Tag
- ***Si Miao San*** („Vier-Wunder-Pulver")
  - Indikation: zur Stabilisierung im Anschluss an *Long Dan Xie Gan Tang*
  - Wirkung: verhindert weitere Feuchtigkeitsproduktion durch die Milz; obwohl *Si Miao San* kein spezifisches Augenmittel ist, beugt es dadurch u. U. weiteren Sehverlusten vor
  - Dosierungsempfehlung (Granulat): 60–75 mg/kg (oder ¼ Teelöffel pro 5–7,5 kg KG), verteilt auf 2 Dosen am Tag
- **Akupunkturpunkte:** großzügig Gebrauch von Fernpunkten wie Di 4, Gb 41, Le 2, Le 3, 3E 4, 3E 5 und Gb 37 machen; ein nützlicher Lokal-/Nahpunkt ist *Tai Yang*. Alle Punkte sehr wirksam, um Hitze aus Kopf und Augen zu entfernen.

## Chiropraktik / osteopathische Behandlung

- Bei Hunden mit progressiver Retinaatrophie sind sehr häufig Hals- und obere Brustwirbel nur eingeschränkt beweglich. Durch die Wirbelfixierungen wird aus osteopathischer Sicht eine Schwellung (Kongestion) im Kopf- und Nackenbereich begünstigt. Diese Schwellung verstärkt aus Sicht der TCM noch die allgemeine Neigung, dass sich Hitze-Pathogene im Kopf anhäufen. Wenn die Korrektur von Wirbelfixierungen als sicher eingeschätzt wird, ist eine osteopathische Behandlung auch bei progressiver Retinaatrophie zu empfehlen.

**23**

# 23.4 Keratoconjunctivitis sicca

## 23.4.1 Therapeutische Strategien

- Auf Prädisposition und Folgen einwirken
- Augen regelmäßig reinigen
- Mit Flüssigkeit benetzen

## 23.4.2 Komplementäre Optionen

### TCM

- Die Keratoconjunctivitis sicca (KCS) ist bei Hunden fast ausnahmslos
  mit Blut-Mangel verbunden, und bei mehr als der Hälfte der Hunde mit
  allergischer Dermatitis scheint ebenfalls ein Blut-Mangel vorzuliegen.
  Daher findet man bei einem Patienten oft beide Störungen vor.
  Weitere Symptome eines Blut-Mangels (außer KCS): rezidivierende
  Mastozytose (Mastzelltumoren), oberflächliche Neoplasien (Hämangiome, Hämangiosarkome) und Adenokarzinome der Schilddrüse, Kaumuskelentzündung (mastikatorische Myositis) sowie Angstaggression.

#### Behandlungsprinzipien

- Eine KCS wird selten primär behandelt, scheint aber gut auf Rezepturen
  gegen Blut-Mangelsymptome anzusprechen. Die Rezeptur wird passend
  zum Krankheitsbild (des Blut-Mangels) ausgewählt und das Wirkspektrum durch Zusätze wie *Gou Qi Zi* (Bocksdornfrüchte), *Ju Hua* (Chrysanthemum) und *Mi Meng Hua* (Schmetterlingsstrauch) auch auf die
  KCS ausgedehnt.

#### Rezepturen

- Dosierungsempfehlung (alle folgenden Rezepturen): 60–75 mg/kg (oder
  ¼ Teelöffel pro 5–7,5 kg KG), mindestens 1 × täglich
- Für Blut-Mangel mit Leitsymptomen wie dünner, drahtiger Puls; blass-
  lila Zunge; feine Schuppen, schlecht nachwachsende Haare; Angstaggression; starkes Träumen:
  - *Si Wu Tang* („Vier-Arzneien-Dekokt"): Grundrezeptur bei Blut-Mangel
  - *Si Wu Xiao Feng Yin* („Vier-Arzneien-Dekokt zum Beseitigen von
    Wind"): bei allergischer Dermatitis

– *Xue Fu Zhu Yu Tang* („Stase aus dem Haus des Blutes vertreibendes Dekokt"): bei oberflächlichen Neoplasien
● Wenn Blut-Mangel in *Yin*-Mangel übergegangen ist: *Qi Ju Di Huang Wan* („Tabletten aus Bocksdornfrüchten, Chrysanthemum und Rehmannia").

### Akupunktur

● Bl 18, MP 6, KG 12, Ma 36 und Le 3 (um Blutbildung im Körper anzukurbeln)
● Gb 41 (damit mehr Tränenflüssigkeit gebildet wird)
● Gb 20 (wirkt indirekt auf die Augen)
● Di 4 (um das gesamte Gesicht zu beeinflussen bzw. *Qi* und Blut zu tonisieren)

#### Therapievorschläge der Autoren

Steve Marsden: *Si Wu Xiao Feng Yin; Xue Fu Zhu Yu Tang*
Susan G. Wynn: Ciclosporin-Salbe

# 23.5 Indolente (schmerzlose) Ulzera

## 23.5.1 Therapeutische Strategien

● Infektion behandeln
● Protease-Aktivität bestimmen
● Defekt schützen (abdecken)

## 23.5.2 Optionen auf konventioneller Grundlage

● **L-Lysin:** bei Herpes-Ulzerationen $2 \times 250–500$ mg/Tag (siehe 23.7).
● **Vitamin A:** Ein schwerer, länger anhaltender Vitamin-A-Mangel kann bei Menschen zu Retinaschäden und Xerophthalmie führen. Bei ausgewogen ernährten Hunden oder Katzen dürfte ein echter Vitamin-A-Mangel eher selten vorkommen, obwohl noch keine Richtwerte zur optimalen Versorgung festgelegt wurden. Einige Tierärzte empfehlen aber trotzdem die topische Anwendung von Vitamin-A-Palmitat.
● **Autologes Serum (Eigenblut)** könnte auf einschmelzende Geschwüre wie eine Anti-Kollagenase und Anti-Protease wirken und enthält vermutlich auch Wachstumsfaktoren. Das Serum sollte nach der Plasmaseparation durch einen sterilen 0,22-μm-Filter in eine sterile Injektionsampulle gefüllt werden. Aus der aufgezogenen Spritze wird es dann portionsweise (0,4 ml) ohne Nadel ins Auge getropft [Maggs und Nasisse 1997, Tsubota et al. 1999].

**23**

### 23.5.3 Komplementäre Optionen

#### TCM

- Aus ganzheitlicher Sicht werden indolente Ulzera in erster Linie durch einen Blut- oder *Yin*-Mangel verursacht, der die Tränenproduktion allmählich versiegen lässt. Obwohl autologes Serum aus anderen therapeutischen Überlegungen angewandt wird, ist das Eintropfen in die Augen auch bei indolenten Ulzera eine gute Methode.
- *Long Dan Xie Gan Tang* („Leber entlastendes Enzian-Dekokt")
  - Indikation: schmerzhafte Entzündungen
  - Zusätze zur Wirkungsverstärkung: *Shi Jue Ming* (Haliotisschnecke) oder *Gou Qi Zi* (Bocksdornfrüchte) und *Ju Hua* (Chrysanthemum)
  - Kontraindikation: nicht bei Verdauungsschwäche und allgemein geschwächten Tieren; nicht bei „ausgetrocknetem Zustand" (kleine trockene Zunge; dünner, schwankender Puls; puderige Schuppen, schlecht nachwachsende Haare, Gewichtsverlust)
  - Sofort absetzen: bei Appetitverlust, Lethargie oder wässriger Diarrhö
  - Leitsymptome: rote oder blasse Zunge; wogender, rasender Puls
  - Klinik: geschwollene Lider, Augensekret, Photophobie und Miosis, opake Kornea; Hitzeunverträglichkeit, starker Hunger und Durst; Aggression
  - Dosierung: 60–75 mg/kg (oder ¼ Teelöffel pro 5–7,5 kg KG), aufgeteilt auf 2 Dosen am Tag
- *Qi Ju Di Huang Wan* („Tabletten aus Bocksdornfrüchten, Chrysanthemum und Rehmannia")
  - Indikation: *Yin*-Mangel-Syndrome
  - Leitsymptome: dünner, schneller oder schwankender Puls; zart, blass und wie gehäutet aussehende, trockene, rote Zunge
  - Klinik: Spätstadien oder chronische Ulzera, dickschleimiges Augensekret, atrophierte und erweiterte Pupillen (Zeichen einer beginnenden Erblindung), opake oder allgemein trübe Kornea
  - Dosierung: 60–75 mg/kg (oder ¼ Teelöffel pro 5–7,5 kg KG), aufgeteilt auf 2 Dosen am Tag
- *Mi Meng Hua* (Schmetterlingsstrauch, *Buddleia officinalis*) kann geeignet sein, weil es aus Sicht der TCM mithilft, die oberen Gewebeschichten im Auge ausreichend mit Blut zu versorgen. Man kann Schmetterlingsstrauch zu allen genannten Rezepturen ergänzen, weil er sich für Fülle- wie für Mangelzustände gleichermaßen gut eignet.
- **Augentrost-Augentropfen** *(Euphrasia officinalis)* können von außen die Wirkung der TCM-Mittel unterstützen und mit dazu beitragen, die Progression der Hornhautläsionen aufzuhalten.
- **Akupunkturpunkte:** Ma 8, Gb 20, Di 4, Bl 10, KG 12 und Ma 43 sind bei Schwellungen nützlich. Ma 8 ist eine wichtige Schnittstelle des Gallenblasen- und Magenmeridians, die beide bei Augenerkrankungen eine Rolle spielen, und hilft daher, die Augen zu behandeln bzw. den Kopf von Druck zu entlasten (abzuschwellen). Gb 20 ist als Regionalpunkt bei Augenproblemen wichtig für die Behandlung. Di 4 beseitigt Hitze aus dem gesamten Gesichtsbereich. Bl 10 ist ebenfalls ein Regio-

nalpunkt bei Augenerkrankungen und dient zur Entlastung des Blasenmeridians an seinem Ursprung (im Bereich des inneren Augenwinkels). Bei Hunden und Katzen ist KG 12 ein wichtiger Punkt, um zu verhindern, dass sich weitere Feuchtigkeit bildet und die Schwellung verstärkt. Ma 43 eignet sich als Fernpunkt unter anderem zum Klären von Hitze bei Augen- bzw. Gesichtsröte.

**Therapievorschläge der Autoren**

Steve Marsden: *Qi Ju Di Huang Wan* (bei *Yin*-Mangel); autologes Serum; Augentrost-Augentropfen
Susan G. Wynn: Konventionelle Behandlung mit Acetylcystein; autologes Serum; *Qi Ju Di Huang Wan*

# 23.6 Konjunktivitis

## 23.6.1 Therapeutische Strategien

- Zugrunde liegende Störung bzw. primäre Ursache behandeln (z.B. Infektion, Allergie, Keratoconjunctivitis sicca, Umwelt- oder immunologische Faktoren, Glaukom, Uveitis)
- Entzündung eindämmen

## 23.6.2 Optionen auf konventioneller Grundlage

- **Augentrost** *(Euphrasia officinalis)*: traditionelles Mittel für Bindehautentzündung; enthält Tannine, die vermutlich antientzündlich wirken, sowie Flavonoide (siehe unten).
- **Tee** *(Camellia sinensis)*: enthält Tannine und Flavonoide; wirkt entzündungshemmend; wenn notwendig, verdünnten Tee 3 × täglich in die Augen tropfen; um Kontamination zu vermeiden, Tee täglich frisch zubereiten.
- **Quercetin und andere Flavonoide:** scheinen Mastzellen-Degranulation zu hemmen [Kimata et al. 2000]; klinisch noch nicht untersucht. Nach Einzelfallberichten gelegentlich wirksam. Dosierung für Tiere (orientiert an Empfehlungen für Menschen): 3 × 50–400 mg/Tag.
- **L-Lysin:** Nach Inokulation des felinen Herpesvirus in den Bindehautsack weniger schwerer Konjunktivitis-Verlauf bei Katzen, die Lysin erhielten, als in der Placebogruppe. Durch Dosen von 2 × 500 mg/Tag erhöhte sich auch die Lysin-Plasmakonzentration der Katzen [Stiles et al. 2002].

## 23.6.3 Komplementäre Optionen

### TCM

- Chronische Konjunktivitis ist aus Sicht der TCM meist nur ein „Nebeneffekt" eines gestörten inneren Gleichgewichts. Die stark tränenden/überlaufenden Augen zeigen buchstäblich, wie viel Feuchtigkeit sich im

**23**

Körper angesammelt hat, am häufigsten im Gallenblasenmeridian. Durch Milz-stärkende Mittel (damit nicht noch mehr Feuchtigkeit erzeugt wird) lässt auch das „Augenlaufen" schon großteils nach.

Die Gallenblase ist *Yang*-Partner der Leber; folglich ist an Leberstörungen oft auch der Gallenblasenmeridian beteiligt. Hauptursache einer Konjunktivitis von Kleintieren könnten demnach auch Leberstörungen sein.

## Behandlungsprinzipien

- Man kann versuchen, eine Konjunktivitis durch Akupunktur des Gallenblasenmeridians zu behandeln. Da sein chinesischer Name so viel wie „Fußpunkt für einen Überblick bei Tränen" bedeutet, könnte sich Gb 41 besonders gut für eine akute und ohne erkennbare Augenreizung aufgetretene Epiphora (Tränenträufeln) eignen.
- Bindehautentzündungen werden bevorzugt mit pflanzlichen Mittel behandelt. Die TCM legt den Schwerpunkt der Therapie aber eher auf die zugrunde liegende Störung als direkt auf die Konjunktivitis. Oft ist auch die Haut betroffen (Rezepturen ☞ Kap. 21).
- Wenn als Ursache der Konjunktivitis eine Leberstörung durch *Yin*- oder Blut-Mangel bzw. „Austrocknung" durch ein aufloderndes Leber- oder Gallenblasen-Feuer vermutet wird, werden häufig zwei Bestandteile zu TCM-Rezepturen hinzugefügt: *Gou Qi Zi* (Lycium-/Bocksdornfrüchte) und *Ju Hua* (Chrysanthemum). Gerade bei einer Keratoconjunctivitis sicca (mit Leber-Blut- oder Leber-*Yin*-Mangel) kann es durch die beiden pflanzlichen Zusätze zu einer dramatischen Besserung kommen – meist erkennbar an einer messbaren Zunahme der Tränenproduktion.

## Rezepturen

- ***Qi Ju Di Huang Wan*** („Tabletten aus Bocksdornfrüchten, Chrysanthemum und Rehmannia") und ***Ming Mu Di Huang Wan*** („Sicht verbessernde Tabletten mit Rehmannia")
  - Indikation: Leber-*Yin*- und Leber-Blut-Mangel
  - Symptome: dünner Puls; blass-lila Zunge; trockenes Fell; nicht nachwachsende Haare, puderige Schuppen; Keratoconjunctivitis sicca; Angstaggression
  - Zusatz: *Gou Qi Zi* und *Ju Hua* (um Wirkung von *Ming Mu Di Huang Wan* gegen Konjunktivitis zu verstärken); mengenmäßig wie die anderen Bestandteile
  - Empfohlene Dosierung (beide Mittel): 60–75 mg/kg (oder ¼ Teelöffel pro 5–7,5 kg KG), mindestens 1 × täglich
- ***Long Dan Xie Gan Tang*** („Leber entlastendes Enzian-Dekokt")
  - Indikation: aufloderndes Leber-Feuer
  - Symptome: rote Zunge; kraftvoller, drahtiger Puls; nässende Hautläsionen, starker Juckreiz; Reizbarkeit; Dominanzaggression
  - Zusatz: *Gou Qi Zi* und *Ju Hua* (um Wirkung gegen Konjunktivitis zu verstärken); mengenmäßig wie die anderen Bestandteile
  - Empfohlene Dosierung (Granulat): 60–75 mg/kg (oder ¼ Teelöffel pro 5–7,5 kg KG), mindestens 1 × täglich

- *Fang Feng San* („Ledebouriella-Pulver")
  - Indikation: Konjunktivitis; wenn Leber-*Qi*-Stagnation zu aufsteigendem Leber-Wind (Frühphase) oder Leber-Hitze geführt hat [Xie 2000]
  - Symptome: rote Zunge; oberflächlicher und drahtiger oder straffer, schneller und wogender Puls; gerötete, kratzende Augen; seröses oder muköses Sekret
  - Zusammensetzung: *Feng Fang* (12 %), *Jing Jie* (12 %), *Chan Tui* (8 %), *Huang Lian* (8 %), *Huang Qin* (8 %), *Long Dan Cao* (8 %), *Shi Jue Ming* (10 %), *Qing Xiang Zi* (8 %), *Jue Ming Zi* (10 %), *Mo Yao* (8 %) und *Gan Cao* (8 %)
- *Jue Ming San* („Haliotisschnecke/Meerohr-Pulver")
  - Indikation: Leber-Hitze und Leber-*Qi*-Stagnation [Xie 2000]
  - Symptome: rote oder blasse Zunge; wogender, schneller oder tiefer und schwacher Puls; geschwollene Lider; tränende Augen, Photobie und Miosis; opake Kornea; anamnestisch Trauma und Stress (bei dem Leber-*Yang* bis in die Augen gestiegen ist)
  - Zusammensetzung: *Shi Jue Ming* (15 %), *Jue Ming Zi* (15 %), *Gu Jing Cao* (8 %), *Mi Meng Hua* (8 %), *Huang Lian* (7 %), *Zhi Zi* (10 %), *Huang Qin* (8 %), *Mo Yao* (7 %), *Huang Qi* (8 %), *Huang Yao Zi* (7 %) und *Bai Yao Zi* (7 %)

## Westliche Kräutermedizin

- **Augentrost** *(Euphrasia officinalis)*: besonders für Patienten mit Feuchtigkeitssymptomen bzw. Milz-*Qi*-Mangel aus Sicht der TCM geeignet; vermutlich überhaupt wichtigstes Einzelmittel zur Behandlung von Konjunktivitis (im Sinne einer pathologischen Feuchtigkeitsansammlung im Kopf).
  - Augentrost zu gleichen Teilen mit Pfefferminze *(Mentha piperita)* und Holunderblüten *(Sambucus nigra)* mischen. Pfefferminze soll (aus Sicht der TCM) Hitze klären und Rötung der Augen beseitigen; in Holunderblüten ist (ähnlich wie in Augentrost) eine beträchtliche Menge Quercetin enthalten.
  - Augentrost ist (einzeln oder kombiniert) auch in Form von Augentropfen erhältlich.
  - Euphrasia dürfte als homöopathische Zubereitung von Augentrost bei Konjunktivitis ähnlich wirksam sein wie die Pflanzendroge, doch in der homöopathischen Literatur wird eine restriktive Handhabung empfohlen; d.h. die Anwendung beschränkt sich auf Fälle, in denen alle anderen Beschwerden zum Symptomenbild von Euphrasia „passen".
- **Kamillenblüten** *(Matricaria spp.)* werden oft für Augenspülungen empfohlen (einzeln oder kombiniert mit Augentrost und Fenchel). Kamille soll vor allem bei topischer Anwendung Entzündungen lindern, doch vielleicht ist sie noch besser in pathodynamisch von der Leber beeinflussten Fällen (aus Sicht der TCM) geeignet. Die Kamillen-Augentrost-Fenchel-Mischung kann auch eingenommen werden. Das erspart eine sterile Zubereitung von Augentropfen aus wässrigen Pflanzenauszügen. Oral verabreicht scheint die Mischung abschwellend zu

**23**

wirken (wahrscheinlich können Sekrete aus den Nasennebenhöhlen besser abfließen, wenn die Entzündung rund um den Tränennasengang nachlässt). Zur Verstärkung der abschwellenden Wirkung auf Nase, Nebenhöhlen und Augenbindehaut kann noch knollige Seidenpflanze (*Asclepias tuberosa*) hinzugefügt werden (Mischung zu gleichen Teilen). Dosierung: 0,4 ml/kg KG, mindestens 1 × täglich.

---

**Therapievorschläge der Autoren**

Steve Marsden: Behandlung der zugrunde liegenden Störung (meist Allergie) durch ein geeignetes pflanzliches Mittel (☞ Kap. 21); falls sich Feuchtigkeitssymptome auf den Augen- bzw. Kopfbereich beschränken, topisch oder systemisch Augentrost (einzeln oder kombiniert mit anderen westlichen Kräutern) anwenden
Susan G. Wynn: Topisch: Tee; bei Allergien Fischöl, Ernährungsumstellung und Quercetin; TCM-Mittel

---

# 23.7  FIV-Keratitis (Herpeskeratitis der Katze)

## 23.7.1 Therapeutische Strategien

- Virusreplikation unterdrücken und Rezidive verhindern
- Augenentzündung behandeln

## 23.7.2 Optionen auf konventioneller Grundlage

### Topische Anwendung

- **Autologes Serum (Eigenblut):** zentrifugiertes Serum des Tieres in einen Behälter mit rotem Deckel füllen und dem Besitzer mitgeben (zur topischen Anwendung, 4 × täglich). Wichtige Serumbestandteile sind Alpha-2-Makroglobuline (mit Anti-Kollagenase-Aktivität) und Wachstumsfaktoren (fördern vermutlich Abheilung der Kornea). Evtl. sind auch Antikörper gegen Herpesviren enthalten. Serum im Kühlschrank aufbewahren.
- **Augenspülung mit 25 % Zink:** Zink könnte Replikation der Herpesviren unterdrücken [Arens und Travis 2000] und möglicherweise auch an Ulzerationen beteiligte Metalloproteinasen hemmen [Smith et al. 1999].
- **Paternosterbaum** *(Melia azedarach)*: durch Meliacin (ein Wirkstoff der Pflanze) ließen sich bei Mäusen die klinischen Herpes-Zeichen unterdrücken (an 4 Tagen 3 × täglich in die Augen appliziert) [Alche et al. 2000].
- **Augenspülungen auf pflanzlicher Basis:** Manche Tierärzte empfehlen Augentrost *(Euphrasia officinalis)* (Tanningehalt fördert evtl. Koagulation von Proteinen; gegen Ulzerationen wirksam), Ringelblume *(Calendula officinalis)* und andere Extrakte für Augenspülungen.

## Systemische Anwendung

- **Zitronenmelisse** *(Melissa officinalis)*: Durch topische Anwendung des Extrakts konnten in einem kontrollierten Versuch die Symptome von rezidivierenden Herpesinfektionen bei Menschen wirksam reduziert werden [Koytchev et al. 1999]. In vitro wurde das Herpes-simplex-Virus Typ 1 (HSV-1) durch Melissenextrakt inaktiviert [Dimitrova et al. 1993]. Erfolg verspricht nach Einzelfallberichten vor allem eine Zugabe des Pflanzenextrakts zum Futter (500–1000 mg/Tag).
- **Lysin:** könnte den Arginin-Blutspiegel senken und die Herpesvirus-Replikation hemmen [Collins et al. 1995]. In einer Studie wurde untersucht, welche Auswirkungen Lysin auf die Entwicklung einer Konjunktivitis bei Katzen hat, die vorher mit dem Herpesvirus inokuliert wurden. Durch Lysin schwächten sich zwar die Symptome ab und erhöhte sich der Lysin-Plasmaspiegel, doch bei den Arginin-Plasmawerten zeigte sich kein Unterschied zwischen Therapie- und Placebogruppe [Stiles et al. 2002]. Nach Auffassung der Naturheilkunde sagt ein erhöhter Lysin-Arginin-Quotient mehr über die Herpesvirus-Aktivität aus als die absoluten Plasmawerte der beiden Aminosäuren. Dosierung: 2 × täglich 500 mg.
- **Propolis:** war gegen humane Herpesviren wirksam und ließ Hornhautläsionen schneller abheilen [Ozturk et al. 2000, Vynograd et al. 2000].
- **Stephania** *(Stephania tetranda)*: Ein Wirkstoff (Tetrandin) konnte die Entwicklung einer Keratitis bei Mäusen, die mit HSV-1 infiziert wurden, hemmen, vermutlich durch Modulation der Immun- und Entzündungsreaktionen [Hu et al. 1997]. Stephania wird selten allein, sondern meist als ein Bestandteil von TCM-Rezepturen verwendet.

### 23.7.3 Komplementäre Optionen

#### TCM

- Aus Sicht der TCM kommen Leberstörungen viel seltener bei Katzen als bei Hunden vor. Dementsprechend sind Rezepturen, mit denen Hornhautschäden bei Hunden behandelt werden, nur selten auch für Katzen geeignet. Bei Katzen wird eher die Milz (statt der Leber) zum Ausgangspunkt krankhafter Zustände. Besonders die Herpes-Keratitis befällt oft Katzen, bei denen sich aufgrund eines Milz-*Qi*-Mangels Feuchtigkeit angesammelt hat.
- *Dang Gui Nian Tong Tang* („Schmerzen auspressendes Engelwurz/Angelica-Dekokt")
  - Indikation: Katzen mit Herpes-Ulzerationen; bei akuten, schmerzhaften, oberflächlichen Erkrankungen von Haut und Gliedmaßen; auch für Menschen mit Herpes im Kopf-/Gesichtsbereich empfohlen
  - Anmerkung: vor allem in Japan weit verbreitet, in China weniger gebräuchlich
  - Wirkung: trocknet Feuchtigkeit, klärt Hitze und vertreibt Wind, schützt aber das Milz-*Qi*
  - Dosierungsempfehlung (Granulat): 60–75 mg/kg (oder ¼ Teelöffel pro 5–7,5 kg KG), aufgeteilt auf 2 Dosen am Tag

**23**

## Westliche Kräutermedizin

● **Augentrost** *(Euphrasia officinalis)*: trocknet (aus energetischer Sicht der TCM) Feuchtigkeit und wurde gerade in der Kräutermedizin des frühen 20. Jahrhunderts auch genau bei Patienten angewandt, deren Pulsqualität einem Milz-*Qi*-Mangel entsprach. Mit Augentrost (als pflanzliches Mittel) bzw. Euphrasia (als homöopathisches Mittel) lassen sich häufig auch die Symptome einer Herpes-Keratitis bei Katzen wirksam lindern. Zur Wirkungsverstärkung (synergistischer Effekt) sollte zusätzlich oral Zitronenmelisse verabreicht werden. Augentrost wird topisch, systemisch oder in homöopathischer Potenz angewandt.

### Therapievorschläge der Autoren

Steve Marsden: Augentrost (topisch, systemisch, homöopathisch)
Susan G. Wynn: Lysin (oral); Zitronenmelisse (oral); Augentrost (topisch)

# 23.8  Fallbericht

### Conjunctivitis ulcerosa

Taz, ein 4 Monate alter Bichon-Frise-Welpe (Rüde)

### Anamnese

Bei Taz hatte sich akut ein Pannus gebildet. Knapp 1 Monat zuvor war die letzte „Welpen-Impfung" (mit polyvalenten Impfstoffen) durchgeführt worden, und etwa 10 Tage danach wirkte er „krank, heiß und lustlos". Mit der Verdachtsdiagnose „akute bakterielle Infektion" wurde er zur stationären Behandlung (parenteraler Flüssigkeitsersatz und Antibiotika) in die Tierklinik eingewiesen. Taz reagierte mit einer starken Bindehautschwellung, die auch noch anhielt, als sich sein Zustand infolge der Behandlung besserte. Der Tierarzt verordnete Kortikosteroide (10 Tage p.o.) und im Anschluss Antihistaminika (10 Tage p.o.). Doch der Hund sprach auf keines der Medikamente an.
Kurz nach Absetzen der Medikamente verschlechterte sich die Bindehautentzündung, und es kam zu starken konjunktivalen Ulzerationen, verbunden mit reichlich Tränenträufeln (Epiphora). In der tierärztlichen Ambulanz wurde nach der körperlichen Untersuchung die Verdachtsdiagnose „autoimmune Konjunktivitis" gestellt. Sie erfordert eine lebenslange Behandlung mit Kortikosteroiden. Zusätzlich wurde gegen die Schwellung eine Augensalbe mit Hydrocortison verschrieben, die eine leichte Besserung bewirkte. Unzufrieden mit dem bisherigen Verlauf und besorgt über mögliche Nebenwirkungen einer lebenslangen Kortikosteroid-Therapie, wandte sich die Besitzerin auf der Suche nach einem alternativen Tierarzt an Steve Marsden.

In der Vorgeschichte war zunächst ein grüngelbes bis dunkles Sekret aus Taz' Augen gelaufen. Er war ein nervöser Hund und fraß aus unerfindlichen Gründen seit kurzem mindestens 50 % weniger als sonst (Trockenfutter einer bekannten Marke, speziell für Welpen); die Besitzerin beschrieb ihn als extrem durstig und teilweise polyurisch.

### Körperliche Untersuchung

- **Augenuntersuchung:** starke konjunktivale Ulzerationen und Blutungen, besonders im rechten Auge. Kornea nicht betroffen (Ausschlussdiagnostik durch Fluorescein-Färbung).
- **Puls- und Zungenbefunde:** dünner, schneller, drahtiger Puls; blasslila, trockene Zunge.

### Befundauswertung / TCM-Diagnose

- Die TCM sieht schwere Zerstörungen (egal welcher Art und Lokalisation) als Folge von toxischer Hitze. Toxische Hitze ist auch eine gebräuchliche Bezeichnung für Krankheiten, die ganze Populationen befallen und mit besonders schweren Symptomen einhergehen – d.h. vergleichbar mit Epidemien aus (herkömmlich) medizinischer Sicht. Dass der Körper gelegentlich auf Impfungen mit toxischen Hitzesymptomen reagiert, überrascht nicht weiter, da einige Impfstoffe in abgeschwächter Form lebende Organismen enthalten, die sich epidemieartig ausbreiten würden.
- Toxische Hitzesymptome bei Taz: ulzerierende Konjunktivitis, gelbes Augensekret, schneller, drahtiger Puls, starker Durst, hohes Fieber und hellrote Blutung. Da durch übermäßige Hitze auch das *Qi* „verletzt" werden kann, kam es zu Appetitverlust und ausgeprägter Lustlosigkeit.
- Die Außenstrukturen des Auges stehen unter dem Einfluss der Leber. TCM-Diagnose daher: Anhäufung von toxischer Hitze in der Leber.

### Behandlung

- Verschreibung von *Long Dan Xie Gan Tang* („Leber entlastendes Enzian-Dekokt"), weil es starke Hitze, die sich im Lebermeridian angesammelt hat, ausleiten kann. Gilt allgemein als gut geeignetes Mittel für schwere akute Augenerkrankungen (einschließlich Konjunktivitis). Anamnese und klinische Befunde sprachen eindeutig für diese Rezeptur, obwohl das Aussehen der Zunge nicht ganz mit den sonstigen Befunden übereinstimmte.
- Zur Wirkungsverstärkung (um Rötung, Entzündung und Hitze noch besser aus den Augen zu beseitigen) wurden je 2 g *Ju Hua* (Chrysanthemum), *Bo He* (Pfefferminze) und *Man Jing Zi* (Mönchspfefferfrüchte) zu 25 g der Grundrezeptur hinzugefügt. Dosierung: 2 × täglich ¼ Teelöffel des Granulats.

**23**

Therapieergebnisse

- Innerhalb von 4 Tagen besserten sich die Augen. Taz trank jetzt weniger, doch sein Appetit war noch immer schwach und zweimal hatte er morgens gelbliche Flüssigkeit erbrochen. Er hatte jedoch wieder mehr Energie.
  - Körperliche Untersuchung: konjunktivale Schwellung und Entzündung um 50 % zurückgegangen; Puls noch immer schnell, aber weniger drahtig; Zunge leicht blass (rosa bis lila).
  - Dosisreduktion: weil das Erbrechen Zeichen einer Milz-*Qi*-Schädigung durch die aggressiv kühlende Wirkung der Rezeptur sein könnte, wurde die Dosis von *Long Dan Xie Gan Tang* um die Hälfte reduziert.
- 10 Tage später: Bindehautentzündung weitgehend abgeklungen. Taz hatte wieder Appetit und nicht mehr gebrochen. Durst und Puls wieder normalisiert. Kurz danach wurde das Mittel abgesetzt, ohne dass es zum Rückfall kam.

## Literatur

Alche LE, Berra A, Veloso MJ, Coto CE. Treatment with meliacine, a plant derived antiviral, prevents the development of herpetic stromal keratitis in mice. *J Med Virol* 61(4):474-480, 2000.

Arens M, Travis S. Zinc salts inactivate clinical isolates of herpes simplex virus in vitro. *J Clin Microbiol* 38(5):1758-1762, 2000.

Bensky D, Gamble A. *Chinese Herbal Materia Medica,* revised ed. Seattle, 1993, Eastland Press.

Biswas NR, Beri S, Das GK, Mongre PK. Comparative double blind multicentric randomised placebo controlled clinical trial of a herbal preparation of eye drops in some ocular ailments. *J Indian Med Assoc* 94(3):101-102, 1996.

Brooks DE, Garcia GA, Dreyer EB, Zurakowski D, Franco-Bourland RE. Vitreous body glutamate concentration in dogs with glaucoma. *Am J Vet Res* 58(8):864-867, 1997.

Chiou GC, Stolowich NJ, Zheng YQ, Shen ZF, Zhu M, Min ZD. Effects of some natural products on sugar cataract studied with nuclear magnetic resonance spectroscopy. *J Ocul Pharmacol* 8(2):115-120, 1992.

Collins K, Nasisse M, Moore C. In vitro efficacy of l-lysine against feline herpesvirus type-1. *Proceedings of the American College of Veterinary Ophthalmology*, p.141, 1995.

Das GK, Pandey RM, Biswas NR. Comparative double masked randomised placebo controlled clinical trial of a herbal eye drop preparation in trachoma and conjunctivitis. *J Indian Med Assoc* (10):383-384, 1995.

Davidson MG, Geoly FJ, Gilger BC, McLellan GJ, Whitley W. Retinal degeneration associated with vitamin E deficiency in hunting dogs. *J Am Vet Med Assoc* 213:645-651, 1998.

Davies KJ. Oxidative stress: the paradox of aerobic life. *Biochem Soc Symp* 61:1-31, 1995.

Dimitrova Z, Dimov B, Manolova N, Pancheva S, Ilieva D, Shishkov S. Antiherpes effect of *Melissa officinalis* L. extracts. *Acta Microbiol Bulg* 29:65-72, 1993.

Fox SL. The use of glycine in the reduction of intraocular pressure. *Eye, Ear, Nose Throat Mon* 51:35, 1972.

Fruehauf H, Dharmananda S. *Pearls from the Golden Cabinet: The Practitioner's Guide to the Use of Chinese Herbs and Traditional Formulas.* Portland, Ore, 1994, Institute for Traditional Medicine.

Hu S, Dutt J, Zhao T, Foster CS. Tetrandrine potently inhibits herpes simplex virus type-1-induced keratitis in BALB/c mice. *Ocul Immunol Inflamm* 5(3):173-180, 1997.

Kilic F, Bhardwaj R, Caulfeild J, Trevithick JR. Modelling cortical cataractogenesis. 22. Is in vitro reduction of damage in model diabetic rat cataract by taurine due to its antioxidant activity? *Exp Eye Res* 69(3):291-300, 1999.

Kimata M, Shichijo M, Miura T, Serizawa I, Inagaki N, Nagai H. Effects of luteolin, quercetin and baicalein on immunoglobulin E–mediated mediator release from human cultured mast cells. *Clin Exp Allergy* 30(4):501-508, 2000.

Koytchev R, Alken RG, Dundarov S. Balm mint extract (Lo-701) for topical treatment of recurring herpes labialis. *Phytomedicine* 6(4):225-230, 1999.

Lyle BJ, Mares-Perlman JA, Klein BE, Klein R, Palta M, Bowen PE, Greger JL. Serum carotenoids and tocopherols and incidence of age-related nuclear cataract. *Am J Clin Nutr* 69(2):272-277, 1999.

MacMillan AD, Nelson DL, Munger RJ, Wolf ED, Scagliotti RH, Bellhorn RW, Shaw D, Schmidt G, Dice PF. Efficacy of zinc citrate ascorbate for treatment of canine cataracts. *J Am Vet Med Assoc* 194(11):1581-1582, 1989.

Maggs DJ, Nasisse MP. Effects of oral l-lysine supplementation on the ocular shedding rate of feline herpesvirus (FHV-1) in cats. Proceedings of 28th Annual Meeting of the American College of Veterinary Ophthalmology, Santa Fe, NM, 1997.

Mares-Perlman JA, Lyle BJ, Klein R, Fisher AI, Brady WE, VandenLangenberg GM, Trabulsi JN, Palta M. Vitamin supplement use and incident cataracts in a population-based study, *Arch Ophthalmol* 118(11):1556-1563, 2000.

Matsuda H, Cai H, Kubo M, Tosa H, Iinuma M. Study on anti-cataract drugs from natural sources. II. Effects of buddlejae flos on in vitro aldose reductase activity. *Biol Pharm Bull* 18(3):463-466, 1995.

Mills S, Bone K. *Principles and Practice of Phytotherapy.* New York, 2000, Churchill Livingstone.

Ozturk F, Kurt E, Cerci M, Emiroglu L, Inan U, Turker M, Ilker S. The effect of propolis extract in experimental chemical corneal injury. *Ophthalmic Res* 32(1):13, 2000.

Schey KL, Patat S, Chignell CF, Datillo M, Wang RH, Roberts JE. Photooxidation of lens alpha-crystallin by hypericin (active ingredient in St. John's Wort). *Photochem Photobiol* 72(2):200-203, 2000.

Seddon JM, Christen WG, Manson JE, LaMotte FS, Glynn RJ, Buring JE, Hennekens CH. The use of vitamin supplements and the risk of cataract among US male physicians. *Am J Public Health* 84(5):788-792, 1994.

Seth RK, Kharb S. Protective function of alpha-tocopherol against the process of cataractogenesis in humans. *Ann Nutr Metab* 43(5):286-289, 1999.

Smith VA, Hoh HB, Easty DL. Role of ocular matrix metalloproteinases in peripheral ulcerative keratitis. *Br J Ophthalmol* 83(12):1376-1383, 1999.

Stiles J, Townsend WM, Rogers QR, Krohne SG. Effect of oral administration of l-lysine on conjunctivitis caused by feline herpesvirus in cats. *Am J Vet Res* 63(1):99-103, 2002.

Tsubota K, Goto E, Shimmura S, Shimazaki J. Treatment of persistent corneal epithelial defect by autologous serum application. *Ophthalmology* 106(10):1984-1989, 1999.

**23**

Vynograd N, Vynograd I, Sosnowski Z. A comparative multi-centre study of the efficacy of propolis, acyclovir, and placebo in the treatment of genital herpes (HSV). *Phytomedicine* 7(1):1-6, 2000.

Waldron MK, Spencer AL, Bauer JE. Role of long-chain polyunsaturated n-3 fatty acids in the development of the nervous system of dogs and cats. *J Am Vet Med Assoc* 213:619-621, 1998.

Weiss RF, Fintelmann V. Herbal Medicine, ed 2. New York, 2000, Thieme.

Xie H, Veterinary Herbal Medicine Training Program (class notes). Chi Institute of Chinese Medicine, Reddick, Fla, pp 37-38, 2000.

# Index

– bei Schmerzen 395, 438
*Yan Hu Suo* 92
– bei Schmerzen 437, 438
*Yang* 3
*Yang He Tang*
– bei Lipomen 345
*Yang Yin Xi Feng San*
– bei Epilepsie 453
*Ye Jiao Teng* 92
Yerba mansa *(Anemopsis californica)*
– bei Pilzinfektionen 261
*Yi Guan Ban*
– bei Anämien 293
*Yi Guan Jian* 34
– bei allergischer Dermatitis 519
– bei Gastritis 188
– bei Hauterkrankungen mit primärem Blut-Mangel 507
– bei Hepatitis 242
– bei Übelkeit und Erbrechen 191
– bei Virusinfektionen und Feuchte-Hitze 257
*Yi Huang Tang*
– bei Metritis 385
*Yi Mu Cao* 92
– bei Metritis 386
*Yi Qi Yang Yong Tang*
– bei Mammatumoren 339
*Yi Tang* 92
*Yi Wei Tang*
– bei Tumorerkrankungen, supportiv 331
*Yi Yi Ren* 32, 92
– bei Akne 524
– bei bakterieller Otitis 540
– bei Otitis, allgemein 537
*Yi Yi Ren Tang*
– bei Osteoarthritis 419
– bei Schmerzen 400
– bei Spondylosis deformans 415
*Yi Zhi Ren* 92
*Yi Zhi Tang*
– bei chronischer Vaginitis 378
*Yin* 3

*Yin Chai Hu* 92
*Yin Chen Hao* 92
– bei bakteriellen Infektionen 253
*Yin Chen Hao Plus*
– bei Cholangiohepatitis 243
*Yin Chen Hao Tang*
– bei Gingivitis 186
– bei Hepatitis 241
*Yin Chen Wu Ling San*
– bei Aszites 246
– bei Autoimmunerkrankungen 308
– bei hepatischer Lipidose 234
– bei Hepatitis 241
– bei Hyperlipidämie 301
*Yin Yang Huo* 92
*You Gui Wan*
– bei Hypoadrenokortizismus 286
– bei Tumorerkrankungen, supportiv 331
Ysop *(Hyssopus officinalis)* 79
*Yu Dai Wan*
– bei chronischer Vaginitis 378
– bei Vaginitis 388
*Yu Gong San*
– bei Aszites 246
*Yu Jin* 92
*Yu Li Ren* 92
*Yu Nu Jian*
– bei Diabetes mellitus 281
– bei Gingivitis, Stomatitis 186
– bei Übelkeit und Erbrechen 191
*Yu Ping Feng San*
– bei Hauterkrankungen mit Blut-Mangel infolge Milz-*Qi*-Mangels 507
– bei Rhinitis und Sinusitis 175
*Yu Xing Cao* 92
*Yu Zhu* 92
*Yuan Hua* 92
*Yuan Zhi* 92

Yuccapalme *(Yucca schidigera)* 79
– bei Arthritis 395
– bei Gelenkschmerzen 404
– bei Schmerzen 438
*Yunnan Bai Yao*
– bei Blutungen und Hämatomen am Ohr 534
– bei Gerinnungsstörungen 298, 299
– bei Kolitis 209
– bei Lymphomen 342
– bei paraneoplastischem Syndrom 346
– bei Thrombozytopenie 296
– bei Tumorerkrankungen durch Blut-Stase 329
*Yuo Gui Wan*
– bei Spondylosis deformans 414

**Z**

Zahnerkrankungen 183
Zahnwehholz *(Zanthoxylum spp.)* 79
– bei Blutungen 299
– bei Gelenkschmerzen 404
– bei Kolitis 209
– bei kongestiver Kardiomyopathie 141
– bei Meningitis 445
– bei Schmerzen 438
*Zang*-Organe 4
*Zao Jiao* 92
Zaubernuss *(Hamamelis virginiana)*
– bei Blutungen und Hämatomen am Ohr 535
*Ze Lan* 92
*Ze Xie* 92
Zemaphyte
– bei allergischer Dermatitis 518
*Zhang Yan Ming*
– bei Katarakt 548
*Zhe Bei Mu* 92
*Zhen Gan Xi Feng Tang*
– bei Epilepsie 453

✎ NOTIZEN

✎ NOTIZEN

✎ NOTIZEN

✎ NOTIZEN

✎ NOTIZEN

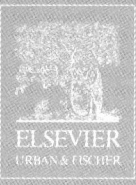
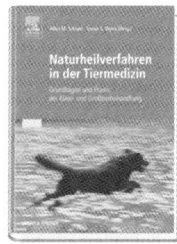
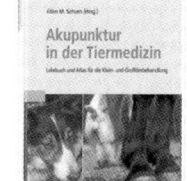